龙江医派丛书

姜德友　常存库　总主编

黑龙江省名中医医案精选

王学军　主编

科学出版社

北　京

内 容 简 介

20 世纪 80 年代以来，黑龙江省陆续评定了四批名老中医和中青年名中医，他们是龙江医派发展的中坚力量。本书汇集了黑龙江省 167 位名中医的临床验案，可谓龙江名医特色诊疗技艺之荟萃，充分反映了当代龙江医派的学术成就和特点。

本书可供中医药研究以及临床工作者、中医院校学生、广大中医爱好者参考阅读。

图书在版编目（CIP）数据

黑龙江省名中医医案精选 / 王学军主编. —北京：科学出版社，2018.6
（龙江医派丛书 / 姜德友，常存库主编）
ISBN 978-7-03-058126-6

Ⅰ. ①黑… Ⅱ. ①王… Ⅲ. ①医案-汇编-中国-现代 Ⅳ. ①R249.7

中国版本图书馆 CIP 数据核字（2018）第 134399 号

责任编辑：鲍 燕 / 责任校对：张凤琴
责任印制：赵 博 / 封面设计：陈 敬

科学出版社 出版
北京东黄城根北街 16 号
邮政编码：100717
http://www.sciencep.com
北京凌奇印刷有限责任公司 印刷
科学出版社发行 各地新华书店经销
*
2018 年 6 月第 一 版 开本：787×1092 1/16
2018 年 6 月第一次印刷 印张：36 1/4
字数：928 000
POD定价： 198.00元
（如有印装质量问题，我社负责调换）

《龙江医派丛书》组委会

《龙江医派丛书》学术委员会

《龙江医派丛书》总编委会

《龙江医派丛书·黑龙江省名中医医案精选》
编委会

主　编　王学军

副主编　李书霖　曲　峰　王　顺

编　委　（按姓氏笔画排序）

王　顺　王学军　邓洁初　冯　凯

曲　峰　朱路文　乔　羽　刘春红

孙　斌　孙许涛　李书霖　李秋实

李富震　张　献　张志刚　陈昕昕

武　震　孟　璐　赵春森　梅婷婷

常佳怡　韩维维　解　颖

总　序

中医药学源远流长，薪火相传，流派纷呈，是中医药学的一大特色，也是中医药学术思想和临床经验传承创新的主要形式。在数千年漫长的发展过程中，涌现出了一大批著名医家，形成了不同的医学流派，他们在学术争鸣中互相渗透、发展、融合，最终形成了中医药学“一源多流”的学术特点及文化特色。

开展中医药学术流派的研究，进一步挖掘和揭示各医学流派形成和发展的历史规律，不仅仅是为了评价流派在中医药传承和发展中的作用及历史地位，更为重要的是以史为鉴，古为今用，不断丰富中医药学术理论体系，从而推动当代中医药学研究的创新和发展，促进中医药事业的繁荣与发展。

黑龙江地处祖国北疆边陲，白山黑水之畔，与俄罗斯、日本、韩国都有密切交往，具有独特的地域地理气候特点及历史文化底蕴。通过一代代中医药人的不懈努力，在龙江大地上已逐渐形成了以高仲山、马骥、韩百灵、张琪四大名医为首的黑龙江名中医群体，他们在黑龙江省特有的地域环境和文化背景下，在动荡不安、不断更迭的历史条件下，相互碰撞争鸣撷取交融，以临床实践为重点的内科、外科、妇科、儿科、五官科、骨伤科、针灸科等，协同发展，各成体系，学术经验多有特点，并有论著传世，形成了风格独特的“龙江医派”，孕育了北寒地区中医药防治疾病的优势与特色，成为我国北方地区新崛起的医学流派。

当今，龙江医派已融汇成为区域中医学术传承创新的精华，筑建起黑龙江中医学术探讨的平台，成为黑龙江中医事业发展和人才培养的内生动力。中医龙江学派的系统研究将为学派的学术内涵建设提供良好环境，为黑龙江中医文化品牌和地域社会文化的优势形成做出卓越贡献。

《龙江医派丛书》不仅全面、系统地搜集整理了有关“龙江医派”的珍贵文献资料，而且利用现代研究方法对其进行了深入的分析、研究和提炼。“龙江医派”反映了近百年来中医药不畏艰苦、自强不息、不断发展壮大的奋斗历程，为中医药学的理论研究和创新实践提供了坚实的学术基础。相信本丛书的出版，对于继承和发扬“龙江医派”名老中医学术思想和临床经验，激励中医药新生力量成长有着重要的教育意义，亦将对推动黑龙江中医药学术进步与事业发展产生积极、深远的影响。同时，对全国中医药学术流派的挖掘、整理、研究也有重要的启迪，更期盼同道能将丛书所辑各位名家临床经验和学术思想综合剖析，凝练特点，彰显“龙江医派”所独具的优势和特色。谨致数语为之序。

中 国 工 程 院　院士
中国中医科学院　院长　张伯礼
天津中医药大学　校长
2012 年春日

总 前 言

中国地大物博，传统文化源远流长，中医学就是在中国的自然和人文环境中发育成长起来的。由于自然和人文条件的差异，中医学在其发生发展过程中就必然地形成了地方特色，由此便出现了林林总总的地方流派。龙江医派是近现代我国北疆新崛起的中医学术流派，是黑龙江省独特的历史、文化、经济、地理、气候等诸多因素作用逐渐形成的，是在黑龙江这块白山黑水中、在黑土文化历史背景下孕育成长起来的，有着鲜明的地域文化特色。以高仲山、马骥、韩百灵、张琪四大名医为代表的新时代黑龙江名中医群体，凸显了对北方地区疾病防治的优势。特别在其百余年的发展过程中，龙江医派医家群体不断创新，薪火相传，形成了鲜明的学术特色和临证风格。龙江医派体现了中医学术流派必须具备的代表人物、地域性、学术性、继承性、辐射性、群体性等特点，有自身的贡献和价值。梳理龙江医学发展历史脉络，总结龙江医派的学术经验和成就，对促进龙江中医的进步，发展全国的中医事业都有重要意义。

1 龙江医派的文化背景

龙江医派的形成与发展与黑龙江流域的古代文明、文明拓展和古民族分布、少数民族文明的勃兴、黑土文化特点及黑龙江省特有精神具有密切联系。

黑龙江古代文明和古人类距今已 18 万年，黑龙江省兴凯湖曾出土形态各异的 6000 年前陶器。黑龙江省有三大族系：一是东胡、鲜卑系——西部游牧经济；二是秽貊、夫余系——中部农业渔猎经济；三是肃慎、女真系——东部狩猎捕鱼经济。全省现共有 53 个少数民族。自公元 5-17 世纪，北方少数民族所建立的北魏、辽、金、元、清五个重要朝代都兴起于黑龙江流域，他们创建了独具特色的鲜卑文化、渤海文化、金元文化、满族文化、流人文化。所以，黑龙江地区具有开放性、多元性、豪放性、融合性、开创性、断续性等多种黑土文化特点。同时由于近代的发展与拓展，各种精神不断传播，闯关东精神、抗联精神、北大荒精神、大庆精神、龙医精神，激励着一代又一代的龙江人不断进取。

2 龙江医派的形成与发展

龙江地区医疗实践经跌宕起伏，脉冲式发展历程，形成了独树一帜的诊疗风格及用药特色，其学术思想鲜明，具北疆寒地特点。

2.1 龙江中医的孕育

有了人类就有了医疗保健活动。据史料记载，旧石器时代晚期，黑龙江流域就有了中华民族先人的生息活动，西汉时黑龙江各民族就已经处于中央管辖之下。经历代王朝兴衰、地方民族政权的演替，黑龙江地区逐步发展为多民族聚居的省份，有丰富的地产药材。在漫长的历史过程中，各族人民利用地产药物和不同的民族文化，积累了特色鲜明的医药经验和知识，形成了满医、蒙医、朝鲜医、中医等不同的民族医学，还有赫哲、鄂伦春等特殊的民族医药经验和知识。黑龙江的中医学在历史上不可避免地吸收了各方面的医药知识和经验，如此就使龙江医派的学术中融汇了地方和民族医药因素，逐步形成了地方医学流派的内涵和风格。

在漫长的古代，黑龙江区域的医疗主要是少数民族医药内容。汉民族的中医学基本是从唐宋以来逐步兴盛起来的。唐代时渤海国接受唐王朝册封后，多次派遣人员赴唐学习中原文化，中原文化大规模输入北方渤海国，并向日本等周边国家和地区出口中药材，这样的反复交流活动，促使黑龙江的中医学术逐步积累起来。金代女真人攻陷北宋汴梁，掳中原人十余万，其中就有大批医药人员，包括太医局医官，此外还有大量的医药典籍和医药器具，这极大地促进了中医药在黑龙江的传播和发展。

到了清代，随着移民、经商、开矿、设立边防驿站、流放犯人等活动的进行，中医药大量进入黑龙江，专业从事人员日益增多，中医药事业随之发展起来并逐渐形成了阵容和规模。

2.2 龙江医派的雏形

由于民族因素和地方疾病谱以及地方药物等物质文化原因，黑龙江中医药经过漫长的孕育，到清末和民国初期，初步形成了龙江医派格局。当时的黑龙江中医有六个支系，分别为龙沙系、松滨系、呼兰系、汇通系、三大山系和宁古塔系。

龙沙系的主流是由唐宋以来至明清的中原医药辗转传承而来的，渊源深远，文化和经验基础雄厚。他们自标儒医，重医德，讲气节，放任不羁，注重文化修养，习医者必先修四书五经以立道德文章之本，然后才研读《内经》《伤寒论》等医药典籍。临证多用经方，用药轻，辨证细腻。1742 年（清乾隆七年），杭州旗人华熙，被流放齐齐哈尔，在此地行医，其对天花、麻疹患儿救治尤多，1775 年（清乾隆四十年），吕留良的子孙发遣到齐齐哈尔，有多人行医，最有名望者为吕留良的四世孙吕景瑞。1807 年（清嘉庆十二年），晋商武诩从中原到黑龙江带来药物贸易，该人擅针灸并施药济人。文献记载他曾把药物投井中治疗了很多时疫病人。此系医风延及黑龙江的嫩江、讷河、克山、望奎一带。

松滨系起于黑龙江的巴彦县，因沿松花江滨流传而得名。该派系医家多以明代医书《寿世保元》《万病回春》为传承教本，用药多以平补为主，少有急攻峻补之品。理论上讲求体质禀赋，临证上重视保元固本。应用药物多以地产的人参、黄芪、五味子等为主，治疗以调养为主要方法。

呼兰系世人多称为“金鉴派”，源于光绪年间秀才王明五叔侄于 1921 年所创之“中医学社”。该社讲学授徒专重《医宗金鉴》，并辅之以明清医书《内经知要》《本草备要》《温病条辨》，依此四种医书为基础授业。此派医家用药简洁精炼，擅长时方，治热性病经验丰富。此医系门人数百，分布于黑龙江的哈尔滨、绥化、阿城、呼兰一带。

汇通系以阎德润为代表，阎德润先生 1927 年留学日本仙台东北帝国大学，1929 年夏获医学博士学位，1934 年任哈尔滨医学专门学校校长，1938 年至 1940 年任哈尔滨医科大学校长兼教授。先生虽习西医，但是热爱中医，从 1924 年开始，陆续发表《汉医剪辟》等文章，并著有中医专著《伤寒论评释》等。他是近代西医界少有的以肯定态度研究中医而成就卓著者。其授课时除讲解生理、解剖等西医知识外，还研究中医名著，主张中西医汇通，见解独到，是黑龙江近现代中西医汇通派的优秀代表人物。

三大山系属走方铃医性质，串雅于东北各地区。据说此派系王氏等三人以医艺会友而结派，为此派的开山祖师，三人姓名中都有“山”字，故又名为“三大山派”。哈尔滨道外北五道街有“王麻子药店”，以王麻子膏药著称，此即为三大山派人物之一。同派人物流落到此，可管吃住，但是临别时须献一治病绝技，以此作为交流，增长提高治病技艺。该派偏重奇方妙法，忽视医理探究，除惯用外用膏药外，多习针灸之术，而针灸又以刺络泄血手法称绝。

宁古塔系在今宁安县一带，古为渤海国，此系军医官较多。1664 年（清顺治十二年），流徙宁古塔的周长卿擅长医术，为居民治病，是宁古塔中医的创始人。1822 年（清道光二年），宁古塔副都统衙门有从九品医官杜奇源。1824 年（清道光四年），副都统衙门有从九品医官刘永祥行医治病，衙门不给俸禄，只给药资银每月 12 两。1862 年（清同治元年），宁古塔民间中医有李瑞昌，擅长内科。1875 年（清光绪元年），宁古塔有医官刘克明行医治病。1880 年（清光绪六年），有练军退役军医黄维瑶，持将军衙门的带龙旗的执照在宁古塔城设四居堂诊所。此时城里还有专治黑红伤的中医刘少男、串乡游医李芝兰。1880 年（清光绪六年）吴大澂来宁安，次年设立种痘局预防天花。据 1911 年（清宣统三年）统计，宁古塔有中医内科医生 19 人，外科医生 4 人，妇科医生 2 人，儿科医生 3 人，喉科医生 2 人，眼科医生 1 人，齿科医生 1 人。宁古塔一地，中医已形成人才比较全面的群体。

2.3 龙江医派的发展壮大

从民国初年以降，龙江医派逐步发展壮大。一代名医高仲山可谓龙江医派发展壮大的关键人物。他积极组织学术团体，筹办中医教育，培养了一大批龙江中医俊才，是他整合和凝聚了龙江中医的各个支系，组织领导并推动了龙江医派在现代的进步。其时虽无龙江医派之名，但却具备了龙江医派之实。

高仲山，1910 年生于吉林省吉林市，祖辈均为当地名医。高仲山幼读私塾，1924 年于新式教育的毓文中学毕业，后随父学医。1926 年为深造医学，他远赴沪上，求学于上海中国医学院，师从沪上名医秦伯未、陆渊雷等。

1931 年毕业并获得医学学士学位，后来到黑龙江省哈尔滨开业行医。1932 年他在哈尔滨开办“成德堂”门诊，1932 年夏末，松花江决堤，霍乱病流行，染病者不计其数，高仲山用急救回阳汤救治，疗效显著，名声远扬。同时自编讲义开展早期中医函授教育。1941 年创办“哈尔滨汉医学讲习会”，培养了 500 余名高水平的中医人才，后来成为龙江医派的中坚力量。1955 年高仲山先生被国务院任命为黑龙江省卫生厅副厅长，负责中医工作。这一时期他四处访贤，组织中医力量，先后创办了哈尔滨中医进修学校、黑龙江省中医进修学校、牡丹江卫生学校、黑龙江省中医学校、黑龙江省卫生干部进修学院。1959 年在原黑龙江省卫生干部进修学院基础上创建了黑龙江中医学院，标志着黑龙江省高等中医教育的开始。

1934 年高仲山先生在哈尔滨组建中医学术团体，集中了黑龙江的中医有识之士。1937 年创立“哈尔滨汉医学研究会”任会长，开创龙江医派先河，1941 年又成立“滨江省汉医会”任会长，并在各市、县设立分会。1941 年创办哈尔滨市汉医讲习会，培养中医师 500 余名，1941 年任滨江省医会会长，伪满洲国汉医会副会长，1945 年任东北卫生工作者协会松江分会会长，1946 年任哈尔滨市中医师公会理事长，1949 年任东北卫生工作者协会哈尔滨市医药联合会主任。中华人民共和国成立后，于 1956 年创办“黑龙江省祖国医药研究所”，20 世纪 70 年代成立了“黑龙江省中医学会”。

20 世纪 40 年代初，高仲山先生创办了《哈尔滨汉医学研究会月刊》，1940 年更名为《滨江省汉医学月刊》并发行了 53 期。1958 年创刊《哈尔滨中医》，1965 年创办《黑龙江中医药》。

在高仲山先生的率领下，黑龙江汇聚了数百名中医名家，形成了龙江医派的阵容和规模。

3 龙江医派之人才与成就

龙江医派经长期吸收全国各地中医人才，终于在近现代形成了蔚为壮观的队伍阵容。在汇聚积累人才的同时，龙江中医不仅在临床上为黑龙江的民众解决了疾苦，且在学术上做出了突出的贡献。

3.1 龙江医派之人才队伍

龙江医派的人才队伍是经过漫长的时间才逐步积累起来的，自唐宋移民直至明清才使黑龙江的中医人才队伍初具规模。随着近现代东北的开发，中医人才迅速集中，而中华人民共和国的建立，为黑龙江中医人才辈出创造了优越条件。

在 20 世纪 40 年代，哈尔滨就产生了“四大名医”，此外，当时在黑龙江省名望卓著的中医有左云亭、刘巧合、安子明、安世泽、高香岩、王子良、纪铭、李德荣、王俊卿、高文会、阎海门、宋瑞生、李修政、章子腴、韩凤阁、马金墀、孙希泰等，他们都是当时哈尔滨汉医学研究会和滨江省汉医会的骨干成员。各地还有分会，会长均由当地名医担任。计有延寿县罗甸一，宾县真书樵，苇河县林舆伍和杨景山，五常县杨耀东，望奎县阎勇三，东兴县宋宝山，珠河县王维翰，双城县刘化南，青冈县李凤歧，木兰县李英臣，呼兰县王明五，巴彦县金昌，安达县吴仲英和迟子栋，阿城县沈九经，哈尔滨市陈志和，肇东县李全德，兰西县杨辅震，肇州县孙舆，郭后旗佟振中等。其他如齐齐哈尔市韩星楼，依兰县孙汝续、付华东，佳木斯何子敬、宫显卿，绥滨县高中午，这是旧中国时龙江医派的精英和骨干，是后来龙江医派发展壮大的奠基人士。

中华人民共和国成立后，高仲山先生各地访贤，汇聚各地著名中医还有张琪、赵正元、赵麟阁、钟育衡、陈景河、金文华、白郡符、华廷芳、孙纪常、王若铨、吴惟康、陈占奎、孟广奇、胡青山、柯利民、郑侨、黄国昌、于瀛涛、于盈科、衣震寰、刘青、孙文廷、汪秀峰、杨乃儒、张志刚、高式国、夏静华、常广丰、阎惠民、翟奎、吕效临、崔云峰、姜淑明、李西园、刘晓汉、范春洲、邹德琛、段富津等近百人。这些名医是龙江医派后来发展的中坚力量，并产生了黑龙江省“四大名医”，即高仲山、马骥、韩百灵、张琪。

高仲山（1910～1986），我国著名中医学家，中医教育家，现代黑龙江中医药教育的开拓者和奠基人，黑龙江中医药大学创始人。开创龙江医派，黑龙江中医药大学伤寒学科奠基人。黑龙江省四大名医之首。1931 年毕业于上海中国医学院获学士学位，1937 年创办哈尔滨汉医研究会任会长，1941 年创办滨江省汉医讲习会为全国培养中医人才五百余人，创办哈尔滨汉医学研究会月刊、创办滨江省汉医学月刊。1955 年任黑龙江省卫生厅副厅长。著有《汉药丸散膏酒标准配本》《妇科学》等，倡导中华大医学观，善治外感急重热病等内科疾病。

马骥（1913～1991），自幼年随祖父清代宫廷御医马承先侍诊，哈尔滨市汉医讲习会首批学员。1941 年于哈尔滨市开设中医诊所。1950 年首创哈尔滨市联合医疗机构。1954 年后，曾任哈尔滨市中医进修学校校长，哈尔滨市卫生局副局长，黑龙江中医学院附属医院副院长，博士生导师，黑龙江中医药大学中医内科学科奠基人，黑龙江省四大名医之一，善治内科杂病及时病。

韩百灵（1907～2010），1939 年在哈尔滨自设“百灵诊所”行医。黑龙江中医药大学博士生导师，黑龙江省四大名医之一，国家级重点学科中医妇科学科奠基人，全国著名中医妇科专家，在中医妇科界素有“南罗北韩”之称，被授予“国医楷模”称号，荣获中华中医药学会首届中医药传承特别贡献奖，著有《百灵妇科学》《百灵妇科传真》等。创立“肝肾学说”，发展“同因异病、异病同治”理论，善治妇科疑难杂病。

张琪 1922 年生，哈尔滨汉医讲习会首批学员，1951 年创办哈尔滨第四联合诊所，黑龙江中医药大学博士生导师，黑龙江省中医学会名誉会长，黑龙江省中医肾病学科奠基人。黑龙江省四大名医之一，国家级非物质文化遗产传统医药项目代表性传承人，2009 年被评为首批国医大师，为当代龙江医派之旗帜、我国著名中医学家。著《脉学刍议》《张琪临床经验荟要》《张琪肾病医案精选》等。创制“宁神灵”等有效方剂，提出辨治疑难内科疾病以气血为纲，主张大方复法，治疗肾病倡导顾护脾肾。善治内科疑难重病，尤善治肾病。

1987 年黑龙江人民出版社出版了《北疆名医》一书，书中记载了 70 多位黑龙江著名中医的简要生平、学术经历以及他们的学术特点和经验，从中反映出龙江医派的学术成就及其特点。

从 20 世纪 80 年代末开始，国家和省市陆续评定了国医大师和几批国家老中医经验继承人导师及省级名中医。黑龙江省现有 3 位国医大师，数十人被评为国家老中医经验继承人导师，数百人被评为省级名中医和德艺双馨名医。从这些名中医的数量、学历和职称等因素看，龙江医派的队伍构成已经发生了很深刻的变化，表现了龙江医派与时俱进的趋势。

3.2 龙江医派之学术成就

龙江医派作为龙江地方的学术群体，在近现代以来，不仅在医疗上为黑龙江的防病治病做出了历史性的贡献，在学术上也为后人留下了弥足珍贵的财富。这些学术财富不仅引导了后学，在医学历史上也留下了痕迹，具备了恒久的意义和价值。

在中华人民共和国成立之前，高仲山先生为发扬中医学术，培养后学，曾编著了多种中医著述，既为传播学术上的成果，又可作为学习中医的教材读本。这些著述有《黄帝内经素问合解》《汉药丸散膏酒标准配本》《高仲山处方新例》《湿温时疫之研究》《时疫新论》《血证辑要》《中医肿瘤学原始》《妇科学》等十余种，其中《汉药丸散膏酒标准配本》为当时中成药市场标准化规范化做出了重要贡献。

中华人民共和国成立后，老一代中医专家也都各自著书立说，为龙江医派的学术建设做出了可贵的贡献。如马骥著《中医内科学》《万荣轩得效录》，王度著《针灸概要》，白郡符著《白郡符临床经验选》，孙文廷著《中医儿科经验选》，华廷芳著《华廷芳医案》，吕效临著《吕氏医案》《医方集锦》等，张秀峰著《张秀峰医案选》等，韩百灵著《百灵妇科》《中医妇产科学》《百灵临床辨证》《百灵论文集》等，张金衡著《中药药物学》，肖贯一著《验方汇编》《临床经验选》等书，吴惟康编《针灸各家学说讲义》《中医各家学说及医案分析》《医学史料笔记》等，张琪编《脉学刍议》《张琪临床经验荟要》《国医大师临床丛书·张琪肾病医案精选》《跟名师学临床系列丛书·张琪》《中国百年百名中医临床家丛书·张琪》《国医大师临床经验实录·张琪》等，李西园著《西园医案》等，孟广奇编《中医学基础》《中医诊断学》《金匮要略》《温病学》《本草》《中医妇科学》《中医内科学》《中医临床学》等，杨乃儒著《祖国医学的儿科四诊集要》，杨明贤著《常用中药手册》《中药炮制学》，陈景河著《医疗心得集》，邹德琛著《伤寒总病论点校》等，郑侨著《郑侨医案》《郑侨医疗经验集》，高式国著《内经摘误补正》《针灸穴名解》等，栾汝爵著《栾氏按摩法》，窦广誉著《临床医案医话》，陈占奎著《陈氏整骨学》，樊春洲著《中医伤科学》，邓福树著《整骨学》等。

这些论作表现出老一代中医学人的拳拳道业之心，既朴实厚重，又内涵丰富，既有术的实用，又有道的深邃幽远。正是这些前辈的引领，才使今天的龙江医派人才如林，成果丰厚，跻身于全国中医前列。

4 龙江医派之学术特点

龙江医派汇聚全国各地的医药精粹，在天人合一、整体观念、病证结合、三因制宜等思想指导下，融合了黑龙江各民族医药经验，结合黑龙江地方多发病，利用黑龙江地产药物，经过漫长的历史酝酿认识到黑龙江地区常见疾病的病因病机特点是外因寒燥、内伤痰热，气血不畅，并积累了以温润、清化、调畅气血为常法的丰富诊疗经验及具有地区特色的中医预防与调养方法。

4.1 多元汇聚，融汇各地医学之长

龙江医派的学术，除了融合早期地方民族医药经验之外，还通过从唐代开始的移民等方式从中原和南方各地传播而来。这种从内地传入的方式从宋代以后逐步增多，至明清达到一个高潮，已经初步形成人才队伍，这种趋势到近代随东北开发而达到顶点。因此可以说龙江医派的学术根源是地方民族医药经验与全国各地医学的融合，因此也就必然会显示出全国各地医学的特色元素。

唐代渤海国派遣人员到中原学习，带回了中原医学的典籍，这就使中原医学的学术思想和临床经验传播到了黑龙江地区，从而龙江医学也就吸收了中原医学的营养。

北宋末年，金人攻陷汴梁，掳掠了大批医药人员以及医学典籍和器物，其中就有北宋所铸造的针灸铜人。这在客观上是比较大规模的医药传播，使中原医药在黑龙江传播的更加广泛和深入。

到明清时期，随着移民、经商、开矿、设立边防驿站、流人、马市贸易等，中医药开始更大规模地传播到黑龙江，并逐渐成为龙江医学的主流。如顺治年间流入的史可法药酒、流放至宁古塔的方拱乾、陈世纪、周长卿、史世仪等，乾隆年间杭州旗人流放齐齐哈尔并在当地开展医疗活动，吕留良的子孙在齐齐哈尔行医等，这都是南方医学在黑龙江传播的证明。而清代在龙江各地行医者大多为中原人，清宣统时仅宁古塔一地就有了比较齐全的

各科医生，说明全国各地的医药学术意在龙江安家落户，这对龙江医派的学术特点影响至深至广。

近现代的黑龙江各地中医人员的籍贯出身，就更能反映出龙江医派学术的来源。多数名医祖籍均为山东、河北、河南，另有祖籍为江南各省者。如果上追三代，他们绝大多数都是中原和南方移民的后裔，故龙江医派也就包容了各地的学术内涵。

因为黑龙江省地处北部边陲，古代地广人稀，从唐代以后是最主要的北方移民所在地之一，到清代形成移民高潮。移民是最主要也是最有效的文化传播方式，龙江医派融合全国各地的医药内容就是历史的必然。移民地区虽然原始文化根基薄弱，但是没有固有文化的限制，因此有利于形成开放的精神，可以为不同的医药学内容的发展传承搭建舞台。这可能是今天黑龙江的中医事业水平跻身全国前列的文化基因。

4.2 以明清医药典籍为主要学术内容

中医学发展到明清时期达到鼎盛，医书的编写内容比较丰富，体例也日益标准化。这些医书因为理法方药内容较全面，只要熟读一本就可满足一般的临床需要，故为龙江中医所偏爱习诵，如“四百味”“药性赋”“汤头歌”、《濒湖脉学》等歌诀。此外，人们多以明清时期明了易懂的医书作为修习的课本，如《寿世保元》《万病回春》《医宗必读》《万科正宗》《温病条辨》《本草备要》等。《医宗金鉴》是清代朝廷组织国家力量编著的，其中对中医基础理论、诊断、药物、方剂以及临证各科都有全面系统的论述，既有普及歌诀，也有详细解说，确实是中医药学书籍中既有相当深度广度，又切合临床实用的优秀医书。因此龙江医派的大多数医家都能熟记《医宗金鉴》内容，熟练应用该书的诊疗方法。

直到高仲山先生自沪上毕业而来黑龙江兴办汉医讲习会，使“四大经典”以及近现代的中医课程在黑龙江成为习医教材。中华人民共和国成立之前，得益于高仲山先生对中医教育的积极努力，黑龙江地区涌现了一大批高素质的中医人才。

4.3 龙江医派学术的地方特色

龙江医派的学术来源有多元化特点，既有全国南北各地的医药传入，又有地方民族医药观念和经验，这些都是酝酿龙江医派学术特色和风格的基础。同时，黑龙江地处北方，地方性气候、地理特点以及民众体质禀赋、风俗文化习惯长期以来深刻地影响了龙江医派医家的学术认知，这也必然会给龙江医派医家群体学术思想、理论认识和临床诊治特点和风格打上深刻的地方性烙印。

首先，善治外感热病、疫病。黑龙江地区纬度较高，偏寒多风，而且冬季漫长，气温极低，寒温季节转变迅速，罹患伤寒、温病者多见，尤其春冬两季更为普遍。地方性高发疾病谱使龙江医派群体重视对伤寒和温病的研究，对北方热性病、疫病的诊治积累了丰厚的经验，临床应用经方和时方并重而不偏。在黑龙江省各地方志都有大量记载。如清末民初，黑龙江地区发生大规模流行的肺鼠疫，经伍连德采取的有效防治措施，中医顾喜诰、西医柳振林、司事贾凤石在疫区医院连续工作数月，救治鼠疫患者2000余例，成功遏制了鼠疫的蔓延，其中中医在治疗鼠疫方面起到了独特有效作用。许多医家重视以仲景之法辨表里寒热虚实，善用六经辨证和方证相应理论指导临证，同时对温病诸家的理法方药也多能融会贯通，互相配合，灵活应用。而且龙江医派大多数医家无论家居城乡、年龄少长，都能对《医宗金鉴·伤寒心法要诀》和《温病条辨》背诵如流并熟练应用，寒温之说并行不悖，可见一斑。

其次，善治复合病、复合症、疑难病。本地区民众豪放好酒，饮食肉类摄入较多，蔬菜水果相对偏少，而且习惯食用腌制品，如酸菜、咸菜等，造成盐摄入量过高，导致代谢性疾病如糖尿病、痛风等多发，高血压、心脑血管疾病在本地区也十分常见。黑龙江地区每年寒冷时段漫长，户外运动不便，加之民众防病治病、养生保健意识相对薄弱，客观上也造成了疾病的复杂性，单个患者多种疾病并存，兼症多，疑难病多，治疗棘手。龙江医派医家长年诊治复合病、复合症、疑难病，习惯于纷繁复杂之中精细辨证，灵活运用各种治法，熔扶正祛邪于一炉。面对疑难复杂病症，龙江医家临证谨守病机，重视脾肾，强调内伤杂病痰瘀相关、水血同治，或经方小剂，药简效宏，或大方复法，兼顾周全，总以愈疾为期。

再次，本地区冬季寒冷，气候以寒湿、寒燥为主，民众风湿痹痛普遍，加之龙江地区冰雪天气多见，外伤骨折、脱位高发。龙江医派医家对此类疾患诊治时日已久，骨伤科治疗经验独到丰富，或以手法称奇，或以药功见著，既有整体观，又讲辨证法，既有家传师授的临床经验，又有坚实的中医理论基础，外科不离于内科，心法更胜于手法。值得一提的是，许多龙江医家注意吸收源于北方蒙古等善于骑射的少数民族的骨伤整复、治疗方法，从而也形成了龙江医派骨伤科学术特色的一部分。

另外，众多医家在成长之中，对黑龙江地产药材如人参、鹿茸、五味子、北五加、北细辛等的特殊性能体会深刻，进而可以更好地他们临证遣方用药。更因龙江民众一般体质强壮，腠理致密，正邪交争之时反应较剧，所以一般地说，龙江医派医家多善用峻猛力强之品，实则急攻，虚则峻补，或单刀直入，或大方围攻，常用乌头、附子、大黄、芒硝、人参、鹿茸等，所以多能于病情危重之时力挽狂澜，或治疗沉疴痼疾之时，收到出人意料之效。

龙江医派医家也多善用外治、针灸、奇方、秘术。黑龙江是北方少数民族聚集之地，本地区少数民族医药虽然理论不系统，经验零散，但是在漫长的历史中积累了很多奇诡的治病捷法。比如龙江大地赫哲族、鄂伦春族、达斡尔族及部分地区的蒙古族民众等普遍信奉的萨满文化，即包含许多医学内容，这些内容在民间广为流传，虽说不清医理药性，但是临证施用，往往立竿见影。此外，常用外用膏药、针挑放血、拔罐火攻、头针丛刺、项针等治疗方法在龙江医派中也是临床特色之一。

5 龙江医派近年所做工作

为弘扬龙医精神，发展龙江中医药事业，以龙江医学流派传承工作室及省龙江医派研究会为依托，龙江医派建设团队做了大量工作，为龙江医派进一步发展奠定了历史性基础。

5.1 抢救挖掘整理前辈经验，出版《龙江医派丛书》

为传承发扬龙江医派前辈学术精华，黑龙江中医药大学龙江医派研究团队一直致力于前辈经验的抢救搜集挖掘整理工作，由科学出版社先后出版的《龙江医派创始人高仲山学术经验集》《华廷芳学术经验集》《御医传人马骥学术经验集》《国医大师张琪学术思想探赜》《王德光学术经验集》《邓福树骨伤科学术经验集》《邹德琛学术经验集》《崔振儒学术经验集》《吴惟康学术经验集》《王选章推拿学术经验集》《国医大师卢芳学术经验集》《张金良肝胆脾胃病学术经验集》《黑龙江省名中医医案精选》《王维昌妇科学术经验集》《白郡符皮肤外科学术经验集》《伪满时期龙江医家学术经验集萃》《寒地养生》《龙江医派学术与文化》《黑龙江省民间医药选萃》《国医大师张琪学术经验集》等著作，引起省内外中医爱好者的强烈反响，《龙江医派丛书》已被英国大英图书馆收录为馆藏图书。

《龙江医派丛书》反映了龙江中医药事业近百年来不畏艰苦、自强不息的发展历程以及取得的辉煌成果，其中宝贵的学术思想和经验对于现代中医临床和科研工作具有重要的实用价值和指导意义，同时也是黑土文化的重要组成部分。

5.2 建设龙江医学流派传承工作室，创立龙江医派研究会，搭建学术交流平台

国家中医药管理局龙江医学流派传承工作室作为全国首批 64 家学术流派工作室之一，以探索建立龙江医派学术传承、临床运用、推广转化的新模式为己任，着力凝聚和培育特色优势明显、学术影响较大、临床疗效显著、传承梯队完备、资源横向整合的龙江中医学术流派传承群体，既促进中医药学术繁荣，又更好地满足广大人民群众对中医药服务的需求。

为更全面地整合龙江中医资源，由黑龙江省民政厅批准、黑龙江省中医药管理局为业务主管部门，成立黑龙江省龙江医派研究会，黑龙江中医药大学姜德友教授任首任会长。研究会为学术性、非营利性、公益性社会团体法人的省一级学会，其宗旨是团结组织黑龙江省内中医药工作者，发扬中医药特色和优势，发掘、整理、验证、创新、推广龙江中医药学术思想，提供中医药学术交流切磋的平台，提高龙江中医药的科研、医疗服务能力。龙江医学流派传承工作室与黑龙江省龙江医派研究会相得益彰，为提炼整理龙江医派学术特点及诊疗技术并推广应用，为龙江医派学术文化创建工程，做出大量卓有成效的工作。

5.3 举办龙江医派研究会学术年会，推进学术平台建设

为繁荣龙江中医学术，营造学术交流氛围，2014 年，黑龙江省龙江医派研究会举办首届学术年会，与会专家以“龙江名医之路”为主题进行交流探讨。第二届学术年会于 2015 年举办，龙江医派传承人围绕黑龙江省四大名医及龙江医派发展史为主题进行交流。同时通过《龙江医派会刊》的编撰，荟萃龙江中医药学术精华。

5.4 建立黑龙江省龙江医派研究中心，深化和丰富龙江医派学术内涵

2016 年 10 月经黑龙江省卫生和计划生育委员会批准，在黑龙江中医药大学附属第一医院建立龙江医派研究中心。中心依托黑龙江中医药大学附属第一医院和国家临床研究基地、黑龙江省中医药数据中心，旨在通过临床病例研究黑龙江地区常见病、多发病、疑难病的病因病机、证治规律，寒地养生的理论与实践体系等。现已编纂《龙江医派现代中医临床思路与方法丛书》24 册，由科学出版社出版。发表相关论文近百篇。

5.5 建立龙江医派传承基地，提升中医临床思维能力，探索中医临床家培养的教育途径

龙江医派传承工作室先后在台湾、深圳、三亚、长春、东港、丹东、天津、满洲里及黑龙江省多地建立传承基地，主要开展讲座、出诊及带教工作，其中三亚市中医医院已成

为我校教学医院及本科生实习基地，现已进行多次专家交流出诊带教工作。

受黑龙江省中医药管理局委托，2013 年进行“发扬龙江医派优势特色，提升县级中医院医疗水平”帮扶活动，研究会于黑龙江省设立十个试点单位，2014 年通过讲座、义诊等一系列活动，使各试点县后备传承人诊疗水平和门诊量均有不同程度的提升。2015 年，黑龙江省中医药管理局委托龙江医派研究会及工作室，在全省各地市县中医医院全面开展龙江医学流派传承工作室二级工作站的建设，全面提升黑龙江省中医院的学术水平与医疗服务能力。并编撰《龙江医派养生备要》，向全省民众发放。

旨在研究培养中医药人才、发挥中医药优势的“龙江医派教育科学研究团队”，于 2014 年被批准为黑龙江省首批 A 类教育教学研究团队，团队致力于建设一批学术底蕴深厚、中医特色鲜明的教育研究群体，以期探索中医人才的成长规律，培养能够充分发挥中医特色优势的中医精英。

通过在中医药大学举办“龙江医派杯”中医经典知识竞赛、英语开口秀、“龙江医派杰出医家马骥基金评选及颁奖活动”，开设《中医学术流派》课程，以激发学生学习中医的热情，强化其对龙江医派的归属感及凝聚力。

5.6 创办龙江医派学术文化节，创新中医药文化传播模式，打造龙医文化名片

通过创办龙江医派学术文化节，建立龙江医派网站，打造龙医学术文化品牌，宣传中医药文化思想，扩大龙江医派影响力。2012 年以来，举办高仲山、马骥、华廷芳、孟广奇、吴惟康等龙江医派著名医家百年诞辰纪念活动，使全省各界感受到龙江中医药的独特魅力及龙医精神，黑龙江省龙江医派研究会会长姜德友教授，经过多年对龙江医派名家事迹、学术思想、道德、行业精神等的多方面研究，提炼总结出八大龙医精神，其内容是勇于开拓的创业精神；勤奋务实的敬业精神；求真创新的博学精神；重育贤才的传承精神；执中致和的包容精神；仁爱诚信的厚德精神；铁肩护道的爱国精神；济世救人的大医精神。充分展现出龙医风采，成为黑龙江省特有的中医文化之魂。龙江医派各项工作的推进，得到了中国中医药报、新华网、人民网、东北网、台湾中国时报、黑龙江日报等数十家媒体平台的大量报道，在学术界及龙江民众中获得良好声誉，并载入《黑龙江中医药大学校史》《中国中医药年鉴》。

工作室团队以黑龙江省中医药博物馆的建设为契机，大力挖掘黑龙江省中医药学术文化历史资源，梳理明晰龙江医学流派发展脉络，建成龙江医学发展史馆，所编写的《龙江医派颂歌》在同学中广为传唱，激发杏林学子对龙江中医的热情。

通过对龙江医派底蕴的发掘和打造，使其成为黑龙江中医药学术界理论产生和创新的土壤，成为黑龙江省中医从业者的凝聚中心，成为黑龙江中医学术探讨的平台和学术园地，成为黑龙江省中医药人才培养与成长的核心动力，成为引领、传承、传播黑龙江中医学术的主体力量，成为黑龙江中医文化品牌和精神家园，成为龙江医药学的特色标志，成为我省非物质文化遗产，成为黑龙江的重要地理文化标识。相信，在新的历史时期，龙江医派将会做出新的学术建树，为丰富祖国医学的内涵做出更大的贡献。

《龙江医派丛书》总编委会

2018 年 3 月

前　言

中医药学在数千年漫长的发展过程中，涌现出了一大批的著名医家，形成了不同的学术流派，他们在学术争鸣中互相渗透、发展、融合、最终形成了中医药学“一源多流”的学术特点及文化特色。

黑龙江地处祖国北疆边陲，白山黑水之畔，具有独特地域地理气候特点及历史文化底蕴。通过一代代中医药人的不懈努力，在龙江大地上已逐渐形成了以高仲山、马骥、韩百灵、张琪四大名医为首的黑龙江名中医群体，他们在特有的地域环境和文化背景下，以临床实践为重点，相互碰撞争鸣撷取交融，各成体系又协同发展，逐渐形成了风格独特的“龙江医派”，孕育了北寒地区中医药防治疾病的优势与特色，成为我国北方地区崛起的医学流派。

自2010年高仲山百年诞辰以来，龙江医派已融汇成为区域中医学术传承创新的精华，筑建起中医学术探讨的平台，成为龙江中医事业发展和人才培养的内生动力，其影响力及知名度已广泛传播于国内外中医学界及龙江千家万户。尤其是龙江医派系列丛书的出版，不仅全面、系统的搜集整理了珍贵文献资料，而且利用现代研究方法对其进行了深入的分析、研究和提炼，展现出了龙江医派扎实的理论根据和蓬勃发展的强劲势头。为中医药学的理论研究和创新实践提供了坚实的学术基础。对于继承和发扬龙江医派名老中医学术思想和临床经验，激励中医药新生力量成长有着重要的教育意义。同时，对全国中医药学术流派的挖掘、整理、研究也有重要的启迪。

几十年来，龙江医派吸收全国各地中医人才，在近现代形成了蔚为壮观的阵容。从20世纪80年代末开始，黑龙江省陆续评定了四批名老中医和中青年名中医，这些名医是龙江医派发展的中坚力量。如何传承诸位医家的学术经验，充分反映当代龙江医派的学术成就及特点，即是我辈医者当下的首要任务。

明代著名医家俞震有言：“闻之名医能审一病之变与数病之变，而曲折以赴之操纵于规矩之中，神明于规矩之外，靡不随手而应。始信法有尽，而用法之巧无尽也。”这表示，想要传承学习并掌握知名医家的学术经验，研习医案是一条重要的途径。近代名家恽铁樵先生亦曾言：“我国汗牛充栋之医书，其真实价值不在议论而在方药，议论多空谈，药效乃事实，故造刻医案乃现在切要之图。”可知医案对于传承中医学术及培养中医人才具有重要意义。

有鉴于此，黑龙江省中医药管理局特组织编撰了本书。以期继承和发扬中医药特色优势，荟萃龙江名医特色诊疗技艺，提高龙江中医药学术和诊疗水平。书中汇集了龙江地区167位名中医的临床验案，按照中医内科、外科、妇科、儿科、五官科、男科、骨伤科、推拿科分类，每位医生医案涉及多科疾病的统一划归为疑难杂病医案，每位医生的医案按照评名中医的先后排序，同一批次的名中医按姓氏字母排序。

通过对名医验案的研习，读者可以在整体上把握名家的学术特点，了解其临床思维模式及方法，并学习其方药运用经验，以指导自身临床实践。对于广大中医学子和从事中医临床的医生具有重要参考价值。相信本书的出版必会成为龙江医派发展史上浓墨重彩的一笔，造福龙江民众。

《黑龙江省名中医医案精选》编委会

2017年9月

目　录

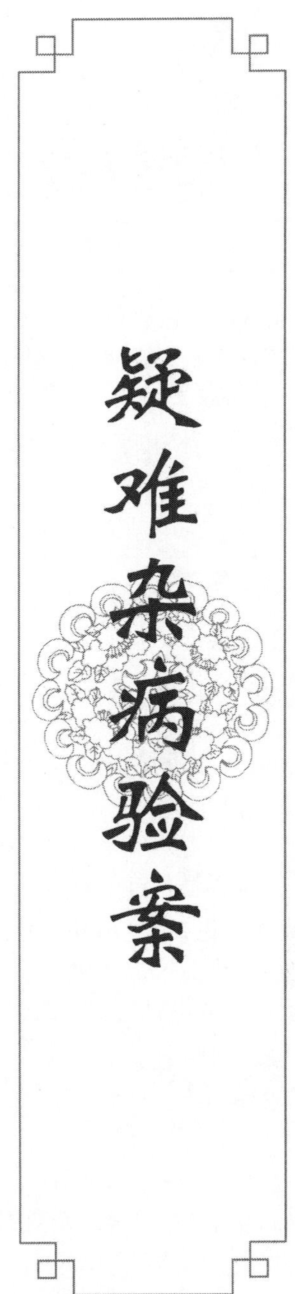

疑难杂病验案

常柏林治疗内科疑难杂病验案

常柏林，1934 年生，原任鸡西矿务局总医院中医科主任、主任医师，黑龙江名中医，兼任牡丹江医学院，鸡西医专副教授，原东煤公司中医学会秘书长，中华医学会鸡西分会理事长。出身于中医世家，在 60 年的医学生涯中继承祖国医学，发扬中医专长，有丰富的临床经验，对中医杂症有独特见解与疗效，撰写专著《中医医案》。

一、乌头汤合消痛饮治疗痹症

病案：张某，男，54 岁，1996 年 3 月 4 日。

主诉：全身关节痛，两手活动受限，浮肿，半年。

初诊：患者扶持来诊，各关节疼痛，尤为两手指关节活动受限，浮肿疼痛，不能握拳，今已半年之久，用激素有缓解但始终不愈。脉象沉缓细，舌苔白腻，两膝关节轻度浮肿，抗 O 600，类风湿因子（+）。

西医诊断：类风湿　　　　**中医诊断**：风寒湿痹

辨证审机：风寒湿邪所袭，客于经络导致气血运行不畅。

治法：驱风散寒，祛风止痛。　　**方药**：乌头汤合消痛饮加减

桃仁 15 克　红花 15 克　制川乌 2.5 克　制草乌 2.5 克　山龙 20 克　地龙 20 克　灵仙 20 克　川牛膝 20 克　防己 20 克　贯筋 20 克　伸筋草 20 克　黄芪 40 克。六剂　一日一剂，早晚水煎服。

二诊：1996 年 3 月 11 日。服药六剂，自述服药后疼痛缓解，活动稍有不便。按本方继服六剂，一日一剂，早晚水煎服。

三诊：1996 年 3 月 17 日。两诊服药十二剂，各关节疼痛大减，浮肿减轻，握拳有缓解。脉象沉缓，舌苔白。病系邪气渐除，经络气血运行渐复之兆。

方药：制川乌 2.5 克　制草乌 2.5 克　防己 20 克　山龙 20 克　地龙 20 克　伸筋草 20 克　贯筋 20 克　灵仙 20 克　黄芪 40 克　桃仁 15 克　红花 15 克　鸡血藤 20 克　苍术 20 克　乌梢蛇 10 克。六剂　一日一剂，早晚水煎服。

四诊：1996 年 3 月 25 日。患者自行来诊，关节疼痛基本消除，膝关节浮肿已除，指关节仍有浮肿但已减轻，握拳较前好转。前方六剂，水煎之。

五诊：1996 年 4 月 2 日。关节疼痛消除，可以握拳尚不灵活，浮肿基本消退，活动自如。脉缓，证属邪退正复向愈之候。为巩固疗效继用小活络丸三盒，病情稳定。

按语　痹症临床常见，特别是北方地区多发。《素问·痹论》云：“风寒湿三气杂至合而为痹也。”本病乃六淫之邪而发。《内经》云：“风邪胜者为行痹，寒邪胜者为痛痹，湿邪胜者为着痹”之分。本病为寒邪胜兼风湿之邪而发病。因此在治疗上应以祛寒为主，佐以散风祛湿之药物，故应手取效。

二、湿热型眩晕症验案

病案： 王某，女，60岁，2011年6月2日。

主诉： 头晕，头痛3个月。

初诊： 自觉头晕，头痛如裹，口苦，视物发花，耳鸣，右上肢麻木感，纳少乏力，有时出现右胁作痛。发病已三个月。脉象沉弦，舌体胖，舌苔黄白腻。头部核磁无异常，肝胆脾胰彩超示胆壁粗糙，血压140/85mmHg。

西医诊断： 脑供血不足　　　　　　**中医诊断：** 湿热型眩晕症

辨证审机： 肝胆湿热蕴留，上扰清窍，清阳不得宣发。

治法： 清热利湿，化瘀通窍。

方药： 黄芪15克　川芎15克　胆草15克　丹参30克　生地20克　菊花20克　柴胡15克　知母20克　赤芍15克　双花30克　连翘30克　甘草5克。六剂　一日一剂，早晚水煎服。

二诊： 2011年6月8日。自觉服药后头痛如裹略减，口苦有好转。脉象沉而弦，舌苔白腻。前方去知母加决明子20克，山栀15克，茯苓20克。

六剂　一日一剂，水煎服。

三诊： 2011年6月14日。病情逐渐减轻，头晕痛大减，视物有所恢复，脉弦缓。舌质舌苔基本恢复正常。前方继十剂痊愈。

按语　本病为眩晕症之一，眩晕症均有头晕目眩等症状，而湿热型眩晕以头痛如裹症状为特征。《内经》云："因于湿，首如裹，湿热不攘，大筋緛短，小筋弛长……"。故治疗本病以利湿清热为主，佐以宣发经络之法，则应手取效也。

三、湿热型胃脘痛验案

病案： 赵某，男，47岁，2013年8月10日。

主诉： 胃痛胀年余，加重2个月。

初诊： 胃痛，吐酸，脘胀呃逆，空腹时胃痛明显，脘腹有发热感。病已年余，时好时发。近两个月加重，用药不见缓解，前来中医就诊。脉象沉弦滑，舌红苔白黄腻，面容萎黄，表情苦闷。胃镜检查十二指肠球部溃疡，便潜血（+），有螺旋杆菌感染，肝胆脾胰彩超未见异常。查腹软，肝脾未及，上腹有触痛。

西医诊断： 溃疡病　　　　　　**中医诊断：** 胃脘痛

辨证审机： 肝郁克胃，湿热蕴结于中焦。

治法： 疏肝和胃，清热化湿。　　　　**方药：** 定痛饮合银翘散加减

榔片10克　白术20克　枳壳15克　没药15克　瓦楞20克　连翘30克　元胡15克　黄芪40克　海蛤20克　陈皮20克　黄芩15克　双花30克　三七2克（冲服）。六剂　水煎服。

二诊： 2013年8月18日。病势有好转，胃痛吐酸缓解，尚有呃逆，脘腹发热未除，脉象弦滑，舌苔白腻。前方加木香5克，乌药15克，七剂水煎服。

三诊： 2013年8月26日。胃痛吐酸亦然减轻，偶尔出现呃逆，脘腹发热消失。食饮有所增加。脉象沉弦，舌苔白。前方继服七剂水煎服之。示病情均有明显好转，神态舒畅。病属湿热渐消，胃气渐服之候。仍以前方六剂服之。

四诊： 2013年9月2日。病情大好转，诸症大减，呃逆已除，有时出现隐痛不著。脘腹发热

已不明显。前方六剂服之。

五诊：2013年9月9日。病势亦然好转，胃痛已除，饮食增加，查便潜血（±）；综上所见，病系向愈之症候，前方有所加减：

白术20克 砂仁15克 枳壳15克 没药15克 瓦楞20克 黄芪40克 双花30克 连翘30克 乌药15克 黄芩15克 茯苓20克 陈皮20克 三七2克（冲服）。六剂 水煎服。临床治愈。

按语 本病为临床多见之疾病，与其他类型胃脘痛有所不同，湿热型胃脘痛以空腹疼痛为特征，多数病例临床上出现肝郁犯脾胃湿热蕴于中焦之候。同属胃脘痛，在临床上必须以四诊合参、八纲辨证方能做出正确诊断，给予对症治疗，方可收到满意效果。

郭文勤治疗内科疑难杂病验案

郭文勤，1938年生，博士生导师，全国老中医学术经验继承工作导师，黑龙江中医学院首批学员，毕业并留黑龙江中医药科学院（原黑龙江祖国医药研究所）临床、科研及教学至今，曾任黑龙江省中医研究院副院长，中国中医药学会心系分会学术顾问，全国胸痹（冠心病）、急症协作组东北分组组长，黑龙江省中医药学会理事，心病专业委员会主任委员，黑龙江省老年医学会理事，国务院特殊津贴享受者。从事中医临床近60年，好读书，读死书而不死读书，尊古而不泥古，对治疗各科疑难杂病积累了丰富的经验，辨证精准，独出心裁，尤擅治心脑血管疾病。

一、黄金青白汤治疗房性早搏

病案：王某，男，66岁，2011年5月13日。

主诉：胸闷心悸，气短乏力4年余。

病史：患者四年来为心悸乏力，胸闷气短所苦，反复就诊于全国各中、西医院，诊断为“房性早搏、阵发性房速”，对症治疗缓解均不明显。于半月前行24小时动态心电：阵发性心动过速6069次，最长心动过速心搏92bpm，最快心率223bpm；房早47958次，单发14653次，成对13618次。就诊于某权威西医院心内科，病情非但不减反而加重，胸闷气短、乏力更甚，心悸发作愈加频繁，难以忍受，经人介绍来我院就诊。

初诊：心悸频发，伴胸闷气短，四肢乏力。查体示：血压130/80mmHg，心律不齐，早搏13次/分，心率81bpm，舌苔白微厚、布于舌中根部，舌质紫，脉沉细结。24小时动态心电：房性早搏57245个，成对12642次，单发7691次，二联律1619阵，房速2239次，阵发性心动过速6505阵，最长心动过速心搏106bpm，最快心律达230bpm。

西医诊断：心律失常 **中医诊断**：心悸

辨证审机：素体阳虚，痰湿不化，瘀血不行，导致痰瘀交阻，扰乱心神。

治法：豁痰化瘀，安神定志，兼以温阳。 **方药**：黄金青白汤加味

黄连25克 郁金35克 青礞石50克 白芥子25克 远志30克 苦参35克 首乌30克 土

鳖虫 20 克　青皮 20 克　羌活 25 克　香附 25 克　扁豆 25 克　苍术 30 克　天南星 20 克　白豆蔻 25 克　附子 10 克　干姜 15 克　桂枝 30 克　丹参 30 克。日一剂，水煎两次，分早晚饭后温服。

二诊：2010 年 5 月 8 日。服前方七剂，心悸已除，胸闷不再，气短乏力明显改善。查体：心律不齐，早搏 10 次/分，心率 90bpm，舌苔淡黄微腻而少、布于舌根部，舌质红微嫩而滑润，脉沉弦细而结。此痰瘀得祛，早搏渐除，继以前法，去天南星，加淫羊藿 35 克、锁阳 30 克、佩兰 25 克、胆南星 20 克。

方药：黄连 25 克　郁金 35 克　青礞石 50 克　白芥子 25 克　苦参 35 克　首乌 30 克　土鳖虫 20 克　青皮 20 克　香附 25 克　扁豆 25 克　苍术 30 克　胆南星 20 克　附子 10 克　干姜 15 克　桂枝 30 克　丹参 30 克　锁阳 30 克　佩兰 25 克　远志 30 克　羌活 25 克　白豆蔻 25 克　淫羊藿 35 克。日一剂，水煎两次，分早晚饭后温服。

三诊：2010 年 5 月 28 日。服前方七剂，诸证可，无明显不适。查体：心律齐，心律 93bpm，舌苔淡黄而少，布于舌中根部，舌质红紫滑润，脉沉弦细。查 24 小时动态心电图：房性早搏 30329 次，二联律 1595 次，三联律 155 次，房速 1298 次。病情稳定，继用前法，加芡实 20 克。

方药：黄连 25 克　郁金 35 克　青礞石 50 克　白芥子 25 克　苦参 35 克　首乌 30 克　土鳖虫 20 克　青皮 20 克　羌活 25 克　白豆蔻 25 克　附子 10 克　远志 30 克　香附 25 克　扁豆 25 克　苍术 30 克　胆南星 20 克　干姜 15 克　桂枝 30 克　丹参 30 克　淫羊藿 35 克　锁阳 30 克　佩兰 25 克　芡实 20 克。日一剂，水煎两次，分早晚饭后温服。

四诊：2010 年 6 月 14 日。服前方十剂，诸证可，无明显不适。查体：心律齐，心律 70bpm，舌苔薄白，舌质淡紫，脉沉弦细。查 24 小时动态心电图：房性早搏 15734 次，二联律 81 次，三联律 79 次，房速 1233 次；病情稳定，继用前法，去香附、苍术，改苦参 45 克、干姜 10 克、附子 5 克，加黄芪 50 克。

方药：黄连 25 克　郁金 35 克　青礞石 50 克　白芥子 25 克　苦参 35 克　首乌 30 克　土鳖虫 20 克　青皮 20 克　扁豆 25 克　胆南星 20 克　白豆蔻 25 克　附子 10 克　桂枝 30 克　丹参 30 克　淫羊藿 35 克　锁阳 30 克　芡实 20 克　黄芪 50 克　远志 30 克　羌活 25 克　干姜 15 克　佩兰 25 克。日一剂，水煎两次，分早晚饭后服。

后患者继服汤药治疗三个月余，24 小时动态心电图示：房早 0 次，室早 0 次，追踪观察感觉已无任何不适，且早搏再未复发。

按语　本病为顽固性心悸之重症，古有"怪病皆由痰作祟"之说，故用以祛痰为主的治法，采用自拟经验方黄金青白汤。该患者素体脾肾阳虚，心气不足，不能气化津液、温通血脉，则生痰生瘀，痰瘀交阻于上焦，扰乱心神，则发为心悸。方中黄连、青礞石、白芥子、苦参燥湿豁痰，郁金、土鳖虫、青皮、羌活、丹参化瘀通络，再加首乌和远志补养心肾，又根据患者舌脉，加入附子、藿香、佩兰、芡实、黄芪等温阳益气之品，诸药并用，豁痰化瘀，益气温阳。

二、定痫汤治疗癫痫

病案：李某，男，29 岁，2012 年 3 月 16 日。

主诉：癫痫时作 14 年。

病史：患者 14 年前无明显诱因猝然倒地，口吐白沫，四肢抽搐，醒后如常，就诊于某权威西医院，诊断为"癫痫"，后于全国各大医院治疗无效，多方探求，而来就诊。患者每年癫痫发作 2-6 次不等，多在夜间发作，伴有心悸气短、失眠、遗精等证。

初诊：癫痫多在夜间发作，发作时口吐白沫，四肢抽搐，颈歪，双目上视，伴心悸气短、失眠、遗精。查体：血压110/70mmHg，舌苔薄白，舌质淡紫，脉沉弦。心电图示：窦缓伴不齐；脑电图示：异常脑电图。

西医诊断：癫痫　　　　　　　　　　　**中医诊断**：痫症

辨证审机：痰蒙清窍，阻滞脑络，脑腑不清。

治法：豁痰通络，开窍宁神。　　　　　**方药**：定痫汤加减

熊胆粉2克　海螺粉40克　地龙40克　僵蚕30克　全虫10克　天麻20克　钩藤20克　羌活25克　半夏15克　茯苓20克　生甘草15克　胆南星20克　生牡蛎35克　龟板15克　土虫20克　陈皮20克　生龙骨35克。日一剂，水煎两次，分早晚饭后服。

服前方七剂，癫痫未发，心悸气短已除，睡眠、遗精改善。血压110/70mmHg，心律齐，心率80bpm，舌苔薄白，舌质淡紫，脉沉弦。脉证不变，方药同前。

方药：熊胆粉2克　海螺粉40克　地龙40克　僵蚕30克　全虫10克　天麻20克　钩藤20克　羌活25克　半夏15克　茯苓20克　生甘草15克　胆南星20克　生牡蛎35克　龟板15克　土虫20克　陈皮20克　生龙骨35克。日一剂，水煎两次，分早晚饭后服。

后患者继服汤药两个月，癫痫再未发作，于2014年7月19日晚上不慎跌伤，行手术后，卧床休息时自觉头晕，担心癫痫再次复发，又来就诊。舌苔白厚腻，舌质淡紫，脉弦滑。辨为痰浊血瘀，投黄连温胆汤加味，豁痰通络。

方药：黄连25克　半夏20克　陈皮25克　茯苓30克　胆南星20克　竹茹25克　薏苡仁40克　蜈蚣6克（约1条）　僵蚕30克　生甘草10克　钩藤20克　菊花20克　全虫10克　苍术30克　白芷25克　天麻20克。日一剂，水煎两次，分早晚饭后服。

服前方二十八剂，感觉甚好，已无异于常人，追踪观察至今未复发。

按语　定痫汤乃治疗癫痫之自拟经验方，临床用之多验。中医有云："无痰不痫"，痰浊阻滞脑窍，神明不能外达，则发为癫痫，本案患者十四年来癫痫反复发作，病久且深，而观其舌证，痰饮之象并不明显，唯独脉有滑象，却仍以豁痰法治之，是因其久病痰伏，不得外显，故舌证痰象虽不明显，亦当舍证从脉，在治疗上，仍须治其痰，故方中以熊胆、海螺为君，豁痰开窍、安神定志，又以二陈为臣，助豁伏痰；患者患癫痫已十余年，"久病入络"，故在化痰的基础上，加入全虫、僵蚕、土虫、地龙、天麻、钩藤等药物，通达脑络、启迪神明。外伤跌扑导致脉络瘀阻、进而痰瘀互结，是癫痫复发的重要诱因之一，患者痊愈一年后，因不慎跌扑而发头晕，为避免癫痫再次发作，观其脉证，故在黄连温胆汤中加入蜈蚣、僵蚕、全虫、天麻、钩藤、菊花，豁痰祛瘀，及时阻断了痰瘀内结脑络之状况的形成。

三、仙方活命饮治疗糖尿病足

病案：何某，男，73岁，2011年11月24日。

主诉：双下肢疼痛2年，加重2个月。

病史：患者两年前无明显诱因出现双下肢疼痛，于某权威西医院求诊，诊断为"糖尿病足"，收入院治疗，并于去年11月于该医院行右下肢动脉支架植入术，植入支架三枚，然足痛并未缓解，日益加重，右足跟与大趾处出现近一厘米裂口，该院欲行手术截除患足，患者拒绝而至我院求治。

初诊：双下肢疼痛乏力，双足发凉，行走不便，右足跟与大趾处出现近一厘米裂口，色黑不敛，足部肌肤干燥、黯黑、甲错。舌苔白厚而干，舌质紫，脉沉滑。

西医诊断：糖尿病足　　　　　　　　**中医诊断**：阴疽

辨证审机：寒湿阻络，不通则痛，阳气虚衰，肢体不荣，发为阴疽。

治法：温阳散寒，通络止痛。　　　　**方药**：仙方活命饮加味

川贝5克　甘草15克　赤芍20克　没药20克　当归25克　陈皮20克　白芷20克　鳖甲15克　甲珠5克　乳香15克　天花粉40克　防风25克　丝瓜络20克　桑枝25克　红花10克　桂枝25克　金银花35克　皂荚刺20克　丹参35克。日一剂，水煎两次，分早晚饭后服。

二诊：2011年12月1日。服前方七剂，双足渐温，乏力缓解，余证仍未改善。舌苔薄白，舌质紫，脉弦滑。寒湿较盛，去丝瓜络，加姜黄25克，王不留行20克，炮姜20克，附子6克。

方药：川贝5克　甘草15克　赤芍20克　没药20克　当归25克　陈皮20克　白芷20克　鳖甲15克　甲珠5克　乳香15克　天花粉40克　防风25克　桑枝25克　红花10克　桂枝25克　姜黄25克　王不留20克　金银花35克　皂荚刺20克　丹参35克　炮姜20克　附子6克。日一剂，水煎两次，分早晚饭后服。

三诊：2011年12月22日。服前方十四剂，大趾发凉症状消失，疼痛较前减轻，足跟及大趾裂口较前变小，肤色较前润泽。舌苔薄白，舌质淡紫，脉弦滑。为加强散寒祛湿，改附子为9克，加白芥子20克，鹿角胶15克。

方药：川贝5克　甘草15克　赤芍20克　没药20克　当归25克　陈皮20克　白芷20克　鳖甲15克　甲珠5克　乳香15克　天花粉40克　防风25克　桑枝25克　红花10克　桂枝25克　姜黄25克　王不留行20克　金银花35克　皂荚刺20克　丹参35克　炮姜20克　附子9克　白芥子20克　鹿角胶15克。日一剂，水煎两次，分早晚饭后服。

四诊：2012年1月5日。服前方十四剂，裂口结痂，疼痛减轻，双足渐温。舌脉同前，改附子为15克，桂枝35克，皂荚刺25克，王不留行25克。

方药：川贝5克　甘草15克　赤芍20克　没药20克　当归25克　陈皮20克　白芷20克　鳖甲15克　甲珠5克　乳香15克　天花粉40克　防风25克　桑枝25克　红花10克　桂枝35克　姜黄25克　王不留行25克　金银花35克　皂荚刺25克　丹参35克　炮姜20克　附子15克　白芥子20克　鹿角胶15克。日一剂，水煎两次，分早晚饭后服。

五诊：2013年2月9日。服前方三十五剂，双足肌肤温度如常，自觉有力，足跟处裂口愈合，按之不痛，行走时双侧腓肠肌疲疼。舌苔薄白，舌质淡紫，脉弦滑。辨证同前，为加强通络，加乌梢蛇20克。

方药：川贝5克　甘草15克　赤芍20克　没药20克　当归25克　陈皮20克　白芷20克　鳖甲15克　甲珠5克　乳香15克　天花粉40克　防风25克　桑枝25克　红花10克　桂枝35克　姜黄25克　炮姜20克　附子15克　白芥子20克　鹿角胶15克　乌梢蛇20克　金银花35克　皂荚刺25克　丹参35克　王不留行25克。日一剂，水煎两次，分早晚饭后温服。

后根据患者病情，逐渐加大温阳之品的剂量，附子增至25克，桂枝增至55克，姜黄增至30克，炮姜增至30克，余药基本不变，继服三个月而愈，双足肌肤温润适中，不痛且有力。

方药：川贝5克　甘草15克　赤芍20克　没药20克　当归25克　陈皮20克　白芷20克　鳖甲15克　甲珠5克　乳香15克　天花粉40克　防风25克　丹参35克　金银花35克　皂荚刺25克　王不留行25克　桑枝25克　红花10克　桂枝55克　姜黄30克　炮姜30克　附子25克　白芥子20克　鹿角胶15克　乌梢蛇20克。日一剂，水煎两次，分早晚饭后温服。

按语　仙方活命饮出于《校注妇人良方》，一般认为用以治疗阳证肿疡，有清热解毒，消肿散结，通络止痛之功，实则不然，本病患者双下肢发凉疼痛，肌肤甲错裂口，舌苔白厚而干，乃一派

阳虚寒凝血瘀之象，仙方活命饮为“疮疡之圣药，外科之首方”，方中不只有清热散结之金银花、天花粉，更有当归、乳香、没药、陈皮、炙山甲等温通经脉之品，故本方实则是一张寒热并用，阴阳并举之良方，临床根据药味加减、更改药量等调整，适用于一切疮疡。本案中，患者阳虚寒凝，瘀血又甚，故在剂量上，加大了方中乳香、没药、陈皮等温性药物的剂量，既制约了双花、花粉的寒凉，又保留了它们消肿散结的功用，古语谓之“去性取用”，后又根据患者阴寒偏重的特点，加大了桂枝、干姜、炮姜、姜黄、附子等温阳通脉的剂量，令阳气通达于肢末，则患者双足得温，伤口得阳之温煦，新肉始生，进而愈合。加之方中本就有川贝、赤芍、白芷等化瘀散结之品，后又添入桑枝、红花、王不留、乌梢蛇等通络良药，则瘀血得化，疡毒得清，肌肤得润而愈。

李延治疗内科疾病验案

李延，1942 年生，黑龙江中医药大学附属第一医院原院长，名誉院长，教授，主任医师，博士生导师，黑龙江省名中医，全国中医药专家学术经验继承导师，国家名中医工作室、国务院特殊津贴享受者。兼任全国中西医结合学会肝病常务委员会委员、中华中医药学会医院管理分会副主任、全国中医药院校成人教育学会副理事长、黑龙江中医药学会常务理事等职。主编《在医言医》《中医诊断学》《中医内科学》等著作，擅治内科疑难杂病。

一、补肾化痰祛瘀法治愈血管性痴呆一例

病案：沈某，男，54 岁，2010 年 7 月 12 日。

主诉：记忆力减退，入睡困难 2 年余。

病史：该患 2 年前患脑出血，左丘脑出血 6ml，经治后肢体恢复正常，感觉减退，麻木不适。同时出现记忆力减退，入睡困难，烦躁不安。经针灸及药物治疗后症状改善不明显，今来我院就诊。

初诊：记忆力减退，入睡困难，烦躁，情绪低落，表情痛苦，生活不能自理，形体略胖，舌红苔黄，脉弦细。

西医诊断：血管性痴呆，脑萎缩　　**中医诊断**：痴呆

辨证审机：肾精亏虚，痰瘀阻络，清窍被阻，脑失所养。

治法：补肾填精，祛瘀化痰。　　**方药**：地黄饮子加减

熟地 20 克　山萸肉 20 克　麦冬 20 克　五味子 15 克　石菖蒲 20 克　石斛 20 克　远志 15 克　半夏 15 克　巴戟天 15 克　水蛭 10 克　地龙 20 克　丹参 15 克　桃仁 15 克。十五剂 日一剂，水煎服，早晚分服。

二诊：2012 年 7 月 27 日。服上方十五剂，该患烦躁有所好转，睡眠有所好转，舌红苔腻，脉弦滑，上方加天南星 15 克。

三诊：2012 年 8 月 11 日。服上方十五剂，该患能够正常入睡，烦躁明显好转，记忆力减退明显好转。

四诊：2013年2月13日。半年后，该患记忆力明显恢复，生活能自理，能够做简单家务，睡眠尚可，嘱停药。

按语 该患脑出血后出现痴呆症状，辨证为肾精亏虚，痰瘀阻络。《内经》："脑为精明之府。"王清任认为："灵机记性不在于心，在脑。""小年无记性者，脑髓未满，高年无记性者，脑髓渐空。"脑髓消与肾有直接关系，肾主骨生髓通于脑。再者，该患脑出血多年，瘀血阻络，蒙蔽清窍，故亦出现痴呆症状，加之素体肥胖，痰湿较重，痰浊蒙蔽清窍，故亦出现痴呆诸症。纵观病情，该患是由于肾虚不能滋养脑致髓消，痰浊瘀血阻闭清窍，以致出现记忆力减退，入睡困难，生活不能自理等一系列症状。故采用了补肾填精，祛瘀化痰为法治疗。一诊以地黄饮子加水蛭、地龙、丹参、桃仁、半夏等活血化瘀之品。诸药合用起到了补肾、祛痰、化瘀、开窍之功。服用半月后，诸证渐轻，根据舌脉表现上看，痰浊较重，故加祛痰圣药天南星，服十五剂后，症状明显减轻，效不更方。将上方制成丸剂，继服半年，半年后复诊，记忆力明显恢复，生活能够自理，临床治愈。整个治疗过程以补肾为本，使肾精充，脑有所养，并以祛邪即祛瘀化痰，使正气得复，邪气得去痼症得愈。

二、解毒补肾法治疗痿症

病案：单某，女，38岁，2011年4月23日。

主诉：四肢萎废不用，语言不利10天。

病史：该患10天前无明显原因出现四肢萎废不用，语言不利，吞咽困难，双侧面瘫，即去哈医大二院住院治疗，诊断为急性格林巴列综合征。给予静点丙种球蛋白、甲强龙及其他药物共计15天，患者病情稳定，无呼吸困难等危证，遂来我院求中西医结合治疗。

初诊：四肢萎废不用，尿潴留，双侧面瘫，吞咽困难。面色萎黄，鼻饲流食，留置导尿，四肢肌力Ⅱ级。

西医诊断：格林巴利综合征　　　　中医诊断：痿症（筋痿）

辨证审机：邪风入络，肾精亏虚，筋脉失养。

治法：解毒补肾法

方药：双花50克　连翘20克　僵蚕20克　重楼15克　牛蒡子15克　菟丝子20克　川断20克　生地15克　黄柏15克　杜仲20克　熟地15克　狗脊15克。十剂　日一剂，水煎服，早晚分服。

二诊：2011年5月3日。服上方十五剂后该患能够自行排尿，肌力增为Ⅲ级，能够扶物行走，吞咽正常，去鼻饲管及导尿管，配合针灸、按摩、康复。

三诊：2011年5月13日。服上方十剂该患能够站立，扶物行走，症状明显好转。上方去重楼、牛蒡子，加当归20克、巴戟天15克。

方药：双花50克　连翘20克　僵蚕20克　当归20克　巴戟天15克　菟丝子20克　川断20克　生地15克　黄柏15克　杜仲20克　熟地15克　狗脊15克。二十剂　日一剂，水煎服，早晚分服。

四诊：2011年6月3日。服上方二十剂，该患四肢肌力均达到Ⅳ级，上方去僵蚕。

五诊：2011年6月13日。服上方十剂，来诊，各种化验常规检查均正常，肌力Ⅴ级，嘱停药。

按语 经云："肺热叶焦则主痿躄"。又云："治痿独取阳明"。以及脉痿、筋痿、肉痿、骨痿之论，《内经》于痿症一门，可谓翔实精密。夫痿症之旨，不外乎肝、肾、肺、胃四经之病。盖肝主筋，肝伤则四肢不为人用，而筋骨拘挛；肾藏精，精血相生，精虚则不能灌溉诸末，血虚则不能营养筋骨；肺主气，为高清之脏，肺虚则高源化绝，化绝则水涸，水涸则不能濡润筋骨，阳明为宗筋之长，阳明虚则宗筋纵，宗筋纵则不能束筋骨以利关节。本病属外感邪毒邪风入络致筋痿，故用解毒补肾之法，初诊以解毒为主，加入双花、连翘等清热解毒之品，继之加入菟丝子、川断、杜仲、熟地、狗脊等大量补肾之品，共奏解毒补肾之功，故取得满意疗效。服用一个月后，症状好转，能够站立，毒邪渐解，故去重楼、牛蒡子，并加巴戟天、当归以滋阴补肾养血。继服二十剂后，患者基本能够直立行走，四肢肌力得以恢复，故去僵蚕。继服十剂后，该患症状明显好转，完全能够自行行走，生活能够自理。临床上此种痿症居多，发病急，病程短，病情重。多由外感邪毒直中络脉而致，因此治疗上当先解表祛毒为先，继之采用补法，病方可治愈。决不可见痿采用补法，否则会导致闭门留寇，邪毒不解而病不去。

三、温阳益气法治愈失眠

病案：李某，女，45岁，2013年9月11日。

主诉：不寐2年余。

病史：该患2年来无明显原因出现不寐，入睡困难，自服舒乐安定（艾司唑仑），每晚2片，症状略有缓解，子宫肌瘤摘除术后出现顽固性失眠，服舒乐安定3片，每晚只能睡2-3小时，后改成每日口服佐匹克隆一片，能入睡4-5小时，一个月后，睡眠时间减少为1-2小时，维持至今。

初诊：形寒肢冷，面色㿠白虚浮，精神萎靡，腹胀，食少纳呆，便溏，舌淡胖嫩，苔白，脉沉无力。

西医诊断：自主神经功能紊乱　　**中医诊断**：不寐

辨证审机：脾肾阳虚，阳不入阴。　　**治法**：温阳益气

方药：制附子15克　桂枝15克　肉桂5克　太子参20克　黄芪30克　炒白术20克　山药20克　当归15克　夜交藤30克　甘草10克。十剂　日一剂，水煎服，早晚分服。

二诊：服上方十剂，该患形寒肢冷明显好转，仍服用佐匹克隆，睡眠时间达3-4小时，腹胀便溏有所好转，上方去肉桂，继服。

方药：制附子15克　桂枝15克　太子参20克　黄芪30克　炒白术20克　山药20克　当归15克　夜交藤30克　甘草10克。十剂　日一剂，水煎服，早晚分服。

三诊：服上方十剂，形寒肢冷明显好转，无腹胀便溏，睡眠时间达4-5小时。嘱佐匹克隆改为每日半片，上方加生龙骨20克、生牡蛎20克、炒枣仁20克。

方药：制附子15克　桂枝15克　太子参20克　黄芪30克　炒白术20克　山药20克　当归15克　夜交藤30克　甘草10克　生龙骨20克　生牡蛎20克　炒枣仁20克。十剂　日一剂，水煎服，早晚分服。

继服上方十剂，该患睡眠明显好转，达5-6小时，嘱患者停佐匹克隆，继服上方十剂。

四诊：该患自述能入睡4-5小时，多梦，上方加琥珀5克，五味子20克。

五诊：服上方十五剂，能入睡5-6小时，多梦好转，嘱停药。

按语　该患属阳虚不眠，经云："阴平阳秘，精神乃治"阳入于阴始能安眠。今阳虚，阳不入阴故不眠，景岳云："阳有所归，神安而寐……阳为阴抑，则神索不安，是以不寐。"《证治要法》云："病后虚弱及年高人阳衰不寐。"阳虚、阴虚，阴阳不协，故失眠。阳虚不眠者，以益气为先，气属阳，益气即所以补阳，故本方多用益气温阳药，初诊主要加入制附子、桂枝、肉桂等峻补之品

温补脾阳，即绮石先生言："阳虚之所当悉，统于脾也。"兼以太子参、黄芪、白术、山药等补气养阴之品补益人体正气，所谓："阳化气，阴成形"，此举既能益气而助阳，使阳气化源不绝，又能防止峻补之药有伤正气。服上方十剂后，畏寒等虚寒症状有所缓解，便溏好转，故去肉桂。继服十剂后，形寒肢冷明显好转，加生龙牡、炒枣仁以镇惊安神。效不更方，嘱停佐匹克隆，再服十剂后，睡眠渐好但仍多梦，故加琥珀、五味子以养心安神。五诊后，患者症状明显好转，睡眠已达5-6小时，多梦改善。此症为阳虚治失眠，故治以温阳益气，二者相辅相成，使阳入于阴，最终达到阴平阳秘，而使病愈。

栗德林治疗内科疑难杂病验案

栗德林，1940年生，黑龙江中医药大学原校长，教授、博士生导师，黑龙江省首批名中医，全国名老中医，享受国务院特殊津贴，中华中医药学会三、四届理事，世中联糖尿病专委会副会长、国务院学位委员会四、五届学科评议组成员，全国博士后管委会四、五、六届专家组成员，省中医学会二、三、四届副会长，政协省九、十届委员、科教文卫体委员会副主任。擅治内科疾病。

一、重用白蔹治疗痛风

病案：马某，男，59岁，2011年9月19日。

主诉：足趾、膝关节及上肢疼痛1周。

病史：1周前吃海鲜后开始出现足趾、膝关节及上肢红肿疼痛，尿味偏重，生活在沿海地区，平素喜食海鲜、饮啤酒，查血生化：血尿酸578μmol/L，甘油三酯稍高，尿PH偏低，慕名前来就医。

初诊：血尿酸高，甘油三酯稍高，足趾、双膝关节及上肢红肿疼痛，尿味偏大，大便正常。BP：135/80mmHg。舌暗红，苔白微黄，脉弦细。

西医诊断：痛风　　　　**中医诊断**：痹证（风湿热痹）

辨证审机：风湿热邪流注关节，闭阻经络，气血运行不畅。

治法：祛风除湿，通络止痛。

方药：牛膝20克　地龙15克　羌活 12 克　秦艽15克　当归15克　川芎10克　白蔹100克　泽泻10克　木瓜15克　路路通15克　通草10克　红藤15克　威灵仙15克　决明子15克　山楂15克　乌蛇15克　斑褐孔菌15克。七剂　水煎两次，分两次温服之。

二诊：2011年9月26日。血尿酸高，甘油三酯高，服药7天，四肢红肿疼痛大减，腰酸痛，听水声有欲小便之感。舌淡暗红，苔中白微黄，脉沉弦细。

方药：牛膝15克　地龙15克　羌活15克　秦艽15克　当归15克　川芎10克　鸡血藤20克　车前子15克　川断15克　杜仲15克　泽泻10克　决明子15克　通草12克　路路通15克　薏苡仁20克　白蔹100克　斑褐孔菌15克　王不留行15克。七剂　水煎两次，分两次温服之。

三诊：2011年10月17日。复查血生化：尿酸441μmol/L（比之前下降100多），甘油三酯已接近正常。尿常规仍见尿呈酸性。已无四肢关节疼痛，现两膝酸软无力。舌暗苔薄白湿润，脉沉弦细。改以滋补肝肾善后。

方药：熟地20克 山药15克 山萸肉15克 云茯苓20克 泽泻12克 白蔹100克 车前子20克 牛膝20克 通草12克 决明子 15 克 石决明15克 旱莲草20克 薏苡仁25克 鸡血藤 20 克 杜仲 15 克 川断 15 克 山楂 12 克 斑褐孔菌 15 克。七剂 水煎两次，分两次温服之。

四诊：2011年10月24日。腰膝酸软减轻，左腕部偶有疼痛。舌暗苔薄，脉弦。

方药：白蔹100克。七剂 每日取100克白蔹煎水出600ml，分两次温服之。

按语 痛风初起多为风湿热痹，治以清利湿热为主，临床多用当归拈痛汤等方剂治疗，此案先以风湿痹证论治，后以滋补肝肾收功。治疗痛风时也可参照痹病诸方，不必生搬硬套，有是证用是方即可。用药上，治疗高尿酸血症、痛风时，除选常用之秦艽、秦皮等既符合辨证又有药理研究表明降尿酸效佳之品外，每每大剂量使用白蔹一味，用量30-100克。白蔹为葡萄科植物白蔹的块根，主产于东北、华北、华东、华北、陕西、河南、湖北、四川等地，味苦、辛，性温，归心、胃、肝经，功效清热解毒、敛疮生肌。大剂量使用白蔹能有效降尿酸，且能止痛消肿，用于临床，屡试屡验，单用亦有效。

二、益气养阴化瘀治疗糖尿病

病案：哈某，女，74岁，2010年5月27日。

主诉：体检发现血糖升高20余年。

病史：20多年前因体检发现血糖升高，诊为2型糖尿病，用西药（格华止、拜糖平）治疗，血糖控制欠佳，目前已合并糖尿病肾病、慢性肾功能不全、糖尿病周围神经病变，并有高血压、高脂血症史。曾住院改用胰岛素治疗，现注射诺和灵30R早餐前10iu晚餐前8iu，出院后未规律监测血糖，血糖仍控制欠佳，近期空腹血糖在9mmol/L左右，餐后血糖未测，为寻求中医治疗而前来就诊。

初诊：头晕不适，口干，目干涩，哈欠频频，双下肢麻木酸痛，乏力，夜尿不多，大便黏滞。空腹血糖9mmol/L左右，血压150/76mmHg。舌体暗，苔白稍厚，沉弦。

西医诊断：2型糖尿病，糖尿病肾病合并慢性肾功能不全，糖尿病周围神经病变，高血压，高脂血症。

中医诊断：消渴病，消渴病肾病，消渴病痹病。

辨证审机：五脏柔弱，内热熏蒸，伤津耗气，血稠液浓，日久成气阴两虚，挟瘀阻络之证。

治法：滋阴清热，活血通络。

方药：葛根15克 黄连15克 麦冬20克 五味子10克 红藤15克 牛蒡子15克 分心木15克 丹参12克 牛膝15克 川楝子15克 木瓜15克 益母草40克 杜仲15克 桑寄生20克 茯苓20克 决明子15克 山楂15克 夏枯草20克 僵蚕15克 水蛭面 6 克（冲）。七剂 水煎两次，分两次温服之。

二诊：2010年6月3日。头晕、口干稍减，哈欠仍多，目干涩发痒，双下肢麻木酸痛，乏力，大便干而不畅。因心理抗拒自行停用胰岛素，血糖控制不稳，空腹血糖＞15mmol/L，餐后2h血糖＞20mmol/L。血压142/70mmHg。舌淡紫，苔薄白，脉沉弦细。治以益气养阴清热，祛瘀通络。

方药：葛根 15 克　黄连 15 克　麦冬 20 克　五味子 10 克　生地 15 克　知母 15 克　泽泻 12 克　路路通 15 克　益母草 50 克　杜仲 15 克　桑寄生 20 克　夏枯草 15 克　决明子 15 克　肉苁蓉 20 克　生黄芪 30 克　水蛭面 6 克（冲）　天麻 15 克　红藤 20 克　白术 15 克　生石膏 25 克（先煎）。七剂 水煎两次，分两次温服之。

三诊：2010 年 6 月 10 日。头晕、口干、乏力减轻，已无目干涩发痒，大便已基本正常，哈欠仍较多，双下肢麻木酸痛稍减，行走困难。空腹血糖控制在 8-10mmol/L 之间。血压 138/72mmHg。舌暗紫，苔白，脉弦。燥热渐除，继以益气养阴清热，祛瘀通络为法。

方药：生黄芪 40 克　西洋参 12 克　知母 15 克　丹参 15 克　当归 15 克　黄连 15 克　麦冬 15 克　五味子 10 克　赤芍 15 克　生地 15 克　牛膝 20 克　石斛 20 克　远志 15 克　木瓜 15 克　路路通 15 克　地龙 15 克　决明子 15 克　肉苁蓉 20 克　仙灵脾 20 克　水蛭面 6 克（冲）。七剂 水煎两次，分两次温服之。

四诊：2010 年 6 月 17 日。已无明显头晕、口干，哈欠稍减，双下肢麻木酸痛、无力稍减，近期大便又干燥，4-5 日一行。血糖、血压基本控制在正常范围。舌淡暗，苔薄白，脉弦细。酌加滋补肝肾之品。

方药：生黄芪 50 克　葛根 15 克　白术 15 克　麦冬 15 克　山药 20 克　仙灵脾 20 克　玉米须 15 克　丹参 15 克　薏苡仁 20 克　牛膝 15 克　杜仲 15 克　益母草 30 克　桑寄生 20 克　鸡血藤 20 克　太子参 15 克　无柄灵芝 15 克　炙首乌 15 克　益智仁 15 克　狗脊 15 克　生龙牡各 15 克（先煎）。十四剂 水煎两次，分两次温服之。

五诊：2010 年 7 月 1 日。已无明显哈欠，双下肢酸痛、麻木、乏力减轻，双下肢轻度浮肿，大便基本正常。血糖控制在正常范围。查尿常规示：蛋白（+），潜血（±）。舌暗，苔薄白，脉弦滑。患者已停用胰岛素，用纯中药控制血糖，病情较稳定。

方药：芪黄消渴方加减

生黄芪 50 克　黄连 15 克　丹参 15 克　葛根 15 克　生地 15 克　天花粉 12 克　分心木 15 克　牛蒡子 15 克　玉米须 20 克　茯苓 15 克　大腹皮 15 克　泽泻 10 克　知母 15 克　莲须 15 克　芡实 20 克　无柄灵芝 15 克　白茅根 15 克　桑螵蛸 15 克　桑葚子 15 克　生牡蛎 15 克（先煎）。十四剂 水煎两次，分两次温服之。

按语　气阴两虚贯穿糖尿病的全过程，在栗教授所研制的治疗糖尿病及其合并症的方药中多以此病机理论为指导遣方用药，而取得很好的临床疗效。该案有气滞血瘀、阴虚内热之表现，以阴虚内热为主，瘀血部位主要在络脉，表现为下肢麻木酸痛，故以滋阴清热、祛瘀通络为法组方治疗，获得良好疗效。血瘀也同样贯穿在糖尿病的始终，只不过是孰轻孰重而已。病之始瘀血较轻，在药物使用中是佐使的位置，病之中则升到臣位，到病之后期则为君臣之位，药物从植物活血药物逐渐过渡到动物活血药物，药味也由少到多，药量由小到大。由活血化瘀到逐瘀、通经、通络，这一思想为提高糖尿病及合并症疗效具有重要意义。在对糖尿病病因病机的概括中所提到的“血稠液浓”就充分反映了这一学术思想，常用到无柄灵芝、分心木、蚕沙、牛蒡子等药，经现代药理研究表明，这些药物是通过不同途径达到降糖作用；合并高血压者常加天麻、钩藤、石决明、益母草、杜仲、夏枯草等药；合并高脂血症者常加决明子、山楂等。临床辨证时应注意辨别症状主次以及合并症，糖尿病患者多数有合并症且并非一种，所以往往需复方、合方加减，既有重点又有全局，要协调用药，才能增加疗效。糖尿病为终生性疾病，患病之初，空腹或餐后 2 小时血糖稍高，经过饮食控制、运动疗法，在 2 个月左右能使血糖回归正常范围，持之以恒，可不用药物干预。除此以外基本上都需终生用药，对不同个体，需采用不同综合用药方案治疗，方能达到理想效果。中西药物可联合或交替使用。中药汤剂灵活随症加减，疗效可靠，但长年累月服用依从性不佳，降糖中成药有一定降糖共性可发挥一定作用，但缺乏适应个体实际要求而影响效果。因此，在病情稳定后针对每个病人的具体需要而配制成的中药制剂丸散等，应是治疗糖尿病长期用药治疗的最佳选择。

三、正邪兼顾治疗胃癌

病案：季某，女，78岁，2011年12月19日。

主诉：胃脘疼痛3年余。

病史：3年前因胃脘痛就医查胃镜诊为胃癌，经保守治疗后缓解，近期症状又加重，既往有糖尿病史、冠心病史多年。注射胰岛素治疗。胃镜提示：胃体、大弯、胃角部CA呈菜花样，有出血。

初诊：恶心、呕吐，便恶臭味，胃脘隐痛，易倦怠乏力，口干。舌暗红苔薄白，脉弦滑有力。

西医诊断：胃癌　　　　**中医诊断**：胃脘痛

辨证审机：本虚标实之证，气滞、痰凝、湿聚、瘀血交结于胃腑，日久形成积块，胃之升降失调，正气耗伤。

治法：疏肝健脾，攻补兼施。

方药：党参20克　炒白术15克　陈皮15克　山楂10克　云茯苓15克　法半夏15克　柴胡12克　元胡15克　炒麦芽20克　伏龙肝15克　蛇舌草20克　青龙衣15克　黄药子10克　丁香12克　柿蒂15克　生姜10克。七剂 水煎两次，分两次温服之。

二诊：2011年12月29日。胃痛稍缓，欲呃逆而不能，大便无力而干，欲呕吐，右胁肋部疼痛，口中苦涩无味，胃部喜暖，反酸，食后痛。舌暗苔薄白，脉弦细。

方药：半夏泻心汤加味

党参20克　黄连12克　黄芩10克　炒川楝子12克　干姜12克　元胡15克　枳壳15克　三七粉3克（冲）　猪苓12克　青龙衣15克　黄药子10克　白及粉3克（冲）　白芷12克　海螵蛸20克　白芍20克　白花蛇舌草20克　九香虫15克　甘　草10克　法半夏15克　炒莱菔子15克　代赭石15克（先煎）。七剂 水煎两次，分两次温服之。

三诊、四诊、五诊：效不更方，继以半夏泻心汤加味化裁，守方加减2个月余。

六诊：2012年3月20日。服上方后诸症减轻，自行续服，近日皮肤瘙痒，尿黄澄，大便仍发黑，腹部隐痛，无食欲，食后疼痛加重。嗳气，呃逆，背冷较轻。舌质暗，苔薄，脉结代。

方药：酌加茵陈五苓散，攻补兼施

茵陈15克　桂枝15克　茯苓20克　泽泻12克　白术20克　猪苓15克　干姜12克　当归12克　生黄芪50克　陈皮15克　竹茹10克　神曲15克　炒麦芽30克　九香虫12克　黄药子12克　三七粉3克（冲）　土茯苓25克　甘草10克　孩儿参20克　白花蛇舌草20克　白芍20克　川芎12克　熟地20克　白及粉6克（冲）　青龙衣15克　无柄灵芝10克　制附子15克（先煎）。十四剂 水煎两次，分两次温服之。

七诊：2012年4月16日。续服前方一个月，脘腹部已不痛，饮食有增，两臂肘上痒干燥，两胁发胀，晨起咽干，午后头晕，易困倦。畏油腻，尿频，有涩痛感，少腹隐痛，乏味嗳气。舌根部轻度溃疡。舌暗红少苔，脉沉弦。

方药：茵陈20克　茯苓15克　猪苓20克　泽泻12克　桑枝15克　党参25克　白术20克　陈皮15克　生黄芪50克　知母15克　香附15克　厚朴12克　炒麦芽30克　九香虫15克　黄药子15克　土鳖虫15克　竹茹12克　丁香12克　柿蒂15克　白花蛇舌草20克　元胡15克　白

芍 20 克　蔓荆子 15 克　三七粉 3 克（冲）　全蝎 6 克　当归 15 克　苦参 15 克　白及粉 6 克（冲）　青龙衣 15 克　无柄灵芝 20 克。十四剂 水煎两次，分两次温服之。

八诊：2012 年 10 月 8 日。上方药后已无肤痒，胃中已不痛，回老家修养数月。

按语　胃癌早期以邪实为主，如痰气交阻、瘀血内阻，可用理气化痰、活血化瘀之品以消除邪实，并采取中西医结合的治法，部分患者病情可缓解；但也有部分患者转为胃热阴伤、脾胃虚寒、气血两虚，出现正虚邪盛之势。胃癌多为本虚标实之证，标实以痰气交阻、痰湿凝滞、瘀血内结为多见，本虚以胃热伤阴、脾胃虚寒、气血两虚为多见，常虚实夹杂，致使气滞、痰凝、湿聚、瘀血交结于胃腑日久形成积块，胃之升降失调，气阴耗伤，甚至阴阳俱损，此为本病的病机关键。因此以理气、化痰、燥湿、活血化瘀为治标之大法，并根据标本虚实之轻重缓急配合扶正之法是为标本兼治之治疗原则。胃癌初起以标实为主，久则以正虚为主，常标本同在，虚实夹杂，该病患随证加减治疗疗效颇佳，在治疗时扶正与祛邪兼顾，基础方按临床症状的突出程度可按痞满、噎嗝、吞酸、呃逆、胃脘痛等论治。治消化道肿瘤栗师常用蛇舌草、无柄灵芝、黄药子、土茯苓、猪苓、青龙衣。青龙衣（青核桃皮），对消化道肿瘤有很好的抑制作用。黄药子有小毒，栗德林教授在肠上皮化生、癌前病变时多用此药。另外在对有出血倾向时，多用三七粉、白及粉；考虑有溃疡存在时，往往加入枯矾，配合三七、白及共奏生肌敛疮之功。

卢海山验案

卢海山，1943年生，原任牡丹江市中医院业务副院长，中医内科主任，主任医师。曾于 20 世纪 70 年代临床之余，承担西学中，光明中医函授大学教学工作，长期从事中医药大学临床教学指导工作，擅治肝胆脾胃病、心脑血管病、肾病、风湿类疾病、中医急症等内科疾病。

一、马前子散治疗顽痹

病案：白某，男性，25 岁。患病数年，诊断为强直性脊柱炎、类风湿。脊柱强直，周身关节疼痛，已卧床年余，曾多方求医无效，邀余诊治。

初诊：患者体质瘦弱，僵卧于床，关节肿痛，舌淡苔白，脉沉滑而弱。

西医诊断：类风湿，强直性脊柱炎　　中医诊断：顽痹

治法：扶正除痹　　方药：除痹方

穿山龙 30 克　川乌 10 克　草乌 10 克　黄芪 30 克　苍术 20 克　薏苡仁 30 克　白附子 15 克　制南星 15 克　独活 20 克　赤芍 15 克　桂枝 10 克　当归 20 克　党参 20 克　土鳖虫 10 克　川芎 20 克　威灵仙 20 克。因病情较重，首以补正气，除湿痹。服温剂 20 余剂，病情见缓，关节肿痛渐有好转，正气已渐恢复。

二诊：余用已故老中医邱某祖传验方“马前子散”长期治疗，以达全功。

方药：制川乌 10 克　制草乌 10 克　白附子 10 克　制马前子 10 克　制南星 10 克　独活 15 克　当归 15 克　乌蛇 10 克　川芎 15 克　天麻 15 克　蜈蚣 10 克　全虫 10 克　土鳖虫 10 克

上药共研细面，每次服5-10克，黄酒送服，服后静卧30分钟，初时，每日服2次，如无不适。可以增加每日服3次。

患者服药达到半年后，病痛逐渐好转，诸症渐消，脊柱已能屈伸，关节肿痛已消。

三诊：病体仍虚弱，皆因邪伤气血肝肾，以扶正气补肝肾以调养兼以驱余邪，方药如下：

黄芪30克　当归30克　川芎20克　川乌 5 克　草乌 5 克　独活15克　寄生15克　鸡血藤20克　杜仲15克　何首乌20克　熟地20克　赤芍20克　天麻15克　党参20克。连服三十剂，月余，病已痊愈，各项检查指标正常。又自行调养年余，生活如常，已能工作。至今已五年回访，未见不适，完全康复。

祖传验方“马前子散”，其功效独到，以此方治疗“强直性脊柱炎”，“类风湿重症”数十例，均见显效。

二、通腑泄热法急救流行性出血热危症

余友人，2006年12月初因为在野外作业、而患此病。救治于一综合医院传染科，突然因高热病危，邀请余并多位相关西医专家夜10时左右会诊。诸医皆相识者也。

初诊：患者高热 40℃，面赤，呼吸急促，意识不清，腹泻，叩击如鼓，舌红苔腻，脉洪数，数日未大便。诸位西医专家诊后，众说纷纭，莫衷一是，令余中医辨证。脉证合参，属温病热邪壅于中焦，宜用“大承气汤”加减急下，致热有出路，遂处方如下：

大黄20克　厚朴20克　枳实15克　芒硝20克　大黄后煎，芒硝烊化，急煎服下。

第二天早8时再诊，查患者神识已清，危象亦去，高热退至38.5℃，排便二次，先燥后稀、脉象已缓，仍有洪数。

二诊：证情虽已好转，此类疾病复杂，高热，温热疫毒亦存气分，遂以“大承气汤”方加“白虎汤”处方如下：

大黄15克　厚朴15克　枳实10克　芒硝15克　生石膏40克　知母20克。三剂 煎服方法如前。

三诊：服药三日后，诸症已消，患者进入出血热少尿期和多尿期，病累及肾和膀胱，尿蛋白(3+)。治宜补肾、利尿、固涩。

方药：何首乌30克　生地20克　补骨脂20克　山茱萸20克　猪苓20克　泽泻20克　车前子15克　菟丝子20克　黄芪30克　党参20克　白术20克　金樱子20克　芡实20克　竹叶10克　白花蛇舌草20克。该患者治疗一个月，痊愈出院。

三、茵陈柴胡汤治胃病

病案一：患者李某（2007年7月8日就诊），男，45岁，胃胀，嗝逆，两胁胀，胃烧灼，口苦，反酸，脉弦，舌白苔腻黄，胃镜查萎缩性胃炎伴糜烂。局部隆起，幽门螺旋杆菌阳性，本人嗜辛辣、烟酒。曾于综合医院住院一月未见好转。证系肝胆湿热，湿热伤胃，用基础方加丹皮20克、知母20克、生地20克、吴茱萸15克、黄连10克、龙胆草10克。服五剂，再诊，好转。以此方服药两月略见好转。另以此方为丸，继服半年而愈，胃镜复查已恢复正常，幽门螺旋杆菌转阴。

病案二：患者王某，女，52岁。胃胀，胁满，胃痛，烧灼，反酸，胃畏冷，饮食即痛，遇寒亦痛，脉弦，舌白苔腻，舌根微黄。胃镜检查：萎缩性胃炎伴糜烂，十二指肠炎。根据脉证，该患

为寒热错杂证，因西医门诊治疗无效，前来就诊。该病较为复杂，易造成医者辨证障碍，注意临床寒热错杂为其要点，方药用基础方加丹皮 20 克、知母 20 克、生地 20 克、吴茱萸 15 克、黄连 10 克、高良姜 15 克，连服中药三十剂，痊愈。

病案三：患者陈某，男，45 岁，出租车司机，患胃胀、痛已数年，久治不愈。查胃镜糜烂性胃炎，十二指肠球部溃疡。病由长年饮食不周所致，脉沉，舌淡，苔白。病由饥饿，饮食无度所致。方用基础方加高良姜 15 克、党参 20 克、白术 15 克、陈皮 15 克。服二十余剂痊愈。

综上所述，余近十年收治胃病均为多方求治不效者，以疏肝利胆养胃未有不效者，三例患者各代表一型，一为肝胆湿热型；二为寒热错杂型；三为寒湿及虚寒型，有代表性，尚有瘀血型、气虚型、反流型等，可根据病情加减药味，本文要旨在基础方和前三个证型，此文为余近 10 年治胃心得，医患受益匪浅矣。

按语 胃炎为常见多发疾病，近年，因为检查手段“纤维胃镜”普及和设备先进，诊断准确、分类清晰、并认定为幽门螺旋杆菌为致病之因，因之，西医治疗多以抗生素为首选配以诸类胃病西药，每有诸多不效者伴有难耐副作用。余近十年来，收治此类患者众多，多为西医治法疗效不佳之患，余称之为难治性胃病。如萎缩性胃炎重症，十二指肠炎、食管炎、多为多方医治疗效不佳，经多年探索，以中医脏腑相关理论，病在胃实因肝失调达，胆失疏泄，所致脏腑不和所导致的疾病，胆为中正之官，疏泄有度，为关键所在。余拟“茵陈柴胡汤”为基础方，另据各证配伍相关药味治之近十年，医难治性胃病多奏疗效甚佳。

基础方：茵陈 15 克　柴胡 15 克　半夏 15 克　厚朴 15 克　香附 20 克　草豆蔻 15 克　川楝子 15 克　延胡索 15 克　砂仁 15 克　枳壳 20 克　木香 10 克　白芍 20 克　当归 20 克

杨占林内科杂病治疗验案

杨占林，1939 年生，主任医师、黑龙江省名中医、大庆市中医医院副院长、大庆医学会副理事长，擅治内科杂病。

一、类风湿性关节炎治验

病案：刘某，女，42 岁，2013 年 11 月 4 日。

主诉：关节痛，怕凉，昼轻夜重。

病史：发病 1 年余，手足小关节肿痛，尤手指小关节疼痛及活动障碍，指趾变硬遇寒冷，阴天则加重，关节怕风畏寒冷，四肢发凉，面色无华，舌质淡苔白，脉沉细。血沉偏高，类风湿因子阳性。

西医诊断：类风湿性关节炎　　中医诊断：痹证

辨证审机：寒湿之邪客于筋骨，阻塞经脉，瘀血凝滞关节。

治法：温经散寒，活血通络。

方药：桂枝 10 克　制附子 26 克　补骨脂 10 克　黄芪 60 克　乌梢蛇 15 克　全蝎 6 克　蜈蚣 2 条　制乳没各 10 克　生地 25 克　鹿角胶 10 克　炒山甲 6 克　党参 20 克。七剂 水煎服，每日三次服之。

二诊：2013 年 11 月 11 日。服药一周后，晨僵明显好转，因疼痛减轻，提高了睡眠质量，坚定了治疗信心，效不更方，仍用原方加减。

方药：黄芪 60 克　党参 30 克　当归 25 克　桂枝 10 克　制附子 6 克　乌梢蛇 10 克　全蝎 10 克　蜈蚣 2 条　鹿角胶 10 克　穿山甲 6 克　党参 20 克　制乳没各 10 克　甘草 10 克。七剂 水煎服，每日分三次服之。

三诊：服药十四剂后，疼痛基本消失，对寒冷刺激已无明显不适，变形小关节已缩小，仍按原方加减。

方药：当归 25 克　党参 30 克　黄芪 60 克　制附子 6 克　桂枝 10 克　乌梢蛇 10 克　全蝎 10 克　蜈蚣 2 条　鹿角胶 10 克　穿山甲 6 克　丹参 25 克　制乳没各 10 克　甘草 10 克。七剂 水煎服，每日分三次服之。

四诊：诸证均消失，关节肿大消失，无晨僵，无疼痛，类风湿因子检验正常，已告临床治愈，停止治疗。

按语　类风湿性关节炎，属于祖国医学“痹症”范围，但类风湿关节炎的特殊症状与痹症中的白虎历节、骨痹等相似。严用和之《济生方》写道：“白虎历节，由体虚之人，将理失宜，受风寒湿毒之气，使筋脉凝滞，气血不流，蕴予骨节之间，或在四肢、肉色不变，其病昼轻夜剧，其痛彻骨，如虎啮，故名白虎也。”全身症状头眩短气、汗出泛恶，身体消瘦疲乏，局部关节疼痛，痛如虎咬，昼轻夜重，关节肿大，肌肉萎缩，甚至可造成关节变形。因此在治疗类风湿性关节炎，因寒邪毒为外因，但必须了解外因是通过机体本身气血虚弱，肌表腠理不固，机体调护不固等内因致病。所以本案治疗采用标本兼治，内扶正气，补其阳虚，益其肾气，通经活络，舒筋壮骨，寒邪得去，顽疾得除。随访一年后寒冷季节无复发，血沉、抗 O 类风湿因子检测均正常。

二、补中益气法治疗顽固便秘

病案：张某，女，46 岁，2014 年 7 月 10 日。

主诉：便秘 3 月余。

病史：便秘，3-5 日排便一次，虽有便意，临厕努挣乏力，汗出气短，便后乏力，大便并非燥硬，曾用各种增加肠蠕动，缓泻药无效，偶用番泻叶，大黄等药当时可排便，次日仍如常，面色白，神疲气乏。

初诊：便秘，排便无力，3-5 天一次。舌淡，苔薄白、脉沉细无力。

中医诊断：便秘

辨证审机：中气不足，气虚而肺脾功能受损，肺气虚则大肠传送无力。

治法：补中益气，润肠通便。

方药：黄芪 60 克　白术 60 克　陈皮 15 克　升麻 10 克　党参 30 克　当归 25 克　生地 35 克　二丑 20 克　丹参 25 克　甘草 10 克　莱菔子 2.5 克。七剂 水煎服，每日分三次服之。

二诊：2014 年 7 月 17 日。服药第三日开始，已 4 天开始有便感，如厕后顺利排出，从未有过的排便畅通感。为了巩固疗效，仍以上方加减。

方药：黄芪 60 克　党参 30 克　白术 60 克　陈皮 15 克　升麻 10 克　当归 20 克　桃仁 10 克　二丑 20 克　莱菔子 15 克　枳实 10 克　生地 30 克　甘草 10 克。七剂 水煎服，每日三次服之。

三诊：服药十四剂后，从服药七天后排便基本正常，由原来 3-5 日一次已改变成 1-2 日一次，从原来每排便一次需 15-30 分钟，现在只需 5-10 分钟，排便完毕，于上述情况，可以停止治疗。

按语　本方黄芪为补益脾、肺之要药；加入党参、白术增加补气之力；升麻以益气举陷，使心、肺、脾之气得以内充，使之传送有力；当归、丹参滋补养血；桃仁同用兼能润燥通便；枳实、莱菔子引气下行，增加肠蠕动，本方以补中益气为主，润肠通便为辅，是治疗气虚便秘首选方法，其适应证广泛，除老年人外，妇女产后、手术后病人、放疗、化疗术后病人、久病卧床病人等，凡辨证气虚型便秘均有效。特点为疗程短，一般病人只需用药 1-2 周，治疗后随访半年、一年均无复发，行医几十年，对此型便秘数以千计，疗效满意。

陈景河治疗疑难杂病验案

陈景河，1917 年生，少年时师从当地名医贺绍武。1938 年开始独立行医，1945 年获得汉医资格证书，成为正式医生。1952 年参与组建齐齐哈尔市第一中医联合诊所，任所长；1953 年组建了齐齐哈尔市联合中医院，任院长；1956 年，联合中医院并归齐齐哈尔市中医医院后，先后担任齐齐哈尔市中医医院门诊及病房主任、技术院长和院长等职务。并于在任期间研制了中风防治片等多种制剂，效果显著。1964 年任齐齐哈尔市中医学会副理事长，后任理事长直至退休。为全国 500 名继承名老中医药专家学术经验指导老师、黑龙江中医药大学兼职教授。擅长治疗疑难重症。

一、人参养肺汤加味治疗寒饮咳嗽

病案：刘某，女，57 岁。

主诉：2006 年春节期间回东北探亲，因气候变化及休息不足而渐发咳嗽，初起干咳伴有恶寒，咽喉阵阵紧缩而发咳嗽，伴气上逆，虽觉有痰但难以咯出；若频频咳嗽一阵儿，咯出少许痰涎，则咳嗽得以缓解，否则持续干咳、喷嚏。

病史：X 线胸片检查示肺纹理增多。按感冒、急性支气管炎治疗，曾服用藿香正气片、罗红霉素、川贝枇杷止咳露、甘草片等药物治疗，未见明显效果，咳嗽不断加剧，遂于当地医院住院治疗。经医院各种常规检查未发现异常，按照急性支气管炎治疗，给予静脉点滴抗生素及化痰药物氨溴索及地塞米松加 α-糜蛋白酶雾化吸入（每日 2 次）。虽经上述治疗仍不效，且咳嗽愈甚。经肺部 CT 检查示，双下肺背段见片状密度增高影，呈毛玻璃样改变，双下肺前基底段见条状密度增高影。经呼吸科会诊，诊断为间质性肺炎，并建议升级抗生素及应用强效激素类药物控制病情，患者不同意，故自行出院，来找陈老诊治。

初诊：咳嗽，少痰，恶寒，气逆，舌质暗，苔白，脉沉细弱。辅助检查：肺部 CT 检查示，双下肺背段见片状密度增高影，呈毛玻璃样改变，双下肺前基底段见条状密度增高影。

西医诊断：间质性肺炎　　　　　　　　　　　中医诊断：咳嗽

辨证审机：阳虚感寒，久治不愈，寒饮伏肺。

方药：人参 10 克　甘草 10 克　杏仁 10 克　阿胶 20 克　知母 20 克　大枣 10 枚　乌梅 10 克　罂粟壳 10 克　地骨皮 15 克　桑白皮 10 克　干姜 10 克　细辛 6 克　沙参 50 克　天冬 30 克　枇杷叶 20 克　苏叶 15 克　蝉蜕 10 克　熟地 20 克　附子 10 克（先煎）。六剂 水煎服。

二诊：一个月后回来复诊，自述吹空调后旧病复发，恶寒畏风，略喘满，晨起咳嗽严重。查肺 CT 示：右下肺炎症。苔白，脉浮紧。

方药：小青龙汤加防风 20 克，蝉蜕 10 克，牛蒡子 30 克，桔梗 20 克。六剂 水煎服。

三诊：上方服六剂，喘满及咳嗽减轻，改服都气丸加蛇床子 20 克，淫羊藿 30 克，补骨脂 30 克，干姜 10 克，细辛 6 克，党参 30 克，黄精 50 克，间断服药 1 个月，病告治愈，随访 6 个月未复发。

按语　本例久咳治疗运用了养肺平剂人参养肺汤加味。方中人参、甘草、大枣补益肺脾之气，为主药；杏仁苦温，宣肺，与枇杷叶合用，增强其降气行滞、止咳平喘之功用；阿胶、知母滋阴养血润肺，配天冬治疗肺燥咳嗽少痰；乌梅酸平，伍罂粟壳、杏仁、阿胶、甘草以敛肺止咳；桑白皮与地骨皮合用，再加沙参、熟地黄使其润肺止咳平喘之力更强；苏叶、蝉蜕等疏散外风。诸药合用，阴阳气血平补，正适宜于本例肺气虚损、劳久喘嗽为主的慢性咳嗽。干姜、细辛等温阳散寒的药物，其用意正如《内经》所云："寒淫于内，治以甘热"，逐寒正气，必先辛热，附子味辛大热，干姜味辛热。二者共享，有逐阴济阳之功；细辛辛温可祛风散寒，能入肺温肺寒以化饮，人参温肾纳气，降冲逆而镇喘咳，为治肺寒伏饮喘咳要药。所加温阳益肺养阴之各药，都更增强了人参养肺汤的功效，并针对其既往多治以寒药所致的肺肾虚寒而久咳不愈。

二、活血化瘀益气法治疗脱疽

病案：王某，女，68 岁，2002 年 6 月。

主诉：左下肢凉痛 1 年余，自觉左下肢发凉，行走后则加重，而且出现疼痛，休息后可缓解。

病史：曾于多家医院就诊，诊断为风湿病，予口服中药及解热镇痛抗炎药治疗，服药后疼痛略缓解，但行走一段距离后即复加重，于左足及小腿出现疼痛、酸胀感。静止状态则觉左下肢发凉而不疼痛。今来我院就诊，刻下病人间歇性跛行距离约 20 米，休息 2-3 分钟后可缓解。

初诊：双下肢无浮肿，皮色、皮温正常，指压后无凹痕。左足趾背毛发脱落，趾甲略增厚，左足背动脉搏动未触及，胫后动脉搏动弱，肢体位置试验阳性。右下肢足背动脉及胫后动脉搏动正常，肢体位置试验阴性。舌质暗，苔薄白，脉沉涩而细。查左下肢动脉彩色多普勒：左下肢动脉内壁不光滑，左下肢腘动脉狭窄，左胫前动脉内见斑块状强回声光团，血液流速变缓，血流量减少。

西医诊断：动脉硬化左下肢肢端闭塞症　　　　中医诊断：脱疽

辨证审机：气血两虚，脉道滞涩难通，血瘀痰凝，脉络滞塞不通，肢端失于濡养。

方药：当归 100 克　丹参 100 克　玄参 100 克　地龙 25 克　牛膝 30 克　桃仁 10 克　红花 10 克　黄芪 30 克　鸡血藤 50 克　甲珠 10 克。嘱服七剂，随诊。

二诊：连服七剂后，来诊，左下肢凉感已明显缓解，间歇性跛行减轻，跛行距离约 50 米，休息后即缓解。前方加甘草 10 克，继服七剂。

三诊：此次服药，已无左下肢抖动，但服药后仍有左下肢热感及出冷汗现象，持续时间缩短。同前方继服七剂。

四诊：左下肢凉感已不明显，间歇性跛行距离延长到 100 余米，此次服药后仍有轻度的热感，但已无出汗现象。上方已连服21天，调整如下：

当归70克 丹参70克 玄参100克 地龙25克 桃仁10克 红花10克 黄芪15克 鸡血藤50克 甲珠10克 泽兰15克 茯苓 30 克 牛膝20克。十四剂 水煎服。

五诊：左下肢凉感消失，步行500米亦无明显疼痛出现，左下肢亦无酸胀感。查体：左下肢皮色及皮温正常，按之无凹痕，左足背动脉搏动未触及，胫后动脉搏动正常，肢体位置试验阴性。舌质暗淡，苔薄白，脉弦。嘱继服八珍益母丸每次9克，日2次；大黄蛰虫丸每次6克，日2次。连服1个月。1个月后家属来电告知，病情无反复，目前可自由行动，无间歇性跛行出现，左下肢亦无凉痛麻等不适，其精神矍铄，行走如常。

按语 本病属血脉瘀阻之脱疽，当以大剂量活血化瘀药物为主，佐以益气补血之品。所需注意者，不可孟浪用药，过于攻破。曾见此类病例于他医处诊治，初诊之时，尚痛不剧，跛行距离亦较长，然用药后，突现疼痛加剧、痛不可忍，且肢端冰冷，其色青紫，甚者趾端变黑而硬，出现坏疽之象。细察其方，药中见大量破血逐瘀之品，如水蛭、蛰虫之辈，思之可能为破血逐瘀太过，尤其水蛭的应用，其用量宜适度，否则会导致原有粥样硬化斑块脱落，形成栓子，再次栓塞于动脉狭窄处，发生急性动脉栓塞，而致肢端坏疽。故在此类疾病治疗中不同于急性血栓形成，当思之、慎之，不可操之过急，方收全功。此例病人病程较长，发病缓慢，虽经多医诊治，药未对证，故而未效。动脉硬化肢端闭塞者，中医称为“脱疽”，证属血脉瘀阻，西医病理学改变主要为动脉硬化，形成粥样斑块，直接导致动脉管腔狭窄，继而血流方式出现改变，于狭窄处形成湍流，打乱正常血液流动的轴流及边流，促使血小板靠近血管边缘，于血管内壁破损处形成血栓，堵塞血管，使肢端供血受到影响。但由于其动脉硬化的进程多较缓慢，故病人发病较慢，因而治疗期间需在病情进一步加重之前建立有效的侧支循环。

三、温经散寒、补气祛风、活瘀通络法治疗顽痹

病案：李某，男，62岁，2005年3月。

主诉：近两年自觉筋紧怕冷，活动困难，生活最多只能半自理，行动需人背扶。

病史：10 余年前，因受凉出现周身关节疼痛，自服一些治风湿药维持，病情时好时犯，渐有发展趋势。曾到当地西医医院诊治，经化验类风湿因子阳性，诊为类风湿性关节炎，口服阿司匹林、激素类药物，注射抗生素等，关节痛略有缓解，但不能停激素，停服激素则疼痛加重。遵医嘱逐渐将激素减量。1年后，将激素逐渐减完，但其四肢腕踝肘膝手足关节肿胀弯曲变形逐年加重，逢阴天下雨着凉病情更重。

初诊：四肢弯曲变形，关节肿胀，不红不热，手触之关节肿处痛不可忍，不敢动，动则痛剧，痛苦面容，面目虚浮，语音低微，舌苔薄白而腻，脉沉弦而细。

西医诊断：类风湿性关节炎　　**中医诊断**：顽痹

辨证审机：寒湿之邪留滞筋骨，久病入络，伤及肝肾。

方药：制川乌10克 草乌10克 附子20克 防风20克 白芍30克 知母30克 麻黄6克 熟地25克 黄芪40克 川芎15克 当归20克 生姜 5 克。七剂 水煎服。

煎法注意：制川乌、草乌、附子先煎1小时，他药先浸泡，待附子煎1小时后，纳入他药再合煎1小时，共煎2次，留药液200ml，早晚分2次服，每日一剂。

二诊：药后痛稍减，余无变化。守前方加鸡血藤30克，清风藤30克，蜈蚣2条，继服十剂。

三诊：痛又减轻，但关节肿胀不消，畏冷同前。系属阳虚，正气不足，守前方加党参30克，黄芪增至80克，薏苡仁80克，十五剂，观后效。

四诊：服药后，疼痛减轻，已能忍受，脉仍弦细，为气郁不散，前方减乌、附各10克，加香附10克、陈皮10克，继服二十剂。

五诊：关节疼痛大减，唯关节肿胀不消，守前方减麻黄、细辛，加石斛30克、补骨脂30克、伸筋草40克，以助阳荣筋，二十剂。

六诊：四肢肿痛基本缓解，关节肿处微见消，但按之仍痛，精神好转，嘱继服三十剂。

七诊：四肢弯曲不能伸直，但能自扶手杖小步行走，因中药味苦难服，请求将药物制成蜜丸。予以补肝肾、活血脉、通经络，祛除残余之邪，予以中药粉末制成蜜丸剂长期服用。

方药：附子40克　党参30克　补骨脂50克　黄芪100克　石斛40克　鸡血藤50克　蜈蚣15条　蛰虫15克　青风藤30克　巴戟天30克　龟板30克　全蝎20克　伸筋草50克　当归50克　川芎30克　乳香30克　没药30克　地龙30克　桂枝20克　鹿角30克　牛膝15克　红花20克　甲珠20克　薏苡仁100克。以上诸药研为细面，每次冲服5克，日服2次，以善其后。药后疼痛、肿胀消失，基本治愈，但四肢弯曲变形不能伸直，未能恢复。随访1年未再反复。

按语　本例顽痹治疗，运用乌头汤、桂枝芍药知母汤二方加味化裁治之。方中川乌、草乌、附子温经散寒而止痛为主药，逐阴邪而济阳，阳气胜则寒邪易散；用小量麻黄、细辛发散，从筋骨深处引邪外散，为防其发越之过伤津，辅以熟地与知母补肾而制之；用桂枝之直通和芎归之活血，共助乌附散寒止痛之功，而桂枝又能调和卫气，与防风共用，可防风邪之复来侵卫，卫气与荣气和谐，必得芎归之活血，方能荣卫和，三焦通，水道利，湿浊易散。况久病正气已虚，匡复正气，用参芪以济阳，黄芪与参补内虚，得防风之助，又能除外风，一攻一补，相得益彰。正所谓散寒必先驱风，风解，无助寒之威，补虚为了攻邪，邪除而正气来复，使顽固之邪无流连之处。用药后，其痛缓解较慢，一是邪气盘踞之久而瘀着，一是内虚兼郁结不散而为患。尚因脾虚不足，水精不化，气不行而水亦滞，湿浊亦从内生，用白术健脾燥湿，大量薏苡仁助脾健运，又渗湿利窍，和理气之香附、陈皮，疏解气机以健胃，结合芎、归、地、芍活血，气行血活风自散，复用藤类药和虫类药，如鸡血藤、青风藤、伸筋草、蜈蚣、全蝎、甲珠、蛰虫、地龙、龟板、鹿角活血散风，逐寒止痛，又能搜剔隐匿之邪，治疗半载，后配以丸药服之数月，除四肢变形仍未能恢复外，诸症均得以缓解，随访年逾未再复发，效果满意。

四、攻补兼施、祛邪扶正法治疗结核病

病案：宋某，男，2007年5月27日。

主诉：发热盗汗2年，腹有包块。

病史：患者约2年前发现有发热盗汗症状，继之出现心悸、乏力、腹胀排气等症状，日渐消瘦，关节痛，行动艰难，约半年前发现腹部有包块，到西医院就诊，诊断为全身结核病，经住院治疗无效，病情逐渐加重，进食少，但有食欲，有时饭后呕吐，打嗝，睡眠艰难，咯痰带血，时常昏厥，每日发作数次，曾用多种抗结核药、抗生素、止血剂等治疗，且输血多次。既往有肺结核、乙肝、消化性溃疡等病史。

初诊：羸瘦失荣，毛发稀疏，神疲无力，骨肉枯陷，面色㿠白，两颧泛红呈重病容，脉弦数，舌质淡红无苔，有津液。

西医诊断：全身结核病　　　　**中医诊断**：痨瘵

辨证审机：病症复杂，经久耗损，气血两亏。

方药：当归20克　沙参50克　百合10克　黄芪20克　猫爪草50克。水煎服。

二诊：5月30日。用药后病情好转，腹胀、盗汗均减，脉仍弦数，舌质色淡无苔，但风湿身

痛较明显，改用下方：

当归 20 克　沙参 50 克　白术 20 克　香附 20 克　木香 5 克　百部 10 克　羌活 10 克　防风 15 克　神曲 15 克　猫爪草 50 克

三诊：服上方 5 日后乏力明显减轻。继服原方。

四诊：患者便溏，食欲略有减少，体力差。加茯苓 20 克、泽泻 15 克。

五诊：腹痛加川楝、白芍、延胡索各 15 克。

六诊：6 月。现自觉全身有力，食欲转佳，仍感腹内胀气，四肢关节痛。

当归 25 克　沙参 35 克　香附 25 克　青皮 15 克　木香 15 克　莱菔子 25 克　防风 20 克　苍术 15 克　白芍 20 克　泽泻 20 克　独活 15 克　三仙各 15 克。

七诊：日见好转，用药同前。

八诊：7 月。全身明显有力，可短距离步行，仍腹胀、潮热，有时打嗝、呕吐、排气。改投下方：

当归 25 克　沙参 50 克　香附 25 克　木香 15 克　青皮 15 克　防风 20 克　白术 35 克　郁金 10 克　泽泻 20 克　羌活 10 克　三仙 25 克　代赭石 10 克　猫爪草 50 克

九诊：8 月。进食又增，全身更显有力，可外出散步，体重增加，但腰腿酸重，有时浮肿、发热、脉数。

何首乌 50 克　千年健 15 克　桑寄生 20 克　当归 25 克　玉竹 35 克　沙参 50 克　地骨皮 20 克　百合 20 克

十诊：好转，体重又增加。继服上方。

十一诊：9 月。症状好转，仍周身窜痛，咯痰无血。

远志 25 克　麦冬 25 克　桃仁 20 克　黄芩 25 克　沙参 50 克　玄参 20 克　橘红 15 克　何首乌 50 克

十二诊：又觉乏力，消化不良，因病体将复，活动过多所致。

何首乌 50 克　沙参 50 克　白术 20 克　槲片 15 克　黄芪 25 克　当归 20 克　百合 50 克　莱菔子 25 克　香附 20 克　甘草 15 克

十三诊：10 月。诸症悉除，改投归脾丸调理。

十四诊：11 月。精神饮食俱佳，行动自如，经放射线及实验室检查正常，已能正常工作。

按语　陈老综观全局，认为病势虽重危，但因有食欲，舌有津液，为胃气尚存，阴液未竭，当有转生之机，故敢于大胆治疗，使本病转危为安。陈老用药极为灵活，他认为病重药轻决不能了事，因此方方重剂，加减变通，也是取得本病疗效的重要原因。痨瘵病符合结核病，本病脉有至虚之候，证有虚实夹杂表现，脉细数为阴阳两虚，以阴虚为主，初以补虚法调理，3 日后初见转机，急以攻补兼施，祛邪以扶正。该患因多种疾病集于一身，经久耗损，气血两亏，体瘦如柴以致一日数厥，成为险症。但据脉象弦数，舌有津液，进食虽少，尚能纳谷药，五脏六腑虽亏损，但胃气未竭尚有生机，因虚不能消谷，以致腹胀呕吐等。故从扶正着手，兼祛外邪，初则投以补气和胃杀虫药，待重症改善后再变通治疗，收效满意。

高洪文验案

高洪文，1934 年生，黑龙江省名中医。著有《清代名医医术荟萃》一书，擅治肝炎、肝硬化、冠心病、肾炎、甲亢、崩漏等内科疾病。

一、四海舒郁丸加减治疗亚急性甲状腺炎

病案：邱某，女，46岁，2014年7月9日。

主诉：右颌下甲状腺处有肿痛，自诉颈项肿胀不适，呼吸吞咽均感困难，烦躁，心悸，食欲欠佳，二便调，舌质红，苔薄白，脉弦数。

病史：2014年6月5日，大庆油田总医院检查，甲状腺功能III测定/次：促甲状腺素0.067mIU/L（参考值0.27-4.20mIU/L）；彩超检查：甲状腺右叶低回声区，范围4.0cm×1.8cm，边界欠清。初步诊断：亚急性甲状腺炎。建议手术切除。2014年7月1日北京解放军总医院B超示：右叶低回声区，范围约3.5cm×2.1cm；病理活检诊断：亚急性甲状腺炎。于2014年7月9日开始服用中药。

西医诊断：亚急性甲状腺炎　　**中医诊断：**瘿瘤

辨证审机：肝郁气滞，痰瘀互结，郁久化火。　　**治法：**清热解毒，活血化瘀，软坚散结。

方药：海藻15克　昆布15克　海浮石12克　双花25克　连翘20克　蒲公英30克　地丁20克　大贝20克　三棱10克　文术20克　夏枯草15克　炙没药5克　蚤休15克　生牡蛎40克　当归20克　香附15克　郁金15克　桔梗10克　党参30克　麦芽30克　白花蛇舌草50克。三十剂　水煎两次，一日两次温服。

二诊：2014年8月15日。服上方三十剂，诸症缓解。

方药：同上方加甲珠10克。四十五剂　水煎两次，一日两次温服。

服上方四十五剂，右甲状腺肿块减小，其他症状消失。以上方随证加减用药，2014年12月2日大庆油田总医院，彩超示：甲状腺右叶下部可见2个高回声区，大者大小约0.4cm×0.2cm，边界清。2015年4月23日大庆油田总医院，彩超示：甲状腺右叶高回声结节2个大者约0.5cm×0.4cm。2015年7月16日，大庆油田总医院，甲状腺功能III测定/次：各项指标均正常；彩超示：甲状腺右叶见2个高回声结节，大小约0.3cm×0.2cm，继续用药月余，肿块消失。

按语　《医宗金鉴》：“瘿瘤二证，发于皮肤血肉筋骨之处。瘿者，如璎珞之状；瘤者，随气留住，故有是名。”方中海藻、昆布、海浮石软坚散结；三棱、莪术、炙没药活血化瘀止痛；银花、连翘、蚤休、公英、地丁、夏枯草、生牡蛎、白花蛇舌草清热解毒，软坚散结；当归、党参益气养血；香附、桔梗、郁金、麦芽、大贝疏肝解郁，理气化痰。

加减：若胃酸，口干者，去炙没药加炙瓦楞子30克、玄参20克、麦芽30、丹皮15克理气养阴，和胃止痛；若结节消散慢者，加丹皮15克、炙没药5克、甲珠10克软坚散结；若气短，乏力加党参30克、当归20克益气养血。

二、六味地黄汤加减治疗外阴白斑

病案：张某，女，48岁，2009年6月29日。

主诉：阴道分泌物极少，月经提前5天左右，经量过少，性情暴躁易怒，手足心热，少寐多梦，头晕耳鸣，心烦口干，二便正常。

妇科检查：外阴皮肤干燥、变厚，外阴逐渐萎缩，瘙痒，白斑有扩展，形体瘦弱，面色无华，精神不振，舌质淡红，苔薄少，脉弦细。

病史：患者外阴瘙痒，外阴白斑5年，经多处就医，治疗无效。

诊断：外阴白斑

辨证审机：肝肾阴亏，气血不荣。

治法：滋补肝肾，益气活血。

方药：山萸肉20克　熟地30克　生山药30克　丹皮15克　云苓15克　泽泻15克　枸杞子20克　三棱15克　皂刺15克　甲珠15克　龙衣10克　白鲜皮15克　当归15克　丹参20克　寸冬18克。以上方随证加减用药，共治疗近四个月，痊愈。2014年4月23日来本院治疗胃病，告知外阴白斑治愈后，至今再未复发，2015年其爱人反馈外阴白斑治愈后再未复发。

外洗方：苦参30克　蛇床子30克　仙灵脾30克　威灵仙30克　白鲜皮30克　地肤子30克　公英30克

用法：加水2000ml，煮沸15分钟后，熏洗患处，每日1-2次，经期停用。

按语　外阴白斑症中医学虽无明确记载，但根据临床症状四诊合参，此病人属于肝肾不足、精血亏虚、血气不荣所致，治以滋补肝肾、益气活血，使精血充盈，气血调和则阴精得复肌肤得养。方用六味地黄丸滋补肝肾，使阴精得复治本，加当归、丹参、皂刺、三棱、甲珠理气活血，改善局部血液流通治其标；寸冬养阴生津润燥，能治心烦口干；枸杞子甘平质润，能补肾生津，与寸冬二味，以增加六味地黄丸滋补肝肾之力；龙衣、白鲜皮清热燥湿、解表杀虫，以改善局部症状；配合外洗方，内外合治，相得益彰。

三、一贯煎加减治疗肝硬化、腹水

病案：韩某，男，49岁，2009年11月6日。

主诉：腹胀，胃、后背及胁痛，小便少，不用利尿剂排尿困难，大便正常，有时口干。

查体：舌质淡，苔白少腻，脉弦细数，心率120次/分，体质消瘦，腹胀大如鼓，血压120/90mmHg，转氨酶轻度升高。

B超示：肝萎缩，肝硬化，腹水。

病史：2012年7月胃癌术后发现肝硬化、腹水。术前多年肝炎病史。

西医诊断：肝硬化，腹水　　　　中医诊断：臌胀

辨证审机：肝肾阴亏，心脾两虚，气虚水停。

一诊：2009年11月6日。患者为胃癌术后并发肝硬化、腹水，使用西药利尿剂后仍小便少，排尿困难。

急则治标，用“百病临床指南方”加减。

方药：黄芪30克　当归15克　赤芍15克　白芍10克　白术20克　云苓30克　青皮15克　陈皮15克　大毛20克　枳实10克　砂仁15克　木香7.5克　泽兰15克　泽泻15克　猪苓20克　甘草10克　神曲20克　白茅根30克　通草10克。四剂 水煎两次，一日两次温服。

二诊：2009年11月13日。四剂后小便量增加，腹胀减轻，继用“关幼波医案方”加减。

方药：黄芪30克　云苓60克　焦术25克　大枣4枚　茵陈30克　葶苈子10克　杏仁10克　麻黄2克　防风10克　防己15克　薏米25克　冬瓜皮15克　川朴10克　大毛20克　车前子30克　肉桂3克　通草10克　猪苓20克　赤小豆50克　王不留15克　鳖甲20克　桃仁10克　砂仁15克　甲珠5克　槟片15克　泽泻15克　冬瓜子15克。三十剂 水煎两次，一日两次温服。

三诊：2009 年 12 月 11 日。缓则治本，一贯煎加味

方药：沙参 15 克　枸杞 20 克　寸冬 15 克　生地 15 克　砂仁 15 克　川楝子 15 克　当归 20 克　白芍 20 克　青皮 15 克　鳖甲 40 克　郁金 20 克　丹参 20 克　红参 15 克　云苓 50 克　白术 30 克　白蛇草 60 克　半枝莲 30 克　虎杖 15 克　三仙各 20 克　大毛 20 克　白茅根 50 克　红小豆 50 克。水煎两次，一日两次温服。

服药二十剂后，停用西药利尿剂，尿量仍维持在 1500ml/日。本病随证加减，调治 5 个月，治愈后身体状况一直良好。

按语　臌胀病机的关键在肝、脾、肾三脏受损，气、血、水停聚腹中，其特点为本虚标实，虚实错杂。此例病人以肝肾阴虚为本，气虚水停为标。急则治标：用“百病临床指南方”加减，方中黄芪、白术、神曲健脾益气；通草、泽兰、猪苓、茯苓、泽泻通利水湿；枳实、厚朴、陈皮、砂仁行气宽中；当归、赤芍、白芍养血柔肝；甘草调和诸药。四剂后小便量增加，腹胀减轻，继用“关幼波医案方”加减。方中黄芪、焦术、大枣益气健脾；麻黄、杏仁、防风宣降肺气，通调水道；厚朴、云苓、猪苓、砂仁行气利水；葶苈子、防己、薏米、冬瓜皮子、大毛、车前子、木通、赤小豆、泽泻、茵陈、椰片利水渗湿；肉桂温阳利水；王不留、甲珠、鳖甲、桃仁软坚散结，活血化瘀。十四剂后每日尿量正常，腹部胀满好转。缓则治本：一贯煎加味。方中生地黄滋阴养血，补益肝肾；北沙参、麦冬、当归、枸杞子益阴养血柔肝；川楝子疏肝泄热，理气止痛；白茅根、红小豆、大毛、椰片、云苓益气健脾，利水渗湿；青皮、鳖甲、郁金、丹参软坚散结，理气止痛；白芍柔肝缓急；红参、白术益气养血；虎杖、白花蛇草、半枝莲活血祛瘀，利湿解毒；三仙健脾消食。《中风斠诠》：“此方是从固本丸、集灵膏二方脱化而来，独加一味川楝，以调肝气之横逆，顺其调达之性，上方是为涵养肝阴第一良药。”

宋广林验案

宋广林，1939 年生，主任医师，黑龙江省首批名中医，黑龙江省中医学会第二届、第三届理事、常务理事，黑龙江省农村中医专业委员会主任委员， 2000 年荣获人事部、卫生部、中医药管理局评选的全国卫生先进科技工作。擅用中药加针挑治疗甲状腺结节等。

一、中药加针挑治疗甲状腺结节

病案：吴某，女，51 岁，2013 年 8 月 10 日。

主诉：甲状腺肿大，呼吸不畅，乏力。

病史：10 年前患甲状腺肿大切除。

初诊：患者感觉喉结下方有肿物，日渐增大，局部胀闷，呼吸不畅，身体极度乏力，体重 37.5kg，优甲乐在服用中，面色萎黄，体质瘦弱，舌质淡苔薄白，在甲状腺手术切口偏上有一漫圆形肿物隆起似半个馒头伏在上面，质稍硬，表面光滑，脉弱无力。彩超探查：甲状腺部分切除术后，左叶大小约 39mm×21mm×19mm，右叶大小约 44mm×21mm×22mm，峡部厚约 4mm，甲状腺增大，轮廓尚清晰，实质回声不均匀，右叶可见大小 6mm×6mm 低回声团，内部回声不均匀，腺

体内血流信号增多。

西医诊断：甲状腺肿大　　　　　**中医诊断**：瘿病

辨证审机：正气不足，使痰湿之邪，阻塞经络，气血凝滞，痰瘀互结。

治法：补气活血，消坚散结，并配以针挑以助其力。

方药：黄芪 15 克　当归 15 克　川芎 15 克　赤芍 15 克　柴胡 15 克　夏枯草 15 克　枳壳 15 克　山慈菇 15 克　猫爪草 15 克　甘草 10 克　三棱 15 克　文术 15 克。水煎服，日一剂，分两次服。

针挑法：取大椎穴两侧一横指处，常规消毒，纵行切口，以刺破表皮为度，然后在切口处用三棱针，从切口上端开始，行钝性剥离，针挑肌肉纤维一直延至切口下部，将三棱针插入脊侧切口内摇动，每个切口约 50 次左右，用创可贴覆盖创口，五天进行一次，一个疗程为 6 次计 30 天。

二诊：2013 年 9 月 12 日。服上方三十剂，肿块稍小变软，体力较前有力，体重增至 42kg，并能从事家务，停用针挑和汤药，加服斑蝥烧鸡蛋，将鸡蛋顶端打一小孔，把去翅的斑蝥入内，用纸封好，蛋清勿外溢，蒸（烧）熟后去斑蝥，空腹吃下，每次一枚，一日两次（此法《医宗金鉴》、《外科心法要诀》所载，后在民间应用，治疗颈部的包块，已沿用三百余年），一月后，又经彩超复查，右叶 6mm×6mm，低回声团仅 2mm×2mm，临床基本治愈。

按语　甲状腺结节属于中医学的瘿病、痰核范畴，瘿病生于颈前，隶属于任脉，系于肝肾，由于情志不畅，肝气郁结，疏泄失度，横逆犯脾，脾失健运，聚湿生痰，循经上扰，结于喉前，而发为瘿病，方中黄芪补气扶正，四逆散、四物汤调理气血，疏肝解郁，猫爪草、夏枯草、山慈菇、三棱、莪术为软坚散结，消瘿除积之药，斑蝥破恶血，走窜搜剔。大椎穴为手足三阳之会穴，针挑可通调诸阳经之气与诸药配合，更增强疏通经络气血，行瘀消痰，破结之力，三者一体，确有事半功倍、异曲同工之妙。

二、异病同治、中药加针挑治疗乳腺增生

病案：袁某，女，32 岁，2012 年 5 月 8 日。

主诉：患乳腺增生 2 年，经前乳房肿痛。

病史：两乳房包块已 2 年多，开始较小，后逐渐增大，月经来前胀痛厉害，且包块变硬，经净则软，月经过期，量少色紫，并伴右胸闷胁痛，现经期将至乳房胀痛，已有预感。彩超提示：双侧乳腺结构紊乱，回声不均，内探及多个大小不等的低回声结节，大小约 1.4cm×2.0cm，边界光滑，右乳低回声内可见少许血流信号。

初诊：体较瘦，颧红，两乳房均可触及卵黄大小肿块，质地稍硬，可活动，有轻度压痛，舌质瘀黯，苔薄黄，脉弦细。

西医诊断：乳腺增生　　　　　**中医诊断**：乳癖

辨证审机：肝郁失于疏泄，气滞血行不畅。

治法：疏肝理气散结，活血化瘀。　**方药**：自拟消坚散结汤加减

当归 15 克　川芎 15 克　赤芍 15 克　柴胡 15 克　枳壳 15 克　山慈菇 15 克　猫爪草 15 克　生地 15 克　麦芽 15 克　山楂 15 克。水煎服，日一剂。

斑蝥烧鸡蛋，每日一枚（去斑蝥，吃鸡蛋），针挑五天一次。

二诊：2012 年 5 月 19 日。药后胀痛大减，乳房已无触痛，扪之变软，继以前法调治。

三诊：服药月余，斑蝥烧鸡蛋近 30 枚，针挑 6 次，第二次月经前无胀痛，诸证基本消失。

彩超显示：肿块消失。

按语 在治疗甲状腺结节过程中，对伴有乳腺增生，颈部、鼠蹊部淋巴结节肿大者可同步得到缓解或治愈。

三、塞因塞用法治痞满症

病案：曲某，52岁，2012年5月20日。

主诉：乏力腹满胀2个月余。

病史：五年前胃镜查萎缩性胃炎，曾长期服用阿莫西林、克拉霉素、替硝唑等抗幽门螺旋杆菌药，以及硫糖铝等胃黏膜保护药皆无效，相继服用胃必治（复方铝酸铋），丽珠得乐和保和丸等中成药，也无好转，两个月前腹胀加重，曾到某中医院服用汤剂7帖，服后，稀便，一日2-3次，腹胀不但不减，反而逐日加重，现脘腹痞闷，不知饥，不欲食，食后腹胀益甚，身倦乏力。

初诊：胃脘部痞塞，满闷不舒，按之柔软，不痛，进食则胀，打嗝则舒，大便溏薄，频转矢气，舌质淡，苔薄白，脉沉弱无力。

西医诊断：慢性萎缩性胃炎　　中医诊断：胃痞

辨证审机：中虚不运，升降失司。　　治法：补气健脾，升清降浊。

方药：补中益气汤加减

太子参15克　黄芪15克　白术15克　升麻10克　柴胡10克　陈皮15克　厚朴15克　木香7克　枳壳15克　甘草12克　姜、枣为引。七剂 水煎服，日服二次。

二诊：5月30日。腹满稍减，食量增多，大便日二次，仍不成形，舌脉如前。

照上方加焦三仙各15克，七剂水煎日二次服。

三诊：6月10日。日间腹满痞塞感好转，唯夜间加剧，食量增加，大便正常，舌淡嫩少苔，脉沉弱，此乃脾胃之气未复，但中焦又渐，属脾阳不振。

治以补中益气，温阳散寒。

方药：太子参15克　白术15克　黄芪15克　木香10克　陈皮12克　当归15克　厚朴12克　枳壳15克　炮附子15克　干姜15克　焦三仙各15克。七剂 水煎服，日二次。

四诊：6月19日。服药后痞塞消失，昼夜无异常，唯有口干，但不欲饮水，以前方去附子，干姜减半，继服月余而愈。

按语 痞满有实痞虚痞之分，又有饮食停滞，痰湿内阻，肝郁气滞之不同，本例为虚痞，缘由患有慢性萎缩性胃炎多年，久服抗生素，戕伤胃气，而致腹胀痞满，而医者不辨虚实，见腹满使用消食导滞，攻下破气之剂，致脾胃更加虚弱，中虚不运，升降失司，犯虚虚之戒，诚如《证治汇补·痞满》篇中所说："……心下痞宜升胃气，以血药兼之，若全用利气之药导之，则痞尤甚。"本例见满不治满，而用补法，似有助满填塞之嫌，其实只要谨守脾胃虚弱，中隔不振之病机，疑团便可解除，本例方中参术芪草健脾胃补中气，升麻柴胡升清举陷，当归、陈皮、木香、三仙、厚朴理气化瘀，夜间胀甚为阳微寒生，加用姜附，以振奋脾胃之阳气，诸药配合使脾气得复，阳气得升，气机顺畅，虚痞自除。

王殿祥治疗现代疑难病医案

王殿祥，1939年生，历任黑龙江中医药大学温病、急症教研室及附属第一医院急症病科主任。曾为黑龙江省中医急症学科带头人。参编《中医内科学》，主审《现代中医内科急症学》。擅治肺、心、脑急症。

一、通肠活血汤加减治疗老年缺血性肠炎

病案：张某，女，72岁，2014年7月20日。

主诉：腹泻，腹中绞痛，畏食数日。

病史：头昏，时有眩晕，欲呕，记忆力减退，失眠，心悸气短，在西医院诊断脑供血不足，TIA，脑梗死，冠心病。

初诊：恶心，呕吐，腹中绞痛，大便稀溏，一日数次。检查于左下腹压痛，左胁肋下之脾区压痛，无反跳痛。脉弦，舌紫暗。

西医诊断：老年缺血性结肠炎　　**中医诊断**：腹痛

辨证审机：血络闭阻，湿邪内蕴。　**治法**：逐瘀活血，化湿。

方药：红花10克　桃仁10克　土虫3克　当归15克　苏木10克　大黄3克　枳壳12克　木通10克　乌药15克　炙甘草15克。水煎，一日二次，日服。

每次水蛭粉2克，冲服。

按语　该患是急性腹痛、心脏病和胃肠道排空三联征，这是老年缺血性结肠炎的诊断依据。自古以来就有通天再造散，通血丸，通瘀煎等通血之方剂，本文是通肠活血汤加减治疗该病。七日有效，不泻；腹痛大减，一个月痊愈，这是通瘀止痛，但通瘀能止泻，很前沿，是“通因通用”的发展。

二、自拟消补汤治疗肺部鳞癌

病案：王某，女，60岁。

病史：病人自幼吸烟，在农村长大，进城后不离厨房，经常咳嗽、咯痰，有下肢动脉闭塞症，常心悸气短胸闷。后有咳痰带血，经本医生纤维支气管镜检查，在右肺上叶发现肿物。病理：鳞癌。肺CT确诊肺癌。

初诊：咳嗽痰少，偶有血丝，声嘶，口干，舌红少苔，脉细数。

西医诊断：右肺鳞癌　　**中医诊断**：咳嗽

辨证审机：烟伤肺肾，痰结血瘀成肺内积块，久之肺肾阴也亏虚，甚伤肺之血络，故见初诊脉证。故自拟扶正攻邪之消补汤治之。

治法：扶正祛邪，化痰散结。

方药：八月札 15 克　石见穿 15 克　干蟾皮 15 克　女贞子 10 克　沙参 10 克　麦冬 10 克　天冬 10 克　贯众 15 克　薏苡仁 10 克　败酱草 20 克　仙鹤草 15 克　丹皮 15 克　人参 8 克　黄芪 25 克　甘草 12 克　莪术 10 克　威灵仙 10 克。一日一剂，分二次服，长期服用，用以消瘤补正。

按语　癌古代称“岩”。是正虚长期伤肺凝集而成。本方扶正主要是人参、黄芪；同时二冬滋阴润肺，降火，促进免疫功能；沙参养阴止咳，扶正的同时消瘤是主要的目的；石见穿活血化瘀，消肿止痛，化痰散结；干蟾皮治肿瘤、肿毒；莪术、贯众抗肿瘤；人参抗肿瘤提高免疫力；女贞子抗癌提高耐氧能力。

三、通窍活血汤加味治疗短暂性脑缺血发作

病案：王某，男，74 岁，2014 年 4 月 7 日。

主诉：晨四点眩晕，头痛，旋转不定，忽然扑倒。

病史：得病前几天有一二秒钟突然黑矇、头昏，时时头顶痛，有六天因腰痛卧床，饮水也少，又因工作生活压力大而神疲。一夜醒来晨起四点犯病，起床则扑倒（西医叫猝倒）时旋转不定。

初诊：头痛，旋转不定，眼球浮动，血压 90/60mmHg。舌体瘦，舌苔紫暗，脉沉细。急查脑 CT，无出血，急饮淡盐水二次，共 700 毫升。

西医诊断：TIA（短暂性脑缺血）　　**中医诊断**：眩晕

辨证审机：瘀血阻窍脑络不通，脑窍不通，神明失主，脑失所养。

治法：活血通窍。　　**方药**：通窍活血汤加味

赤芍 15 克　川芎 15 克　桃仁 10 克　红花 10 克　老葱 2 根　黄芪 30 克　苏木 12 克　葛根 20 克　丹参 15 克　白芷 15 克　菖蒲 15 克　地龙 10 克　土虫 3 克。水煎服，日二次服。

每次送服水蛭粉 2 克。

服药后两小时好转，眩晕停止。血压 130/82mmHg，查颈动脉多普勒与脑核磁。前者诊断双侧颈动脉内膜增厚并斑块形成。核磁检查为脑室、脑池、脑沟系统普遍略增宽，脑实质无明显改变，属老年性脑改变。

其后仍不放心，于 2014 年 12 月 24 日又三甲医院经颅多普勒（TCD）检查，报告：双侧大脑中动脉血流速度正常……左侧大脑前动脉血流速度正常，左椎动脉血流速度减慢，基底动脉血流速度减慢。频谱尚可。此后连续服用此药，未再犯病。无脑梗死。

按语　该患属急症，中医能治“急症”，关键是辨证同时做到准确“辨病”。时间就是生命，于黄金时间，要抓住。急速处理，这是预后良好的关键。

王宜增验案

王宜增，1937 年生，毕业于黑龙江中医药大学。曾任中国中医药学会糖尿病医疗中心副主任委员，国家中医药管理局急症胃痛科研组成员，全国脾胃病专业委员会委员，市第一人民医院中医科主任。擅治脾胃病、胸痹心痛等常见病及疑难杂症。

一、按痰饮病论治、治愈急性心包炎验案

病案：郑某，女，59岁，农民。

主诉：心痛，心悸数日。

病史：该患十余日前咽痛，发热恶寒，服消炎退热药后稍有缓解，隔日即出现心前区刺痛、痛引肩背、痛无休止，深吸气时加重，同时尚伴有心悸气短、气促不得卧、卧则气逆、右肋胀痛、恶心泛呕、倦怠乏力，病势日趋严重，终日呻吟不止，夜不能寐。在当地卫生院曾静脉给予青霉素等药物治疗，未见奏效，后来我院治疗。

查体：体温37.6℃，脉搏每分钟88次，血压高压16.5kPa、低压12.5kPa。急性痛苦病容，颜面虚浮苍白、呼吸浅速、颈静脉轻度怒张，心尖搏动减弱，心界向两侧明显扩大，心音遥远；三、四肋间可闻及舒张早期杂音，左腋前线第二、三肋间闻及湿啰音，肝在剑突下3cm，质软，触痛明显。

血常规：WBC 19200/mm^3；S 82%，L 18%。

血沉：第一小时93mm H_2O。

超声心动图：左室前壁之前及左室后壁之后探及液性暗区。

心电图：窦性心律不齐，完全性RBBB。

胸透：双肺纹理增强、紊乱，心脏向两侧弥漫性增大，呈烧杯状，心搏动减弱。

脉象：浮滑，舌质淡红发暗、舌苔白腻、舌边有瘀点。

西医诊断：急性渗出性心膜炎

中医诊断：饮证（含悬饮、支饮、胸痹）

辨证审机：外感风寒，肺气失宣，心阳不振，脉络瘀阻，加之中阳素虚，脾失健运，水湿不得输化，聚湿成饮，饮邪上凌心肺，阻遏胸阳。

治法：以温阳化饮为本，兼宣阳痛痹，活血化瘀。

方药：苓桂术甘汤加味

茯苓20克　桂枝15克　白术20克　瓜蒌20克　薤白20克　干姜10克　黄芪25克　丹参20克　桔梗15克　半夏15克　甘草10克。服药五剂后心前区疼痛略减，但胸闷气短如故，余症不减，伴肢凉，脉仍浮滑，舌色淡红发暗，舌边有瘀点。根据脉症分析可知，饮邪未去、心阳未复，脉络未通。故在上方基础上去半夏、加入辛温通阳之品，附子20克、肉桂5克、桃仁15克，服用五剂后胸闷、气促等症均减，恶心消失，咳嗽也见好转。继守前方，丹参增至35克，所以然者，丹参色赤、味苦入心包络，能破宿血、生新血，有活血通脉作用，又能消肋下痞块。待服药第七剂时，诸症悉减，白细胞降至4700/mm^3。继服十四剂后，患者诸症悉除，呼吸平稳，转侧自如，夜寐转安，舌质瘀点消失，脉象弦缓。超声心动图报告，未探及心包液性暗区，胸透见心影搏动。此例病案以苓桂术甘汤加味治疗，前后共服药三十余剂，基本治愈。

按语　急性非特异性心包炎特点是发病急、易出现心包填塞症候，常危及生命。此病可归于祖国医学的广义痰饮病范畴，如《删补名医方论》所记载“《灵枢》谓心包络之脉动则痛……谓痰饮积于心包，其病则必苦是也……《金匮要略》云，心水者，其身重而少气不得卧”。此记载证实了饮停心包的病因病机的所在。“病痰饮者，当以温药和之”，这是治疗痰饮病的大法，其代表方剂是苓桂术甘汤。方中茯苓淡渗逐饮出下窍因利而去，故为君药；桂枝通阳化气，温化水饮为臣药；白术健脾燥湿为佐药；甘草补中佐桂枝健土以制水，兼调和诸药为使药。四药合用，温阳蠲饮，健脾利水。另外，由于本案临床表现为饮邪较盛及兼证诸多之故，又在此方基础上加味，加入干姜助桂枝温中化饮以振中阳。《珍珠

囊》记载此品又有“通心助阳”之功；胸痛甚加瓜蒌、薤白二味宣阳痛痹，与此方同用如舟楫之剂，相得益彰。半夏温燥化湿，下气降逆，用于咳嗽气逆，胃逆泛恶；黄芪益气健脾扶其正，对于本虚邪实之证尤为适宜；桔梗为舟药，载药上升，直达病所，又能宣通肺气利胸膈，止咳化痰，如《药证本草》记载“主胸肋痛如刀割”。加入附子一味上助心阳以通脉，中运脾阳以健运，下补肾阳以益火；肉桂既能温补肾阳，又能引火归元、温通心脉；以上诸药合用共起温阳化饮、宣阳痛痹之效。

二、益气养阴治愈真性红细胞增多症验案

病案：兰某，男性，48岁，1988年4月28日。

主诉：头晕头痛、面色红赤2年。

病史：头晕头痛、手脚发凉、颜面发红已2年，近几个月头晕面赤逐渐加重，并增心悸、失眠、多梦，心前区灼痛。1986年3月因患甲状腺肿曾做甲状腺次切除术。

查体：体温36.2℃，血压140/100mmHg，双耳及面部呈对称性紫红色，双眼巩膜、结膜充血，口唇发绀，口腔黏膜，上颚及咽部明显充血，舌质红绛、舌苔薄白而干，右侧颈动脉搏动明显，双肺无异常改变，心率58次/分，心尖部第一心音亢进，可闻及Ⅱ级较柔和收缩期吹风样杂音，肝大一厘米，质较软，无触痛，脾大两厘米。四肢远端呈对称紫红色，手触之发凉，脉沉迟。

化验室检查：红细胞690万/mm^3，血红蛋白23g/100ml，白细胞13800/mm^3，多形核细胞78%，淋巴细胞18%，单核细胞2%，血小板340000/mm^3，网织细胞0.3%，红细胞形状无异常，出血时间2分，凝血时间7分。

骨穿结果：早幼红细胞1.4，中幼红细胞26.6，晚幼红细胞13.4，有核细胞数明显增生，红系统增生以中幼为主，成熟红细胞大小均等，着色深呈缗线状排列，多染性易见，巨核细胞增生，以成熟为主，血小板增多，成堆，形状有畸形偏大。

心电图：电轴左偏-45°，左前半支阻滞，不全性右束支阻滞。

西医诊断：真性红细胞增多症　　**中医诊断**：眩晕

辨证审机：邪热入营，血脉不畅。　　**治法**：清热凉血，活血化瘀。

方药：清营汤

玄参15克　生地30克　麦冬15克　犀角2.5克　黄连10克　丹参20克　银花15克　竹叶心7.5克　连翘15克。一日一剂。

二诊：服药七剂，症无改变，细审脉症，方知病家乃久病气阴两虚所致。气虚，血行无力，阳气不能达于四末，因而四肢不温，脉沉而迟；阴虚，虚热内生，热扰神明，故心烦少寐，头晕面赤；所以取益气养阴之法。

生地40克　丹皮20克　玄参20克　麦冬20克　天冬20克　牛膝15克　黄芪25克　桃仁15克　人参15克　龟板15克　枣仁20克

三诊：服药十剂，头晕心悸稍减，皮肤红紫变浅，四肢转温，微汗出，脉转沉缓。

四诊：在原方基础上化裁，投生地40克　元参20克　丹皮20克　天冬20克　麦冬20克　牛膝15克　白芍15克　黄芪25克　人参15克　桃仁15克　龟板15克　鳖甲20克

五诊：服上方十五剂，头晕大减，手足冷感基本消失，食欲增加；皮肤、眼结膜、口腔黏膜色泽明显变浅，脾于左肋下可触及0.5厘米。

6月5日复查血常规：血红蛋白18g/100ml，红细胞610万/mm^3，白细胞8000/mm^3，血小板12万/mm^3，网织细胞1%，分叶核66%，淋巴30%。嗜酸细胞3%，出血时间1分，凝血时间7分，

胆固醇 200mg，守上方继服三十余剂，骨穿结果恢复正常骨髓象，痊愈出院。

按语 真性红细胞增多症是一种少见的原因不明的慢性造血系统疾病，血液学特点是：骨髓造血功能亢进、红细胞显著增多，血液黏稠度高，临床特点为皮肤红紫，脾肿大。国内患本病较少见，晚期可转变为白血病，可能是一种血液系统肿瘤性疾病，最后以骨髓纤维化而告终。本例有明显的皮肤红紫，脾肿大，红细胞增多，血红蛋白增高等改变及骨髓细胞显著增生，符合真性红细胞增多症诊断。中医无真性红细胞增多症一症，对此病也无专门记载，更无专方。我们根据中医理论以气阴两虚辨证论治收到满意效果，这充分说明中医对疾病的治疗，只要辨证准确，用药恰当，就能收到较好的疗效。

王德光治疗妊娠恶阻、心悸验案

王德光（1924-2015），牡丹江市中医医院创始人之一，任历届院长，离休后任终身名誉院长，第一批老中医药专家学术经验继承工作指导老师，黑龙江省第一批名老中医。撰写或编译了很多学术著作和论文，指导编撰《王德光学术经验集》。在长期临床实践中积累了运用大量生石膏退高热、半夏治呕逆、乌头附子祛沉疴痼疾等经验。师古而不泥古，经方、验方、针、药相结合，对内、外、妇、儿科疾病及疑难杂症总结了一整套的治疗经验。

一、小半夏汤加味治疗重症妊娠恶阻

病案：马某，女，26岁，1982年3月8日。

主诉：恶心呕吐1个月，近1周加重。

病史：妊娠2个月，恶心呕吐，经中西医调治月余，反而日趋恶化，初起尚能进少许食物，至妊娠3个月呕吐加剧，食物入口即吐，饮水片刻亦复吐出。经入院静脉输液，脱水及酸中毒症状虽有缓解，但恶心呕吐如故。妇科医生见其过于衰惫，拟中止妊娠，以防意外。

初诊：恶心呕吐，消瘦，倦怠，头晕，气短，口干思饮，饮水即吐，大便7日未行。舌干红绛，苔薄黄，脉数而细。

西医诊断：妊娠3月重度恶阻（酸中毒） **中医诊断**：恶阻

辨证审机：胃失和降，津液大亏，气阴两虚。 **治法**：急则治标，和胃降逆。

方药：小半夏汤加味

生半夏20克（捣） 竹茹10克 生姜20克（切）代赭石70克（捣） 煎汤300毫升，频频饮之，一日之内服完。

二诊：1982年3月10日。服药二剂呕吐明显减轻，能进粥少许，大便仍未下，舌苔薄黄。

生半夏20克（捣） 竹茹10克 生姜20克（切） 代赭石150克（捣）

三诊：1982年3月12日。前方服药一剂，大便通下羊便状三四枚。

生半夏20克（捣） 竹茹10克 生姜20克（切） 代赭石50克（捣）

四诊：1982年3月27日。前方连服十五剂后，饮食增加，呕止而愈。

按语 本例属妊娠恶阻急重症，虽出现气阴两虚、津液大亏之象，但并未用滋阴补气生津之品，而取急则治标，治呕为要，况久吐胃气大伤，众多滋补之品岂能耐受，待其人呕吐一止，气津必当自然而复，此虽治其标，实则治其本。本方药少精，气味平淡是取效之关键。若其方气味辛苦浓厚，已伤之胃定不受纳，反徒增其呕吐之势。但恶阻程度不甚严重者，宜适当辨证用药与本例不同。呕吐之证其服药方法亦宜讲究，因呕吐重患本有格拒之势，若按常规用法，往往咽下即吐，此时可少量频饮，一般多能服尽而不呕出，因口腔舌下均能吸收少量药液之故，格拒上冲之势缓解，则无味少量药液自然能下咽矣。此例恶阻便秘，乃因呕吐津伤无水行舟所致，此时只能使其呕止津复缓缓图之。故仿张锡纯用赭石降逆通便之法于小半夏之中，使其通便而不伤胎。《医学衷中参西录》谓赭石“能生血兼能凉血，其质重坠，又善镇逆气，降痰涎，止呕吐，通燥结，用之得当，能建奇效”。此例正是如此。

二、益气养阴，活血通络法治疗心悸

病案：赵某，女，54岁，1988年6月9日。

主诉：频发心悸1个月。

病史：该患冠心病心绞痛病史已2年，经中西医治疗，心绞痛已3个月未发作，心电图检查亦无著变。近一个月来频发心悸，心电图诊断为阵发性心房纤颤，每逢发作，口服胺碘酮可缓解。但昨日因怒而致心悸又发，且持续不断，服前药无效，故求王老诊治。

初诊：胸闷气短，惶恐不安，夜不能寐，头晕目眩，食少纳呆，舌红口干，苔薄而白，脉三五不调而有涩象。

西医诊断：冠心病（心房纤颤） **中医诊断**：心悸

辨证审机：气阴两虚，心神失养，肝失条达，郁阻心脉。

治法：补益气阴，养血安神，疏肝解郁，活血通络。

方药：归脾汤加减

黄芪20克 党参20克 生地20克 麦冬15克 石菖蒲15克 酸枣仁10克 远志10克 枳壳15克 柴胡10克 白芍20克 丹参20克 郁金15克。三剂 水煎两次，分两次温服之。

二诊：1988年6月11日。药后胸闷，气短，心悸等症好转，心电图转为窦性心律，唯稍劳累仍有心悸欲发之感觉。

方药：黄芪20克 党参20克 生地20克 麦冬15克 石菖蒲15克 酸枣仁10克 远志10克 枳壳15克 柴胡10克 白芍20克 丹参20克 郁金15克 炙甘草20克

三诊：1988年6月15日。服药三剂后胸闷时轻时重，失眠多梦，脉细而稍数（100次/分）。

方药：黄芪20克 党参20克 生地20克 麦冬15克 石菖蒲15克 酸枣仁10克 远志10克 枳壳15克 柴胡10克 白芍20克 丹参20克 郁金15克 炙甘草20克 夜交藤30克 陈皮15克 半夏15克 海藻15克

四诊：1988年6月21日。服药六剂诸症缓解。守前方1个月后复查，脉细而沉，80次/分，苔薄白。家务操劳后稍有胸闷，胃纳差。前方减炙甘草，加桂枝15克，继服七剂而愈，未再反复。

方药：黄芪20克 党参20克 生地20克 麦冬15克 石菖蒲15克 酸枣仁10克 远志10克 枳壳15克 柴胡10克 白芍20克 丹参20克 郁金15克 夜交藤30克 陈皮15克 半夏15克 海藻15克 桂枝15克

按语 该患者心悸气短，舌红口干，气阴两虚为本病之本可知。此次发作乃因郁怒而致，郁怒伤肝，疏泄失权，气滞血瘀，心脉不畅，故心悸加重，持续不断，口服胺碘酮已不能控制。王老标本兼治，方中运用参芪、炙草、麦冬、生地等益心气、养心阴以培其本，辅以菖蒲、远志、枣仁等加强养心安神之效；以柴胡、白芍、郁金、枳壳、丹参等解肝郁、行气血以治其标，复诊加陈皮、半夏、海藻、桂枝等以温化痰饮。气虚气郁者多兼痰饮，痰不得化则气不得疏，悸不得宁。该患者初诊时曾忽略此点，以致症状时有反复，三诊后加减为用，乃致病情趋于平稳。“本草十八反”虽明言“藻戟芫遂俱战草”，但在处方中经常使用海藻与甘草相伍，以化痰软坚，并未有毒性反应。因此王老主张，处方用药必须在临床中积累自己的经验，虽应以古人为训，却不可拘泥于古人。

刘贵海治疗内科疑难杂症验案

刘贵海，1950年生，毕业于黑龙江中医药大学，1975年10月分配到齐齐哈尔市第一医院中医科工作，1977年协同老主任建立中医科病房，任责任主治医师、科主任，1992年组建齐齐哈尔市第一医院中西医结合科，担任科主任，2002 年被黑龙江省卫生厅和省中医管理局评为黑龙江省第二批名中医。擅治中医内科、外科、妇科、儿科等疑难杂症。

一、大黄附子汤加减治疗慢性肾衰竭

病案：赵某，男，52岁，2008年10月5日。

主诉：腰酸，恶心，乏力，半年余。

初诊：半年前患者出现腰酸，恶心，周身乏力，检查肾功能：血肌酐560μmol/L，尿素氮17.4，诊断为“慢性肾衰竭”，经住院治疗，症状有所好转，一周前因感冒发热后，上述症状逐渐加重，伴有怕冷，手足不温，尿量减少，大便2-3日一次。复查肾功能：1200μmol/L，尿素氮27.35，血常规，血红蛋白85g/L。

西医诊断：慢性肾衰竭（尿毒症期）　　**中医诊断**：虚劳

辨证审机：毒浊内蕴，瘀血阻络。　　**治法**：温阳通腑，化瘀除湿。

方药：大黄附子汤加减

大黄25克　山药25克　炙附子15克　熟地15克　黄芪30克　砂仁15克　党参25克　枸杞子30克　白术30克　肉桂15克　寸云15克　丹参25克　益母草30克　甘草15克。四剂 水煎服，早晚分服。

二诊：2008年10月12日。服上药七剂，腰酸乏力好转，手足不温减轻，恶心不适改善，大便日一次，查舌苔白，舌质淡，症见食欲不佳，乃浊毒上逆犯胃所致，故仍以温阳通腑，化瘀除湿为主，配以健脾降逆止呕之中药汤剂如下：

大黄25克　山药25克　制附子15克　熟地15克　枸杞子15克　黄芪30克　茯苓30克　白术25克　内金20克　砂仁15克　肉桂15克　丹参25克　益母草30克　甘草15克。三剂 水煎服，早晚分服。

三诊：2008年10月19日。两诊服药七剂，病情明显好转，血肌酐下降，现患者乏力，腰酸症状进一步改善，恶心消失，周身怕冷消失，查脉：脉缓无力，苔白质淡，实验室检查结果：血肌酐 729.8μmol/L，尿素氮 8.7。此乃病邪得解，本虚为主，治以补脾益肝，活血化瘀为主。

方药：党参 25 克　云苓 30 克　白术 30 克　丹参 25 克　赤芍 25 克　水蛭 10 克　红花 15 克　桃仁 15 克　枸杞子 20 克　益母草 30 克　寸云 15 克　山药 30 克　大黄 10 克　山萸肉 25 克　甘草 15 克。七剂 水煎服，早晚分服。

上方加减治疗三周后，查肾功能：血肌酐 615μmol/L，尿素氮 8.0，患者症状好转。

按语　肾衰竭是各种原因引起的肾功能下降，以氮质血症为主要表现，中医病机为毒邪蕴积于下，肺热壅盛于上，肝郁气滞，瘀血凝滞为主，燥邪内闭，血络瘀阻。治疗急慢性肾衰竭以健脾利湿，活血化瘀，补肾解毒为最佳治法，方中大黄、附子为君，配以活血、健脾药物为臣，大黄、附子为降血肌酐、尿素氮之上品，二药一补阳，一清腑，使阳气得复，湿毒排出体外，去伪存真，加入补脾、益肾、活血化瘀之药，使肾衰竭病情逐渐恢复，身体得以健康，避免了终身透析维持的办法。

二、益气养心汤治疗重度心衰

病案：张某，女，62 岁，2010 年 9 月 12 日。

主诉：胸闷气短，下肢浮肿加重 1 周。

病史：患者于 10 年前，无明显诱因出现胸闷气短，呼吸困难，夜间平卧及活动时症状加重，经医院诊断为“冠心病，心衰”后间断口服药物（具体用药不详），一周前患者因劳累、上呼吸道感染后出现胸闷，呼吸困难加重，不能平卧，双下肢浮肿，于我院心内科住院治疗，对症给予扩血管，利尿等抗心衰治疗，患者症状好转不明显。

初诊：胸闷、气短，呼吸困难，双下肢浮肿，舌质淡紫，脉沉细，心电图示窦性心律，广泛 ST-T 改变，心脏彩超示双房增大，二尖瓣及主动脉瓣关闭不全，EF 值：27%。

西医诊断：冠状动脉粥样硬化性心脏病，心力衰竭。

中医诊断：喘证　　　　**辨证审机**：脾肾阳虚，水泛于心。

治法：温阳益气，活血利水。　**方药**：益气养心汤加味

太子参 25 克　黄芪 30 克　附子 15 克　丹参 25 克　云苓 25 克　寸冬 20 克　桂枝 10 克　枣仁 20 克　川芎 10 克　葶苈子 25 克　益母草 30 克　赤芍 25 克　瓜蒌 30 克　甘草 15 克。四剂 水煎服，早晚分服。

二诊：2010 年 9 月 16 日。服药四剂，胸闷、气短症状减轻，平卧时呼吸困难症状改善，尿量增多，下肢浮肿有所缓解，继续服用三剂，上述症状进一步改善，但仍有喘促、浮肿等症状，舌质淡紫、苔白、脉沉，此乃气滞血瘀所致，加用瓜蒌薤白半夏汤加减，活血化瘀，豁痰开结。

方药：党参 25 克　黄芪 30 克　附子 15 克　瓜蒌 25 克　薤白 30 克　姜半夏 15 克　云苓 25 克　白术 30 克　葶苈子 25 克　枣仁 25 克　丹参 25 克　川芎 10 克　寸冬 20 克　山萸肉 25 克　甘草 15 克

三诊：2010 年 9 月 26 日。两诊服药十四剂，病情好转，症见气短、乏力、倦怠、舌质淡、苔薄白、脉细，心电图示窦性心律 ST-T 改变，心脏彩超：EF：50%，治以补益心脾，温阳化气法。

方药：党参 25 克　茯苓 30 克　白术 30 克　丹参 25 克　川芎 10 克　枣仁 25 克　山药 30 克　海蛸 25 克　内金 25 克　山萸肉 25 克　寸云 10 克　甘草 15 克

按语 心力衰竭多源于冠心病，高血压长期病变，导致心脏扩大，搏出及回心血量减少，心衰后期出现肺瘀血及体循环瘀血，导致病人呼吸困难，下肢凹陷性浮肿，本病中医病机“多瘀、多虚”，气滞血瘀日久，闭阻阳气，导致阳虚，阳虚水泛，上不能温阳以润肺，下不能通利水道，导致水湿泛滥。下肢浮肿，治法以“温阳益气、活血利水”为最佳，主方以太子参、黄芪、附子温阳补气，配以葶苈大枣泻肺汤加减，通利水道，丹参、川芎、赤芍活血以通利血脉，三效共奏，使病人阳气得升，水气通利，心阳振奋，此病得缓，症状得解。二诊患者病症得缓主以宽胸条达，加入瓜蒌薤白半夏汤加减，条达气机，宣通阳气。三诊患者病气已解，病久多虚，予以补益心脾为主，党参、茯苓、白术健脾利水，枣仁、山药补益心脾，海蛸、内金健脾和胃，诸药共奏，使脾气得恢，心气得扶，气机条达，病症自解。

三、解毒利胆汤治疗重症肝炎

病案：张某，男，43 岁，2006 年 7 月 10 日。

主诉：身黄，发热，乏力 1 周，加重 3 日。

病史：患者一周前，因身体疲劳后醉酒，出现身体倦怠、精神疲惫，目睛发黄，腹胀，右肋胀痛。食欲不振，恶心呕吐，于当地医院检查，诊断为黄疸性肝炎，三日后病情加重，面目及周身皮肤呈橘皮色，高热 39℃。

初诊：发热、身黄、目黄、小便黄，右肋疼痛、乏力，恶心、呕吐、舌红、苔黄腻、脉弦数。实验室检查：肝功：总胆红素 64.5μmol/L，结合胆红素 35μmol/L，非结合胆红素 30μmol/L，ALT：288U/L，AST：324U/L。

西医诊断：急性黄疸性肝炎　　**中医诊断**：黄疸

辨证审机：毒热深陷，胆汁外溢。　　**治法**：凉血解毒，清热利胆。

方药：解毒利胆汤加减

茵陈 30 克　栀子 15 克　大黄 15 克　双花 25 克　连翘 15 克　旱莲草 30 克　滑石 15 克　丹参 25 克　牡丹皮 15 克　桃仁 15 克　黄连 10 克　石膏 30 克　甘草 15 克　水牛角 25 克。三剂 水煎服，早晚分服。

二诊：2006 年 7 月 13 日。前方连服三剂，大便溏泻 2-4 次/日，腹胀减轻，精神好转，小便频，颜色逐渐变浅，体温 38℃，脉弦数，舌红苔黄腻，是毒热未得外宣，湿毒仍然郁闭，欲退其热，必先解其毒，仍以凉血解毒退热为主。

方药：生地 25 克　水牛角 30 克　茵陈 25 克　栀子 15 克　双花 25 克　连翘 30 克　大黄 10 克　赤芍 25 克　板蓝根 30 克　丹参 25 克　枸杞子 30 克　甘草 15 克。七剂 水煎服，早晚分服。

三诊：2006 年 7 月 20 日。连服七剂，身热已退，体温正常，面目、皮肤黄褪去，恶心，呕吐症状缓解，食欲及体力情况恢复，症见乏力、自汗、脉沉不数，舌质淡。实验室检查：肝功：总胆红素 27μmol/L，结合胆红素 13μmol/L，非结合胆红素 14μmol/L，ALT：70U/L，AST：52U/L，予以健脾养胃，疏肝补气之中药汤剂治之。

方药：柴胡 15 克　郁金 25 克　党参 25 克　茯苓 30 克　白术 25 克　枸杞子 30 克　白芍 25 克　木香 15 克　川芎 10 克　厚朴 25 克　海蛸 25 克　瓦楞子 30 克　丹参 25 克　甘草 15 克

按语 重型肝炎，中医属于阴黄，多由外邪诱发，系湿热郁结，蕴热酿毒，内扰于肝，不得外泄，胆液炽盛，上扰心包，蒙蔽清窍，故高热、烦躁，是邪热内陷营血之重症，在治法上需速给大剂清热解毒，扫荡肝胆之毒热，使之向外宣解，以分散其内攻之势，方能转危为安。方中以双花、连翘、大黄、石膏、黄连等清热解毒为主药，以茵陈清热除湿，利胆退黄，栀子、丹皮清热凉血，滑石清热渗湿，通利小便，使毒热从小便排出，水牛角凉血解毒，多药合用，方能清肝胆之毒邪，疾病后期予以疏肝健脾之药，病气得解。

任洪樟治疗内科疑难杂病验案

任洪樟，1949 年生，黑龙江省第二批中医，黑龙江省级中医工作先进个人，牡丹江专业技术标兵与专业技术拔尖人才，海林市十佳公仆。擅治呼吸、消化、代谢、泌尿系统，疑难杂症。

一、滋肾生肝饮与一贯煎合方加味治疗乙型肝炎合并经闭

病案：周某，女，34 岁，2014 年 10 月 29 日。

主诉：乙肝病史 10 年，闭经半年。

病史：患乙型病毒性肝炎 10 年，曾用干扰素，拉米夫定等抗病毒药与保肝药。肝功能时好时坏。后经中药治疗，更医数人亦无明显效果，近半年月经闭止。经妇科用黄体酮等药物治疗，月经仍未来潮。

初诊：体瘦颧红右胁隐痛腰膝酸软无力。手足心热，口燥咽干。失眠多梦劳累后加重。平时眼目干涩。舌嫩红舌体瘦，脉沉细。化验单肝功：ALT84IU/L；二对半：HbSAg（+）；抗 HBS（-）；HbeAg（+）；抗 HBe（-）；抗 HBC（+）；HBV-DNA 定量≤10^5。

西医诊断：慢性乙型病毒性肝炎（活动期）

中医诊断：肝肾阴虚，肝郁络伤。

辨证审机：肝病日久，肝阴暗耗，肾阴亦伤，肝络失荣，滞而不畅。

治法：养血柔肝，滋阴补肾，和营通络。　　**方药：**滋肾生肝饮与一贯煎合方加味

生地 20 克　枸杞子 15 克　牡丹皮 15 克　山药 20 克　山萸肉 15 克　五味子 10 克　茯苓 15 克　当归 15 克　北沙参 20 克　泽泻 10 克　白芍 15 克　生甘草 10 克　麦冬 15 克　广郁金 10 克　泽兰 15 克　茜草 10 克　柴胡 10 克　白术 10 克。七剂　每日一剂，早晚温服。

二诊：2014 年 11 月 5 日。患者服药七剂，无明显好转与不适感觉。唯觉服药后腹胀，纳食不佳，体瘦颧红，舌嫩红体瘦少苔，脉沉弦细。肝肾阴虚未复，络脉滞而未畅，胃纳脾运馁而未健。

治法：柔肝滋肾，益胃运脾，和营通络。

原方减茯苓、泽泻、牡丹皮，加佛手、谷芽、鸡内金。

生地 20 克　枸杞子 15 克　山药 20 克　山萸肉 15 克　五味子 10 克　当归 15 克　北沙参 20 克　白芍 15 克　生甘草 10 克　麦冬 15 克　广郁金 10 克　泽兰 15 克　茜草 10 克　佛手 15 克　谷芽 20 克　鸡内金 10 克　柴胡 10 克　白术 10 克。七剂　每日一剂，煎两次，早晚温服。

三诊：2014 年 11 月 12 日。患者服药七剂后感觉右肋隐痛消失，腰酸腿软亦有明显改善，腹胀减轻，较以前有食欲。脉舌同二诊时相似。治内伤久病。方药既已对证宜守方长服，建议患者服药一个月后复查。患者欣然同意，处方如下：

生地 20 克　枸杞子 15 克　山药 20 克　山萸肉 15 克　五味子 10 克　当归 15 克　北沙参 20 克　白芍 15 克　生甘草 10 克　麦冬 15 克　广郁金 10 克　泽兰 15 克　茜草 10 克　佛手 15 克　谷芽 20 克　鸡内金 10 克　柴胡 10 克　白术 10 克。三十剂　每日一剂，煎两次，早晚温服。

四诊：2014 年 12 月 12 日。患者服药三十剂后，体力恢复较以前好，纳食睡眠均可，月经于 12 月 9 日来潮，量少色暗，腰酸痛明显，并有腰冷感。诊舌质较前红活，舌苔薄白，脉沉，尤以尺部明显。肾阴不足，阴损及阳，故而腰痛有冷感。景岳曰："欲补阴者，于阳中求阴，阴得阳助则源泉不绝"，时值冬季，原方减麦冬之凉润，加温阳而不燥的巴戟 15 克、菟丝子 15 克、续断 15 克，温润益脏的黄精 15 克。三十剂，煎法服法同前。

五诊：2015 年 1 月 15 日。患者又服药三十剂，中间感冒停服两天。于 1 月 13 日月经又来潮，较以前量稍多，色暗红，无明显不适。

效不更方，处以原方三十剂。嘱：两天服药一剂，即服药一天休息一天。

六诊：2015 年 4 月 7 日。患者来诊，神态欣喜，又服药两个月。肝功化验单显示：ALT 30IU/L；AST 32IU/L。二对半：HbsAg（－）；抗 HBs（＋）；HbeAg（－）；抗 HBe（－）；抗 HBC（＋）；HBV-DNA≤10^3。

患者主诉：全身无不适感觉，月经正常。

告知治疗结束，嘱其定期复查肝功，注意生活起居，调节情志。

按语　滋肾生肝饮出自《校注妇人良方大全》治疗肾虚肝郁，血弱气滞。一贯煎出自《续名医类案》有滋阴疏肝的功效。两方合用，滋肾柔肝，理气通络的作用明显增强，滋肾生肝饮中原方无白芍，因白芍柔肝敛营的作用强故加之；一贯煎方中川楝子有毒，此患者肝功能异常故去之。肝为刚脏体阴而用阳，喜条达而恶抑郁，肝阴不足日久而下吸肾阴，子盗母气，乙癸同源故肝肾同病。此患者病机即肾虚肝郁，血弱络阻。方中生地、沙参、麦冬、白芍养肝之阴；枸杞、山萸肉、五味子滋肾之液；白术、山药健脾之气；当归养肝之血；柴胡、郁金疏肝之郁，丹皮清肝之热；泽兰、茜草通肝之络。诸药合用无苦寒解毒伤胃，无香燥理气伤阴之弊，服药一百余剂，历时 5 个月余收到了理想的效果。

二、黄芪建中汤治疗顽固性无名热

病案：廖某，女，40 岁，2015 年 1 月 14 日。

主诉：发热 3 周。

病史：3 周前发热 38℃，自服退热药，热退复热。遂由某院门诊急诊介绍入院治疗。经过输液及服药后仍然热退继而复热。住院 18 天病情无明显变化。住院期间全身系统检查，未检出阳性结果，医生建议出院中医治疗。

初诊：形瘦体倦，面色皖白，语声低微，畏寒有汗，厌食，月经量少。舌淡薄白苔，脉弱，尺部尤弱。

西医诊断：发热（查因未明）　　　　**中医诊断**：内伤发热

辨证审机：积劳为患，阳气下陷，卫气虚于表，营阴弱于内。

治法：劳者温之　　　　**方药**：黄芪建中汤

黄芪 15 克　桂枝 10 克　白芍 20 克　炙甘草 10 克　大枣 12 枚　生姜 10 克　饴糖 30 克（药汁熔化）。三剂　每日一剂，水煎两次，早晚温服。

二诊：2015 年 1 月 17 日。服药三剂后精神转佳，纳食改善，仍有午后发热。舌仍淡而少荣，脉沉弱。卫阳未健，营阴未充，原方加当归助白芍以充营血，合当归补血汤之义。

黄芪 30 克　当归 10 克　桂枝 10 克　白芍 20 克　炙甘草 10 克　大枣 12 枚　生姜 10 克　饴糖 30 克（药汁熔化）

三诊：2015 年 1 月 20 日。服药三剂两日没有发热，停服中药。嘱咐服补中益气丸巩固疗效。

按语　此患者发热二十余天，治疗后汗出热解，继而复热。身体日衰而病症未减。《伤寒论·辨脉法第一》"问曰：病有洒淅恶寒而复热者何？"答曰：阴脉不足，阳往从之；阳脉不足，阴往乘之。曰：何谓阳不足？答曰：假令寸口脉微名曰阳不足，阴气上入阳中则洒淅恶寒也。曰："尺脉弱名为阴不足，阳气下陷阴中则发热也。"《伤寒论·辨不可发汗病脉并治第十五》第 3 条，"假令尺脉迟者，不可发汗，何以知然，以荣气不足，血少故也"。明·沈颋《病机汇论·论内伤之义》曰："夫有所劳倦者，过动属火也；形气衰少者，壮火食气也；谷气不盛者，劳伤元气则少食而衰也；……"斯东垣所谓劳倦而致热者，此言正与《内经·调经论篇》之旨相合也。此案用小建中汤建其中气，其方中桂枝、甘草、大枣、生姜，辛甘化阳；白芍、甘草，酸甘化阴，故阴阳合泰，营卫交融，更加黄芪内益元气，外固表阳，自然充虚塞空，正气旺而邪气自退。

三、王旭高泄肝和胃法治疗胃食管反流病

病案：徐某，女，80 岁，2014 年 12 月 6 日。

主诉：胃脘烧灼，反酸呃逆，膈中不畅 1 年。

病史：患者平素咳嗽痰多三十余年，西医诊断为慢性支气管炎，近一年来烧心反酸；上腹时痛，腹胀，咽部有异物感，吞咽膈痛，进食后加重。曾疑似心绞痛，经住院治疗排除心血管病。曾服多种西药，减轻后又反复发作。

初诊：消瘦面黄，厌食胸痞，烧灼难耐，呃嗳不舒，舌红体瘦，白黄腻苔，脉沉弦细。

西医诊断：慢性浅表性胃炎伴糜烂，反流性胃食管炎，慢性支气管炎。

中医诊断：痰饮，胃脘痛，吞酸。

辨证审机：肝郁化热，旁克脾胃，胃失和降，协肝气上逆，水津不布，蕴而生痰。

治法：泄肝和胃，运湿化痰。

方药：王旭高泄肝和胃法加味

法半夏 15 克　茯苓 20 克　陈皮 15 克　甘草　5 克　川楝子 10 克　延胡索 15 克　白豆蔻 10 克　黄连 10 克　吴茱萸　5 克　枳实 10 克　山栀子 10 克　瓦楞子 30 克（先煎）。七剂　每日一剂，煎两次，两次煎汁合匀，早晚温服。

二诊：2014 年 12 月 13 日。服药七剂后，胸脘发胀灼热减轻，嗳气频次减少，进食后，胸膈略觉宽松但仍有不适感，纳食少，舌暗红，苔较前诊略薄，脉沉弦细略数。

原方减去山栀子、枳实，加谷芽、鸡内金。

法半夏 15 克　茯苓 20 克　陈皮 15 克　甘草　5 克　川楝子 10 克　延胡索 15 克　白豆蔻 10 克　黄连 10 克　吴茱萸　5 克　谷芽 20 克　鸡内金 10 克　瓦楞子 30 克（先煎）。七剂　煎法服法同前。

三诊：2014 年 12 月 20 日。服药七剂后纳食增加，胸脘宽畅，胃脘灼热，嗳气基本消失。唯觉口干，大便略难解，进食后仍有胃胀感，舌暗红体瘦，舌中薄干苔紧附舌面。原方药中多苦燥，苦温伤阴之品，致胃津受伤。原方加甘寒之味以养胃津，少佐理气药以行津液。

法半夏10克　茯苓15克　陈皮15克　甘草 5 克　川楝子10克　元胡索10克　白豆蔻 5 克　黄连 6 克　吴茱萸 1 克　谷芽20克　鸡内金10克　百合20克　天花粉15克　石斛15克　乌药10克　瓦楞子30克（先煎）。七剂 煎服法同前。

四诊：2014 年 12 月 27 日。又服药七剂。患者胃脘症状基本消失，多年咳嗽多痰的支气管也明显好转。

原处方再开七剂，嘱每隔日服一剂，以巩固疗效。

按语　胃食管反流病（GERD）是由胃内容物反流引起的不适症状和（或）并发症的一种疾病。中医文献中一般将胃食管反流病归属吞酸、吐酸、嘈杂、反胃、梅核气、食管痺等范畴，在消化专科中极为多见，近年来此病有增加的趋势。西医普遍运用质子泵抑制剂，此类药愈后复发率高，且因抑酸而引起厌食和消化不良，尚可使既往存在焦虑和抑郁的病人病情加重，或血象及肝功异常，已为医疗界所共识。中医对此病治疗有明显的优势。谨查病机，辨证施治；勿失虚实，勿妄攻补；大抵初病多实，久病多虚；二便不利多实，清便自调多虚；寒者必喜热，热者必喜寒；停痰则心悸脘痞；气逆则脘满呃嗳胸膈不利。此案患者虚实夹杂，肝郁化热，胃失和降，挟痰挟食。用二陈汤化痰湿以和胃；左金丸抑肝清热；金铃子散清热理气止痛，白蔻仁辛香理气化湿而醒脾胃。此清代名医王旭高合三方而合成泄肝和胃一法。为其《西溪书屋夜话录·治肝三十法》之一。临床应用治疗胃食管反流病颇有效果。本例患者在原法中加枳实以降胃逆；加山栀子清膈热；加瓦楞子以抑酸化老痰，使诸症速减，最后以甘凉和胃药顺戊土性而收效。

王宝珍治疗内科疑难杂病验案

王宝珍，毕业于黑龙江中医药大学。从事中医临床工作40余年，曾是齐齐哈尔市中医心脑学科学术带头人，齐齐哈尔市中医院业务副院长。黑龙江省第二批名中医。擅治眩晕、头痛，胃脘痛、不寐证等中医内科常见病，多发病及疑难杂症。

一、百麦安神汤治疗不寐

病案：杨某，女，51 岁，2006 年 9 月 12 日。

主诉：失眠多梦 10 余年，加重 2 个月。

病史：10 余年前因家庭变故，致失眠多梦，时轻时重，用安定类药可缓解。近 2 个月因身心俱疲，致病情加重，几乎彻夜不寐，精神几近崩溃，甚至有轻生念头。

初诊：面色无华，神志恍惚，精神疲惫，心烦意乱，喜悲欲哭，气短乏力，手足心热，食欲不振，舌质淡紫，舌边齿痕，苔薄白少津，脉弦细略数。

西医诊断：神经性失眠　　　　**中医诊断**：不寐

辨证审机：病程日久，耗伤气阴，虚热内扰，心神失养。

治法：益气养阴，宁心清热安神。　　　　**方药**：百麦安神汤

百合25克　小麦30克　生地20克　夜交藤25克　合欢皮20克　郁金15克　石菖蒲15克

酸枣仁25克 藿香10克 大枣10克 甘草 5 克 蜜远志15克 枸杞子20克 紫苏梗15克 莲子 15 克。水煎两次，中、晚饭后分两次温服之。

二诊：2006 年 9 月 19 日。服药一周，精神状态较前好转，但仍入睡困难，睡而不实，胸闷气短乏力，食欲不振，舌质淡紫苔白少津，脉弦细略数，治法同前，酌加疏肝解郁之品。

方药：百合 25 克 小麦 30 克 生地 20 克 夜交藤 25 克 合欢皮 20 克 郁金 15 克 菖蒲 15克 香附15克 远志15克 甘草 5 克 枸杞子20克 柴胡15克 赤芍15克 茯神 2 克 川楝子 15 克。水煎两次，中、晚饭后两次温服，晚加琥珀粉 3 克送服。

服药一周，精神状态好转，能入睡，但易醒，醒后仍能小睡，余症亦见好转，舌脉同前。上方继续加减治疗半个月。

三诊：2006 年 10 月 12 日。服药一个月，诸症好转，每夜能睡 4-5 小时，但每当想起烦心事，仍感心绪不佳，食少纳差，善太息，伴有口苦。尿黄，便干。舌质淡暗，苔白，脉弦细。考虑病人气阴亏虚已缓，进一步调理肝脾，以求痊愈。

治法：清热滋阴，疏肝和胃。 方药：疏肝和胃丸加减

百合 25 克 夜交藤 25 克 合欢皮 20 克 茯神 25 克 白芍 15 克 川楝子 15 克 柴胡 15 克 当归 15 克 柏子仁 15 克 半夏 10 克 紫苏梗 10 克 陈皮 15 克（后下） 枸杞子 15 克 酸枣仁 20 克 栀子 10 克 砂仁 10 克（后下）。香附 15 克。水煎两次，仍中、晚温服。

上方加减治疗半个月，诸症基本痊愈。嘱其服用中成药疏肝颗粒、百乐眠胶囊或甜梦胶囊巩固调治半个月。

按语 失眠即中医不寐，临床有虚实之分，实则痰、火、瘀，有肝郁化火，肝气郁结、痰郁化火，痰湿中阻，气滞血瘀等证型；虚则脏腑阴阳气血亏虚，心脾两虚、气阴亏虚、阴虚火旺、心肾不交、心胆气虚、肝肾阴虚等证型，而临床中往往虚实夹杂，病人多半轻则不治，久则成虚，临床以气阴亏虚多见，故多选用百麦安神汤。百麦安神汤组方取之《金匮要略》甘麦大枣汤与百合地黄汤之意，《金匮要略》“妇人脏躁，喜悲伤，欲哭，象如神灵所作，数欠伸，甘麦大枣汤主之。”“百合病者，百脉一宗，悉致其病也。意欲食，复不能食，常默默，欲卧不能卧，欲行不能行，欲饮食或有美时，或有不用闻食臭时，如寒无寒，如热无热，口苦，小便赤，……如有神灵者，身形如和，其脉微数……”；“百合病，不经吐下发汗，病形如初者，百合地黄汤主之。”本例病人因家庭变故，精神打击很大，但年轻时，忙于工作，尚可调节，进入更年期后，加之照顾病母的双重打击，致使病情加重，身心疲惫，致气阴亏虚，虚热内扰，心神不宁，给予“百麦安神汤”治疗。方中小麦、大枣、甘草益心脾之气；莲子、百合、大枣养血和营；茯神、酸枣仁养血宁心安神；枸杞子补肾益精，补血安神，助百合清虚热；夜交藤、合欢皮合用加强解郁安神之功；白芍、郁金行气化瘀，清心解郁，活血止痛；石菖蒲、远志开窍豁痰，安神益智；藿香化湿和中；诸药合用共奏养心阴，益心气，清虚热，益肝肾，解郁安神定志之功。二诊患者因胸闷气短，食欲欠佳，又加活血化瘀，疏肝解郁之品，待病情缓解后，进一步疏肝解郁，调理脾胃，用疏肝和胃丸加滋阴清热，养心安神之品。

二、活血化瘀法治疗腹痛

病案：李某，女，76 岁，2010 年 1 月 29 日。

主诉：腹痛拒按，时轻时重 3 个月。

病史：平素易忧思恼怒，3 个月前因事心情不佳，遂发生左下腹部靠近脐旁持续性疼痛胀满不

适，呈阵发性加剧，痛剧拒按，虽满腹不适，但痛处固定不移，食少纳差，少寐多梦，二便正常。在西医院做各项检查，除心脏既往改变外，其余没见明显异常。

既往史：冠心病心绞痛。

初诊：腹痛腹胀，时而加剧，痛剧拒按，痛处不移，面色晦暗，食少纳呆，少寐多梦，舌质紫暗，舌有瘀斑，苔灰白，脉沉弦。

西医诊断：肠系膜动脉血管痉挛，冠心病心绞痛　　中医诊断：腹痛

辨证审机：素忧思恼怒，肝失条达，气机不畅，气滞血瘀，瘀阻下焦。

治法：活血化瘀，理气温经止痛。　　方药：少腹逐瘀汤合芍药甘草汤加减

桃仁 15 克　牛膝 15 克　当归 10 克　红花 10 克（包煎）　川芎 15 克　赤芍 15 克　甘草 10 克　蒲黄 20 克（包煎）　香附 15 克　乌药 15 克　青皮 15 克　五灵脂 15 克（包煎）　白芍 25 克　酸枣仁 20 克　元胡 15 克　肉桂 5 克（后下）。七剂 水煎两次，分两次温服之。

二诊：服药七剂，腹部剧痛发作次数明显减少，仍有腹胀不适感，睡眠好转，但纳谷不香，舌脉同前。前方减桃仁、红花，加白术 20 克、鸡内金 20 克、丹参 20 克。

三诊：服药七剂，诸症基本痊愈，考虑病人年事已高，又有心血管疾患，除了必要的心血管用药外，调治丸药，巩固治疗，以活血化瘀，理气健脾为主。

方药：牛膝 40 克　当归 30 克　甘草 10 克　枳壳 15 克　香附 15 克　赤芍 30 克　川芎 20 克　白芍 40 克　三七 30 克　郁金 15 克　炒枣仁 30 克　鸡内金 20 克　山药 30 克　川楝子 15 克　丹参 40 克　茯神 30 克。以上各药，研细末，炼蜜为丸，每丸 9 克重，一日三次，每次一丸，白水送服，一料药尽，未再服药，3 个月后，在医院遇其子，问其母病情，告知未发。

按语　腹痛一证，病因病机复杂，有实有虚，实则寒凝、气滞、血瘀，寒湿、湿热、食积等；虚则气血不足、阳气虚弱，而且又可相互影响，互为因果，均可导致腹部脏腑气机不利，经脉气血阻滞，脏腑经络失养，不通则痛，发生腹痛。该患为老年女性，平素易忧思恼怒，肝气郁结，肝失条达，日久气滞血瘀，瘀血阻滞脉络，阻于上焦心经，发生胸痹心痛，阻于下焦，发生腹痛，故在治疗上侧重活血化瘀通络，佐以理气温经止痛。少腹逐瘀汤是清代王清任《医林改错》方，重在活血化瘀，温经止痛。该患以血瘀为主，寒凝不显，故去干姜、小茴香，加理气止痛的香附、乌药、青皮；加桃仁、红花增强活血化瘀之力；牛膝祛瘀血，通血脉。芍药甘草汤出自《伤寒论》，起缓急止痛作用，酸枣仁宁心安神。二诊瘀血已轻，故减桃仁、红花加丹参祛瘀生新；加白术、鸡内金健脾开胃。三诊病人虽已无症状，但考虑该病发生，可能与血管病变有关，所以改用丸剂巩固疗效。

三、膏方治疗咳喘病

病案：乔某，男，81 岁，2014 年 1 月 4 日。

主诉：反复咳嗽 30 余年，喘促气短 5-6 年，加重 20 余天。

病史：反复咳嗽，咳白泡沫痰 30 余年，每入冬感冒即发，用抗生素、气管扩张剂可好转，时轻时重，复感又发。近 5-6 年每当发作时即喘促、气短，不能平卧，时而浮肿，有时春、秋季亦发，近 3 年每年都需要住院治疗，方可缓解。20 余天前又因感冒而发，咳嗽痰黏稠不易咳出，胸闷气短，喘息不得卧。胸部 X 光片显示：胸廓呈桶状，双下肺纹理增强，模糊，紊乱。血常规检验：白细胞 10.4×10^9，中性粒 76%。心电图：心率 96 次/分，肺型 P 波，ST-T 改变。用抗生素、气管扩张剂，止咳平喘中西药药物治疗，症状缓解，但仍咳嗽痰多，气短，喘促，动则尤甚，故求治于中医。

初诊：咳嗽痰多，喘促气短，胸膈满闷，心悸乏力，动则尤甚，腰膝酸软，下肢轻度浮肿，夜寐不安，小便淋漓不畅，面色晦暗，舌质紫暗，舌苔微黄腻，脉弦滑略数。

西医诊断：慢性肺源性心脏病，慢性充血性心力衰竭，心功能Ⅲ级，慢性支气管炎，慢性阻塞性肺病，冠心病心绞痛。

中医诊断：喘证

辨证审机：久患咳喘，肺脾肾俱虚，肺虚卫外不固，易复感外邪，肺失肃降；脾虚水湿停滞，痰浊内生，阻塞气机；肾虚纳气失司，发为咳喘。

治法：益肺健脾，补肾纳气，止咳化痰平喘佐以活血通络。

方药：黄芪 90 克 茯苓 90 克 当归 90 克 瓜蒌 90 克 紫苏子 60 克 百合 90 克 陈皮 60 克 半夏 90 克 沉香 20 克 浙贝母 90 克 川贝母 60 克 白术 90 克 杏仁 90 克 厚朴 90 克 山药 90 克 红景天 100 克 石菖蒲 45 克 赤芍 90 克 远志 45 克 紫河车粉 30 克 蛤蚧 2 对 鸡内金 90 克 补骨脂 90 克 西洋参粉 30 克 泽泻 90 克

煎服法：以上诸药，水煎取浓汁，兑入西洋参、紫河车粉，蛤蚧另煎冲入；龟甲胶 90 克，鹿角胶 90 克，黄酒烊化，冰糖 240 克，文火收膏。早晚各服 15-20 克，温开水送服（第一周早晚各减半服）。

二诊：2014 年 2 月 28 日。服膏方一剂后，咳嗽、心悸气短、喘促明显减轻，浮肿已消，面色、精神状态好转，适当户外活动，亦不感冒，舌质紫暗，苔白微腻，脉弦滑略数。

继续益肺健脾补肾，化痰止咳，活血通络。上方适当调整剂量，减泽泻、厚朴、加枳壳 90 克、地龙 90 克、熟地 90 克，煎服法同前。

服二剂膏方后，病情平稳，停药调养，自服一些心血管药。至 2014 年 9 月 22 日，来院要求继续服原膏方一剂，以巩固疗效。近 2 年来从未感冒，病情一直稳定。欣喜之余，赋诗一首，以赞膏方。

按语 慢性咳喘病多属本虚标实之证，几千年来膏方调治已形成共识。肺脾肾亏虚为其本，而肺热、气滞、痰湿、血瘀为其标实。肺失肃降，脾失健运，肾失纳气皆可导致咳喘的发生，虚实夹杂，标本俱在，扶正祛邪，标本兼治，是老年慢性咳喘病的特点及治疗原则。该患慢支病史 30 余年，反复感冒，不断加重，导致肺脾肾虚损，由此又导致气滞、痰浊、血瘀的形成，故用益肺健脾，补肾纳气，止咳化痰平喘膏方调治，同时佐以活血通络之品。方中黄芪、茯苓、白术、山药补脾益肺，黄芪还能固表；杏仁、川贝母、浙贝母清热止咳化痰，消痰散结；紫苏子降逆平喘，助杏仁、贝母祛痰止咳，著名的苏子降气汤即以紫苏子为君药；厚朴、陈皮、沉香降气平喘，合瓜蒌宽胸除满；红景天补气清肺，散瘀消肿；远志安神益智，配瓜蒌、贝母祛痰止咳；配石菖蒲开窍宁神，化湿开胃；另有鸡内金健胃消积；考虑该患久咳不愈，必伤肺肾之阴，故加百合润肺止咳，宁心安神；西洋参补气养阴，清热生津；补骨脂补肾助阳，纳气平喘；紫河车补气、养血、益精；由于病程缠绵，存在血瘀的表现，故加当归、赤芍活血化瘀。病人喘促日久，动则尤甚故加入蛤蚧，补肺肾，益精血，止咳定喘，李时珍誉其："补肺止渴，功同人参"，"补肺润骨，益精助阳，治渴通淋，定喘止咳，肺痿咳血，气虚血竭者宜之"。此外用鹿角胶、龟甲胶收膏，鹿角胶具有壮元阳、补气血、生精髓、暖筋骨的作用，龟甲胶有滋阴、补血、止血的功效。全方达到扶正祛邪，标本兼治，气血通畅，阴阳平衡的目的，故一剂膏方即收到显著的效果，二诊在原方基础上因浮肿已消，故减泽泻，厚朴不易久服，减之，加地龙熄风通络，清热平喘；枳壳行气消痞，消积化痰；熟地补血滋阴，补精益髓。当年入秋为巩固疗效，防止复发，又开原膏方一剂，停药后，至深冬亦未复发。

治疗老年咳喘病，应用膏方，除服中药必要的禁忌外，还要嘱其防寒保暖，避免感冒，一旦感冒，停用膏方，改用汤剂或其他手段治疗。饮食宜清淡，温热，室内要通风，适当加强体育锻炼，保持良好的精神状态，增强抵抗力及免疫力，才能收到良好的治疗及延缓疾病发展的效果。

张齐昌验案

张齐昌，1950年生，毕业于黑龙江中医药大学，现任齐齐哈尔市第一医院中医科主任医师，名誉主任，首席专家，齐齐哈尔市中医药学会副理事长，黑龙江省第2批名中医，中国中医药学会老年病分会委员。擅治心脑血管病、脾胃病、肾病、老年病等疑难杂症。

一、化湿降浊法治疗慢性肾功能不全

病案：王某，女，82岁，2010年8月11日。

主诉：双下肢浮肿10余年，腰酸乏力，纳差2周。

病史：患者于10年前因居潮湿之地2周后自觉腰部不适，未予注意，一月后出现晨起眼睑浮肿，渐及双下肢水肿，出现血尿，蛋白尿。门诊中药治疗症状明显改善。近8年经常出现下肢浮肿，偶有恶心，血Cr维持在150-180μmol/L。近2周，无诱因下肢水肿加重，伴乏力，腰酸膝软，夜尿频多，皮肤略痒。

初诊：腰痛乏力，恶心纳呆，尿少。精神不振，面色晦暗，下肢浮肿，血压125/85mmHg，舌淡苔白脉细无力。辅助检查：彩超提示双肾囊肿（左侧多发），双肾萎缩，弥漫性改变；化验：血红蛋白80g/L，血Cr：180μmol/L，Bun：9.1mmol/L；尿蛋白（+），颗粒管型3-4/滴。

西医诊断：慢性肾小球肾炎，多发肾囊肿，肾功能不全（氮质血症）。

中医诊断：水肿　　**中医辨证审机**：脾肾阳虚，湿浊内蕴，正虚邪盛。

治法：化湿降浊，活血化瘀。　**方药**：自拟化湿降浊汤加减

藿香15克　佩兰10克　丹参15克　半夏10克　茯苓20克　泽泻10克　当归15克　大黄15克（后下）　通草10克　木香15克　白术10克　甘草10克。水煎300ml，早晚分服，并嘱其低盐低蛋白饮食。

二诊：2006年7月15日。服药三剂后，食欲开始增进，大便日2次，下肢浮肿减轻，尿量有所增加。继服四剂后，皮肤瘙痒也略有好转。仍腰酸乏力。此乃肾虚所致。

方药：藿香15克　佩兰15克　鸡内金20克　半夏10克　丹参20克　茯苓15克　泽泻10克　大黄15克　当归15克　白术15克　山药10克　桃仁10克　赤芍10克　黄芪25克　甘草15克

三诊：2006年7月22日。已服药两周，水肿基本消退，自诉腰酸，疲惫乏力，但精神好转。嘱其耐心配合，认识到慢性病应慢工治疗的道理。证见：倦怠乏力，腰酸膝软，大便每日2次，稀薄。食欲明显好转。舌淡苔白，脉弦细。血红蛋白80g/L，血Cr 165μmol/L，Bun 8.8mmol/L，尿化验：蛋白（+），隐血阴性，颗粒管型消失。湿毒邪气有所减弱，应扶正祛邪为主。

方药：藿香10克　佩兰10克　鸡内金15克　半夏10克　丹参20克　茯苓15克　泽泻10

克 大黄15克 当归15克 白术15克 山药10克 桃仁10克 赤芍10克 黄芪25克 党参25克 山萸肉20克 甘草15克

四诊：2006年7月29日。服药4周后，身觉有力，腰酸腰痛好转，皮肤瘙痒消失。舌质淡苔薄白，脉弦细。血红蛋白89g/L，血Cr：160μmol/L，Bun：6.7μmol/L，尿化验：蛋白（+），隐血阴性。嘱其继续中药调制。

随访：上方调治5年，患者健在，略有腰酸乏力，但精神饱满，饮食及二便正常，不易感冒，可正常生活。检查：除略有贫血外，Cr：正常，Bun：6-7μmol/L之间。

按语 慢性肾功能不全（CRF）的调治，关键在扶正祛邪兼顾、辨病辨证相结合、整体局部用药相结合、中西医方法的综合应用。中医病机关键在"虚、瘀、湿、逆"，补虚活血为本，祛湿降逆为标。本案慢性肾功能不全，由慢性隐匿性肾小球肾炎所致。病程漫长，未加调理，年迈日久伤肾，元气不足，故腰酸软；脾阳不振，出现倦怠乏力、恶心纳差、皮痒等均为湿浊上逆之象。故用藿香、佩兰、鸡内金、半夏化湿降浊；丹参、赤芍、桃仁、当归活血养血；大黄清下焦瘀热，凉血解毒。待患者氮质血症改善后，湿毒上逆之证缓解，增加黄芪、人参、茯苓、甘草等补脾益气，并用活血化瘀，以扶正祛邪，标本兼治，共奏其功。

二、针药结合早期治疗中风中经络

病案：权某，女，76岁，2007年5月7日。

主诉：头晕心悸5年，右半身及面瘫、失语2小时。

病史：近5年来患者经常头晕、心悸乏力，每年至少一次以"高血压、冠心病"住院治疗后，服药维持。2小时前，于当日早晨睡醒后，自觉舌根发硬，说不出话，口角歪斜。立刻打120接送入院。

初诊：头痛头晕，舌强不用，语言謇涩，右侧偏瘫，面瘫、小便失禁。神志尚清，精神恐惧不安，面色晦暗，血压160/110mmHg。伸舌不能，舌质暗红舌苔白厚，脉弦细。右半身浅部感觉减退，上下肢肌力3-4级，巴氏征阳性。辅助检查：急查头部CT：左侧基底节及放射冠区多发性脑梗死。描心电图：HR：98次/分，左室高电压，ST-T改变。

西医诊断：高血压，冠心病，脑梗死急性期　　**中医诊断**：中风中经络

中医辨证审机：肝肾阴虚，肝阳化风。

治法：滋补肝肾，活血通络，针药并用。

（1）针刺疗法；立即取穴金津、玉液，向咽喉部方向针刺2-3cm，捻转泻法，患者当即"啊啊"一声，恢复说话。再取头部百会、太阳；上肢合谷、曲池、肩俞；下肢环跳、足三里、太冲穴；捻转泻法，留针15分钟。

（2）西药常规治疗：调整血压、降颅内压、营养脑细胞、溶栓疗法等。

（3）静脉中药灯盏细辛注射液20ml加5%葡萄糖注射液250ml，日一次。

（4）方药：白芍20克 赤芍20克 天冬20克 龙骨15克 牡蛎15克 丹参15克 地龙15克 泽泻10克 牛膝10克 当归10克 川楝子10克 菊花10克 甘草10克。水煎300ml，早晚分服。

二诊：2007年5月10日。入院当天经针药结合治疗，语言恢复正常，口角歪斜恢复正常。左上下肢肌力3-4级。辅助检查常规回报：高脂血症，肝肾功能及血糖均正常。嘱其继续上法针药结合治疗两周。

方药： 白芍 20 克　赤芍 20 克　天冬 20 克　龙骨 15 克　牡蛎 15 克　丹参 15 克　地龙 15 克　泽泻 10 克　牛膝 10 克　当归 10 克　川楝子 10 克　菊花 10 克　甘草 10 克。水煎 300ml，早晚分服。

三诊： 已服药 16 天，自诉头晕心悸明显好转，饮食及睡眠正常。查：神情语明，伸舌自如，面瘫消失，左半身感觉恢复正常，上肢肌力 4-5 级，下肢肌力 4-5 级。血压：140/90mmHg，复查头部 CT：与入院当天将结果比较无加重表现，血尿化验正常。

方药： 黄芪 40 克　赤芍 20 克　川芎 15 克　当归 25 克　桃仁 15 克　红花 15 克　丹参 15 克　地龙 15 克　牛膝 10 克　川楝子 10 克　菊花 10 克　枸杞子 15 克　甘草 10 克。水煎 300ml，早晚分服。

四诊： 2009 年 12 月 20 日。服药 23 天，头晕心悸基本消失，语言正常，上下肢肌力基本正常，可自行行走。嘱其出院调养。

随访： 出院 5 年，每日服降压降脂药，无中风复发，生活可自理。

按语 急性期中风中经络是指急性脑血管病中表现以歪僻不遂或伴舌强不语为主但神志正常的一种病症。气血亏虚的基础上，遇劳倦内伤，忧思恼怒，嗜食肥厚、烟酒等诱因，引发脏腑阴阳失调，气血逆乱，直冲于脑，至经脉痹阻，或血瘀脑脉之外。有时临床起病急，变化快，具有风邪善行数变的特点。故在急性期常有病势不断进展。众多医家往往单纯仅仅顾及生命体征的处理，忽视对瘫痪肢体进行早期康复治疗的理念。急性期过后配合针刺治疗固然也能临床奏效，但不如早期开始针药结合疗法效果明显。本案患者中风中经络急性期采用的针刺穴位，安全可靠。穴位多位于手足阳明经上，符合“阳主动”的原则。多数穴位属于阳明经，“阳明为宗筋之长，主润宗筋，宗筋主束骨而利机关也。”（《素问·痿论》）。本案患者急性起病，就医及时，针刺疗法早期介入了常规的药物疗法，使病势得以控制，语言及肢体障碍均恢复正常。笔者从临床经验体会到，滋补肝肾的中药可治其本，活血化瘀通络之方能治其标，针药结合，及时采用，屡奏疗效。

三、滋肾活血法治疗老年眩晕症

病案： 刘某，男，60 岁，2007 年 9 月 9 日。

主诉： 经常眩晕 5 年，伴腰酸，乏力，加重 2 周。

病史： 5 年前开始经常出现头晕，就医发现患高血压，波动在 160-170/100-110mmHg，服降压药治疗，眩晕病不好转。4 年前以“高血压、腔隙性脑梗死”住院月后稍有好转。以后一直口服降压药，症状基本得以控制。近两周，无诱因头晕目眩加重，脚软，加服降压药后血压虽有下降，但头晕不减，阵阵发作，伴颈部僵硬感，失眠多梦、大便干结，心理恐惧。

初诊： 眩晕阵作，面色无华，精神不振，舌暗淡，苔白，脉弦无力。辅助检查：Doppler：椎基动脉血流加快，颅底动脉硬化。CT：双侧基底节区腔隙性脑梗死。

西医诊断： 原发性高血压，腔隙性脑梗死，椎-基动脉供血不足。

中医诊断： 眩晕　　**辨证审机：** 肝肾阴虚，虚阳上扰。

治法： 滋补肾精，活血养阴。　　**方药：** 自拟滋肾活血汤加减

黄精 30 克　女贞子 30 克　旱莲草 30 克　生地 20 克　沙参 20 克　枸杞子 20 克　赤芍 15 克　丹参 15 克　生龙骨 20 克　牡蛎 20 克　菊花 10 克　甘草 15 克　水煎 300ml，早晚分服。

二诊： 2007 年 9 月 6 日。服药七剂后，自觉头晕目眩、腰酸乏力等明显减轻，大便质软通畅，仍有失眠。舌淡，苔白，脉弦无力。

方药：黄精 30 克　女贞子 30 克　旱莲草 30 克　生地 20 克　沙参 20 克　枸杞子 20 克　赤芍 15 克　丹参 15 克　生龙骨 20 克　牡蛎 20 克　菊花 10 克　甘草 15 克　酸枣仁 20 克　夜交藤 15 克

三诊：2007 年 9 月 15 日。再进七剂，眩晕症状基本消失，行走正常，血压稳定在（135-140）/（85-90）mmHg。嘱其继续服上方两周。

四诊：2007 年 9 月 9 日。患者症状稳定，遂将上方去赤芍，加黄芪、党参、白术、山茱萸，以善其后，巩固疗效。

随访三个月后，诸症稳定，情志顺畅，无眩晕复发。

按语　老年眩晕症在中医门诊就诊率很高。多由椎–基动脉系统血管病变、高血压、脑动脉硬化等引起。若治疗不当可以反复发作，甚至发展为脑中风，形成瘫痪，影响中老年人的生活质量。中医认为本病多为平素肝肾不足、风阳上扰、痰瘀内阻等导致脑窍失养，脑髓不充所致。本方中女贞子、旱莲草、生地黄相配能滋补肾阴视为君药；沙参、枸杞子补肾阴又养肝血为臣；丹参、赤芍、川楝子活血行气，使补而不滞，甘草调和诸药。教科书中对眩晕的辨证，有心脾两虚、中气不足、痰湿阻络等多种之说。肝肾阴虚特别是肾精不足乃为老年眩晕症的主要病机，此方屡用屡效。临床观察到，自拟滋肾活血汤有稳定血压和血糖的作用。部分老年男性眩晕症病人服用上方中药后，有改善男性功能状况的反馈。

四、大黄牡丹皮汤加味治疗阑尾周围脓肿

病案：肖某，男，34 岁，2012 年 11 月 3 日。

主诉：反复右下腹痛伴发热 2 周。

病史：两周前突然胃痛后转至右下腹疼痛，伴寒战发热，血化验白细胞增高，随即以“急性阑尾炎”入院。因患者学业在即，不得不采取了保守疗法，静点抗生素后腹痛等症状缓解，发热消退，血细胞化验恢复正常。但右下腹仍有作痛，时轻时重，并有包块形成。此时患者要求手术治疗但外科不予手术，故寻中医会诊。

初诊：右下腹疼痛拒按，时作时止，略有腹胀，纳差，便干尿黄。既往体健。患者体型健壮，右下腹可触及 4cm×3cm 大小包块，压痛明显，无反跳痛，舌暗红，舌苔黄厚，脉弦数有力。辅助检查：B 超：提示右下腹炎性包块。血尿化验均正常。

西医诊断：阑尾炎并发阑尾周围脓肿　　中医诊断：肠痈

中医辨证审机：肠腑气滞血瘀，热腐成脓，正盛邪实。

治法：清热解毒，活血化瘀，利湿通便。　方药：大黄牡丹皮汤加味

丹皮 20 克　川楝子 15 克　双花 20 克　大黄 25 克（后下）　连翘 25 克　公英 25 克　地丁 25 克　白花蛇舌草 25 克　败酱草 20 克　赤芍 15 克　桃仁 15 克　红花 15 克　莱菔子 15 克　甘草 15 克。水煎 300ml，早晚分服。

二诊：2012 年 11 月 7 日。停用西药，服中药四剂后，腹痛腹胀稍减，大便稀薄日 3 次，仍有尿黄。右下腹包块同前。舌暗红，苔薄黄，脉沉有力。此乃热毒血瘀有减弱之势。嘱其继服中药一周。

方药：丹皮 15 克　川楝子 15 克　双花 25 克　大黄 20 克（后下）　连翘 25 克　公英 25 克　地丁 25 克　白花蛇舌草 25 克　败酱草 25 克　赤芍 15 克　桃仁 15 克　红花 15 克　莱菔子 15 克　木香 10 克　甘草 15 克。

三诊：2012 年 11 月 14 日。已服药十一剂，自诉腹痛腹胀基本消失，饮食正常，每日稀便 2 次，尿正常。舌淡红苔白，脉弦。右下腹包块缩小至 2cm×2cm，仍有压痛，无反跳痛。于是减清热解毒量，重活血化瘀，消癥散结。

方药：大黄 15 克　丹皮 15 克　川楝子 10 克　双花 15 克　连翘 15 克　公英 15 克　地丁 15 克　白花蛇舌草 15 克　败酱草 15 克　赤芍 20 克　桃仁 20 克　红花 20 克　莱菔子 10 克　木香 10 克　三棱 15 克　莪术 15 克　穿山甲 5 克　甘草 15 克

四诊：2012 年 11 月 21 日。服药十八剂后，腹痛腹胀完全消失，周身有力，饮食及二便正常。右下腹包块消失，无压痛反跳痛。舌淡苔白脉沉弦有力。腹部 B 超：正常。血象正常。患者恢复正常工作。

按语　急性阑尾炎属于祖国医学“肠痈”的范畴。多发生于青壮年，多由饮食不节、劳逸过度、精神紧张、寒温不适所致。本案患者体质强壮，但急性期强调抗生素消炎治疗后失去及时手术机会，阑尾化脓穿孔后形成局限性腹膜炎。消炎治疗虽能好转，但不能很快改善阑尾周围脓肿的体征，这时若行手术的难度很大，后遗症繁多。中医中药活血化瘀、清热解毒、通里攻下大法的协调运用，可取得良好效果。患者正盛邪实，用大黄、双花、连翘、白花蛇舌草、公英、地丁、败酱草可清热解毒；丹皮、赤芍、桃仁、红花能活血化瘀；川楝子、莱菔子、木香行气；甘草解毒并调和诸药。待腹痛腹胀症状消失而包块不减时，因患者正盛邪实，重用活血药物，添三棱、莪术等活血破血消癥之剂，故多见功效。

赵剑峰治疗内科疾病验案

赵剑峰，1958 年生，主任医师，任大庆市中医医院内二科（脾胃病、脑病、肿瘤、糖尿病）主任，黑龙江省名中医，黑龙江省脑血管病学科建设带头人，黑龙江省肝胆病专业委员会副主任委员，黑龙江省中西医结合消化协会常务委员，黑龙江省中医药肿瘤协会常务委员，大庆市脑血管病学科带头人，大庆市神经病学学科带头人。擅于运用中医辨证施治和中西医结合治疗疑难杂病。

一、化瘀扶正法治疗肝癌

病案：王某，男，68 岁，2013 年 9 月 7 日。

主诉：乏力，右胁胀满，厌食 2 个月余。

病史：患者半年前因乏力、厌食于医院就诊时，经系统检查诊断为原发性肝癌，查肝功：谷丙转氨酶 780U/L，谷草转氨酶 572U/L，谷氨转肽酶 950U/L，给予对症治疗 3 个月后，疗效不显著。2 月前无明显诱因乏力，厌食症状加重伴有右胁胀满。

初诊：乏力，厌食，右胁胀满，口苦，呃逆。舌质紫暗，少苔，脉细数。大便如常，小便色黄。

西医诊断：肝癌　　　　　　　　中医诊断：臌胀

辨证审机：瘀血内阻，气滞痰凝，脾虚肝郁，正虚瘀结。

治法：先予化湿活血，疏肝健脾，解毒散结。

方药：丹参 20 克 鸡血藤 30 克 炒苍术 15 克 醋香附 10 克 清半夏 10 克 茯苓 15 克 陈皮 15 克 胆南星 10 克 炒神曲 15 克 炒枳壳 15 克 桃仁 20 克 川芎 20 克 赤芍 15 克 红花 10 克 柴胡 10 克 川牛膝 20 克 夏枯草 15 克 荔枝核 20 克 盐橘核 20 克 黄连 15 克 炙甘草 10 克 生姜 5 克 大枣 5 克。七剂 水煎两次，分两次温服之。

二诊：2013 年 9 月 20 日。服药七剂，口苦，呃逆好转，右胁胀满减轻，舌质紫暗，少苔，脉细数。继以前法，加当归 15 克、白花蛇舌草 20 克、炮山甲 5 克，服十剂。

方药：丹参 20 克 鸡血藤 30 克 炒苍术 15 克 醋香附 10 克 清半夏 10 克 茯苓 15 克 陈皮 15 克 胆南星 10 克 炒神曲 15 克 炒枳壳 15 克 桃仁 20 克 川芎 20 克 赤芍 15 克 红花 10 克 柴胡 10 克 川牛膝 20 克 夏枯草 15 克 荔枝核 20 克 盐橘核 20 克 黄连 15 克 炙甘草 10 克 生姜 5 克 大枣 5 克 当归 15 克 炮山甲 3 克 白花蛇舌草 20 克。十剂 水煎两次，分两次温服之。

三诊：2013 年 10 月 8 日。两诊共服药十七剂，该患口苦、呃逆明显好转，右胁胀满减轻，厌食好转，饮食量明显增加，乏力症状明显改善，舌质紫暗，苔薄白，脉细数。复查肝功：谷丙转氨酶 548U/L，谷草转氨酶 365U/L，谷氨转肽酶 550U/L，患者症状明显好转，继则予以滋肝养肝之扶正方药，以善其后。

扶正方药：酸枣仁 15 克 川芎 10 克 知母 10 克 甘草 5 克 茯苓 10 克 木瓜 10 克 生地 10 克 熟地 10 克 当归 10 克 白芍 10 克 川贝 4 克 麦冬 5 克 山萸肉 15 克 枸杞子 15 克 生山药 10 克 甲珠 3 克 盐橘核 10 克 荔枝核 10 克。二十剂 水煎服，分两次温服之。

服药后，随访一年，原发性肝癌无复发。

按语 化瘀汤为自拟经验方，适用于瘀血内阻，气滞痰凝，脾虚肝郁，正虚瘀结所致的乏力、厌食、胁肋胀痛等症。该患正气亏损，气血不足，五脏六腑、四肢百骸失于滋养则乏力；瘀血内阻，气滞痰凝则腹中肿块、胁肋胀满；脾胃运化功能衰败，则厌食、呃逆。治疗前期化瘀方中丹参、鸡血藤、桃仁、红花、川芎、牛膝，行气活血化瘀；穿山甲“借虫蚁血中搜逐，以攻通邪结”；香附、柴胡、夏枯草，疏肝解郁；神曲、枳壳、陈皮、茯苓、半夏、苍术、胆南星，健脾和胃、除湿化痰；赤芍、黄连、白花蛇舌草，清热解毒。之后施以扶正方药，其组成主要系酸枣仁汤合补肝汤加味，正符合仲景之说“夫肝之病，补用酸，助用焦苦，益用甘味之药调之。”以达到“祛邪不伤正，扶正不留邪”之作用。

二、温阳化湿活血化瘀治疗糖尿病足

病案：程某，男，73 岁，2004 年 6 月 29 日。

主诉：双足麻木疼痛 5 个月。

病史：该患糖尿病病史 4 年，5 个月前开始出现双足瘀黑肿胀，麻木疼痛，在大庆市多家医院就医，诊断为糖尿病足，给予对症治疗 2 个月，疗效不著，准备予以截肢手术，但因血糖控制不佳，遂于我院就医。就诊时双足瘀黑肿胀，麻木疼痛，双足冰凉，左侧第四趾溃烂，不能行走。

初诊：双足瘀黑肿胀，麻木疼痛，疼痛持续而剧烈，双足冰凉，左侧第四足趾溃烂，不能行走，舌质暗，苔白腻，脉沉，趺阳脉减弱。

西医诊断：糖尿病足 **诊断**：脱疽

辨证审机：寒湿阻络，血脉瘀阻。

治法：温阳化湿，活血化瘀。　　　　**方药**：当归四逆合吴茱萸汤化裁

川牛膝30克　羌活20克　当归20克　桃仁30克　丹参30克　桂枝10克　生蒲黄30克　鸡血藤30克　没药20克　川芎20克　白芍20克　细辛 3 克　通草 5 克　吴茱萸10克　海风藤20克　大枣 3 枚　生姜 5 片。五剂 水煎分两次，温服之。

二诊：2004 年 7 月 5 日。服药五剂，双足瘀黑肿胀减轻、麻木疼痛减轻，左侧第四足趾溃烂未进展，仍不能行走，舌质暗，苔薄白，脉沉，此乃血虚寒凝瘀阻脉络，上方加地龙 20 克、乌梢蛇 10 克、甲珠 10 克。

方药：川牛膝 30 克　羌活 20 克　当归 20 克　白芍 20 克　丹参 30 克　桂枝 10 克　生蒲黄30 克　鸡血藤 30 克　没药 20 克　川芎 20 克　桃仁 30 克　细辛 3 克　通草 5 克　吴茱萸 10 克　海风藤 20 克　地龙 20 克　乌梢蛇 10 克　甲珠 10 克　大枣 3 枚　生姜 5 片。七剂 水煎分两次，温服之。

三诊：2004 年 7 月 13 日。两诊服药十二剂病情明显好转，双足肢麻木疼痛感明显减轻，双足呈淡紫色，肿胀缓解，左侧第四足趾溃烂面逐渐缩小，可站立行走，无须截肢手术治疗。舌质暗，苔薄白，脉沉，此乃寒湿之邪得减，脉络得以通利。给予上方七剂继续治疗。在服药期间根据患者血糖异常情况，给予精心调整胰岛素治疗剂量，加之患者及家属的积极配合，血糖指标很快得到理想的控制，随诊半年，未复发。

按语　四逆汤适用于阴寒内盛，阳气衰微，无力达四末而致，佐以当归、吴茱萸适合于血虚寒凝经脉，血行不畅。正如周扬俊所言“四逆汤全在回阳起见，四逆散全在和解表里起见，当归四逆汤全在养血通脉起见”“血气者喜温而恶寒”，温阳化湿是治疗该患的基础，血瘀在糖尿病足的整个病程中贯穿始终，对于治疗是十分重要，恰当地运用活血化瘀之品，才得以使疗效提高。故方用桂枝、细辛、吴茱萸、羌活、通草温阳化湿；当归、白芍养血和血；丹参、川芎、桃仁、鸡血藤、牛膝活血化瘀；没药、蒲黄活血止痛、消肿生肌；海风藤、地龙、乌梢蛇、甲珠活血通经，化瘀止痛。

三、补肾活血治疗痿症

病案：王某，男，53 岁，2015 年 8 月 19 日。

主诉：左下肢痿软无力 5 年，加重 1 年伴语言謇涩。

病史：患者于 5 年前无明显诱因渐渐出现左下肢痿软无力，于当地医院查头部核磁示：多发脑梗死，伴软化灶形成，双侧侧脑室旁脑白质脱髓鞘性病变（Ⅱ级），肌电图：神经源性损害（腰 3、4、5 近端病变），未给予明确诊断及治疗。1 年前患者无明显诱因出现左下肢痿软无力加重，伴有语言謇涩，左上肢麻木感，遂于近日就诊于哈尔滨医科大学附属二院就诊，经系统检查诊断为“运动神经元病”。

初诊：左下肢痿软无力，语言謇涩，左上肢麻木感，腰膝酸软，不能久立，行走迟缓，咽燥口干。舌质红，少苔，脉弦略数。

西医诊断：运动神经元病　　　　**中医诊断**：痿症

辨证审机：肝肾亏虚，经脉瘀阻，精血不能濡养筋骨经脉。

治法：补益肝肾，滋阴清热，祛湿活血通经。

方药：黄柏 2 袋　熟地黄 2 袋　陈皮 2 袋　川贝母 2 袋　干姜 2 袋　生姜 2 袋　大枣 2 袋　白芍 2 袋　醋龟甲 2 袋　知母 2 袋　赤芍 2 袋　川芎 2 袋　当归 2 袋　地龙 2 袋　桃仁 2 袋　红

花2袋　黄芪2袋　木瓜2袋　川牛膝2袋　雷公藤2袋　丝瓜络2袋　山药2袋。七剂　冲服，日二次温服之。

二诊：2015年8月26日。服药七剂，左上肢麻木感减轻，腰膝酸软减轻，仍有左下肢痿软无力，语言謇涩，不能久立，潮热。舌质红，少苔，脉弦稍数。上方去雷公藤、丝瓜络，加乌梢蛇2袋、徐长卿2袋，继续服药五剂。

三诊：2015年9月1日。两诊服药十二剂病情明显好转，左上肢麻木感缓解，腰膝酸软明显好转，口燥咽干减轻，左下肢痿软无力减轻，语言謇涩，仍不能久立但行走迟缓明显好转，又觉畏寒。舌质淡红，少苔，脉弦。此乃标邪得减，本虚仍在。治以补益肝肾、益精填髓、兼以活血通络法。方拟左归丸加减。

方药：熟地2袋　菟丝子2袋　龟板胶1袋　鹿角胶1袋　山药2袋　山萸肉2袋　枸杞子2袋　丹皮2袋　茯苓2袋　川芎2袋　当归2袋　地龙2袋　桃仁2袋　红花2袋　黄芪2袋　木瓜2袋　川牛膝2袋　乌梢蛇2袋　徐长卿2袋。十剂　冲服，日二次温服之。

按语　痿症的治疗，历代医家多遵“治痿独取阳明”之说，其含义有二：一则补益后天，即益胃养阴，健脾益气；二则清阳明之热邪，成为治疗痿症的大法。诸痿日久，皆可累及肝肾，故重视补益肝肾为治痿的另一重要原则。朱丹溪提出“泻南方、补北方”即补肾清热的治疗方法。总之，治疗痿病应以重视调理脾胃，补益肝肾，育阴清热，活血通络，注重辨证施治。该患者肝肾亏虚，精血不能濡养筋骨经脉，故渐成痿病，久则髓枯筋燥，腿胫大肉消脱，萎废无力；腰为肾之府，肾主骨生髓，精髓不足，故见腰膝酸软，不能久立。内经云“脱者，骨属屈伸不利”。方中熟地、醋龟甲滋补肝肾，知母、黄柏清肝肾虚热，白芍、当归养血柔筋，陈皮、干姜、黄芪、山药理气温中健脾，使滋补而不腻，清热而不伤胃。赤芍、川芎、地龙、桃仁、红花、川牛膝活血通经，乌梢蛇、徐长卿清热祛风除湿通络，木瓜舒筋活络，除湿和胃。服药二十二剂，该患左上肢麻木感缓解，腰膝酸软好转，口燥咽干缓解，左下肢痿软无力明显减轻，语言謇涩略减轻，且可适当肢体功能锻炼。

董良杰验案

董良杰，1954年生，毕业于黑龙江中医药大学。主任医师、黑龙江省名中医，全国基层名老中医药专家传承工作室指导老师。现任肇东市中医医院副院长，兼黑龙江省肺系病专业委员会、中西结合风湿病专业委员会副主任委员，先后两次任“黑龙江省中医提高班”《伤寒论》主讲教师。擅长常见病、多发病，疑难病，并立新说。

一、腹痛验案

病案：唐某，男，58岁，2014年11月5日。

主诉：腹痛5天，加重1天。

病史：3周前突然出现黄疸，经哈尔滨医科大学附属第一医院诊断为胰腺癌，因家中贫困，拒做手术，归来后对症治疗，5 天前又患腹痛，加重一天，应本院领导之邀，诊于患家。

初诊：腹痛按之加重，上腹为重，时呕，大便干而不燥结，两日一行，面目黄染不暗，尿黄，口苦而干，心焦而烦，表情痛苦，形体偏瘦，时有呻吟，舌红苔黄腻而干，脉弦滑，欲查淀粉酶，患家不从。

辨证审机：邪郁少阳，湿热熏蒸，胆汁外溢；少阳枢机不利，阳明胃热壅结，邪热郁聚，胆热犯胃，气机阻滞，不通则痛，少阳兼阳明里实，少阳为本，阳明为标。

西医诊断：胰腺炎待查　　　　　　　中医诊断：腹痛

治法：和解少阳，通泄里热。　　　　方药：大柴胡汤加减

柴胡 40 克　黄芩 15 克　旱半夏 15 克　生姜 15 克　枳实 8 克　白芍 15 克　大黄 10 克　茵陈 30 克　车前子 20 克。二剂 水煎三次共取汁 600ml，去渣再煎，取汁 300ml，日一剂三服，忌辛辣，并嘱二剂后再议。

二诊：2014 年 11 月 14 日。余外出归，复诊患家，患谓服前方一剂，腹痛即减少半，二剂后完全缓解，患者及家人甚喜，谓之好方，自行买药连服七剂，服至第七天，12 日中午，腹痛又发，又将剩余一剂多服下，腹痛又加，邀余再诊。

刻下：腹痛时作，少有暂缓时，脐周为主，喜揉按，大便日二次，糊状，味不大，舌淡红微有齿痕，苔薄白而润，脉弦缓。出下方：

桂枝 15 克　白芍 30 克　炙甘草 10 克　元胡 15 克　砂仁 15 克　生姜 15 克　大枣 4 枚。二剂 水煎三次，日一剂，三服，饭后，忌生冷。

三诊：2014 年 11 月 16 日。二剂药后，腹痛缓解。再调它药，继续治疗。

按语　该胰腺癌继发腹痛，与《金匮要略》“按之心下满痛者，此为实也，当下之，宜大柴胡汤”及《伤寒论》“呕不止，心下急，郁郁微烦”之大柴胡汤极相吻合，治“当下之”“下之则愈”，故主以大柴胡汤加减治疗。是患腹痛，不同于大陷胸汤证之“心下痛，按之石硬”、小柴胡汤之“邪高痛下，其腹自痛”；大便干而不燥结，与大承气汤“有燥屎”，小承气汤之“大便必硬”有别。方内有四组在同类药中，药力最大、药效最强，主要针对重证的“一线药”，它们是和解少阳、清泄郁热之柴胡、黄芩，利气通下之枳实、大黄，降逆止呕之半夏、生姜，缓急止痛之白芍，四组“一线药”联合配伍应用，可谓是峻猛剽悍，功专效宏，以除少阳郁热，阳明里实。加除黄专药茵陈，是合茵陈蒿汤之意，车前子利小便，以遵经方“诸病黄家，但利其小便”之旨，茵车相配，共助力于“诸黄，腹痛而呕者，宜柴胡汤”以兼治黄疸，大小柴胡汤均可治疗黄疸腹痛而呕。方中减大枣者，乃内有湿热，是“酒客不喜甘故也”“呕家不可与建中汤，以甜故也”方中柴胡剂量独大，原方半斤折今 40 克，“一线药”加之超出法定常用剂量上限，以至大、特大、最大剂量之“一线剂量”，方能真正发挥疏少阳经中邪热，畅少阳三焦，以达“上焦得通，津液得下，胃气因和”之旨，是阳明病用柴胡汤也；大黄之量，用小承气之半，乃胃中积热“二两”，10 克，而非“四两”，20 克，枳实大柴胡汤原方用四枚，而小承气三枚大者，且有厚朴二两助力，大承气五枚更有厚朴半斤引领，是患腹胀满程度不是介于大小承承之间，而是轻于小承有半，枳实故用 8 克；减生姜“五两”，25 克，为 15 克，乃非“呕不止”五两之呕。方证相对，药量相宜，不失经方之旨，故能直取速效。二诊腹痛与《伤寒论》“太阴病，医反下之，因而腹满时痛者，属太阴也，桂枝加芍药汤主之”相合，此为太阳误下，前为少阳兼阳明过下，来路不同，结果则一。少阳禁下而阳明又不得不下，故当时嘱病家，二剂后再议。下法当遵“得快利，止后服”“得下余勿服”“若更衣者，勿服之”，“勿令至大泄下”之明训，达标则止，不可过下，复下，否则“一逆尚引日，再逆促命期”。经方方名凡曰大者，多为峻剂，如峻汗之大青龙，峻下之大承气、峻泻水热之大陷胸，峻散沉寒之

大乌头煎、大建中气之大建中，与本方之大柴胡，临床应用，多加注意，慎之慎之。此腹痛，是过下之后，由实转虚，由阳转阴，性质改变之太阴腹痛。“实则阳明，虚则太阴”，过下伤脾，血脉不和，经络不通，故腹痛少有暂缓时，上次少阳兼阳明，邪热郁聚，气机阻滞之腹痛是没有暂缓时，是虚实各异，可与“病者腹满，按之不痛为虚，痛者为实，可下之；舌黄未下者，下之黄自去”“腹满时减，复如故，此为寒，当与温药”类比借鉴；与“法当腹中急痛，先与小建中汤”证、“腹中痛”之理中汤证也不同，故用桂枝加芍药汤，通阳益脾，缓急止痛，以救其误。方中桂枝、炙甘草辛甘化阳，通阳益脾，缓急止痛，特别是“炙甘草之甘缓，一是缓多药之性，更是缓众病之急”，以止疼痛；姜枣辛甘合化，补脾和胃，重用白芍倍桂枝，一者与甘草相配，乃仲景之缓急止痛之名方芍药甘草汤，是方中有方，再者活血和络，经络通则痛止，加砂仁、元胡者，乃动脾醒脾活血通络，助原方除腹痛之力，此用大枣者是虚实并见，里虚为主，先顾其里，乃“伤寒阳脉涩，阴脉弦，法当腹中急痛，先与小建中汤，不差者小柴胡汤主之”之法。群药合方，阳通气复，气血得和，络急得缓，络瘀得通，故二剂而痛止。

二、舌下喷泉验案

病案：王某，女，42岁，2003年12月9日。

主诉：舌下喷泉，加重月余。

病史：3个月前，无明显诱因，时有下颌微胀，伴口水增多，继之阵发性舌下胀满，胀满稍重之时，张口翘舌于上，则舌下喷出水柱，如泉水之涌，近月余加重。曾多次就诊于市第一医院、市人民医院，被诊为“舌下腺炎”，反复多次静滴多种抗生素，不效而就诊本院。

初诊：患者张口翘舌，舌下喷出水柱长约40cm左右，柱细如丝，笔直力猛而速，如泉水之涌，清而不稠，喷于诊桌之上，历时1秒稍多，喷出后舌下肿胀得缓，一如平人。体质中等，余无显变，舌淡嫩，苔薄白而润，脉沉缓。

西医诊断：舌下腺炎　　　　**中医诊断**：舌下喷泉

辨证审机：脾气虚寒，失于固摄，太阴湿土，太阳寒水，水寒内生，聚于舌下，盛则外溢，脾虚为本，水寒为标。

治法：补脾摄津，温化寒水。　　　　**方药**：理中汤合五苓散加味

红参15克　白术15克　干姜15克　炙甘草15克　泽泻25克　桂枝10克　茯苓15克　肉桂15克　猪苓15克。七剂　水煎三次，取汁300ml，日一剂，忌食生冷。

二诊：2003年12月17日。复诊问效，患者谓，服药二剂而效，今已完全缓解。为固疗效，继服下方：

红参15克　白术15克　茯苓15克　炙甘草15克　炙黄芪30克　山药20克　干姜15克　肉桂15克　泽泻25克　猪苓15克　桂枝10克。七剂　煎服法同前，嘱其七剂药后，服理中丸四周，防其复发。

按语　舌下喷泉，证属奇疑，载论者少，但可鉴于经典、经方。《素问·至真要大论》“诸病水液，澄彻清冷，皆属于寒”，舌下喷泉如水之涌，其性可定；《素问·宣明五气论》“脾主涎”，口中涎水增多，清稀不稠，其位可定；《伤寒论》“大病差后，喜唾，久不了了，胸上有寒，当以丸药温之，宜理中丸”，其法可效；《金匮要略》“夫诸病在脏，欲攻之，当随其所得而攻之。如渴者与猪苓汤，余皆仿此”，无形病邪常与体内痰水、湿、瘀等有形之邪结合，当审因论治，喷出水柱，乃寒邪与水互结，其因可审。水热互结，有猪苓汤、大陷胸汤，水与血结，有大黄甘遂汤，

水寒互结，有太阳寒水之五苓散，“当随其所得而攻之”，其法可“仿”，更有《金匮要略》：“吐涎沫而癫眩，此为水，五苓散主之”，是方可用。如是者，奇病不奇，疑病不疑，故主以理中汤、五苓散合方而用，标本兼治，虚实兼顾。诸药合方，参苓术草，是谓四君，补脾益气，厚土摄津，培土制水，以治其本，干姜温中扶阳，以助参术之力，温散寒水，标本兼治，配甘草者，乃甘草干姜汤，辛甘化阳，增温中散寒之力，“多涎唾，甘草干姜汤以温之”（《金匮要略》），是方中有方也。桂枝温太阳，合甘草，乃经方桂枝甘草汤，辛甘合化，温通心阳，主正令以明，而“下安”和，是法中有法也。泽泻白术者，乃“心下有支饮，其人苦冒眩”之经方泽泻汤，使水阴下走，新水绝源。甘草干姜汤、桂枝甘草汤、泽泻汤三首方中之方合力，并加用肉桂助力五苓，温化寒水，以治其标。是方标本兼治，而收效迅速。若不效或病甚者，加附子，出重剂，是遵《伤寒论》：“自利不渴者，属太阴，以其藏有寒故也，当温之，宜服四逆辈”。合四逆汤者，一是加大温中散寒，补脾摄津之力；二是补命门以温脾土，脾胃同治；三是“肾者水脏，主津液”，亦是合真武汤，加强温阳化水，温利寒水之力，是标本兼治，更近一层。理中丸善后者，培土制水，防其复发也。

三、痫证验案

病案：何某，男，43岁，2015年7月23日。

主诉：今晨抽搐约6分钟左右。

病史：十岁时患者经常清晨抽搐，反复发作，睡眠如魇，继之抽搐几分钟不等，经哈尔滨医科大学附属第一医院，诊断为癫痫，多方抗癫痫治疗，有效不显，14岁就诊于此，余曾用柴胡加龙骨牡蛎汤加减治疗近两周，痫止不发，以后治疗月余，近30年未发。近因忧思恼怒，急躁焦虑，又是于今晨4时许，女儿在另寝被主卧其父捶击声与吼声惊醒，至前发现右手频繁捶胸，双目上掉，双下肢抽搐强直，呼之不应，口中吐沫，叫来邻居帮助，掐人中等，历时约6分钟而醒，患者对当时所发一无所知，于今晨诊于本院。

初诊：头晕乏力、善叹息，口苦而干，面热不红，胸闷不舒，大便二日一行，舌红苔微黄腻，脉弦滑。脑电图所见：慢波：各导可见稍多量4-7C/S 50-60uvθ活动，额颞部中央区著，过度换气诱发慢波明显增多。痫性放电：额颞部偶见尖-慢波阵发出现。过度换气诱发后阵发加重。脑电地形图所见：θ频段额颞部中央区高功率、α_2频段枕部高功率。

西医诊断：癫痫　　　　　　　　　　**中医诊断**：痫证（阳痫）

辨证审机：忧思恼怒，少阳气郁，生热化火，引动肝风，触动伏痰，少阳相火，厥阴风木，痰随风火，上犯心脑，横串经络，扰乱于神，神机失用，元神失控，风火痰郁（瘀）上扰为本，心脑神失控用为标。

治法：和解少阳，泻火熄风，重镇定神，化痰定痫。

方药：柴胡加龙骨牡蛎汤加减

柴胡20克　黄芩10克　大黄10克　磁石50克　龙骨50克　牡蛎50克　茯苓15克　旱半夏10克　大贝15克　明矾 5 克　郁金15克　全蝎 3 克（研冲）　白芍20克　生甘草10克　生姜15克　蜈蚣 2 克（研冲）。七剂 日一剂，水煎三次共取汁600ml，去渣再煎，取300ml，温分3服，忌辛辣肥甘。

二诊：2015年7月31日。药后一周内未发，面热除，大便畅，少阳诸证缓解，唯头晕未减，即用前方加川芎15克、葛根30克。七剂 煎服法同上。

三诊：2015年8月8日。诸症缓解，一如常人。巩固疗效继用下方：

柴胡15克　黄芩 6 克　大黄 6 克　磁石30克　龙骨30克　牡蛎30克　茯苓15克　旱半夏10克　大贝15克　明矾 3 克　郁金15克　全蝎 3 克（研冲）　蜈蚣 2 克（研冲）。十四剂煎服法同前。

四诊：2015年8月23日。痫证一直未发，给予补肾脾，化伏痰，畅气机之法，丸药缓图，以治其本。

按语　痫有阴阳，本案为阳痫。因为，一者其病具有突发突止性，反复发作性，如风之荡，是柴胡汤之“休作之时”“发作有时”“往来”不定；二者每次发病具有规律性，时间性，是凌晨寅时，此寅时发痫抽搐，可与“日晡所发潮热”之阳明病互为类比借鉴，寅时正是阳气升发，经气旺盛，少阳主令之时，正气借天阳之助，而与邪争，邪正剧斗，故见痫发抽搐，是少阳之病，柴胡之方；三者“胸满烦惊谵语”是神志异常而主以柴胡加龙骨牡蛎汤，痫证是神志异常，所以此痫证主以柴胡加龙骨牡蛎汤，乃病机相似也；四者柴胡加龙骨牡蛎汤方内大黄龙骨牡蛎，乃经方“除热瘛痫”风引汤之治痫组药；五者更有《素问·至真要大论》：“诸暴强直，皆属于风”“诸风掉眩，皆属于肝”，是肝风证现，肝胆同治，该案痫证主以柴胡加龙骨牡蛎汤加减为治，是用其方之因由也。方中有六组在同类药中，药力最大，药效最强的“一线药”，联合应用，强势出击，以应对邪实多因素，病机不单一之痫证。一是和利枢机之柴胡、黄芩，清泄肝胆郁热，以降火势，再者疏肝解郁，和利气机，畅三焦之道，是“气顺则火降，火降则痰消”“气顺则一身津液流行，绝无痰饮之患生矣”，以断生痰之源；二是泻火蠲痰之大黄，泄肝胆之火，以助柴芩之力，使邪有出路也，更在破痰实、蠲老痰，领诸痰药，破蠲散化，除老伏痰实；三是熄风止痉之全蝎、蜈蚣，霸道霸气，尽显熄风止痉之悍力，风熄火自衰，痰不自升；四是除风热痰涎之白矾，化顽痰，祛风痰除热痰，可谓治痫要药，如白金丸《普济本事方》；五是重镇安神、平肝潜阳之磁石龙骨牡蛎，神安则神机得复，元神得控，痫得止定矣，是治标急也，单味磁石炼水饮之治小儿惊痫《圣济总录》，还有磁朱丸《千金方》，张锡纯谓“前人只知治眼疾，而不知治痫风，至柯韵伯称此方治痫风如神，而愚试之果验”，龙骨“能敛风安神，逐痰降逆，故为惊瘸痫痉之圣药”。陈修园：“痰，水也，随火而生，龙骨能引上逆之火，泛滥之水而归其宅，若与牡蛎同用，为治痰之神品”（《本草经疏》），牡蛎软坚化痰，散郁结之痰，三药平肝潜阳以平潜肝火肝风；六是缓筋脉之急之芍药甘草，乃经方芍药甘草汤，它不但能缓众病之急，更能缓肝脉之急，以除筋脉挛急抽搐。大黄龙骨牡蛎相配，乃经方“除热痫”风引汤之治痫组药，旱半夏、茯苓，降逆化痰安神，大贝配牡蛎，除伏痰，散结痰，郁金助柴胡，散郁气，开结气，配白矾乃治痫名方白金丸。方中铅丹易磁石，恐其毒也，去桂枝者，是无桂枝证，减参枣是祛实为主。是方乃方中有方，药中有药，诸药合力，以枢机得利，风熄火祛，老痰伏痰破蠲散化，则神机得明，脑窍得控，痫证得止。最后给予补肾益脾，化伏痰，畅气机之法，以丸药缓图，标本兼治，重在治本，以防复发。

四、心悸验案

病案：杨某，女，63岁，2014年5月16日。

主诉：心动悸近2周。

病史：素有冠心病、心绞痛七年余。十多天前因过劳而突然心中动悸，渐重而住入市第一医院，用硝酸异山梨酯、倍他乐克等药静滴和口服，治疗8天，因有效不显而来我院治疗。

初诊：心中动悸，惕而不安，欲得其按，日无暂安时，活动后加重，面色少华，饮食如故，二便正常，舌淡红而嫩边有瘀点，苔薄白，脉结代。心电图示：频发室性早搏，ST-T 改变。

西医诊断：频发室性早搏　　　　　　　**中医诊断**：心悸

辨证审机：年过花甲，正气自衰，“阳微阴弦”，气血不足，阴阳两虚，心失所养，鼓动无力，心神躁急。

治法：通阳复脉，滋阴养血，缓急止悸。　**方药**：炙甘草汤

炙甘草 60 克　桂枝 45 克　麦冬 45 克　生地 125 克　麻仁 45 克　红参 30 克　生姜 30 克　阿胶 30 克（烊）　大枣 30 枚。三剂　日一剂，用水 1600ml 与黄酒 1400ml，文火煎约 160 分钟，取汁 600ml。烊化阿胶，温分三服，并嘱其继服扩冠等西药。

二诊：2014 年 5 月 19 日。一服药后，心中动悸有减，今晨三剂服完悸止大半，唯大便糊状，日 2 次，脉间歇时明显延长，继续原方三剂。

三诊：2014 年 5 月 22 日。心中动悸完全缓解，予益气活血化痰之法，以善其后。

按语　本案主证为心动悸，与《伤寒论》：“伤寒脉结代，心动悸，炙甘草汤主之”，病证病机相同，故主以炙甘草汤。方中炙甘草 60 克，“甘能缓急，不但能缓心脉之急，更能缓心神之急，缓急止悸，以治其标急”，炙甘草配桂枝，为经方治悸祖方桂枝甘草汤，主以“心下悸，欲得按”，该案正中其的，此乃仲景方中有方，法中有法也；经方用生地黄者，乃鲜地黄也，本案因缺而用生地剂量减半，125 克，大剂量生地滋阴补血，以充脉之本；“七升”黄酒折今 1400ml，以除生地之腻，祛生地之寒，通血脉以行药势；30 枚大枣补气血阴阳。众药相合，尤其是以上四个“一线剂量联用”，标本兼治，以达除心悸之旨。案中为原方剂量，陈修园谓“结代脉须四两甘，枣枚三十桂姜三，半升麻麦一斤地，二两参胶酒水涵”是也。该患能收速效者，是病有轻中重，剂量可增减，本病证较重，故用一线量，重剂出击；再者是方证相对，“病皆与方相应者乃服之”，还有非煎药溶液量大，煎煮时间长，约 160 分钟，方能将大剂量之药以充分析出，发挥药效。本案频发室早，仍“卒病”非“痼疾”，也是收速效之因。为观其效，传承方旨，本案方药剂量，未做增减，原方原量，原煎服法，原汁原味是也。

郎宜男验案

郎宜男，1953 年生，主任医师，毕业于黑龙江中医药大学，全国名老中医学术经验继承人，中华中医药学会神志病专业委员会副主任委员，黑龙江中医药学会理事，哈尔滨市中西医结合学会常务理事，著有《内分泌疾病辨证与辨病》《参鹿茶治疗虚症探秘》《卢芳临床秘验》《疑难病的临床及治疗》，擅治心脑血管疾病、甲状腺疾病、神经内分泌疾病。

一、自拟解郁汤治疗老年抑郁证案例

病案：薛某，女，60 岁，2012 年 3 月 17 日。

主诉：失眠多梦，胸闷不舒，心烦，情绪低落。

病史：该患失眠多梦，心烦，两胁胀痛，情绪低落，兴趣减少，并厌世欲寻死，加重两个月。

经多方治疗，服中药、西药均不见好转。

初诊：慢性病容，表情抑郁，无欲状，舌质红，舌苔薄白，脉细数。西医：理化检查，无阳性所见。

西医诊断：抑郁证　　　　**中医诊断**：郁证

辨证审机：阴虚火旺，虚热扰心，心气涣散。　　**治法**：滋阴清热，益气宁神。

方药：人参15克　生地30克　菖蒲30克　远志20克　郁金25克　白芍50克　百合30克　紫石英30克　枸杞子30克。十四剂 水煎二次，每日一剂，早晚分服。

二诊：自觉失眠、心烦、情绪低落等症减轻，仍多梦。表情较首诊时生动，言语间偶有笑容，无太息，面色较润泽，双目较前有神，舌质红，舌苔薄白，脉细。

方药：效不更方，继服前方十四剂。

三诊：近日心情舒畅、心烦、失眠、多梦等临床症状明显减轻，幻听、厌世、寻死症状消失。面带笑容，言语主动流畅，舌质略红，脉象平稳。

方药：守前方十四剂。

该患经一个半月的治疗后，临床症状消失，治愈。

嘱其锻炼身体，保持心情舒畅，以巩固疗效。

按语　老年抑郁证是指60岁以后起病，多有精神因素诱发，主要表现情绪低落，思维迟缓，意志活动减退和躯体某部不适的疾病，复发率和死亡率较高。中医将抑郁证称为“郁证”，常分型论治。老年抑郁证的病理本质是年老肾虚，《内经》云：“肾者主水，受五脏六腑之精而藏之”。肾之精气可濡养五脏，五脏之精又可藏于肾，所以老年抑郁证其病变脏腑虽然与心、肝、脾、肾、胆关系密切，但其本质是肾精不足而致髓海空虚，心气涣散，故临床出现心无所依，虑无所定，五脏六腑皆可被摇撼的多端症状。治疗老年抑郁证的基本方：人参、菖蒲、远志、百合、生地、紫石英、枸杞子等。治疗精不足，当先益其气，故人参为方中主要，只有用人参益气生精，培补气血，才能安神定志。《本草新编》：“除烦闷，治善忘。非以人参为君，不能有奇效也”。辅以菖蒲、远志，“千金方”中开心散，只用以上三味药，治疗恍惚迷惑善忘等。佐以百合、生地，取其百合地黄汤治疗百合病之意，百合养心安神定胆益智，生地凉血除烦，此二者可防人参之燥，佐以紫石英引药入心，此药擅治心神不宁，不寐，体弱心胆素虚，善惊易恐。使以枸杞子，益气填精。上诸药相合，治疗老年抑郁证每获良效。总结治老年抑郁证，均用益气生精，滋阴敛阳之法，绝少应用疏肝理气、清热或辛燥走窜之品。此病症状多有变幻，只要把握病机坚持治疗，不要轻易变动，2～3个月多可治愈。

二、自拟四藤二龙汤加减治疗强直性脊柱炎

病案：王某，男，25岁，2002年5月29日。

主诉：腰骶部疼痛，不能久坐，坐2小时以上即疼痛难忍。

病史：该患2001年1月腰痛加重，在哈医大医院诊断为强直性脊柱炎，自觉脊柱痛，自骶椎向上窜痛，腰痛，夜间痛甚，久坐2小时以上，则腰痛加重，腿胀，咽干痛，低热。

初诊：腰骶部疼痛，脊柱疼痛。舌质淡红，舌上有红点，苔白腻，脉滑数。

西医诊断：强直性脊柱炎　　　　**中医诊断**：骨痹

辨证审机：风湿热闭阻经络，深入骨骱。

治法：祛风除湿，疏风通络。　　**方药**：自拟四藤二龙汤加减

青风藤 10 克　海风藤 10 克　忍冬藤 30 克　鸡血藤 20 克　山龙 25 克　地龙 25 克　秦艽 25 克　没药 10 克　威灵仙 25 克。七剂 水煎服，早晚各一次。

二诊：服药无不良反应，疼痛略有减轻，舌苔薄黄，脉滑数，药已中病，继服前方七剂。

青风藤 10 克　海风藤 10 克　忍冬藤 30 克　鸡血藤 20 克　山龙 25 克　地龙 25 克　秦艽 25 克　没药 10 克　威灵仙 25 克。七剂 水煎服，早晚各一次。

三诊：主诉服中药十四剂后，脊柱、腰痛、腿胀明显减轻，已无热感，舌苔薄黄，脉滑，效不更方。

青风藤 10 克　海风藤 10 克　忍冬藤 30 克　鸡血藤 20 克　山龙 25 克　地龙 25 克　秦艽 25 克　没药 10 克　威灵仙 25 克。七剂 水煎服，早晚各一次。

四诊：主诉服药后无不良反应，腰骶及脊柱疼痛消失，已能持续坐 4-5 小时以上。但脊柱僵硬，颈不敢后仰，苔薄白，脉沉。证属脊柱经络湿热已除，痹邪日久，湿热损及肝肾，肝肾阴虚，筋骨失养。缓则治本，佐以治标。

方药：巴戟天 50 克　何首乌 25 克　白花蛇 15 克　蜈蚣 2 条　全虫 10 克　五加皮 50 克　狗脊 50 克　熟地 50 克。七剂 水煎服，早晚各一次。

五诊：服四诊方无不适感，腰骶部疼痛缓解。为恢复期，继服以滋补肝肾、壮骨为原则。汤者荡也，丸者缓也。

方药：熟地 50 克　白花蛇 50 克　蜈蚣 10 条　何首乌 100 克　全虫 15 克　五加皮 50 克　狗脊 50 克　巴戟天 100 克　枸杞子 50 克　川断 50 克　寄生 50 克。共研细末炼蜜为丸，每丸重 15 克，一日三次，每次一丸。

按上方配药，病人服药 3 个月来诊，症状完全消失，正常生活工作，临床治愈。

按语　强直性脊柱炎病因尚不明确，近年来多认为与自身反应免疫反应有关。为风湿热邪入侵，经络痹阻，终致痰浊湿热，壅阻血络，深入骨骱，不通则强直疼痛，治疗以四藤二龙汤祛风除湿通络，更用蜈蚣、全虫虫类药，善于通络止痛，用于久痹入络，非此不能引邪外出，上述药中现代临床药理证实有些含有类皮质激素作用，具有抗风湿消炎作用，又有调整免疫功能作用，然此病日久，肝肾亏损，督脉失养。巴戟天、狗脊等全方配伍共奏补肝肾强筋骨，祛风湿之功效。在急性期辨证施治加藤类药，使进展的病情得以控制，效果显著。在缓解期待病邪欲尽时拟滋补肝肾法，佐以虫类搜剔药，使正气得复，邪气被剔，气血调和，则病自去，效果理想。

三、重用麻黄治疗喘证

病案：黄某，女，37 岁，2013 年 5 月 11 日。

主诉：喘促 1 周。

病史：该患平素健康，近 2 年每因寒冷刺激，即气喘，伴有胸闷，无咳嗽，自用气雾喷剂缓解。1 周前，因劳累复感风寒，咳喘气急，胸部胀闷，伴有恶寒，发热，无胸痛咯血及黄痰，在某医院诊为支气管哮喘，用氨茶碱口服症不减，恶寒加重，无汗出，今来我院中医治疗。

初诊：急性病容，呼吸急促，语言对答，步入诊室，苔薄白，脉沉紧。

理化检查：心率 90 次/分，两肺哮鸣音。尿常规正常。心电窦性心律，电轴正常。胸部 X 光透视：双肺纹理增强。

西医诊断：支气管哮喘　　　　**中医诊断：**喘症

辨证审机：风寒袭肺　　　　**治法：**宣肺散寒，定喘。

方药：炙麻黄 30 克　桂枝 15 克　杏仁 15 克　甘草 15 克　细辛 5 克。七剂 水煎二次，每日一剂，早晚分服。

二诊：见喘息已平，伴轻咳，咳吐少许白色泡沫痰，舌苔薄白，脉弦数。证为束表风寒已解，寒邪犯肺，凝液成痰，致肺气不宣。上方去细辛、桂枝，加百部 25 克，枇杷叶 25 克，三剂水煎二次，每日一剂，早晚分服。

三诊：症状明显减轻，苔薄白，脉弦。继服二诊方五剂。

四诊：此症状消失，共服十一剂汤药，临床治愈，嘱其防止风寒刺激及感冒，追访 1 年无复发。

按语　哮喘为呼吸困难，甚至张口抬肩，鼻翼煽动，不能平卧的一种病症。有声为哮，无声为喘，临床难于鉴别，常互相兼杂，故合称为哮喘。《景岳全书·喘促》篇说："实喘有邪，邪气实也；虚喘无邪，元气虚也。"《类证治裁·喘证》认为："喘由外感者治肺，由内伤者治肾。"故实喘为邪气壅肺，气失宣降，治以祛邪利气；虚喘为精气不足，肺肾失职，出纳失常，治以培补摄纳，此不可不辨。此例为风寒上受，内合于肺，邪气壅实，肺气不宣，故喘咳气逆，胸闷。风寒束表，皮毛闭塞，营卫不和，恶寒发热，苔薄白，脉浮紧为风寒在表之外候。本例患者用麻黄、桂枝、细辛宣肺发汗散寒解表，麻黄味辛性温，辛能发散，温可祛寒，体轻升浮，入肺与膀胱二经，肺合皮毛，太阳膀胱经主一身之表，故能发汗解表散寒而治外感风寒，升宣肺气，对外邪犯肺，肺气壅遏的喘咳，疗效显著，故为干咳之要药。但麻黄性辛烈发散，心脏病、高血压患者慎用。

伊正安治疗疑难杂病验案

伊正安，1947 年生，黑龙江省第二批名中医，2006 年 3 月由黑龙江省卫生厅授予全省卫生系统医德医风标兵称号，鹤岗市拔尖人才，黑龙江省康复医学会鹤岗分会理事，擅治内科杂病及疑难病。

一、茵陈蒿汤加味治疗黄疸

病案：朱某，男，43 岁，2008 年 4 月 18 日。

主诉：面黄、目黄、尿黄，乏力 10 天。

病史：患者近十天来，感觉四肢乏力，欲安卧。渐觉面色萎黄，继则发现尿色浑黄，两目黄染，脘腹胀满，大便不实，到医院查肝功、彩超，诊断为肝硬化、黄疸、中度腹水。

初诊：面、目、皮肤晦暗黄染，脘腹胀满，食少纳呆，大便稀溏，神疲畏寒。舌质淡，苔腻，脉濡缓。

西医诊断：肝硬化（黄疸、腹水期）　　**中医诊断**：黄疸（阴黄）

辨证审机：寒湿郁滞脾胃，阳气不宣，寒湿留于阴分，胆液外泄。

治法：温中化湿，健脾和胃。

方药：茵陈 20 克　附子 10 克　干姜 10 克　白术 15 克　茯苓 15 克　泽泻 10 克　甘草 5 克　猪苓 15 克　竹叶 10 克　车前子 10 克　川朴 15 克　陈皮 15 克　柴胡 10 克　香附 15 克　官桂 10

克。九剂 水煎二次，早晚各服一次。

二诊：2008年4月27日。服药九剂，畏寒减轻，尿液增多，腹胀好转，食欲增加，余症皆有好转，按上方继服九剂。

三诊：2008年5月5日。服药十八剂后，面、目黄染明显减轻，尿液色淡黄，腹水减少，腹胀轻，饮食增加，身体较前有力。效不更方，再服九剂。

四诊：2008年5月15日。面、目黄染消退，尿液转清，腹部软，诸症好转。宜健脾养血，扶正，巩固疗效。

方药：茵陈15克 附子 5 克 干姜 5 克 白术 5 克 黄芪15克 当归15克 白芍15克 茯苓15克 熟地15克 枣仁10克 猪苓15克 车前子15克。九剂 水煎二次，早晚各一次。

按语 患者平素情志抑郁，肝气不舒，酒食不节，损伤脾胃，致令脏腑失和，遂使气滞血瘀水结。《灵枢·百病始生篇》说：“内伤于忧怒，则气上逆，气上逆则六输不通，温气不行，凝血蕴里而不散，津液涩渗，著而不去，而积成矣。”张洁古认为：“壮人无积，虚人则有之。”长期贪凉饮冷，情志不舒，导致中阳不振，寒湿滞留，肝胆失于疏泄，胆汁外溢而成黄疸。方中茵陈、附子温化寒湿，白术、干姜、甘草健脾温中，茯苓、泽泻、竹叶、车前子利湿，柴胡、陈皮、川朴、香附扶脾疏肝，黄疸消失，腹水消退，共奏温阳健脾、利湿退黄之功。

二、白虎桂枝汤合二妙丸治疗热痹

病案：刘某，女，45岁，2011年5月20日。

主诉：两膝关节及踝关节肿痛半月余。

病史：病员一月前徒步郊游二十公里，感觉周身烦热，休息时遇冷风吹着，回来后逐日感觉两腿酸痛无力，近十余天，发觉两膝关节、两踝关节疼痛，皮肤灼热红肿，走路困难，疼痛日益加重。

初诊：病员性情急躁，感觉口渴、心烦，两膝关节、两踝关节红肿热痛，得冷则舒。舌苔黄燥，脉滑数。

西医诊断：风湿性关节炎 **中医诊断**：痹症（风湿热痹）

辨证审机：风湿热邪滞留肢体筋脉、关节、肌肉，经络闭阻，不通则痛。

治法：清热通络，祛风除湿。

方药：石膏20克 知母15克 黄柏15克 苍术15克 桂枝10克 连翘10克 薏苡仁15克 元参10克 麦冬15克 生地15克 丹皮15克 赤芍15克。七剂 水煎二次，早、晚各服一次。

二诊：2011年5月27日。服药七剂，情绪稳定，心烦口渴减轻，关节、皮肤不红，余症均好转，按上方服九剂。

三诊：2011年6月4日。服药十六剂后，关节疼痛减轻，肤色正常，肿痛渐消，走路无痛感，按前方加牛膝10克，木瓜10克引药下行，热邪已消；减石膏、黄柏，加姜黄10克，羌活10克，增加祛风胜湿之力。

九剂 水煎二次，早晚各服一次。

四诊：两膝关节、踝关节肿痛消除，行走如前，痹症治愈。

按语 风湿热痹乃病员素体阳气偏胜，内有蕴热，感受风湿之邪，入里化热，发病较急，称为热痹。《金匮翼》中说：“脏腑经络，先有蓄热，而复遇风寒湿气客之，热为寒郁，气不得通，久之寒亦化热，则痛痹熻然而闷也。”白虎加桂枝汤，清热养阴除烦止渴；黄柏、苍术清热燥湿，主治湿热走注，筋骨疼痛，适用于风湿热痹，关节肿痛之症，取得药到病除之功。

三、石韦汤加味治疗淋证

病案：李某，男，70岁，2012年3月4日。

主诉：小便频数，淋沥刺痛，小腹拘急隐痛 1周余。

病史：患者近半年来感觉小便频数，排尿慢，小腹不舒，排尿时有中断，左侧腰腹时有绞痛，甚至牵及外阴，尿中带血，常服三金片，非那雄胺，病症缓解。

B超检查：双肾多发结石，左肾积水，伴囊肿，前列腺增生肥大。

尿常规检查：白细胞（3+），红细胞（2+）。

初诊：小便频数，尿慢，腰腹痛，时有尿血。舌红，苔薄黄，脉弦数。

西医诊断：双肾多发结石，左肾积水，伴囊肿，前列腺增生肥大。

中医诊断：石淋

辨证审机：多食辛热肥甘之品，嗜酒太过，脾胃运化失常，积湿生热，下注膀胱。

治法：清热利湿，排石通淋。　　　　　　　**方药**：石韦汤加味

石韦15克　车前子15克　瞿麦15克　滑石15克　榆白皮15克　甘草 5 克　冬葵子10克　赤茯苓15克　通草10克　金钱草30克　鸡内金20克　牛膝10克　王不留15克　小蓟15克　藕节15克　海金沙20克。七剂 水煎二次，早晚各一次温服。

二诊：2012年3月12日。服药七剂，尿量增多，次数减少，腰腹痛渐轻，偶有尿血，余症皆有好转，继服上七剂。

三诊：2012年3月19日。服药十四剂，排尿次数减少，排尿较前畅通，腰痛仍有感觉，腹痛已愈，效不更方，再服十剂。

四诊：2012年3月29日。服药二十四剂后，排尿畅通，尿色清白，已无腰痛、腹痛等症，每次排尿量都在500ml以上，嘱其服七剂，巩固疗效。

五诊：2012年4月5日。服药三十一剂后，排尿畅通，自觉症状消失，随访半年未复发。

B超：双肾未见异常，肾积水消除，肾囊肿消失，前列腺轻度增生。

尿检验：尿检验结果正常。

按语　患者平素多嗜食肥甘之品，加之频繁大量饮酒，积湿生热，排尿不畅，湿热导致尿液蕴结成石，阻塞尿道，故排尿不畅，湿热下注，导致前列腺炎性肿大、增生，尿液长期潴留，诱发肾积水、肾囊肿形成，经服石韦散加味，清利下焦湿热，溶石排石作用较强，故而下焦湿热清除，尿路畅通，结石溶化排出，肾囊肿、积水得以消除；金钱草、鸡内金、海金沙、石韦治疗肾结石，功不可没，疗效异常显著。

杨日和治疗内科疾病验案

杨日和，1956 年出生，毕业于黑龙江中医药大学，黑龙江省第二批名中医，黑龙江省针灸学

会副会长，牡丹江市中医针灸学会会长，原牡丹江市中医医院业务院长，黑龙江中医药大学硕士研究生导师，擅长针、药并用治疗心、脑、脾胃、神经科疾病及疑难病。

一、温阳收涩汤治疗泄泻验案

病案：李某，男，52岁，2014年3月15日。

主诉：泄泻5年，加重3天。

初诊：经常腹泻，反复发作5年，近几天因饮酒后腹泻加重，每天5-6次，便溏，混黏液，大便时腹痛，里急后重。其人消瘦，面白无华，胸腹胀满，气短乏力，畏寒肢冷，腰膝酸软，苔白腻，脉沉。经肠镜查结肠炎。

西医诊断：结肠炎　　　　**中医诊断**：泄泻

辨证审机：脾肾阳虚，中阳下陷，湿浊内生。

治法：温补脾肾，排湿止泻。

方药：补骨脂15克　吴茱萸20克　肉豆蔻20克　五味子15克　白术20克　党参20克　莲子15克　芡实15克　杜仲15克　菟丝子15克　米壳10克　肉桂10克　棕榈炭15克　砂仁15克。七剂 水煎，每日两次，早晚分服。

二诊：3月22日，服七天后，大便每日3次，但是其他症状仍无缓解。上方加黄芪30克，黄精30克，七剂，水煎服。

三诊：4月1日，每天大便一次，但不成形，乏力减轻，四肢有力，无畏寒肢冷现象。上方去五味子、米壳，续开十五剂，服后痊愈。

按语　长期腹泻，病情复杂，不是一脉之病，多因数脉同病，寒湿错杂，虚实并存，因而不愈难治。该患病程长达5年之久，脾虚损肾，中阳下陷，肾虚不固，久泄不止，其本为虚，脾虚不运，湿浊内生，湿瘀交阻，而便中有黏液，气滞不通则腹痛，里急后重，平时因饮食不洁或饮酒，必造成反复发作。方中用温补脾肾阳气，加以收敛固涩之药物，而能止泻、温阳，使之改善大便稀、溏、泄症状，泄泻痊愈。

二、清热止泻汤验案

病案：高某，男，36岁，2014年5月9日。

主诉：腹泻1天7次，低热。

初诊：昨天晚上因吃不洁剩饭，晨起开始泄泻，今日7次，水样便，腹痛，泻下急迫不爽，粪色黄褐，肛门灼热，烦热口渴，小便黄，无力，烦躁，心慌气短，苔黄腻，脉滑数，体温37.5℃。

西医诊断：急性肠炎　　　　**中医诊断**：泄泻

辨证审机：饮食不洁，肠胃损伤。　　**治法**：湿热利湿，止泻。

方药：黄芩15克　黄连15克　秦皮15克　甘草15克　薏米25克　厚朴15克　神曲15克　焦山楂15克　炒麦芽15克　双花15克　连翘15克　白花蛇舌草15克　地丁15克。七剂 水煎服，每日2次，早晚分服，忌凉、辣、黏。

二诊：5月16日，腹泻症状完全消失，一天2次，便成形，无发热肢痛等现象，但是脉象仍无力，舌淡，正气不足之表现。上方去黄芩、黄连、秦皮、双花、连翘、蛇草、地丁，加党参15克，黄芪15克，茯苓15克，白术15克，当归15克，菟丝子15克，山药15克，调补正气，十五剂，而痊愈。

按语 泄泻是以排便次数增多，粪质稀薄或完谷不化，甚至泻出如水样为特征的病症，泄泻主要由于湿盛与脾胃功能失调所致，该患者是饮食不洁损伤脾胃，湿热伤及肠道而下注，排便数次，或水样便，伴消化不良而完谷不化，嗳腐酸臭等症状。由于失水多而口渴，所以方中有清湿热药，消化药、止泻药，三方同时作用于泄泻，使肠道恢复正常功能。

王国才治疗内科疑难杂病验案

王国才，1958 年生，医学博士，硕士生导师，黑龙江省名中医，黑龙江省食品药品监督管理局局长、党组书记、省政府食品安全委员会办公室主任。编著《龙江医派丛书·王维昌妇科学术经验集》《中医执业助理医师资格考试应试指导丛书》《基层中医药适宜技术手册》等。临床擅治内科疑难杂病，尤擅治癫痫及精神系统疾病。

一、桂枝加附子汤治疗阳虚漏汗

病案：刘某，男，49 岁，干部，1993 年 12 月 15 日。

主诉：素体健壮，1 月前偶感风寒，头痛，腰痛，全身疼痛，口服阿司匹林片 2 片，入睡后，身大汗，第 2 天，诸症若失，工作如常。但上半身总出汗，一周前，又遇风寒，啬啬恶寒加重，淅淅恶风，翕翕发热，且全身出汗加重，到某中医院就诊，该医用参苏饮加减五剂，无效，来我院诊治。

初诊：患者坐在诊桌旁，面色淡黄，神色紧张，怕风，有寒意，手帕不离手，且两手帕交替使用，口干，舌质淡，苔薄白，尿少而黄。诊其脉，沉弱无力。

西医诊断：多汗症　　**中医诊断**：阳虚漏汗

辨证审机：营卫失调，卫气不固。　　**治法**：温阳固表

方药：桂枝加附子汤加减

桂枝 15 克　白芍 15 克　甘草 10 克　熟附片 15 克（先煎 30 分）　生姜 10 克　大枣 6 枚。三剂 水煎服。

夜睡前服一剂，夜半汗出明显减少，三剂后汗止而愈。

按语 此案患者自觉素体健壮，但年过六八，《素问》云："男子六八阳气衰竭于上"，患者感风寒后，服阿司匹林两片大汗伤阳。今阳已虚不能护其外，复不能行于里，则汗出小便难，前医用参苏饮，乃治体虚而有外邪兼挟痰饮的方剂。本案则系发热后多汗，形寒系属卫气虚弱，再予参苏温散，势必汗出不止而恶寒加剧。而桂枝加附子汤，桂枝汤调和营卫，解肌祛风止汗，熟附子温经复阳固表止汗，邪去阳旺，津液自复，诸症皆愈。

二、小柴胡汤与栀子汤加减治疗抑郁型神经症

病案：张某，女，36 岁，1995 年 8 月 13 日。

主诉：情绪低落，兴趣缺乏，乐趣丧失，心烦懊恼持续 1 年，近日加重，西医诊断为抑郁性神经症，口服抗抑郁药和抗焦虑药未见好转。

初诊：失眠心烦，苦不堪言，焦虑不宁，烦躁不安，胸腹部胀满，长叹息，口苦，咽干，目眩，月经周期紊乱，经量忽多忽少。原本夫妻相爱，近两周性情改变，厌夫独宿，脉沉而弦，舌质红苔薄白。

西医诊断：抑郁性神经症　　　　**中医诊断**：郁证

辨证审机：肝郁化火，火郁胸膈。　　**治法**：开郁疏肝，宣郁清热。

方药：小柴胡汤与栀子汤加减

柴胡 25 克　甘草 10 克　黄芩 15 克　生姜 10 克　大枣 5 枚　瓜蒌 15 克　栀子 10 克　厚朴 15 克　枳实 10 克　石菖蒲 15 克　郁金 15 克。七剂 水煎服。

二诊：1995 年 8 月 22 日。服药七剂，焦虑、烦躁、口苦咽干目眩等症基本消除，余症皆有好转，效不更方，续服十剂。先后服药十七剂，其后诸症尽失。

按语　本案系肝郁化火，火郁胸膈。患者表情默默，神情抑郁而知肝气郁而不舒，肝肾同源，其气相通，肝郁导致肾阳亦郁，肾郁而气结，则功能不用，故性情改变厌夫独宿，开郁疏肝以通肾气。方剂小柴胡汤为少阳病主方。少阳性喜条达而恶抑郁，其气喜疏泄而恶凝滞，为表里阴阳顺接之枢纽，掌内外出入之途，司上下升降之机，凡邪气侵犯少阳，使少阳经腑同病，可致肝胆疏泄不利，气机郁结不舒，气血津液不行，内外上下不通诸病生焉。小柴胡汤和解少阳，因热聚于胸去半夏、人参加瓜蒌。因热郁胸膈，下及脘满，故合以栀子厚朴汤清热泻烦，宽中消满。加郁金行气解郁，石菖蒲开心利窍，诸症悉除。

三、大建中汤加减治疗阴寒内盛脘腹疼痛

病案：李某，女，67 岁，1996 年 2 月 18 日。

主诉：患者素体阳虚，喜热恶凉。因忙于筹备春节，不慎受寒，脘腹疼痛剧烈，如刀割一般，而且放射至左侧肩胛部，当晚到所在县医院就诊心病科，认为心绞痛，含服硝酸甘油片未见好转。腹外科怀疑急腹症。欲剖腹探查，好友拒绝，带患者返回市里就医。到家后邀我看一下能否用中药治疗。

初诊：查患者心胸剧痛，时而前俯后仰或弯腰按腹，时而辗转反侧，腹部疼痛广泛，绕脐部凸起一物，似儿童头足状，手不可触及，且伴呕吐、四肢发凉，舌淡苔白，脉浮弦紧。

西医诊断：急腹症　　　　　　**中医诊断**：腹痛

辨证审机：中阳虚衰，阴寒内盛。　**治法**：温中补虚，缓急止痛。

方药：大建中汤加减

蜀椒 10 克　干姜 15 克　人参 10 克　红糖 20 克。以水 500ml，先煎三味，去渣煮服 350ml，再纳红糖，微火煮服 200ml，频频温服。

服后疼痛大减，安然入睡，一夜醒来，其病若失。嘱其停服余剂，改服附子理中丸，每日三次，每次一丸，连服两周，且调理饮食，注意保暖，时至今日未再复发。

按语　患者素体阳虚，又遇寒冷导致中阳虚衰，阴寒内盛，《素问》云："痛者，寒气多也，

有寒故痛也。”中阳虚衰，阴寒内盛，经脉拘急，故心胸中大寒痛；阴寒犯胃，浊阴上逆，故呕吐，腹中寒盛，收引太过腹皮拘急，上冲皮起故腹中痛，出现头足上下痛不可触近，舌苔白滑，脉细沉紧，皆为阳衰阴盛之象。方中蜀椒味辛性热，温脾胃，助命门火，散寒止痛；干姜辛热，温暖脾胃，助蜀椒散寒；红糖温中补虚，缓急止痛；人参补脾益气，补虚助阳，合红糖重建中脏，缓急止痛。四药合用具达温中补虚、缓急止痛之效，疼痛止更以治疗中焦脾胃虚寒的基础方附子理中丸，温中祛寒，补气健脾，更有“丸者缓也，舒缓而治之”的特点，使中焦阳气渐复，虚寒渐除，脾胃之气健运，故再无复发。

四、滚痰丸加减治疗实热老痰癫狂

病案：王某，女，24岁，1993年5月10日。

主诉：患者平素为人老实，个性孤僻，胆小怕事，5天前，因恋爱失败，与男方吵架，突然晕倒，不省人事，醒后浑身发抖，号啕大哭，哭后无情绪反应，晚间服镇静药方可入睡。

初诊：神志不清，表情漠然，双目直视，不认识亲人，言语不连贯，反复说谈恋爱的事，发病后一直没有大便，生活需人协助。舌质红、舌苔黄厚腻，脉沉滑有力。

西医诊断：反应性精神病　　**中医诊断**：癫狂

辨证审机：气郁痰结，蒙闭清窍。　　**治法**：泻火逐痰

方药：滚痰丸加减

黄芩20克　青礞石30克　石菖蒲15克　郁金15克　沉香2克（研末随药分份冲服）大黄10克（后下）。二剂 水煎服。

二剂后逐下恶物，则痰消热除，心静神安，饮食起坐如常。

按语　其证因情志不遂，忧思郁结，气郁化火，火郁成痰，上蒙清窍，扰乱心神，则癫狂昏迷，阻塞气机则胸脘痞闷，痰火交结，腹气不通，故大便秘结，苔黄厚腻，脉滑数均为实火顽痰之症。滚痰丸泻火逐痰，配清心解郁开窍的郁金和豁痰开窍、醒神益智的石菖蒲，则热痰得祛，神志得清，诸证悉除。

张建明验案

张建明，1957年生，曾任七台河市中医院院长、七台河市人民医院院长，2002年被七台河市人民政府授予专业技术拔尖人才，2003年11月，获黑龙江省人民政府科技突出贡献奖，享受省政府特殊津贴。第三批黑龙江省名中医，擅长中西医结合治疗中老年慢性病、疑难杂病，尤擅治肝病，风湿病，妇科及儿科病证。

一、少腹逐瘀汤加减治疗崩漏

病案：邓某，女，26岁，2015年2月12日。

主诉：经行不止，量多如崩，淋漓不尽8年余。

病史：14岁初潮，18岁时正值经期，因惊吓而至经量突然增多、继则淋漓不断，并伴有心悸、胸闷、短气、乏力。20岁时因月经过多导致贫血，曾输血治疗，现血常规示：中度贫血。超声检查：子宫附件未见异常。经西医治疗口服妈富隆，最初两个月有效，继用则无效而求治于中医。

初诊：该患8年来月经始终不间断，始则失血如注，卧不能动，动辄血下，血色鲜红或淡红，亦时有量多血块大且紫暗。继则淋漓，少有血净之时。面色㿠白，少气懒言，腰酸乏力，时有腹痛，舌淡苔薄白，脉沉细数。

西医诊断：功能性子宫出血　　　　**中医诊断**：崩漏

辨证审机：大恐伤肾，久患崩漏，始则血虚，血去阴伤，阴损及阳，气也随亏，冲任虚损且久病入络，络脉瘀滞。

治法：补气血，益肝肾，固冲任，通络脉。

方药：黄芪 20 克　小茴香 12 克　炮姜10克　元胡10克　五灵脂 10 克　香附 10 克　丹皮10克　当归20克　川芎 10 克　蒲黄 10 克　肉桂 5 克　赤芍10克　柴胡 10 克　茯苓 10 克　益母草10克　牛膝10克　乳香7.5克　没药7.5克。十剂 水煎两次，分三次温服之。

二诊：2015年2月23日。服药十剂，用药第五日开始崩势即减，精神稍振，胸闷短气等症状减轻，仍感腰酸，小腹偶有隐痛。继服上方十五剂。

三诊：2015年3月11日。服上方至第9日，血全止，诸症皆减，自行将此方全部用完。

四诊：2015年4月3日。该患于3月29日来正常月经1次，经行6日止，无其余不适，嘱其用乌鸡白凤丸善后调理1个月。

按语　此案患者由大恐伤肾而致久崩久漏，经久不愈，真阴日亏，阳气不化，冲任虚损，固摄无权，久病入络脉，故时有量多且血块紫暗。本方以少腹逐瘀汤加减化裁而成。方中黄芪甘温益气，既善补气，又善升举，尤擅治流产崩漏；炮姜温经止血，温中止痛，炒用既能制辛散之弊，又能摄血止崩，阴者阳之守，阴亏则阳无所附，该患既有气血不足，又夹有瘀滞。因瘀血不化，新血不守，离经而行所致，故用当归、川芎、茯苓、肉桂调气养血，益母草、乳香、没药活血定痛、祛瘀生新。香附配伍元胡，香附走气分，理气解郁、调经止痛；元胡走血分，活血祛瘀、行气止痛。方中五灵脂、蒲黄苦咸甘温，功擅通利血脉，散瘀止痛；方中丹皮、赤芍凉血祛瘀、养阴固冲；柴胡疏肝、升阳；牛膝温肾填精、摄纳精血并有逐瘀通经之效，全方共奏补气养血益肝肾、逐瘀通络之功，使冲任得固，崩漏自止。

二、黄芪桂枝五物汤加减治痹证

病案：田某，女，40岁，2015年1月7日。

主诉：产后关节痛15年。

病史：该患于2000年生产一女后，受凉而致周身关节疼痛，屈伸不利，腰部及下肢关节尤甚。风湿系列化验示：抗O升高。

初诊：该患15年来每遇严寒天气或湿冷环境即致周身疼痛，腰痛，双下肢屈伸不利，四末凉麻，时有汗出，面色少华，舌质淡，苔白，脉沉细。

西医诊断：类风湿性关节炎　　　**中医诊断**：痹证

辨证审机：产后血虚，筋脉失养，日久则肝肾不足。

治法：益气养血，温经散寒。

方药：黄芪60克　防风15克　地龙20克　白芍20克　红花10克　当归25克　杜仲25克　羌活15克　独活15克　薏米30克　白术20克　乌药15克　柴胡10克　茯苓10克　益母草10克　牛膝10克。四剂 水煎两次，分三次温服之。

二诊：2015年1月12日。服药五剂，药后关节痛减，肢麻亦轻，仍感腰酸痛，处方如下：

黄芪60克　当归25克　白芍25克　地龙20克　红花15克　防风15克　杜仲25克　首乌25克　薏米30克　白术30克　羌活15克　独活15克　桂枝15克　附子12克　甘草20克　炮姜30克。四剂 水煎两次，分三次温服之。

三诊：2015年1月28日。患者自觉服上方效果良好，自行继服十六剂。身痛、关节疼痛大解，数年沉疴如失。

按语　此案患者病史已久，发病当初属于产后身痛范畴，今年诸症又作，则已属痹证范围。此病新发之时，病机为产后血虚，筋脉失养，而今病时已久，肝血肾精俱不足，治当以补益肝肾合祛风通络之法。此案用方以黄芪桂枝五物汤加减化裁而成，方中以黄芪、当归、白术、白芍、薏米等益气养血、荣养筋脉，防风疏风散寒、行气止痛；杜仲、羌活、独活、乌药等温肾气、壮腰膝、养督脉；重用红花、地龙以活血通经络以共奏益气血、补肝肾，益气温通经络，和血通痹止痛。

三、加味实脾饮治黄疸

病案：李某，男，38岁，2013年1月15日。

主诉：乏力腹胀，食欲不振1月。

病史：乙肝“大三阳”20年，肝功能基本处于正常范围之内，未作治疗。于近日劳累、饮酒后出现周身乏力、食少腹胀、眠差。实验室检查：乙肝系列：乙肝表面抗原（HBsAg）+，乙肝e抗原（HBeAg）+，乙肝核心抗体（抗HBC）+。丙氨酸转移酶（ALT）205U/L，天冬氨酸转移酶（AST）1714U/L，间接胆红素24.5μmol/L，总胆红素27.7μmol/L。

初诊：畏寒神疲乏力、痞满食少、呕恶、腹胀便溏、失眠、面色晦暗不泽、皮肤及巩膜黄染，口淡不渴，舌淡红，苔白腻，脉沉弦细。

西医诊断：乙型肝炎　　　　中医诊断：黄疸

辨证审机：肝血虚、脾精不足日久成瘀、生湿、化热，气分湿阻较重。

治法：补中益气，疏肝理脾，祛湿退黄。

方药：黄芪100克　当归30克　白术30克　干姜15克　茯苓 35 克　柴胡15克　白蔻25克　莱菔子30克　薏苡仁 50 克　砂仁12克　五味子20克　车前子35克　鱼腥草 50 克　龙胆草15克　茵陈40克　赤芍20克。七剂 水煎两次，分三次温服之。

二诊：2013年1月22日。服药七剂，乏力、腹胀、呕恶等症状均减轻，食欲好转，尿黄便溏缓解。舌略红，苔白腻。嘱其上方黄芪减至50克，继服十四剂。

三诊：诸症皆减。复查肝功：丙氨酸转移酶（ALT）57U/L，天冬氨酸转移酶（AST）231U/L，间接胆红素、总胆红素已降至正常。

方药：二诊方黄芪减至30克，减茵陈量至10克、鱼腥草10克，十四剂水煎两次，分三次温服之。

四诊：体力可、食欲可、二便正常，面色好转，身目发黄减轻，失眠好转，已无明显不适。实验室检查：肝功能正常。

按语　该患病史长达20年，病机以肝血虚、脾之精气不足为本，日积月累，气血两亏，脏腑功能受损，因劳累及饮酒发病，出现黄疸。本方以自拟加味实脾饮补气健脾、祛湿退黄。黄芪、白术、茯苓重用，补气渗湿利水；干姜温化水湿；柴胡、龙胆草疏肝理气、清热燥湿、泻肝胆火；白蔻、莱菔子理气宽中，除胀痛；薏苡仁利水渗湿。茵陈微苦、微寒，清湿热，退黄疸。五味子性味微酸、微甘、微温，李东垣指出五味子能“补元气不足，收耗散之气”，用治转氨酶升高的肝炎患者，每获良效。砂仁性味微辛、微温，气芳香，归脾、胃经。行气化湿、温中止呕、醒脾开胃、善行脾胃之滞，且有温而不燥的特点；茵陈配伍车前子，使湿热从小便去；赤芍微苦、微甘、微酸，化瘀散血；鱼腥草味辛，性寒凉，此方中用以清热解毒，并可佐治重用黄芪、白术药性，防止助热生火。方中药味、药量均可根据脉证随证加减灵活运用，如二诊时，患者正气来复，黄芪可适当减量，三诊后，患者肝功能情况已近正常，即可减少鱼腥草、龙胆草的用量以防久用苦寒伤阳气。

程宪文治疗心脏病验案

程宪文，1964 年生，曾任黑龙江省中医心病学会副主任委员，鸡西市心血管学会副主任委员，第三批黑龙江省名中医，鸡西市名中医。擅于整体辨证施治治疗内科疾病，推崇经方治疗心脏和肾脏病，对内科杂病亦有较多经验。

一、柴胡桂枝干姜汤加味治疗眩晕

病史：罗某三年前因外感出现头晕，身冷畏寒，心悸，失眠少寐，便溏，脘胀，乏力，时胸闷不适，气短，自汗出。曾先后在数家医院治疗，效果不显，所服汤药不外解表、散寒、温阳等，包括麻黄附子细辛汤，自述服用上述之药后，全身无力，感觉不适，血压不稳，经常波动在 160/95mmHg 左右，经人介绍来我处就诊。

初诊：头晕，身冷畏寒，尤其是怕冷，感觉上半身畏寒尤甚，集中在双上肢的外侧，心悸，少寐，便溏，脘胀，乏力，时胸闷不适，气短，口干苦，自汗出，舌质暗，苔薄，脉象弦细。

西医检查：血压 165/90mmHg，心电，胸片，心脏彩超，血常规均未见明显异常。

西医诊断：高血压病 Ⅱ级　　　　**中医诊断**：眩晕

辨证审机：脾虚湿蕴，中焦不振，肝气不舒。

治法：健脾利湿，疏肝解郁。　　　　**方药**：柴胡桂枝干姜汤加减

柴胡 10 克　黄芩 15 克　半夏 15 克　党参 30 克　甘草 5 克　干姜 10 克　桂枝 15 克　牡蛎 20 克　天花粉 15 克　枳实 15 克　龙骨 20 克　生姜 3 片　大枣 5 枚

二诊：头晕好转，心悸减轻，仍感觉脘胀，上身怕冷，便溏，乏力，时值冬天，如果屋里温度低于 20 度，就感觉身冷甚，汗出不多，心悸，失眠，辨证为卫阳不足，心阳不振，方选：桂枝加龙骨牡蛎汤加味。

桂枝 30 克　白芍 15 克　甘草 5 克　龙骨 20 克　牡蛎 20 克　党参 30 克　枳壳 10 克　生姜 5 片　大枣 5 枚　茯苓 30 克

三诊：症状好转，继服三十余剂病情完全好转，血压稳定，脘胀不适消失。

按语 该患者为公职人员，出差到新疆后外感引起此病，主要是感觉上半身怕冷，汗出不甚，头晕，心悸加重，原有高血压病亦加重，来我处就诊前，已经过数位医生诊治，效果不显，根据患者的症状辨证为脾虚肝郁证兼以外感，乏力、便溏、胸闷气短为脾虚所致，脘胀为肝气郁结，脾虚气血生化无源，子盗母气，故见心悸、失眠少寐，中阳不振则见上半身怕冷，湿气重则遇风尤甚，因为湿为阴邪，易伤阳气，所以怕冷，卫气源于下焦，充养于中焦，布散于上焦，现在中焦阳气受损，生化无源故见寒象，方选伤寒论之柴胡桂枝干姜汤加减，脘胀减，肝气舒则用桂枝加龙骨牡蛎汤温中阳，兼以安神定志，数剂而解。

二、苓桂术甘汤加味治疗奔豚气

病案：王某，男性，45 岁。

主诉：近日常常自觉心悸，有气自少腹上冲，胸闷欲死。

初诊：伴全身无力，脘胀，便溏，下肢凉。有高血压病史，查体：神志清，面色无华，颈软，浅表淋巴结无肿大，胸廓正常，双肺呼吸音弱，心界增大，心律绝对不整，心音强弱不等，心率：105 次/分，腹部平坦，肝脾无肿大，查心电：异位心律，室上速，心电轴正常，ST-T 改变，心脏彩超示：左房增大，二、三尖瓣轻度反流，辅助检查，其他项目正常。

西医诊断：冠心病，心律失常，室上速　　**中医诊断**：奔豚气

辨证审机：脾虚肝郁，水气凌心。　　**治法**：健脾利湿，疏肝解郁。

方药：苓桂术甘汤加味

茯苓 30 克　白术 20 克　桂枝 20 克　甘草 5 克　枳壳 15 克　龙骨 30 克　党参 30 克

二诊：胸闷不适明显好转，心悸仍作，脘胀好转，便溏仍在，腰膝无力，少寐多梦，尿频，足不凉，头晕，目涩，烘热汗出，舌红，苔薄，脉弦细而结代，辨证为心肾不交，方选滋肾清肝饮。处方如下：

山茱萸 20 克　山药 20 克　熟地黄 20 克　茯苓 30 克　泽泻 15 克　牡丹皮 15 克　柴胡 10 克　当归 15 克　白芍 15 克　五味子 5 克　龙骨 20 克　酸枣仁 20 克　枳壳 15 克

三诊：患者症状明显好转，心悸发作次数较前明显减少，效不更方，续服一月余病情稳定。

按语 奔豚气，《金匮要略》这样描述说："奔豚气，气上冲胸，发作欲死，复还止。"从病机上认为主要有两个原因，一是肝郁不达的奔豚汤证，一个是水饮凌心的苓桂术甘汤，或者是桂枝加桂汤证，急性期治疗缓解可以用上方治疗，缓解期后，治疗方法文献中较少提及，根据患者的症状辨证用药，是我们后世医师的职责，其实奔豚气离不开肝气上逆，下焦本为水火之脏，正常情况下，肾水涵肝木，肾水枯竭，龙雷不潜，或者水饮聚下，鸠占鹊巢，龙雷不潜，都可以形成奔豚气证，本例就是前一种情况，故选方有效。

三、酸枣仁汤加味治疗心悸

病案：李某，女，14 岁。

初诊：无外感史，自觉心悸，子丑时发病，发则不能入睡，恐惧不已，无脘胀，大便正常，排尿正常，腰痛无，月经初来，经期尚可，查体：神志清，面色无华，颈软，浅表淋巴结无肿大，胸廓正常，双肺呼吸音清，心界正常，心律整，心音低钝，心率：80 次/分，腹部平坦，肝脾无肿大，查心电：窦性心律，心电轴正常，心脏彩超正常，查动态心电图：阵发性房颤，发病时间为半夜

12点左右。

西医诊断：特发性房颤　　　　**中医诊断**：心悸

辨证审机：肝血不足，肝气上逆，肺之宣降受阻，水饮内停。

治法：养血柔肝　　　　**方药**：酸枣仁汤加味

酸枣仁20克　茯苓20克　知母15克　川芎10克　甘草5克　柏子仁15克　龙骨20克

二诊：患者心悸发作频率有所好转，但自觉时有胸闷不适，脘胀，方选逍遥汤加减。

当归15克　白芍15克　柴胡10克　茯苓20克　白术15克　甘草5克　枸杞20克　石斛20克　枳壳15克　龙骨20克　酸枣仁20克

三诊：病情好转，续服半月病情稳定，数年后复因它病就诊，告知心悸病已痊愈。

按语　本案为夜半子丑发病，为肝经主时，为肝血不足，肝气上逆所致，故首选酸枣仁汤养血柔肝，后见胸闷不适，考虑肝气上逆，引起肺之宣降受阻，水饮内停，故选养血柔肝，利湿之逍遥汤加减，这在西医讲应该是房颤引起心脏舒张功能下降，可能有轻度的肺水肿，故方证相应，效果显著。

四、柴胡四物汤加减治疗喘证

病案：吴某，男，78岁。

病史：由于胸闷气短，心悸，到矿总院就诊并住院治疗，确诊为冠心病，左心衰，心功三级，经西药治疗后心衰有所缓解，但是心功恢复到二级后就不缓解，到我院时仍胸闷不适，动则气喘加重，脘胀，乏力，大便正常，不欲饮食半月余，动则心悸不已，消瘦明显。

初诊：神情淡漠，语声低微，口唇轻度紫绀，颈软，颈静脉无怒张，胸廓正常，双肺呼吸音弱，肺底部少许湿啰音，心界大，心律不齐，心音强弱不等，心率80次/分左右，腹部平坦，肝脾无肿大，四肢无浮肿，心电示：异位心律，房颤，心电轴正常，ST-T改变，心脏彩超：左房、右室增大，EF：45%。

西医诊断：冠心病，心律失常，房颤，心功三级。

中医诊断：喘证

辨证审机：血虚肝郁，肺气不宣，水饮凌心。

治法：养血疏肝，养心安神。　　　　**方选**：柴胡四物汤加减

柴胡10克　黄芩15克　半夏15克　党参30克　甘草5克　当归15克　白芍15克　熟地黄15克　龙骨20克　酸枣仁20克　茯苓30克　苦杏仁15克　枳壳15克

二诊：患者自述体力较前好转，乏力改善，进食增加，仍脘胀，继续服用上方。

三诊：患者诸证好转，但是大便溏稀，脘胀仍作，进食不佳，考虑患者脾虚症状加重，遂改方为柴芍六君子汤加减。

柴胡10克　白芍15克　党参30克　茯苓30克　白术20克　甘草5克　陈皮15克　半夏15克　枳壳15克　龙骨30克　酸枣仁20克

四诊：患者病情好转，效不更方，继服一月余病情稳定。

按语　西医的心衰病，中医多归于喘病，或者是水肿等，左心衰以肺循环障碍为主，故以喘促为主，右心衰多以体循环障碍为主，故浮肿和胃肠道症状较重，病机上多属于内伤喘促，亦可以合并外感表证，治疗上笔者认为应该以整体辨证为主，该案就是一个以血虚肝郁为主的病例，血虚肝气郁而不达，故脘胀，心血不足则心悸不止，心气不足则无力，胸闷不适既可是心气不足引起，也

可是肝郁不达所致，亦可是肺气不宣引起。中医认为，肝气生发，肺气宣降，是气机调达的生理现象，如果肝气郁而不达，肺气亦不宣降，造成水饮内停，凌心射肺，故喘促不止，动则尤剧，在治疗上应该是宣畅气机为主，故选择柴胡四物汤、柴芍六君子汤来养血柔肝，调畅气机，不利湿，而湿气自行，不治喘而喘自止，所以不要治喘就用葶苈大枣泻肺汤等，如果气机壅盛，体质较实尚可，体虚之人必犯虚虚实实之弊，症状会加重，心衰症状得不到缓解。

金树武治疗内科疑难杂病验案

金树武，1962 年生，黑龙江省鸡西市中医医院业务副院长，主任医师。黑龙江省第三批名中医，黑龙江省德艺双馨市级名医，鸡西市名医，黑龙江省政府津贴享受者，黑龙江省中风专业委员会副主任委员。鸡西市医学会中医专业委员会主任委员，鸡西市专业技术拔尖人才，鸡西市中风学科带头人，擅长运用中医中药治疗内科疑难杂病。

一、麻黄附子细辛汤加味治疗暴聋

病案：曾某，男，21 岁，2013 年 4 月 27 日。

主诉：双耳突发听力下降 6 天。

病史：该患者 6 天前因感冒后出现双耳听力下降，伴有耳鸣，耳塞感，恶寒，无汗，颈部不适，项背不舒。未作任何系统治疗，听力下降及耳鸣日渐加重，为进一步治疗来我院就诊。

初诊：双耳听力下降，伴有耳鸣，耳塞感，恶风寒，无汗，颈部不适，项背不舒，精神状态良好，睡眠、饮食及二便正常，舌淡红，苔薄白，脉沉细紧。

查体：体温：36.2℃，脉搏：84 次/分，呼吸：20 次/分，血压：135/80mmHg，双耳外观正常，耳道壁略充血，耳道内无异常分泌物，鼓膜完整，标志清，粗测双耳听力下降。音叉试验：右耳 AC＞BC，左耳 BC＞AC，WT 偏向右侧。TCD：右侧椎动脉、基底动脉血流速度明显降低。

西医诊断：突发性耳聋（双耳）　　**中医诊断**：双耳暴聋

辨证审机：素体阳虚，起居不慎，感受风寒，阳虚气怯，感寒之后直中少阴之窍，寒性凝滞，寒主收引，耳窍闭塞。

治法：温阳散寒，启闭开窍。　　**方药**：麻黄附子细辛汤加味

炙甘草 60 克　白芷 20 克　石菖蒲 30 克　葛根 100 克　细辛 10 克（后下煎 10 分钟）　麻黄 10 克（先煎 10 分钟去上沫）　制附片 60 克（加蜂蜜 2 两先煎 1 小时）。七剂　日二次，水煎服。

二诊：2013 年 5 月 4 日。患者服药后，汗出，恶风寒证罢，耳鸣，耳塞感减轻，听力明显好转，颈部不适缓解，舌淡红，苔薄白，脉沉细紧。音叉试验：左耳 BC＞AC，但 AC 较初诊时明显增大，WT 偏向右侧。原方加丹参 20 克。

方药：葛根 100 克　丹参 20 克　炙甘草 60 克　细辛 10 克（后下煎 10 分钟）　白芷 20 克　石菖蒲 30 克　麻黄 10 克（先煎 10 分钟去上沫）　制附片 60 克（加蜂蜜 2 两先煎 1 小时）。七剂　日二次，水煎服。

三诊：2013年5月11日。患者服药后，双耳听力恢复正常，余证消失，音叉试验正常，TCD：正常，病情痊愈。

按语 麻黄附子细辛汤见于《伤寒论》第301条“少阴病，始得之，反发热，脉沉者，麻黄附子细辛汤主之”，是为太阳与少阴合病即少阴兼太阳表证而设。该患素体阳虚，起居不慎，感受风寒，阳虚气怯，感寒之后直中少阴之窍，寒性凝滞、主收引，耳窍闭塞，耳窍失聪，故见耳塞，耳鸣，听力下降。风寒袭表，太阳经舒不利故见恶风寒，无汗，颈部不适，项背不舒。时汗出、乏力、脉沉细为少阴阳虚之证，舌淡红，苔薄白为风寒袭表之象。方中麻黄、细辛祛太阳、少阴在表之风寒，佐以附子扶心肾之阳，使表邪去，而阳气不伤；蜜煎附子，蜜为百花之精华，芳香甘醇凉润，善解百毒，并制其燥烈；炙甘草扶正解百毒，甘缓以制附子辛燥；白芷解表通窍之良药；石菖蒲芳香化浊而奏化痰宣壅、开窍通闭之功；葛根疏风散寒，解肌舒筋，现代药理研究能扩张血管改善循环，缓解血管和肌肉的痉挛；丹参活血化瘀，改善血循环；全方起到温阳散寒，启闭开窍的功效。本案服药汗出，风寒得去，筋脉得舒，耳窍得聪，血循环改善故能病愈。

二、定喘汤加减治疗咯血

病案：杨某，女，62岁，2014年11月2日。

主诉：反复咳嗽，咯痰6年，咯痰带血1个月加重7天。

病史：该患咳嗽，咯痰，每遇冬春两季感冒加重，痰量较多，1个月前出现痰中带血，血色鲜红，量不多，于当地医院肺CT诊断为支气管扩张症，予云南白药、止血敏等药治疗咯血止。7天前因感冒复发咳嗽，咯痰，痰中带血，色鲜红，量较多，伴胸闷，气短，大便干燥，口服云南白药，肌注止血效果不显。今经人介绍来我院就诊。

初诊：咳嗽，咯痰，痰中带血，胸闷，气短，大便干燥，舌红，苔薄黄腻，脉弦滑。肺可闻及少许湿啰音，心率78次/分，律齐，肺CT：支气管扩张症。

西医诊断：支气管扩张症　　　　**中医诊断**：咯血

辨证审机：每遇外感则助热生痰，引发宿邪，肺气上逆，痰热内蕴与肺。

治法：清热化痰，凉血止血。　　　　**方药**：定喘汤加减

苦杏仁15克　苏子15克　紫菀15克　半夏15克　黄芩15克　鱼腥草30克　瓜蒌20克　川贝母10克（研面冲服）　芦根15克　桑白皮15克　生地40克　三七粉15克（炒黑冲服）。七剂　日二次，水煎温服。

二诊：2014年11月9日。患者服药后，咳嗽，咯痰减轻，二剂咯痰带血减轻，五剂咯痰带血消失，胸闷气短减轻，大便已通，舌红，苔薄黄腻，脉弦滑。

方药：苦杏仁15克　苏子15克　紫菀15克　生地40克　黄芩15克　鱼腥草30克　瓜蒌20克　川贝母10克（研面冲服）　芦根15克　桑白皮15克　半夏15克　三七粉15克（炒黑冲服）。七剂　日二次，水煎温服。

三诊：2014年11月16日。患者服药后，咳嗽，咯痰减轻，咯痰带血证罢，胸闷气短明显减轻，大便正常，舌红，苔薄白腻，脉弦，原方减黄芩、桑白皮。

方药：苦杏仁15克　苏子15克　紫菀15克　三七粉15克（炒黑冲服）　鱼腥草30克　瓜蒌20克　生地40克　川贝母10克（研面冲服）　半夏15克　芦根15克。七剂　日二次，水煎温服。

四诊：2014年11月23日。患者服药后，诸症消失，临床治愈。

按语 肺为清肃之脏，每遇外感则助热生痰，引发宿邪，肺气上逆，痰热内蕴于肺，肺失清肃可见咳嗽、咯痰、胸闷气短。热邪日久，灼伤肺络，血溢脉外可见痰中带血，肺和大肠相表里，肺热下移大肠，肠道失润则大便干燥，舌红，苔薄黄腻，脉弦滑为痰热内蕴之征。杏仁配苏子，杏仁辛开苦泄，宣降肺气，为止咳平喘之要药；苏子味辛气香，温而不燥，质地油润，性主沉降，为下气消痰平喘之佳品。两药同入肺与大肠经，相须配伍，协调为用，既增强止咳化痰平喘之功，又有润肠通便之效。苦杏仁配川贝母，杏仁苦泄降气，长于宣肺平喘，降气祛痰，侧重于降；川贝母苦甘而寒，善于清热化痰，润肺止咳，侧重于润。杏仁兼能润肠通便，使肠气得顺；川贝母又可开郁结，行滞气，消痰核。二药相合，润降相宜，气机调畅，止咳化痰。半夏配黄芩，半夏辛散温燥，功专燥湿化痰，和胃止呕；黄芩苦寒，入肺能清肺中之热，燥肺中之痰。二者相合，既燥湿化痰，杜绝生痰之源，又燥湿热以清贮痰之器，脾肺同治，清源节流，共奏清热化痰，消痞降逆之功。芦根、桑白皮清泄肺热；鱼腥草清肺祛痰之要药；瓜蒌通腑助泻肺热；生地凉血止血；三七粉炒黑止血而不留瘀；莱菔子行滞通便，降气化痰；紫菀止咳化痰，长于祛痰。《本草正义》云："紫菀，柔润有余，虽曰苦辛而温，非燥烈可比，专能开泄肺郁，定咳降逆，宣通窒滞，兼疏肺家气血。"《本草从新》云："专治血痰，为血劳圣药"。全方共奏清热化痰，凉血止血之功，方证相合，故能病愈。

刘子祥治疗内科疑难杂病验案

刘子祥，1953 年生，主任医师，曾任大庆市三环、萨区、爱心医院院长，任黑龙江省中西医结合肾病委员会委员，大庆市中医学会理事，著《实用中医针灸学》《新编内分泌代谢病化验与诊断指南》《现代中西医结合诊断与治疗学》等六部医著。擅治面瘫、头疼、肾病、消渴病、妇科病等疑难杂症。

一、中西医结合治痰湿阻滞型闭经

病案：张某，女，38 岁，2013 年 3 月 10 日。

主诉：闭经 1 年余。

现病史：该患近几年月经一直不调，经期延后，经量少，色淡，形体肥胖，神疲倦怠，面浮肢肿，带下量多黏稠，有时大便溏泻，舌胖大边有齿痕，苔白腻，脉滑而弱。性激素六项检查提示 FSH：6.07mIU/ml、LH：4.42mIU/ml、雌二醇 95.00pg/ml，B 超检查提示左侧卵巢略小。

西医诊断：继发性闭经　　**中医诊断**：闭经

辨证审机：痰湿夹瘀，壅阻胞脉而致经血阻滞。

治法：祛湿健脾，益气调经。　　**方药**：促排卵汤加减

菟丝子 20 克　熟附子 20 克　熟地黄 15 克　何首乌 15 克　党参 25 克　女贞子 15 克　甘草 15 克　火叶 15 克　川断 15 克　枸杞子 15 克　当归 20 克　淮山药 15 克　补骨脂 15 克　茯苓 20 克　黄芪 25 克　甘草 15 克。七剂 水煎服，日两次，早晚各一次。

西药：戊酸雌二醇，每次一粒，每日 1 次，连服 21 天，在服此药 21 天时，加服甲羟孕酮，每次 2 粒，每日 3 次，连服 10 天，如月经来潮，药物停服，经停后，按照上述服法，继续服用，一个月为一疗程，连服三个月。

二诊：3 月 17 日，服药后，身体乏力，面浮肢肿等症状减轻，舌体胖有齿痕，脉滑而沉，上方加桃仁 15 克佐以活血调经，薏苡仁 20 克、车前子 15 克佐以健脾利湿。继服十剂。

三诊：3 月 27 日，该患者自觉症状良好，神疲倦怠减轻，带下量少，大便正常。按上方加泽泻 15 克、益母草 15 克、红花 15 克、川牛膝 15 克。此药有祛湿，活血调经之功效。继服十剂，水煎服。

四诊：4 月 8 日，该患者主诉，月经已来潮一天，量少色暗红，有小血块，腹胀乳房胀痛，舌体胖嫩，苔薄腻，脉滑，用促排卵汤合二陈汤加减，继服十剂。待等下次月经前 10 天，服用此方十剂。

菟丝子 20 克　熟附子 10 克　熟地黄 15 克　火叶 10 克　巴戟天 15 克　当归 20 克　枸杞子 15 克　党参 15 克　山药 15 克　丹参 20 克　益母草 15 克　薏米仁 20 克　川牛膝 15 克　红花 10 克。十剂 每日一剂，日两次，西药继续服用。

五诊：5 月 8 日，该患月经已来潮 2 天，经血量色基本正常，自觉病情好转，身体状态佳，乏力减轻，面浮肢肿消失，舌肿齿痕清微，苔薄白，脉滑，按上方在月经前 10 天，继服中药十剂。三月后复诊，月经恢复正常。

按语　中西医结合治疗痰湿阻滞型闭经，从中医整体观念出发，结合卵巢周期变化，调整冲任，充养胞宫，促使经血正常冲下，月经来潮，从而达到治疗目的，促排卵汤治疗痰湿阻滞型闭经，方法对，见效快，效果好。服西药能调节内分泌促使排卵，服中药能祛湿健脾，益气调经。运用中西医结合治疗闭经，扬长避短，既可近期获得理想效果，又可长期巩固疗效。

二、梅花针治疗血管性头痛

病案：关某，女，42 岁，2013 年 10 月 12 日。

主诉：头痛近 5 年余反复发作。

初诊：该患头痛五年，在某院诊断为血管神经性头痛，曾服中西药物及针灸治疗，头痛反复发作，近一周头痛加重，今日来我院就诊，症状双侧太阳穴疼痛明显，血管有时呈跳动样疼痛，疼痛剧烈难忍，痛如针刺，有时眩晕，心烦易怒，生气加重，面赤口苦。

查体：面部表情痛苦，呻吟叹气，坐立不安，查血压 130/90mmHg，舌质红，苔黄，脉弦数。

临床资料：该患曾做过脑电图，描记为呈平顶波，提示有血管紧张程度增强，眼底检查正常，脑 CT 检查未见异常。

西医诊断：血管性头痛　　　　**中医诊断**：肝阳上亢型头痛

辨证审机：内伤七情，气火上扰，肝郁气滞，郁而化火，木火伤阴，导致肝阳上亢。

治法：平肝潜阳，泻火止痛。　　　　**治疗方法**：采用梅花针扣刺方法。

取穴：太阳、百会、印堂、鱼腰、合谷、太溪、风池、阿是穴。

操作方法：令患者坐卧姿，持梅花针，运用灵活的腕力，均匀垂直反复扣刺局部上述穴位，先用梅花针在血管跳动样疼痛处选用阿是穴扣刺，约 1-2 分钟，出血约 1ml，然后叩刺其他穴位，出血约 5-10 滴。选太阳，阳白，风池，扣刺出血拔罐 15 分钟，约出血量 1-2ml。每天一次。

初诊疗效：针刺后五分钟病人主诉，头痛明显减轻，十五分钟后病人入睡。两小时后病人自觉头痛消失。

第二次：病人针刺后，头部当即不痛，自觉比以前清爽，痛感消失。

第三次：病人主诉头部再未出现痛感，感觉头部特别清醒。隔日针灸一次。

10天后病人主诉头痛症状全部消失，无发作，停止针刺。三个月后随访，病情未见复发。

按语 梅花针放血疗法，其作用是：①通经止痛：因头为诸阳之会，脑为髓之海，凡五脏六腑之气血皆能上注于头。六淫之邪外袭上犯于巅，邪阻清阳，瘀阻经络。通过针刺放血疗法，能调和气血，使瘀血随之而出，邪去经络通，可消除缓解疼痛，而达到通则不痛的目的。②调解神经血管功能：血管神经性头痛，多是血管舒张收缩功能失调，造成血管持续性舒张或收缩，根据《灵枢》“虚则实之，满则泄之”的原则，通过针刺放血，能改善局部血管扩张和收缩，能调解血管神经功能紊乱。③泻火止痛：一般头痛之病，多属火热之邪所致。通过“浅刺多针法”及重点穴位挤压出血，能泻经脉脏腑之热邪，使疼痛很快得到控制或消失，疗效甚佳。

三、针刺透穴法治疗面瘫

病案：杨某，男，42岁，2012年8月10日。

主诉：右侧面瘫近2月余。

病史：两月前因感冒出现耳后疼痛，面部不舒，口眼㖞斜，到市某医院确诊为颜面神经麻痹，脑CT检查正常，并在当地医疗机构治疗两月余，病情未见好转。今来我院就诊。

初诊：病人口眼㖞斜，右侧眼睑不能闭合，眼球上翻流泪，鼻唇沟消失，口角下垂，鼓腮漏气，抬眉及皱眉时，右侧额眉纹消失，舌苔薄黄，脉弦滑而细。

西医诊断：颜面神经麻痹　　中医诊断：面瘫

辨证审机：多因风寒之邪，侵入阳明与少阳经脉以致经气阻滞，经筋失养。

治法：祛风散寒，通经活络。

取透穴：阳白透鱼腰，太阳透率谷，四白透迎香，地仓透颊车，内关透外关，随证取穴，人中沟歪斜配水沟，耳后痛配风池。

治疗方法：取用捻转进针强刺激手法，针阳白透鱼腰穴，太阳透率谷穴，地仓透颊车穴，内关透外关。

透穴功能与疗效：阳白透鱼腰，太阳透率谷，可增强眼睑的闭合能力；四白透迎香，地仓透颊车，内关透外关，可改善口角歪斜症状恢复。透穴能加强经脉的通调作用，激活面神经，起到较好的治疗作用。上述穴位，每天针灸一次，每次45分钟，10天一疗程。

二诊：8月20日，患者自觉颜面部面瘫有所好转，右侧眼睑闭合基本恢复正常，眼球上翻消失，鼓腮漏气减轻。加水沟穴，睛明穴改善口眼㖞斜，针灸10次。

三诊：8月30日，患者眼睑闭合已恢复，口眼㖞斜以正，抬眉双侧颜面肌对称，右侧面瘫完全恢复正常，继续针灸5次。

按语 针刺透穴法，可一针透多经、多穴位，能推动经气运行，根据面神经的主要支配区域来看，颞支主要支配额肌，颞支主要支配口眼轮匝肌，下颌缘支主要支配下唇肌，上述四条主要神经分支如阳白、鱼腰位于颞支分布区，太阳位于颞支分布区，牵正地仓迎香位于颊支分布区，颊车、承浆位于下颌缘分布区。从透刺穴进针的部位看，恰好是面神经主要分布部位。透穴针刺可激活神经，加速麻痹神经的功能恢复，其治疗方法疗效显著。

庞姝弘验案

庞姝弘，全国第二批老中医药专家学术经验继承人，第三批黑龙江省名中医。现任哈尔滨市中医医院大内科副主任，主任医师、中华中医学会老年病分会常委、黑龙江省中西医结合学会老年病分会副主任委员、中华中医药学会糖尿病分会委员等。擅治老年病等内科疾病。

一、益气养阴汤治疗汗证

病案：陈彤，男，56岁，2010年3月14日初诊。

主诉：汗出2个月。

病史：该患2型糖尿病达14年，口服二甲双胍药物治疗。春节期间没有节制饮食，肥甘厚味，久坐少于运动，血糖控制不理想，空腹血糖13mmol/L，餐后2小时血糖18mmol/L。近半月以来入睡大汗出，湿透衣衫，醒后汗止，白天动辄汗出，神疲乏力，头晕心慌，咽干口燥，口渴欲饮，腰腿酸困，面色无华，消瘦，舌红少苔，脉细数无力。

西医诊断：糖尿病自主神经病变　　中医诊断：汗证

辨证审机：气阴两虚，虚火内生，阴津被扰。

治法：益气养阴，清热生津。　　方药：益气养阴汤

黄芪30克　黄精15克　牡蛎30克　浮小麦10克　生地黄15克　熟地黄15克　山药15克　北沙参15克　白芍20克　白术15克　石斛15克　五味子20克　麦冬15克　知母15克　黄连10克　天花粉10克。每日一剂水煎，分两次温服。

二诊：经服药七剂后，出汗大减，神疲乏力，咽干口燥，口渴欲饮等症均减。原方又服七剂。嘱糖尿病饮食，适当运动。

三诊：盗汗，自汗明显减少，诸症悉除。测空腹血糖7.1mol/L，餐后两小时血糖11.5mmol/L。原方再服七剂，巩固疗效，2月后随访，血糖稳定，汗症未发。

按语　此患者糖尿病史较长，阴津亏损，阴虚不能化气，致血虚精亏，气阴两伤，虚火内生，阴津被扰，不能自藏而外泄盗汗。《证治准绳·盗汗》说：“虚劳之病，或得之于大病后阴气未复，遗热尚留；或得之劳役、七情、色欲之火，衰耗阴精；或得之饮食药味，积成内热，皆有以伤损阴血，衰惫形气。阴气既虚，不能配阳，于是阳气内蒸，外为盗汗”。《素问·生气通天论》说：“阳者卫外而为固也。”久病正气耗伤，化源不足则阳气衰弱，不能固表，则见自汗。阴津亏损，则见口干舌燥，口渴欲饮。治宜益气养阴，清热生津。用黄芪、黄精、白术健脾益气，生地黄、熟地黄滋阴养血，知母、黄连清热泻火，浮小麦、五味子、牡蛎敛阴止汗，山萸肉以养阴护阴清热，益气和血。

二、温肾法治疗遗尿

病例：关某，男，72 岁，2008 年 5 月 17 日。

主诉：遗尿 1 月余。

病史：糖尿病史 10 余年，胰岛素治疗。脑梗死 6 年。近一月开始出现遗尿，口干，口渴，耳鸣，视物昏花，腰膝酸软，排尿无法自控，排尿不畅，尿量少，颜面虚浮或眼睑浮肿，患者因遗尿非常痛苦。西医对症治疗效果不显著。目前证，少腹部得温则舒，双下肢凉麻，望其舌质红，舌苔少，无津液，诊其脉弦细。血压 160/88mmHg。化验室报告血糖 8.3mmol/L，尿液分析正常，双肾及膀胱未见异常。

西医诊断：尿失禁　　**中医诊断**：遗尿

辨证审机：肾阳虚，膀胱失于约束。　**治法**：温肾滋阴，缩泉止遗。

方药：六味地黄丸加减

生地 15 克　山芋 15 克　山药 15 克　丹皮 15 克　茯苓 15 克　泽泻 15 克　桑螵蛸 15 克　益智仁 15 克　金樱子 15 克　覆盆子 15 克　熟地 15 克　甘草 5 克。七剂 水煎服，日服三次。

二诊：患者服用前方七剂后，口干、口渴消失。遗尿有所减轻。仍头晕耳鸣脉弦细。上方加黄芪 30 克，乌药 15 克，枸杞 15 克，菊花 15 克，继续口服一月。

方药：生地 15 克　山芋 15 克　山药 15 克　丹皮 15 克　茯苓 15 克　泽泻 15 克　桑螵蛸 15 克　益智仁 15 克　金樱子 15 克　覆盆子 15 克　熟地 15 克　甘草 5 克　黄芪 30 克　乌药 15 克　枸杞 15 克　菊花 15 克。每日一剂，日服三次。

三诊：患者病情改善，后改用丸剂，温阳缩泉止遗，如下方：

乌药 50 克　益智仁 50 克　桑螵蛸 50 克　金樱子 50 克　黄芪 50 克　覆盆子 50 克　菟丝子 50 克　肉苁蓉 50 克　五味子 50 克　茯苓 50 克　泽泻 50 克　熟地 50 克　炙附子 20 克。以上诸药，共为细末，每丸 8 克，每日三次口服。

上药服完，病情稳定，遗尿基本消失。

按语　该患消渴多年，以阳虚证状为主。肾主水，肾气下通于阴，小便者水液之余，膀胱者津液之府，肾阳不足，腑气虚冷，即不能温化水液，又不能约制水液之余，故尿自遗或不禁。下焦虚冷，小便不禁，多是肾阳虚的一个症状，常表明虚损程度波及肾及命门。患者开始治疗时，表现是上有阴虚内热证，下焦有虚寒证。首方以滋阴为主，清上焦热，熟地补肾气，益精髓；山芋酸温，滋肾益肝；山药滋肾补脾。经治疗，口干、口渴、耳鸣，明显好转。二方加用黄芪以补脾肾之阳；乌药、枸杞、菊花滋补肝肾明目，收到良好的效果。后方以缩泉丸为主方温肾，缩泉止遗。益智仁温肾纳气，固涩缩泉；乌药温散下焦虚冷，以助膀胱气化，固涩小便。肉苁蓉、菟丝子、附子加强温补肾阳之功，桑螵蛸、金樱子、覆盆子加强固涩缩泉之功。

秦克力治疗内科疑难杂病验案

秦克力，1957 年生，曾任黑龙江中医药大学附属第一医院副院长，现任黑龙江国医馆馆长、主任医师、教授、硕士生导师、黑龙江省名中医、黑龙江省卫生系统突出贡献中青年专家、特诊专家、黑龙江省医师协会第二届优秀医师、黑龙江省教育系统师德建设先进个人、国家中医药管理局保健康复系统专科带头人、黑龙江省保健委员会干部保健专家、黑龙江省科技经济顾问委员会社会民生专家，主编《内科学》，参编《今日中医内科》，擅治内科杂病及时病。

一、三仁汤加减治疗传染性单核细胞增多症

病案：王某，女，17岁，2010年7月24日。

主诉：发热1天。

病史：病患一天前外出后出现发热、恶风、汗出、头痛、咽痛，未用药治疗，症状加重，体温39.1℃，遂来我院就诊，急检血常规：淋巴细胞5.1×10^9/L，可见异型淋巴细胞，颈部淋巴结肿大，初步诊断为传染性单核细胞增多症，后作流式细胞检测，疑似恶性淋巴瘤。

初诊：发热，恶风，汗出，头痛，咽痛，食少纳呆，恶心未吐，面赤舌红，苔黄，脉濡数。

西医诊断：传染性单核细胞增多症　　**中医诊断**：湿温病

辨证审机：暑湿外感，湿热内蕴，气机失宣。

治法：清利湿热，宣畅气机，解表化浊。　　**方药**：三仁汤加减

苦杏仁15克　白豆蔻20克　生薏仁30克　厚朴10克　半夏10克　滑石30克　淡竹叶10克　甘草15克　牛蒡子15克　金银花10克　重楼15克　通草10克。二剂　水煎两次300ml，日早晚温服之。

二诊：2010年7月26日。该患服上方二剂，体温降至37.5-38℃，因疑似恶性淋巴瘤，先后于哈医大一院、三院及北京协和医院会诊，确诊为传染性单核细胞增多症，不排除恶性淋巴瘤，转诊期间继服上方五剂。

三诊：2010年8月2日。服药七剂，该患仍低热，体温37-37.8℃，身倦，食少纳呆，无汗出，无头痛，无咽痛，颈部淋巴结肿大明显减轻，仍头晕，日晡热甚，身热不扬，食少纳呆，大便不爽，舌红，苔腻，脉滑数。

方药：苦杏仁15克　白蔻仁20克　生薏仁30克　厚朴10克　半夏10克　砂仁15克　党参15克　炒白术15克　茯苓15克　甘草15克。十四剂　水煎两次300ml，日早晚温服之。

四诊：2010年8月17日。该患再次服药半月，无明显不适感，体温恢复正常，舌淡，苔薄白，脉濡缓。血常规示：淋巴细胞2.9×10^9/L，异型淋巴细胞消失，余正常，嘱患者停药。

五诊：半年后复诊，该患血常规检查未见异常，同时排除恶性淋巴瘤，但心中存惑。

按语　时值盛夏，感湿热温毒，出现发热、恶风、汗出、头痛之症，阳邪易伤脾胃，因此出现食少纳呆、恶心之症。化验检查及医大会诊均诊断为传染性单核细胞增多症，但按中医辨证，当时因暑湿当令，感受湿热之邪而发病，故以清利湿热、宣畅气机、解表化浊为法，在三仁汤中加入解表药，使湿化热清，邪有去路，透邪外出，以期药能胜病，服药后热势明显减轻。但因湿性黏滞重浊，与热相合，不宜骤化，该患三诊时，仍一派湿热之象，已无表证，治法改为开胃和中，祛湿清热之法，三仁汤加入健脾开胃和中之品。三周后热退，该患无特殊不适感，化验结果显示淋巴细胞轻度增高，余正常。根据中医“有是证，用是药”之原则，嘱患者停药。“体内自有大药，气血流通即是补”，保持心情舒畅，坚持锻炼，半年后患者复诊时，无特殊不适症状，血常规恢复正常，使病情获得痊愈。

本案恰当地运用三仁汤祛湿作用，充分地体现了中医的辨证论治，病始兼表证，运用三仁汤与

解表药相配伍，透邪外出，中期三仁汤配合调和脾胃之剂，使外湿得解，内湿得化，达到扶正祛邪之用，体现了“万病不退，宜从中取”这一原则。通过此例病人的诊治体会到中医治病首先要给邪以出路，邪去正安。其次注意扶正，以达“正气存内，邪不可干”的目的。该患得到了及时正确诊治，使其痊愈。

二、辨证治疗急性淋巴细胞白血病继发感染

病案：闻某，男，80岁，2013年5月20日。

主诉：紫癜30天伴便血，发热21天。

病史：该患30天前无明显诱因出现紫癜，同时伴有食欲不振，腹胀，手足心热，就诊于哈医大一院血液科，确诊为“急性淋巴细胞白血病”，并进行对症治疗，治疗第9天，该患出现高热，体温39.6℃，便脓血，皮肤大面积紫斑，血常规示：WBC 1.2×10^9/L，RBC 1.5×10^{12}/L，HgB 35g/L，PLT 4×10^9/L，约余会诊。

初诊：神清面赤，精神萎靡，发热，不食，腹胀痛，皮肤大面积瘀斑，脓血便，气味臭秽，日4-5次，舌质紫暗，少苔，边有瘀斑，脉细数。

西医诊断：急性淋巴细胞白血病继发感染　　**中医诊断**：紫斑

辨证审机：气阴两虚，阴虚火旺，血不循经。　**治法**：滋阴降火、清热凉血。

方药1（口服）：青蒿鳖甲汤加减

青蒿15克　鳖甲15克　知母20克　生地黄15克　牡丹皮10克　重楼15克　金银花10克　白薇15克。三剂　水煎两次，分两次温服之。

方药2（灌肠）：

大黄15克　牡丹皮15克　桃仁15克　白头翁15克　马齿苋20克　三七10克。三剂　水煎去滓，分两次保留灌肠。

二诊：2013年5月23日。服药及灌肠三剂，体温降至37.8℃，便脓血日1-2次。仍紫癜、紫斑较为明显，乏力、腹胀痛、食欲不振，舌质紫暗，少苔，边有瘀斑，脉细数，紫斑明显。

方药1（口服）：青蒿10克　鳖甲10克　知母15克　生地黄15克　牡丹皮10克　西洋参15克　重楼15克　金银花10克　仙鹤草30克　白及15克　茜草15克　侧柏炭15克。四剂　水煎两次，分两次温服之。

方药2（灌肠）：继用上方四剂。

三诊：2013年5月27日。两诊口服及灌肠中药七剂，脓血便消失，体温降至正常，紫斑减少，乏力、腹胀痛、食欲不振明显。舌质略暗，少苔，脉虚细。停用灌肠方。

方药：青蒿10克　鳖甲10克　西洋参15克　重楼10克　金银花10克　仙鹤草30克　白及15克　茜草15克　侧柏炭15克　鸡内金15克　厚朴10克　砂仁15克　焦三仙各15克。十四剂　水煎两次，分两次温服之。

四诊：2013年6月11日。三诊服药二十一剂，紫斑基本消失，乏力、腹胀痛、食欲不振明显减轻。血常规复查：WBC 4.7×10^9/L，RBC 2.5×10^{12}/L，HgB 51g/L，PLT 23×10^9/L。

方药：黄芪30克　当归10克　党参15克　黄精15克　何首乌15克　桑葚15克　生地黄15克　砂仁15克　陈皮15克　阿胶15克　西洋参15克　仙鹤草30克。三十剂　水煎两次，分两次温服之。

五诊：2013年7月11日。四诊服药五十一剂，患者偶有乏力、食欲尚可。血常规复查：WBC

$8.3\times10^9/L$，RBC $3.4\times10^{12}/L$，HgB 67g/L，PLT $65\times10^9/L$。后以此方配成丸药，服药3个月，病情稳定，无明显不适主诉，基本生活自理。

按语 该患属老年患者，素体气阴两虚，气为血之帅，气虚不能统摄血液而致血不归常道妄行出现紫癜；年势较高，肝肾阴虚，肝主藏血，肝虚血热不能潜藏而致血溢脉外出现紫癜，“肾为肝之母，肾藏精，肝藏血，肾阴亏虚，精枯血耗，虚阳外越，此虚劳发热之源也”，故该患治疗过程中出现发热。热迫血溢，血败肉腐，继而出现便脓血，气虚不摄，故大便次数增多。初诊以滋阴降火，清热凉血为法，青蒿鳖甲汤加减应用，并配合釜底抽薪、通腑泄热之灌肠药物。三剂后，热证减轻，日便1-2次，次数明显减少，质稀，少量脓血。二诊在上方的基础上加入西洋参以益气养阴，仙鹤草、白及、茜草凉血止血，侧柏炭收敛止血，继续前方灌肠。该患用药七天，三诊症状明显好转，益气收敛浮越之阳，加之通腑泄热，使体温、大便恢复正常。在这一诊疗过程中充分体现了“调气以和血”之法则，故仅七天脓血便完全消失。三诊时该患气虚较明显，气虚血无所统，血无所附，仍有紫斑，故在滋阴凉血基础上加入健脾之剂。脾胃为后天之本，气血生化之源，脾主统血，故服用二十一剂后，紫斑消失，其他症状明显减轻，但化验检查血小板仍少，肾精亏虚较明显，“精不足者补之以味”，健脾益气补血上加补益肾精之药，首乌、桑葚、生地、黄精，加之血肉有情之品阿胶，坚持服用五十一剂后，症状及化验检查改善，后将此方配成丸剂，再服三个月，无明显不适主诉。诊此疾病深刻体会到中医辨证论治的精髓及阴阳气血的关系，临证时复杂病情应注意气血双调，阴中求阳，阳中求阴，以致达到阴平阳秘，而不至于偏失，故施治奏效。

三、阴阳升降散治疗格林巴利综合征

病案：吴某，男，13岁，2009年8月25日。

主诉：双下肢瘫痪1年。

病史：患者一年前无明显诱因出现双下肢无力，曾在当地医院检查诊断为骨结核，抗结核治疗半年后病情加重，不能行走，转入哈医大治疗，诊断为“格林巴利综合征”，给予激素、丙种球蛋白治疗一周后出院，该患仍双下肢瘫痪，半年后出现肌肉萎缩，故来我院就诊。

初诊：消瘦，乏力，双下肢瘫痪及肢体麻木，舌质淡，苔白，脉虚缓。查体示双下肢肌力为Ⅱ级伴双下肢腱反射明显减弱。进行脑脊液穿刺示：WBC $3.0\times10^9/L$，蛋白 0.75g/L。血常规：WBC $5.0\times10^9/L$，PLT $365\times10^9/L$，可见异型淋巴，并可见脑脊液蛋白—细胞分离象。

西医诊断：格林巴利综合征　　中医诊断：痿证

辨证审机：脾胃虚弱，升降失调。　　治法：燮理脾阴胃阳，益气补血。

方药：阴阳升降散

干姜15克　石膏20克　西洋参10克　当归15克　黄芪50克　炙麻黄10克　苦杏仁15克　川芎15克　炙甘草15克。七剂 水煎两次，分两次温服之。

二诊：2009年9月2日。服药七剂，自觉下肢无力伴肢体麻木，但可在房间内站立行走2-3米，仍乏力，效不更方。继服上方七剂。

三诊：2009年9月10日。两诊服药十四剂，肢体麻木稍有缓解，可自行行走1个小时以上，乏力稍有减轻，舌质淡，苔白，脉缓。

方药：干姜10克　石膏15克　西洋参10克　当归15克　黄芪50克　炙麻黄 5克　苦杏仁15克　川芎15克　炙甘草15克　茯苓15克　炒白术15克　陈皮15克　党参15克。十四剂 水煎两次，分两次温服之。

四诊：2009 年 9 月 25 日。三诊服药二十八剂，下肢乏力及肢体麻木消失，行走自如，精力恢复正常。

按语 格林巴利综合征，祖国医学认为其属痿证范围。因痿证以四肢瘫痪为特征。病之关键，无外乎脾胃。脾胃为病，而致肌肉四肢不用者，基于以下两条病机：一为脾胃虚弱，四肢渐不得水谷之气；二为脾胃并非素虚，而是因为脾胃居于中焦，为上下之枢纽，气血阴阳升降之通道，脾主升，体阴而用阳；胃主降，体阳而用阴。脾气主升，有赖于阳气助，因“脾为阴土，得阳始运”；胃气主降，亦有赖于阴气相助，因“胃为阳土，得阴则安”。若阳不助脾，则脾气不升，阴不助胃，则胃气不降，若此时升降失调则易致四肢不禀水谷之气而致瘫痪。中医传统理论“治痿独取阳明”是也，我们在此理论基础上，增加了治脾的理论，由此产生了脾阴胃阳学说。阴阳升降散为自拟经验方。“胃喜柔润”，当以阴药助之以降；“脾喜刚燥”，当以阳药助之以升。方中石膏辛微寒而柔润，质重而具沉降之能；干姜辛温刚燥，守而能散，具温升宣通之力。二药相和，可使脾升胃降，还其气化之常，四肢均得禀水谷之气矣。故此二药为本方之根本，然患者素虚，故方中加入当归、黄芪，取当归补血汤之意，再加入西洋参益气补血；“久病必瘀”，故方中加入川芎，行气活血。炙麻黄、苦杏仁，一升一降，调节上下之气机，炙甘草调和诸药。服药十四剂之后，乏力有所减轻，肢体麻木稍有缓解，故方中加入异功散，调补中州，补益后天之本，此方可为现代医家提供一些新的思路。

四、紫癜圣愈汤治疗过敏性紫癜

病案：李某，男，32 岁，2015 年 4 月 5 日。

主诉：间断性双下肢紫癜 3 年，加重 1 周。

病史：3 年前因劳累后出现双下肢紫癜，关节疼痛，查尿常规示：潜血（3+），蛋白（2+），应用激素及抗过敏药物 1 个月后双下肢紫癜、关节疼痛消失，尿常规检查正常。1 年后复查尿常规显示尿蛋白（2+），尿潜血（2+），无其他不适感，于当地医院口服中药 1 年余，尿蛋白及潜血无明显好转。1 周前患者因劳累后再次出现双下肢紫癜，遂就诊于我院。

初诊：双下肢针尖样大小紫癜，食少纳呆，少气懒言，困倦乏力，自汗、腰痛，舌质略暗红，苔微黄，脉细涩。查尿常规：尿蛋白（2+），尿潜血（2+）。

西医诊断：过敏性紫癜，紫癜性肾炎　　中医诊断：紫癜风

辨证审机：气阴两虚，瘀血停滞。　　治法：益气养阴，凉血止血。

方药：紫癜圣愈汤

仙鹤草 30 克　茜草 15 克　白及 15 克　补骨脂 15 克　旱莲草 15 克　女贞子 15 克　大蓟 15 克　小蓟 15 克　黄芪 15 克　薏苡仁 15 克　生山药 15 克　芡实 15 克　桑螵蛸 15 克　生地 15 克　三七粉 10 克　炙甘草 15 克。七剂 水煎两次，分两次温服之。

二诊：2015 年 4 月 12 日。服药七剂，双下肢紫癜明显减少，查尿常规：尿蛋白（+），潜血（+），效不更方，继服上方七剂。

三诊：2015 年 4 月 19 日。两诊服药十四剂，双下肢紫癜消失，查尿常规：尿蛋白和潜血皆转为阴性，腰痛明显减轻，食少纳呆、少气懒言、困倦乏力、自汗等症状未见明显好转。舌质淡、苔白、脉细弱。

方药：黄芪 30 克　白术 15 克　防风 10 克　桂枝 15 克　白芍 15 克　炙甘草 15 克　黄精 15 克　蝉蜕 15 克　仙鹤草 15 克　茜草 15 克　紫河车 2 具（分为 14 份）。十四剂 水煎两次，分两

次温服之。

初诊给予益气养阴、凉血止血药十四剂，紫癜消失，尿蛋白、潜血转阴。三诊服药十四剂，食欲转佳，精力旺盛，汗自止。

按语 过敏性紫癜属于中医“肌衄”“斑毒”“血证”“紫癜风”等范畴。疾病早期风邪作祟，“风为百病之长，善行而数变”，且“风为阳邪”易化热化火，热迫血行，血溢脉外，发为紫癜；病情迁延，易致肾气阴两虚，虚火妄动，扰络妄行，可致尿血，尿中常见潜血、蛋白。故本病病位在血分，从血论治是本病治疗的关键所在。唐容川《血证论》中称“止血、祛瘀、宁血、补虚”是通治血证之大纲，笔者在长期临床实践中结合“止血，祛瘀，宁血，补虚”大法，创立自拟方：紫癜圣愈汤。方中“止血”选用仙鹤草、白及苦涩收敛止血为主，止血的过程中易出现瘀血情况加重，故在“止血”的过程中加入“祛瘀”之药物：茜草、三七，以达到血止不留瘀的目的。大蓟、小蓟、生地入血分清热，以“宁血”。然患者脾胃虚弱、肝肾不足，攻伐太过，易致正气更虚。故方中加入“补虚”药物，以达驱邪不伤正，扶正不留邪的目的。旱莲草、女贞子入肝肾经，滋补肝肾之阴，补骨脂补肾助阳，芡实、桑螵蛸益肾固精，黄芪、生山药、薏苡仁，补肾固精，利湿降浊。患者服用紫癜圣愈散十四剂后，邪气殆尽，而正气不足。故应用玉屏风散固表止汗，扶正祛邪。加入桂枝、芍药调和营卫，黄精补益脾气，紫河车为“血肉有情之品”，可益气养血、温肾补精，符合“未病先防、已病防变、瘥后防复”的传统理论，达到“治未病”的目的。

总之，本病不同时期有不同的治法，早期治疗以驱邪为主兼以益肾固本；然“久病必虚”，后期治疗以扶正为主兼以驱邪，并且在每期的治法中又分别渗透着止血、祛瘀、宁血、补虚的大原则，故在本病例中取得了良好的治疗效果。

孙艳春治疗内科疑难杂病验案

孙艳春，1965 年生，毕业于黑龙江中医药大学，七台河市中医医院中医内科学科带头人，为黑龙江省第三批中青年名中医，七台河市德艺双馨名医。擅治内科疑难杂病，尤以脑病、肝病、风湿病为主。

一、山甲软肝煎治疗肝硬化脾大

病案：郭某，男，52 岁，1996 年 7 月 6 日。

主诉：胁痛 1 月，加重 1 周。

病史：该病人慢性乙型肝炎 20 年，未经系统治疗，自觉乏力恶心。于 1 月前生气后两胁疼痛，脘闷不舒，恶寒怯冷，纳差乏力，厌食油腻，近 1 周加重。

初诊：胁痛，两胁下癥块，脘闷不舒，恶寒怯冷，纳差乏力，厌食油腻，便溏，少寐多梦，舌质暗红苔白略腻，脉弦略细。乙肝系列：乙肝表面抗原、e 抗体、核心抗体均（+），余（−），肝功：谷丙转氨酶 96U/L，谷草转氨酶 110U/L，碱性磷酸酶 210U/L，白球比为 1.1，彩超示：右肝斜径 148mm，脾大 48mm×146mm，门静脉主干内径 14mm，血常规：白细胞：2.9×10^9/L，血小板 70×10^9/L。

西医诊断：肝硬化失代偿期，脾大　　**中医诊断**：胁痛，癥瘕

辨证审机：肝气郁滞日久，瘀血停于胁下，痹阻脉络，瘀血停滞。

治法：活血化瘀，软坚散结。　　**方药**：山甲软肝煎

陈皮 10 克　炙甘草 5 克　莪术 10 克　三七粉 3 克（冲）　当归 20 克　党参 15 克　柴胡 10 克　山甲粉 3 克（冲）　茯苓 20 克　白术 20 克　半夏 10 克　鳖甲粉 6 克（冲）　肉桂 5 克　菟丝子 10 克　黄芪 20 克　炒白芍 20 克　山药 20 克　肉豆蔻 20 克　丹参 20 克　香附 10 克　郁金 15 克　山楂 20 克。七剂 水煎两次，分两次温服之。

二诊：1996 年 7 月 13 日。恶心消失，食欲改善，胁肋疼痛缓解，现胁肋胀痛，脘闷不舒，恶寒便溏，舌质暗红苔白，脉弦略细。效不更方，上方加良姜 15 克。

方药：陈皮 10 克　良姜 15 克　莪术 10 克　山甲粉 3 克（冲）　当归 20 克　党参 15 克　柴胡 10 克　三七粉 3 克（冲）　茯苓 20 克　白术 20 克　半夏 10 克　鳖甲粉 6 克（冲）　肉桂 5 克　菟丝子 10 克　黄芪 20 克　炒白芍 20 克　山药 20 克　肉豆蔻 20 克　丹参 20 克　香附 10 克　炙甘草 5 克　郁金 15 克　山楂 20 克。十四剂 水煎两次，分两次温服之。

三诊：1996 年 7 月 28 日。乏力胁痛缓解，恶心脘闷消失，仍便溏，舌质转淡，苔白，脉弦。复查彩超示：右肝斜径 122mm，脾大 40mm×136mm，门静脉主干内径 13mm，血常规：白细胞 3.5×10^9/L，血小板 90×10^9/L，复查肝功、凝血酶原时间均正常，仍以上方加减治疗，二个月后自觉症状消失，复查各项生化指标均正常，随访半年未再复发。

按语　山甲软肝煎属自拟方，适用于胁痛气滞血瘀日久虚证病人。肝硬化脾大证属中医“胁痛”“癥瘕”范畴，本例病人属“久病必瘀”“久病必虚”，治宜标本兼治，恐伤伐太过，损伤正气。方中山甲咸寒入肝胃经，活血散结，性善走窜；鳖甲咸平，入肝脾肾经，能滋阴软坚、散结消痞；丹参、三七、莪术活血化瘀；黄芪补气；茯苓、白术健脾利湿；柴胡、郁金、香附疏肝理气；当归补血活血；山药、肉豆蔻健脾止泻；半夏、陈皮降逆止呕；白芍养血柔肝、缓急止痛；山楂消食化瘀；良姜散寒止痛、和中止呕；肉桂温肾散寒；菟丝子滋补肝肾，全方共奏补气健脾益肾、疏肝理气、活血化瘀、软肝散结之功。本方特点：重用血肉有情之品以软坚散结，活血而不伤正，祛瘀血而不伤新血，同时注意温养脾肾，使正复邪去，顽疾自愈。

二、三龙三虫汤治疗类风湿性关节炎

病案：王某，女，20 岁，1997 年 7 月 18 日。

主诉：双手小关节肿痛 5 年余，加重 1 月。

病史：5 年前出现双手小关节肿痛，乏力，畏寒肢冷，便溏，未加注意，曾口服“炎痛息康”疗效不著，于近 1 个月来淋雨后双手小关节疼痛加剧，遇寒痛剧，伴有晨僵，双手指近端指间关节梭形改变。实验室检查：类风湿因子：阳性，抗链球菌溶血素 O：380IU/ml，血沉：45mm/h。

初诊：双手小关节僵硬肿胀疼痛难忍，呈梭形改变，晨僵 1 小时，畏寒肢冷，纳差乏力，便溏，舌淡苔薄白，脉弦紧。类风湿因子：阳性，抗链球菌溶血素 O：380IU/ml，血沉：45mm/h。

西医诊断：类风湿性关节炎　　**中医诊断**：痹证（尪痹）

辨证审机：风寒湿邪侵袭，气血凝滞不行，经络闭塞不通。

治法：散寒除湿，搜风止痛。　　**方药**：三龙三虫汤加味

地龙15克 乌梢蛇20克 穿山龙20克 土虫10克 全蝎 5 克 蜈蚣 2 条 桂枝20克 制附子 10 克（先煎） 桑枝 15 克 羌活 15 克 人参 5 克 黄芪 20 克。七剂 水煎两次，分两次温服之。

二诊：1997 年 7 月 25 日。服药 1 周，双手小关节疼痛明显缓解，晨僵时间缩短为 40 分钟，畏寒肢冷，便溏改善，食欲改善，舌淡苔薄白，脉略弦紧，此乃风寒湿邪侵袭，气血不畅，经络闭塞不通之象，继以散寒温阳搜风通络为主。

地龙15克 乌梢蛇20克 穿山龙20克 土虫10克 全蝎 5 克 蜈蚣 2 条 桂枝20克 制附子 10 克（先煎） 桑枝 15 克 羌活 15 克 党参 15 克 黄芪 20 克 良姜 15 克 焦三仙各 10 克。七剂 水煎两次，分两次温服之。

三诊：1997 年 8 月 2 日。两诊服药十四剂病情明显好转，双手小关节疼痛基本消失，仍有晨僵，晨僵时间为 30 分钟，畏寒便溏改善，食欲改善，舌淡苔薄白，脉弦略紧。类风湿因子：阴性，抗链球菌溶血素 O：210IU/ml，血沉：30mm/h。继以散寒温阳搜风通络为主，上方七剂，水煎两次，分两次温服之。

四诊：1997 年 8 月 9 日。双手小关节疼痛消失，梭形改变基本消失，晨僵亦基本消失，舌淡苔薄白，脉弦。类风湿因子：阴性，抗链球菌溶血素 O：180IU/ml，血沉：20mm/h。改服三龙三虫丸以维善后，仍以散寒温阳搜风通络为主。

地龙45克 乌梢蛇60克 穿山龙60克 土虫30克 全蝎15克 蜈蚣 6 条 桂枝60克 制附子 30 克。以上诸药，共为细末，炼蜜为丸，每丸重 9 克，一日两次，每次 1 丸，温水送下。

上药配一料，服尽诸症未再复发，嘱再服一剂，巩固疗效，随访未再复发。

按语 三龙三虫汤为自拟方，专治风湿久痹顽痹。类风湿性关节炎属中医痹证“尪痹”范畴，是肝肾亏虚，风寒湿之气杂至合而为痹，痹证日久，可虚实并见，此乃邪气久羁，深入经髓骨骱，气血凝滞不行，经络闭塞不通为顽痹，非血肉有情之品不能透达。因虫类药通经活络走窜之力最强最速，内而脏腑外而经络，凡气血凝滞之处皆能透达。本方剂主以三龙三虫搜剔风邪、通络止痛；辅以桂枝引经；附子温阳通脉；加桑枝、羌活温通上肢经脉；人参、黄芪大补元气，共奏祛风胜湿，温阳通脉之效。

三、桂枝甘草龙骨牡蛎汤合右归饮治疗心悸

病案：王某，男，53 岁，2008 年 11 月 2 日。

主诉：心悸 10 年，加重 1 个月。

病史：该病人于 10 年前出现心悸，时发时止，发作时 5-30 分钟，逐渐加重至 30 分钟至 3 天不等，近 1 个月劳累后发作次数增加，每天 3-5 次不等，伴有胸闷头晕乏力，偶有晕厥。心电图示：阵发性室上性心动过速，心率 160-220 次不等，曾予“西地兰”“三磷酸腺苷”“维拉帕米”缓解后仍复发。

初诊：心悸时发时止，伴有胸闷头晕乏力，面色晦暗，畏寒肢冷，腰膝酸软，尿频便溏，舌淡苔白，脉沉细而数。

西医诊断：阵发性室上性心动过速 中医诊断：心悸

辨证审机：肾阳亏虚，久致心阳不振，心失温养。

治法：温补阳气，振奋心阳。 方药：桂枝甘草龙骨牡蛎汤合右归饮

桂枝 20 克 甘草 10 克 肉桂 10 克 龙骨 30 克（先煎） 熟地 25 克 山药 20 克 山萸肉

20克 牡蛎30克（先煎） 当归15克 杜仲20克 肉苁蓉15克 附子10克（先煎） 仙灵脾15克 枸杞子10克 菟丝子15克 鹿角胶10克（烊化）。七剂 水煎两次，分两次温服之。

二诊：2008年11月9日。服上方七剂，心悸明显缓解，发作次数由每天3-5次减至1次，畏寒肢冷尿频便溏及胸闷头晕均减轻，效不更方，以前法调治加党参15克，十四剂水煎两次，分两次温服之。

三诊：2008年11月23日。两诊服药二十一剂，心悸基本消失，3-5天发作1次，胸闷头晕腰膝酸软消失，二便正常，继服前方调治，连服35天后，病人心悸基本消失，偶有发作，周身有力，能正常参加劳动，无胸闷头晕等不适症状，后将此方配成颗粒制剂，连服1月，病情稳定。

按语 此病人阵发性室上性心动过速是心律失常较顽固的一种，西医用西地兰，三磷酸腺苷，维拉帕米，1，6-二磷酸果糖，胺碘酮等注射用药，效果不稳定，易反复发作，病人发作欲死，非常痛苦。用中药桂枝甘草龙骨牡蛎汤合右归饮治疗该心悸，效果显著，免去反复住院的困扰。桂枝甘草龙骨牡蛎汤为《金匮要略》治虚劳失精方，如《血痹虚劳病脉证并治第六篇》中云："夫失精家少腹弦急，阴头寒，目眩，发落，脉极虚芤迟，为清谷，亡血，失精。脉得诸芤动微紧，男子失精，女子梦交，桂枝加龙骨牡蛎汤主之"。本方中桂枝、甘草温通心阳以复心脉；龙骨、牡蛎滋阴潜阳，收敛潜镇固摄心阳；附子、肉桂辛热之品引火归元，温通肾阳；肉苁蓉、仙灵脾、菟丝子、鹿角胶、杜仲补肾中之阳；熟地、山萸肉、枸杞子补肾养血；当归养血补血，全方共奏温肾摄精温通心阳之效。本方特点：心肾同补，温肾阳摄心阳，肾阳为人体阳气之根本，是元阳真阳，肾中精气充足，阳气旺盛，则心阳振奋，心肾相交，阴阳相济而成否极泰来之大道。

杨晓宁验案

杨晓宁，1957年生，黑龙江省第三批中青年名中医，1983年就职于齐齐哈尔市第一院中医科，现任中医科主任，黑龙江省中医药管理局中医老年病重点专科带头人，齐齐哈尔市中医老年学科梯队带头人。曾获市（厅）级科技进步一等奖3项，二等奖2项；著有《妇产科常见疾病诊治与护理》一书。擅治老年冠心病、中风病、慢性肾病、慢性肝病等内科疑难杂症。

一、荆芥连翘汤合痛泻要方治慢性结肠炎

病案：吴某，男，40岁，2013年10月11日。

主诉：腹泻伴黏液血便2年余。

病史：患者2年前开始出现腹泻，腹泻前伴肠鸣腹痛，时伴红色黏液，肛门下坠感，吃辛辣油腻食物后加重，情绪焦虑时病情也加重，西医诊断为慢性结肠炎，服多种西药，病情时好时坏。

初诊：患者形体肥胖，急躁易怒，腹痛腹泻，黏液血便，肛门坠胀不舒，进食好，口干苦，小便微黄，舌红苔黄腻，脉滑数。

西医诊断：慢性结肠炎 **中医诊断**：泄泻

辨证审机：肝郁气结，大肠湿热。 **治法**：清利湿热，泻肝补脾。

方药：荆芥15克 连翘15克 白芷10克 薄荷10克 黄连10克 黄芩10克 生地10克 柴胡10克 枳壳10克 焦白术15克 防风30克 白芍30克 陈皮10克 甘草10克 乌梅10克。七剂 水煎取汁400ml，早晚各一次，口服。

嘱其节制饮食，调节心情。

二诊：2013年10月18日。大便次数减少，每天2-3次，腹痛、黏液血便、肛门坠胀均减轻，舌脉同前，效不更方，继服上方七剂。

三诊：2013年10月25日。大便每日1-2次，仍有少许红的黏液，上方加地榆炭10克，大黄炭10克，七剂。

四诊：2013年11月2日。二便正常，余症消失，改用补脾益肠丸，服一个月，补脾固肠。

按语 荆芥连翘汤在晚清沈金鳌《杂病源流犀烛·内伤外感门》中记载，日本一贯堂医学方中，加入黄连、黄芩，视为青年腺病体质的调理方，有散风理气泻火解毒的功效，同用于红肿热痛为特征的头面部炎症；痛泻要方泻肝补脾，为治疗肝郁脾虚泄泻的常用方，笔者近年用上述二方加减治疗数例慢性结肠炎效果显著。

二、运少阳枢机平阴阳治失眠

病案：葛某，男，50岁，2012年5月7日。

主诉：失眠2年，加重1周。

病史：患者2年前出现入睡困难，睡后易醒，每晚睡眠时间不足4小时，甚至彻夜不眠，近一周上述症状加重。病程中曾中西药并进，针灸按摩，见效甚微。

初诊：失眠，情绪低落，食欲不佳，自觉腹中有气体上冲，继而头晕，形寒肢冷，大便尚调，舌质暗，苔白滑微黄，脉沉弦。

西医诊断：睡眠障碍　　中医诊断：不寐

辨证审机：少阳枢机不利，阴阳失调。　　方药：小柴胡汤和苓桂术甘汤加减

柴胡10克 半夏30克 黄芩10克 人参10克 炙甘草10克 茯苓30克 桂枝15克 焦白术15克 夏枯草30克 甘松15克 生姜 7 片 大枣 5 枚。七剂 水煎取汁400ml，早晚各一次，口服。

嘱患者放松心情，调节情绪。

二诊：2012年5月14日。药后已能熟睡6-7小时，情绪转佳，自觉腹中气体减少，效不更方，继服七剂。

三诊：2012年5月21日。诸症痊愈，嘱其口服柏子养心丸1个月善其后。

按语 纵观此证，查前医多治以养心安神、养阴清热、重镇安神、益气健脾和胃等。虑及失眠病因繁多，但总属阴阳失调，阳不交阴，治疗也当着眼于调和阴阳，遂依法治之。《类证治裁》云：“阳气自动而静，则寐；阴气自静而动，则寤。不寐者，病在阳不交阴也。”阳护于外，阴守于内，通过少阳枢机运转而阴阳交配。今病在少阳枢机不运，气血运行紊乱，阳气不交于阴。小柴胡汤为运转少阳枢机之专方，正切本案之病机。《伤寒论》云：“伤寒若吐若下后，心下逆满，气上冲胸，起者头眩，脉沉紧……茯苓桂枝白术甘草汤主之。”亦正和病人之证。

三、滋阴活血法治疗顽固性心绞痛

病案：杨某，男，62岁，2014年6月3日。

主诉：反复发作心前区疼痛3年余。

病史：患者3年前出现劳累后心前区疼痛，伴胸闷、气短、乏力，发作时口服硝酸甘油可缓解，平素口服单硝酸异山梨酯、美托洛尔、通心络胶囊等药物，也曾口服血府逐瘀汤、瓜蒌薤白半夏汤等方药，效果不佳，疼痛仍反复发作。做冠脉血管造影检查（CTA），显示右冠状动脉及左冠状动脉前降支狭窄50%-55%。

初诊：形体消瘦，面色潮红，烦热失眠，唇色紫暗，大便干，舌红无苔，脉细数。

西医诊断：冠心病心绞痛　　　　　　**中医诊断**：胸痹心痛

辨证审机：阴虚血瘀，心脉闭阻。

方药：玄参45克　麦冬20克　生地20克　黄精20克　炒枣仁20克　郁金30克　蒲黄15克　五灵脂10克　川芎10克　葛根15克　木香10克　生麦芽30克。七剂 水煎取汁600ml，日三次，口服。

嘱其忌食辛辣，调节情志。

二诊：2014年6月10日。药后心绞痛发作频率明显减少，睡眠改善，烦热减轻，大便正常，唇色暗，舌红，脉数。方以对证，效不更方，继服七剂。

三诊：2014年6月17日。自二诊后已无心绞痛发作，烦热消失，大便调，唇色淡红，舌红，脉沉细。原方去木香，玄参减为30克，郁金减为10克，加陈皮15克、砂仁6克，继服十剂，巩固疗效。

四诊：2014年6月27日。诸症痊愈，嘱其继续美托洛尔、阿司匹林、通心络胶囊规律口服。

随访至今未复发。

按语　冠心病心绞痛属中医学“胸痹”“心痛”范畴。属本虚标实之证，多属气血阴阳亏虚，瘀血、痰饮阻滞所致。笔者体会在运用西药同时，配以中药调节人体气血阴阳平衡，常会取得满意疗效。但应辨证施治，不能通用辛温通络之法，本病属于阴虚血燥，热灼血瘀闭阻心脉而发。用滋阴活血，通脉止痛之法，以增液汤为基础，恰对病机，疗效显著。本方中重用玄参，《本草正义》言：“玄参，禀至阴之性，专主热病，味苦则泄降下行，故能治脏腑热结等证。味又辛而微咸，故直走血分而通血瘀。”现代研究也证实，玄参提取物能明显增加离体兔心冠脉血流，对家兔心肌缺血有保护作用。

杨晓霞治疗内科疑难杂病验案

杨晓霞，1967年生，现任黑龙江省鹤岗市矿业集团公司总医院中西医结合科主任，黑龙江省第三批名中医，黑龙江省中医内分泌学会副主任委员，黑龙江省中西医结合学会委员，黑龙江省中医学会委员，黑龙江省创面处理学会委员，鹤岗市医学会常务理事、中医学会副主任委员、医疗鉴定委员会专家库成员。鹤岗市十佳名中医，鹤岗市首届优秀医生，鹤岗市优秀人才，鹤矿集团第三届专业技术拔尖人才。擅治内科疑难杂病。

一、阳和汤加减治疗下肢动脉硬化性闭塞症

病案：张某，男，65岁，2012年10月9日。

主诉：左下肢间歇性跛行1个月。

病史：该患平素自觉左下肢发凉，未加注意，近1个月行走约800米后出现左下肢间歇性跛行，查彩超示：左下肢股浅动脉起始段前后壁可见混合性斑块，致管腔狭窄，狭窄率在70%-89%，可见微弱动脉血流信号。诊断“下肢动脉硬化闭塞症”，给予改善循环等治疗，病情无明显好转。发病过程中无左下肢静息痛。

初诊：左下肢发凉，麻木，行走约800米后出现左下肢间歇性跛行，遇冷加重，左下肢皮温低，皮色正常，左足背动脉搏动减弱，舌质淡，舌苔白，脉沉弦。彩超示：左下肢股浅动脉起始段前后壁可见混合性斑块，致管腔狭窄，狭窄率在70%-89%，可见微弱动脉血流信号。

西医诊断：左下肢动脉硬化性闭塞症　　　**中医诊断**：脉痹

辨证审机：脾肾阳气不足，不能温养四肢，复感寒湿之邪，则气血凝滞，经络阻遏，不通则痛。

治法：温阳散寒，通脉止痛。　　　　　**方药**：阳和汤加减

黄芪30克　肉桂10克　熟地黄15克　鹿角胶10克　当归20克　丹参20克　地龙15克　水蛭10克　牛膝15克　鸡血藤20克　莪术15克　甘草10克。十剂　水煎两次，分两次温服之。

二诊：2012年10月19日。服药十剂，左下肢发凉，麻木，行走约1000米后出现左下肢间歇性跛行，遇冷加重症状减轻，左下肢皮温低，皮色正常，左足背动脉搏动减弱，舌质淡，舌苔白，脉沉弦。饮食二便正常。继续服二诊的方药十剂。

三诊：2012年10月29日。服药二十剂，左下肢发凉，麻木，行走约1500米后出现左下肢间歇性跛行，遇冷加重症状减轻，左下肢皮温低，皮色正常，左足背动脉搏动减弱，舌质淡，舌苔白，脉沉弦。

方药：黄芪30克　肉桂10克　熟地黄15克　鹿角胶10克　当归20克　丹参20克　鸡血藤20克　地龙15克　水蛭10克　牛膝15克　莪术15克　白芍20克　甘草10克。七剂　水煎两次，分两次温服之。

四诊：2012年11月5日。服药二十七剂，左下肢发凉，麻木，遇冷加重症状减轻，无左下肢间歇性跛行，左下肢皮温略低，皮色正常，左足背动脉搏动减弱，舌质淡红，舌苔薄白，脉弦。

黄芪30克　桂枝10克　熟地黄15克　鹿角胶10克　当归20克　川芎15克　鸡血藤20克　地龙15克　白芍20克　牛膝15克　莪术15克　甘草10克。七剂　水煎两次，分两次温服之。

五诊：2012年11月12日。服药三十四剂，上述诸症基本消失，左下肢皮温略低，皮色正常，左足背动脉搏动减弱，舌质淡红，舌苔薄白，脉弦。

黄芪30克　桂枝10克　熟地黄15克　莪术15克　当归20克　川芎15克　地龙15克　白芍20克　甘草10克　牛膝15克　鸡血藤20克。七剂　水煎两次，分两次温服之。

六诊：2012年12月19日。服药四十一剂，患者自觉症状消失，左下肢皮色正常，皮温正常，左足背动脉搏动减弱，舌质淡红，舌苔薄白，脉沉弦。以五诊方药三剂共研细末，每日早晚10克口服。

按语　下肢动脉硬化性闭塞症属中医学“脉痹”“脱疽”等范畴，系中老年人之气血虚衰，气血瘀滞，日久阳虚寒凝，脉络不通为病。《灵枢·营卫生会篇》指出：“老者气血衰，气道涩，易于瘀滞”，“气血者，喜温而恶寒，寒则涩不能流，浊则消而去之”。根据病人气血虚衰，寒凝血瘀的基本病机和辨证特点方以阳和汤加减，治以温阳散寒，通脉止痛。方剂中以黄芪、肉桂、熟地

黄、鹿角胶、当归等补气养血温阳散寒为主，丹参、地龙、水蛭活血化瘀通脉为辅，牛膝引血下行，甘草调和诸药。现代药理研究表明，黄芪、熟地、肉桂、当归、丹参、莪术、牛膝具有补血、增强免疫功能并对外周血管有直接扩张作用，延缓衰老，抗动脉粥样硬化，保护血管等功能；水蛭、地龙具有抗炎、镇痛、止痉、降脂等作用，可有效地防止血栓及动脉粥样硬化发生发展。

二、采用熄风通络、活血化瘀法治疗糖尿病周围神经病变

病案：高某，男，50岁，2014年10月20日。

主诉：双下肢对称性刺痛6个月余。

病史：患2型糖尿病10年，血糖控制欠佳，现应用诺和锐30每日早20U晚18U餐时皮下注射。近6个月出现双下肢对称性刺痛，并逐渐加重，伴夜不能寐。给予对症治疗，病情无好转。

初诊：双下肢对称性刺痛，舌淡紫，舌苔黄腻，脉弦。肌电图示：双胫运动神经远端潜伏期延长，右胫、双腓总运动神经传导速度减慢；双胫、腓感觉神经传导速度减慢。提示：神经源性损害。

西医诊断：2型糖尿病，糖尿病周围神经病变。

中医诊断：消渴　　　　　　　　辨证审机：肝肾亏虚，络空风动。

治法：熄风通络，活血止痛。

在应用胰岛素控制血糖的基础上，给予中药汤剂治疗。

方药：全蝎 5克　地龙15克　没药20克　乳香20克　鸡血藤20克　丹参20克　百合20克　丹皮15克　合欢皮20克　生地15克　黄连10克　桑叶10克　地骨皮15克　当归20克　杜仲15克　牛膝15克　白芍15克　枸杞子20克。十剂 水煎两次，分两次温服之。

二诊：2014年10月30日。服上方十剂，双下肢对称性刺痛症状减轻，伴有双下肢麻木，有蚁走样感觉。二便正常。

方药：全蝎 5克　地龙15克　没药20克　乳香20克　丹参20克　天麻15克　半夏15克　白术15克　合欢皮20克　百合20克　生地15克　丹皮15克　地骨皮15克　黄连10克　桑叶10克　当归20克　鸡血藤20克　杜仲15克　牛膝15克。七剂 水煎两次，分两次温服之。

三诊：2014年11月7日。服上方十七剂，双下肢对称性刺痛症状明显减轻，伴有双下肢麻木，有蚁走样感觉减轻，双下肢发凉，二便正常。

方药：全蝎 5克　地龙15克　没药20克　乳香20克　鸡血藤20克　丹参20克　百合20克　丹皮15克　合欢皮20克　生地15克　黄连10克　桑叶10克　黄芪30克　当归20克　杜仲15克　牛膝15克　天麻15克　钩藤15克　桂枝10克。十四剂 水煎两次，分两次温服之。

按语　糖尿病周围神经病变属于祖国医学“痹证”（皮痹，肌痹，筋痹）范畴。病机本虚标实：本虚：肝肾亏虚、络空风动；标实：血瘀、痰湿、湿热阻络等。糖尿病周围神经病变以凉、麻、痛、痿四大主症为临床特点。其主要病机是以气虚、阴虚、阳虚失充为本，以瘀血、痰浊阻络为标，血瘀贯穿于糖尿病周围神经病变的始终。方中全蝎有祛风止痉通络的作用，现代药理发现，全蝎提取液对心血管系统有多种作用，可扩张各种血管（中枢和局部），降低血压，可调节机体的抗凝和纤溶功能。从全蝎毒中提纯的蝎毒素Ⅲ是一种镇痛活性肽，对各种疼痛模型有相当强烈的镇痛作用，近来也有报道全蝎有一定的降血糖作用。乳香、没药以活血化瘀、止痛。黄芪以益气，现代药理研究可显著扩张外周血管，据报道黄芪有抑制醛糖还原酶的作用。鸡血藤以行气活血。消渴的病机为阴虚为本，燥热为标，故方中加生地、地骨皮、丹皮、百合以滋阴清热。杜仲、牛膝以补益肝肾。黄连治以清热燥湿。桑叶以清热润燥，现代药理研究具有降血糖的作用。临证当首辨其虚实，虚当

辨气虚、阴虚、阳虚之所在；实当辨瘀与痰之所别，但总以虚中挟实最为多见。治疗当在辨证施治、遣方择药前提下，酌情选加化瘀通络之品，取其“以通为补”、“以通为助”之义。

三、无比山药丸合黄连温胆汤加减治疗慢性肾衰竭

病案：马某，男，55岁，2015年3月24日。

主诉：乏力1年，加重1个月。

病史：该患患高血压病史10年，血压控制欠佳。1年前因感冒服用速效伤风胶囊后出现乏力症状，就诊检查大生化：血肌酐200μmol/L，尿常规：尿蛋白（2+），血常规：Hb10g/L，诊断“慢性肾衰竭（氮质血症期）”，对症治疗1年，病情较稳定，近1个月无明显诱因自觉乏力症状加重，伴面色萎黄，恶心纳差，腰膝酸软，夜尿频。

初诊：乏力，伴面色萎黄，恶心纳差，腰膝酸软，夜尿频。舌质淡胖有齿痕，舌苔黄腻，脉沉。实验室检查结果：血肌酐460μmol/L，尿素氮17.1mmol/L，尿常规：尿蛋白（3+），隐血（+），血常规：Hb 9.3g/L。平素应用硝苯地平控释片60mg/次，1次/日口服，血压控制在（140-130）/（90-80）mmHg之间。

西医诊断：高血压病，高血压肾病，慢性肾衰竭（氮质血症期）。

中医诊断：虚劳　　**辨证审机**：肾脾亏虚，湿热内蕴。

治法：益肾健脾，清热化浊。　　**方药**：无比山药丸合黄连温胆汤加减

黄芪50克　当归20克　丹参20克　川芎15克　大黄10克　黄连 5 克　半夏15克　茯苓20克　白术20克　薏米20克　紫苏20克　山药20克　甘草10克　石苇20克　熟地20克　白芍20克　车前子20克　山茱萸20克　补骨脂20克　金樱子20克　益智仁20克　菟丝子20克　桑螵蛸20克。七剂 水煎两次，分两次温服之。

二诊：2015年3月31日。服药七剂，乏力，伴面色萎黄，恶心纳差，腰膝酸软，夜尿频症状减轻，出现上腹部不适，反酸，舌质淡胖有齿痕，舌苔白微腻，脉沉。

方药：黄芪50克　当归20克　丹参20克　川芎15克　大黄5克　半夏15克　茯苓20克　白术20克　薏米20克　紫苏20克　石苇20克　山茱萸20克　补骨脂20克　金樱子20克　熟地20克　白芍20克　山药20克　菟丝子20克　绿萼梅15克　益智仁20克　甘草10克　煅瓦楞子20克。七剂 水煎两次，分两次温服之。

三诊：2015年4月6日。服药十四剂，乏力，伴面色萎黄，腰膝酸软，夜尿频，上腹部不适症状减轻，无恶心纳差，无反酸，舌质淡胖有齿痕，舌苔白，脉沉。实验室检查结果：血肌酐375μmol/L，尿素氮19.0mmol/L，尿常规：尿蛋白（+），隐血（3+），血常规：Hb9.5g/L。

方药：黄芪50克　当归20克　川芎15克　大黄 5 克　半夏15克　茯苓20克　白术20克　薏米20克　紫苏20克　石苇20克　甘草10克　熟地20克　白芍20克　山药20克　金樱子20克　菟丝子20克　绿萼梅15克　白茅根15克　益智仁20克　山茱萸20克　补骨脂20克。七剂 水煎两次，分两次温服之。

四诊：2015年4月12日。服药二十一剂，乏力症状明显减轻，伴面色萎黄，腰膝酸软，夜尿频症状减轻，无恶心纳差，无上腹部不适，无反酸，舌质淡胖有齿痕，舌苔白，脉沉。实验室检查结果：血肌酐221μmol/L，尿素氮16.0mmol/L，尿常规：尿蛋白（–），隐血（2+）。

方药：三诊时原方七剂水煎日两次服。

五诊：2015年4月18日。服药二十八剂，乏力症状明显减轻，伴腰膝酸软症状减轻，无恶心

纳差，无上腹部不适，无反酸，舌质淡胖有齿痕，舌苔薄白，脉沉。实验室检查结果：血肌酐202μmol/L，尿素氮14.0mmol/L，尿常规：尿蛋白（–），隐血（+）。

方药：黄芪50克　当归20克　川芎15克　大黄 5 克　半夏15克　茯苓20克　白术20克　薏米20克　紫苏20克　石苇20克　山茱萸20克　补骨脂20克　金樱子20克　熟地20克　白芍20克　山药20克　菟丝子20克　白茅根15克　益智仁20克　甘草10克。十四剂 水煎两次，分两次温服之。

按语　慢性肾衰竭是因虚致实，虚实夹杂。“虚、浊、瘀、毒”是其病理机制。浊毒是慢性肾衰竭病理变化过程中的特征性病理产物，贯穿慢性肾衰竭征候演变过程的始终，其发病机制中以脾肾虚衰，浊毒潴留为关键。针对其病因病机，采用益肾健脾，清热化浊。方中黄芪为君药，黄芪能抑制系膜细胞、细胞外基质的增生，减轻TGF-β_1的表达，从而减轻间质纤维化，增加肾血流量，其富含微量元素硒，对肾小球基膜电荷屏障和机械屏障均有保护作用，延缓肾功能恶化；大黄为臣药，给予大黄为主的中药治疗可延缓肾衰竭的发生。大黄能凉血解毒、泻热祛浊、化瘀通经，具有泻下、止血、抗菌、利尿、纠正脂质代谢的作用，能减轻肾损害后的代偿性肥大，抑制肾小球系膜细胞及肾小管上皮细胞的增生，抑制残余肾功能的高代谢状态，并能通过抑制白细胞介素的分泌，减轻免疫炎症反应，改善肾功能，具有双向调节免疫的功能；当归治以补血活血、润肠通便，现代药理研究具有造血和抗贫血作用；丹参、川芎治以活血祛瘀，现代药理研究具有改善肾循环的作用；菟丝子、山药能补肾；金樱子、益智仁治以固精缩尿；薏米、茯苓、白术治以健脾利水渗湿；紫苏治以行气宽中；制半夏治以降逆止呕；黄连治以清热燥湿、泻火解毒；石韦治以利水通淋。综合治疗能标本同治、祛邪扶正，改善患者肾功能，延缓肾衰竭的发展。

四、黄芪桂枝五物汤治疗周围神经炎

病案：高某，女，80岁，2015年1月28日。

主诉：四肢麻木4个月，加重1周。

病史：该患于4个月前无明显诱因出现四肢手套、袜套样麻木，到哈医大二院就诊，确诊为“周围神经炎”，给予对症治疗1个月，疗效不显著。近1周自觉四肢麻木症状加重，伴有刺痛感，乏力，恶风怕冷。

初诊：四肢手套、袜套样麻木，伴有刺痛感，乏力，恶风怕冷。舌质淡胖有齿痕，舌苔白，脉沉细。肌电图示：双侧正中神经、双侧尺神经、双侧腓总神经（运动神经）损害；双侧正中神经、双侧尺神经（感觉神经）损害；双侧胫神经（运动神经）近端损害。

西医诊断：周围神经炎　　　　　　中医诊断：血痹

辨证审机：素体虚弱，微受风邪，邪滞血脉，凝涩不通致肌肤麻木不仁。

治法：益气和营，通阳行痹。　　　　方药：黄芪桂枝五物汤加味

黄芪50克　白芍20克　桂枝15克　生姜20克　当归20克　川芎15克　红花15克　羌活20克　独活20克　细辛 5 克　鸡血藤30克　天麻15克　半夏15克　白术15克　地龙15克　葛根20克　甘草10克　大枣 5 枚。七剂 水煎服，日二次服。

二诊：2015年2月4日。服药七剂，四肢手套、袜套样麻木，伴有刺痛感，乏力，恶风怕冷症状减轻。舌质淡胖有齿痕，舌苔薄白，脉沉弦。

黄芪50克　白芍20克　桂枝15克　生姜20克　当归20克　川芎15克　红花15克　羌活20克　独活20克　细辛 5 克　鸡血藤30克　茯苓20克　白术15克　地龙15克　甘草10克　大

枣 5 枚。十四剂 水煎服，日二次服。

三诊：2015 年 2 月 11 日。服药二十一剂，四肢手套、袜套样麻木，乏力，恶风怕冷症状减轻。无刺痛感。舌质淡胖有齿痕，舌苔薄白，脉沉弦。该患症状明显好转，标邪得减，本虚为主，治以健脾益气养血，方以八珍汤加减。

熟地黄 20 克　党参 20 克　当归 15 克　川芎 15 克　白芍 15 克　茯苓 20 克　白术 15 克　黄芪 50 克　羌活 20 克　独活 20 克　细辛 5 克　鸡血藤 30 克　地龙 15 克　大枣 5 枚。十四剂 水煎服，日二次服。

患者坚持服药三十五剂，四肢手套、袜套样麻木，乏力，恶风怕冷症状明显减轻。

按语　血痹病是因机体营卫虚弱，腠理不固，外感风邪，痹于肌肤血络所致，它与风寒湿三气杂至所致的痹证不同，在《金匮要略》中它和虚劳病合篇，是因为二者都是由于机体虚弱所引起的。《素问·痹论》说："营气虚，则不仁。"故以益气和营，通阳行痹而立法。方中黄芪为君，甘温益气，补在表之卫气。桂枝散风寒而温经通痹，与黄芪配伍，益气温阳，和血通经。桂枝得黄芪益气而振奋卫阳；黄芪得桂枝，固表而不致留邪。白芍养血和营而通血痹，与桂枝合用，调营卫而和表里，两药为臣。生姜辛温，疏散风邪，以助桂枝之力；大枣甘温，养血益气，以资黄芪、白芍之功；与生姜为伍，又能和营卫，调诸药，以为佐使。当归、川芎、红花以活血。鸡血藤以行血补血通络。羌活、独活、细辛以祛风通络止痛。天麻质润多液，能养血熄风，可治疗血虚生风。半夏、白术以健脾，地龙以通络，葛根以解肌，黄芪位于桂枝汤之首，说明方中黄芪有重要意义，重在强调"治血先治气，气行则血行"。黄芪现代药理研究可显著扩张外周血管，据报道黄芪有抑制醛糖还原酶的作用，羌活、独活现代药理研究具有镇痛作用，桂枝现代药理研究具有解热、镇痛、抗炎、抗过敏的作用，白芍现代药理研究具有抗炎镇痛的作用。方中生姜协助桂枝通阳祛邪，体现了益气通阳以治本，祛风散邪以治标的思想。

周亚滨治疗内科杂病验案

周亚滨，1963 年生，博士生导师，龙江学者特聘教授（二级），国家重点学科中医内科学、国家中医药管理局重点学科中医心病学学科、重点专科心血管科学科带头人；新世纪百千万人才工程国家级人选，国家百名杰出青年中医获得者，享有国务院政府特殊津贴；黑龙江省名中医、卫生系统有突出贡献中青年专家。擅治心脑血管及内科疑难杂症。

一、清热除湿法治疗内伤发热

病案：葛某，男，16 岁，学生，吉林省松原市人，2013 年 6 月 19 日。

主诉：发热 2 年持续未退。

病史：患者于 2 年前因外感后持续发热不退，体温持续在 38.5-39℃波动。2011 年 8 月曾就诊于长春市某医院，诊断为不典型脑炎，以抗感染治疗为主，效果不佳，体温仍在 38.5-39℃，住院治疗 18 天，未愈出院。2012 年 3 月就诊于北京某医院，诊断为发热待查，体温在 38.5-39℃，经清热解毒凉血治疗，应用中药及针灸，至同年 5 月，体温降至 38℃左右，症状略有改善。2012

年 9 月，因外感发热再次加重，体温升至 38.5-39℃，发热症状一直持续于是在此就诊。

初诊：发热，周身乏力，双下肢膝关节及双上肢肘关节疼痛，体温超过 39℃时伴有头痛，运动后肌肤略有汗出，体表呈潮湿状，面色红，大便干，两日一行，小便黄，频次正常，纳少，舌质红苔黄厚脉滑数。辅助检查：淋巴细胞：43.8%；尿常规：正常；生化系列：正常；类风湿因子：28.4 IU/ml（参考值 0-25）；甲功三项：正常；结核抗体：（阴性）；肝胆胰脾肾彩超：未见明显异常；颈部彩超：双侧颈背部淋巴结肿；胸部正侧位片：心肺膈未见异常。

西医诊断：发热待查　　**中医诊断**：内伤发热

辨证审机：湿邪内生，郁而化热。　　**治法**：除湿清热，芳化宣畅。

方药：三仁汤加减

薏苡仁 30 克　苦杏仁 10 克　砂仁 10 克　草豆蔻 15 克　滑石粉 30 克　石膏 30 克　木通 15 克　地骨皮 30 克　黄连 10 克　黄芩 15 克　龙胆 30 克　海风藤 30 克　青风藤 30 克　车前子 30 克　萹蓄 20 克　瞿麦 20 克　益母草 30 克　生地黄 15 克　苍术 15 克　甘草 15 克。七剂 水煎两次，分两次温服。

二诊：2013 年 7 月 4 日。服药三剂后体温降至 38-38.5℃，服药七剂后体温降至 36.5-37℃，乏力症状明显减轻，大便一日一次，小便颜色及量正常，饮食正常，舌质淡红苔白中根部稍厚、脉弦滑。效不改方。继服上方四剂。嘱不要过劳，防止感冒，随访三个月，体温正常，无明显不适主诉。

按语　此病乃由于湿邪内生，郁而化热所致，湿性黏滞，故身热，且难速去，湿邪阻滞，气机不畅，故现乏力。患者发热日久不退，致周身乏力，久病及瘀，并伴有双下肢膝关节及双上肢肘关节疼痛，患者运动后并无大汗出，此乃湿郁于里，此时应除湿清热，芳化宣畅。方中杏仁宣利上焦肺气，草豆蔻芳香化湿、行气宽中，砂仁化湿行气，薏苡仁甘淡性寒，治湿热而健脾，加入滑石、木通、石膏甘寒淡渗，增强利湿清热之功，青风藤、海风藤祛风除湿、通经活络，车前子、萹蓄、瞿麦、益母草，活血利尿，甘草调和诸药，诸药合用共奏宣畅气机、清热除湿之功。

二、补气养心法治疗不稳定型心绞痛

病案：刘某，男，44 岁，2014 年 6 月 19 日。

主诉：胸闷痛 3 个月余。

病史：患者 3 个月前出现胸痛，气短，血压 140/80mmHg，检查：生化全项（-），尿常规（-），心电图：窦性心律，II、III、AvF ST 段低平，心脏彩超：左室舒张功能减低，胸片：未见明显异常，被诊断为“冠心病、不稳定型心绞痛”对症治疗两月余，疗效不显著。半月前因劳累及情志因素，病情加重，出现胸闷、胸痛、气短、乏力等诸多症状，服用欣康、复方丹参滴丸等药物可缓解。

初诊：胸闷，深吸气后胸痛，活动后亦明显加重，乏力，自汗，睡眠尚可，饮食可，二便利，舌质淡红，苔白稍厚，脉沉细。

西医诊断：冠心病，不稳定型心绞痛　　**中医诊断**：胸痹

辨证审机：心气不足，心失所养。　　**治法**：补益心气，养血安神。

方药：养心汤加减

黄芪 30 克　党参 15 克　赤芍 15 克　川芎 15 克　丹参 15 克　红花 15 克　桃仁 15 克　五味子 15 克　柏子仁 20 克　瓜蒌 20 克　桔梗 10 克　生地黄 15 克　香附 15 克　元胡 20 克　枳实 10

克　甘草15克。七剂　水煎两次，分两次温服。

二诊：2014年6月26日。患者服药后症状明显好转，胁肋部偶有疼痛，舌质淡红，苔白稍厚，脉沉。上方加入郁金、厚朴行气解郁。

黄芪30克　党参15克　赤芍15克　川芎15克　丹参15克　红花15克　桃仁15克　五味子15克　柏子仁20克　瓜蒌20克　桔梗10克　生地黄15克　香附15克　元胡20克　枳实10克　甘草15克　郁金20克　厚朴10克。七剂　水煎两次，分两次温服。

三诊：2014年7月7日。服药后诸症大减，状态佳，胸闷痛发作频次减少，活动后未加重，舌质淡红，苔薄白，脉细。继服上方。

四诊：2014年7月14日。患者胸闷痛症状基本消失，工作学习未受影响，心电图基本正常，随访半年无不适主诉。

按语　患者素体虚弱，心气不足，心失所养，故见气短、乏力，心气虚则见胸中隐痛，方中黄芪为君，补中气，固表气，党参益气养血，心主血脉，甘草益气补中，缓急止痛，调和诸药。血为气之母，故以丹参、川芎、桃仁、红花养血和血，使气有所依附，故为臣药，佐以五味子，取其酸收补齐，既能增强补气之功，方中又佐柏子仁补心气、安心神，香附、元胡、枳实理气止痛。综合全方，共奏补气养血、宁心安神之效。

李显筑治疗内科杂病验案

李显筑，1963年生，主任医师，医学博士。享受国务院政府特殊津贴，博士生导师，黑龙江省名中医。现担任中国中西医结合学会副会长，担任“国家科学技术奖”评审委员会专家，被国家人事部、国家中医药管理局授予“国家优秀中医临床人才”，黑龙江省领军人才梯队学科带头人。黑龙江省青年科技奖，首届黑龙江省十大海外青年学人归国创业之星，第六届中国青年科技创新奖。擅治各种内科疑难杂病。

一、糖尿病并发阳痿验案

病案：王某，男，42岁，2002年1月7日。

主诉：近半年出现阳痿、早泄。

病史：1年前无明显诱因出现口干、口渴，确诊为2型糖尿病。

初诊：近半年出现阳痿、早泄。夜尿正常，腰酸，偶见肢体不温，舌质暗红、有少许裂纹，脉沉细。

西医诊断：糖尿病并发阳痿　　**中医诊断**：阳痿

辨证审机：痰郁肾络，精窍不利。　　**治法**：祛痰通络，填精起阳。

方药：桑螵蛸30克　生地25克　山萸肉15克　山药15克　茯苓20克　阳起石15克　淫羊藿15克　知母15克　枸杞子15克　菟丝子15克　生龙骨25克　生牡蛎25克。七剂　日一剂，水煎服，早晚服。

二诊：阳痿症状明显减轻，腰酸减轻，口干不多饮，舌质暗红，舌面有少许裂纹，脉细。

桑螵蛸 30 克　生地 25 克　山萸肉 15 克　山药 15 克　茯苓 20 克　阳起石 15 克　淫羊藿 15 克　知母 15 克　枸杞子 15 克　菟丝子 15 克　芡实 15 克　炒刺猬皮 15 克　白通草 15 克　水蛭 10 克。七剂 日一剂，水煎服，早晚服。

三诊：阳痿明显减轻，房事时间延长二倍，腰已不酸，舌质暗红，舌面裂纹减少，脉细。

桑螵蛸 30 克　生地 25 克　山萸肉 15 克　分心木 15 克　鹿角胶 40 克　阳起石 15 克　淫羊藿 15 克　知母 15 克　枸杞子 15 克　菟丝子 15 克　芡实 15 克　白通草 15 克　水蛭 10 克　炒刺猬皮 30 克。七剂 日一剂，水煎服，早晚服。

四诊：阳痿早泄明显减轻，舌质稍暗，脉缓。

桑螵蛸300克　生地250克　山萸肉150克　分心木150克　鹿角胶400克　阳起石150克　淫羊藿 150 克　知母 150 克　枸杞子 150 克　菟丝子 150 克　芡实 150 克　炒刺猬皮 300 克　上 12 味粉为细粉，温开水调服，每服 3 克，日 3 服。

五诊：服散剂三个月，阳痿早泄痊愈，舌质淡，苔薄，脉缓。

按语　该例糖尿病阳痿病属下消，肝肾亏虚，虚实夹杂，治疗应当通、补、涩并用。刺猬皮苦涩敛降，入肾经涩精止遗，为治疗遗精早泄良药，常用方法：盐炒至焦黄醋焠后研末，水冲服，每次 5-10 克，日 2 次。肾精不足，肾阳亏虚又可导致女性病人性冷淡，治疗当以调养奇经为主，方以三鹿二子汤（鹿茸、鹿角胶、鹿角霜、沙苑子、枸杞子）加减，三鹿入督脉，温通督脉之精室，温补督脉之精血，三鹿并用功用各异，“鹿茸壮督脉之阳，鹿霜通督脉之气，鹿胶补肾脉之血”（叶天士）。

糖尿病阳痿或女性性冷淡的疗程较长，在治疗的过程中，常常出现痰湿内蕴、瘀血内阻等情况，治疗时选择祛湿兼利窍或化瘀兼通窍之品，以祛除阻滞精窍之瘀浊。白通草擅治“阴窍涩而不利，水肿闭而不行”（《绀珠经》），“可通理三焦水道及周身窍穴，无所不达”（《医林纂要》）；滑石甘淡寒，“滑石利窍，不独小便也，上能利毛腠之窍，下能利精溺之窍”（《本草纲目》）；水蛭为虫类搜剔之品，最善剔除窠臼瘀浊；王不留行入阳明、冲、任，活血利窍，善走血分，行而不留。

二、赭遂攻结汤治疗哕证验案

病案：朱某，男，47 岁，2005 年 10 月 12 日。

主诉：近 2 日呃逆频发。

病史：从 2 天前开始频发呃逆，每分钟百余次，呃声低沉，整日不停，入睡方止。在两家综合医院就诊，无效。病人腹胀，扪之硬，大便秘结，已三日未大便。舌质红，苔黄厚腻，脉沉紧。

初诊：呃逆，每分钟百余次，呃声低沉，病人腹胀，扪之硬，大便秘结，已三日未大便。舌质红，苔黄厚腻，脉沉紧。

西医诊断：膈肌痉挛　　　　　　中医诊断：哕证

辨证审机：燥屎宿食阻滞气机，腑气不畅，浊气上逆。

治法：通腹泻热，平冲降逆。

方药：葛根 15 克　芒硝 15 克　枳实 15 克　生甘草 10 克　代赭石 25 克　大黄 15 克（后下）。二剂 日一剂，水煎服，分三次服。

二诊：昨日服药两次后大便已通畅，呃逆已消大半，腹胀已消。黄腻苔减半。嘱其将余下一剂尽服。

三诊：呃逆已愈。

按语 呃逆证当首先辨别虚实，该病人腑实之象明显，《伤寒论》381条“伤寒，哕而腹满，视其前后，知何部不利，利之即愈”，腹满大便不通而哕者，多为燥屎宿食阻滞气机，腑气不畅、浊气上逆而致。方以大承气通腑泻热。张锡纯以“赭遂攻结汤”治疗宿食结于肠间不能下行，胃气、冲气皆上逆不下降，重用生赭石二两，降冲逆之气。脾胃气机重在升降得宜，在大队通降之品中加一味葛根，升发脾胃清阳之气，使浊气得降。

三、癃 闭 验 案

病案：米某，女，42岁，农民，黑龙江人，2006年3月7日。

主诉：小便不利1年有余。

病史：平素体弱，长期睡眠不佳。自觉纳呆脘闷，四肢不温，气短心悸，及眼睑浮肿时现一载有余，最觉痛苦症为排尿不畅，如厕时每每10-20分钟后始能排出，次次如此，不堪忍受，特来求诊。

初诊：虽尿意频频，却每每量少难排，淋沥不尽；察其面色苍白无泽，形体瘦削倦怠，语声低微懒少；诊其舌质嫩红少苔，脉细。检阅实验室报告为尿分析未见异常。

中医诊断：小便不利　　　　西医诊断：神经性排尿困难

辨证审机：水蓄膀胱，气化不利，湿瘀互结。

治法：温阳化气行水，祛湿活血破瘀。　　方药：五苓汤、桂枝茯苓丸与济生肾气丸加减

猪苓15克　茯苓25克　白术15克　桂枝20克　泽泻15克　山萸肉15克　熟地25克　阿胶15克（烊化）　丹皮25克　车前子15克　山药15克　桃仁15克　金银花15克。七剂 水煎服，每日一剂，早饭前、晚饭后分服。

服药期间多饮暖水以助药力。

二诊：方用猪苓汤与寄生肾气丸加减化裁以治之。

沙苑子20克　枸杞子15克　山萸肉15克　丹皮15克　地骨皮15克　猪苓15克　肉桂15克　桂枝20克　茯苓25克　白术15克　泽泻15克　黄柏15克　滑石25克　栀子15克　白通草10克。七剂 水煎服。

三诊：续服前方后排尿已无不通畅感，服前方二剂后，如厕时1-2分钟即可排出。

按语 素体表虚，卫表不固，偶感外邪，治不及时，表邪循经入腑，影响膀胱气化，水液内停故小便不利；少阴真火不充，太阳之寒水，转为湿热所阻，少阴无火，故小便数而不畅，《经》云：“下焦络肾属膀胱，别于回肠而渗入焉”；蓄水重证水邪挟湿至下向上逆于脾胃，胃失和降，脾失运化则纳呆脘闷，四肢不温；水气上凌于心则气短心悸。用五苓汤通阳化气行水以治蓄水之标，桂枝茯苓丸活血祛瘀；济生肾气丸温阳补肾利水以治少阴里虚之本，再加阿胶养血，金银花解血分之毒防变生它证。服用前方后排尿不畅感缓解，其余诸症均减，此乃火归其源，水得其道，改温阳补肾为平补肾虚，并加黄柏“能制膀胱命门阴中之火（本草正）”，滑石“上清水源，下通水道，荡涤六腑之邪热从小便而泄（柯琴）”，栀子解三焦之郁火、气血两清，白通草清利湿热从小便而去。

程继昆杂病验案

程继昆，1957年生，大庆市中医医院副院长，大庆市医学高等专科学校教学指导委员会名誉主任，大庆市医学高等专科学校针灸推拿专业临床兼职教研室主任，大庆市医学会老年病专业委员会副主任委员。擅治冠心病各种心律失常、心衰、风湿类风湿性疾病、痛风、高脂血症、消化类疾病。

一、小柴胡汤合活络效灵丹加减治疗胁痛

病案：王某，男，42岁，2012年10月12日。

主诉：阵发性右胁下疼痛2年余。

病史：慢性肝硬化病史2年余，表现为心烦易怒，阵发性右胁下胀闷疼痛，情绪激动时明显，时口苦，呕逆嗳气。未经系统治疗，症状逐渐加重。

B超检查：肝脏重度改变，胆囊胰腺正常。肝功正常。

初诊：右胁下疼痛，劳累后加重。自觉疲乏无力，二便尚正常。舌暗红，苔薄白，脉弦滑。

西医诊断：慢性肝硬化　　**中医诊断**：胁痛

治法：和解少阳，疏肝理气，活血化瘀。

方药：小柴胡汤合活络效灵丹加减

白芍25克　柴胡20克　枳壳15克　甘草15克　白术20克　茯苓15克　郁金15克　赤芍15克　乳香10克　没药10克　丹参20克　桃仁15克　太子参20克　当归20克　双花20克　连翘20克　蒲公英20克　黄芩15克　半夏15克。十四剂 水煎二次，日两次温服。

二诊：2012年10月26日。右胁下疼痛缓解，心烦减轻，呕逆嗳气缓解，尿黄，舌暗红，苔薄黄，脉滑。

上方加败酱草20克、茵陈15克、白豆蔻15克、薏苡仁20克、淡竹叶10克、瞿麦15克、石菖蒲15克。二十一剂 水煎二次，日两次温服。

三诊：2012年11月13日。右胁痛明显缓解，反酸及尿黄消失，无心烦。舌淡红，苔薄白，脉较和缓。复查B超：肝脏较前明显缩小。

以上方加减口服2月余，症状消失。

按语　综合本案的脉证及病因病机，采用小柴胡汤合活络效灵丹加减治疗。小柴胡汤出自《伤寒论》，用于治疗邪在半表半里的少阳证，症见“往来寒热，胸胁苦满，默默不欲饮食，心烦喜呕，口苦，咽干，目眩，脉弦”。少阳病证，邪不在表，也不在里，汗、吐、下三法均不适宜，只有采用和解方法。方中柴胡透解邪热，疏达肝气；黄芩清热；法夏和胃降逆；人参、炙甘草扶助正气，抵抗病邪；生姜、大枣和胃气，生津。服后可使邪气得解，“上焦得通，津液得下，胃气因和”，有汗出热解之功效。活络效灵丹出自张锡纯《医学衷中参西录》上册，方中当归、丹参活血化瘀，

通络止痛，兼以养血；配伍乳香、没药以增强活血行气，消肿定痛之功。一诊中加白芍养血柔肝；木郁不达致脾虚不运，故以白术、甘草、茯苓健脾益气，既能实土以御木侮，又能使营血生化有源；加桃仁、赤芍增强活血之功；枳壳理气疏肝；肝硬化患者多由于病毒性肝炎所致，故加入清热解毒的双花、连翘、公英以针对病因治疗。二诊表现尿黄明显，故加入清热利湿解毒之败酱草、茵陈、白豆蔻、薏苡仁、淡竹叶、瞿麦、石菖蒲。肝硬化属慢性器质性疾病，故达到肝脏功能的正常需较长时间，但本案临床症状缓解较好，服药三月余症状基本消退。

二、归脾汤加减治疗紫斑

病案：钱某，女，71岁，2013年8月15日。

主诉：皮肤紫斑2年余。

现病史：2年前出现皮肤紫斑，诊断为“过敏性紫癜”。此后反复出现紫斑，每因劳累、感受外邪、睡眠不佳后复发。曾检查尿中有潜血，紫斑好转后尿检变为阴性。为求进一步治疗，故来诊。

初诊：周身皮肤散在紫斑，关节痛，腰痛，手足发凉，夜眠不佳，乏力，舌红，苔薄白，脉滑微数。

西医诊断：过敏性紫癜　　诊断：紫斑病

辨证审机：心脾两虚，气不摄血。　　治法：健脾益气养阴，凉血止血。

方药：归脾汤加减

白芍20克　太子参20克　小蓟30克　当归15克　白茅根30克　远志15克　酸枣仁15克　生姜15克　桂圆肉15克　木香10克　大枣　5个　黄芪30克　桂枝15克　仙鹤草30克　白术15克　茯神15克。十四剂 水煎二次，日二次温服。

二诊：自述服药后紫癜逐渐消退，仅足部少量紫癜，劳累后复发，现四肢紫癜，关节时痛，腰痛，心烦易怒，口干口苦，舌质红，苔白干，脉数。以黄芪建中汤加清热凉血解毒之品，方药如下：

连翘20克　白芍20克　水牛角20克　甘草15克　牡丹皮15克　紫草15克　仙鹤草30克　生地20克　玄参20克　黄芪30克　赤芍15克　蝉蜕15克　天花粉15克　双花30克　桂枝15克。十四剂 水煎二次，日二次温服。

三诊：紫斑消退，关节疼痛及腰痛消失。以归脾汤巩固治疗。

方药：紫草20克　白术20克　远志15克　当归20克　茯神15克　太子参20克　酸枣仁15克　桂圆肉15克　木香10克　生姜15克　大枣　5个　白芍20克　桂枝15克　甘草15克　茜草20克　黄芪50克。二十一剂 水煎二次，日二次温服。

按语　本案患者除皮肤紫癜外，并见夜眠不佳，乏力，手足发凉，劳累后皮肤紫斑加重，是为心脾两虚，血溢于脉外，渗于皮肤所致。《血证论》谓：“脾土生于火，故归脾汤守心火以生脾，总使脾气充足，能摄血而不渗也。”故用归脾汤。方中参、术、芪、甘草甘温补脾，心者，脾之母也，茯神、远志、酸枣仁、龙眼肉之甘温酸苦补心，当归滋阴养血，木香行气而疏脾，又以助参芪而补气。二诊中出现心烦口苦、舌红等血热毒盛证，故方中加入凉血化瘀解毒之连翘、牡丹皮、紫草、仙鹤草、生地、水牛角、玄参、天花粉、双花、赤芍等。此外用黄芪建中汤温中调胃治疗脾不统血之证也可有良效。

范增辉验案

范增辉，1964年生，毕业于黑龙江中医药大学，从事中医临床工作30余年。曾先后担任黑龙江省佳木斯市中医院内科主任、国医堂主任等职。黑龙江省中医药学会男科分会委员、国际中医男科学会委员、黑龙江省佳木斯市名中医、黑龙江省名中医。

一、自拟祛湿通淋活血汤治疗慢性前列腺炎

病案：李某，男，53岁，2014年10月17日。

主诉：小腹坠胀疼痛，时有痛及会阴，尿频、尿涩月余。

病史：该患一月前出现小腹坠胀疼痛，时有痛及会阴，尿频数，短涩且排尿时有滴白等症状。前列腺液检查白细胞数增多，卵磷脂小体减少。前列腺彩超检查：前列腺炎伴增生。诊断为“前列腺炎伴增生症”，服用前列康胶囊，宁泌泰胶囊等药物，以上症状缓解不明显。

初诊：小腹坠胀疼痛且时有痛及会阴，尿频数，短涩，时有排尿浑浊或滴白。前列腺液检查：白细胞数增多，卵磷脂小体减少；前列腺彩超检查：前列腺炎伴增生。舌苔黄腻，脉滑数。

西医诊断：慢性前列腺炎　　**中医诊断**：浊淋

辨证审机：湿热下注，瘀血阻络。　　**治法**：清热祛湿通淋，化瘀活血通络。

方药：自拟“祛湿通淋活血汤”

黄柏15克　苍术15克　蒲公英20克　车前子20克　泽泻15克　萆薢15克　荔枝核15克　桃仁20克　红花20克　熟地25克　杜仲20克　补骨脂20克　诃子20克　金樱子20克　芡实20克　甘草10克。十剂 每日一剂，每剂水煎二次，共取汁300ml，早晚各温服150ml。

二诊：2014年10月28日

主证：小腹坠胀，尿频，淋漓不尽，腰痛，乏力，舌质暗，脉沉滑。

治法：健脾补肾，理气止痛，化瘀行血，散结通络。

方药：青皮15克　川楝子15克　香附10克　补骨脂20克　诃子20克　金樱子20克　芡实20克　黄柏15克　苍术15克　荔枝核15克　桃仁20克　红花20克　海藻15克　昆布15克　熟地25克　益智仁20克。十剂 每日一剂，每剂水煎二次，共取汁300ml，早晚各温服150ml。

服完上述诸药后，症状明显好转，继续服用宁泌泰胶囊，前列康等药一周后，症状基本消失。一月后，随访无复发。

按语　慢性前列腺炎属于祖国医学“浊淋”范畴。《内经》指出，燥气偏盛时，“小便黄赤，甚则淋”，湿热偏盛，有“病中热胀，脾受积湿之气，小便黄赤，甚则淋”。《诸病源候论》说“若饮食不节，喜怒不时，虚实不调，则脏腑不和，致肾虚而膀胱热也”。说明前列腺炎急性阶段主要病理是湿热下注，慢性阶段则多为湿热挟肾虚及血瘀。治疗以清热祛湿，化瘀活血通络为治法，结合标本缓急而施治，方中黄柏、苍术、蒲公英、车前子、泽泻、萆薢清热祛湿；桃仁、红花、荔枝

核、海藻、昆布活血化瘀、软坚散结；青皮、川楝子、香附理气止痛；补骨脂、诃子、金樱子、芡实、熟地、杜仲、益智仁培补下元，固摄肾气。

二、自拟桂附温肾活血汤治疗心律失常

病案：李某，女，50 岁，2014 年 7 月 18 日。

主诉：心悸，气短，头晕，少寐多梦，畏寒肢冷 2 月余。

病史：该患者二月前出现心悸，气短，头晕，少寐多梦，畏寒肢冷等症状，曾到某医院就诊，给予口服“复方丹参滴丸”“步长稳心颗粒”等药物治疗，病情无明显缓解。

初诊：心悸，气短，头晕，少寐多梦，畏寒肢冷，舌淡苔白，脉迟缓或结代。心电图检查，窦性心动过缓，房性早博。

西医诊断：心律失常　　　　**中医诊断**：心悸

辨证审机：心肾阳虚，脉络不畅。　　　　**治法**：补养心血，温肾助阳，活血通络。

方药：自拟“桂附温肾活血汤”

制附子 10 克　桂枝 15 克　丹参 20 克　赤芍 15 克　川芎 15 克　桃仁 20 克　红花 20 克　党参 25 克　黄芪 25 克　生龙骨 20 克　生牡蛎 20 克　炙甘草 15 克　菟丝子 20 克　巴戟天 20 克　升麻 15 克　熟地 25 克。十剂　每日一剂，每剂水煎二次，共取汁 300ml，早晚各温服 150ml。

服完上剂中药后，症状明显缓解，早搏消失，心率 54 次/分。

二诊：2014 年 7 月 29 日

主证：心悸，气短，头晕乏力，手足欠温，舌淡苔薄白，脉沉缓。

治以安神定悸，补气养血，温阳活血。

制附子 10 克　桂枝 15 克　熟地 25 克　菟丝子 20 克　巴戟天 20 克　党参 25 克　黄芪 25 克　当归 20 克　丹参 20 克　天麻 15 克　川芎 15 克　益智仁 15 克　牛膝 15 克　生龙骨 20 克　生牡蛎 20 克　升麻 15 克。十剂　每日一剂，每剂水煎二次，共取汁 300ml，早晚各温服 150ml。

服完上述方剂后，患者症状基本消失，无早搏，心率 60 次/分。一个月后随访，身体健康如常。

按语　本病为患者病久，肾阳不足则脾失温煦，致脾肾两虚，化源枯竭而伤心气，致心失所养，发为心悸。方中制附子、桂枝、温补心阳；生龙骨、生牡蛎、炙甘草安神定悸；丹参、赤芍、川芎、桃仁、红花活血化瘀通络；党参、黄芪补养心血；菟丝子、巴戟天、熟地温肾助阳；升麻升阳复脉。

三、自拟固肠止泻汤治疗溃疡性结肠炎

病案：王某，男，56 岁，2014 年 6 月 22 日。

主诉：脘腹胀痛，便溏或间断腹泻 3 月余。

病史：患者三月以前出现脘腹胀痛，间断腹泻或便溏，曾在哈尔滨医科大学附属二院做结肠镜检查，确诊为溃疡性结肠炎，曾住院治疗。近段时间病情因饮食不节而致脘腹胀痛加重，吞酸腹泻，里急后重。给予抗炎及对症治疗，症状缓解不明显。

初诊：脘腹胀痛，便溏或间断腹泻，里急后重，小便短黄，舌苔黄腻，脉滑数。

西医诊断：溃疡性结肠炎　　　　**中医诊断**：泄泻

辨证审机：湿热壅滞，运化失职，升降失调。

治法：清热燥湿，固肠止泻。　　　　**方药**：自拟固肠止泻汤

黄芩 15 克　黄连 10 克　赤石脂 15 克　马齿苋 15 克　白头翁 15 克　补骨脂 20 克　诃子 20 克　金婴子 20 克　芡实 20 克　鸡内金 20 克　砂仁 20 克　肉豆蔻 20 克　海螵蛸 15 克　茯苓 15 克　白术 15 克　元胡 15 克。十剂　每日一剂，每剂水煎二次，共取汁 300ml，早晚各温服 150ml。

服用上述中药 2 天后便溏腹泻好转，脘腹胀痛减轻，服完十剂后，症状明显好转。

二诊：就诊于 2014 年 8 月 9 日

主诉：便溏腹胀，食少，体倦乏力，舌苔微黄，脉沉滑。

治法：健脾祛湿，固肠止泻，补气养血。

方药：黄芩 15 克　黄连 10 克　赤石脂 15 克　马齿苋 15 克　茯苓 15 克　白术 15 克　鸡内金 20 克　砂仁 20 克　肉豆蔻 15 克　海螵蛸 15 克　党参 25 克　黄芪 25 克　当归 20 克　补骨脂 20 克　诃子 20 克　芡实 20 克。十剂　每日一剂，每剂水煎二次，共取汁 300ml，早晚各温服 150ml。

服完上述中药后症状基本消失。继服胃肠宁等药物后症状消失。一月后随访，病情未复发。

按语　该患者平素过食肥甘而致湿热内蕴，运化失职，升降失调而发腹泻便溏。正如《景岳全书·泄泻》所说："若饮食失节，起居不时，以致脾胃受伤，则水反为湿，谷反为滞，精气不能输化，乃致合污下降而泻痢作矣"。方中黄芩、黄连、苦寒清热燥湿；补骨脂、诃子、金樱子、芡实、马齿苋、赤石脂、白头翁、肉豆蔻固肠止泻；鸡内金、砂仁、茯苓、白术、海螵蛸健脾和胃助消化；党参、黄芪补养气血止虚。上述中药合用健脾燥湿，固肠止泻疗效显著。

贺丽治疗内科疑难杂病验案

贺丽，1960 年生，毕业于黑龙江中医药大学。黑龙江中医药大学硕士生导师，主任中医师，齐齐哈尔市中医急症学科带头人。主编《简明乡村医师中医诊疗学》《乡村中医师实用技术》等。擅治内科疑难杂病。

一、镇惊安神治疗顽固性汗证

病案：刘某，男，38 岁，2014 年 5 月 20 日。

主诉：不自主大汗 7 年。

病史：七年前部队转业后出现不自主出汗，渐渐加重，近两年此症已影响工作，伴有紧张，怕声，多梦，注意力不能集中等。曾在多家医院治疗，效果不明显。

初诊：自汗出，乏力，来诊时头面部大汗，随身携带毛巾。面色㿠白，形体略胖，舌质淡，苔白微腻，脉沉细。实验室检查结果：自带血常规、肺CT、尿常规、肝功、肾功等检查结果均无异常。

西医诊断：自主神经功能紊乱　　**中医诊断**：汗证

辨证审机：心神不宁，心胆气虚。　　**治法**：镇惊安神，固护卫气。

方药：安神定志丸加减

黄芪 30 克　龙齿 30 克　茯神 20 克　石菖蒲 15 克　郁金 20 克　琥珀 10 克　白术 20 克　远志 15 克　五味子 10 克. 七剂 水煎两次，分二次温服。

二诊：2014 年 5 月 28 日。服药七剂后汗出明显减少，大约减少 50%，但活动后汗出较多，怕声症状减轻。睡眠好转。舌质淡红，苔薄白，脉沉细。活动后汗出为主，说明是气虚为主，故调方以益气为主，调方如下：

黄芪 30 克　龙齿 20 克　茯神 20 克　石菖蒲 15 克　郁金 20 克　琥珀 10 克　白术 20 克　远志 15 克　五味子 10 克　党参 20 克。九剂 水煎两次，分二次温服。

三诊：2014 年 6 月 6 日。服十六剂药后自汗出症状消失，活动后较健康人汗多，已不用随身携带毛巾，注意力能够集中，每晚能睡 5 小时以上。舌质淡红，苔白，脉弦。说明上次加益气之党参有效，病人汗出明显好转，当减酸收之五味子，加用活血之品防气虚致血瘀，故加红花。调方如下：

黄芪 30 克　龙齿 20 克　茯神 15 克　石菖蒲 15 克　郁金 20 克　琥珀 10 克　白术 20 克　远志 15 克　党参 20 克　红花 10 克。七剂 水煎两次，分二次温服。

服二十三剂后诸症尽失。

按语　安神定志丸出自《医学心悟》卷四，主治因惊恐而失眠，夜寐不宁，梦中惊跳怵惕。本病人从部队转业后，曾有担心工作问题，而出现了汗出渐渐增多的症状，失眠是次要症状，但此人有怕声、紧张等，似惊恐症，因此用以安神定志丸方为主治疗汗证收效，这也是祖国医学的异病同治理论。

二、平调脾胃、和胃降逆治疗胃溃疡

病案：张某，女，45 岁，2014 年 6 月 20 日。

主诉：发作性烧心反酸，腹胀痛 3 年。

病史：近 3 年反复出现烧心，反酸，腹胀痛，嗳气症状，春秋两季加重。曾两次电子胃镜检查，明确诊断为胃小弯处溃疡，曾服用奥美拉唑治疗，服药时症状可以缓解，但停药 1-2 个月后再次症状发作。烧心时进食冷凉食物烧心症不减反有腹痛。

初诊：上腹胀痛，烧心，反酸，进冷凉食物烧心不减，腹痛反加重，嗳气频频。舌质淡，苔白微腻，脉弦细。自带 2013 年 5 月及 2014 年 3 月电子胃镜检查报告单均提示胃小弯溃疡。

西医诊断：消化性溃疡　　中医诊断：胃脘痛

辨证审机：寒热错杂，胃失和降。　　治法：平调脾胃，和胃降逆。

方药：半夏泻心汤合温胆汤加减

半夏 15 克　黄芩 10 克　黄连 5 克　干姜 15 克　甘草 20 克　党参 30 克　厚朴 20 克　竹茹 15 克　陈皮 10 克　枳实 20 克。七剂 水煎两次，分二次温服。

二诊：2014 年 6 月 27 日。服药七剂后嗳气明显减轻，仍有腹胀痛，烧心，反酸症状略有减轻，仍不能进冷凉食物。舌质淡红，苔薄白，脉沉细。嗳气减轻说明上冲之气得以平降，烧心、反酸、腹痛症状减轻不明显，说明寒热错杂未得平调。故调方以平调寒热，缓急止痛为主，调方如下：

半夏 15 克　黄芩 10 克　黄连 10 克　干姜 15 克　甘草 20 克　党参 30 克　厚朴 15 克　竹茹 15 克　陈皮 10 克　枳实 20 克　延胡索 20 克。七剂 水煎两次，分二次温服。

三诊：2014 年 7 月 4 日。服药十四剂后嗳气症消失，不进冷凉食物无腹痛发作，烧心、反酸症状明显减轻，食欲较前增加。舌质淡红，苔薄白，脉弦细。调方加用温中祛寒药，调方如下：

半夏 10 克　黄芩 10 克　黄连 10 克　干姜 15 克　甘草 20 克　党参 30 克　厚朴 15 克　竹茹 15 克　陈皮 10 克　枳实 20 克　延胡索 20 克　小茴香 10 克。七剂 水煎两次，分二次温服。

服二十一剂后诸症消失，愈。

按语　半夏泻心汤出自《伤寒论》，是治疗寒热互结的代表方剂，大部分消化性溃疡病人均有反酸、烧心症状。烧心一症本为热相，进凉食后症该缓解，但此类病人又有进凉食后烧心、腹痛反加重的特点，按中医辨证应属寒热错杂证，因此半夏泻心汤治疗符合该特点的消化道溃疡病人可见效。该病人嗳气频频也是一个突出证状，所以加用温胆汤，温胆汤原意治疗大病后虚烦不眠、眩晕心悸、呕吐、嘈杂，甚则癫痫等症。但方半夏、竹茹、枳实、陈皮等药有降逆消胀作用，且此方也是治疗嘈杂的主要方剂，消化性溃疡的病人经常有嘈杂症状。本人常用二方合用治疗消化性溃疡，疗效得到认可。

三、安神定志、清心泻火治疗学习紧张综合征

病案：赵某，男，17 岁，高三学生，2013 年 4 月 15 日。

主诉：注意力不集中，紧张，坐立不安 2 月。

病史：两月前出现注意力不集中，当时每 2 至 3 天出现一次，渐渐加重，并出现紧张，坐立不安，伴有头痛，乏力。近期出现记忆力明显减退，睡觉不实，梦多，口苦。

初诊：注意力不集中，紧张，头痛，记忆力差，面色红赤，形体略胖，舌质淡尖赤，苔微黄而腻，脉弦。实验检查结果：血常规、肝功均在正常范围。

西医诊断：学习紧张综合征　　　　诊断：百合病

辨证审机：心神不宁，心火旺盛。　　　　治法：宁心安神，清心降火。

方药：安神定志丸加百合

黄芪 10 克　茯神 20 克　石菖蒲 15 克　龙齿 30 克（先煎）　郁金 20 克　琥珀 5 克　天竺黄 20 克　远志 15 克　百合 20 克　黄连 5 克。七剂 水煎两次，分二次温服。

二诊：2013 年 4 月 22 日。服药七剂后坐立不安、紧张症好转，睡眠好转不明显，仍多梦，其他症状缓解不显。舌质淡红，苔微黄，脉弦。舌尖赤消失，坐立不安好转，说明心火得清，多梦无好转，需加大安神药的用量。调方如下：

黄芪 10 克　远志 20 克　石菖蒲 15 克　夜交藤 20 克　郁金 20 克　琥珀 5 克　天竺黄 20 克　茯神 25 克　百合 20 克　黄连 5 克　龙齿 30 克（先煎）。七剂 水煎两次，分二次温服。

三诊：2013 年 4 月 29 日。服药十四剂后坐立不安、紧张症消失，睡眠好转，夜梦明显减少，注意力较前集中，仍有乏力，记忆力仍差。舌质淡红，苔微黄，脉弦。乏力、记忆力差说明气虚，调方如下：

黄芪 20 克　茯神 25 克　石菖蒲 15 克　夜交藤 20 克　郁金 20 克　琥珀 5 克　天竺黄 20 克　远志 20 克　百合 20 克　黄连 5 克　党参 20 克　龙齿 30 克（先煎）。七剂 水煎两次，分二次温服。

服二十一剂后诸症尽失。

按语　安神定志丸出自《医学心悟》卷四，主治因惊恐而失眠，夜寐不宁，梦中惊跳怵惕。本病人虽无惊恐症状，但有坐立不安、紧张等心神不宁症状，采用以安神定志丸为主的方剂，加用具有清心安神作用的百合收效甚佳。

祝静芬治疗疑难杂病验案

祝静芬，毕业于黑龙江中医药大学，主任中医师。2008 年 5 月被评为黑龙江省第三批“省名中医”。2011 年 3 月被市卫生局授予“市首届十佳名中医”。2011 年 11 月被鹤岗市政府授予“鹤岗市拔尖人才”。2011 年鹤岗市医学会第四届理事会常务理事；2012 年黑龙江省医院协会中医医院管理分会第一届常务委员；2013 年黑龙江省中医学会中医内分泌专业委员会委员。擅治内科杂病及疑难病。

一、通痹汤治疗风湿热痹

病案：房某，男，23 岁，学生，2011 年 4 月 19 日。

主诉：双膝双踝关节红肿疼痛十余日。

病史：患者在操场打球汗出，于淋浴后，出现恶寒，头痛，四肢关节疼痛，近日病情加重，双膝关节、双踝关节红肿疼痛，出现红斑，局部灼热，痛不可触，行走艰难。口服西药治疗不明显，遂中医治疗。

初诊：痛苦面容、身热、口干渴、心烦、纳差、双膝、双踝关节红肿疼痛，可见红斑，局部灼热，触之疼甚。舌苔微黄。脉弦略数。血沉 30mm/h、抗 O 阳性。

西医诊断：风湿性关节炎　　　　**中医诊断：**痹症

辨证审机：风寒湿之邪侵袭，寒湿之邪滞于肢体、关节，郁而化热，气血经络闭阻，营卫不利，经脉不通。

治法：清热除湿，疏风通络。

方药：独活 15 克　秦艽 15 克　防风 15 克　羌活 15 克　知母 10 克　桂枝 10 克　石膏 20 克　桑枝 15 克　白芍 15 克　威灵仙 15 克　川芎 15 克　黄柏 15 克　没药 10 克　皂角刺 10 克。七剂　每日一剂，水煎两次，分两次温服。

二诊：2011 年 5 月 6 日。服药七剂，关节红、肿、热、痛有减，双膝关节明显，红斑渐退，余证减轻。守前方七剂。

三诊：服用十四剂后，关节疼痛明显减轻，双膝关节、双踝关节疼痛及灼热都基本消失，行走疼痛已去八、九，唯有走动时双踝无力。此乃风湿热蕴结之邪已渐散，但经络未和，气血运行未畅。上方减石膏、黄柏清热之品。加入狗脊 15 克、川断 15 克、寄生 15 克补肝肾，强筋骨，舒筋活络。巩固治疗，再服五剂。

四诊：双膝双踝关节肿痛灼热消除，自如行走，血沉已基本正常，抗 O 阴性，痹症已愈。

按语　本案属热痹。特点是发病急，关节红、肿、热、痛，甚至剧痛，有灼热感，手不可近或有全身症状如发热。痛处喜凉，是风、寒、湿邪从外而来，风湿与热相搏，流注关节，阻于经络，气血运行不畅所致。汗出后入水中沐浴，水湿内侵，风寒入舍，阻碍气机而成。用桂枝、威灵仙祛风行湿疏通经络。羌、独活、秦艽、桑枝祛风除痹。川芎、没药散血祛瘀，消肿止痛，疏通经络。白芍、石膏、知母、黄柏清热泻火消肿。皂角刺可引药直达病所。通痹汤可扶正祛邪，二者兼顾，起到祛风散寒，清热除湿，舒筋通络的作用。

二、调经止血汤治疗崩漏

病案：吴某，女，42岁，干部，2010年6月14日。

主诉：月经淋漓不断2个月，近日加重，心慌气短。

病史：4月初人工流产术后，经血淋漓不断，血量时多时少，有异味。近几天加重，心慌气短，腰膝酸软无力，腹痛，B超检查：子宫无异常。实验室检查：血红蛋白88g/L。RBC 3.0×10^{12}/L。

初诊：经血淋漓不断有异味，心慌气短，体质消瘦，纳差，睡眠不佳，腰膝酸软无力，腹痛喜按，颜面苍白，精神疲惫，午后偶有发热，语声低微。舌质淡白，舌体胖大，脉沉细无力。

西医诊断：功能性子宫出血　　**中医诊断**：崩漏

辨证审机：肾阴虚亏，心脾气虚，冲任脉伤，血失统摄。

治法：益气生血，滋阴补肾。　　**方药**：调经止血汤

党参30克　生地20克　三七10克　白术10克　牡蛎20克　当归20克　白芍15克　茜草15克　海螵蛸15克　地榆炭30克　柏叶炭15克　甘草10克　桑寄生20克。七剂 水煎二次，分二次温服。

二诊：2010年6月21日。服用上方三剂后血量多，有黑色血块流出后血量减少，下血异味减轻。较前几日有活动力气，有食欲，睡眠变化不大。上方加入远志15克，酸枣仁15克，继服五剂。

三诊：2010年6月28日。服药十二剂，症状大有好转，心慌气短明显好转，心情舒畅，精神佳，血已止，睡眠改善，面色已有润色，腰酸无力等诸症均有减轻。但脉仍无力。此系病程长气血双亏，心脾气虚，鼓动无力，嘱服归脾丸一周，每日三次，每次一丸。治疗后随访。每月经、色、量正常。

按语　本案崩漏证是产后肾阴虚亏，心脾气虚，兼冲任脉伤。人流术后淋漓不断，恶露不绝，气血皆虚，影响肝脾肾，导致冲任损伤，不能制约经血。治疗中除养肝益肾扶脾之外，重在先止血，补气治其本，益肾气，肾气足则摄纳固藏。脾健则统血力强，血虚者补其气而血自生。《灵枢·百病始生》说："阴络伤则血内溢"。心慌气短，脉沉细无力是心脾气虚之症。腰酸软无力，腹喜按是肾虚冲任脉伤之象。所以当首先益气生血，补肾固冲止血。调经止血汤中党参、当归、白芍补血养血、敛阴健脾。用安神之远志、酸枣仁养心安神。生地滋阴制阳。牡蛎收敛固冲，地榆炭、柏叶炭通络止血，三七活血而止血，茜草、海螵蛸止血不停瘀，加入白术少量不伤阴而除血腥异味。金银花清热解毒，待血止又服用归脾丸以补益心脾气虚，冲任脉固则愈。

三、川芎茶调散加减治疗头痛

病案：王某，女，56岁，机关干部，2010年4月10日。

主诉：头痛剧烈难忍，失眠，心烦欲呕1周。

病史：病人半年前在高处跌倒伤于头部，继而时发头疼，疼痛呈刺痛、跳痛、窜痛不等，时而剧烈，左右不定或者时有定处。近两个月由于压力大，精神过于紧张，发作频繁，头痛持续时间长，程度重。服用止痛药物无效，在某医院检查CT，排除占位病变。诊为：血管神经性头痛，服用羚

羊角片和其他止痛药物效果不佳。

初诊：头痛且胀，疼痛呈刺痛、跳痛、窜痛不等，时而有固定处，伴有心烦，恶心呕吐，失眠，肢体软无力。舌质红边暗，苔薄白，脉细涩。

西医诊断：血管神经性头痛　　　　　　**中医诊断**：头痛

辨证审机：气血不畅，瘀血阻滞，邪气夹湿、夹痰、夹瘀，逆阻中腑。

治法：活血祛瘀，解郁调肝。　　　　　**方药**：川芎茶调散加减

当归 35 克　桃仁 10 克　红花 10 克　川芎 10 克　赤芍 10 克　白芷 10 克　泽兰 10 克　钩藤 15 克　牛膝 15 克　郁金 10 克　枳壳 10 克　菊花 15 克。七剂 水煎二次，分二次饭后温服。

二诊：2010 年 4 月 18 日。服用上方后头痛已减，无心烦呕吐，心情明显好转，头疼痛时间短而轻，仍有胀感。肢体无力，睡眠不佳，继服巩固。治以活血祛瘀，滋阴降逆。

方药：生地 15 克　桃红 10 克　红花 10 克　牛膝 10 克　白芷 10 克　丹皮 10 克　石决明 15 克　女贞子 15 克　丝瓜络 15 克　钩藤 15 克。七剂 水煎二次，分二次饭后温服。

三月后来诊它病时诉至今没有再发已痊愈。

按语　头痛一病在临床上是常见病。属现代医学“血管神经性头痛”范畴，是血管舒缩功能障碍引起的，也有认为本病是由植物功能障碍即兴奋—抑制两个过程失调所至。属中医“头风”，具有中医“风病”的特点。以反复发作和剧烈疼痛为其特征。根据其发病特点及临床所见可涉及心、肝、脾、肾脏。有外感内伤和外伤跌仆所致，“头为诸阳之会”，凡五脏精华之血，六腑清阳之气，皆上会于此。由外伤引起的血瘀致气血阻滞而逆乱，发为头痛不愈，缠绵不已多见。本案属瘀血性头痛，方中桃仁、红花、泽兰活血化瘀；当归、钩藤、石决明、女贞子等以活血止痛，清热平肝；川芎、白芷祛风散寒止痛；牛膝、丝瓜络补肝肾、强筋骨、通络；郁金、菊花、枳壳清肝疏风行气。前后二诊，立法取其气血疏通、活血祛瘀止痛，佐以平肝降逆，标本兼治，收到满意疗效。

曲永康治疗内外科病验案

曲永康，1964 年生。毕业于黑龙江中医药大学。2008 年被评为黑龙江省第三批中青年名中医。著有《中西医结合循环系统疾病诊疗学》《泌尿系统疾病的基础与临床问答》《常见外科病家庭疗法》等。擅治内外科疾病。

一、麻黄附子细辛汤合理中汤治疗窦性心动过缓

病案：李某，女，48 岁，2007 年 6 月 19 日。

主诉：胸闷心悸，气短乏力，腰酸 3 月余。

病史：患者三月前因家庭变故，心情郁闷，饮食欠佳，经常夜不能寐。渐至气短乏力、胸闷心悸，曾口服安神剂，疏肝解郁剂。静脉注射：丹参注射液、黄芪针、Vc 针、丹参川穹嗪注射液等效果不佳。

初诊：面色少华，气短乏力，心悸胸闷，气稍促，腰酸多梦，舌淡边缘小齿痕，苔薄黄，脉迟缓。心电图示：窦性心动过缓，心率45次/分。

西医诊断：窦性心动过缓　　　　　　**中医诊断**：心悸

辨证审机：心阳受损，鼓动无力，气血不畅，心失所养。

治法：温补心阳　　　　　　**方药**：麻黄附子细辛汤合理中汤加减

麻黄15克　细辛5克　红参20克　川芎15克　白术15克　干姜20克　桂枝20克　桔梗15克　炙甘草15克　黑附子15克（先煎）。七剂 水煎两次，分两次温服。

二诊：2007年6月26日。服药七剂后，气短，胸闷心悸明显好转。唯觉口干口苦，苔黄，心电图示：窦性心律，心率52次/分。前方加黄芩20克，黄精20克。服八剂。

三诊：2007年7月4日。服药十五剂后，诸症大减，面色红润、神清气爽，心率58次/分。此乃阳气已充，血脉得行之状。嘱其继服附子理中丸2周以善其后。

按语　“气为血之帅”“气行则血行”。心悸、脉缓乃气之推动乏力，血行缓慢，血不养心所致。虽诸证繁杂，仍需以温阳为主。心阳之不足，根源在于肾阳之虚衰，脾阳之不足。使阳气之根，及阳气后天之调补，无以为继所致。所以凡脉迟缓者，必以补阳为第一要务，诸证次之。麻黄附子细辛汤本为助阳解表之剂。麻黄解表散寒，附子温经助阳，细辛既助麻黄解表，又能助附子温经散寒。今虽无表证，但麻黄宣肺之功，可使“肺朝百脉”之作用得到发挥，有利于气血之循行。理中汤为助阳之剂，人参补中益气，干姜温中而扶阳气，白术燥湿健脾，甘草补中扶正。两方化裁可使脾肾之阳俱补，心阳充沛，血脉畅行，心悸得解。

二、少腹逐瘀汤加减治疗泌尿系统综合征

病案：张某，女，52岁，2012年5月11日。

主诉：小便时疼痛难忍，痛连腰腹，时有灼热感1年余。

病史：既往有泌尿系感染病史数年。近一年许，小便时有刀割样疼痛，痛连腰腹。为减轻痛苦每日尽量少饮水，减少小便次数。每次小便前口服解痉药物，仍疼痛难忍，因西药治疗无效前来就诊。

初诊：神清语明，多梦，易怒，潮热，小便时疼痛难忍，淋漓不畅，痛连腰腹。遇冷或心气不舒时加重。舌淡，苔薄，脉缓。

实验室检查：尿常规：红细胞（－）白细胞0-1　蛋白（－）

西医诊断：泌尿系统综合征　　　　　　**中医诊断**：淋证

辨证审机：湿热下注，耗伤肾气，气虚血瘀。

治法：补虚化瘀清淋　　　　　　**方药**：少腹逐瘀汤加减

茴香20克　干姜15克　延胡索15克　没药20克　当归15克　土鳖虫15克　官桂20克　赤芍20克　蒲黄10克　五灵脂15克　滑石20克　山药20克　冬葵子15克　牡丹皮15克　莲子心10克　王不留行20克。七剂 水煎两次，分两次温服。

二诊：2012年5月18日。服药一周后，小便灼热感消失，刀割样疼痛缓解，多梦及腰腹痛缓解。在原方基础上加减治疗。

方药：茴香20克　干姜15克　延胡索15克　没药20克　土鳖虫15克　官桂15克　赤芍20克　蒲黄10克　五灵脂15克　滑石15克　鳖甲15克　牡丹皮15克　益母草15克　牡蛎25克　王不留行15克　山慈菇10克。十四剂 水煎两次，分两次温服。

三诊：2012 年 6 月 4 日。服药三周后，小便时稍有不适，余证尽除。嘱其用车前草、鱼腥草泡水，服少腹逐瘀胶囊两周。

按语 此病乃淋证日久，耗伤肾气，日久生瘀，不通则痛，所以疼痛难忍。正气既虚，易为外邪所侵，致使虚实夹杂，病症频发，时有灼热感。所以本证虚和瘀是本，湿与火是标。因此选择补肾祛瘀之少腹逐瘀汤化裁治疗，疗效满意。

三、阳和汤治疗新生儿脂肪液化症

病案：刘某，女，7 天，2006 年 5 月 20 日。

家人代诉：周身大部分硬肿，小部分按之如水囊 6 天。

病史：患者早产 50 天左右，出生第二天家人发现全身肿硬，渐至部分肿硬处变软。静点抗生素 4 天，不见好转，两天前于左上臂切开，放出汁水样液体约 5ml。因去上级医院有困难，前来就诊。

初诊：面色紫暗，哭声细微，肢体蜷缩，冷凉，不能吮乳，周身及面部三分之二按之硬肿，三分之一按之软如水囊，病变处不红，不热，左上肢三角肌处有一小切口，创口苍白，无分泌物。

西医诊断：新生儿脂肪液化症　　中医诊断：阴疽

辨证审机：先天禀赋不足，阳气衰弱，津液不能输布。

治法：温阳补血，散瘀通滞。　　方药：阳和汤加减治疗

熟地 5 克　肉桂 2 克　麻黄 2 克　白芥子 2 克　甘草 2 克　当归 2 克　黄芪 5 克　干姜 2.5 克　人参 2 克　鹿角胶 2.5 克（烊化）。三剂 水煎 2 次，频服之。

二诊：2006 年 5 月 23 日。服三剂后已能安睡，吮乳，肢体转暖。少部分硬肿消散，按之水囊状区域缩小。创口转红润。效不更方，继服前方五剂，创面外用生肌玉红膏。

三诊：2006 年 5 月 28 日。又服五剂后，硬肿处及囊性感染区域剩不足五分之一，创面已愈。进食、睡卧及二便如常。嘱其原方再服五剂，尽愈。

按语 该患周身肿硬，部分按之囊性感染，局部皮温不高、不红。切口处所放之液体亦非脓液。因此诊其为阴疽，此乃先天禀赋不足，阳气虚衰，津液无以输布所致。津液流于肌肉筋骨间，则蓄积而有囊性感，津液流行受阻瘀积则硬肿。待阳气得充，津液疏布畅行时，则肿与蓄积之津液自然输布而消散。阳和汤中熟地温补营血；鹿角胶生精补髓，养血助阳，强壮筋骨；干姜、肉桂破阴和阳，温经通脉；麻黄、白芥子通阳散滞；当归、黄芪、人参补气血、助阳。诸药合用，具有温阳补血，宣通血脉，散寒祛瘀之效。能化阴凝而使阳和，使病得愈。

四、右归饮合四物汤治疗黄褐斑

病案：赵某，女，45 岁，2010 年 8 月 11 日。

主诉：面部起黄褐斑 1 年余，近 2 月明显加重。

病史：患者经营宾馆服务工作多年，饮食起居常不规律。一年来面色逐渐暗黑出斑片，曾用多种护肤品及口服保健祛斑产品效果不明显，且身体有诸多不适，前来调理。

初诊：面颊两侧及额部有大片灰黑色斑片，边界清楚，精神疲乏，多梦易醒，腰膝酸软，胃纳不佳，二便尚可，月经量少色暗，舌淡暗，边有瘀点，脉沉涩。

西医诊断：黄褐斑　　中医诊断：面尘

辨证审机：肾阳虚衰，浊气上犯，瘀血阻络，血弱不能华肉。

治法：温补肾阳，养血活血。　　**方药**：右归饮合四物汤加减

熟地30克　山萸肉20克　枸杞子20克　山药20克　杜仲20克　附子10克　肉桂10克　当归20克　川芎15克　赤芍20克　红花15克　茯神20克　玫瑰花10克　炙甘草10克　淫羊藿20克。十剂 水煎两次，分两次温服。

二诊：2010年8月21日。服药十剂后，自觉周身轻松，腰膝酸软，多梦等已明显改善，面色已带红润，斑片无明显改善。嘱其积病日久祛病非一日之功。仍以补肾、养血活血为主，化裁治疗。

方药：熟地30克　归20克　川芎15克　赤芍20克　附子10克　红花15克　茯神20克　山药20克　制首乌20克　淫羊藿20克　玫瑰花10克　桃花10克　枸杞子20克　肉桂5克　鸡血藤30克。二十剂 水煎两次，分两次温服。

三诊：2010年9月20日。患者服药三十剂后，面色已显红润，有光泽。斑片大部分消退，边界已不甚清，自觉无不适感，月经正常，舌淡润，苔薄白，脉和缓。嘱其用中成药四物合剂和右归胶囊继服3周，以善其后。

按语　面尘之病，虽发于面部，而根源在于内。"久病入络""久病成瘀"，此病之形成时间较长，斑片由小变大，颜色由淡变深。因此血瘀必然存在，血瘀则血运不畅，血弱不能华肉，则面色异常。肾主黑色，肾气不足，则浊气上犯，显现本色。另外肾主一身之阳气，肾气虚则血行不畅而致瘀。可见补肾气养血活血当为本病之主要治疗法则。右归饮能温肾填精，培补肾脏之元阳，即"益火之源"之意。四物汤补血调血，另加红花、桃仁活血，玫瑰花疏肝养颜，茯神安神健脾。脏腑气血平和则病愈。

李铁男验案

李铁男，1954年生，教授，主任医师，黑龙江省第三批名中医。黑龙江省中医药管理局重点学科中西医结合胃肠病学科带头人，国家中医类别医师资格考试命审题专家，获中国中西医学会第二届贡献奖，黑龙江省中西医学会理事，黑龙江省龙江医派研究会副监事长，黑龙江省中西医结合消化专业委员会常务理事。长期从事综合内科工作，尤擅治消化系统疾病。

一、制酸和胃汤治疗慢性胃炎

病案：高某，女，59岁，2014年9月12日。

主诉：胃脘疼胀，反酸不已40余年，加重1月。

病史：患者15岁起即患胃酸过多，经治疗一度好转，约有20余年未发。近年来病势又渐发展，胃痛、胃胀、反酸日渐加重，近一个月由于劳累过度，病情加重，经多方医治未果，遂来我处就诊。

初诊：患者自诉胃痛、胃胀、反酸，劳累后发作或加重，喜温喜按，畏寒肢冷。舌质淡红，苔薄，脉弦细。胃镜检查："慢性萎缩性胃炎"，HP（2+）。

西医诊断：慢性胃炎　　　　　　　　**中医诊断**：胃痛

辨证审机：脾胃虚弱，兼有郁热。　　**治法**：健脾和胃，制酸止痛。

方药：制酸和胃汤

黄芪 30 克　山药 20 克　莪术 10 克　炒白术 15 克　炙百合 20 克　炙甘草 10 克　蒲公英 20 克　徐长卿 15 克　木蝴蝶 15 克　鸡内金 15 克　佛手 15 克　砂仁 10 克　乌药 15 克　海螵蛸 20 克　煅瓦楞 20 克　白及 5 克　白花蛇舌草 15 克。七剂 日一剂，水煎服，分两次温服。

二诊：服上方七剂，胃痛胃胀缓解，舌淡红，脉弦。继以原方加黄连 10 克、吴茱萸 5 克、炒莱菔子 15 克、浙贝母 15 克。

方药：黄芪 30 克　山药 20 克　莪术 10 克　炒白术 15 克　炙百合 20 克　浙贝母 15 克　蒲公英 20 克　徐长卿 15 克　木蝴蝶 15 克　鸡内金 15 克　佛手 15 克　砂仁 10 克　乌药 15 克　海螵蛸 20 克　煅瓦楞 20 克　白及 5 克　炙甘草 10 克　黄连 10 克　吴茱萸 5 克　炒莱菔子 15 克　白花蛇舌草 15 克。七剂 日一剂，水煎服，分两次温服。

三诊：胃痛、胃胀、反酸均已明显好转，舌质淡红，脉弦。胃镜检查："浅表性胃炎"，HP（−）。患者不愿再服汤剂，改为丸剂以善后。

方药：生黄芪 50 克　山药 50 克　莪术 30 克　白术 50 克　炙百合 50 克　乌药 50 克　丹参 50 克　蒲公英 50 克　延胡索 50 克　徐长卿 50 克　白芷 30 克　木蝴蝶 50 克　白及 30 克　乌贼骨 50 克　浙贝母 50 克　生地榆 50 克　枳壳 30 克　砂仁 30 克　佛手 50 克　甘松 30 克　鸡内金 50 克　白花蛇舌草 50 克。以上诸药，共为细末，制成水丸，一日两次，每次 10 克，白水送下。

上药配一料，将尽服，诸症悉愈。

按语　胃痛，又称胃脘痛，是以上腹胃脘部近心窝处疼痛为主症的病证。胃痛者当责之以胃，但又与肝、脾的关系极为密切。《素问·至真要大论》曰："诸呕吐酸，暴注下迫，皆属于热"。《证治汇补·吐酸》曰："大凡积滞中焦，久郁成热，则木从火化，因而作酸者，酸之热也"，该患者吐酸属热证，由肝郁化火犯胃所致，故治以疏肝和胃，清热健脾，制酸止痛。制酸和胃汤为自拟经验方，适用于脾胃虚弱，肝火犯胃所致的胃痛、胃胀、反酸。方中黄芪补气健脾；山药平补气阴，对脾胃虚弱证有较好的疗效；鸡内金健脾和胃，消食导滞；莪术、煅瓦楞消积止痛以治标；白术、佛手、砂仁、乌药行气消胀，健脾和胃，且砂仁有"醒脾调胃要药"之称，尤善化湿醒脾，行气温中；白花蛇舌草、蒲公英、木蝴蝶清热解毒，兼祛郁热；徐长卿配伍海螵蛸制酸止痛，白及对修复胃黏膜，治疗胃炎特别有效。以上诸药合用，疏肝和胃，清热醒脾，制酸止痛。用于临床，每收良效。

二、加味痰湿汤治疗多囊卵巢综合征

病案：胡某，女，29 岁，2015 年 6 月 28 日。

主诉：闭经 7 月余，婚后 2 年未孕。

病史：患者自诉从 2014 年 11 月 5 日月经至今未潮，2013 年结婚，至今未孕，14 岁初潮后月经一向不规律，后期量少，脘腹满闷，神疲肢倦。查体：形体肥胖，身高 163cm，体重 73kg，黑棘皮征（3+），多毛，痤疮；性六项：FSH 5.64，LH 7.91，PRL 5.98，E_2 42，TSTO 0.53，PRGE 0.38；B 超示：子宫 45mm×44mm×28mm，子宫内膜 7mm，双侧卵巢单切面见十个窦状卵泡回声。

初诊：月经停闭7月余，多毛，黑棘皮征（3+），结婚两年未孕，舌质淡胖，苔白腻，脉滑。

西医诊断：多囊卵巢综合征　　**中医诊断**：闭经

辨证审机：痰湿阻于冲任，经血不能流通，继而不孕。

治法：豁痰除湿，活血调经。　　**方药**：加味痰湿汤

苍术20克　胆南星15克　青皮15克　姜半夏10克　炙远志10克　鳖甲15克　浙贝母20克　川牛膝20克　丹参20克　白芥子10克　当归20克　川芎10克　覆盆子15克　益母草20克　泽兰15克　刘寄奴10克　鸡血藤20克　夏枯草20克　甘草10克。七剂　日一剂，水煎服，分两次温服。

二诊：2015年7月4日。服上方七剂，腹满、肢倦较前明显减轻，舌质淡，脉沉。以上方减覆盆子、夏枯草。

方药：苍术20克　胆南星15克　青皮15克　姜半夏10克　炙远志10克　鳖甲15克　浙贝母20克　川牛膝20克　丹参20克　白芥子10克　当归20克　川芎10克　益母草20克　泽兰15克　刘寄奴10克　鸡血藤20克　甘草10克。七剂　日一剂，水煎服，分两次温服。

三诊：服上方七剂，7月8日月经来至，经量略少，行经4-5日，舌质淡，舌尖红，脉沉弱。以二诊方减刘寄奴，加黄芩15克。

方药：苍术20克　胆南星15克　青皮15克　姜半夏10克　炙远志10克　鳖甲15克　浙贝母20克　川牛膝20克　丹参20克　白芥子10克　当归20克　川芎10克　益母草20克　泽兰15克　黄芩15克　鸡血藤20克　甘草10克。七剂　日一剂，水煎服，分两次温服。

服上方七剂，诸症好转，随访月经30-40日一行，唯经量稍少。

按语　多囊卵巢综合征是一种常见的妇科内分泌疾病，以持续不排卵和高雄激素血症为最根本特征。中医无多囊卵巢综合征这一病名，但根据其临床表现当属中医“月经后期”、“月经过少”、“闭经”“不孕”等范畴。痰湿壅阻型闭经为临床常见病，其病机以肾虚精血不足为本，脾虚湿盛痰阻为标。诚如《丹溪心法》中云：“若是肥盛妇人……经水不调，不能成孕，以躯脂满溢，湿痰闭塞子宫故也。”痰湿阻于冲任，占据血海，经血不能满溢，故月经数月不行；痰湿内盛，故形体肥胖；在治疗的过程中以豁痰除湿，活血通经为治法，运用行气化痰活血药物以化湿通经。痰湿去则冲任通盛、血海无阻，月经自通。冲任痰湿祛，气血充盈，血海盈溢有时，经血则按时而下。

加味痰湿汤系用于治疗痰湿壅盛所致闭经的验方。方中苍术、南星、半夏、远志、贝母、白芥子、鳖甲、夏枯草等合用化痰散结；青皮疏肝理气；丹参、当归、川芎、鸡血藤、牛膝、刘寄奴行气活血；益母草、泽兰引经下行。诸药合用，行气豁痰，活血通经。临床应用多年，常获捷效。

于占海验案

于占海，1960年生，主任医师，曾任望奎县中医院内科主任、院长，绥化市首批优秀青年专家之一，主攻中医内科，长于治疗内科疑难杂症，尤其擅治心脑血管疾病。

一、自拟水龙丸治疗胸痹

病案：张某，男，81岁，2015年6月3日。

主诉：近3日劳累后心前区持续闷痛，闷痛向左肩背放散，休息后可缓解。

病史：患有多年高血压，发病时疼痛较剧烈。

初诊：持续性胸部闷痛，入夜加重，面红带紫，表情痛苦，神清语利，动作协调，语声急躁，平素易疲劳短气，舌红有瘀斑，舌苔白，脉虚涩。

西医诊断：冠心病，急性心肌梗死　　**中医诊断**：胸痹

辨证审机：气虚运血无力，心脉瘀阻。　　**治法**：补气活血，化瘀通络。

方药：自拟水龙丸

水蛭　地龙　三七　黄芪。各等分，共研为细末制丸。日早午晚3次分服，每服5克。

按语　水龙丸是在临床反复经验基础上的自拟方，以水蛭、地龙、三七、黄芪四味药各等分组成，共奏补气活血，化瘀通络之功。胸痹一症，现代属于老年病范畴，病者多年高久病之人。老人久病多虚，久病多瘀，因此患者的核心病机多为气虚血瘀。本方剂中水蛭与地龙为活血祛瘀通络之要品，血瘀重症莫不用之为正药。故在本方中为君药，直指病机核心；三七活血兼以行气为臣药，辅助君药活血祛瘀；血液运行依靠气之统帅，年高或久病之人多消耗真气，以致运血无力，故以黄芪补气为佐药，真气足则利于帅血通行。本方药物组成精简，力专用宏，故能用之有效。

二、淡渗利湿治疗臌胀病

病案：王某，男，67岁，2015年7月21日。

主诉：腹胀，乏力10余年，近3日加重伴发热。

病史：肝炎后肝硬化10余年。

西医诊断：肝炎后肝硬化失代偿期　　**中医诊断**：臌胀

辨证审机：肝气郁久，气血为之滞涩不行，郁久蕴热生毒，进而克犯脾土，使脾运化无权，遂令水湿内停。

治法：疏肝健脾，理气化瘀，淡渗利湿。　　**方药**：柴胡疏肝散合健脾丸及五苓散化裁

柴胡15克　郁金15克　白芍15克　枳壳15克　青皮15克　黄芪30克　白术20克　茯苓20克　山药20克　猪苓10克　泽泻15克　桂枝15克　当归15克　川芎15克　厚朴15克　槟榔15克　大腹皮15克　黄精20克　甘草10克。十五剂　日一剂，水煎服，分早晚2次服用，15天后复查再行方药调整。

按语　臌胀之病，由水湿不得排泄，聚于腹中所成。分析其病机，多为肝郁日久，克犯脾土所致。肝郁则气血流通滞涩，气郁则水液不行，脾虚则不能运化水湿，水湿之邪易于泛滥积聚。因此疏肝健脾是治其本；但是臌胀之病多发病急骤，积聚之水湿急需外泄。治无形之水湿可以苦寒苦热燥之，也可芳香以化之。而有形之水湿唯味淡渗利之方可去除。鉴于此，本案以疏肝之柴胡疏肝散合健脾丸疏肝健脾以治其本，以五苓散疏利水液以治其标。如此标本兼治得以收效较快。但是鼓胀之病病根深在，急切难以拔除，故嘱患者定期检查，随时调整方药。

李敬孝治疗疑难病验案

李敬孝，1945 年生，黑龙江省名中医，曾拜于黑龙江省四大名医高仲山先生门下系统学习中医诊疗疾病。曾任黑龙江中医药大学副校长，博士生导师，主任医师，从事中医临床、教学和科研工作 50 余载，擅治内、妇、儿科等疑难杂病。

一、清心莲子饮加减治疗慢性肾功衰蛋白尿

病案：王某，女，36 岁，2010 年 4 月 13 日。

主诉：下肢浮肿 1 年余。

病史：患者患慢性肾功衰多年，慢性咽炎史，虽经中西医多方治疗，但尿蛋白始终不减，浮肿反复不消。尿常规：尿蛋白（3+）。

初诊：下肢浮肿，按之凹陷不起，气短懒言，周身困重乏力，口干苦，舌苔黄厚。

西医诊断：慢性肾衰（肾衰竭期） **中医诊断**：虚劳

辨证审机：肺脾肾气虚，水饮内停。 **治法**：益气养阴，祛湿化浊。

方药：清心莲子饮加减

黄芪 50 克 黄精 50 克 生晒参 15 克 茯苓 50 克 莲子 20 克 山药 35 克 知母 20 克 麦冬 25 克 山茱萸 25 克 猫须草 20 克 炙甘草 15 克。十四剂 水煎两次，分两次温服之。

二诊：2010 年 4 月 28 日。服药十四剂，下肢浮肿减轻明显，体力增加，肢冷好转，身已有汗，口干苦好转，舌苔仍黄但已不厚，脉仍沉。尿常规：尿蛋白+。前方加莲子心 20 克，车前子 15 克，山药增至 50 克以增强健脾利湿清心的作用。

方药：黄芪 50 克 黄精 50 克 生晒参 15 克 茯苓 50 克 莲子 20 克 山药 50 克 知母 20 克 麦冬 25 克 山茱萸 25 克 猫须草 20 克 炙甘草 15 克 莲子心 20 克 车前子 15 克。十四剂 水煎两次，分两次温服之。

三诊：2010 年 5 月 14 日。服二诊方药十四剂，下肢浮肿已基本消退，自觉下肢轻松，体力好转明显，周身不再困重，唯咽炎时有反复，尿常规：尿蛋白±。舌苔白腻，脉略沉。前方加白茅根 20 克，生晒参增至 30 克，去黄精。

方药：黄芪 50 克 白茅根 20 克 生晒参 30 克 茯苓 50 克 莲子 20 克 山药 50 克 知母 20 克 麦冬 25 克 山茱萸 25 克 猫须草 20 克 炙甘草 15 克 莲子心 20 克 车前子 15 克。三十剂 水煎两次，分两次温服之。

服三诊方药三十剂，另配服本院研制的牛黄利咽丹 4 盒，症状渐平。继在前方基础上加减用药治疗半年余，并嘱平日按低脂低蛋白饮食进餐。经后期电话随访，患者浮肿不再反复，尿常规：正常。患者亦自觉免疫力提高很多，咽炎不再反复。

按语 此病为虚实夹杂，虚多实少。因肺虚不宣，脾虚不散，肾虚不温，则水道不利，水饮从

生，浮肿反复；肺脾肾气虚，则气短、身困重；脾气不升，津不上承，则口干；浊气不降，胆经不降，则口苦。方选清心莲子饮加减益气养阴，兼化湿浊。

针对肺脾肾三焦俱病导致浮肿时，当从中焦论治。“中焦如轴，转换阴阳”，通过调理中焦气机的升降，则有利于下肢浮肿的消退。方中生晒参、黄芪、炙甘草益脾气，《本草汇言》云：“黄芪可济津以助汗”“阳气生则肢冷减，气息足则有汗生”，故患者服药后，除肢冷好转外，周身阳气亦畅通，机体渐有汗液。莲子、山药补益脾阴健运脾气，黄精补气养阴、健脾益肾，茯苓健脾利湿。

患者的“舌苔黄厚”，是实热的假象，气虚易停湿，湿久则化热，故患者舌苔黄厚，方中则加入养阴药。患者既往有慢性咽炎史，《灵枢·经脉》曰：“肾足少阴之脉……循喉咙”，咽炎日久不愈则暗耗阴液。因此李教授在大量补气药健脾化湿的同时，加入养阴药。莲子、山药补脾不滋腻，大剂量山药既不助热，又不滋腻，久服长肌肉增体力。黄精滋脾阴补脾气，知母、麦冬滋阴清虚热。猫须草清热祛湿不伤阴，在治疗泌尿系统或上呼吸道炎症时常常使用。

二、血府逐瘀汤加减治疗顽固性痤疮

病案：杨某，女，40岁，2012年10月1日。

主诉：颜面痤疮，少寐多年。

病史：患者有痤疮病史多年，尤以鼻头、面颊部多发，油性肤质，曾服中药治疗，症状稍有改善，但时有反复。平素情绪抑郁，善思虑。少寐多梦。痛经史，月经先期7天，量少、色黑、有血块，经前乳房胀痛。

初诊：颜面痤疮个大、色暗、肿痛，两颊尤甚。面色青黑，有色素沉积。入睡难，多梦易醒。饮食尚可，大便偏干，小便正常。舌质暗红，舌下脉络青紫，苔薄白，脉弦紧。

西医诊断：痤疮　　**中医诊断**：粉刺

辨证审机：肝郁气滞，血脉瘀阻。　　**治法**：疏肝行气，活血化瘀。

方药：血府逐瘀汤加减

当归20克　生地黄15克　桃仁15克　红花10克　枳壳15克　赤芍20克　柴胡10克　川芎10克　桔梗10克　川牛膝10克　炙甘草　5克　桑白皮20克　金银花10克　连翘10克　蒲公英20克。七剂　水煎两次，分两次温服之。

二诊：2012年10月8日。服药七剂，原有痤疮稍有好减，肿痛减轻，新发痤疮不多，脸色较服药前有光泽。因患者痤疮多年，予上方加全蝎10克，净蝉蜕15克，蜈蚣3条，防风10克，羌活10克，于活血化瘀药中佐以祛风通络之品。

方药：当归20克　生地黄15克　桃仁15克　红花10克　枳壳15克　赤芍20克　柴胡10克　川芎10克　桔梗10克　川牛膝10克　炙甘草　5克　桑白皮20克　金银花10克　连翘10克　蒲公英20克　全蝎10克　净蝉蜕15克　蜈蚣　3条　防风10克　羌活10克。十四剂　水煎两次，分两次温服之。

三诊：2012年10月23日。服二诊方药十四剂，颜面痤疮消减大半，基本无新发，服药期间行经一次，痛经未作，血块量减，经色转鲜红。李教授认为瘀血十去六七，气机调畅，可用药面缓图。

方药：当归50克　生地黄50克　桃仁40克　红花30克　枳壳40克　赤芍50克　柴胡40克　川芎30克　桔梗40克　川牛膝30克　炙甘草30克　桑白皮50克　金银花40克　连翘40

克　蒲公英40克　全蝎15克　净蝉蜕40克　蜈蚣 5 条　防风30克　羌活30克　陈皮40克　白花蛇舌草50克。一剂 打药粉，每次5克，每日分两次温服。

2个月后电话随访，家属告知患者的痤疮已基本痊愈，情绪平稳乐观，睡眠踏实。

按语　此患者之痤疮并非平素青年男女所患之类型，既非肺经有热，又非湿热蕴结。此是长期肝气失于疏泄，气滞郁结而成血瘀，日久瘀血凝滞化热所致。根据王清任以隔膜的低处，且如池，满腔存血为"血府"，据"血府"产生"血瘀"理论，处方血府逐瘀汤加减，"活血化瘀而不伤正、疏肝理气而不耗气"。气机调畅，瘀血得除，郁热化解，痤疮即消。除《医林改错》中提到的头痛、胸痛、胸不任物、胸任重物、呃逆、不眠、夜间发热等病证外，临床还可以通过口干不欲饮、胸满憋闷、情志不畅、无明显寒热、唇青舌暗等特点辨别瘀血情况。现代人们生活中由于饮食不节、生活习惯不规律及工作压力增大等因素，"气滞血瘀"型病证逐渐增多，所以临床中运用血府逐瘀汤随证加减，起到明显疗效。方中除活血化瘀理气药外，增入金银花、连翘、蒲公英、白花蛇舌草等清热解毒，疏散风热之品，以加强标症的消除。二诊方中佐以全蝎、蝉蜕、蜈蚣等祛风通络解痉之虫类药，有解毒攻坚散结之用。

三、五参芪汤加减治疗冠心病

病案：李某，女，65岁，2014年10月23日。

主诉：心前疼痛，甚则胸背彻痛2天。

病史：冠心病史。ECG：提示广泛心肌缺血，ST-T 改变。彩超右心室肥厚，二三尖瓣反流。高血压史。

初诊：心前疼痛憋闷，压榨感，甚则胸背彻痛，早晚尤甚，生气及过劳后发作频繁。心悸心中拘急，胸闷气短，乏力喘促。易肩部疼痛，左肩尤甚，难以提物。大便不爽。少寐易醒，醒后难入睡。舌质淡紫，苔薄白有裂纹，脉弱。

西医诊断：冠心病　　　　　　**中医诊断**：胸痹

辨证审机：气阴不足，胸阳痹阻。　　**治法**：益气养阴，宣痹通阳。

方药：生晒参10克　丹参15克　太子参10克　黄芪50克　五味子10克　酸枣仁50克　柏子仁15克　麦冬15克　北沙参10克　苦参10克　桃仁15克　生龙骨50克　生牡蛎50克　龙眼肉15克　薤白15克　桂枝15克　炙甘草10克。七剂 水煎两次，分两次温服之。

二诊：2014年10月30日。心前疼痛程度减轻，发作频率降低。体力略有增加。舌质仍淡紫，苔薄白有裂纹，脉弱。前方加瓜蒌10克，枳壳15克。

方药：生晒参10克　丹参15克　太子参10克　黄芪50克　五味子10克　酸枣仁50克　柏子仁15克　麦冬15克　北沙参10克　苦参10克　桃仁15克　生龙骨50克　生牡蛎50克　龙眼肉15克　薤白15克　桂枝15克　炙甘草10克　瓜蒌10克　枳壳15克。七剂 水煎两次，分两次温服之。

三诊：2014年11月10日。服上方七剂，心前疼痛仅发作两次，且持续时间较短。体力恢复明显，肩痛不显，自觉提重物亦无碍。舌质仍淡紫，苔薄白裂纹消失，脉由弱转滑。上方将生晒参增至15克，麦冬增至20克。

方药：生晒参15克　丹参15克　太子参10克　黄芪50克　五味子10克　酸枣仁50克　柏子仁15克　麦冬20克　北沙参10克　苦参10克　桃仁15克　生龙骨50克　生牡蛎50克　龙眼肉15克　薤白15克　桂枝15克　炙甘草10克　瓜蒌10克　枳壳15克。十四剂 水煎两次，分两次温服之。

服上方十四剂后，胸背疼痛症状基本消失，情绪亦好转，患者欲到南方度假，遂停药，临行前嘱服丹参滴丸、生脉口服液。

按语 此患者的诸多症状都能反映其胸阳不振，痰浊瘀血闭阻不通，如心前疼痛憋闷，自觉压榨感，胸背彻痛等。但通过其舌脉变化，苔薄白有裂纹，脉弱，以及气短乏力喘促，过劳后易于发作等症状分析，推测患者本质是气阴两虚不足。痰饮瘀血等病理产物产生的前提是因脏腑功能低下，机体运化失司，气虚不能化津，血虚失于濡润，气机不畅，百病丛生。治疗上宜标本兼治，方用五参芪汤加减，此方集生晒参、丹参、太子参、北沙参、苦参五种参于一方为君药，生晒参能补益肺脾肾气，益气升阳；丹参能活血化瘀，通络止痛；太子参平补阴阳；北沙参能清肺益气；苦参既能燥湿清热，又可调节心率，诸参共用，气血阴阳皆调。此外，方内辅以黄芪、麦冬益气养阴；五味子、酸枣仁、柏子仁、桃仁、龙眼肉益心阴、养心血、安心神；生龙骨与生牡蛎共用重镇安神，调理阴阳为臣药。因其本质虽虚，但亦有痰浊瘀血存在，故增入薤白、桂枝以及瓜蒌、枳壳温通心阳，宽胸豁痰。诸药共用，标本缓急，共奏益心豁痰之效。

姜德友治疗疑难杂病验案

姜德友，龙江学者特聘教授，二级教授，博士生导师，博士后合作导师，全国老中医药专家学术继承人导师，中医内科学博士，哈尔滨医科大学心内科博士后，黑龙江中医药大学附属第一医院院长，曾任黑龙江中医药大学基础医学院院长，国家中医药管理局重点学科《金匮要略》学科带头人，黑龙江省领军人才梯队中医临床基础学科带头人，国家级精品资源共享课《金匮要略》负责人，全国优秀中医临床人才授课教师，全国“十二五”规划教材《金匮要略》主编，全国“十三五”研究生规划教材《金匮要略理论与实践》及《中医临床思维方法》主编，全国“十三五”规划教材《中医医案学》主编，世界中医学核心教材《金匮要略》主编，国家中医药管理局龙江医学流派传承工作室负责人，世界中医药学会联合会中医药文化专业委员会副会长，中国中医药研究促进会中医学术流派专业委员会主任委员，中华中医药学会仲景学说分会副主任委员，中华中医药学会心病分会副主任委员，黑龙江省龙江医派研究会首任会长，黑龙江省非物质文化遗产龙江医派负责人，黑龙江省名中医，黑龙江省德艺双馨名医，黑龙江省高校教师年度人物。

一、益气养阴、活血利水法治疗心衰

病案：霍某，女，58岁，2007年11月18日。

主诉：胸闷气短1年，加重2个月。

病史：既往高血压病史20余年，冠心病10年，2年前行心脏支架术（前降支：一支架），否认糖尿病、肝炎、结核病史，否认药物，食物过敏史。患者一年前因劳累后出现胸闷气短伴乏力，汗出，无发热，恶心，呕吐，于休息后症状缓解，就诊于哈市某中医院，口服中药汤剂治疗，症状有所改善，具体方药不详。两个月前患者于夜间出现胸闷气短，不能平卧，并伴有恶心，乏力，咳唾白色泡沫样痰，由120送往哈市某三甲医院。入院后BP：180/100mmHg　心电图示：陈旧性前壁心梗，T波倒置，ST-T改变，窦性心律过速，心率：98次/分。心脏彩超示：全心扩大，心包积液（中等量），EF：37%。X线示：全心扩大，心包积液。诊断：心功能不全，冠心病，PCI术后，高血压。给予降压、强心、利尿等药物治疗（具体用药不详）。住院治疗一个月后，患者胸闷气短症状有所缓解，但活动后气短仍明显，医生建议患者出院后继续以口服药治疗，出院前患者复查心脏彩超示：全心扩大，心包积液（中等量）EF：42%。

初诊：胸闷气短，乏力，双下肢浮肿，不能平卧。呕恶，口干，纳差，不寐，畏寒，尿少，大便干。舌体胖大，舌质红，苔白，舌下脉络紫；脉沉弱。

西医诊断：心功能不全，冠心病，PCI术后，高血压病。

中医诊断：心水　　　　辨证审机：气阴两虚，水饮凌心。

治法：益气养阴，活血利水。　　方药：自拟参苈汤合瓜蒌薤白半夏汤加减

芦根20克　玉竹20克　白茅根20克　太子参30克　砂仁10克　葛根20克　土鳖虫15克　五加皮25克　陈皮15克　瓜蒌20克　杏仁15克　葶苈子20克　半夏10克　薤白10克　茯神20克　三七粉10克（冲）。十剂　水煎服，日2次温服。注意忌口。

二诊：2007年11月28日。服用十剂汤剂后气短症状明显缓解，双下肢浮肿减轻，尿量有增，仍有眠差。舌体胖，舌质微红，苔薄；脉弦滑。

方药：上方加远志15克。十剂　煎服法同前。

三诊：2007年12月9日。电话告知：诸症好转，睡眠改善。复查心脏彩超示：心包积液（少量），EF：48%。因要外出服汤剂不便，遂嘱其将汤剂改丸剂以巩固疗效。随诊。

按语　心衰病是临床疑难杂症之一，是大多数心血管疾病的最终归宿，也是最主要的死亡原因。西医的治疗为缓解临床心衰患者的症状，改善其长期预后和降低死亡率，采取综合治疗措施，包括对各种可导致心功能受损的危险因素如冠心病、高血压等的早期治疗，但预后不良。心衰病属于中医"心水"的范畴，病位在心，与肺、脾、肾关系密切。《金匮要略》首先明确提出"心水"病名，见于《水气病脉证并治第十四》中第13条："心水者，其身重而少气，不得卧，烦而躁，其人阴肿。"该患高血压、冠心病史，胸闷气短、乏力、下肢浮肿、不能平卧，笔者四诊合参、中医辨证审机为气阴两虚，水饮凌心，气阴两虚为始动因素，因虚而致瘀血、水湿等病理产物，水停心下而致心水。治以自拟方参苈汤合瓜蒌薤白半夏汤加减方益气养阴，活血利水。参苈汤方中的太子参、玉竹、芦根、葛根益气养阴共为君药，三七粉、土鳖虫、五加皮、葶苈子等活血化瘀、利水消肿强心为臣药。佐以瓜蒌薤白半夏汤通阳散结，祛痰宽胸，强调了恢复胸中大气，对于治疗水气病的意义，正如《金匮要略·水气病脉证并治第十四》中所言"阴阳相得，其气乃行，大气一转，其气乃散"。方中茯苓、杏仁、陈皮乃取《金匮要略》茯苓杏仁甘草汤及橘枳姜汤的理气化饮之意，笔者临床用其治疗胸闷气短等症，疗效显著。患者二诊诉其诸症均有减轻，仍有睡眠不佳，考虑其为痰浊上泛，扰动心神，于方中加入远志祛痰安神。

此外，现代药理研究表明，太子参水煎液可以抑制心肌细胞纤维化从而改善心功能。葶苈子具有增强心肌收缩力，增加心排出量，减慢心率，强心利尿的作用。白茅根中提取物graminones B，是具有抑制兔主动脉收缩的活性物质。

二、通腑泄热、益气利水法治疗脑积水

病案：许某，女，20岁，2004年8月18日。

主诉：头痛剧烈伴高热，恶心，呕吐2个月。

病史：两月前头痛，发热39-40℃，伴有恶心、呕吐、乏力、口干、头痛剧烈、便干等，遂到哈市某三甲医院就诊，头CT示：脑室增宽，脑室周围低密度。脑脊液检查：白细胞数180×10^6/L 总蛋白1240mg/L 葡萄糖1.93mmol/L Cl 112mmol/L 脑脊液压力240mmH_2O。诊断：结核性脑膜炎可能性大，脑积水。故入院治疗，并给予甘露醇、雷米封等药物，效果不显。

初诊：头痛剧烈，高热，恶心、呕吐，乏力，口干，大便干，四日未行。舌质红，苔黄厚，脉数。

西医诊断：结核性脑膜炎，脑囊虫待查，脑积水。

中医诊断：头痛，发热。　　　　　**辨证审机**：阳明热结，气虚水湿，上溢清空。

治法：通腑泄热，益气利水。　　　**方药**：大承气汤加减

大黄15克　芒硝15克　厚朴15克　枳壳15克　薏苡仁20克　芦根20克　泽泻15克　太子参30克　白茅根30克。七剂 水煎服，日2次温服。注意忌口。

二诊：2004年8月25日。头痛发热明显减轻，恶心、呕吐同前，头晕，大便通畅，不成条，日行3次，小便少。舌质微红，苔黄略厚；脉沉滑。

方药：五苓散合二陈汤加减

竹叶15克　芦根20克　茯苓20克　猪苓15克　白术15克　泽泻15克　益母草20克　陈皮15克　半夏10克　甘草10克　桃仁10克。三剂 煎服法同前

三诊：2004年8月29日。热退，心烦，头痛轻，头胀，手热，大便干，两日未行，小便正常。舌质红，苔黄，脉沉涩。

方药：大承气汤加减

大黄25克　竹茹15克　焦栀子10克　桃仁10克　芒硝10克　厚朴15克　薏苡仁20克　芦根20克　泽泻15克　太子参30克　防己10克。三剂 煎服法同前

四诊：2004年9月1日。头痛，恶心，夜间胸闷，心烦易怒，烘热，大便通。舌质微红，苔白，脉沉数。

方药：柴胡加龙骨牡蛎汤加减

柴胡15克　枳壳15克　炒白芍15克　炙甘草15克　半夏10克　茯神15克　生龙骨20克　生牡蛎20克　芦根20克　太子参25克　葛根20克　焦栀子10克　益母草10克。三剂 煎服法同前

五诊：2004年9月8日。发热，37.6℃，头痛，乏力，口干，大便干。舌质红，苔黄，脉数。

方药：大承气汤加减

大黄15克　芒硝15克　桃仁15克　芦根20克　竹茹15克　知母15克。三剂 煎服法同前

六诊：2004年9月22日。后头痛，多梦易醒，纳差，乏力，恶寒、手足不温。入夜口渴，饮后方能入寐，腹泻。舌质红，苔薄；脉细。自带（9月15日某三甲医院CT）头CT与原片对比，脑室扩张明显减轻。

方药：太子参30克　百合30克　女贞子15克　桑葚20克　桃仁10克　玉竹15克　焦三仙各15克　砂仁10克　鸡内金15克　天花粉15克　玄参15克　猫爪草20克　紫苏叶15克　十大功劳叶15克。七剂 煎服法同前。

按语　结核性脑膜炎在早期由于脑膜、脉络丛和室管膜炎性反应，脑脊液生成增多，蛛网膜颗粒吸收下降，形成交通性脑积水，颅内压多轻、中度增高。病情进一步发展可致蛛网膜、脉络丛粘连，可呈完全或不完全性梗阻性脑积水，颅内压显著增高。颅内压增高可表现头痛、呕吐和视盘水

肿。因该患病机复杂，初诊以头痛剧烈，高热、大便不通为主证，中医诊断为头痛，发热。病机为阳明热结，湿浊内阻。笔者以大承气汤加减方开其阳明之结，直达下焦，宣畅气机，则闭结下，腑气通，热自去。太子参、泽泻、薏苡仁、葛根、白茅根等共奏补气，利水泄热，给邪以出路，祛邪而不伤正。二诊患者热退，而恶心、呕吐仍未减轻，并伴有头晕，其病机系湿聚为痰，痰阻气机，胃失和降，则恶心呕吐；痰湿阻遏清阳，则头目眩晕，故以五苓散合二陈汤加减方，半夏与陈皮相配，燥湿化痰、理气行滞，体现了"治痰先治气，气顺则痰消"之意。痰之本水也，五苓散以治其本，有利水渗湿，温阳化气之功。血不利则为水，方中益母草、桃仁有清热、利水、活血、通便之功，与竹叶、芦根相伍，清热利水而不伤阴。四诊患者以夜间胸闷，心烦易怒，烘热，头痛，恶心为主证来就诊，为肝郁、阴阳失调之证，笔者投以柴胡加龙骨牡蛎汤加减方，本方出自张仲景《伤寒论》原文第 107 条，即"伤寒八九日，下之，胸满烦惊，小便不利，谵语，一身尽重，不可转侧者，柴胡加龙骨牡蛎汤主之"该方以和解少阳，重镇安神为法，主治伤寒误下、其邪气乘虚内陷，在上胸满，在中谵语，在下小便不利等表里两病、虚实互见的变证。取小柴胡汤调和肝胆；龙骨、牡蛎为摄纳浮阳之要药，且龙骨、牡蛎得半夏与茯神，可豁肝胆之惊痰；柴、芍、枳、草同用透邪解郁，疏肝理气；葛根与柴胡，均轻清升散而解表退热，且可用于治疗头痛；诸药共奏平调阴阳、和解肝胆、协调上下之功。六诊为热病后期，气津两虚，治以益气生津，清虚热法。

三、疏肝解郁、滋阴润燥下气法治疗噎嗝

病案：尹某，男，60 岁，2010 年 6 月 26 日。

主诉：吞咽困难 20 余天。

病史：既往糜烂性胃炎病史。曾就诊于哈市某医院，诊断为：食管局部神经节坏死。故入院行食道松解术，在术前准备工作结束后，患者拒绝接受手术。故求中医药治疗。

初诊：吞咽困难，仅流食，性急易怒，多梦易醒，大便成条、日行 1 次，小便正常。舌质暗，苔薄白，脉缓。

西医诊断：食道局部神经节坏死待查　　**中医诊断**：噎嗝

辨证审机：肝气郁结，痰气交阻。　　**治法**：疏肝解郁化痰，滋阴润燥下气。

方药：柴胡疏肝散合半夏厚朴汤加减

半夏 15 克　厚朴 30 克　佛手 20 克　枳壳 15 克　白术 15 克　石斛 30 克　太子参 30 克　香附 15 克　砂仁 10 克　郁金 15 克　甘草 15 克　炒白芍 20 克　柴胡 15 克。三剂 水煎服，日 2 次温服。注意忌口。

二诊：2010 年 6 月 29 日。服用汤剂一剂半时，可进软食，心情好转，偶有嗳气，大便黏滞，小便正常。舌质暗，苔白厚腻，脉弦缓。

方药：上方加生薏米 20 克　黄连 5 克　木香 10 克　陈皮 15 克。七剂 煎服法同前。

三诊：2010 年 7 月 6 日。可正常进食，情绪波动时自觉吞咽不适，时有嗳气，大便黏滞有轻，小便正常。舌质淡，苔略厚，脉缓小弦。

方药：上方十剂 煎服法同前。嘱调情志，适当体育运动。

四诊：2010 年 7 月 17 日。吞咽困难痊愈，喜形于面。眠可，大便成条、日行 1 次，小便正常。恐其糜烂性胃炎发作。舌质淡，苔薄，脉小弦。

方药：香砂六君子加减

党参 20 克　白术 20 克　茯神 20 克　甘草 15 克　陈皮 15 克　木香 10 克　砂仁 10 克　黄连 5

克　佛手 20 克　神曲 15 克　麦芽 15 克　厚朴 15 克　半夏 10 克。七剂 煎服法同前。

按语　噎膈病位在食道，所属于胃，与肝脾密切相关。关于噎膈的概念，早在《景岳全书·噎膈》中就有记载："噎膈者，膈塞不通、食不能下，故曰噎膈。"《证治汇补·噎膈》中认为噎"有气滞者，有血瘀者，有火炎者，有痰凝者，有食积者，虽有五种，总归七情之变。"患者平素性急易怒，怒则伤肝，致气机郁结，日久气郁痰生，加之脾胃虚弱，脾失健运，聚湿为痰，阻于咽喉、食管，故吞咽困难；遂投以柴胡疏肝散合半夏厚朴汤加减方。柴胡疏肝散疏肝与养血柔肝并用，既养肝之体，又利肝之用，则肝气调达，气机顺畅；取半夏厚朴汤之君药半夏、厚朴消胸中痞、膈上痰，降气散结，以通胃腑食道。《医学心悟》曰："噎嗝燥症也，宜润。"因食道以润为顺，故加石斛养阴润燥，食道润滑则食饮乃下。太子参补气，气足脾自运；"气为血之帅"，气郁则血不行，故加郁金理气活血之品；取佛手"治气疏肝，和胃化痰，破积，治噎嗝反胃……"。诸药合用，疏肝郁而调气机，散痰结而开胸膈，润食道而顺水谷。二诊患者诸症缓解，效不更法，因其苔白厚腻，遂加生薏米健脾化湿。黄连 5 克养胃，木香气味芳香既可醒脾开胃，又可行气疏肝。继予香砂六君子汤加味善后，遵循"治病求本"的原则，固中焦脾胃，补益正气，正气足，邪不可干矣。

四、益气温阳、行气活血利水法治疗气分病

病案：李某，女，29 岁，1998 年 5 月 23 日。

主诉：腹中有包块 2 个月。

初诊：眼睑及双下肢浮肿，腹中有包块，触之硬疼，时可自散，得温则减，脘腹冷。心烦易怒，四肢不温，时有头晕乏力，经行腹痛，色黑有块，大便稀溏。舌尖红苔薄黄，脉沉缓。自带本市某三甲医院腹部彩超：腹腔肠管积气。尿常规（–）。

中医诊断：水气病，病在气分。

辨证审机：中阳不足，水饮内停；寒凝气滞，血瘀胞宫。

治法：益气温阳，行气活血，利水消肿。

方药：少腹逐瘀汤合枳术汤加减

黄芪 50 克　肉桂 10 克　炮附子 15 克　吴茱萸 5 克　川椒 15 克　茴香 15 克　炮姜 15 克　五灵脂 15 克　元胡 15 克　没药 10 克　蒲黄 15 克　赤芍 15 克　枳实 15 克　白术 10 克　砂仁 10 克　益母草 30 克　川连 8 克。四剂 水煎服，日 2 次温服。注意忌口。

二诊：1998 年 5 月 27 日。服上方一剂浮肿明显减轻，现腹胀而凉、恶心、乏力。舌质暗红，苔薄黄；脉沉。

方药：肉桂 10 克　麻黄 5 克　细辛 10 克　吴茱萸 5 克　枳壳 15 克　白术 15 克　干姜 10 克　厚朴 15 克　麦芽 20 克　半夏 15 克　茯苓 20 克　砂仁 10 克　党参 20 克　甘草 15 克　益母草 30 克　白芥子 15 克　熟地黄 10 克　鹿角胶 15 克。四剂 煎服法同前。

三诊：1998 年 5 月 31 日。服上方三剂腹胀减轻，腹中包块变小，由如盆大现如碗大，体力渐增，身凉减轻。仍有恶心，大便稀溏。舌质暗红，苔薄黄；脉沉。

方药：肉桂 10 克　麻黄 5 克　细辛 10 克　吴茱萸 5 克　枳壳 15 克　白术 15 克　干姜 10 克　川厚朴 15 克　麦芽 20 克　半夏 15 克　茯苓 20 克　砂仁 10 克　党参 20 克　甘草 15 克　益母草 30 克　白芥子 15 克　熟地黄 10 克　木香 10 克　乌梅 15 克　鹿角胶 15 克　白芍 20 克　莱菔子 15 克。四剂 煎服法同前。

四诊：1998 年 6 月 3 日。服上方后，包块变小，仍有呕吐、大便稀、心烦。舌质红，脉缓。

方药：党参 20 克　白术 20 克　茯苓 30 克　甘草 15 克　砂仁 10 克　半夏 15 克　枳壳 15 克　川朴 20 克　泽泻 15 克　细辛 10 克　鹿角胶 15 克　炮姜 10 克　乌药 15 克　木香 10 克　麻黄 5 克　炮附子 10 克　川连 5 克　焦三仙各 15 克。四剂 煎服法同前。

五诊：1998 年 6 月 7 日。包块较前继续减小，手足心热，多汗，乏力，纳差，口渴，大便干。舌红少津。

方药：太子参 20 克　白术 20 克　天花粉 15 克　茯苓 25 克　桂枝 15 克　甘草 15 克　枳壳 15 克　黄连 10 克　干姜 10 克　半夏 10 克　厚朴 15 克　麦芽 30 克　乌药 20 克　鹿角胶 10 克　木香 5 克。十剂 煎服法同前。

六诊：1998 年 6 月 17 日。服上方后，诸症好转，仍有手足心热。

方药：上方加路路通 20 克。四剂 煎服法同前。

七诊：1998 年 6 月 21 日。服上方后，诸症好转，现腹胀。

方药：上方去天花粉，加瓜蒌 15 克，郁金 15 克。四剂 煎服法同前。

八诊：1998 年 6 月 24 日。行经，无血块，无腹胀，仅见手足热，偶有心悸，舌暗。

方药:太子参 20 克　枳壳 15 克　白术 15 克　王不留 20 克　麦芽 30 克　焦栀子 10 克　川朴 15 克　路路通 15 克　香附 15 克　郁金 15 克。四剂 煎服法同前。

九诊：1998 年 6 月 28 日。诸症好，晨起嗳气。舌暗。

方药：上方加砂仁 15 克。十剂 煎服法同前。

按语　“气分”一词首见于《金匮要略·水气病》“阴阳相得，其气乃行。大气一转，其气乃散，实则矢气，虚则遗尿，名曰：气分。”关于气分病的病机早在《诸病源候论·气病诸候》就有记载“夫气分者，由水饮搏于气结聚所成，气之流行，常无壅滞，若有停积，水饮搏于气，则气分结而住，故曰气分。”该患素体阳气不足，阳虚则阴凑之，故寒气乘于水分，致水饮内停。又因其平素心烦易怒，日久则肝郁气滞，故水与气相搏结，证见眼睑及下肢浮肿，腹中有包块，“心下坚，大如盘，边如旋盘”；水停于内，阻滞气机，致气滞血瘀，则经行腹痛，色黑有块。证属中阳不足，水饮内停；寒凝气滞，血瘀胞宫。初诊时正值经期，苦于经行腹痛，急则治其标，故治当以少腹逐瘀汤合枳术汤加减方益气温阳，行气活血，利水消肿。并兼甘温补气行血之品黄芪，以补气升阳，利水消肿，故气行则水血俱行，一剂则浮肿明显减轻。二诊经血已止，以《金匮要略》桂枝去芍药加麻辛附子汤合枳术汤加减，又加熟地、鹿角胶温补元阳，以复阳气生化之根。三诊时腹中包块已明显减小，后以健脾调气之法调治，服药四十余剂收功。

刘锡安针灸治疗疑难杂症验案

刘锡安，1963 年生，毕业于黑龙江中医药大学，佳木斯市中医院针灸科主任，黑龙江省名中医，市名中医，佳木斯地区针灸学科带头人，全国针灸临床研究中心黑龙江分中心主任。黑龙江省针灸学会理事，黑龙江省医师协会针灸分会委员，康复分会委员，黑龙江省中医康复委员会副主任委员，中华医学会佳木斯分会针灸专业委员会主任委员，黑龙江省住院医师规培专家组成员。擅用针灸疗法治疗疑难杂病。

一、疔毒走黄案

病案：王某，女，43岁，2007年4月9日。

主诉：左颜面红肿，发热，烦躁2天。

病史：五天前左鼻孔边缘内侧初起有一粟粒样结节，有根而硬，红肿，自觉麻、痒、木、痛，次日渐觉疼痛加剧，上引头额疼痛，遂至医院就诊，检查时触碰到肿物，上敷以消炎膏。当晚即现左颜面红肿，发热。次日颜面肿痛加重，高热39℃，心烦，查WBC 17000×10^9/L。至医院静点青霉素，疗效不显。

初诊：左鼻唇及颜面红肿胀痛，左面肿大严重，而致口鼻歪向右侧，眼裂肿致无缝，皮色暗红光亮，伴有恶寒，头痛，发热，39.2℃，口渴，恶心，呕吐，烦躁不安，神昏，舌质红绛，苔黄糙，脉洪数。

西医诊断：疖并发急性蜂窝组织炎，脓毒败血症。

中医诊断：鼻疔，疔毒走黄。

辨证审机：火毒炽盛，入于血分，内攻脏腑。

治法：清热泻火，凉血解毒。

取穴：立即取大椎、肺俞、委中穴三棱针刺络拔罐放血，取少商、商阳、内庭穴三棱针点刺放血。治疗后即神清心静，烦躁除，呕吐止，颜面痛胀减。

二诊：颜面肿消过半，疼痛减轻，目能睁，发热减轻，37.5℃，舌红，苔薄黄，脉洪。

续用上法治疗，穴取患侧。

三诊：颜面鼻唇轻微肿胀、疼痛，热已退。依上法续治一次。

隔日来告知已痊愈。

按语　本病主要因火热之毒为病，其毒或因恣食膏粱厚味，醇酒辛辣炙煿，脏腑蕴热，火毒结聚所致；或由感受火热之气；或因昆虫咬伤；或因拔胡须等。复经抓破染毒，蕴蒸肌肤，以致气血凝滞而成。疔疮发生后，或因早期失于治疗，或因挤压碰伤，未能及时控制毒势，以致火毒炽盛，疔毒走散，入于血分，内攻脏腑，而成走黄之凶险之证。大椎为诸阳之会，肺开窍于鼻，颜面属阳明经，血郄委中，故取大椎、肺俞、委中、商阳、少商、内庭穴刺血，共奏清热解毒，泻火凉血之功。

二、失嗅失味案

病案：郝某，男，45岁，2012年5月7日。

主诉：嗅觉、味觉丧失12天。

病史：平素体质虚弱，因感风寒而发热，恶寒，咳嗽，身痛，服用感冒药后症状逐渐好转，十日后感冒愈，但出现嗅觉、味觉丧失，饮食不知饥饱，饮酒一斤无知觉，至几家医院就诊，告知无治疗方法。

初诊：嗅觉、味觉丧失，面色㿠白，神疲乏力，气短懒言，头晕，心悸，纳呆，便溏，自汗，舌淡，苔薄白，脉虚弱。

西医诊断：嗅觉，味觉失常　　**中医诊断：**失嗅失味

辨证审机：心肺脾气虚弱，清窍失养。　**治法：**补益心肺脾气，濡养清窍。

取穴：足三里、会谷、列缺、太冲、百会、迎香、中脘、关元、肺俞、心俞、脾俞。百会、迎

香、合谷、列缺、太冲穴针用平补平泻，中脘、关元、足三里穴针用补法，日一次，留针30分钟。肺俞、心俞、脾俞、中脘、关元、足三里穴用艾条温和灸，每穴艾灸9分钟，一日一次。

诊治经过：针灸三次后，嗅、味觉开始好转，诸症渐渐改善。针灸8次后，嗅、味觉恢复正常，余症明显改善，舌淡红，苔薄白，脉象较前明显有力，续治一周以复正气，遂告痊愈。

按语 鼻为肺之外窍，肺主气，司呼吸，鼻为气体出入之孔窍，司嗅觉。肺气宣畅，清窍通利，故能知香臭。心开窍于舌，脾开窍于口，气血旺盛则上濡养清窍，而知嗅知味也。《灵枢·邪气脏腑病形》："十二经脉，三百六十五络，其血气皆上于面而走空窍……其宗气上出于鼻而为臭，其浊气出于胃，走唇舌而为味。"《灵枢·脉度》："五脏常内阅于上七窍也，故肺气通于鼻，肺和鼻能知臭香矣；心气通于舌，心和则舌能知五味矣；……脾气通于口，脾和口能知五谷矣。"该患禀赋不足，气虚体质，更感风寒，迭伤正气，气虚而不能上濡养清窍，清窍失养，不知嗅味也。治宜补气，补益心脾肺为主，气复则清窍知。治以中脘、关元、足三里、肺俞、心俞、脾俞针灸扶正补气。百会、迎香、列缺醒窍，合谷、太冲开四关，调气血，开窍醒神。

三、耳 聋 案

病案：杨某，男，51岁，2010年3月8日。

主诉：左侧耳聋2个月。

病史：患者平素头晕，腰膝酸软，夜寐多梦，两月前因家中事故而上火，出现左侧耳聋，遂至医院住院治疗，予疏通血管，营养神经等药物治疗一个月无效，后又中药治疗，无明显效果。

初诊：左侧耳聋，堵塞感，耳鸣如蝉，头晕头胀，心烦不安，腰膝酸软，疲劳倦怠，夜寐多梦，口干口苦，溲黄，舌质红，苔薄黄，脉弦细。查电测听：左耳80dB。

西医诊断：感音神经性耳聋　　　　**中医诊断**：耳聋

辨证审机：肝肾阴虚，肝胆火旺，壅遏清窍。

治法：清泻肝胆，滋补肝肾，聪耳开窍。

取穴：听宫 风池 翳风 中渚 合谷 足临泣 行间 百会

针用泻法，每日一次，留针30分钟。

诊治经过：针灸治疗7天后，耳鸣，耳堵塞感减轻，听力略有恢复，能听见大而响亮的声音，头晕，头胀，心烦不安，口干口苦，溲黄，症状消失，舌红，苔薄白，脉弦细。取穴：去行间，加太冲、太溪，针用补法。

又针灸治疗一周，耳聋耳鸣明显减轻，腰膝酸软，疲倦好转。取穴如前，加肾俞、肝俞，针用补法。针灸治疗一周后，诸症消失而告痊愈。

按语 本病辨证虚实，实证表现为耳聋突发，耳鸣声响大而呈低音调，实多与风、火、痰、瘀等因素有关，虚证表现为听觉逐渐下降，耳鸣声响小而呈高音调，可由五脏虚损，气血不足引起，而以中气不足和肾精亏损为多。实多及少阳，虚多及肾。手足少阳经与耳窍关系最为密切，肾开窍于耳，肾为耳之根。本病治疗取听宫、翳风、风池为耳窍的局部用穴，听宫为手太阳、手足少阳三经脉之会，采取深刺使气至病所，共奏通窍聪耳之功；中渚、足临泣为手足少阳之腧穴，二穴配伍，通行上下，起到活络开聪之功；合谷、太冲为四关穴，具有开窍醒神之功，诸穴相配共奏开窍聪耳之功用。更以辨证配穴，实则泻之，虚则补之，突出了中医辨证思想，从而提高了临床疗效。曾临床观察治疗126例，治愈率为45.9%，显效22.2%，好转18.0%，无效17.9%，总有效率为86.1%。

四、青 盲 案

病案：范某，女，39岁，2013年10月8日。

主诉：双目失明2个月。

病史：2个月前突然双目失明，遂至某医院眼科，诊为急性视神经炎，一周后至北京某医院诊以急性视神经炎，继发视神经萎缩住院治疗，以激素、营养神经、改善供血等药物治疗一个月，无改善而归来。

初诊：双目失明，只有光感，无视力，伴头痛，精神萎靡，面色萎黄，腰酸，倦怠乏力，纳差，眼底视盘淡白，舌质红，苔薄白，脉沉细。

西医诊断：视神经萎缩　　**中医诊断**：青盲

治法：补肝肾、益精血　　**辨证审机**：肝肾不足，精血不能上营于目。

取穴：风池 睛明 球后 合谷 太冲 复溜 足三里 光明 三阴交 肝俞 肾俞

风池穴要求针感至眼底，最好有热胀感，睛明、球后深刺1.5寸，手法轻巧，避免出血，合谷、太冲、光明穴用平补平泻手法，余穴用补法。每日一次，留针30分钟，20次为一疗程，疗程间休息一周。

诊治经过：针灸治疗一周，视力开始恢复，从有光感到看到影像活动，但不清楚。治疗半个月时，已有肉眼指数，但不能分辨颜色，随着视力恢复，精神好转，神色好转，饮食增加，头痛消失。至一个月时，视力恢复至0.02，视物如蒙纱，对红绿色开始能识别。至两个疗程结束时，视力R：0.08，L：0.1，辨色力增强。治疗三个疗程后，视力R：0.2，L：0.3，能识人辨字，视物如蒙薄纱，清晰度差。治疗五个疗程后，视力R：0.4，L：0.3，生活能自理，能看电视，患者终止治疗。

按语　视神经萎缩属于中医眼科“青盲”范畴。“肝开窍于目”，“目受血而能视”，双眼的视物功能靠脏腑精气的滋养和经脉贯通。《灵枢》曰：“目者，宗脉之所聚也。”《灵枢·邪气脏腑病形》曰：“十二经脉，三百六十五络，其血气皆上于面而走空窍。其精阳气上走于目而为睛。”足厥阴、手少阴、足三阳经与目系相连。肝肾不足，精血亏虚，不能上濡养于目而为病。睛明、球后、风池为多经交会穴，疏通经脉气血，濡养眼目，为治疗眼疾的常用穴。足三里为足阳明经之合穴，取之补脾胃、健中州以助气血化生之源；三阴交为足三阴经之交会穴，取之可通调三阴经的气血；合谷属多气多血之阳明经穴，偏于补气、行气、活血，太冲属少气多血之厥阴经穴，偏于补血、调血，二穴相配，一阴一阳，一气一血，一脏一腑，一升一降，阴阳经相配，上下配穴，能通关开窍，共奏气血、阴阳、脏腑通调之功。肝经原穴太冲配胆经络穴光明为原络配穴；肝俞、肾俞为背俞穴，复溜为肾经母穴，共奏补益肝肾、益精血而明目的作用。针刺肝俞、肾俞等背俞穴可以主治脏腑所主五官五体之病候。风池为足少阳经、阳维脉之交会穴，刺之能改善脑动脉的弹性和紧张度，调节脑血管张力，改善患者的脑部循环，从而改善视功能。针刺可使脉道调畅，玄府通利，气血调和，阴平阳秘，精气充旺，目得所养从而提高视功能。针刺还能改善局部血循环，从而影响局部新陈代谢，可疏通目络气血，使部分处于机能低下的视神经的兴奋性得以改善和恢复。

刘新萍治疗脾胃病、咳喘验案

刘新萍，1963年生，毕业于黑龙江中医药大学，现任牡丹江市中医医院中医科主任，黑龙江省中西医结合学会理事，黑龙江省第四批名中医。对北方地区的一些虚寒性疾病进行四季性治疗（包括冬病夏治、冬病冬治），尤擅治肺病、脾胃病及内科疑难杂病，善用经方、验方、复方、大方制剂，针药并用。

一、木香流气饮治疗慢性萎缩性胃炎

病案：郭某，女，59岁，2002年3月26日。

主诉：间断性上腹胀痛10余年，加重1周。

病史：该患10年前经胃镜诊断为慢性浅表性胃炎，间断性上腹胀痛，经常口服奥美拉唑、果胶铋、胃炎颗粒等，症状偶有缓解，此次发作，因与家人发生口角，仍口服上述药物不见好转，故前来就诊。

初诊：上腹部胀痛，连及两胁，食后加重，纳呆，嘈杂，嗳气频繁，口气，偶有恶心，面色萎黄，乏力，口干，消瘦，大便干燥，舌暗红，苔薄黄，脉弦细。胃镜示：胃角、胃窦部黏膜红白相间，以白为主，散在点、片状糜烂。病理示：胃窦部萎缩性胃炎伴中度肠上皮化生。

西医诊断：慢性萎缩性胃炎　　**中医诊断：**胃脘痛

辨证审机：情志不舒，肝气郁结，横逆犯胃；肝郁克脾，脾胃虚弱。

治法：疏肝健脾，和胃降逆。

方药：木香流气饮加减

党参15克　白术15克　茯苓15克　甘草 5 克　延胡索20克　白芍30克　木香10克　公丁香10克　桂枝15克　白芷15克　香附15克　草豆蔻30克　半夏20克　陈皮15克　紫苏叶15克　枳壳15克　槟榔15克　厚朴10克　麦冬15克　莪术15克　大黄 5 克（后下）。七剂 水煎两次，分两次温服之。

二诊：4月2日。服药七剂，腹胀缓解，恶心、胁痛、腹痛消失，大便通畅，每日一次，仍有纳差，口干，胃寒，舌暗红，苔薄黄，脉沉细。可加左金丸辛开苦降，清肝经郁热。

方药：党参15克　白术15克　茯苓15克　甘草 5 克　白芍30克　木香10克　公丁香10克　黄连15克　莪术15克　桂枝15克　白芷15克　香附15克　吴茱萸 5 克　草豆蔻30克　半夏20克　陈皮15克　紫苏叶15克　枳壳15克　槟榔15克　厚朴10克　麦冬15克。七剂 水煎两次，分两次温服之。

三诊：两诊服药十四剂病情明显好转，食欲增，嗳气、嘈杂症状消失，证见：乏力，倦怠，略有胀满，时有口干，舌暗，苔白，脉沉细。此乃胃痛日久，经络不通，郁热伤阴，胃阴不足，本虚表现为主，治以兼顾益气养阴，活血通经。

方药：黄芪20克　党参15克　白术15克　茯苓15克　甘草 5 克　白芍30克　木香10克　公丁香10克　桂枝15克　香附15克　草豆蔻30克　半夏20克　陈皮15克　紫苏叶15克　枳壳15克　厚朴10克　麦冬15克　沙参15克　莪术15克　丹参20克。十四剂 水煎两次，分两次温服之。

四诊：坚持服药二十八剂，自觉症状消失，纳佳，守前方十四剂，嘱病人注意饮食调节，随访半年未复发。

按语　慢性萎缩性胃炎属于中医胃脘痛范畴，多由饮食不节及情志不畅，肝失调达，肝气郁结，横逆犯胃，肝郁克脾，脾胃虚弱，脾胃乃后天之本，气血生化之源，是“水谷之海”，胃为阳明之腑，多气多血，故其病亦以气血之病为多。胃体阳用阴，具有纳谷腐熟的功能，其以降为顺，以通为和。《临证指南医案》云："脾宜升则健，胃宜降则和"。胃气和则食能入而化，气血得以化生。若胃气郁滞不畅则病。笔者用木香流气饮加减来调理一身之气，使脾气升，胃气降，水谷之精微得以化生。《医宗金鉴》载"木香流气调诸气，快利三焦荣卫行，达表通里开胸膈，肿胀喘嗽气为痛"。方中用六君子汤补益脾胃，木香、厚朴、香附、紫苏叶用来行气、疏肝，草豆蔻燥湿健脾，半夏降逆止呕，槟榔消积导滞，行气利水。胃喜濡润，得阴自安，故加麦冬养胃阴，以防气动伤阴。气滞必血瘀（该患者病理表现：胃窦部腺体萎缩，伴中度肠上皮化生，亦属于中医的血瘀范畴），莪术、丹参活血化瘀，桂枝温经通阳，大便干者加大黄少许以荡涤肠胃。现代药理研究，公丁香有解热镇痛，抗炎，抗血小板聚集，抗凝等作用。诸药配伍益气、健脾、疏肝、养胃、活血并用，继用左金丸，辛开苦降，清肝经郁热，以达到标本兼治的目的。

二、麻杏石甘汤加味治疗咳喘症

病案：姜某，男，68 岁，2012 年 11 月 20 日。

主诉：咳嗽，喘憋加重 1 周。

病史：患慢性支气管炎 20 余年，入冬则发。近五年来，每年冬季发作后均合并心力衰竭而住院治疗，确诊为肺心病，对症治疗后维持。一周前因上呼吸道感染再次发病，心电：肺性 P 波，体温正常，心率 112 次/分，呼吸 20 次/分，血常规：白细胞 11.2×10^9/L 中性粒细胞 0.76、淋巴细胞 0.34，咳嗽，喘憋，夜间不能平卧，双下肢浮肿，前来就诊。

初诊：咳嗽，喘憋，痰稠色黄，口干不欲饮，心悸，自汗，纳差，夜不能平卧，便秘，面色晦暗，口唇青紫，双下肢浮肿，舌质紫红，苔厚腻，脉滑数无力。

西医诊断：肺心病　　中医诊断：喘证

辨证审机：邪热壅肺，宣降失司。　　治法：清热解毒，宣肺平喘。

方药：麻杏石甘汤加味

麻黄 10 克　杏仁 15 克　甘草 5 克　石膏 45 克（先煎）　金银花 15 克　鱼腥草 25 克　莱菔子 15 克　白花蛇舌草 25 克　枇杷叶 15 克　紫菀 15 克　冬花 15 克　半夏 20 克　前胡 15 克　平贝 20 克　桑白皮 15 克　桔梗 15 克　麦冬 15 克　白术 15 克　百部 15 克　葶苈子 15 克（包煎）。七剂　水煎两次，分两次温服之。

二诊：2012 年 11 月 27 日。服药七剂，咳嗽，喘憋明显好转，夜间可以平卧，自汗好转，有微汗出，大便日 1 次，纳差，舌红，苔薄黄，脉滑，心率 80 次/分，呼吸 18 次/分。仍服前方七剂。

三诊：2012 年 12 月 4 日。服药十四剂，咳止，自汗消失，咳白色泡沫痰，动则气喘，浮肿减轻，黄苔消失，眠差，周身乏力，舌紫，苔白，脉沉弱，略滑。血常规正常，此乃标邪得减，本虚表现，治以清热解毒，宣肺化痰，佐以益气祛瘀。

方药：麻黄 10 克　杏仁 15 克　太子参 10 克　地龙 15 克　金银花 15 克　鱼腥草 25 克　莱菔子 15 克　白花蛇舌草 25 克　枇杷叶 15 克　紫菀 15 克　冬花 15 克　半夏 20 克　前胡 15 克　平贝 20 克　桑白皮 15 克　桔梗 15 克　麦冬 15 克　白术 15 克　五味子 15 克　葶苈子 15 克（包煎）。七剂　水煎两次，分两次温服之。

四诊：2012 年 12 月 11 日。服上方二十一剂，乏力、喘憋明显好转，眠尚可，食欲增加，可以适当走动，水肿消失，偶有口干，舌暗，苔白，脉沉细。此乃久病伤阴。治以宣肺化痰平喘，滋阴益气活血，守下方十剂，嘱其坚持冬病冬治（三九贴），冬病夏治（三伏贴）治疗。

方药：麻黄 10 克　杏仁 15 克　太子参 10 克　地龙 15 克　玄参 15 克　鱼腥草 25 克　莱菔子

15克　白花蛇舌草25克　茯苓15克　白芍20克　橘红15克　半夏20克　前胡15克　平贝20克　桑白皮15克　桔梗15克　麦冬15克　百合15克　白术15克　五味子15克

按语　《伤寒论》"若汗出而喘，无大热者，可与麻黄杏仁甘草石膏汤"。此证是属表邪未解，邪热壅肺，宣降失司，故见喘逆，加之热壅于肺，热迫津液，则有汗出，其"无大热者"，是谓表无大热，而里热壅盛，并非热势不甚。方中麻黄辛温宣肺平喘，重用石膏之辛寒而清热，二药相配，使麻黄变辛温为辛凉，可清宣胸中郁热而定喘。杏仁宣降肺气，化痰止咳，协麻黄以治喘，甘草和中缓急，调和诸药，本案加桑白皮、葶苈子、白术起泻肺平喘利水消肿作用，金银花、鱼腥草、白花蛇舌草增加清热解毒之力，枇杷叶、平贝、半夏、桔梗、前胡、莱菔子降逆燥湿化痰，紫菀、冬花、百部止咳平喘，麦冬滋阴润肺。麻杏石甘汤加味经多例临床观察治疗邪热壅肺型咳喘证有显著疗效。并配合四季治疗法，标本兼治，治已病，更兼顾治未病，补益肺肾，重在固本。

赵玉娟针药并用治疗疑难杂病验案

赵玉娟，1965年生，主任医师，哈尔滨市第二医院中医科主任，哈尔滨市中青年名中医，黑龙江省名中医。擅治内科杂病及更年期诸症。

一、升阳祛湿清热法治疗迁延型湿疹

病案：西某，男，27岁，2015年6月23日。

主诉：周身红斑、丘疹、瘙痒10余年。

病史：患者10年前无明显诱因出现皮肤潮红渗出，散在红色丘疹，皮损呈对称性分布，瘙痒剧烈。经多家医院诊断为湿疹。曾采用多种中药，西药治疗。效果不理想，且病情时轻时重，迁延多年。现面部潮红，脱屑。肢体多处皮损呈苔藓样改变，有暗红色结节。皮肤干燥瘙痒，严重影响患者生活质量。

初诊：患者周身皮肤瘙痒，黧黑，增厚、脱屑、干燥，头颈部明显，伴有消瘦，情绪紧张，潮热心悸乏力，大便略干，口不苦，排尿不黄，舌黯苔薄脉弦细。

西医诊断：湿疹（迁延型）　　**中医诊断：**湿疮

辨证审机：正虚邪恋，阳气阻遏，湿热入于血分，蕴结于皮肤，内不得疏泄，外不得透发。

治法：升阳益气，调畅气机，清热祛湿。

方药：升阳祛湿汤（自拟）加减

紫河车 3 克　当归20克　炒白芍10克　生地20克　生白术18克　焦白术10克　茯苓10克　苦参30克　赤芍10克　枳壳12克　槟榔30克　丹皮10克　升麻15克　柴胡 6 克　鳖甲 5 克。七剂（华润三九中药免煎颗粒）温水冲服，分两次服用。

嘱患者清淡饮食，禁油腻、辛辣饮食。

配合针刺，大椎穴、至阳穴、神道穴交替刺络放血拔火罐，一日一次。选穴以任督二脉为主，三阴交，足三里、血海、风市，针法以平补平泻，一日一次。

二诊：2015 年 6 月 30 日。服上述药后出现上腹部轻度不适，皮肤颜色较前略浅转亮，瘙痒略减轻，渗出减少，皮肤增厚脱屑干燥减轻较前明显。心悸，潮热有所改善。大便变软。舌黯减轻，脉较前有力，弦象亦减轻。

方药：原方苦参减量为 20 克，加入黄芩 10 克、生姜 9 克、大枣 10 克。十剂 温水冲服，分两次饭后服用。

三诊：2015 年 7 月 10 日。皮肤瘙痒减轻，皮肤粗糙变厚脱屑明显减轻，已出现散在正常皮肤，且胃部不适好转。

方药：原方用苦参 10 克。二十剂 温水冲服，分两次服用，余治疗方法同前。

四诊：2015 年 7 月 30 日。患者皮肤大部分恢复正常，无渗出。头颈部四肢皱褶处皮肤仍瘙痒、粗糙，但较前也明显减轻；近几日面部出现少量痤疮，但湿疹未加重。

方药：7 月 10 日药方紫河车减半量。十剂温水冲服，分两次服用余治法同前。

按语 该病属中医湿疮。病变机理为湿热入于血分，蕴结于皮肤，内不得疏泄，外不得透发，久病损伤正气，且长期服用寒凉之品，寒易伤阳气，寒性凝滞。故治疗以升阳益气，调畅气机，清热祛湿为主。阳气阻遏，不能滋养皮肤，出现皮肤变硬，暗，粗糙；湿热入血分，蕴结于皮肤而出现瘙痒渗出潮红等。故方中用升麻升举阳气，清热解毒，直中病机是君药。《本经》谓“解百毒，辟瘟疫，障邪”。紫河车助阳补精，养血益气与升麻共为君药。现代研究发现紫河车提取物中含丙种球蛋白，是一种免疫制剂，且含多种酶系统，增强机体抵抗力，具有免疫及抗过敏作用。当归、炒白芍、生地养血合营，焦白术、茯苓、枳实、槲片健脾理气；赤芍、丹皮清血热，苦参燥湿止痒，以上诸药共为臣药。柴胡佐升麻以升举阳气，且微苦退热，为佐药，鳖甲反佐升麻、柴胡升散过强为佐药。诸药共同起到升补阳气，调理气机，清热祛湿止痒的作用。

此病人患病 10 余年，久病损伤正气，身体极度消瘦，现扶正祛邪是关键，故用大量补气血之品，但毕竟是湿疹患者，湿热余邪未尽，必须用苦寒之品，但苦寒药用量慎而又慎，恐伐胃气，采用针刺、刺络放血之法以协调驱邪而不伤正之矛盾。二诊考虑苦参 30 克用量较大，其苦寒伤胃，故出现上腹部不适，加入生姜大枣调和胃气。但生姜辛温且升散易使湿邪加重，故加黄芩佐其热性。

针刺，多选任督二脉，任为阴，督为阳，调整任督使全身阴阳平衡，三阴交调整肝脾肾，太冲、风市、血海泄热凉血。同时至阳穴，放血拔火罐，宣泄血分之热，使经络疏通，恢复正气，邪祛而不助热。针与药共同起作用，使邪去正安。针对病机复杂诸症四起的患者，治疗上可针药联合，互相协同，避其矛盾的交点，使阳气得升，气机得畅，湿热得清，邪气得散，故邪祛正安，疾病痊愈。

二、固肾解表法治疗更年期痹证

病案：曲某，女，58 岁，2013 年 7 月 9 日。

主诉：周身关节肿痛，目涩、口干 1 年余。

病史：该患者 1 年前无明显诱因突发高热，体温可达 38.6℃，伴有周身关节肿痛，活动不灵活，晨僵，乏力，心悸，目涩，口干等，曾就诊于北大一院风湿科，检查提示血沉快、C 反应蛋白增高，诊断为类风湿、干燥症，给予多种激素甲泼尼龙 10 片/次/日，环孢素 2 粒日三次，甲氨蝶呤 5 粒日三次治疗，及多种清热凉血中药治疗后热退，但关节仍肿痛，乏力，为采用中药全面调整身体来我院就诊。

初诊：周身关节肿胀疼痛，伴四肢关节拘急，晨僵，麻木，四肢凉，不能行走，同时目涩口干，乏力，心悸。潮热盗汗，睡眠欠佳，面色萎黄，消瘦。周身关节肿胀压痛阳性，膝关节肿大如仙鹤，皮肤颜色无改变，触及关节周围皮肤微热，双膝、踝、腕、指关节为主。舌淡暗胖大，苔略白，脉滑。

实验室检查结果：C反应蛋白90mg/L；类风湿因子395U/ml；红细胞沉降率50mm/h；血常规提示白细胞3×10^9/L，血红蛋白75g/L；总胆固醇7.5mmol/L；雌二醇60pmol/L。

西医诊断：类风湿性关节炎，干燥综合征，更年期综合征。

中医诊断：痹证

辨证审机：肝肾亏虚，风寒湿蕴结于肌肉关节。

治法：补肝肾，祛风除湿通络止痛。

方药：续命汤加味

生姜15克　党参20克　石膏20克　川芎15克　麻黄 5 克　桂枝10克　甘草10克　制附子10克　茯苓10克　仙鹤草15克　海桐皮15克　穿山龙30克　桃仁15克　红花15克　蜈蚣 2条　牛膝15克　醋龟板20克　紫河车 3 克　山茱萸15克　杜仲15克　桑寄生15克　炒白芍50克。七剂 以上药物水煎至300ml，日二次饭后温服用，使身体微微汗出，嘱患者避其风寒。因此方辛温解表，使邪从表走，又因为风寒湿相杂，湿性黏腻，湿邪不能速去，故当微发其汗。

目前服用的各种激素，待症状缓解后逐渐减量。

配合取穴：百会、风池、大椎、心俞、脾俞、肾俞、犊鼻、三阴交、太溪、曲池、养老等交替使用，针法以平补平泻，一日一次。

二诊：2013年7月16日。服上药后身体微微汗出，关节疼痛肿胀减轻，潮热盗汗口干目涩亦明显减轻。但关节仍拘急晨僵，活动受限。

原方加白花蛇、乌梢蛇各10克：

生姜15克　党参20克　石膏20克　川芎15克　麻黄 5 克　桂枝10克　甘草10克　制附子10克　茯苓10克　仙鹤草15克　海桐皮15克　穿山龙30克　桃仁15克　红花15克　蜈蚣 2条　牛膝15克　醋龟板20克　紫河车 3 克　山茱萸15克　杜仲15克　桑寄生15克　炒白芍50克　白花蛇10克　乌梢蛇10克　水煎服，余治法同前。

三诊：2013年12月1日。患者诸症继续减轻，并且各项辅助检查均恢复正常，各种激素均已停服。现关节轻度晨僵，双膝关节无肿胀，无压痛，关节上下消瘦，活动范围增大，但行走无力。

继续服用7月16日方，余法同前。

此病人从初诊到结束治疗一年多，每周多因心悸、腹胀、失眠等调整药方，在此不详细说明。

按语　续命汤治风痱（痱，是废也），身体不能自持，口不能言，冒昧不知痛，或拘急不得转侧。笔者于早年跟随邹德琛老师出诊时，邹老善于用此方，常说“此方可以活人命也”，今日一用，果然如此。本患者处于更年期年龄，肝肾亏虚，感受风寒湿邪，又大量服用寒凉之品，使肝肾亏虚于内，风寒湿邪瘀在关节肌肉，故诸症四起，今用此方散邪，益肝肾，使邪祛正安，故疾病痊愈。方中用生姜、桂枝、麻黄辛温解表，使邪从表走。穿山龙、白花蛇、乌梢蛇、蜈蚣祛风通络止痛。制附子温阳祛寒止痛，石膏清瘀热，因寒湿瘀而日久化热，龟板、鳖甲、紫河车补肾潜阳，治疗潮热盗汗口干舌燥。此方与针刺共奏祛邪通络，调补气血，使风寒湿邪从表散出，同时肝肾亏虚得以恢复。中医治疗病人时，中药处方按中医理论辨证施治，不要拘泥西医诊断及预后的判断，不受西医观点所影响。中医诊治病人的思维是独立的。西医学认为不能治的疾病，但中医不一定不能治，并且疗效有时很好。相信辨证施治是中医精华。在临床时要敢于辨证，敢于治疗，敢于突破。

邢艳丽治疗疑难杂病验案

邢艳丽，1958 年生，现任黑龙江中医药大学附属二院康复病房主任教授，硕士生导师，康复临床教研室主任，黑龙江省名中医。并任黑龙江省针灸学会理事，黑龙江省康复医学与理疗学专业委员会委员，黑龙江省康复医学会常务理事，黑龙江省中医康复专业委员会副主任委员，黑龙江省中西医结合康复专业委员会常务委员，黑龙江省医师协会康复专业委员会委员。善于治疗内科疾病。

一、滋阴降火安神治疗不寐

病案：余某，男，65 岁，2013 年 3 月 6 日。

主诉：失眠 2 月余。

病史：该患体质虚弱，肾阴不足，水不济火，使心火独炎于上而不能下降，肾水亏之于下而不能上升，阴阳不交，故为失眠。患者每晚需服 2-3 片“舒乐安定”方可入睡 2-3 小时，病情逐渐加重。患者烦躁不安、头晕、头痛，苦不堪言，严重影响其生活质量。

初诊：失眠，心烦不安，心悸，头晕，耳鸣，健忘，腰膝酸软，五心烦热，口干，舌质红，脉细数。

西医诊断：失眠　　　　　　**中医诊断**：不寐

辨证审机：肾阴不足，水不济火，阳不入阴。

治法：滋阴降火安神　　　　**方药**：黄连阿胶汤加减

黄连 15 克　黄芩 20 克　芍药 20 克　阿胶 15 克（烊化）　肉桂 10 克　玄参 15 克　龙骨 20 克　鸡子黄 2 枚（冲）　牡蛎 20 克　枣仁 20 克　夜交藤 15 克。十四剂 水煎两次，分两次温服。

二诊：2013 年 3 月 21 日，上方服用十四剂后，症状明显好转，舒乐安定减至 1 片，每晚可睡 4-5 小时。为增强其安神作用，将龙骨、牡蛎、枣仁各增至 30 克，再服十四剂。

三诊：连续服用上方二十八剂后，患者不需服用舒乐安定，可睡眠 5-6 小时，精神如常。嘱患者停药，生活规律，适当进行体力活动，增强体质。

按语　本例不寐乃心肾不交所致。盖心与肾，心主火在上，肾主水在下，肾水上升，心火下降，水火相济，阴阳保持相对平衡，则寤寐正常。肾水亏于下，心火亢于上，心肾不交故失眠。《伤寒论》“少阴病，得之二三日，心中烦，不得卧，黄连阿胶汤主之”方中黄连、黄芩泻心火以下降；阿胶滋肾水以上潮；鸡子黄养心宁神；白芍和营敛阴；白芍配芩连酸苦涌泄以泻火，与鸡子黄、阿胶相伍，酸甘化阴以滋阴；少佐肉桂引火归原。加玄参以滋阴；酸枣仁、夜交藤安神养心；龙骨、牡蛎重镇安神。

二、偏瘫痉挛期辨证针刺治疗

病案：李某，男，42 岁，2015 年 6 月 13 日。

主诉：右侧肢体瘫痪、言语不利 20 天。

病史：该患既往有高血压病史。因连续数天熬夜后，突然出现右侧肢体无力，言语笨拙，继而出现意识模糊，症状逐渐加重。经头部 CT 检查诊断为脑梗死，在西医院经过治疗后，病情稳定，转入我院治疗。

初诊：半身不遂，偏身麻木，口㖞，言语笨拙，舌质红，苔白，脉滑。

查体：右上肢肌力（徒手肌力测评 MMT）2 级、肌张力（Ashworth 分级）1+；右下肢肌力（徒手肌力测评 MMT）3 级、肌张力（Ashworth 分级）1+。Brunnstrom 分期（上肢-手-下肢）：Ⅳ-Ⅳ-Ⅲ级。

西医诊断：脑血栓形成　　　　**中医诊断：**中风（中经络）

辨证审机：长期烦劳过度，虚火内燔，阴精暗耗，肝肾阴虚，阳亢风动，挟痰走窜经络。

针刺取穴：

1. 于氏头针

顶区：百会透前顶为中心，向左、右每隔一寸向前透刺一针，共 5 针；

顶前区：前顶透囟会为中心，向左、右每隔一寸向前透刺一针，共 3 针；

颞区：头维、承灵及二者之间，向下刺入一寸半。

日一次，留针 6 小时。

2. 体针采用抗痉挛针法

上肢：手三里、外关、天井、臑会（刺激上肢伸肌群拮抗屈曲痉挛模式）

下肢：阳陵泉、悬钟穴、解溪、丘墟穴（刺激足背伸、外翻肌群拮抗足下垂内翻）

电针刺激，每次治疗 40 分钟，每日一次。

该患者连续针刺 40 天后，右上肢肌力达（徒手肌力测评 MMT）4 级、右下肢肌力（徒手肌力测评 MMT）5 级、肌张力（Ashworth 分级）基本正常。生活能够自理。

按语　中风偏瘫辨证针刺治疗是根据患者所处疾病的不同时期（软瘫期、痉挛期和恢复期），采取不同的针刺方法。本例患者的偏瘫模式为痉挛期，对于痉挛期病人，我们在吸取传统针刺取穴精髓的基础上以现代康复理论为指导进行针灸选穴，采取拮抗肌针法并在针刺的基础上应用电针进行电刺激，以此纠正患者已出现的异常运动模式，即上肢屈曲内旋，下肢伸展，足下垂内翻。

根据偏瘫的上肢以屈肌为主、下肢以伸肌为主的痉挛模式，在针刺选穴时应主要选取偏瘫侧肢体相应的拮抗肌群，兴奋拮抗肌来对抗痉挛肌，上肢主要取伸肌群，下肢主要取屈肌群。主要的取穴点在肩关节周围，上肢的外侧，大腿后侧和小腿前侧及外侧，针刺后接电针，采用疏密波，增加拮抗肌的力量以控制痉挛肌以达到抑制痉挛异常模式，降低肌张力的目的。

上肢肩髃与臂臑连接一组导线（疏密波），刺激三角肌，即肩外展肌群，拮抗肩内收；手三里尺骨侧 0.5 寸处与外关连接一组导线（疏密波），刺激前臂及腕伸肌群使手腕上扬及手指伸展，拮抗前臂及手指关节屈曲模式；下肢仰卧位时髀关与血海连接一组导线（密波），刺激股四头肌，降低其肌张力，增加膝周肌群力量，保持膝关节的稳定性；侧卧位时承扶与委中连接一组导线（疏密波），刺激股二头肌，即屈髋肌群，增加屈膝肌群力量，拮抗下肢的伸肌痉挛模式；阳陵泉与悬钟连接一组导线（疏密波），刺激胫前肌和腓骨长短肌，即踝背伸肌群和足外翻肌群，拮抗足下垂内翻。

牛凤云验案

牛凤云，1952 年生，从事中医内科，急症科工作 39 年，硕士生导师。2012 年被评为黑龙江省第四批名中医。历任省医学会急诊分会委员，省中医学会急诊分会副主任委员。省首届女医师代表大会代表。擅治重症肌无力等疑难急重症。

一、自拟“肌力康饮”治疗重症肌无力

病案：田某，女，67 岁，2007 年 9 月 11 日。

主诉：眼睑下垂，复视，四肢无力，进食困难 1 年。

现病史：1 年前出现上证，于四平市中心医院经“新斯的明试验”阳性，诊为重症肌无力，一直服用“溴吡斯的明”，逐渐加量至二片日三次口服后，症状仍不减，渐至进食时间延长，吞咽困难，至全身无力，生活难以自理。

既往史：慢支，肺气肿（吸烟史 50 年）。

初诊：眼睑下垂，复视，四肢乏力，进食时间延长，神衰语微，舌淡胖，边齿痕，苔白，脉沉细无力，两肺闻及痰鸣音。

西医诊断：重症肌无力（全身型）　　**中医诊断**：痿症（肌痿）

辨证审机：脾气虚损不能濡养四肢及眼睑。　　**治法**：补脾益损

方药：自拟肌力康饮

黄芪 120 克　白术 30 克　党参 35 克　茯苓 30 克　升麻 15 克　薏米 30 克。三十剂 水煎服，日一剂，早晚温服，因吞咽困难频饮。

二诊：2007 年 10 月 12 日。服药后，复视及眼睑下垂消失，精神较佳，吞咽困难明显好转，每餐进食时间缩短，乏力明显减轻，基本生活自理，舌淡微胖大，苔白，脉沉细稍有力，脾气得健，气虚得以恢复。

方药：白术 30 克　党参 35 克　茯苓 30 克　黄芪 100 克　升麻 10 克　薏米 30 克。三十剂 水煎服，日一剂早晚温服。

三诊：2007 年 11 月 13 日。神清气爽，除眼干涩外，余证基本消失，生活完全可以自理，感觉良好，行走自如。舌淡红，苔白，脉弦有力，两肺痰鸣音消失，证显肝肾不足，目失濡养而干涩。

方药：黄芪 50 克　党参 30 克　白术 30 克　茯苓 30 克　薏米 30 克　升麻 10 克　枸杞子 25 克　首乌 25 克。三十剂 水煎服，日一剂早晚分服。

按语　本病属中医痿证的肌痿范畴，系疑难病症之一，病程长，难以治愈。该患素有慢支肺气肿，久病多虚，由虚至损，日久伤脾及其他脏腑精气，《痿论篇》提出“治痿者独取阳明”。从而采用“补脾益损法”，自拟“肌力康饮”。重用黄芪，甘温补气，党参、白术健脾益气，茯苓、薏米健脾祛湿，升麻托举阳气。早期治疗以“健脾益损为主；中期重在补脾益肾；后期重在滋养肝肾，

益气养阴，渐达肌肉濡润，脏腑气血平和状态。

二、黄芪加苓桂术甘汤合葶苈大枣泻肺汤治疗扩张型心肌病合并慢性充血性心力衰竭

病案：王某，男，51岁，2015年6月15日。

主诉：心悸，胸脘痞闷，周身浮肿，皮肤凉，咳逆倚息不能平卧，尿少，大便溏泄日7-8次，3年半，渐重，生活不能自理。

现病史：三年半前出现上证，曾在哈医大一院二院诊断为扩张型心肌病，全心衰竭，多次入院治疗，症状减轻则出院，一直未愈，出院后持续服用地高辛0.25mg日一次，螺内酯80mg日二次，呋塞米20mg日一次。

既往史：6岁时患心肌炎，于当地治疗好转，但未愈，时有胸闷心悸，气短。10岁开始吸烟，20支以上/日。20岁至今饮酒30年，白酒250-500ml/日。啤酒3000ml左右/日。

初诊：扶入，神疲气促，端坐位，心率108次/分，血压80/?（低压测不出），面目萎黄，晦暗无华，周身浮肿，腹大如鼓，双下肢按之没指，皮肤暗紫，欠温。舌淡胖嫩，边齿痕，苔白，脉微欲绝。

彩超：全心增大，心包积液，5.9cm，肝脏各经增大（淤血肝），腹腔积液7.8cm，肺A高压。左心功能测定：EF19%；心电图：窦性心律，心率109次/分，完全性右束支传导阻滞，ST-T改变，右心室肥大。

辨证审机：综合四诊证见心悸、水肿，心肺脾肾之阳气虚衰，致水气凌心。

注：该患属疑难重症，向家属交代预后不良。建议其住院治疗，但因其多次住院，经济极其困难，病情渐呈加重趋势而丧失治疗信心，家属再三恳求中医治疗，遂予以开方，以观其效。

西医诊断：扩张型心肌病，慢性充血性心力衰竭。

中医：心悸

辨证审机：心阳不振，水气凌心。

治法：温补心阳，行气化水。

方药：黄芪加苓桂术甘汤合葶苈大枣泻肺汤加味

黄芪100克　桂枝30克　泽泻30克　猪苓20克　炙甘草 20 克　茯苓40克　制附子20克　党参35克　丹参 30 克　白术30克　葶苈子50克　大枣10枚。三剂 水煎服，日一剂，早晚分服。

二诊：2015年7月2日。服药三剂后，家属电话回报：病人心悸，气短，胸脘痞闷，全身浮肿有所缓解，呼吸略平稳，尿量较多，嘱其继服前方七剂，煎服法不变。

三诊：2015年7月12日。病人前来复诊，初诊症状明显好转，但大便次数仍频繁，6-7次/日。舌淡胖嫩，齿痕轻，苔白，脉沉细无力，血压可测得90/50mmHg，心率98次/分。

方药：于上方基础上辅以健脾止泻，加诃子20克、炒扁豆20克、炒白术25克、肉蔻30克。十剂 水煎服，日一剂，早晚煎服。

四诊：2015年7月22日。步入诊室，可基本平卧，腹部微膨，下肢浮肿减轻大半，皮肤较温，大便日3-4次，微溏。舌淡红，苔白，脉沉细数。

方药：黄芪 75 克　桂枝 25 克　泽泻 30 克　茯苓 40 克　制附子 20 克　党参 35 克　丹参 30 克　葶苈子 50 克　大枣 10 枚　炙甘草 20 克　诃子 20 克　炒白术 25 克 肉蔻 30 克　猪苓 15 克。十剂 水煎服，日一剂，早晚分服。

五诊：2015 年 8 月 2 日。病人步入诊室，自由体位，现可平卧，面色少许光泽，呼吸平稳，行走自如，大便 2 次呈软便，下肢仅轻度浮肿。血压 90/60mmHg。心率 78 次/分，皮温较暖，舌脉渐趋正常。

复查彩超：全心增大，肺 A 高压，心包液性暗区 0.66cm，肝脏大小正常，腹腔未探液性暗区。

左心功能测定：EF 33%。

方药：上方减附子，猪苓。继服十五剂，观察疗效。

嘱：预防感冒，避免精神刺激及过劳。

按语　该患者自幼患心肌炎，久病致虚，尤以肺脾肾阳虚不能蒸化水液，停聚为饮，饮邪上犯，心阳被抑而心悸，这就是《伤寒明理论・悸》所谓："其停饮者，由水停心下，心为火而恶水，水既内停，心自不安，则为悸也。"胸闷，气短，咳逆倚息不能平卧，渐致腹大肢肿，皮肤暗紫不温。因而方中重用黄芪甘温补气，利水消肿；制附子回阳救逆；二苓泽泻渗利水饮；桂枝、炙甘草通阳化气；白术、党参健脾祛湿，加强化气利水之力；丹参则活血化瘀，改善阳虚而致的皮肤暗紫欠温的血瘀之象；方中合以葶苈子泻水饮攻肺，咳逆不能平卧；大枣则佐葶苈子防其苦寒伤胃也。

三、犀角地黄汤合玉女煎化裁治鼻衄

病案：刘某，5 岁，2015 年 8 月 13 日。

家长代述：反复鼻衄 1 个月。

病史：一个月前无明显诱因出现鼻衄，白天鼻干夜间鼻塞，睡眠时加重，影响呼吸，经常憋醒，用抗生素等不效，要求服中药。

既往史：自出生始一直纳呆，大便干结如羊屎。

初诊：瘦弱体质，面色潮红，手心烦热，舌红苔黄少津，脉数。

鼻镜检查：双侧鼻黏膜充血，水肿，糜烂，可见多个出血点。

血常规：WBC 10.90×10^9/L　N＞78%　L 20%　M 2%　血小板 210×10^9/L；

中医诊断：鼻衄

辨证审机：足阳明胃之经脉上交鼻頞，胃火上炎热迫血行。

治法：凉血止血，清胃泻火。　　　　方药：犀角地黄汤合玉女煎化裁

水牛角 10 克　黄芩 7.5 克　丹皮 10 克　生地 10 克　石膏 15 克　苍耳 7.5 克　知母 10 克　麦冬 5 克　牛膝 5 克　辛夷 7.5 克　赤芍 5 克。七剂 水煎服，日一剂，早晚分服。

二诊：2015 年 8 月 20 日。其母代述：服药二剂后鼻衄已停止，七剂药后，患儿上述症状基本消失。神清气爽，面色略有光泽，舌淡红，苔白，脉微数，手心平温。复查鼻镜结果：双侧鼻黏膜组织正常。血常规：WBC 7.8×10^9/L　N＞68%　L 32%；家长要求再服中药调治纳差，便干结。

方药：玉女煎加开胃之品

石膏 10 克　知母 10 克　地黄 7.5 克　麦冬 5 克　丹皮 5 克　黄芩 5 克　焦三仙各 10 克　山楂 5 克　五剂 水煎服，日一剂早晚分服。

按语　鼻衄属血证中最为常见的一种。该患虽年幼但素有肺胃火炽盛，日久致迫血妄行，足阳明胃经之脉上交鼻頞，故致鼻衄，此为其标。胃火消灼肺胃之津液，故致鼻干壅塞不通，纳呆，便

干结，手心热为其本，予以犀角地黄汤和玉女煎凉血止血，清胃泻火，系标本兼治，而达速效。待血止后用玉女煎清胃泻火，养阴清火，健脾开胃。方中水牛角、生地凉血止血；丹皮、赤芍清热散瘀，以达止血不留瘀之效果；石膏、知母、黄芩清胃泻火；麦冬养胃阴；牛膝引血下行；辛夷、苍耳通鼻窍；待标证祛除后，将犀角地黄汤停用，改为玉女煎加焦三仙等开胃健脾之品，以固后天之本。

四、新加香薷饮加减治疗暑湿证

病案：安某，女，26岁，2015年8月26日。

主诉：发热，咽痛，头昏重胀痛45天。

病史：45天前暑天闷热，出现发热，恶风，汗少，头昏胀重而痛，体温从36.6℃、36.9℃、37.4℃（平素35.7℃），症状渐出现肢体酸楚重痛，似负重物，全身无力，咳少许白痰，鼻流浊涕，心烦，胸闷等。自用双黄连、抗病毒口服液、蒲地兰口服液、速效感冒胶囊、头孢克肟、阿莫西林、罗红霉素等，以及社区医院静点克林霉素等，均无明显效果，以致影响日常生活及学习。

初诊：倦怠乏力，面潮红，舌淡，苔薄黄腻，脉濡数。

辅助检查：肺部CT平扫未见著征。血常规：WBC 6.73×10^9/L　N 45.2%　L 44.6%　M 10.2%。尿常规：各项指标均（－），肺炎支原体测定（－），EB病毒IgM抗体（酶免法）阴性，EB病毒IgG抗体（酶免法）（＋）。

西医诊断：急性上感—EB病毒感染　　中医诊断：感冒（暑湿证）

辨证审机：暑湿伤表，与风热合邪犯肺。　治法：清暑祛湿解表。

方药：新加香薷饮加减

香薷35克　连翘40克　双花30克　川朴15克　扁豆15克　黄芩10克　黄连10克　牛蒡子30克　败酱草30克　舌草30克　青蒿35克　芦根25克。七剂 水煎服，早晚分服。

二诊：2015年9月2日。第一剂药后，发热减轻，体温降到36.9℃以下，头痛、咽痛、胸闷心烦、虚弱等症状均有不同程度减轻，第五剂药后，体温下降至36.4℃，仍有鼻塞。精神转佳，舌淡苔薄白，脉浮而有力。

方药：香薷30克　连翘20克　双花25克　川朴15克　扁豆15克　黄芩10克　青蒿35克　辛夷15克　败酱草30克　舌草30克　苍耳15克。三剂 水煎服早晚分服。

三诊：2015年9月5日。已不发热，体温35.8-36.1℃，四肢酸痛消失，体力基本正常，头痛、咽痛、鼻塞消失，胸闷心烦皆无。舌淡红，苔薄白，脉弦有力。

方药：食疗方，薏苡仁、绿小豆、赤小豆各25克。煮粥，每日一剂，连用1周。

按语　该患于夏天暑热之季感受暑湿之邪，未能及时清暑解表，致暑湿之邪迁延日久，缠绵不愈，而出现上述诸多病状，以致影响生活和学习40余日。根据辨证采用清暑解表，祛湿解表为原则，方用香薷发汗解表，双花、连翘清解郁热，厚朴、扁豆化湿和中，黄连、黄芩、芦根清暑祛热，祛肺火，木蝴蝶、牛蒡子清咽利喉，败酱草、白花蛇舌草清解热毒之力；辛夷、苍耳清宣鼻窍；后用绿豆，赤小豆，薏米食补，以续清余湿，收到简、便、验之效果。

王丽颖验案

王丽颖，1964 年出生，黑龙江省中医学会委员，黑龙江省第四批名中医。擅于治疗中医各科疑难杂症，尤其擅长治疗心衰，肝硬化，甲状腺结节，小儿惊风抽搐等。

一、益气止血汤防治肝硬化上消化道出血

病案：李某，女，37 岁，2012 年 9 月 14 日。

主诉：腹胀，乏力 2 年，近 2 个月内呕血两次。

病史：该患者初中体检时发现“乙肝小三阳”，无不适症状，平时喜食素食，性情急躁，近两年无明显诱因出现腹胀，乏力，纳食减少，在当地医院诊断为“浅表性胃炎”，“缺铁性贫血”，对证治疗后好转。两个月后因跟家人吵架，突然大量呕血，急诊入院，诊断为“肝硬化失代偿期，上消化道出血”并下达病危通知书，对症治疗十天病情得到控制出院。近一个月前又出现呕血现象，转入哈市某医院，经治疗血止，医院建议脾切除术，因恐惧手术出院，于是前来就诊。

初诊：患者极度虚弱，扶入诊室。症见：面色苍白，表情淡漠，少气懒言，语声低微，腹部膨胀，舌质淡，苔薄白，脉浮滑而数。彩超提示：脾大，脾静脉迂曲样扩张，肝呈弥漫性改变伴多发结节，门静脉增宽。

西医诊断：肝硬化失代偿期，上消化道出血。

中医诊断：积聚，呕血。

辨证审机：气血亏虚，肝郁脾虚，脉络瘀阻，血不循经而外溢。

治法：补气养血，疏肝健脾，活血化瘀，止血。

方药：益气活血汤加减

红参 6 克　灵芝 15 克　山药 20 克　炮姜 15 克　三七 5 克　蒲黄炭 10 克　白及 15 克　仙鹤草 15 克　海螵蛸 10 克　焦栀子 10 克　降香 10 克　炒麦芽 30 克。十四剂　日一剂，分两次冲服。

二诊：2014 年 9 月 28 日。服药十四剂精神好转，乏力、腹胀稍有减轻，有时恶心。舌淡紫，苔薄黄，脉沉滑数。

方药：红参 6 克　灵芝 15 克　山药 20 克　炮姜 15 克　三七 5 克　蒲黄炭 10 克　白及 15 克　仙鹤草 15 克　海螵蛸 10 克　焦栀子 10 克　降香 10 克　炒麦芽 30 克　生地 15 克　白芍 15 克　鳖甲 10 克　煅牡蛎 30 克。十四剂　日一剂，分两次冲服。

三诊：2014 年 10 月 13 日。服药十四剂，精神较以前好转，面色稍红润，气短消失，眼睑浮肿，偶有腹胀、乏力，舌淡紫，苔薄白，脉沉滑数。

方药：党参 15 克　灵芝 10 克　山药 20 克　茯苓 20 克　白芍 20 克　赤芍 15 克　红花 6 克　白及 15 克　鳖甲 10 克　阿胶 5 克　紫河车 3 克　香橼 15 克　佛手 10 克　煅牡蛎 30 克　海藻 10 克　炒麦芽 30 克。二十一剂　日一剂，分两次冲服。

四诊：2014年11月5日。服药二十一剂，乏力、腹胀进一步减轻，偶有浮肿、恶心，面色转红润，气短懒言消失，精神转佳，上药加减共服百余剂，至今随诊病情稳定，未发生呕血现象。

按语 肝硬化属中医“积聚”范畴，上消化道出血属中医的“血症”范畴，称“呕血”，该患者平素喜食清淡，性情急躁，导致气血生化之源不足，肝郁脾虚，肝郁日久化火，气滞血瘀，火热与瘀血互结，造成脉络损伤而呕血；脾气虚脾不统血而呕血，治宜益气养血，健脾疏肝，活血通络，止血。自拟益气止血汤，本汤药为中药免煎颗粒，组成：红参、灵芝、山药，炮姜、三七、蒲黄炭、白及、仙鹤草、海螵蛸、焦栀子、降香、炒麦芽。方中红参为君药，补益脾气，以生化气血，脾气健运则血有所统摄；灵芝入五脏，补全身之气，现代药理研究证实，灵芝可以保护肝脏，减轻肝损伤，有效的改善肝功能；山药补脾养肾，与灵芝一起协助红参补气共为臣药；三七养血活血止血，止血而不留瘀，蒲黄炭收敛止血兼有活血行瘀之功，白及收敛止血，消肿生肌，仙鹤草既有收敛止血之用，又有补虚强健之功，海螵蛸收敛止血，炮姜温中止血，焦栀子清热泻火，凉血止血，与炮姜同用一温一寒相反相成，调理肝脾，焦栀子又可制约红参的温热之性，降香化瘀止血，行气止痛，使红参、灵芝、山药补而不滞，炒麦芽消食和胃，共为佐药，诸药合用共奏益气养血，疏肝健脾，活血化瘀止血之功。临证应用时注意加减变化，血瘀面色晦暗明显者，加赤芍、红花活血化瘀“通因通用”，经脉通畅，血循常道而不外溢；血虚贫血明显者，加阿胶、紫河车等血肉有情之品，大补气血；脾肿大者，可加海藻、鳖甲、煅牡蛎软坚散结；肝阴虚烦躁易怒者，可加白芍、生地滋补肝阴，柔肝清热，以防克制脾土；腹胀明显者，加香橼、佛手行气消痞；脾虚乏力、浮肿明显者，加党参、茯苓健脾利湿，以防木虚土乘，经过精心调治病情趋于稳定，至今随访病情没有复发。

二、滋阴定惊汤治疗慢惊风

病案：兰某，男，九岁，2013年7月14日。

主诉：阵发性肢体抽动伴有一过性意识丧失3年，加重3个月。

病史：三年前发现患儿有时“打冷颤”没有在意，后来发作频繁，肢体抽动几秒至数分钟不等，伴有一过性意识丧失，平时面色潮红，五心烦热，大便秘结，食少纳呆。肢体抽动每月发作三至六次，大多在吃饭时发生，到北京多家医院诊治，诊断为“肌振挛性癫痫”，曾用“开蒲兰”，“德巴金缓释片”，“拉莫三嗪”等药治疗半年，病情有所控制，近三个月来病情又反复发作，逐渐每天发作次数增多，达十至二十次不等，每次持续一至五分钟，甚至更长时间，西药已无法控制病情，遂来就诊。

初诊：患儿体形瘦小，面色晦暗，神智正常，多动烦躁，大便干结，小便黄赤，舌体瘦小质红无苔，脉细数。

西医诊断：肌振挛性癫痫　　　　**中医诊断**：慢惊风

辨证审机：肝肾阴虚，阴虚火旺，引动肝风。

治法：滋养肝肾，柔肝潜阳，熄风定惊。

方药：大定风珠加减

鳖甲10克　龟板10克　生牡蛎20克　龙齿20克　珍珠母20克　阿胶 5 克　白芍20克　生地20克　火麻仁15克　五味子10克　炒麦芽15克　甘草 5 克。七剂 日一剂，分两次冲服。

嘱咐家长每日早餐冲一个鸡蛋水饮用。

二诊：2013年7月21日。服药七剂，每天发作次数减少，效不更方，继服上药。

方药：鳖甲 10克　龟板 10克　生牡蛎 20克　龙齿 20克　珍珠母 20克　阿胶 5 克　白芍

20克 生地20克 火麻仁15克 五味子10克 炒麦芽15克 甘草 5 克。十四剂 日一剂，分两次冲服。

三诊：2013年8月5日。服药十四剂，肢体抽搐基本消失，有时患儿腹胀，急躁，上药加姜虫6克、川楝子5克。

方药：鳖甲10克 龟板10克 生牡蛎20克 龙齿20克 珍珠母20克 阿胶 5 克 白芍20克 生地20克 火麻仁15克 五味子10克 姜虫 6 克 川楝子 5 克 炒麦芽15克 神曲 6 克 甘草 5 克

四诊：患儿病情稳定，没有抽动发生，继服上药，共服药三个月，至今随访没有复发。

按语 慢惊风是小儿常见的严重症状，表现为阵发性肢体抽动，持续数秒至数分钟，严重者反复发作。朱丹溪倡“小儿阳常有余，而阴常不足”之说，肾为水脏，乃先天之本，育一身元阴元阳；肝为风木之脏，主藏血，体阴而用阳，肝肾同源，若先天不足，或后天失养，肾精亏虚，真阴不足，水不涵木，则肝阳失潜，浮阳上跃，阳亢风动；肝主筋，肝之阴血不足，筋失所养，虚风内动，表现肢体振颤，伴有性情急躁，多动不安，形体消瘦，两颧潮红，五心烦热，便干溲黄，舌质红绛少苔，脉细数。治以平肝潜阳，滋肾柔肝。此患儿常在吃饭时发作，是因为患儿厌食，其母恐其吃不饱，长用恐吓的方法强迫患儿进食，著名儿科医家钱乙曰“因闻大声或大惊而发搐”，说明本病的发生与恐伤肾有密切的联系，所以惊恐为本病的诱发因素。本方所治慢惊风属肝肾阴虚，阴虚火旺，引动肝风，肝风内动。方用大定风珠加减，为中药免煎颗粒，组成：龟板、鳖甲、珍珠母、生牡蛎、阿胶、火麻仁、生地、白芍、鸡子黄、甘草。方中龟板、鳖甲，滋阴潜阳，平肝熄风为君药；珍珠母、生牡蛎协助龟板、鳖甲平肝潜阳，为臣药，同时珍珠母又有定惊的作用，《饮片新参》谓其“平肝潜阳，安神魂，定惊痫”。鸡蛋水、阿胶养阴血滋肾水，生地入肾经而滋阴降火，白芍柔肝养阴，平肝潜阳，火麻仁润肠补虚，以防肠生内热，五味子补益心肾，定心安神，以治虚烦不得眠之证，共为佐药，甘草补益脾气，调和诸药，诸药合用，共奏平肝潜阳，平肝熄风之效。本方应用时注意加减变化，易恐惧者可加龙齿镇惊安神，厌食者可加神曲、炒麦芽消食导滞，促进药物吸收，抽搐剧烈者可加姜虫祛风止痉，急躁易怒者可加川楝子疏肝理气。此患者至今随访，没有复发。

三、消瘿汤治疗甲状腺结节

病案：杨某，女，50岁，2013年8月13日。

主诉：发现颈部肿大3天。

病史：该患者平素性格内向，性情急躁，饮食不节，患有高血压、冠心病。三天前洗脸时发现颈部肿大，在当地医院诊断为“囊实性甲状腺结节”，彩超提示：甲状腺多发囊实性结节，左侧大者约5.2cm×4.6cm，右侧大者2.2cm×3.3cm，建议手术治疗，由于患者恐惧手术，遂来就诊。

初诊：症见该患者颈部明显肿大，呈椭圆形，如鸡卵大小，触摸质地柔软而有韧性，面色晦暗，伴有头晕、胸闷、心悸、失眠、咽痛，饮食二便正常，舌质暗红，苔薄黄，脉弦滑而数。

西医诊断：甲状腺囊实性结节　　中医诊断：瘿瘤

辨证审机：脾虚生痰，肝郁化火，痰火互结。

治法：化痰清火，软坚散结。　　方药：消瘿汤加减

醋龟板10克 醋鳖甲10克 煅牡蛎30克 浙贝母15克 玄参15克 连翘 6 克。十四剂 日一剂，分两次冲服。

二诊：2013年8月29日。服药十四剂肿块稍有缩小，咽部疼痛减轻，头晕、失眠、心悸有所

好转，舌质红苔黄腻脉滑数，上药加夏枯草 15 克、金银花 10 克、百合 10 克、陈皮 10 克。

方药：醋龟板 10 克　醋鳖甲 10 克　煅牡蛎 30 克　浙贝母 15 克　玄参 15 克　连翘 6 克　金银花 10 克　夏枯草 15 克　百合 10 克　陈皮 10 克。二十一剂　日一剂，分两次冲服。

三诊：2013 年 9 月 20 日。服药二十一剂颈部肿大已不明显，咽痛消失，头晕、心悸消失，失眠好转，舌质红苔薄黄脉滑数。彩超提示：甲状腺结节，左侧 1.2cm×0.7cm，右侧 0.7cm×1.0cm。

方药：醋龟板 10 克　醋鳖甲 10 克　煅牡蛎 30 克　浙贝母 15 克　玄参 10 克　连翘 6 克　夏枯草 10 克　百合 10 克　陈皮 10 克。嘱患者继续服上药一个月，望收到更好的疗效。

按语　甲状腺结节，中医称“瘿瘤”，如《济生方》曰：“夫瘿病者，多由喜怒不节，忧思过度而成斯病焉，大抵人之气血，循行一身，常欲无滞之患，调摄失宜，气滞血凝为瘿为瘤”。甲状腺为肝经所行之处，肝气郁滞，气郁化火，横逆犯脾，脾不健运而生痰，痰火互结而成结节。此方为自拟消瘿汤，为中药免煎颗粒，组成：醋龟板、醋鳖甲、煅牡蛎、浙贝母、元参、连翘。方中醋鳖甲、醋龟板滋阴降火，软坚散结，共为君药；浙贝母清热化痰，软坚散结，煅牡蛎软坚散结，共为臣药；连翘、玄参清热、泻火、散结，共为佐药，诸药合用，共奏滋阴降火软坚散结之功。临床应用时应注意加减变化，高血压患者兼有头痛时加夏枯草，以清肝泻火；有失眠者加百合，滋养心阴，安神定志；咽痛甚者加金银花，以加强清热解毒之功，有腹胀者加陈皮，以行气化痰除滞。

四、补肾养心汤治疗心衰

病案：刘某，女，63 岁，2013 年 2 月 18 日。

主诉：乏力，心悸，气喘，憋闷，咳嗽，咳痰，卧床及活动时加重 10 天。

病史：患者八年前因“冠心病，心绞痛”住当地医院一个月，其后“心绞痛”反复发作，又住院四次，经常服复方丹参片、异硝酸山梨酯、速效救心丸等药，三个月前因干家务活过劳，出现乏力，心悸，气喘，憋闷，咳嗽，咳痰，卧位及活动后加重，在哈市某医院住院，诊断为“心衰”经治疗症状好转出院，十天前无明显诱因又出现上述症状，前来就医。

初诊：患者极度虚弱，扶入诊室。患者自述周身无力，心悸，气喘，胸部憋闷，咳嗽咳痰，卧位及活动时加重。症见：面色㿠白，神倦懒言，语声低微，气急喘息，四肢厥冷，舌体瘦质暗红苔少，脉沉弱。

西医诊断：心衰　　　　中医诊断：喘证

辨证审机：心肺肾阴阳两虚，心阳不振，心失所养，肾阳虚衰，肾不纳气，肺阳不足，痰浊阻滞。

治法：补肾益气，滋阴养心，纳气平喘。　方药：益气养心汤加减

太子参 10 克　党参 20 克　紫河车 6 克　九香虫 10 克　灵芝 15 克　蛤蚧 5 克　柏子仁 15 克　麦冬 15 克　五味子 10 克。七剂　日一剂，分两次冲服。

二诊：2013 年 2 月 26 日。服药七剂，乏力，心悸，憋闷，气喘，咳嗽，咳痰减轻，舌质暗红少苔，脉沉细数。效不更方，继服上药。

方药：太子参 10 克　党参 20 克　紫河车 6 克　九香虫 10 克　灵芝 15 克　蛤蚧 5 克　柏子仁 15 克　麦冬 15 克　五味子 10 克。七剂　日一剂，分两次冲服。

三诊：2013 年 3 月 6 日。服药七剂，卧床时憋闷，气喘消失，乏力，心悸，咳痰进一步好转，偶有失眠、胸闷，腹胀，口干。舌质红苔薄黄，脉沉细数。

方药：太子参 10 克　党参 20 克　紫河车 5 克　九香虫 10 克　灵芝 10 克　蛤蚧 5 克　柏子

仁 15 克　麦冬 15 克　五味子 10 克　酒黄精 10 克　百合 15 克　香橼 10 克。十四剂 日一剂，分两次冲服。

四诊：2013 年 3 月 21 日。服药十四剂，偶有乏力，心悸，咳嗽，咳痰，失眠，胸闷，腹胀，口干进一步好转，舌质红，苔薄白，脉细。

方药：太子参 6 克　党参 15 克　紫河车 3 克　九香虫 8 克　灵芝 10 克　蛤蚧 3 克　柏子仁 10 克　麦冬 10 克　五味子 10 克　酒黄精 10 克　百合 10 克　香橼 10 克。上方共服一个月，以巩固疗效，至今随访病情没有复发。

按语　“心衰”在中医学里类似“喘症”“心悸”。此“心衰”的辨证是：心肺肾阴阳两虚，心阳不振，心失所养，肾阳虚衰，肾不纳气，肺阳不足，痰浊阻滞。中医学有“久病及肾”“心本系于肾”理论。冠心病表现于心，根源于肾，心虚为表现，肾虚为根源，心肾阴虚日久，损及心阳、肾阳，肾之阳为一身阳气之本，肾阳衰微，鼓动无力，则心气不足，心阳不振，出现乏力、心悸、憋闷，肺阳失去肾阳的资助，津液不得正常输布，产生痰饮，痰饮阻肺，产生气喘、咳嗽、咳痰。自拟益气养心汤，为中药免煎颗粒，组成：太子参、党参、紫河车、九香虫、灵芝、蛤蚧、柏子仁、麦冬、五味子，方中紫河车、九香虫补益肾阳，养阴填精，为君药；太子参、党参、灵芝补益脾气，以生化气血，充脉道，蛤蚧补肾壮阳，纳气平喘，为臣药；柏子仁、麦冬、五味子滋养心阴，安神定志，另外，还防止补阳药燥烈伤阴，共为佐药。诸药合用，共奏补肾益气，滋阴养心，纳气平喘之功。此方应用时应注意加减变化，失眠者，加百合，以滋养心神；口干食少者，加酒黄精，以滋养脾阴；腹胀者，加香橼，以行气消痞，使诸药补而不腻。此患者至今随访，病情稳定。

谢宁治疗内科疑难杂病验案

谢宁，1957 年生，黑龙江中医药大学教授、博士生导师，国家中医药管理局重点学科带头人，国务院特殊津贴获得者，黑龙江省名中医，省卫生系统有突出贡献中青年专家，主编国家“十二五、十三五”规划教材，主编学术著作 10 余部。擅治内科疑难杂病。

一、抑郁证验案

病案：王某，女，47 岁，2015 年 3 月 21 日。

主诉：情绪抑郁 1 月余。

病史：1 月前出现情志抑郁，常悲伤欲哭，不能自主，在某医院诊为“抑郁证”，口服百忧解，症状无明显好转。

初诊：情志抑郁，悲伤痛哭，不能自主，心悸失眠，烘热汗出。舌质淡红，舌苔少，脉弦数。心电图：未见异常。

西医诊断：抑郁证　　　　中医诊断：郁证

辨证审机：肝气郁结，肾阴亏虚，心神失养。

治法：疏肝解郁，滋阴清热。

方药：百合地黄汤合甘麦大枣汤加味

百合 15 克　生地黄 15 克　柴胡 10 克　浮小麦 30 克　白芍 20 克　夜交藤 30 克　薄荷 10 克　煅龙骨 30 克（先煎）　茯神 30 克　合欢皮 15 克　党参 15 克　煅牡蛎 30 克（先煎）　甘草 10 克　大枣 5 枚。七剂 水煎两次，分两次温服。

二诊：2015 年 3 月 28 日。服药七剂，睡眠好转，出汗减轻，唯情绪仍难自控，悲伤欲哭，舌质淡红，舌苔少，脉弦。继以前法加减治疗。

方药：百合 15 克　生地黄 15 克　柴胡 10 克　浮小麦 30 克　白芍 20 克　薄荷 15 克　夜交藤 30 克　煅龙骨 30 克（先煎）　茯神 30 克　合欢皮 15 克　甘草 10 克　煅牡蛎 30 克（先煎）　枣仁 20 克　枳实 10 克　大枣 7 枚。七剂 水煎两次，分两次温服。

三诊：2015 年 4 月 2 日。两诊服药十四剂，患者悲伤情绪可以控制，并愿意主动交谈，余症状继续好转。舌质淡红，舌苔薄白，脉弦。续服上方七剂。

方药：百合 15 克　生地黄 15 克　柴胡 10 克　浮小麦 30 克　白芍 20 克　薄荷 10 克　夜交藤 30 克　煅龙骨 30 克（先煎）　茯神 30 克　合欢皮 15 克　石菖蒲 20 克　煅牡蛎 30 克（先煎）　甘草 10 克　大枣 7 枚。七剂 水煎两次，分两次温服。

四诊：2015 年 4 月 9 日。三诊继服药二十一剂，患者睡眠佳，情绪平稳，基本恢复如常人。舌质淡红，舌苔薄白，脉弦。

方药：百合 15 克　熟地黄 15 克　柴胡 10 克　白芍 20 克　薄荷 15 克　炒白术 15 克　合欢皮 15 克　茯神 20 克　麦冬 15 克　五味子 10 克　党参 15 克　甘草 10 克。七剂 水煎两次，分两次温服。

按语　甘麦大枣汤、百合地黄汤方出《金匮要略》。两方合用主治精神恍惚，经常悲伤欲哭，不能自主，心中烦乱，阴虚内热等症。国医大师张琪教授常用两方合用辨治抑郁证。该患者情志抑郁，悲哭不能自控，伴见烘热汗出之肾阴不足之症，适用此两方，并在此基础上加以柴胡、薄荷、合欢皮疏肝解郁；白芍养阴柔肝；夜交藤、茯神、枣仁宁心养血；配以龙骨、牡蛎重镇安神。患者服药二十八剂，基本痊愈。

二、不寐验案

病案：李某，女，44 岁，2013 年 5 月 18 日。

主诉：失眠，多梦，心烦 2 月余。

病史：2 月前因情志刺激出现失眠，并伴有焦虑，心烦，经多家医院系统检查，心脏无异常。

初诊：失眠多梦，心烦，焦虑易怒，胸闷胁痛，便秘，3-4 日一行。舌质红，舌苔薄黄，脉弦。

西医诊断：失眠　　**中医诊断**：不寐

辨证审机：肝气郁滞，郁而化火。

治法：疏肝解郁，清热安神。　**方药**：柴胡加龙骨牡蛎汤加味

柴胡 10 克　黄芩 15 克　桂枝 15 克　法半夏 15 克（制）　枣仁 30 克　白芍 20 克　珍珠母 30 克　生龙骨 30 克（先煎）　栀子 15 克　茯神 30 克　夜交藤 30 克　生牡蛎 30 克（先煎）　石菖蒲 20 克　甘草 10 克　大黄 5 克（后下）。七剂 水煎两次，分两次温服。

二诊：2013 年 5 月 25 日。服药七剂，睡眠改善，心情好转，胁痛减轻，大便 2 日一行。舌质红，舌苔薄白，脉弦。续服前方。

方药：柴胡 10 克　黄芩 15 克　桂枝 15 克　法半夏 15 克（制）　白芍 20 克　栀子 15 克　甘

草10克 生龙骨30克（先煎） 珍珠母30克 生地15克 夜交藤30克 生牡蛎30克（先煎） 枣仁30克 茯神30克 五味子10克 石菖蒲20克。七剂 水煎两次，分两次温服。

三诊：2013年6月3日。服药十四剂，患者睡眠改善明显，胸闷症状消失，胁痛减轻，情绪明显好转，大便日1行。舌质淡红，舌苔薄白，脉弦。

方药：柴胡10克 黄芩15克 桂枝15克 法半夏15克（制） 茯神30克 白芍20克 甘草10克 生龙骨30克（先煎） 夜交藤30克 石菖蒲20克 枣仁20克 生牡蛎30克（先煎）。七剂 水煎两次，分两次温服。

按语 柴胡加龙骨牡蛎汤出自《伤寒论》，由柴胡、半夏、龙骨、牡蛎、桂枝、大黄、茯苓、生姜、大枣、铅丹等药组成，原方主治伤寒误下之诸症。现经大量临床应用对治疗失眠、神经官能症、癔病等疾病有较好疗效。此患者因情志刺激，郁而化火，扰乱心神。方中柴胡疏肝解郁，黄芩清肝胆之热，半夏和胃降逆；大黄通泻里热；茯神安心神；生龙骨、牡蛎、珍珠母镇静安神；桂枝通血脉，散郁结；白芍柔肝养阴；生地养阴润燥通便；栀子清心火；枣仁、夜交藤、石菖蒲补养心神。全方共奏和解清热，疏肝解郁，安神之效。

三、中风后遗症验案

病案：王某，男，70岁，2010年9月25日。

主诉：头晕，肢体无力1月余。

病史：2月前患者工作时突发头晕，吐字不清，口眼㖞斜，右侧肢体活动不利，在哈市某医院诊断为“脑梗死”，经治疗后缓解。

初诊：头晕，健忘，舌强言謇，口眼㖞斜，右侧肢体活动不利，下肢无力，走路艰难，右侧肢体寒冷感。舌质紫暗，苔白滑，脉沉。血压135/80mmHg。

西医诊断：脑梗死后遗症　　中医诊断：中风

辨证审机：肾阴阳两虚，虚阳上浮，痰浊上泛。

治法：滋阴温阳，活血化痰开窍。　方药：地黄饮子加减

熟地黄15克 石斛15克 山茱萸15克 麦冬15克 五味子10克 石菖蒲20克 薄荷15克 远志10克 茯苓15克 肉苁蓉15克 桂枝15克 制附子10克 巴戟天15克 川芎15克 三七粉 3 克（冲服）。七剂 水煎两次，分两次温服。

二诊：2010年10月2日。服药七剂，头晕略减轻，肢体较前有力，冷感减轻，其余症状略改善，舌质紫暗，苔白滑，脉沉。改为丸剂，一月后头晕已无，肢体活动灵活，语言流畅。

按语 此病例为中风后遗症，以头晕，舌强语塞，肢体无力为主证。地黄饮子方出方出《黄帝素问宣明论方》，主治喑痱证。症见舌强不能言语，足废不能行走等症。肾主骨，下元虚衰，筋骨失去阴阳的濡润温煦，所以筋骨无力，行走艰难，肢体寒冷感；肾阳虚水泛为痰阻塞窍道，出现舌体强硬，语言不利。故用地黄饮子加减治疗，效果良好。

四、发热验案

病案：赵某，女，24岁，2014年7月18日。

主诉：低热1月余。

病史：1月前出现低热，体温37.5-37.8℃，神疲乏力，经多家医院系统检查无异常。

初诊：神疲乏力，体温37.5℃，食欲不振，形体消瘦。舌质淡红，舌苔薄白，脉沉弱。

西医诊断：发热　　　　　　　　**中医诊断**：气虚发热

辨证审机：脾胃虚弱，清阳不升，阴火上乘。

治法：益气升阳，甘温除热。　　**方药**：升阳益胃汤加减

人参 15 克　柴胡 10 克　白芍 15 克　清半夏 15 克（制）　黄芪 20 克　陈皮 15 克　炒白术 15 克　黄连 10 克　升麻 10 克　茯苓 15 克　防风 15 克　石膏 15 克（先煎）　炙甘草 10 克。七剂 水煎两次，分两次温服。

二诊：2014 年 7 月 25 日。服药七剂，乏力减轻，体温 37.5℃，食欲略好转，形体消瘦。舌质淡红，舌苔薄白，脉沉缓。前方基础上加减。

方药：人参 15 克　柴胡 15 克　白芍 15 克　清半夏 15 克（制）　黄芪 30 克　陈皮 15 克　黄连 10 克　防风 15 克　升麻 10 克　茯苓 15 克　炒白术 15 克　石膏 15 克（先煎）　羌活 10 克　炙甘草 10 克。七剂 水煎两次，分两次温服。

三诊：2014 年 8 月 2 日。服药十四剂，乏力减轻，体温 36.8℃，食欲好转。舌质淡红，舌苔薄白，脉沉缓。前方基础上加减。

方药：人参 15 克　柴胡 10 克　白芍 15 克　清半夏 15 克（制）　黄芪 30 克　陈皮 15 克　炙甘草 10 克　仙鹤草 30 克　升麻 10 克　茯苓 15 克　防风 15 克　炒白术 15 克。七剂 水煎两次，分两次温服。

按语　升阳益胃汤为李东垣所创，治疗脾虚清阳不升，阴火上乘所致之发热。方用六君子汤加防风、柴胡、白芍、黄连、羌活等药味组成，方中人参、白术、黄芪、甘草补益脾胃之气；柴胡、防风、羌活升举阳气；陈皮、茯苓、半夏、黄连清热除湿；白芍养阴和营；诸药合用，起到补脾胃、升清阳、清热之功效，服药二十一剂病愈。

张丽范治疗内科疑难杂病验案

张丽范，1962 年生，毕业于黑龙江中医药大学，第四批黑龙江省名中医，佳木斯市优秀中医，主任中医师，现任佳木斯市中医院内一科副主任，擅治内科疾病。

一、化痰通窍汤治疗耳鸣

病案：李某，男，48 岁，2010 年 3 月 6 日。

主诉：耳鸣时轻时重，有时闭塞如聋半年。

病史：患者平素嗜食肥甘厚味，形体肥胖，近半年来出现耳鸣，时轻时重，有时闭塞如聋，头部昏沉感，胸闷痰多，倦怠乏力，大便不爽，经西医诊断为神经性耳鸣，给予改善供血治疗无效。

初诊：耳鸣，时轻时重，有时闭塞如聋，头部昏沉感，胸闷痰多，倦怠乏力，大便不爽，舌质淡红，苔白腻，脉滑。

西医诊断：神经性耳鸣　　　　　　**中医诊断**：耳鸣

辨证审机：脾虚湿盛，痰湿中阻，清阳不振，浊气上壅，蒙蔽清窍。

治法：健脾燥湿，化痰开窍。　　　　**方药**：化痰通窍汤加减

陈皮 15 克　法半夏 10 克　茯苓 20 克　石菖蒲 15 克　郁金 15 克　薤白 15 克　蔓荆子 15 克　炒白术 15 克　瓜蒌 15 克　党参 15 克　黄芪 15 克　炙甘草 10 克。七剂 每日一剂，水煎，早晚服。

二诊：2010 年 3 月 13 日。服药七剂，耳鸣较前减轻，头部昏沉感减轻，胸闷痰多减轻，倦怠乏力好转，大便不爽亦好转，嘱效不更方。继服上方十剂。

三诊：2010 年 3 月 23 日。两诊服药十七剂，病人偶有耳鸣，且耳鸣程度较前明显减轻，无耳聋，无头部昏沉感，无胸闷，偶尔咯痰，轻微倦怠乏力，大便正常，舌质淡红，苔薄白微腻，脉微滑。病人痰湿已去大半，后阶段以调理脾胃为主，以二陈汤为主方调理之。

陈皮 15 克　法半夏 15 克　茯苓 15 克　炙甘草 15 克　党参 15 克　黄芪 15 克　薏米 15 克　莲子 15 克　白扁豆 15 克　山药 15 克　石菖蒲 15 克　郁金 15 克。十五剂 每日一剂，水煎，早晚服。

按语　化痰通窍汤是自拟经验方，适用于脾胃湿盛，痰湿中阻，清阳不振，浊气上壅所致之耳鸣耳聋之证。该患者平素嗜食肥甘厚味伤及脾胃，脾胃虚弱，痰湿内生，痰浊中阻，清阳不升，浊阴不降则耳鸣耳聋，头部昏沉感，胸阳不展，气机不畅则胸闷，痰湿犯肺则痰多，脾气虚弱则倦怠乏力，湿性黏腻则大便不爽。本方陈皮、法半夏、茯苓、炒白术、甘草健脾燥湿；石菖蒲、郁金、蔓荆子升清通窍；瓜蒌、薤白化痰理气宽胸；黄芪、党参健脾益气，后期以补脾益气为主。

二、燥湿化痰汤治疗眩晕

病案：佘某，女，54 岁，2011 年 8 月 2 日。

主诉：头晕目眩，视物旋转，如坐车船，恶心呕吐 2 天。

病史：患者平素头重如蒙，头部昏沉感，胸闷痰多脘闷纳呆，肢体沉重，大便不爽，血压正常，血脂检查胆固醇、甘油三酯均略高于正常，头部 CT 检查正常，脑血流图提示脑供血不足，2 天前因情志不遂出现视物旋转，如坐车船，恶心呕吐，血压正常，查头部磁共振，未见异常。

初诊：头晕目眩，视物旋转，如坐车船，恶心呕吐，胸闷，痰多，脘闷纳呆，肢体沉重，大便不爽，舌质淡红，苔白腻，脉弦滑。

西医诊断：脑供血不足　　　　**中医诊断**：眩晕证

辨证审机：脾虚湿盛，痰浊中阻，清阳不升，浊阴不降。

治法：燥湿祛痰，降逆止呕，健脾和胃。　　　　**方药**：燥湿化痰汤加减

陈皮 15 克　茯苓 15 克　炒白术 15 克　法半夏 10 克　天麻 15 克　蔓荆子 15 克　生姜 15 克　姜竹茹 15 克　代赭石 15 克　藿香 15 克　佩兰 15 克　石菖蒲 15 克　白豆蔻 15 克　甘草 10 克。五剂 日一剂，水煎早晚服，其中佩兰、藿香、白豆蔻后下。

二诊：2011 年 8 月 7 日。服药五剂，头晕目眩，明显减轻，无视物旋转如坐车船感，恶心无呕吐，痰量减少，肢体沉重略减轻，调整方药如下：

陈皮 15 克　茯苓 15 克　炒白术 15 克　法半夏 10 克　天麻 15 克　蔓荆子 15 克　生姜 15 克　佩兰 15 克　石菖蒲 15 克　白豆蔻 15 克　甘草 10 克　薤白 15 克。七剂 日一剂，水煎早晚服，佩兰、白豆蔻后下。

三诊：2011 年 8 月 14 日。服药十二剂偶有头晕，头重如蒙，头部昏沉感减轻，胸闷，脘闷纳少减轻，偶有少量白痰，肢体沉重减轻，大便正常，舌质淡红，苔薄白微腻，脉微滑，调整方药如下：

陈皮 15 克　茯苓 15 克　炒白术 15 克　法半夏 10 克　天麻 15 克　佩兰 15 克　石菖蒲 15 克

白豆蔻 15 克　薤白 15 克　甘草 10 克　苍术 15 克　薏米 15 克。十剂　日一剂，水煎早晚服，苍术、佩兰、白豆蔻后下。

按语　燥湿化痰汤是自拟经验方，适用于脾虚湿盛，痰浊中阻，清阳不升，浊阴不降而致的头重如蒙，头部昏沉感，甚则头晕目眩，视物旋转，如坐车船，痰阻胸中，气机不畅则胸闷痰多，湿阻中焦，则脘闷纳少，湿性重浊黏腻故肢体沉重，大便不爽，其舌脉亦为痰湿之象。方中陈皮、茯苓、白术健脾利湿，天麻、蔓荆子熄风止眩，生姜、竹茹、代赭石降逆止呕，法半夏燥湿化痰，白豆蔻、佩兰、藿香化湿，藿香兼能止呕，石菖蒲通阳化湿开窍，诸药合用共奏燥湿，祛痰，降逆止呕，健脾和胃之功。

朱瑞增治疗内科疑难杂症验案

朱瑞增，1968 年生，毕业于黑龙江中医药大学，黑龙江省第四批名中医。大庆市糖尿病分会副主任委员，黑龙江省中西医学会消化专业委员，黑龙江省中西医结合肿瘤学会专业委员。为大庆市神经病学后备学科带头人。擅长脑病、脾胃病、消渴病、肿瘤等疾病的诊治。

一、土茯苓浮萍汤治疗偏头痛

病案：胡某，女，46 岁，2013 年 3 月 16 日。

主诉：左侧头痛三年，加重月余。

病史：三年前出现阵发性头痛，以左侧太阳穴为主，时轻时重，重时痛如针刺。近 1 月疼痛逐渐加重，伴头晕，恶心、呕吐。夜寐不安，心悸焦躁，多处求治无效，今来我院试诊。

初诊：阵发性头痛，以左侧太阳穴为主，时轻时重，重时痛如针刺。伴头晕，恶心、呕吐。夜寐不安，心悸焦躁。舌淡苔白，脉弦。

西医诊断：偏头痛　　　　**中医诊断**：头痛

辨证审机：风寒阻络，血瘀经阻。　　**治法**：祛风散寒，活血通络止痛。

方药：土茯苓浮萍汤

土茯苓 50 克　浮萍 50 克　丹参 30 克　川芎 15 克　蔓荆子 30 克　双花 20 克　菊花 20 克　天麻 15 克　白芷 15 克　荆芥 10 克。七剂　水煎两次，分两次温服之。

二诊：2013 年 3 月 23 日。服上方七剂后，头痛减半，无头晕，恶心、呕吐。夜寐欠佳，余症同前，舌脉同前。

土茯苓 50 克　浮萍 50 克　丹参 30 克　川芎 15 克　蔓荆子 30 克　双花 20 克　菊花 20 克　天麻 15 克　白芷 15 克　荆芥 10 克　姜半夏 30 克　夏枯草 15 克　大贝 20 克　百合 25 克。七剂　水煎两次，分两次温服之。

三诊：2013 年 3 月 30 日。服上方七剂后，头痛不显，无头晕，恶心、呕吐。夜寐良好，舌淡苔白，脉沉。上方继服七剂巩固疗效。

按语　头痛之病，疾患疾医，治之甚难，迁延不愈，本方以土茯苓、浮萍为君，重在祛风化痰止痛，配以双花、菊花、荆芥、白芷、蔓荆子，又增祛风之力，丹参、天麻以添活血化痰之功，川芎上行头目，下行血海，引药直达病所，诸药合用，既能祛风散寒，又能活血通络止痛。加之半夏、夏枯草、大贝、百合化痰除烦、安神合寐，可痛止而寐安。

二、痰湿凝滞型多囊卵巢综合征治验

病案：尚某，女，31岁，2011年9月8日。

主诉：闭经、呃逆一年余，伴倦怠乏力。

病史：平素多食少动，形体肥胖，1年前出现闭经，伴呃逆痰多，倦怠乏力，带下色白。14岁月经初潮，期、色、量、质正常，25岁结婚，次年生一健康女孩，哺乳期后仍多食少动，逐渐肥胖而成此症。半年前曾在我市某院查性腺六项及盆腔B超，诊断为多囊卵巢综合征。服中药汤剂2月，效不佳，偶来我院陪他人诊疾，而来我处治疗。

初诊：经闭体胖，呃逆痰多，倦怠乏力，带下色白，舌淡嫩胖大齿痕，苔白腻，脉沉滑。

西医诊断：多囊卵巢综合征（PCOS）　　**中医诊断**：闭经

辨证审机：脾虚体胖，痰湿凝滞，经血闭阻。　**治法**：燥湿化痰，活血调经。

方药：半夏15克　陈皮15克　茯苓15克　香附15克　穿山甲15克　玄参25克　生牡蛎50克　苍术15克　泽兰15克　益母草25克　川朴10克　葶苈子10克　薏苡仁30克。七剂 水煎两次，分两次温服之。

二诊：2011年9月15日。服药七剂呃逆痰多明显减轻，乏力略见好转，舌淡体胖，齿痕减少，脉沉滑。继服上方2周十四剂。

三诊：2011年9月29日。两诊共服药二十一剂，加之适当控制饮食、运动体重减轻近3公斤。呃逆痰多尽消，倦怠乏力明显好转，月经未见来潮。舌淡苔白，齿痕少见，脉沉。

方药：半夏15克　陈皮15克　茯苓15克　香附15克　穿山甲10克　玄参25克　生牡蛎50克　苍术15克　三棱20克　莪术20克　怀膝15克　全蝎10克　蜈蚣3条。七剂 水煎两次，分两次温服之。

四诊：2011年10月8日。再服上方七剂后，诸症去多留少，月经来潮，色暗无血块，舌淡红，苔白，脉滑。嘱其继服上方七剂后停药，复查盆腔B超。

五诊：2011年10月26日。初诊时诸症不显，复查B超：卵泡数量明显减少。舌脉同前。继服上方七剂。

六诊：2011年11月3日。月经来潮，色、量、质正常。舌脉同前。服初诊方剂七剂后可停药。

按语　本病临床难治，妇科多见，实属内分泌科疾病。该患证属痰湿凝滞，虚实夹杂；治疗应以燥湿化痰活血调经为主。本方半夏、陈皮、茯苓、苍术健脾利湿化痰以治其本，穿山甲、玄参、牡蛎软坚散结化痰。宋代名医陈修园认为“龙骨牡蛎乃化痰之神品”，故本方重用牡蛎。“治痰先行气”，本方香附行气调经，三棱、莪术、怀膝、全蝎行气破血，导血下行。泽兰、益母草、川朴、葶苈子行气利湿，出新祛瘀。上方可依病情虚实酌情交替使用，切忌通利太过而耗伤正气。

杨艳华治疗疑难杂症验案

杨艳华，1966 年生，毕业于黑龙江中医药大学，齐齐哈尔市中医医院内科主任中医师，第四届黑龙江省名中医、兼任中国医师协会呼吸医师分会第一届委员会委员、省中医药学会肺系专业委员会副主任委员、黑龙江省中西医结合学会呼吸专业委员会副主任委员、省中医药学会首届仲景学会专业委员会委员、黑龙江省络病学会第一届理事会常务理事；市医学会呼吸分会副主任委员，市呼吸学科后备带头人。擅治急危重症及疑难杂症。

一、柴胡疏肝散合茵陈五苓汤治疗肝硬化

病案：庞某，男，60 岁，2008 年 5 月 15 日。

主诉：腹胀痛，腹大如鼓，纳少半年。

病史：患者既往长期大量饮酒史 40 年，每日约 6-10 两。于半年前开始出现腹胀、腹痛、纳差；并逐渐加重，出现腹大、腹满；腹壁青筋暴露，双下肢浮肿；活动后喘促等症。在我省某三甲医院经相关检查后诊断为乙型肝炎，酒精中毒性肝硬化。用药后症状缓解不明显，并伴肝功明显改变。经多方寻医就诊仍无好转，故停止西药治疗。最终经朋友介绍来我处就诊。

初诊：腹满、腹大如鼓、腹壁青筋暴露；腹胀痛，按之不坚，食后胀痛明显，双下肢浮肿；面色晦暗；纳少，口渴不欲饮，尿少。巩膜及周身黄染。舌红，苔腻，边有齿痕，脉弦。实验室检查示：肝功：ALT 325U/L；AST 273U/L；肾功：BUN 6.3mmol/L；CREA 67.8mmol/L。尿流式：尿蛋白（±）。肝胆脾超声示：肝硬化可能；脾大；腹腔大量腹水；建议结合临床进一步检查。肝脏 CT 示：肝硬化；脾大；大量腹水；治疗后复查，必要时增强 CT 检查。

西医诊断：慢性酒精中毒性肝硬化　　**中医诊断：**臌胀

辨证审机：气滞湿阻，水热互结。　　**治法：**疏肝理气，运脾化湿，软坚散结。

方药：柴胡疏肝散合茵陈五苓散加减

柴胡 20 克　陈皮 20 克　冬瓜皮 50 克　白芍 20 克　香附 20 克　川芎 15 克　当归 15 克　桂枝 20 克　茯苓 20 克　白术 20 克　猪苓 20 克　茵陈蒿 15 克　神曲 20 克　薏苡仁 30 克　炙甘草 10 克　牡蛎 40 克（先煎）　大腹皮 50 克　金钱草 40 克。七剂 水煎服，取汁 200ml，早晚温服。

二诊：2008 年 5 月 22 日。服用七剂后，患者腹胀腹痛减轻，纳食较前明显增加，喘促、双下肢浮肿减轻；尿量基本正常；巩膜周身黄染减轻。舌红，苔腻，边有齿痕，脉弦。复查肝功：ALT 280U/L；AST 206U/L，较就诊时明显好转。去冬瓜皮，加桃仁 15g、枳壳 20g 以增加行气利水之功，兼以软坚散结。

方药：柴胡 20 克　陈皮 20 克　枳壳 20 克　白芍 20 克　香附 20 克　川芎 15 克　当归 15 克　桂枝 20 克　茯苓 20 克　白术 20 克　猪苓 20 克　茵陈蒿 15 克　神曲 20 克　薏苡仁 30 克　炙甘草 10 克　煅牡蛎 40 克（先煎）　大腹皮 50 克　金钱草 40 克　桃仁 15 克。十剂 水煎服，取汁

200ml，早晚温服。

三诊：2008 年 6 月 1 日。服用十剂后，患者腹胀腹痛消失，腹围明显减小，腹壁青筋暴露明显减轻；饮食正常，无口渴，尿量正常，双下肢不肿，无喘促。巩膜轻度黄染，周身皮色恢复正常。舌淡，苔薄，齿痕明显减轻，脉滑。实验室检查示：肝功，ALT 111U/L；AST 126U/L；肾功，BUN 5.0mmol/L；CREA 75.6mmol/L。尿流式：未见异常。此为湿邪郁阻得化，内热得解，气机逐渐畅通所致，继续行气化湿，主方续予柴胡疏肝散合茵陈五苓散加减。加砂仁以健脾，去茵陈蒿、猪苓。

方药：柴胡 20 克　陈皮 20 克　枳壳 20 克　白芍 20 克　香附 20 克　川芎 15 克　当归 15 克　桂枝 20 克　茯苓 20 克　白术 20 克　砂仁 15 克　薏苡仁 30 克　神曲 20 克　炙甘草 10 克　金钱草 40 克　煅牡蛎 40 克（先煎）　桃仁 15 克　大腹皮 50 克。十剂　水煎服，取汁 200ml，早晚温服。

经上述治疗后，患者症状基本好转，后停药。复查肝功示：ALT 151U/L；AST 207U/L；复查肝胆脾超声示：肝脏弥漫性改变；脾大；少量腹水；建议结合临床进一步检查。与前对比明显好转，随诊。

按语　“臌胀”最早见于《内经》，四大顽症之一。《金匮要略·水气病脉证并治》所论述的石水、肝水等与本病相似，如谓：“肝水者，其腹大，不能自转侧，胁下腹痛。”金元时期《丹溪心法·臌胀》认为本病病机是脾土受伤，不能运化，清浊相混，隧道壅塞，湿热相生而成。及至明清，多数医家认识到本病病变脏腑重点在脾，确立了臌胀的病机为气血水互结的本虚标实的病理观。本人经过多年临床总结，通过中医四诊合参，辨病辨证为臌胀—气滞湿阻兼郁热内生（湿重于热），运用柴胡疏肝散合茵陈五苓散加减并软坚散结，取得了良好的临床效果。方中柴胡、陈皮、枳壳、香附疏肝解郁，行气止痛；白芍柔肝缓急止痛；川芎、当归活血行气；配伍茵陈五苓散健脾燥湿除热。茵陈、茯苓、猪苓利湿退黄；茯苓、白术、神曲、薏苡仁健脾益气；煅牡蛎、桃仁、枳壳行气化水，软坚散结；辅以桂枝通阳化气。后因患者舌脉变化，表明内热已去，故去茵陈蒿、猪苓，加砂仁，以增加健脾除湿之功，临床疗效颇佳。

二、金匮肾气丸合补肺汤加减治疗尘肺

病案：刘某，男，65 岁，2013 年 11 月 20 日。

主诉：反复咳喘 30 余年，加重 1 周。

病史：患者在我市有害工种工作 40 余年，因工作原因经常接触粉尘烟雾等，工作 10 年后，经常出现咳嗽、咳痰、喘促，但一直未予重视，后病情加重，至医院就诊考虑尘肺可能，并于 1995 年经工伤部门认定为尘肺。此后数年间多次反复住院治疗，并多次应用激素治疗，但停药后病情仍反复，且逐渐加重，控制不理想，且出现激素不良反应（双侧股骨头坏死）。

初诊：咳嗽、咳痰、喘促；咳声低弱，痰少质黏，不易咳出；呼多吸少，气不得续；夜间不得卧，动则咳喘尤甚；并伴胸闷气短、心慌；双下肢浮肿；汗出、手足不温；舌淡，苔白，脉沉细。胸 CT 示：慢性支气管炎、肺气肿；双肺陈旧病变；双肺多发结节；双肺下叶纤维化；主动脉粥样硬化。

西医诊断：尘肺　　**中医诊断**：喘证

辨证审机：肺肾两虚，肾不纳气。　　**治法**：补肺益气，纳肾定喘。

方药：金匮肾气丸合补肺汤加减

黄芪 30 克　钟乳石 25 克　人参 25 克　生地黄 25 克　茯苓 25 克　桑白皮 25 克　白术 25 克　五味子 20 克　远志 15 克　麦门冬 25 克　紫菀 15 克　制附子 5 克　大枣 10 克　橘红 15 克　厚朴

15克 桂枝15克 干姜10克 牛膝10克 甘草10克。十四剂 水煎服，取汁200ml，早晚温服。

二诊：2013年12月4日。患者用药后咳嗽、咳痰、喘促有所减轻；夜间可半卧位入眠；可在床边轻微活动；活动后仍时有胸闷、心慌气短；双足浮肿，汗出，肢冷减轻；舌淡，苔白，脉沉细。患者肢冷减轻，去牛膝、附子，避免燥热伤阴。

方药：黄芪30克 钟乳石25克 人参25克 生地黄25克 茯苓25克 桑白皮25克 白术25克 五味子20克 远志15克 麦门冬25克 紫菀15克 大枣10克 橘红15克 厚朴15克 桂枝15克 干姜10克 甘草10克。十四剂 水煎服，取汁200ml，早晚温服。

三诊：2013年12月18日。患者用药十四剂后，咳嗽、咳痰明显减轻，痰较前易咳出；喘促减轻，可平卧入睡；胸闷、气短、心慌明显减轻；可在室内缓慢步行；双下肢无浮肿；无恶寒肢冷，时有乏力倦怠，舌淡，苔白，脉沉细。加冬瓜仁、薏苡仁、山药、山萸肉以健脾益肾化痰。

方药：黄芪30克 钟乳石25克 人参25克 生地黄25克 茯苓25克 桑白皮25克 白术25克 五味子20克 远志15克 麦门冬25克 紫菀15克 薏苡仁25克 大枣10克 橘红15克 厚朴15克 桂枝15克 干姜10克 山萸肉25克 甘草10克 冬瓜仁25克 山药25克。十五剂 水煎服，取汁200ml，早晚温服。

按语 尘肺全称“肺尘埃沉着病”，主要指因执业活动中长期吸入生产性粉尘或灰尘，并在肺内潴留而引起的以肺组织弥漫性纤维化、瘢痕为主的全身性疾病。目前，就我国内而言尚无专药治疗，较先进的治疗方法为洗肺（双肺灌洗术），但该方法治疗费用较昂贵，见效相对缓慢，临床推广具有明显限制性。而本人通过多年临床经验总结，辨病辨症，在西药治疗同时，配合中药治疗发现可明显缓解患者临床症状，延缓疾病进展，并可明显改善其预后。在中医治疗上，本人坚持治病、养病二者同时进行，本案例组方为补肺汤《备急千金要方》及金匮肾气丸加减化裁而成，以补肺汤为主，以补肺益气；合金匮肾气丸加减以纳肾定喘；而方中最后加入薏苡仁、山药等与茯苓白术相合，健脾燥湿化痰，肺、脾、肾兼顾。体现了“肺为气之主，肾为气之根”和“脾为生痰之源，肺为贮痰之器、肾为生痰之本”的中医理论。

三、自拟方治疗小细胞型肺癌

病案：娄某，女，54岁，2014年12月17日。

主诉：间断咳嗽、咳痰，痰中带血1年。

病史：患者于1年前开始出现咳嗽咳痰，痰中带血丝，量少；并伴胸闷气短、乏力；无发热、无恶寒、时有胸痛；但一直未予重视，直至2014年12月1日，在我院门诊拍胸CT考虑肺占位可能，并收在我呼吸科住院治疗，经进一步检查肺部增强CT考虑肺炎可能性大；但本人结合患者病史，考虑恶性病变可能性大，故复电子支气管镜检查，病理回报为右肺小细胞癌。并于2014年12月17日根据检查结果给予化疗，化疗后患者出现剧烈恶心、呕吐、周身乏力、纳少不欲饮食等化疗后副反应，为减轻化疗副反应增加疗效，给予中药治疗。

初诊：咳嗽，咳痰，量少，胸闷，气短，周身乏力，剧烈恶心，呕吐，无发热，无恶寒胸痛；不欲饮食，便溏，舌暗，苔白，边有齿痕，脉滑。实验室检查：血常规、肝肾功未见明显异常；电子支气管镜：右肺下叶支气管开口处新生物性质待查：病理回报：（右肺）小细胞癌；免疫组化标记：CgA（+）Syn（+）Ck-L（-）Ck-H（-）TTF-1（+）CK5/6（-）ki-67（40%+）。

西医诊断：右肺小细胞癌　　中医诊断：肺积

辨证审机：正虚瘀结　　治法：益气固本培元，祛瘀消积，降逆止呕。

方药：中药自拟方

黄芪10克　党参15克　茯苓20克　白术20克　苏子20克　半枝莲15克　陈皮15克　竹茹15克　代赭石30克　当归15克　厚朴15克　芍药20克　生姜15克。五剂 水煎服，取汁200ml，早晚温服。

服药后，患者化疗期间恶心、呕吐等化疗副反应明显减轻，提高了患者耐受性有利于进一步治疗。

二诊：2014年12月22日。患者第一次化疗结束出院，仍时有咳嗽、咳痰，但症状减轻；胸闷气短，活动后较明显；周身乏力，恶心、呕吐明显减轻，纳食不佳夜眠差，时有便溏、腹泻，脱发，无胸痛。舌暗，苔白，边有齿痕，脉滑。继续予以中药方剂口服，以益气固本培元为主，配伍少许祛瘀消积药物。

方药：人参25克　白术25克　茯苓20克　甘草10克　黄芪30克　党参20克　当归15克　陈皮15克　升麻10克　龙眼肉15克　酸枣仁15克　木香10克　全蝎10克　蜈蚣1条　何首乌15克。十五剂 水煎服，取汁200ml，早晚温服。

患者化疗期、以及化疗间断期间均应用上述方药，并根据患者症状予以加减，患者化疗副反应明显降低。患者共化疗6次，在我处化疗5次，第二次化疗在天津市某三甲医院进行，但因当时未配合中药口服，患者化疗副反应很大，故回到我市，继续在我处化疗。经3次化疗结束后，复查胸CT病灶明显缩小；至第4次化疗结束后，病灶已消失，胸CT示：双肺纤维、钙化灶；右肺下叶少许炎性改变，建议复查；左侧乳腺钙斑，建议进一步检查。

三诊：2015年5月30日。患者6次化疗结束，无明显咳嗽咳痰，无痰中带血，无胸痛，偶有胸闷气短；周身乏力；纳食欠佳，时有自汗出，面色少华，口唇不荣；新发生长。舌淡，苔白，脉滑。予以中药自拟方以益气固本培元，祛瘀消积。

方药：海藻30克　炙百部20克　细辛10克　五味子20克　茯苓20克　白术15克　桔梗20克　苏子20克　龙葵30克　石见穿15克　灵芝20克　半枝莲15克　三七10克　土虫10克　全蝎10克　党参30克　神曲15克　山楂15克　大枣15克。十五剂 水煎服，取汁200ml，早晚温服。

患者停止化疗后，间断口服中药，至今年8月3日复查胸CT示：双肺陈旧病变；脂肪肝；结合临床定期复查。现仍随诊中。

按语　本案例诊断明确，属中医肺积范畴，西医属肺癌。中医临床治疗中多与聚证相鉴别。《圣济总录》卷第七十一·积聚门记载“论曰经曰病有积有聚，何以别之，积者阴气也，聚者阳气也，阴沉而伏，阳浮而动，气之所积名曰积，气之所聚名曰聚，故积者五脏所生，聚者六腑所生，积之为病，其始发有常处，其痛不离其部，上下有所终始，左右有所穷处，聚之为病。其始发无根本，上下无所留止，其病无常处，此积聚之别也。”此乃积聚之分。同时中医理论认为癌症的发生多为气、血、痰、火瘀滞互结所致，《杂病源流犀烛》指出，“邪积胸中阻塞气道，气不得通，为痰为血，皆邪正相搏，邪即胜，正不得制之，逆结成形而有块。”肺癌的发生瘀滞互结多仅为其标，而本源亏虚则为其根本，病多属本虚标实。故临床治疗其外在表症之时，应同时针对其内在不足，且以其为重。故本方中在选用海藻、全蝎、土虫、石见穿、半枝莲等活血化瘀祛瘀消积药物同时，配伍白术、茯苓、党参、灵芝等健脾益气扶正药物以正其本源。中药对减轻化疗患者副反应、癌症复发、以及延长癌症患者生命，提高生活质量提供了新的临床思路，并经临床实践检验已取得了良好的临床疗效。

李秀华治疗内科病验案

李秀华，主任医师，牡丹江市中医医院糖尿病科主任，毕业于黑龙江中医药大学，师承于国家级名老中医王德光教授。现任中华中医药学继续教育分会常务委员、黑龙江中医药学会肾病专业委员会副主任委员、黑龙江中西医结合内分泌专业委员会常务委员、黑龙江中药学会糖尿病专业委员会委员、黑龙江中西医结合消化专业委员会委员、牡丹江市肾病专业委员会副主任委员、糖尿病专业委员会副主任委员、中医专业委员会副主任委员。

一、自拟降糖方治疗2型糖尿病

病案：卢某，男，18岁，2014年6月12日。

主诉：口干渴、乏力1周余，今日加重。

病史：患者既往有糖尿病病史，一年前于市某三甲西医医院确诊2型糖尿病，胰岛素强化治疗，临床治愈后出院，现患者口干渴、乏力、周身不适。血糖升高，患者肥胖，行动迟缓，食量大。

初诊：现患者口干渴，乏力，周身不适，患者肥胖，行动迟缓，食量大。空腹血糖：15.3mmol/L，尿常规：尿糖（2+），拒绝查餐后2小时血糖。

西医诊断：Ⅱ型糖尿病　　**中医诊断**：消渴

辨证审机：气阴两虚，胃热炽盛。　　**治法**：益气养阴，清胃热。

方药：自拟方

黄芪30克　山药15克　知母15克　石膏30克　熟地黄15克　生地黄15克　石斛10克　麦冬10克　北沙参10克　黄精10克　白术10克　苍术10克。七剂 水煎两次，分两次温服之。

二诊：2014年6月19日。患者病情明显好转，体重减轻，测空腹血糖：8.0mmol/L，尿常规：尿糖+，继续使用本方。

黄芪30克　山药15克　知母15克　石膏30克　熟地黄15克　生地黄15克　石斛10克　麦冬10克　北沙参10克　黄精10克　白术10克　苍术10克。七剂 水煎两次，分两次温服之。

三诊：2014年6月26日。患者体重稳定，口干渴、乏力等症状明显缓解，空腹血糖：5.6mmol/L，餐后2小时血糖：7.5mmol/L。尿常规：正常。为求降糖治疗继续服用中药。去掉石膏，配伍僵蚕祛风止痉，祛风止痛，化痰散结。继续服用2月余，病情稳定。随诊5个月，病情没有复发。

黄芪30克　山药15克　知母15克　熟地黄15克　生地黄15克　石斛10克　麦冬10克　北沙参10克　黄精10克　白术10克　苍术10克　僵蚕10克。七剂 水煎两次，分两次温服之。

按语　患者为“消渴病”，此次发病时属气阴两虚，胃火炽盛，故以黄芪、山药为君药，山药，益气养阴，补脾肺肾，黄芪，补气健脾，升阳举陷，益卫固表，利尿消肿。以知母、石膏为臣药，知母，清热泻火，滋阴润燥；石膏，清热泻火，除烦止渴。佐药用熟地黄与生地黄，熟地黄，补血养阴，填精益髓；生地黄，清热凉血，养阴生津。选用黄精、石斛、北沙参、白术、苍术、麦冬为使药。黄精，补气养阴，健脾润肺益肾；石斛，益胃生津，滋阴清热；北沙参，养阴清肺，益胃生津。白术，益气健脾 燥湿利水止汗，苍术，燥湿健脾，祛风散寒。麦冬，养阴润肺，清心除烦，益胃生津。

二、木香流气饮治疗萎缩性胃炎

病案：李某，女，52岁，2014年3月18日。

主诉：胃胀，胃痛2年余，近日加重。

病史：患者近二年来胃胀，胃痛，检查空腹血糖：5.3mmol/L，餐后2小时血糖：7.1mmol/L，尿常规：正常，血常规：正常，甲功五项：正常。

初诊：上腹不适、饱胀、烧灼痛，食欲不振、嗳气、泛酸、恶心，体重减轻。胃镜：慢性萎缩性胃炎。

西医诊断：萎缩性胃炎　　中医诊断：胃脘痛

辨证审机：气滞证　　治法：理气消胀止痛

方药：木香30克　砂仁25克　陈皮25克　半夏20克　茯苓20克　甘草10克　白及30克　草豆蔻20克　丁香15克　柿蒂15克　枳壳20克　白花蛇舌草25克　厚朴20克。七剂 水煎两次，分两次温服之。

二诊：2014年3月25日。患者乏力、腹胀等症状明显好转。继续服用七剂治疗。

三诊：2014年4月2日。患者症状消失，进食正常，体力逐渐恢复，继续服用十四剂。

四诊：2014年4月16日。患者症状完全消失，饮食正常，体力恢复。患者自己要求停药，检查胃镜，胃镜示：萎缩性胃炎。故继续服用中药：

五诊：2014年6月18日。患者服用中药3月余，检查胃镜示：正常。

按语　木香流气饮，调治一切诸气为病，其功能快利三焦，通行荣卫，外达表气，内通里气，其水肿胀满，气雍喘嗽，气痛走注，内外疼痛，并皆治之。本方木香流气饮加减，以木香、砂仁、陈皮、半夏、茯苓为君药，木香，行气止痛，健脾消食；砂仁，化湿行气，温中；陈皮，理气健脾，燥湿化痰；半夏，燥湿化痰，健脾止呕，消痞散结，止痛；茯苓，利水渗湿，健脾，宁心。以柿蒂、丁香为臣药，丁香，温中散寒，温中降逆，温肾助阳；柿蒂，降气止呃；白花蛇舌草，清热解毒，利湿通淋；枳壳，行气宽中除胀；厚朴，燥湿化痰，下气除满。佐药用甘草，补脾益气，祛痰止咳，缓急止痛，清热解毒，调和诸药。白及，收敛止血，消肿生肌；草豆蔻，燥湿行气，温中止呕。

吕世春医案

吕世春，1964 年生，第四批黑龙江省名中医，现任黑河市中医医院内一科主任、主任医师。对神经系统疾病如中风、眩晕、头痛、失眠抑郁的治疗更有独到的经验和体会。

一、通窍活血汤加减治疗头痛

病案：吴某，女，54岁，2012年10月22日。

主诉：头痛20年，加重1年。

病史：患者从20年前出现发作性头痛，头痛或偏左或偏右，曾去哈医大二院等多家医院就诊，做头颅CT、MRI、脑电图等检查未见异常，多次治疗效差。近1年头痛加重，几乎每天头痛持续，仍偏头痛，呈胀痛、串痛，每天均服用几次去痛片以缓解头痛。伴畏寒肢冷，喜饮温水，心烦易怒，善太息。

初诊：头痛，几乎每天头痛持续，表现为偏头痛，呈胀痛、串痛，每天均服用几次去痛片以缓解头痛。伴畏寒肢冷，喜饮温水，心烦易怒，善太息，入睡困难，睡眠中易醒，3-4天服用1次安定片。舌质黯淡，苔薄白，脉沉细。

西医诊断：偏头痛　　　　　　**中医诊断：**头痛

辨证审机：瘀血阻窍，不通则痛，兼寒凝气滞。

治法：活血化瘀，散寒行气。　　**方药：**通窍活血汤加减

川芎35克　白芷15克　九香虫10克　桃仁10克　红花10克　大枣 5 个　老葱白 3 根　生姜10克　地龙10克　僵蚕10克　荜茇15克　土鳖虫10克　石决明30克　牡蛎30克　珍珠母30克　香附10克　黄酒100ml。六剂 水煎两次，分两次温服之。

二诊：2012年10月29日。服药六剂，患者头痛减轻，仍偏头痛，呈胀痛、窜痛，自觉畏寒减轻，余症同前，舌质黯淡，舌根苔薄腻，脉沉细。继以前法，川芎加至45克，荜茇加至20克。

方药：川芎45克　白芷15克　九香虫10克　桃仁10克　红花10克　大枣 5 个　老葱白 3 根　生姜10克　地龙10克　僵蚕10克　荜茇20克　土鳖虫10克　石决明30克　牡蛎30克　珍珠母30克　香附10克　黄酒100ml。七剂 水煎两次，分两次温服之。

三诊：2012年11月6日。患者头痛明显减轻，不似以前持续性偏头痛，仍呈胀痛、串痛，每天服用 1 片去痛片即可，有时头昏，舌质黯淡，舌根苔微黄腻，脉沉细。继续服前方，川芎加至50克，加赤芍10克。

方药：川芎50克　白芷15克　九香虫10克　桃仁10克　红花10克　大枣 5 个　老葱白 3 根　生姜10克　地龙10克　僵蚕10克　荜茇20克　土鳖虫10克　石决明30克　牡蛎30克　珍珠母30克　香附10克　赤芍10克　黄酒100ml。七剂 水煎两次，分两次温服之。

四诊：2012年11月15日。患者服上药七剂，头痛未进一步减轻，为头窜痛，每天仍需服用1片去痛片缓解头痛，畏寒肢冷及心烦易怒均减轻，伴头昏沉，饮食正常，大便2日1次，质略干，仍时有入睡困难，睡眠中易醒，有时服安定片，舌质淡红，舌根苔薄腻，脉沉细。继续服前方：

方药：川芎50克　白芷15克　九香虫12克　桃仁10克　红花10克　大枣 5 个　老葱白 3 根　生姜10克　地龙10克　僵蚕10克　荜茇20克　土鳖虫10克　石决明30克　牡蛎40克　珍珠母40克　香附10克　赤芍10克　石菖蒲10克　黄酒100ml。十剂 水煎两次，分两次温服之。

五诊：2012年12月15日。患者服完最后十剂药后，头痛偶发，睡眠后头痛即消失，已不用服去痛片，睡眠亦较前好转。

按语　患者久病多瘀，痛久入络，瘀血阻于脑络，不通则痛，故头痛多年不愈。伴畏寒肢冷，喜饮温水，心烦易怒，善太息，舌质黯淡，苔薄白，脉沉细说明伴阳虚寒凝气滞，应用通窍活血汤加减符合病机。本方以桃仁、红花、川芎、赤芍活血祛瘀，特别是大剂量川芎（30-50克）辛温香窜上行头目，活血行气，为治疗头痛的要药，白芷、九香虫代麝香辛温香燥、理气止痛，另外本患

瘀血兼寒凝；白芷、九香虫性温，用之更合病机。加地龙、僵蚕、土鳖虫三味虫类搜剔之品，增强活血通络以止痛；加荜茇辛热，散寒止痛；用老葱白、生姜散达升腾，使活血之品能上达于巅顶；用黄酒煎药行散活血，增强活血化瘀药的作用。患者伴失眠，故加石决明、牡蛎、珍珠母以镇静安神。通窍活血汤加减治疗头痛，方中川芎必须用大剂量（30-50克）本药辛温善疏通，上行头目，为治疗头痛的要药。方中麝香也是很重要的药物，可用白芷、九香虫代之。另外方中葱白、生姜、大枣、黄酒不可去掉不用。

二、三叉Ⅲ号方加减治疗三叉神经痛

病案：郭某，女，81岁，2008年4月28日。

主诉：发作性右颜面及下颌疼痛15年，加重1个月。

病史：患者从15年前出现发作性右颜面及下颌电击样或烧灼样疼痛，持续10余秒或1-2分钟消失，诊断为三叉神经痛。近1年几乎呈持续性疼痛，疼痛日轻夜重，呈刀割样或针刺样疼痛。从1个月前开始右颜面及下颌疼痛加重，喝凉水或冷风刺激可诱发疼痛加重，因疼痛甚至几天不敢吃饭。曾自服盐酸吗啡控释片无缓解。

初诊：形体消瘦，右颜面及下颌刀割样或针刺样疼痛，几乎呈持续性疼痛，疼痛日轻夜重，喝凉水或冷风刺激可诱发疼痛加重，因疼痛甚至几天不敢吃饭。大便稀不成型，舌质红，舌边有瘀点。舌苔薄黄，脉沉细数。

西医诊断：原发性三叉神经痛（右Ⅰ Ⅱ Ⅲ支）　**辨证审机**：血瘀挟寒，痛久入络。

治法：活血通经，散寒止痛。　**方药**：三叉Ⅲ号方加减

川芎30克　地龙10克　全虫 3 克　僵蚕10克　水蛭 5 克　蜈蚣 1 条　荜茇20克　良姜10克　藁本15克　白芷20克　黄芪25克　胆星 5 克　蔓荆子15克。四剂 水煎两次，分两次温服之。

二诊：2008年5月2日。服药四剂，有时轻度头痛，右颜面及下颌刀割样或针刺样疼痛未减，几乎呈持续性疼痛，舌质红，舌边有瘀点，舌苔薄黄，脉沉细数。服药后轻度头痛，恐为川芎量大所致，上方川芎减为25克。

方药:川芎25克　地龙10克　全虫 3 克　僵蚕10克水蛭 8 克　蜈蚣 1 条　荜茇30克　良姜15克　藁本15克　白芷25克　黄芪35克　蔓荆子15克　细辛 3 克。七剂 水煎两次，分两次温服之。

三诊：2008年5月10日。右颜面、右下颌疼痛明显减轻，疼痛呈间歇，夜间疼痛不明显，无头痛，能正常进食。舌质红，舌边有瘀点，舌苔薄黄，脉沉细数。服上方二剂后头痛消失，故川芎加至30克，加苍耳子6克。

方药：川芎30克　地龙10克　全虫 3 克　僵蚕10克　水蛭 8 克　蜈蚣 1 条　荜茇30克　良姜15克　藁本15克　白芷20克　黄芪40克　蔓荆子15克　细辛 3 克　苍耳子 6 克。三剂 水煎两次，分两次温服之。

四诊：2008年5月13日。右下颌偶发性疼痛，每次疼痛2-3分钟，疼痛程度较前明显减轻，夜间几乎不疼痛，无头痛，能正常进食。舌质红，舌边瘀点减少，脉沉细。继以前法：

方药：川芎30克　地龙10克　全虫 3 克　僵蚕10克　水蛭 9 克　蜈蚣 1 条　荜茇30克　良姜15克　藁本15克　白芷20克　黄芪40克　蔓荆子15克　细辛 3 克。六剂 水煎两次，分两次温服之。

五诊：2008年5月20日。患者自述服上药六剂，仍右下颌偶发性疼痛，夜间几乎不疼痛，无头痛，胃脘不舒，饮食减少。继以前法，加神曲20克、麦芽20克、木香10克以健胃消食。

方药：川芎30克 地龙10克 全虫 3 克 僵蚕10克 水蛭 9 克 蜈蚣 1 条 荜茇30克 良姜15克 藁本15克 白芷20克 黄芪45克 蔓荆子15克 细辛 3 克 神曲20克 麦芽20克 木香10克。三剂 水煎两次，分两次温服之。

六诊：2008年5月25日。患者服中药2三剂后，发作性右颜面及下颌疼痛明显减轻，仅为右下颌偶发性疼痛，夜间几乎不疼痛，同时因胃脘不舒而停药，至夏天炎热时右下颌疼痛几乎消失，后于同年10月末天冷后右下颌疼痛又发作，伴足冷，自觉双下肢凉（夏天双下肢亦穿衬裤），舌质红，苔薄白，脉细数。又服用上方十五剂明显缓解。

按语 三叉Ⅲ号方是卢芳教授的经验方，适用于血瘀型三叉神经痛，方由川芎、地龙、全虫、僵蚕、水蛭、蜈蚣组成。患者患病15年，痛久入络，形成血瘀型三叉神经痛，但血瘀证有偏寒或偏火之分，本患者近1年疼痛日轻夜重，呈刀割样或针刺样疼痛，近1个月喝凉水或冷风刺激可诱发疼痛加重，舌边有瘀点，应为血瘀型偏寒证，但舌红，苔薄黄，脉沉细数又似为火热证，但患者年事已高，肾阳虚有寒当在情理之中，故舍舌脉热证。方中大剂量川芎辛温走窜、祛风通络为主药，辅以地龙、全虫、僵蚕、水蛭、蜈蚣虫类搜剔之品，以达活血通络止痛，患者三叉神经痛属血瘀型偏寒证累及右Ⅰ、Ⅱ、Ⅲ支，故加荜茇、良姜、藁本、白芷作为引经药并温经散寒，活血勿忘治气，故加黄芪补气以助活血。

三、潜阳封髓丹加味治疗不寐

病案：王某，男，39岁，2014年5月15日。

主诉：失眠9年。

病史：患者从9年前出现失眠，表现为入睡困难，多梦，每晚睡眠中醒10余次，有时似睡非睡，白天头昏脑涨，伴周身乏力，畏寒，多年前脚凉，近2年脚凉不明显，夏天手足心热，腰酸痛，耳鸣健忘，心烦，大便稀，日1-2次。

初诊：入睡困难，多梦，睡眠中醒10余次，再睡眠仍困难，有时似睡非睡，白天头昏脑涨，伴周身乏力，畏寒，多年前脚凉，近2年脚凉不明显，夏天手足心热，腰酸痛，耳鸣健忘，心烦，大便稀，日1-2次。舌质淡红，苔薄白，脉弦细。

西医诊断：失眠症　　中医诊断：不寐

辨证审机：肾阳虚，虚阳外越。　　治法：温阳潜镇安神

方药：潜阳封髓丹加味

附子 8 克 龟板10克 龙骨30克 牡蛎40克 磁石30克 珍珠母30克（上6味先煎30分钟） 黄柏10克 炙甘草10克 淫羊藿20克 砂仁10克（后下） 仙茅 8 克 仙鹤草30克 酸枣仁10克 茯神15克 山药20克 山茱萸10克 女贞子20克 补骨脂20克。五剂 水煎两次，分两次温服之。

二诊：2014年5月20日。服药五剂，患者入睡仍困难，睡眠中易醒次数减少，大便稀增加至每日2-3次，其他症状同前。继以前法，加重温阳药剂量，上方附子改为12克、淫羊藿改为30克、仙鹤草改为40克、山药改为炒山药30克。六剂，水煎两次，分两次温服之。

三诊：2014年5月26日。患者入睡后再醒次数明显减少，每晚睡眠中醒5-6次，腰酸痛及畏寒减轻，其他症状同前。舌脉同前。上方附子改为15克、仙茅改为10克、炒山药改为40克。七

剂，水煎两次，分两次温服之。

四诊：2014 年 6 月 3 日。患者入睡困难减轻，入睡后再醒次数 2-3 次，多梦亦减，周身较前有力，大便稀每日 1-2 次，舌脉同前。继以前法，上方附子改为 18 克。七剂，水煎两次，分两次温服之。

五诊：2014 年 6 月 10 日

患者睡眠明显好转，入睡困难明显减轻，入睡后再醒 2-3 次，腰酸痛及耳鸣减轻，舌质淡红，苔薄白，脉弦细。继以前法，上方附子改为 20 克。

方药：附子 20 克　龟板 10 克　龙骨 30 克　牡蛎 40 克　磁石 30 克　珍珠母 30 克（上 6 味先煎 30 分钟）　黄柏 10 克　炙甘草 10 克　淫羊藿 30 克　砂仁 10 克（后下）　仙茅 10 克　仙鹤草 40 克　酸枣仁 10 克　茯神 15 克　炒山药 40 克　山茱萸 10 克　女贞子 20 克　补骨脂 20 克。七剂 水煎两次，分两次温服之。

六诊：2014 年 6 月 17 日。患者入睡已不困难，入睡后醒 1-2 次，再睡眠不困难，腰酸痛消失，偶尔耳鸣，舌质淡红，苔薄白，脉弦细。继续服用上方七剂以巩固疗效。

按语　阳入于阴则寐，不寐病的病理变化是阳不入阴，然导致阳不入阴的病机，现行教科书上说属阳盛阴衰，阴阳失交，阳不入阴：一为阴虚不能纳阳，一为阳盛不得入于阴。其实还有阴盛阳虚，逼迫虚阳外越不得入阴引起不寐。本患者肾阳虚，阴盛逼迫虚阳外越，导致阳不入阴而无法入睡，引起不寐。患者周身乏力，畏寒，腰酸痛，耳鸣健忘，心烦，大便稀。舌质淡红，苔薄白，脉弦细都是肾阳虚的表现。因此在治疗上抓住肾阳虚这一关键病机，温阳潜镇安神，以潜阳封髓丹加补肾温阳药，潜阳封髓丹专为潜纳浮阳而设，以附子辛热补肾阳，龟板通阴助阳，砂仁辛温纳气归肾，其潜镇之力略显不足，故加龙骨、牡蛎、磁石、珍珠母以助潜镇浮阳，阳气潜藏，阳入于阴则睡眠得以恢复。本方补肾之力亦不足，故加淫羊藿、仙茅、山药、山茱萸、女贞子、补骨脂等补肾之品。多年不寐治愈。

王冬梅临床经验医案

王冬梅，黑龙江省名中医，哈尔滨市中西医结合学会第五届副会长，黑龙江省中医药学会中医内分泌专业委员会副主任委员，黑龙江省中医药学会中风病专业委员会副主任委员，中华中医药学会名医学术思想研究分会委员，中华中医药学会糖尿病分会委员，中华中医药学会亚健康分会委员，黑龙江省龙江医派研究会理事，黑龙江省络病学会第一届理事会常务理事，黑龙江省中医药学会第二届神经内科专业委员会委员。主要擅长中医中药治疗神经内科疑难杂症，如焦虑、颤证、眩晕等，尤擅治汗证。

一、补肾活血法治疗颤证

病案：王某，女，68 岁，2014 年 7 月 13 日。

主诉：下颌及肢体静止性震颤，行动迟缓。

病史：该患五年前无明显诱因出现右手颤抖，未引起重视。一年后出现右下肢颤抖，行动困难，到医院诊断为帕金森病，给予美多芭半片一日四次口服，症状好转。近一年患者出现四肢震颤，便秘，尿频症状，拒绝美多芭加量及其他药物口服。

初诊：四肢及下颌静止性震颤，面部表情呆板，慌张步态，尿频，便秘，舌质淡紫，苔薄白，脉细涩。

西医诊断：帕金森病　　　　　　**中医诊断**：颤证

辨证审机：肾虚髓海不足，元神失常，运动失调，血瘀络损，四肢失其濡养。

治法：补肾活血

方药：肉苁蓉 20 克　山萸 20 克　当归 20 克　何首乌 15 克　赤芍 20 克　菖蒲 20 克　熟地 20 克　川芎 2 克　党参 30 克　黄芪 30 克　水蛭 20 克　麻仁 20 克　郁李仁 20 克　厚朴 20 克　甘草 10 克。十剂 水煎服，每日一剂。

二诊：服上方十剂，尿频、便秘明显好转，四肢及下颌震颤略有好转，舌质淡紫，苔薄白，脉细。效不更方，继续服上方十剂。

三诊：服上方十剂，患者无明显尿频、便秘症状，四肢及下颌震颤好转，慌张步态略有好转，舌质淡紫，苔薄白，脉细。

方药：肉苁蓉 20 克　山萸肉 20 克　当归 20 克　何首乌 15 克　赤芍 20 克　川芎 20 克　菖蒲 20 克　熟地 20 克　水蛭 20 克　杜仲 20 克　寄生 20 克　地龙 15 克　甘草 10 克。十剂 水煎服，每日一剂。

四诊：病人四肢及下颌静止性震颤明显好转，慌张步态略有好转，无尿频，大便日行一次，质软，舌质淡，苔薄白，脉弦细。

方药：肉苁蓉 20 克　山萸肉 20 克　当归 20 克　何首乌 15 克　赤芍 20 克　川芎 20 克　菖蒲 20 克　熟地 20 克　水蛭 20 克　杜仲 20 克　寄生 20 克　地龙 15 克　麻仁 10 克　甘草 10 克。十剂 上药物研细末，9 克每次，日 2 次温服。

按语　颤证主要病机为肝肾亏虚，气血不足为本，风火痰瘀为标，属本虚标实之证。治法上多以平肝潜阳，熄风止痉为主，而忽视了针对其病因肾虚血瘀的治疗。人至老年，肾气渐亏，肾精不足则无源化气，推动温煦无力，导致气化失常，血流不畅，脉道滞涩而成瘀，因此肾虚必兼血瘀。方中肉苁蓉、山萸肉、何首乌补肾益精；当归、赤芍、川芎、水蛭、地龙活血化瘀；菖蒲化痰安神；麻仁、郁李仁润肠通便；气虚，膀胱气化不利，故加黄芪、党参益气升阳，本方治疗上以补肾活血为本，强调气血双补，治以补肾益气活血，开窍醒脑为法。

二、醒脾开郁法治疗郁证

病案：王某，女，47 岁，2013 年 12 月 9 日。

主诉：抑郁，烦躁，乏力 8 年。

病史：病人 8 年前绝经后因烦劳等原因出现抑郁、烦躁等症状，无法自制，做事重复，担心出现错误，失眠，对周围事物无兴趣，无幻视、幻听、幻觉等症状，失眠，多梦。曾到市专科医院就诊，诊断为："更年期抑郁证"。对症给予黛力新及补充雌激素口服治疗，症状改善不明显，出现厌食等不良反应，后又去医大精神心理科就诊，予以西药口服，具体不详，上述药物均未长期服用，曾间断口服中药效果不显。

初诊：抑郁，烦躁，做事反复，多思胆怯，食欲不振，少寐健忘，偶有胸闷气短，自觉活着无兴趣，二便正常。舌质淡，边有齿痕，苔白腻，脉细弱。

西医诊断：更年期抑郁证　　　**中医诊断**：郁证

辨证审机：心脾两虚，痰湿阻遏清窍，心神失养。

方药：苍术 20 克　厚朴 30 克　藿香 20 克　当归 20 克　茯神 15 克　柏子仁 15 克　合欢花 20 克　香附 15 克　柴胡 20 克　珍珠母 15 克　郁金 15 克　甘草 10 克。十剂 每日一剂，水煎服。

二诊：患者睡眠有所改善，无明显胸闷气短，烦躁症状略有好转，饮食稍多，仍有多思胆怯，对周围事物不感兴趣，舌质淡，苔白腻，脉细弱。

方药：苍术 20 克　厚朴 30 克　藿香 20 克　当归 20 克　茯神 15 克　柏子仁 15 克　合欢花 20 克　香附 15 克　柴胡 20 克　珍珠母 15 克　郁金 15 克　甘草 10 克。十剂 每日一剂，水煎服。

三诊：患者睡眠明显好转，做事专注可专心刺绣，饮食恢复正常，多思胆怯症状好转，舌尖红，苔薄白，脉细。

方药：茯苓 20 克　白术 20 克　藿香 20 克　当归 20 克　黄连 10 克　柏子仁 15 克　合欢花 20 克　香附 15 克　柴胡 20 克　珍珠母 15 克　郁金 15 克　甘草 10 克。十剂 每日一剂，水煎服。

四诊：患者睡眠每日约 6 小时左右，无明显不适症状，可以做一些喜欢做的事情，舌质淡，苔薄白，脉弦细。

嘱患者客观对待周围的人与事，正确对待目前的病情，解除思想顾虑，树立乐观心态，听广播，看报纸，适当运动，增加生活乐趣，树立战胜疾病的信心。

按语　抑郁证是一组以心境低落为主要特征的临床症状群，发病率逐年上升，因其高复发率、高自杀率，引起医生重视。西药治疗此病疗程长，且药物副作用大。该患综合四诊所见，证属郁证，心脾两虚型，脾之气机郁结，运化失职，气血亏虚，气血化生无源，精神失养，而见抑郁，脾主运化水湿，运行不畅，则水湿凝聚。湿邪重浊、黏滞，故见乏力。脾之升清功能不足，则脑失所养，气郁则水湿凝聚，阻遏清阳，神机失灵，故见思维异常，做事反复，多思胆怯，脾胃为三焦气机升降枢纽，中焦气机郁结，故见食少等中焦受阻之象，上焦和下焦气机也随之郁结，故见胸闷气短，善太息等上焦气滞的表现。心气虚，心失所养，故少寐健忘。基于上述病因病机，故提出芳香化湿，醒脾开郁的治疗原则，方中苍术、厚朴、藿香芳香化湿；茯神、柏子仁、合欢花，珍珠母，养心安神解郁；柴胡、郁金疏肝解郁，临床验证效果良好。通过此病例，显示出中药解决疑难病例的神奇。

常淑艳治疗内科疑难杂病验案

常淑艳，1970 年生，黑河市中医医院内分泌科主任，省级名中医。黑河市级重点学科糖尿病学科带头人，黑龙江省中西医结合糖尿病专业委员会常委，黑龙江省中医内分泌专业委员会委员。擅长中西医结合治疗糖尿病及其并发症、甲状腺病、高血压病、冠心病、高脂血症、肥胖症、代谢综合征、更年期综合征、亚健康人群调理等。

一、麻黄附子细辛汤治疗冠心病病窦综合征

病案：朱某，男，65岁，2008年5月12日。

主诉：阵发性胸闷心悸2年余，加重1周。

病史：患者5年前曾患有脑梗死，遗留语謇涩，行动缓慢。平素形寒怕冷，精神萎靡，面色少华，乏力少动，胸闷气短，心悸时作，舌质淡紫，苔薄白，脉沉迟伴结代。曾到哈市某医院就诊，ECG示窦性心动过缓，心率46次/分，明确诊断为冠心病，病态窦房结综合征，建议放置起搏器治疗，患者拒绝而来求中医药治疗。

初诊：面色少华，精神萎靡，畏寒，手足不温，乏力，胸闷气短，心悸时作，少寐，舌质淡紫，苔薄白，脉沉迟伴结代。

西医诊断：冠心病，病态窦房结综合征　　**中医诊断**：心悸

辨证审机：阳亏气衰，阴寒内结，心脉瘀滞。　　**治法**：温阳益气，活血化瘀。

方药：麻黄附子细辛汤加减

麻黄15克　附片10克　细辛5克　桂枝15克　干姜10克　红参10克　炙黄芪20克　麦冬15克　五味子15克　熟地15克　赤芍15克　川芎15克　当归20克　炙甘草15克。七剂 水煎两次，分三次温服。

二诊：2008年5月19日。服药七剂，患者畏寒减轻，胸闷好转，余症改善不明显。考虑患者为多年阳虚之体，寒凝血瘀偏重，难以快速改善诸证，仍以温阳补气为主，上方中炙黄芪加量至40克，加入鸡血藤30克以助养血活血之力。

三诊：2008年5月30日。服药十剂，患者胸闷气短减轻，畏寒，手足不温明显好转，寐好转，周身较前有力，精神佳，口干，舌质转为淡红，脉和缓有力。诸证好转，原方减麻黄5克，以防过伤阳气，熟地改为生地15克佐以滋阴清热。

麻黄5克　附片10克　细辛5克　桂枝15克　干姜10克　红参10克　炙黄芪40克　麦冬15克　五味子15克　生地15克　赤芍15克　川芎15克　当归20克　炙甘草15克　鸡血藤30克。十四剂 水煎两次，分三次温服

继续门诊调治2月余，诸证基本消失，多次复查ECG示窦性心律，心率62次/分左右。

按语　麻黄附子细辛汤出自《伤寒论》第301条曰：“少阴病，始得之，反发热，脉沉者，麻黄附子细辛汤主之。”后世医家对此多有阐释。笔者在临床中应用该方把握两个关键点：一是阳虚，二是寒象。麻黄，“味辛温，……发汗，出汗，去邪热气”，麻黄能发越阳气，性善透散，能鼓荡阳气，蒸腾津液，“阳加于阴”故而化汗而出，并使邪气随汗而解。当人体阳气虚时，麻黄就须在配伍扶正药物的基础上使用且相对少用，以恐更耗伤阳气。附子，味辛温，辛能行能散，温能散寒助阳，“乃命门之要药”、“服之有起死生之殊功”。附子温阳化气，使气血得运，心脉得复。细辛，味辛温，功效是解表散寒，祛风止痛，通窍，温肺化饮。散沉寒，且能引麻黄直达于肾，散直入肾经之寒达于肌表而解。三药配伍，相得益彰，既温通心阳，又温补肾阳，共奏温阳散寒之奇功。温阳益气不忘护阴，当“阴中求阳”，故方中加入麦冬、熟地、五味子等阴柔之品。红参、黄芪、炙甘草是取保元汤之意补益心气，以期气阳并补，心肾同治。方中辅以川芎、赤芍、鸡血藤活血化瘀以治其标，如此标本缓急兼顾，相辅相成，收效益彰。

二、血府逐瘀汤加减治疗经期偏头痛

病案：徐某，女，31岁，2010年7月16日。

主诉：月经前左侧偏头痛 2年，加重3天。

病史：近2年来患者每于月经前即左侧头痛，月经先后不定期，经行腹痛，有血块，伴有烦躁易怒，乳房胀痛。先后做头颅CT、核磁共振、脑电地形图、经颅多普勒等多项检查，仅在经颅多普勒检查提示大脑前动脉血管痉挛。西医诊断为血管性头痛。对症口服盐酸氟桂利嗪胶囊、麦角胺等多种止痛剂效果均不佳。

初诊：头痛阵作，痛如锥刺，固定在左侧部。形体稍胖，肢倦乏力，胃纳差，多梦，舌质紫暗，苔厚腻，脉弦细涩。

西医诊断：血管性头痛　　　　**中医诊断**：经期头痛

辨证审机：痰瘀阻窍，络脉涩滞，不通则痛。

治法：活血化瘀，行气化痰。　　**方药**：血府逐瘀汤加减

柴胡10克　枳壳10克　白芍15克　赤芍15克　川芎15克　葛根20克　桃仁15克　红花15克　姜半夏10克　瓜蒌10克　僵蚕10克　牛膝30克　甘草10克。七剂 水煎两次，分三次温服。

二诊：2010年7月23日。患者服药七剂，自觉头痛明显减轻，但感觉头晕目眩时做，舌苔厚腻。原方去桃仁，加菊花10克，制胆星10克，郁金10克，又服用七剂，头痛痊愈。守方继续调理月余，诸症悉除。

按语　血府逐瘀汤出自《医林改错》，是清代王清任用于治疗胸中血府血瘀诸证之名方，由桃红四物汤（桃仁、红花、当归、川芎、生地、赤芍）合四逆散（柴胡、枳壳、甘草、赤芍）加桔梗、牛膝而成。方中以桃红四物汤活血化瘀而养血，防单纯化瘀之伤正；四逆散疏理肝气，使气行则血行；加桔梗引药上行达于胸中；牛膝能祛瘀血，通经脉，并有引瘀血下行的作用；桔梗与枳壳相配，一升一降，行气宽胸，有使气行血畅之功。诸药相合，构成理气活血之剂。本方以活血化瘀而不伤正、疏肝理气而不耗气为特点，达到运气活血、祛瘀止痛的功效。《素问·痹论》指出："病久入深，营卫之行涩，经络失疏故不通。"叶天士《温热论》云："凡病久从血论治多。"顽固性偏头痛，瘀痰日久阻络，不通则痛，根在瘀血，用血府逐瘀汤加减活血化瘀兼以理气祛痰，痰瘀同除，自可获效。从临床应用来看，属"血府血瘀"的病证很多，表现各异，但都有瘀血指征，故均可用血府逐瘀汤"疏其气血，令其调达，而致和平"。笔者在临床工作中常以此方为基础治疗胸痹心痛和中风、眩晕等心脑血管疾病，辨证准确，疗效奇佳。

三、小柴胡汤加减治疗神经官能症

病案：赵某某，女，58岁，2011年3月16日。

主诉：乍寒乍热半年，伴寐差1个月。

病史：患者近半年来无明显诱因出现乍寒乍热现象，发热是自觉颜面红热，上半身微汗出，待半小时左右热势退去便觉发冷恶寒，严重时需加衣被，每日出现乍寒乍热现象3-4次不等，伴有胸胁胀满，心烦易怒，口干口苦，食纳不香，身倦乏力，舌淡苔薄白，脉弦细。曾经到哈市及黑河市几家医院就诊，经多项检查未发现器质性病变，遂诊断为神经官能症。先后口服几种药物效果均不明显。尤其是近1个月来伴有寐差、甚至不寐现象，患者更觉烦躁。

初诊：乍寒乍热时作，伴有胸胁胀满，心烦寐差，口干口苦，食纳不香，身倦乏力，舌淡苔薄白，脉弦细。

西医诊断：神经官能症　　　　　　　**中医诊断**：郁证

辨证审机：邪郁少阳，经气不利。　　**治法**：和解少阳，疏肝和胃。

方药：小柴胡汤加减

柴胡 15 克　黄芩 15 克　党参 15 克　半夏 15 克　大枣 10 克　生姜 10 克　龙骨 30 克　牡蛎 30 克　枳壳 10 克　甘草 10 克。七剂 水煎两次，分三次温服。

二诊：2011 年 3 月 22 日。患者服药五剂后乍寒乍热症状消失，但觉胃胀寐差，遂在原方基础上加焦三仙 15 克，鸡内金 15 克以消食和胃。再服七剂诸症悉平。

按语　小柴胡汤出自《伤寒论》，第 96 条“……胸胁苦满，嘿嘿不欲饮食，心烦喜呕，或心中烦而不呕，或渴，或腹中痛，或胁下痞硬……小柴胡汤主之”，第 263 条“少阳之为病，口苦，咽干，目眩也”。其所治诸证，均为邪郁少阳，经气不利所致。症见寒热往来，胸胁苦满。默默不欲饮食，心烦喜呕，口苦咽干，目眩等症。笔者在多年临床工作中经常应用本方加减治疗更年期综合征、慢性胆囊炎、胆结石、失眠、心悸、乳腺小叶增生等多种疾病，皆收到较好效果。方中柴胡透达少阳半表之邪，黄芩清泄少阳半里之热，配半夏、生姜以和胃降逆，伍人参、草、枣扶正达邪，调和营卫，组成严谨，配伍精当，可攻可守，无论外感时病和内伤杂病，若见少阳证，即可加减运用。故现代对本方应用广泛，只要辨证准确，疗效颇佳。本例患者方中加入龙骨、牡蛎，以潜阳镇静安神，经服药十二剂，半年顽疾竟除。

江柏华治疗内科疑难疾病验案

江柏华，1963 年生，黑龙江省中医药科学院副院长，肺病科主任，主任医师，硕士研究生导师，国务院特殊津贴享受者，黑龙江省名中医，国家中医药管理局重点学科中医肺病学科带头人，国家中医药管理局重点专科肺病科学术带头人，省级领军人才梯队中医肺病学学术、技术带头人，省卫生系统有突出贡献中青年专家，第二批全国中医优秀临床人才研修项目人才，第四批全国老中医药专家国医大师张琪教授学术经验继承人，中华中医药学会肺系病专业委员会常务委员，世界中联络病专业委员会第一届理事会理事，黑龙江省中医肺系疾病专业委员会副主任委员、黑龙江省中西医结合学会呼吸专业委员会常务委员、黑龙江省络病学会专业委员会常务理事。著《张琪医论医话集锦》等。临床辨治疑难内科疾病以“怪病多痰，怪病多瘀”为法进行临床辨证。

一、柴胡疏肝散加减治疗结缔组织病

病案：张某，女，29 岁，2009 年 4 月 15 日初诊。

主诉：患者腹胀、腹水 2 个月。

病史：患者腹部膨胀、腹水 2 个月，于 2 个月前无明显原因突然出现腹部膨胀，全身浮肿，尿少，在北京协和医院经检查诊断为结缔组织病（抗磷脂综合征），查血红、白细胞减少，血浆白蛋白低，腹水征（2+），予静点甲强龙（后改口服强的松），环磷脂胺，口服硫唑嘌呤，配合球蛋白、利尿剂等治疗（具体用量不详），治疗一个月浮肿明显消退，激素等药物开始减量，但腹部仍膨大、腹水，故于今日来我院就诊。

初诊：症见腹部膨胀，双下肢浮肿，面色淡黄、乏力、口干，胃痛，大便完谷不化，察其贫血外观，腹水征（+）、双下肢浮肿（+），诊其舌质淡暗苔薄黄、脉滑，检阅实验室报告为：血白细胞 2.9×10^9/L，血红蛋白 76g/L，现口服强的松 5 片/日，顿服，硫唑嘌呤 2 片/次、速尿 2 片/次、螺内酯 2 片/次，均日三次。

西医诊断：结缔组织病　　　　　**中医诊断**：水肿

辨证审机：脾肾虚损，水湿停蓄，肾司开阖，水湿郁久化热生瘀，湿热、瘀血壅结三焦。

治法：益气健脾温肾，清热除湿，散瘀行气利水。

方药：决水汤加减

茯苓 50 克　车前子 50 克　肉桂 10 克　王不留 20 克　海藻 30 克　太子参 20 克　白术 30 克　猪苓 20 克　泽泻 20 克　生姜 15 克　半夏 15 克　陈皮 15 克　川朴 20 克　二丑各 20 克　甘草 15 克。十四剂 水煎服，每日一剂，早晚温服。

嘱其卧床休息，防感冒、防劳累，高蛋白饮食。

二诊：2009 年 4 月 29 日。服用上方二周后病情好转，腹部膨胀减轻、尿量增加，轻微乏力、口干、胃痛，大便不畅；察其轻微贫血外观，腹水征（±）、双下肢浮肿（±），B 超示腹水减少，此乃脾肾虚损，湿热、瘀血壅结三焦，腑气不通所致，故前方加火麻仁 20 克、郁李仁 15 克以润肠通便，使水从大便而出。

十四剂 水煎服，每日一剂，早晚温服。

嘱其激素减至 3 片半/日，硫唑嘌呤、螺内酯均早晚各 2 片，停速尿。

三诊：2009 年 5 月 13 日。服用上方二周后，病情明显好转，症见：腹部略膨隆，上腹胀，排尿正常，近日入睡困难，察其腹水征（±）、双下肢无浮肿，诊其舌质淡苔薄黄，脉沉涩，检阅实验室报告均正常，此乃脾肾两虚，湿热、瘀血蕴结三焦未尽，加之脾虚日久气血化源不足，心失所养所致，故初诊方加枣仁 20 克、柏子仁 20 克、五味子 15 克、石菖蒲 15 克、远志 15 克以养心宁心安神，加柴胡 15 克以疏肝清热解郁，以防脾虚日久肝旺克脾。

十四剂 水煎服，每日一剂，早晚温服。

嘱其激素减至 2 片/日，硫唑嘌呤早晚各一片，停螺内酯。

四诊：2009 年 5 月 27 日。服用上方二周后腹水无，近一周因生气现症见胸闷、胃脘胀，大便不畅，察其腹水征（–），诊其舌质淡红苔薄白，脉弦，B 超示：盆腔少量积液，此乃情志不畅，肝气郁滞、乘脾犯胃，脾胃气机升降失常、阻滞不通所致，宗观其脉症，知犯何逆，随证治之之训，法当疏肝健脾、理气和胃除胀，佐以润肠通便，清热利水，方用柴胡疏肝散加减治之：

柴胡 20 克　白芍 20 克　当归 20 克　云苓 30 克　白术 20 克　生姜 15 克　丹皮 15 克　香附 20 克　枳壳 15 克　川楝子 20 克　木香 15 克　川朴 15 克　莱菔子 15 克　槟榔 20 克　乌药 15 克　火麻仁 20 克　郁李仁 20 克　二丑各 20 克　车前子 30 克　海藻 30 克　甘草 15 克。十四剂 水煎服，每日一剂，早晚温服。

嘱其停激素硫唑嘌呤，节情志、防感冒、忌劳累。

五诊：2009 年 6 月 10 日。服用上方二周后症状皆无，诊其舌质淡红苔薄白、脉缓，B 超示：盆腔无积液，临床治愈，一个月后随诊，病情无反复，已正常工作生活。

按语　本案为病因不清、免疫系统疑难病，现代医学用激素、免疫抑制剂治疗，但效果不显，特别是激素减量易反弹；属祖国医学膨胀、水肿范畴，本案辨证为脾肾虚损，湿热、瘀血壅结三焦。

水肿形成与肺脾肾三脏功能失调，三焦水道通调失司密切相关，本案主要责之于脾、肾、三焦，以脾为主，脾主运化水湿，为水液代谢之枢纽，若脾虚则运化功能受阻以致水湿不得运行而停蓄；肾司开阖，若肾阳虚则开合失司，水液不得温化则小便不利；浊不得泄，故见腹水、浮肿、尿少。水湿内蕴体内，或从阳化热，或从阴化寒，但临床上以从阳化热为主要病机，正如徐灵胎所云："有湿必有热，虽未必尽然，但湿邪每易化热，确为常见。"湿热内蕴，三焦气机受阻，水湿与热邪郁滞不得输布，故水肿进一步加重，此外，湿热壅塞，气机不畅，血行受阻，致瘀血产生，《血证论》云："血与水本不相离"，"瘀血者，未尝不病水；病水者，未尝不病血。"水瘀互阻、壅结三焦，水道通调失司，故日久不愈，《素问·灵兰秘典论》曰："三焦者，决渎之关，水道出焉。"水湿阻滞中焦，脾胃升降功能失调，气机不畅，故腹胀、胃痛，大便完谷不化；面色淡黄、乏力为脾虚气血化源不足之征；阳虚气不化津、津不上承，故口干；舌质淡暗或淡紫苔薄黄，脉滑或沉涩为湿热、瘀血之征，故本案脾肾两虚（脾气虚、肾阳虚）为病之本、病之因，湿热、瘀血壅结三焦为病之标，治宜标本兼顾、消补兼施、寒温并用，法当益气健脾温肾、清热除湿，散瘀行气利水，一、二、三诊方用决水汤化裁加减治疗。决水汤出自清《辨证录》，由茯苓、车前子、肉桂、王不留、赤小豆组成，其重用茯苓、车前子功能散瘀利水、健脾温肾，以补脾渗湿为主，恰合本案；因本病例高度水肿，故在原方基础上加入海藻、太子参、白术、猪苓、泽泻、生姜、半夏、陈皮、川朴、二丑、甘草，方中海藻为治腹液之要药，《千金方》记载治大腹水肿，气息不通，危在旦夕之大腹千金散即以此药为君，配二丑以软坚散结、攻逐水饮，治大腹液肿，其效甚佳；太子参、白术益气健脾利湿；生姜温阳通阳散水，配合半夏和胃降逆；猪苓、泽泻配合茯苓、车前子清热利水使水从小便而出；水与气同出一源，气滞则水停，气顺则水行，故用陈皮、川朴行气导滞利水；王不留行善于通利血脉，行而不住，走而不守，且有利尿作用，故有活血利尿消肿之功；肉桂温肾阳，肾阳充则恢复其开阖功能，小便自利，诸药合用共奏寒温并用、消补兼施、上下分消之功，则水湿自无停蓄为患。经一、二、三诊治疗腹液、浮肿尽消，小便通，诸症除，且西药均停无反复，可见疗效显著。四诊因生气症见胸闷、胃脘痛，大便不畅，脉弦，临证思辨，辨证为肝郁乘脾犯胃、脾胃气机升降失常，故治宜疏肝健脾、理气和胃除胀，佐以润肠通便、清热利水，方用柴胡疏肝散加减治疗，在此方基础上加入大量理气和胃除胀之品，以助脾胃之后天之本，同时配合海藻、二丑、车前子行气利水，以治盆腔积液；加丹皮清热凉血，以防肝郁火旺，经治痊愈。

本案辨治特点：消补兼施、寒温并用，以决水汤为基础方，融四君、真武、二陈为一炉，意在健脾、温肾利水。注重气、水、血三者关系，行气散瘀利水。配伍严谨，奥妙无穷，体现中医治疗疑难病。

二、礞石滚痰丸合癫狂梦醒汤、荡痰加甘遂汤加减治疗精神分裂症

病案：田某，女，28 岁，2010 年 9 月 15 日。

主诉：患者妄想、哭笑无常 11 年。

病史：患者妄想，哭笑无常，有时骂人、打人毁物 11 年。于 11 年前与同学生气后出现整日不寐，妄想，哭笑无常，有时骂人、打人毁物，在太原市精神病院诊断为精神分裂症，予抗精神病药治疗三个月，病情有所缓解，后改服氯丙嗪、安定控制治疗至今，但病情时有发作，且逐年加重，全国到处访名医治疗均无效，故于今日来我处诊治。

初诊：症见自言自语，妄想，哭笑无常，有时骂人、打人毁物，少寐，整日吐痰涎，恶心、纳差，月经量少、色暗，察其神清，语无伦次，诊其舌质红紫苔白腻略黄，脉滑数，检阅实验室报告为：均正常。

西医诊断：精神分裂症　　　　　　　　**中医诊断**：癫狂

辨证审机：肝郁化火，痰热扰心，蒙蔽清窍。

治法：泻火豁痰开窍，疏肝行气活血，重镇安神。

方药：礞石滚痰丸合癫狂梦醒汤加减

礞石 20 克　黄芩 15 克　大黄 10 克　木香 10 克　柴胡 15 克　香附 20 克　青皮 15 克　半夏 15 克　陈皮 15 克　胆星 15 克　石菖蒲 15 克　郁金 15 克　桃仁 25 克　赤芍 20 克　甘草 15 克　生龙牡各 25 克。二十一剂 水煎服，每日一剂，早晚温服。

嘱其避免刺激，情绪波动，调节饮食，继服氯丙嗪 24 片/日，安定 3-4 片/日。

二诊：2010 年 10 月 13 日。服用上方三周后，病情有所好转，症见：上述症均有所减轻，察其神情，能正常回答问话，诊其舌质红紫，苔黄腻，脉滑数，据舌脉症，辨证治法同前，效不改方，故继守前方。

二十一剂 水煎服，每日一剂，早晚温服。

三诊：2010 年 11 月 3 日。服用上方三周后，病情有所反复，症见：妄想，自言自语，哭笑无常，有时骂人、打人毁物，烦躁，睡眠较好，仍经常吐痰涎，纳差，月经量少、色暗，服药至今大便不泻，诊其舌质红紫苔薄黄，脉沉涩，此乃顽痰挟火蒙闭清窍、心窍，扰乱心神，气滞血瘀所致，宗张锡纯之"顽痰非重坠下行之药不能去也"之训，法当泻火豁痰下痰，疏肝行气活血化瘀，方拟礞石滚痰丸合癫狂梦醒汤、荡痰加甘遂汤三方加减治之：

礞石 20 克　黄芩 15 克　大黄 10 克　沉香 15 克　桃仁 40 克　赤芍 20 克　柴胡 15 克　香附 20 克　青皮 15 克　半夏 20 克　陈皮 15 克　石菖蒲 15 克　郁金 15 克　胆星 15 克　腹皮 15 克　焦栀子 10 克　代赭石 30 克　珍珠母 30 克　炙甘遂 5 克（单包）。十四剂 水煎服，每日一剂，早晚温服。

嘱其服药后必泻下数次，若见黏液即停用甘遂，可再重复一次使用。

四诊：2010 年 11 月 17 日。服用上方二周后（二剂加炙甘遂），病情明显好转，症见：服药后泄下稀便加黏液，每日 7 - 8 次，伴恶心、呕吐（吐白涎沫），狂躁，妄想等症均明显减轻，且头脑清醒，察其表情正常，诊其舌质淡红有瘀斑，苔薄黄，脉滑数。辨证治法同前，因已泄下痰涎，故前方减炙甘遂为 2.5 克，加竹茹 15 克以清热化痰止呕，加太子参 30 克扶正以防祛邪伤正。

十四剂 水煎服，每日一剂，早晚温服。嘱其大便若超 3 次即停甘遂，可重复使用。

五诊：2010 年 12 月 1 日。服用上方二周后病情稳定，癫狂没再发作，症见：有时妄想、自言自语，无骂人、打人毁物、哭笑无常，烦躁等症，睡眠较好，余无不适感，察其表情正常，能正确回答问题，诊其舌质淡红苔薄略黄，脉缓，嘱其暂停止用药，仍服西药控制病情，注意避免情志刺激，随诊。一个月后随访，病情稳定，癫狂无发作。

按语　本案精神分裂症为现代医学疑难病，属祖国医学癫狂范畴。因生气后情志不畅，致肝气郁结，肝郁乘脾，脾失运化，水湿内停，又肝郁化火，火热之邪灼津成痰，而形成痰火，痰火蒙蔽清窍、心窍，使心脑不相通，神明皆乱，故见妄想，自言自语，不寐，严重时骂人、打人毁物，哭笑无常；气为血之帅，气滞则血瘀，使气血不相顺接，心、脑失于濡养，故加重上述症状；痰浊壅肺，肺气上逆，故咯吐痰涎；痰火犯胃，胃气上逆，故恶心、纳差；气血瘀滞，经行不畅，故月经量少、色暗；舌质红紫为瘀热之征；苔黄腻，脉滑数为痰火之征；综上分析，本案病机为肝气郁结，气滞血瘀，郁而化火，火邪灼津成痰，痰火蒙闭清窍、心窍，扰乱心神，为标实之证，为气、血、痰、火交织，顽痰交痼之征；宗“祛邪方可安正”之训，治宜泻火豁痰开窍，疏肝行气活血化瘀，重镇安神，一、二诊用礞石滚痰丸合癫狂梦醒汤加减。礞石滚痰丸出自《玉机微义》卷四：“通治实热老痰，怪证百病”，恰合本案，方中青礞石咸能软坚，质重沉坠，功专下气坠痰，兼可平肝镇惊，为治顽痰之要药；大黄荡涤实热，开痰火下行之路；黄芩苦寒泻火，清除痰火之源；木香代沉香行气化痰，取治痰先治气之意；四药合用，共奏泻火逐痰之功，使痰火从大便而出。癫狂梦醒汤源自《医林改错》，主治气滞血瘀，痰浊蒙窍，气血不相顺接之癫狂，于本案病机相同，方中柴胡疏肝清肝；香附、青皮疏肝行气；半夏化痰开结，和胃降逆；陈皮理气健脾和胃，杜绝生痰之源；胆星清化热痰；石菖蒲豁痰开窍醒神；郁金、桃仁、红花活血化瘀，且郁金有清肝平肝之功；二方合用，共奏泻火豁痰下痰开窍，疏肝行气活血化瘀之功。在此二方基础上加生龙牡重镇安神以治其狂躁。经一、二诊治疗，效果不显，究其原因，虽用重坠下痰之礞石及开痰火之路之大黄，但大便不泻，顽痰无以出路，故三、四诊加用荡痰加甘遂汤，即在前方基础上加代赭石 30 克、炙甘遂 5 克，同时改木香为沉香，加焦栀子；荡痰加甘遂汤出自《医学衷中参西录》卷上，治癫狂失心，张锡纯谓：“甘遂为下水之圣药，痰亦水也，故其行痰之力，亦百倍于他药”，服后，大便连泻七八次，泻下痰涎若干，癫狂顿愈，见者以为奇异，岂不知甘遂之功，远胜于大黄；代赭石籍其重坠之力，摄引痰火下行，且又能镇甘遂使之专于下行，不至作呕吐也。加沉香助痰下行，且焦栀子清泻三焦而除痰；经四诊近三个月治疗，患者病情稳定，癫狂无再发作。

本案辨证特点：遵循“怪病多痰多瘀”的辨证思想；对于顽痰、痼痰三方合治，特别重用青礞石、代赭石重坠化痰下痰之品，引用张锡纯治顽痰用甘遂之妙法，峻下痰水，给邪以出路；对于复杂疾病采用多元化治疗；灵活运用古方辨证施治；重用桃仁 40 克破血逐瘀；祛邪恐伤正，四诊加太子参以扶正。

周艳萍治疗疑难杂病验案

周艳萍，毕业于黑龙江中医药大学，现任鹤岗市中医院中医门诊内科系主任。省德艺双馨名医；鹤岗市十佳名中医、市拔尖人才；第四届省名中医；鹤岗市中医内科学领军人才；鹤岗市中医药学会秘书长；全国五一巾帼标兵。擅长治疗疑难杂病。

一、当归拈痛汤治疗难治性发热

病案：陈某，男，59 岁，2015 年 3 月 10 日。

主诉：发热，身痛，乏力 1 年。

病史：糖尿病病史 20 年，应用胰岛素治疗，血糖控制在 7-8mmol/L，近一年消瘦、身体沉重，每天不定时发热，一般状态较差，每逢劳累或感受风寒后必发热。体温波动在 37.5-39℃，血沉波动在 20-30mm/h，C 反应蛋白波动在 10-30mg/L，在北京协和医院诊断为：待排成人斯蒂尔病。经对症治疗，反复使用抗生素及瑞芝清颗粒，病情无好转。

初诊：因洗头后用吹风机吹头而发热、身痛、乏力、厌食。舌质淡舌体胖大、舌苔白腻微黄、脉滑数。体温39.4℃，实验室检查结果：血常规 WBC 8.9×10^9/L，中性粒细胞百分数70%，血沉25mm/h，C反应蛋白20mg/L。

西医诊断：糖尿病，待排成人斯蒂尔病　　中医诊断：发热

辨证审机：风邪束表，湿热内蕴。　　治法：疏风解表，清利湿热。

方药：当归拈痛汤加味。

茵陈15克　羌活15克　防风10克　升麻 5 克　葛根10克　白术10克　苍术10克　人参 5 克　苦参10克　甘草10克　黄芩15克　知母10克　当归10克　猪苓15克　泽泻10克　薏苡仁15克。四剂 水煎两次，分两次温服。

二诊：2015年3月14日。服药四剂后，患者自述近四天发热两次，体温分别是38℃、37.5℃，身痛减轻，食少纳差有改善，仍见疲劳乏力、肢体困重，尿黄便溏。舌质淡，舌体胖大，舌苔白腻微黄，脉滑。此乃表邪已解，湿热内蕴仍在。仍以清利湿热，加用栀子、黄柏。

方药：当归10克　羌活15克　防风10克　升麻 5 克　葛根10克　白术10克　苍术10克　人参 5 克　苦参10克　甘草10克　黄芩15克　知母10克　茵陈15克　猪苓15克　泽泻10克　薏苡仁15克　栀子10克　黄柏15克。七剂 水煎两次，分两次温服。

三诊：2015年3月21日。两次就诊共服药十一剂，病情明显好转，近一周发热一次，体温37.8℃，未用任何退热药，发热1.5小时后自行热退，精神状态，食欲均有转佳，倦怠乏力减轻，舌质淡红，舌苔白腻，脉滑。上述原方继续服七剂。

四诊：2015年3月28日。三次就诊共服药十八剂，近一周无发热，无身痛，精神状态、食欲均有转佳，无明显倦怠乏力，血沉15mm/h，C反应蛋白7mg/L。舌质淡红，舌苔薄白，脉滑。此乃正气得复，湿热邪气消退之象，可谓标邪得减，本虚表现为主，治以补脾益肾，兼以清热利湿化浊。方拟参苓白术散合肾气丸加减。

方药：党参15克　山药20克　莲子肉15克　薏苡仁15克　砂仁15克　桔梗15克　白扁豆20克　茯苓20克　白术20克　肉桂 5 克　生地15克　山茱萸10克　泽泻10克　丹皮10克　甘草 5 克　黄芩15克

按语　本案发病病因病机是老年久病，脾肾双亏，水液代谢失常，导致水湿内停，湿郁日久化热，湿热交阻，故见发热、身重而痛、乏力、厌食，舌质淡舌体胖大、舌苔白腻微黄、脉滑数。属本虚标实证，体虚易感外邪，故每逢劳累或感受外邪后必发热。当归拈痛汤出自《医学启源》，主治湿热相搏、外感风邪证。与本案病因病机相符，故用本方加减治愈了顽固的发热案。治疗以祛湿为主，辅以清热疏风止痛。方中重用茵陈、羌活为君，羌活辛散祛风，苦燥胜湿，且通痹止痛；茵陈善能清利湿热，《本草拾遗》尚言其能“通关节，去滞热”臣以猪苓、泽泻利水渗湿；黄芩、苦参清热燥湿；防风、升麻、葛根解表疏风；佐白术、苍术燥湿健脾运化水湿邪气，加薏苡仁、栀子、黄柏以增强清热利湿之功，当归益气养血、知母清热养阴，使得祛邪不伤正气。继用参苓白术散合肾气丸加减治疗本虚，求得疾病不再复发。

二、独活寄生汤加减治疗类风湿性关节炎

病案：靳某，女，45岁，2010年5月10日。

主诉：多关节对称性肿痛6年，加重半个月。

病史：患者在冷冻车间工作三年后，于2004年出现指间关节和掌指关节疼痛、肿胀，未行治

疗。发病后3月，病变波及腕关节肿胀疼痛，活动不利，晨僵，逐渐发展至双足趾间关节、趾关节、踝关节以及肘关节、肩关节、膝关节等处肿胀疼痛。于某院诊断为类风湿性关节炎，不规则服用泼尼松及雷公藤多苷等药，长期使用非甾体类消炎药治疗，病情时有反复。今年停止供暖后，病情加重。

初诊：双侧指间关节和掌指关节、腕关节、肘关节、肩关节、双足趾间关节、趾关节、踝关节、膝关节等处红肿热痛。活动不利，难于行走，晨僵3小时，食少纳差，二便自利，精神不振，血沉98mm/h，抗O 35.5U/ml，C反应蛋白30.3mg/L，类风湿因子81.5U/ml，免疫四项：IgG 22.4g/L，IgA 2.9g/L，IgM 0.98g/L，IgE 890g/L。舌质暗红、舌苔白腻，脉沉细。轮椅推入诊室。

西医诊断：类风湿性关节炎　　**中医诊断**：尪痹

辨证审机：肝肾亏虚，湿瘀交阻。　　**治法**：补益肝肾，化湿通络。

方药：独活寄生汤合桃红四物汤

独活15克　桑寄生20克　秦艽15克　防风15克　细辛 5 克　川芎15克　熟地20克　白芍15克　赤芍15克　姜黄15克　威灵仙15克　土茯苓15克　黄柏15克　川萆薢20克　牛膝15克　千年健15克　伸筋草15克　穿山甲10克　当归15克　炙甘草10克。上方每日一剂，水煎两次，分两次温服，同时停服泼尼松及雷公藤多苷等药。

二诊：2010年5月25日。治疗两周后，关节红肿热痛均有减轻，已不用坐轮椅，拄双拐来就诊，胃纳转佳，晨僵1小时，舌质暗红、舌苔白腻，脉沉细，精神状态转佳。继服原方二周。

三诊：2010年6月10日。共计治疗四周后，关节疼痛大减，关节无明显红肿，晨僵30分钟，食欲好，舌质暗红、舌苔白腻，脉沉，前方去黄柏、赤芍、穿山甲，加黄芪、川断、薏仁、鸡血藤，补气血、强筋骨、活血通脉利湿气。

独活15克　桑寄生20克　秦艽15克　防风15克　细辛 5 克　川芎15克　熟地20克　白芍15克　姜黄15克　威灵仙15克　土茯苓15克　川萆薢20克　牛膝15克　千年健15克　伸筋草15克　当归15克　炙甘草10克　黄芪30克　川断15克　薏仁30克　鸡血藤30克。

四诊：2010年6月25日。共计治疗45天后，步入病室，平时无明显关节疼痛，也无明显的晨僵现象，只有在阴雨天可见轻微的关节胀痛，舌质淡红、舌苔薄白略腻，脉沉。精神状态转佳，血沉35mm/h，抗O 4.5U/ml，C反应蛋白10.3mg/L，类风湿因子25U/ml，免疫四项均在正常范围。嘱患者前方继服两周，以后再用前方比例，研药末，每日服两次，每次20克，再服两月。

五诊：2010年9月10日。病人痊愈，正常工作和生活。

按语　该患久痹，病机复杂，肝肾两虚，气血不足，湿热、寒凝、血瘀均混杂其中，其主要病机与独活寄生汤相符，故用独活寄生汤加减贯穿疾病治疗的始终，湿热重时去桂枝加土茯苓、姜黄、薏仁、川萆薢、黄柏；血瘀重时加穿山甲、威灵仙、鸡血藤；寒凝重时加桂枝、千年健、伸筋草；调理善后重用黄芪。应用上述辨证治疗，总结四大特点：一是药性平和，适用于多种风湿痹痛；二是药力集中，祛风除湿热、通络止痹痛疗效显著；三是标本同治，除痹而不伤正，扶正而不敛邪；四是用方、选药简单，便于记忆。可将此方依从患者要求和病情需要，做成丸剂、膏剂、散剂、冲剂、胶囊、酒剂等。利于患者持久服用。

三、自拟多因止崩漏汤治疗崩漏案

病案：徐某，女，45岁，2012年7月19日。

主诉：月经淋漓不断3月，加重1周。

病史：患者略胖，易怒，平素腰痛，乏力，大便溏，近三个月，月经淋漓不断，颜色紫暗，反复查子宫、附件彩超内膜在12-18mm，余无异常，口服归脾丸一月无效。

初诊：面色无华、腰痛、乏力，近一周阴道流血量大，日用12片卫生巾，口干，手足心热，查血常规：RBC2.25×10^{12}/L，子宫、附件彩超示：内膜 16mm。舌质淡、舌体胖大有齿痕、舌苔薄白，脉细数。

西医诊断：功能性子宫出血　　中医诊断：崩漏

辨证审机：脾肾双亏，肝郁脾虚，失血伤阴，瘀热互结。

治法：补益脾肾，止血活血，疏肝清热。　方药：自拟多因止崩漏汤

杜仲炭15克　白术15克　炙甘草10克　三七粉10克（冲服）　乌贼骨15克　阿胶10克　龟板15克　茜草15克　生地20克　黄芩15克　香附15克　当归10克　川芎10克　仙鹤草15克　柏叶炭15克　艾叶炭15克。三剂　每日一剂，水煎，分两次早晚温服。

二诊：2012年7月22日。服上方三剂后，已无阴道流血。自述服药第二天，阴道流血量略有增多，同时带出几块内膜，第三剂药服完后，血止。血止后，腰痛、乏力减轻。治疗后的半年一直保持随访。每月月经的间隔时间、持续时间、色、量均在正常范围内。

按语　崩漏，属于现代医学“功能性子宫出血”范畴，是妇科疑难急重流血病症，近年来，笔者应用自拟多因止崩漏汤治疗本病。辨证为：脾肾双亏、肝郁脾虚、失血伤阴、瘀热互结。通过多年的临床观察，发现本病往往不是单因的发病，而是上述诸因共同作用到某一个体后而发的崩漏。血热、血瘀、肝郁属于标实证；肾虚、脾虚属于本虚证，本病属瘀热互结、虚实并见，这些是自拟方剂多因止崩漏的指导思想。以标本、虚实、瘀热兼治为治疗法则，既要止血活血、疏肝、滋阴清热；又要健脾补肾。方中三七、杜仲炭、白术、炙甘草补脾肾、化瘀止血生新为君药；阿胶、龟板、乌贼骨、茜草生肌长肉、收涩滋阴、养血、清热共为臣药，佐以柏叶炭、艾叶炭、仙鹤草、黄芩、生地活血止血，兼用艾叶炭散寒止血以防过用寒凉药而伤正气；佐以香附、当归、川芎理气疏肝、养血。诸药同用共奏补脾肾、活血止血、滋阴养血、疏肝理气之功，以达止崩漏目的。全方止血不留瘀，清热不伤正、养血生新、补消兼顾、补而不滞、消而无伤。治疗中坚守崩漏多因而发的病因病机，是对古人提出“塞流、澄源、复旧”治崩漏大法的进一步理解和认识，故取得满意疗效。

四、六味地黄汤合化坚二陈汤加减治疗牙槽骨增生

病案：陈某，男，61岁，2013年8月10日。

主诉：牙槽骨肿痛1年。

病史：1年前牙槽骨开始肿胀疼痛，口中不适感，一月前，肿痛加重，牙槽骨增生明显，咀嚼食物牙槽骨疼痛，无用药病史，无血液病史，于哈医大和佳木斯口腔医院均诊断为牙槽骨增生，建议手术治疗。

初诊：牙槽骨肿胀疼痛，口中不适感，咀嚼食物牙槽骨疼痛，上下牙槽骨均见多个蚕豆大小，质地较硬的肿物。大便溏，夜尿频。舌质淡紫，舌苔白腻，脉沉。

西医诊断：牙槽骨增生　　中医诊断：牙痛

辨证审机：脾肾双亏，痰结血瘀。　治法：健脾补肾，化痰活血，软坚散结。

方药：六味地黄汤合化坚二陈汤加减

熟地黄15克　生地黄20克　山药15克　山萸肉10克　丹皮10克　泽泻10克　白茯苓20克　陈皮15克　半夏15克　白僵蚕15克　三棱15克　莪术15克　薏苡仁20克　浙贝母20克　夏枯草20克　甘草10克。七剂　水煎两次，分两次温服之。

二诊：2013年8月17日。口服上方七剂，牙槽骨肿胀疼痛、口中不适感、咀嚼食物牙槽骨疼痛均明显减轻，上下牙槽骨均见多个黄豆瓣大小，质地较硬的肿物，增生物大小较用药前明显缩小，大便溏泄有好转，仍见夜尿频。舌质淡紫，舌苔白腻，脉沉。继服上方二十八剂。

三诊：2013年9月15日。用药35天后，牙槽骨无肿胀疼痛、口中无不适感、咀嚼食物无牙槽骨疼痛，一月前上下牙槽骨上的多个黄豆瓣大小骨质增生性肿物，较用药前明显缩小，大便溏泄有好转，夜尿1次。舌质淡红，舌苔薄白，脉沉。前方去三棱、莪术再服十四剂。

四诊：2013年9月29日。用药49天后，牙槽骨无肿胀疼痛、口中无不适感、咀嚼食物无牙槽骨疼痛，上下牙槽骨已看不到骨质增生性肿物，大便已成形，夜尿1次。舌质淡红，舌苔薄白，脉沉。疾病告愈。

按语 本案病因病机是脾肾双亏，痰结血瘀。怪病多痰，久病入络，而至血瘀。老年脾肾不足，肾主骨，牙为骨之余，故肾虚可见牙槽骨增生，脾为生痰之源，脾肾双亏、痰瘀互结为发病之根本，应用六味地黄汤合化坚二陈汤加减是针对该病因病机而立，达到了健脾补肾、化痰活血、软坚散结之目的。故经七周的治疗，使得难治牙槽骨增生病得以治愈。

张宏图治疗疑难杂症验案

张宏图，1962年生，毕业于黑龙江中医药大学佳木斯学院针灸专业，1991至1993年被黑龙省卫生厅及中医药管理局选派到俄罗斯海参崴和阿木尔共青城从事中医医学讲学工作一年半。在俄工作期间被俄罗斯卫生部及阿本尔共青城授予卫生先进工作者和荣誉市民称号。现任牡丹江市中医院院长，非药物治疗中心主任，牡丹江市知识分子联谊会副会长，全国针灸临床研究中心牡丹江市分中心主任，牡丹江市针灸学科带头人，牡丹江市医学会针灸推拿专业委员会主任委员，牡丹江市中医内科专业委员会委员等职。擅用针灸推拿及中药治疗各种疑难杂症。

一、三步分期法治疗周围性面神经麻痹验案

病案：刘某，男，46岁，2010年8月5日。

主诉：患者平素身体尚可，但近段时间工作繁忙，劳累，心情不畅，口干，口苦，目涩，烦躁，溲黄。2天前晚上开窗睡眠，晨起即发现面部不适出现右侧口眼㖞斜，右侧额纹逐步消失，右鼻唇沟平坦，右眼流泪，经友人介绍前来就诊。

初诊：右侧口眼㖞斜，双侧眼裂不对称，右侧大于左侧，右侧额纹消失，鼻唇沟变浅，鼓腮无力，右耳后有明显压痛伴头胀倦怠，烦躁，神清，大便稠，小便黄，血压120/80mmHg，舌边尖红，有齿痕，苔薄白黄，脉弦滑细略数，颅脑CT未见异常。

西医诊断：周围性面神经麻痹（炎）　　**中医诊断**：面瘫

辨证审机：劳力劳心，耗伤气血，情志不畅，伤及肝脾，肝火上炎，体内湿热毒邪，外感风寒合并侵袭头面部经络，引起面部经络阻塞，导致面部肌肉瘫痪不能随意运动。

取穴：翳风，攒竹，太阳，风池，地仓，颊车，神门，合谷，足三里，太冲，三阴交，大迎，

百会，头维。

针用平补平泻之法。头维，翳风，风池，百会加用电针疏密波弱刺激，面部加用 TDP 局部照射，20 分钟出针。翳风，风门，脾俞，肝俞，膈俞，加拔火罐，每日一次，共计五次。

方药：川芎 10 克　金银花 15 克　连翘 10 克　板蓝根 15 克　大青叶 10 克　黄芪 20 克　柴胡 10 克　枳壳 10 克　白术 15 克　防风 10 克　僵蚕 3 克　全蝎 3 克　牛膝 10 克　当归 15 克。五剂 煎服，每日一剂早晚各一次。

二诊：2010 年 8 月 10 日。其精神明显好转，耳后及头部疼痛消失，五官明显端正，额部肌肉明显松弛，面部肌肉亦能大致活动，但范围尚未达到完全正常，有流泪现象，但量不多，口角运动尚可见得向右侧倾斜，舌苔薄腻，脉浮缓。原方不变，针刺部位不变，但电针改加阳白，地仓，颧髎，翳风疏密波强度以患者能承受为度，继针 5 次，加 TDP 照射，中药，穴位拔罐停止。

三诊：2010 年 8 月 15 日。精神及五官基本正常，右侧面部肌肉基本正常，已不流泪，在有明显表情情况下，人中沟略有倾斜，原方加口禾髎平补平泻，电针翳风穴改为口禾髎，电针频率益用疏密波，但刺激强度益弱，再续 5 次而愈。

按语　面瘫是针灸科最常见的治疗疾病之一，全国的针灸科都在治疗本病。本人认为，本病多先有正虚，后复感六淫之邪，当然是以外风为主，但亦可兼杂其他时令之邪，侵袭面部经络，而引起面部肌肉瘫痪不能随意运动。而正虚原因可见于多种因素，如大病久病之后，劳力劳心之后，情志不畅，房事过度等原因，皆能导致正气虚弱，多数病人内外相合是导致本病发生的主要原因。正所谓“正气存内，邪不可干”“邪之所凑，其气必虚”。现代医学认为本病多由病毒所致，人体在免疫能力低下时，病毒感染面部神经根，继而引起面神经根水肿，导致营养面神经根的血管痉挛，致局部缺血，使面神经受压，神经营养缺乏，甚至引起神经变性而致病。本病的诊疗首先区分中枢性面瘫或周围性面瘫。本案是针对周围性面瘫而定，本人认为本病的治疗首先要结合脏腑，经络等综合辨证，即“观其脉证，知犯何逆，随证治之”为其要也。在辨证的基础上用穴用针用药，同时结合恰当的针刺手法来治疗本病。疾病不同阶段电针的选穴和刺激方式及剂量皆有不同，是本病提高疗效及缩短治疗时间避免后遗症“倒错”产生的关键，一般本病初期皆为正虚邪盛，可采用扶正祛邪之法，电针刺激多以耳后和头部为主进行中等强度刺激，目的是疏通耳后及头部经脉，并使面神经根的水肿消退，出针后同时在耳后和背腧穴加拔火罐，目的迅速驱邪外出和调整相关脏腑功能，此期间大致在 5 天左右，第二期是正气渐复，外邪渐退，期间是本病的恢复期，电针可酌加在相应穴位上，刺激量可稍大一些，最好面部肌肉能够随着电针跳动到最大程度，以有利于面部经络疏通，使肌肉功能快速恢复，此期一般五天左右，即可达到面部肌肉恢复比较好的疗效。第三期，既是面部肌肉留有少许恢复不佳阶段，此时要谨记“久病必虚”之原理，勿犯“虚虚实实”之戒。面部腧穴针刺手法应以平补平泻为主，电针选择不宜以多穴大剂量刺激为妥。避免后期“倒错”产生。本案应用口禾髎、地仓、颊车、头维、合谷、足三里、大迎皆属阳明经穴，阳明多气多血，意在活血通络，扶正祛邪。太冲疏肝解郁通络，百会提升阳气，亦有疏肝，清肝之功，攒竹属太阳经穴具有解表并有平调五六腑之功，风池、翳风属少阳，既疏理少阳之经（半表半里），即内可达里外可出表，同时又近面神经根亦属局部取穴，三阴交属脾经，又是足三阴经交汇穴，可健脾利湿，通调足三阴经脉，使人体阴精充盛；神门属心经，有安神定志之功，同时心主血脉，其华在面，亦有活血化瘀通络之功。加局部面部 TDP 照射，共奏疏肝健脾，补益正气，祛风散寒之功。疾病初期第一期 5 天又加以祛风通络，清热解毒，活血祛风，疏肝解郁中药汤剂，针药合用，相得益彰，故疾病快速得愈。

二、以远端取穴为主治疗面肌痉挛症

病案：王某，女，45岁，2012年10月7日。

主诉：右侧面部肌肉抽动5年。

病史：患者五年前，感觉右侧面部不自主抽动，每因遇冷或因情绪紧张时抽动加重，秋冬季节发作频繁，且时伴右耳耳鸣，不寐，烦躁，曾去多家本市及外市中西医院诊治并做过脑电，肌电图及核磁检查均未见明显异常，未达满意疗效，同时患者拒绝外科手术治疗。患者否认有高血压，糖尿病，冠心病病史。近日症状加重，由他人介绍来我处寻求治疗。

初诊：右侧面部肌肉抽动，神清，心烦，寐差，略有头晕，头胀，口干口苦，伴有右耳耳鸣，舌红苔少薄白，脉弦细略数。

西医诊断：面肌痉挛　　　　　　**中医诊断：**面抽

辨证审机：肝肾阴虚，肝阳上亢，外风侵袭，内外风相合，继之肝风内动，扰动经络，经络闭阻，面部经络失养失荣。

治法：息风止痉，通经活络。

（1）针灸治疗：引邪下行，扶正祛邪，熄风。

方药：太冲，合谷，足临泣，太溪，绝骨，翳风，印堂，足三里，承浆，三阴交，神阙（灸），丰隆。针用平补平泻手法，足三里，丰隆二穴运用针刺手法使针感下行。针灸治疗每日一次，先治疗一周。

（2）方药：白蒺藜15克　川芎10克　熟地15克　当归10克　白芷10克　赤芍10克　天麻10克　钩藤10克　生地15克　柴胡10克　石菖蒲10克　郁金10克　蜈蚣 1 克　白附子10克　太子参15克　防风10克。七剂 水煎服，每日一剂，早晚分服。

二诊：2012年10月14日。针灸中药治疗一周后右侧面肌痉挛发作次数及程度明显好转，每次只发作两到三秒，右耳鸣亦减轻大半，寐可，无明显烦躁，舌红苔薄白，脉沉弦细。

（1）针灸处方：太冲，合谷，足临泣，太溪，绝骨，翳风，印堂，足三里，承浆，三阴交，丰隆，风池，风府，头维，手法同前，再针一周。

（2）方药：赤芍10克　白芍10克　白蒺藜15克　川芎10克　麦冬10克　防风10克　天麻10克　生地15克　蜈蚣 1 克　牛膝10克　女贞子10克　全蝎 2 克。七剂 水煎服，每日一剂，早晚分服。

上述治疗共计两周，诸症皆愈，随访两年未见复发。

按语　面肌痉挛是一种面部不自主抽搐的病证（个别人可出现双侧痉挛）多由眼轮匝肌开始，继则波及整个面部，呈无规则性不自主性抽动，初期不易引起患者注意。本病一种是原发性面肌痉挛，一种是面瘫后遗症产生面肌痉挛。两种症状可从症状表面上区分出来：原发性面肌痉挛，在静止状态下也可发生，痉挛数分钟后可缓解，不受控制；面瘫后遗症产生面肌痉挛只在做眨眼，抬眉等动作时产生，本案例指原发性面肌痉挛，本病多属本虚标实之症，多由大病久病，长期劳力劳心或久食辛甘肥热或房室所伤及忧思恼怒，阴血暗耗，肝郁，肝火，肝肾阴虚，引起内风，由肝风内动而形成。《内经》曰："诸风掉眩，皆属于肝"。又曰："风为百病之长"。治疗上以熄风止痉，通经活络内外之风兼而治之。中药与针刺治疗的结合取得良效。本病在治疗上现阶段还属十分棘手之症，应清晰的应用辨病辨证相结合，本人认为应以四肢远端取穴为主治疗为好。根据根结标本及五腧穴理论及腧穴特性，以调整脏腑功能熄风为主，而面部抽动只是由于脏腑功能失调而表现于外的一种表象，且多由病久本虚，面部多加刺激不易使疾病恢复，还可能犯"虚虚实实"之戒。故本人多年来采用远端取穴为主治疗面肌痉挛取得比较好的疗效。中药方剂多采用镇肝熄风，安神定志，止痉，活血补血，调整脏腑功能为主，针药结合收到了比较好的疗效。方中太冲，合谷，属“四关”穴，可从远端调整面部气血熄风；足临泣属胆经，可清利肝胆之热，引邪下行熄风；太溪属肾之原腧穴，肝肾同源可补肝肾之阴，“壮水之主，以制阳光”；绝骨属髓会，可充脑补髓；翳风属手少阳经穴，又近面神经根处，可通三焦经气；神阙（灸）温补腹部阳气，使六腑通达，有补益之功；头维，足三里，丰隆属足阳明之穴，阳明多气多血，丰隆是治痰要穴，大病久病多有痰瘀之症，同时足三里又是补益要穴，针刺此二穴可扶正祛邪，祛痰化浊，引邪下行；风府属督脉，可祛内外之风；印堂隶属督脉，针刺亦可调督脉，且又安神止痉；承浆属任脉，是足阳明经所过之处，可调任督二脉使阴阳平衡，又可调整手足阳明，使面部气血充盈；三阴交属足太阴脾经，又是肝肾经脉交会穴，针之可健脾利湿祛痰，诸法合用故对面肌痉挛起到良效。

三、运动针刺法治疗腰椎间盘突出症

病案：李某，男，46 岁，2011 年 4 月 1 日。

主诉：腰腿痛 8 年，近 3 月加重。

病史：患者 8 年前不慎腰部扭伤，出现腰及左下肢疼痛，经某医院 CT 检查示腰椎间盘突出，间断接受按摩针灸理疗等方法治疗，病情始终未能痊愈。病情受气候变化，工作劳累等因素影响，时轻时重。近三月症状渐有加重趋势，行走困难。经友人介绍前来就诊。

初诊：患者步履艰难，腰骶部压痛明显，尤以 L4/5 间压痛为甚，且向左下肢放射，腰部可触及多处条索样硬结，经腰部 MRI 检查证实，L4/5 腰椎间盘突出。现症：腰痛，腰部活动受限，伴左下肢疼痛，舌暗淡，苔薄白，脉弦紧尺脉沉细。

西医诊断：腰椎间盘突出症　　**中医诊断**：腰痛，痹症

辨证审机：肝肾亏虚，血瘀阻络。

治法：舒筋通络止痛，补益肝肾壮骨。

1. 针灸理疗

（1）“急则治标”，运动针刺法，首先取印堂，双攒竹，后溪穴，针刺得气后嘱患者作腰部轻微活动行走，患者疼痛立即减其大半，喜出望外，行走基本无碍，加强巩固疗效。嘱患者行走 15 分后出针。

（2）“缓则治本”，继则嘱患者取俯卧位，取穴双肾俞，双志室，腰阳关。患侧次髎，环跳，委中，阳陵泉，昆仑，电针疏密波接双肾俞，腰阳关，次髎，中等强度刺激腰部，TDP 照射，30 分后出针。

上述方法每日一次，共计七次。

2. 方药：独活寄生汤加减

熟地 20 克　羌活 10 克　独活 10 克　寄生 15 克　杜仲 10 克　牛膝 15 克　续断 10 克　当归 10 克　川芎 10 克　没药 6 克　防己 10 克　伸筋草 10 克　威灵仙 10 克　秦艽 10 克　甘草 5 克。七剂 水煎服，每日一剂早晚分服。并嘱患者最好睡硬板床，注意保暖。

二诊：2011 年 4 月 8 日。自觉腰腿疼痛明显减轻，近日可外出站立并能走动两小时，唯有左下肢尚有僵硬感，效不更方，针灸五次，中药五剂同前。

三诊：2011 年 4 月 13 日。自诉腰腿疼痛基本痊愈，可行走长距离，活动大体无碍，腰腿局部压痛不明显，针灸处方：原方加肝俞，命门，关元俞，针法同前，中药原方再服七剂，以固疗效，其后而愈，随访 3 年未见复发。

按语 本病因不慎扭伤腰部，未行正确彻底治疗，遂成痼疾，伤筋日久加之年龄渐长，必致肝肾更虚，及风寒湿邪趁虚而入阻于腰部及下肢经络，气血运行不畅而发生经络凝滞，失养失荣而发生肢体腰腿疼痛、麻木、重着及屈伸不利，活动受限等症状，《灵枢》曰：“能屈而不能伸者，病在筋，能伸而不能屈者，病在骨，故之屈伸不便，为筋骨俱病也”。因此，针药并用以填精补髓壮骨，舒筋活络止痛为法进行治疗。

运动针刺法是本人30余年针灸临床工作中，成熟之总结，所谓运动针刺法就是针刺患者一个或几个穴位，嘱患者作主动或被动运动来治疗各种疾病，往往能起到立竿见影的疗效。尤其是针刺印堂，攒竹共其三穴对颈，腰脊柱病，疗效尤为明显，往往针到效验。本法是基于经络学说理论之经络所过主治所及八脉交会之理论（后溪通督脉），所以取得了比较好的疗效，本法在临床中基本上屡刺屡验。独活寄生汤出自《千金方》，功用为祛风湿，止痹痛，补肝肾，益气血，方中独活，寄生，秦艽辛温之品，可升举肝脾之气，肝脾之气升则腰腿弗痛矣。当归、川芎、杜仲、牛膝、熟地养阴之品以滋补肝肾之阴，则足得血而能步矣。没药，伸筋草，威灵仙，防己，是祛风散寒活血化瘀通络舒筋之功也。初诊时除运动针刺法外，又取肾俞，腰阳关，以调补肾中之阴阳。志室，次髎，委中，昆仑，皆为太阳经穴。《灵枢·经脉》：“足太阳之脉……是动则病……腰似折，髀不可屈……是主筋所生病者……腰，尻，腘皆痛……志室穴可调补肾之阴阳，又可疗腰痛。《针灸甲乙经》曰“腰痛脊疾，胁中满，小腹坚急，志室取之”。次髎，环跳，为局部取穴。“腰背委中求”均为治疗腰腿疼痛的有效穴。筋会阳陵泉，刺之可舒筋活络。昆仑“主腹尻脚气，足踹肿不得履也……腘如结。踝如裂……腰脊内隐痛……”《针灸大成》擅治腰腿痛。腰局部加TDP治疗，加强温补驱寒利湿通络之意。三诊加肝俞，脾俞，关元俞则进一步补肝肾，健脾利湿强筋骨，填精益髓，以固疗效，防止瘥后反复。

许金凤验案

许金凤，1965年生，现任鸡西市中医院副院长，脑病科主任，黑龙江省第四届名中医，黑龙江省中西医结合神经内科委员会副主任委员，黑龙江省龙江医派研究会理事，鸡西医学会常务理事，发表专业论文十余篇。擅于用经方治疗癫病、眩晕、头痛等常见病。

一、真武汤治疗癫病

病案： 赵某，男，60岁，2015年3月17日。

主诉： 头肢双上肢抖动3年。

病史： 患者三月前无诱因出现右手拇指不自动，时轻时重未给予治疗，后出现双上肢及头抖动。一年前诊断为帕金森氏病，口服治疗，8小时一次，一次一片，症状缓解不明显，近三个月出现头晕，动则尤甚，怕冷、胃胀、大便稀。

初诊： 头及双上肢抖动，表情呆滞，面色无华虚浮、按之无凹陷，语声低微，舌苔润，体胖大，苔薄，边齿痕，脉细滑。

西医诊断：帕金森氏症　　　　　　**中医诊断**：癫病

辨证审机：少阴阳虚，不能利水，水湿上泛于心，太阴阳虚，水凌心下。

治法：温阳利水　　　　　　　　**方药**：真武汤加减

白术 15 克　茯苓 20 克　生姜 12 克　附子 10 克（先煎 30 分钟）　白芍 15 克。七剂 水煎服，忌生冷。

二诊：3 月 26 日。服药后自觉抖动减轻，怕冷明显好转，偶有心慌，头晕，胃胀满，便溏，苔薄，边齿痕，脉细滑。

方药：苓桂术甘汤加味

白术 15 克　茯苓 30 克　桂枝 15 克　炮附子 10 克（先煎）　甘草 10 克。十剂 水煎服

三诊：4 月 15 日。头及上肢抖动明显好转，头晕好转，无怕冷、心慌及胃胀感，偶有头晕头痛，面色可见红润，表情愉快，喜与人交谈，脉细，病情明显好转。

上方，炮附子减至 5 克，茯苓减至 20 克，加白芍 15 克。十五剂 水煎服。

病人三个月后来诊，面色红润，语音洪亮，头肢双上肢无抖动，情绪激动时偶有抖动，自觉无不适感。

二、交泰丸治疗失眠

病案：任某，男，46 岁，2014 年 5 月 15 日。

主诉：不得入睡 2 周余。

病史：患者平素腰膝酸软无力，耳鸣如蝉；从事领导工作，事杂用心，心烦易怒，失眠，初起口服舒乐安定 2 片，即可入睡，近 2 周心烦加重，服安定也不能入睡，白天筋疲力尽，影响工作，遂来院就诊。

初诊：失眠，心烦，精疲，腰膝酸软，舌质红，舌尖尤甚，舌苔薄黄，脉弦数。

西医诊断：神经官能症　　　　　　　　**中医诊断**：失眠

辨证审机：肾虚于下，心火于上，心火不能下交于肾，心火扰神，神不守舍。

治法：引火归元，安神定志。

方药：交泰丸加味

黄连 10 克　肉桂 5 克　酸枣仁 30 克（捣）。三剂 水煎服，每日一剂，分两次。

二诊：2015 年 5 月 8 日。服药三剂，失眠明显缓解，不用口服安定已能入睡。心烦已消失。腰膝酸软明显改善，精力已充沛，舌质由红变浅，脉由弦数变弦，效不更方，继续用上方药三剂。

三诊：2015 年 5 月 21 日。诸症已全消，建议注意休息，饮食禁辛辣一周。

按语　交泰丸适用心肾不交。患者素有肾阴不足，腰膝酸软，筋疲乏力，因工作繁忙，情志引动心火上炎，肾水不能上济，心肾不交，火扰神舍则失眠。方中肉桂引火归元，黄连降心火，酸枣仁养心安神定志。服药三剂，心肾相交，火已不扰神舍。六剂诸症悉愈，神清气爽。

三、自拟方治疗淋巴结肿大

病案：刘某，女，35 岁，2014 年 6 月 15 日。

主诉：左侧颈部淋巴结肿大，半个月余。

病史：患者半个月前因着凉发热、畏寒、咽部不适、干咳、无痰，在当地医院化验血象正常，淋巴细胞偏高，自服感冒药、消炎药，发热、畏寒减轻，但仍有咽干、痛，淋巴结如蚕豆大数枚、较硬、有触痛，再自服消炎药1周仍不见好转遂来就诊。

初诊：左侧颈部淋巴结有触及痛、肿大，局部未见红，有感冒病史，咽部不适，舌质红，苔薄白，脉数。

西医诊断：淋巴结肿大　　**中医诊断**：瘰疬

辨证审机：体瘦多火，火郁痰阻于肝经。　　**治法**：健脾化痰，降火软坚散结。

方药：甘草 5 克　木瓜 15 克　益智仁 15 克　牡蛎 35 克　白芍 20 克　阿胶 10 克　茯苓 20 克　黄连 15 克。三剂 水煎服。

二诊：2014 年 6 月 18 日。服药三剂，淋巴结疼痛明显减轻，仍肿大，效不更方，继续上方三剂。

三诊：2014 年 6 月 21 日。服药六剂，疼痛基本消失，肿大明显减少，效不更方，上方三剂。

四诊：2014 年 6 月 24 日。服药九剂，不痛，仍肿大，淋巴结节仍有，但明显减少。效不更方，上方三剂。

五诊：2014 年 6 月 27 日。服药十二剂，淋巴结肿、痛消失，诸症痊愈。

按语　本方以健脾化痰，降火，软坚散结为主，治疗肝经痰湿郁结疗效甚好，甘草降火，黄连撤心火，牡蛎软坚散结，阿胶、白芍养血养肝，茯苓化痰，益智健脾，对淋巴结肿大疗效甚好。

四、加味牛蒡子散治疗骨性关节炎

病案：张某，男，63 岁，2014 年 8 月 19 日。

主诉：左膝关节肿痛 1 个月余。

病史：患者平素膝关节疼痛，活动时加重，以下楼为甚，有关节响声。在当地医院拍 X 光片，示膝关节增生，有积液，诊断：滑膜炎。骨关节，曾反复膝关节抽水，理疗，口服双氯灭痛等药物，疗效不明显。

初诊：左膝关节肿痛，局部无红、热，有关节摩擦音，活动受限，形体较胖，喜寐，舌质淡红，苔白腻，脉滑。

西医诊断：骨性关节炎　　**中医诊断**：痹症

辨证审机：体胖多痰湿，湿性趋下，夹寒。

治法：除湿散寒止痛

方药：牛蒡子 15 克　僵蚕 15 克　桑枝 25 克　半夏 15 克　独活 20 克　白芷 10 克　白蒺藜 15 克　秦艽 15 克　年健 15 克　地枫子 15 克　川牛膝 25 克　天麻 15 克　薏苡仁 30 克　木瓜 15 克　附子 10 克。七剂 水煎服，每日一剂。

二诊：2014 年 8 月 26 日。服药七剂，膝关节疼痛已改善，但活动时仍感觉疼痛，局部肿大减轻，效不更方，继续用上方七剂。

三诊：2014 年 9 月 2 日。该患者服药十四剂，肿胀已消失，疼痛明显减轻，但活动仍有痛感，前方去薏苡仁 30g，用七剂。

四诊：2014 年 9 月 9 日。服药二十一剂，疼痛，肿胀基本消失，舌质淡红，苔薄白，脉弦，改用补肾壮骨巩固疗效。

杜仲 15 克　干姜 10 克　怀牛膝 25 克　桑寄生 15 克　附子 10 克　独活 10 克　天麻 15 克。七剂 水煎服，日一剂。

按语　牛蒡子散可用痰湿型痹症，该患者形体肥胖，多痰多湿，夹寒，湿流关节，而引起膝关节肿痛为主，以牛蒡子、僵蚕、独活祛风，附子祛寒、祛湿，半夏化痰，桑枝、蒺藜祛痰通络，薏苡仁渗湿，千年健、地枫子、川牛膝对症引经于下肢。

中医内科疾病验案

心系疾病验案

段富津治疗胸痹心痛验案

段富津，1930年生，中共党员，教授，博士生导师，博士后合作导师。第二届国医大师，首届国家级教学名师，全国优秀教师，全国师德先进个人，第二、三、四、五批全国老中医药专家学术经验继承指导老师，黑龙江省首届名老中医，获首届中华中医药学会中医药传承特别贡献奖、中华中医药学会成就奖、中华中医药学会终身理事，享受国务院政府特殊津贴。国家重点学科方剂学学科奠基人，国家中医药管理局及黑龙江省重点学科带头人，中华中医药学会方剂学分会顾问。曾任国家重点学科方剂学学科带头人，第二、三届国家药品审评委员，国家中医药类规划教材编委会委员、《方剂学》主编，中国中医药学会方剂学专业委员会常务副主任委员，黑龙江省学位委员会学科评议组成员。著《金匮要略方义》《段富津方剂学讲课实录》等。临床擅治疑难杂症，对心力衰竭、肾功不全、糖尿病、肺心病、肺纤维化、感染性疾病、过敏性疾病、脊髓空洞症、风湿病等疗效显著，尤擅治疗胸痹心痛。

一、养心汤治疗冠心病

病案：林某，男，60岁，2012年11月4日。

主诉：心前区刺痛，近一周加重。

病史：两年前出现心前区刺痛，服药后有所缓解。CT示冠状动脉左前降支远段心肌桥，管腔中度狭窄（75%）。

初诊：心前区刺痛2年余，劳则加重。胸闷气短，神疲乏力，寐差多梦，自汗。舌淡有瘀斑，苔白，脉弦缓无力。

西医诊断：冠心病　　中医诊断：胸痹心痛

辨证审机：气虚血瘀，脉络不畅。

治法：益气活血　　方药：养心汤加减

白参15克　黄芪30克　当归15克　川芎15克　丹参20克　三七面 8 克　姜黄15克　瓜蒌15克　郁金15克　元胡15克　枳壳15克　桃仁15克　炙甘草15克。七剂　日一剂水煎，早晚分服。

二诊：2012年11月11日。胸痛减，寐差。上方加炒酸枣仁20克，七剂。

三诊：2012年11月18日。胸痛大减，胸闷热。上方加丹皮15克，赤芍15克，七剂。

四诊：2012年11月25日。近一周胸不痛，时自汗出。上方加煅龙牡各30克，七剂。

五诊：2012年12月23日。症不著，近2周未发心痛。仍用上方，十四剂。

按语 本案既见气虚之象，又见血瘀之征，为气虚血瘀并重之证，故治以益气活血，方以养心汤加减治之。方中人参、黄芪大补一身表里之气，益气能助血行，故为君药。丹参为臣，活血祛瘀。当归、川芎能养血活血，二药相配又称佛手散，此方既能祛瘀不伤正，又能祛瘀新生；姜黄行气活血止痛；三七能散瘀定痛，共为佐药。炙甘草既能助君药补气，又能调和诸药故为佐使。舌见瘀斑，可见瘀血较重，故加桃仁以活血祛瘀；气行则血行，故加姜黄、元胡既能活血，又能行气止痛；瓜蒌、枳壳能理气宽胸，行胸膈滞气，血随气行，气行又助血行。二诊时，加酸枣仁以养心安神。三诊时，因瘀久化热，故见胸中闷热，加丹皮、赤芍以凉血活血，并能清虚热。四诊时表气仍虚，卫外不固，故自汗出，加煅龙牡以收涩敛汗，并能重镇安神。服药1月后，气虚得补，瘀血渐消，诸症不著，坚持服药2周，以巩固疗效。

二、瓜蒌薤白半夏汤合茯苓杏仁甘草汤治疗冠心病

病案：吕某，女，64岁，2012年4月24日。

主诉：胸闷气短，近半月加重。

病史：平素喜食肥甘之物。糖尿病5年，现注射胰岛素，血糖基本正常。Holter示：窦性心律，偶发室上早搏，偶呈成对，短阵室上速1次。

初诊：胸闷气短4年余，胸痛彻背，常须含服硝酸甘油，饮食不慎则有胃气上冲而嗳气频作，纳少，眠差。舌淡，苔白腻略厚，脉滑。

西医诊断：冠心病　　　　中医诊断：胸痹心痛

辨证审机：肥甘失节，脾胃受伤，运化失司，聚湿成痰；痰气互结，气壅痰阻。

治法：理气宽胸，化痰散结。　　　　方药：瓜蒌薤白半夏汤合茯苓杏仁甘草汤加减

瓜蒌15克　半夏15克　枳壳15克　陈皮15克　砂仁15克　郁金15克　茯苓20克　杏仁15克　炙甘草15克。七剂　日一剂水煎服，早晚分服。

二诊：2012年5月8日。好转，但胃胀。加木香10克，厚朴15克，七剂。

三诊：2013年5月15日。服药后明显好转，胸不闷痛，苔薄白，但寐略差。上方加炒酸枣仁20克，柏子仁20克，十四剂。

按语 情志不畅，气滞胸中，气机不畅，则津液不布，聚而成痰饮，气滞则血行不畅，而致瘀血。胸中气滞多与痰饮或瘀血同时并见，但有轻重缓急之别，治疗时须分清三者之轻重缓急，细心辨证，恰当用药。本案气滞较重，又嗜食肥甘，舌苔腻略厚，当为痰湿，故治投以瓜蒌薤白半夏汤合茯苓杏仁甘草汤，酌加枳壳、陈皮、砂仁、郁金、厚朴等行气之品。方中瓜蒌行气宽胸，化痰散结，《名医别录》云其"主胸痹"，为君药。枳壳、砂仁为臣药，枳壳理气宽胸，砂仁理气和胃。佐以半夏、茯苓、陈皮理脾和胃而除痞；杏仁宽利胸中肺气，助理气宽胸；郁金行气止痛。炙甘草和诸药为使。二诊时，胃胀不舒，加木香、厚朴以除中焦气滞而消胀。三诊时，胸痛已除，苔薄白，可知气滞已通，湿浊已去，但眠略差，故加酸枣仁、柏子仁以养心安神。

三、生脉散治疗心肌炎

病案：邓某，女，7岁，2013年5月16日。

主诉：心悸气短，近5天加重。

病史：2011年6月曾患心肌炎。2013年5月9日检查：肌酸激酶221.30，心电图：心肌供血不足，心律不齐，ST段压低，T波高尖。

初诊：常觉心悸气短乏力，偶心胸疼痛，寐差，口干欲饮，体略瘦。舌淡，苔少，脉略细数。

西医诊断：心肌炎　　　　　　　　中医诊断：胸痹心痛

辨证审机：气阴两虚，心失所养。

治法：益气养阴　　　　　　　　方药：生脉散加味

人参 8 克　麦冬 10 克　五味子 5 克　炒酸枣仁 10 克　柏子仁 10 克　丹参 8 克　炙甘草 6 克　女贞子 10 克　当归 6 克。七剂 日一剂水煎，早晚分服。

二诊：2013年5月23日。好转，但脉仍略数。上方加蜜远志3克，七剂。

三诊：2013年5月30日。好转，苔薄白，脉不数。继用上方，十四剂。

四诊：2013年6月13日。诸症不著。仍用上方，十四剂。

按语　本案为气阴两虚证，故治以益气养阴法，以生脉散加减化裁。方中重用人参为君药，大补元气。麦冬能滋养心阴，《本草汇言》称其“主心气不足，惊悸怔忡，健忘恍惚，精神失守”，为臣药，君臣相配，补气生阴。五味子能补五脏之气，具酸收之性，与君药相配则敛欲耗之气，与臣药相配则收欲竭之阴，三药合用，一补一润一敛，可使气阴迅复。心主血脉，气虚则推动无力而生瘀血，故以当归养血活血，丹参祛瘀生新，两药相配祛瘀不伤血；酸枣仁、柏子仁能养心安神，诸药共为佐。炙甘草既助君药益心气，又可调和诸药，故为佐使。加女贞子滋养心肾，以顾稚阴之体。二诊时因寐差，故加蜜远志，以宁心安神。三诊、四诊已无著症，继服上方以防复发。

四、桃红四物汤治疗冠心病

病案：韩某，男，52岁，2011年9月6日。

主诉：发作性心前区疼痛，近3日加重。

病史：2010年曾作2个支架，当时疼痛缓解，但近日无任何原因而发心绞痛。西医检查：冠状动脉狭窄，二尖瓣闭塞不全。

初诊：发作性心前区疼痛2年，近日疼痛加重，持续时间延长，夜间多发，含服硝酸甘油疼痛无明显缓解。气短，面色晦黯，唇黯，睡眠可，二便可。舌黯有瘀斑，苔白，脉弦。

西医诊断：冠心病　　　　　　　　中医诊断：胸痹心痛

辨证审机：心血瘀阻，络脉不通，不通则痛。

治法：活血化瘀，通络止痛。　　　方药：桃红四物汤加减

当归 15 克　川芎 15 克　桃仁 15 克　红花 15 克　赤芍 15 克　三七面 8 克　桔梗 15 克　丹参 20 克　郁金 15 克　炙甘草 15 克. 七剂 日一剂水煎，早晚分服。

二诊：2010年9月13日。好转，疼痛转轻，近一周发作次数明显减少，但偶觉胸闷。上方加瓜蒌15克，七剂。

三诊：2010年9月20日。好转，偶发心痛极轻，但气短乏力。上方加黄芪30克，十四剂。

按语　《素问·脉要精微论》曰：“夫脉者，血之府也……涩则心痛”。本证病因颇多，如情志不畅，气机不畅，气滞血瘀；饮食不节，饮酒无度，内生痰湿，阻碍气血运行而生瘀血；寒邪内侵，胸阳不振，寒凝气滞，血得寒则凝，故血脉瘀阻；久病体虚，气虚则不能行血，气虚血瘀等。故临证时须全面考虑瘀血的成因，不能只求速效而单用祛瘀活血，病因不祛瘀血仍生。本案以瘀血为主，

虚证不彰，故以活血化瘀为治疗法则，方以桃红四物汤加减治之。方中丹参善入心经，能活血止痛，祛瘀新生，《本草汇言》称其："擅治血分，去滞生新，为调经顺脉之药也"，故为君药；桃仁、红花能行血破瘀，活血通经；三七善散瘀定痛，三药共为臣。赤芍能除血痹、散恶血；川芎能行气活血；郁金为血中气药，活血止痛，行气解郁，气行则血行；当归养血活血，使诸药祛瘀而不伤血；桔梗能载药上行，以入胸中，五药共为佐。炙甘草调和诸药为使。二诊时，因胸闷，故加瓜蒌以理气宽胸。服药二周后，瘀血渐去，虚证渐显，见气短乏力，故加黄芪以补气。

刘莉治疗心血管疾病验案

刘莉，1960年生，民进会员、教授、主任医师、医学博士、博士生导师，黑龙江省名中医，黑龙江省中西医结合心血管专科带头人。为"全国用户服务满意明星"、"全国首届杰出女中医师"、"全国五一巾帼英雄"获得者；1982年毕业于黑龙江中医学院，留校任教至今。1992年获"笹川医学奖学金"赴日本留学。黑龙江省住院医师规范化培训专家主任委员，中国中医药研究促进会痰瘀同治专业委员会副主任委员，黑龙江省微循环血液流变学会理事；黑龙江省医师协会心血管内科专业委员会委员；黑龙江女医师协会常务理事；黑龙江省络病学会常务理事。擅治心血管疾病。

一、参芪益心方治疗慢性心力衰竭

病案：谭某，男，82岁，2014年12月4日。

主诉：阵发性心悸反复发作2年，加重5天。

病史：患者于2年前开始出现阵发性心悸反复发作，曾在北京某医院就诊并住院治疗，诊断为"冠心病"，给予治疗症状好转后出院，5天患者上呼吸道感染后再次出现心悸症状，程度较前加重，伴活动后气短，喘促，头晕，乏力，腰膝酸软，耳鸣，双下肢浮肿，咳嗽，咳白痰。

初诊：阵发性心悸，活动后气短，头晕，乏力，腰膝酸软，耳鸣，双下肢浮肿，舌质紫暗，苔白腻，脉涩。

西医诊断：冠心病，心力衰竭　　中医诊断：心悸

辨证审机：心阳不振，肝肾亏虚。

治法：益气温阳，滋养肝肾，活血。

方药：人参20克　黄芪30克　制附子10克　桂枝10克　丹参15克　赤芍15克　桃仁10克　葶苈子15克　五加皮15克　紫菀20克　坤草15克　覆盆子20克　麦门冬15克　五味子15克　枇杷叶20克　甘草10克。每日一剂，水煎二次，分早晚二次温服。

二诊：12月11日。心悸，活动后气短症状明显缓解，乏力改善，双下肢不肿，无咳嗽咳痰，偶有头晕，上方去葶苈子、五加皮、枇杷叶、浙贝母，加菖蒲10克，郁金10克。

三诊：12月18日。患者情绪波动后心悸加重，双下肢浮肿，上方加瓜蒌皮20克，菖蒲加量至20克，郁金加量至20克。

四诊：12月25日。患者调整心态，积极配合治疗，诸症明显减轻，继续前方加减十剂巩固疗

效，随访未复发。

按语 心力衰竭多归属于中医“心悸”“喘证”“痰饮”“水肿”“胸痹”等疾病范畴，心衰的基本病机从历代医家的论述可归纳为在正气内虚的基础上，感受外邪，伤及脾肾阳气，使气滞血瘀，水气不化，血瘀水泛，上凌心肺，外溢肌肤所致，系标本俱病，本虚标实之证。心之阳气亏虚为本，瘀血、水停、痰饮为标。心气虚为病理基础，血瘀是中心病理环节，痰饮和水湿是主要的病理产物。心主血脉，心阳不足，鼓动无力，脉气不得接续，每致血行迟滞而有血瘀之征。故本病例施温补心阳法，少佐丹参、桃仁等活血通络之品，在大补心阳的同时，辅以活血化瘀药物，使心阳得复，脉气接续，血行流畅，而提高疗效。患者高龄，肝肾亏虚，故用五加皮强心固肾，覆盆子收涩固肾。治疗慢性心力衰竭高频使用的药味有：茯苓、丹参、黄芪、葶苈子、桂枝、白术、制附子、麦冬、五味子等。心阳虚常兼痰浊为患，冠心病、心律失常每见此证。治以温补心阳佐温化痰浊之品。此类病人常有舌淡嫩苔白腻、头重如裹、胸闷呕恶等痰浊内阻之象，纯以温补或化瘀药难奏效，必须佐以温化痰浊之药物。

二、黄连温胆汤加减治疗高血压病

病案：王某，男，35岁，2014年8月14日。

主诉：头晕、头痛反复发作3年，加重1周。

病史：3年来反复出现头晕、头胀痛，曾在外院就诊，测得血压升高，诊断为高血压病，口服维尔亚控制血压，头晕、头痛有所缓解。1周前自行停服降压药后头晕、头痛再次发作，且程度较前加重，伴有恶心，口服降压药后不缓解。

初诊：头晕，头昏重如蒙，头胀痛，恶心，乏力，形体胖，面色少华，饮食尚可，二便正常。舌质暗红，苔黄腻，脉弦滑。血压180/100mmHg。血生化：甘油三酯6.27mmol/L，尿素氮及肌酐正常。心电图：窦性心律，广泛导联非特异性T波异常。

西医诊断：高血压病3级、极高危险组，冠状动脉粥样硬化性心脏病，无症状心肌缺血。

中医诊断：眩晕

辨证审机：脾失运化，酿生痰浊，上蒙清窍，清阳不升。

治法：益气健脾，化痰清热。 方药：黄连温胆汤加减

陈皮15克 清半夏15克 茯苓20克 炙甘草10克 黄连10克 竹茹15克 黄芪20克 炒白术15克 葛根20克 川芎15克 元胡20克 夜交藤30克 天麻20克 丹参15克 决明子20克。七剂 水煎两次分早晚温服。

二诊：2014年8月21日。服药七剂，头晕、头痛明显改善，血压平稳，乏力减轻，但时有自汗，饮食、二便正常，睡眠尚可，舌质暗，苔腻微黄，脉滑。血压140/90mmHg。在前方基础上加收涩敛汗之品。

陈皮15克 清半夏15克 茯苓20克 炙甘草10克 黄连10克 竹茹15克 黄芪20克 炒白术15克 葛根20克 川芎15克 元胡20克 夜交藤30克 天麻20克 丹参15克 决明子20克 浮小麦30克 桑叶20克 煅牡蛎20克。七剂 水煎两次分早晚温服。

三诊：2014年8月28日。服前方七剂，已无头晕、头痛，无恶心，自汗止。舌质淡红，苔薄白微腻，脉滑。

陈皮15克 清半夏15克 茯苓20克 炙甘草10克 竹茹15克 黄芪20克 炒白术15克 葛根20克 川芎15克 夜交藤30克 天麻20克 丹参15克 决明子20克 煅牡蛎20克。七

剂 水煎两次分早晚温服。

四诊：2014年9月27日。患者连服上方1个月，未出现头晕、头痛，无自汗、乏力症状，血压稳定。

按语 高血压病中医临床虽以“肝风”“肝阳”证为多见，但痰浊中阻亦不少见。《症因脉治》中说：“痰饮眩晕证，胸前饱闷，恶心呕吐，膈下漉漉水声，眩悸不止，头额作痛，是痰饮眩晕之证也。”温胆汤出自宋代《三因极一病证方论》，为后世广用的治痰基础方，由陈皮、半夏、竹茹、枳实、茯苓、甘草组成，有行气化痰和胃之功。本例患者为形胖痰盛之体，验之舌脉有痰瘀化热之证，故用黄连温胆汤清热化痰，黄芪、白术益气健脾，天麻、决明子平肝熄风，川芎、丹参、元胡活血止痛，葛根清热止头痛，夜交藤通络祛风，并能安神。诸药合用，头晕、头痛得解，痰浊得化，血压亦渐平稳。

汪少开治疗心病验案

汪少开，1957 年生，毕业于黑龙江中医药大学。现任牡丹江市中西医结合学科带头人，牡丹江市中医院心内科主任，黑龙江省名中医，主任医师。擅长中西医结合治疗内科疾病，尤善用四物汤加味治疗疾病。

一、胸痹心痛验案

病案：赵某，女，61岁。

主诉：阵发性心前区疼痛1年余，加重1周。

病史：患者有胸痹心痛病史1年余，自述曾在外地做过冠脉CTA示：有冠脉斑块，建议做支架，未做，坚持服药治疗。平时发作舌下含服硝酸甘油可缓解。近几日病情加重，行走不远（约一条街）即发作，痛有定处，无放射痛，舌下含服药物缓解不明显，同时伴有胸闷，头晕，饮食、二便、睡眠正常。入院后即给予静点丹参、川芎嗪等中药活血注射剂，未见明显效果，故又给予中药汤剂治疗。

初诊：胸闷痛，痛有定处，每遇行走而诱发，头晕。舌质淡紫，苔薄白，脉涩。

西医诊断：冠心病，劳累型心绞痛　　中医诊断：胸痹心痛

辨证审机：心血闭阻，血脉瘀滞。

治法：活血祛瘀，行气止痛。　　方药：血府逐瘀汤加味

当归15克　生地20克　赤芍15克　川芎30克　柴胡15克　枳壳15克　牛膝15克　桔梗10克　川楝子15克　甘草10克　桃仁15克　红花15克。八剂 水煎两次，分两次温服之。

二诊：患者服用上述药物后，胸痹心痛明显减轻，发作次数减少，行走时间延长，查舌脉同前，继服上述药物不变。

患者又服八剂，胸闷痛症状基本消失，出院。

随诊：患者胸闷痛未再发作，感觉良好。嘱其继服西药，巩固治疗。

按语 胸痹心痛一证，每因劳累、寒冷、饱食、情绪波动而诱发，反复发作，忽作忽止。治疗上应中西医结合，辨证施治的同时重点预防，调摄，杜其发展。血府逐瘀汤是由桃红四物汤+四逆散+牛膝桔梗组成。该患胸闷痛，痛有定处，头晕目眩，每遇行走而发，舌淡紫苔薄白，故辨证为心血痹阻、血脉瘀滞、不通则痛，脑失所养则头晕目眩，故以血府逐瘀汤加川楝子活血化瘀、行气止痛。方中加大川芎剂量意在通脉活血行气，川芎为血中之气药，从而增加治疗胸痛、头晕的效果。

二、胸痹、心悸验案

病案：曲某，女，78岁，2015年10月6日。

主诉：阵发性心悸、气短、胸闷，两胁胀痛2年余，加重三天入院。

病史：该患有冠心病史20余年，近2年余无明显诱因出现阵发性心悸、气短、胸闷，以夜间为重。同时伴有心烦易怒、两胁胀痛、口干、畏寒、自汗出、腰膝酸软，于10月6日入院治疗，住院后经丹参川芎嗪、棓丙酯注射液静点，自服倍他乐克、消心痛、非洛地平等药，效果一般，故又同时给以中药汤剂口服。

初诊：阵发性心悸气短、胸闷、两胁胀痛、自汗出、心烦易怒、口干舌燥、腰膝酸软，舌质紫暗，苔薄白，脉弦细。

西医诊断：冠心病，不稳定心绞痛，偶发房早　　中医诊断：胸痹，心悸

辨证审机：气血不足，气滞血瘀，阴阳两虚。

方药：桃红四物汤加味

当归15克　生地15克　白芍15克　川芎15克　黄芪30克　玄参30克　桃仁15克　红花15克　元胡15克　川楝子15克　巴戟天20克　茯神20克　浮小麦30克　知母15克　郁金20克　甘草10克。八剂 水煎两次，分两次温服之

二诊：患者两胁胀痛消失，余症减轻，自述汗出时自觉畏寒加重，分析患者为气虚血瘀、阴阳两虚基础上兼营卫不和。

方药：当归15克　生地15克　白芍15克　川芎15克　黄芪30克　玄参20克　桃仁15克　红花15克　巴戟天20克　茯神20克　浮小麦30克　知母15克　郁金20克　甘草10克　桂枝15克。四剂 水煎两次，分两次温服之。

在上方基础上去川楝子、元胡，加桂枝以调和营卫，又服一周后，诸症基本消失出院。

按语 该患为一老年病患，病症较多，病史较长。根据其病史、症状、舌脉属于本虚标实，故以桃红四物汤为基础方，加以黄芪、玄参、知母、茯神、甘草补气活血、滋阴、安神、祛烦，以元胡、川楝子、郁金以行气活血止痛，以巴戟天补肾助阳，甘草调和诸药，后加桂枝以调和营卫收效。

三、不寐验案

病案：李某，女，67岁，2015年9月14日。

主诉：反复不寐、少寐十余年，近二月加重。

病史：该患有不寐、少寐病十余年，近二月失眠加重，每夜仅睡1-2小时，甚则彻夜不眠，伴心情烦躁、胸闷不舒。曾服多种药物，效果不佳。饮食，二便正常。

初诊：患者失眠多梦，面色少泽，形体略瘦，心悸气短，体倦乏力，烦躁、胸闷，善叹息，舌质淡红，苔白，脉弦细无力。

西医诊断：神经官能症　　中医诊断：不寐

辨证审机：气血虚弱，神失所养，肝失疏泄。

治法：补益气血，疏肝安神。　　方药：四物汤加味

当归 15 克　生地 30 克　白芍 15 克　川芎 20 克　黄芪 30 克　夜交藤 20 克　菖蒲 15 克　甘草 10 克　柴胡 15 克　枳壳 15 克。二十剂 水煎两次，分两次温服之。

共服二十剂，患者不寐症状明显好转，每晚能睡 5-6 个小时，后嘱其加强锻炼，调整起居，至今睡眠良好。

按语　该患根据症状、体征、舌脉辨证为气血虚弱、神失所养、肝失疏泄，故给予四物汤加黄芪、甘草以补益气血，柴胡、枳壳行气疏肝，加以菖蒲、夜交藤安神定志，符合《内经》之所谓"补其不足，泻其有余，调其虚实"之原则，故收到了较好效果。

徐惠梅治疗心血管疾病验案

徐惠梅，主任医师，医学博士，硕士生导师，享受国务院特殊津贴专家，全国第三批老中医经验学术继承人，国家中医重点专科学科带头人，黑龙江省领军人才梯队中医心病梯队带头人，黑龙江省名医，黑龙江省卫生系统突出贡献中青年专家，省委保健委员会干部保健专家，中华中医药学会心病学分会副秘书长，中华中医药学会介入心脏病学专家委员会委员，黑龙江省中医药学会心病分会主任委员，黑龙江省中西医结合学会常务理事，黑龙江省医师协会心血管内科专业委员会委员，黑龙江省自然基金评审专家。现任黑龙江省中医药科学院心血管科主任。擅治心血管疾病。

一、人参芍药散加减治疗冠心病

病案：李某，男，62 岁，2014 年 12 月 18 日。

主诉：胸痛阵作 1 年，加重 1 周。

病史：患者 1 年前无明显诱因出现胸闷，胸痛，曾用潘生丁、脉通及中药瓜蒌薤白半夏汤及活血化瘀之剂治疗，效果不佳。1 周前患者无明显诱因出现胸闷，胸痛加重，遂到我院寻求中医治疗。

初诊：心前区憋闷，心痛，面青晦黯，神疲乏力，口干舌燥，舌紫暗，苔薄，脉弱而短促。心电图示：窦性心律，ST-T 改变。

西医诊断：冠心病　　中医诊断：胸痹

辨证审机：心气不足，瘀血阻络。

治法：益气活血化瘀　　方药：人参芍药散加减

黄芪 40 克　党参 35 克　当归 20 克　赤芍 20 克　川芎 15 克　红花 15 克　丹参 15 克　葛根 30 克　麦冬 15 克　五味子 15 克。七剂 水煎服，日一剂。

二诊：2014 年 12 月 25 日。患者心前区憋闷，心痛仍作，程度较前减轻，二便正常，夜寐可。舌质紫暗，苔薄，脉弱而短。前方加鸡血藤 30 克，瓜蒌 15 克，郁金 15 克，水蛭 7 克，继服十

四剂。

三诊：2015 年 1 月 8 日。患者胸闷时作，程度及持续时间较前明显减轻，无心前区疼痛，胃部不适，二便正常，夜寐可。舌质紫，苔微厚，脉沉。前方加砂仁 20 克，扁豆 20 克，继服十四剂。

四诊：2015 年 1 月 22 日。患者无不适主诉，二便正常，夜寐可。舌质淡紫，苔薄，脉沉。心电图示：窦性心律，正常心电图。继服七剂，以巩固治疗。

按语 此类瘀血胸痹心痛，纯以活血化瘀治疗则难以取效，必须以益气为主，辅以活血通络，才能达到气旺血行、络通痛止之目的。唐容川谓："血属阴，……气运之而行也。"血因气而瘀，气虚无力运血而致瘀血痹阻心脉。本方以黄芪、党参补气为主，以统血之运行，且党参有益气生津的作用；水蛭破瘀血而不伤新血，专入血分而不伤气分；红花、川芎、丹参等皆活血之品。诸活血药配于益气药中，以助气旺血行之作用；瓜蒌郁金配伍，宽胸活血止痛。心绞痛频繁发作多出现口干舌燥阴分不足之症，辅以麦冬、五味子为生脉饮，共奏益气生津之效。

二、参芪合二陈汤、五苓散加减治疗束支传导阻滞

病案：吴某，女，41 岁，2015 年 4 月 1 日。

主诉：胸闷痛，气短半年，夜间平卧憋闷，下肢浮肿两个月，加重一周。

病史：患者于半年前无明显诱因出现胸闷，气短，未予治疗。于二个月前劳累后出现胸闷痛，夜间阵发性呼吸困难，双下肢浮肿，当时在哈尔滨医科大学第一附属医院住院治疗，入院诊断为：高血压病，冠心病，心功Ⅱ级，完全性左束支传导阻滞。十天后病情好转出院，于一周前又因劳累上述症状再发，故来我院就诊。

初诊：胸闷痛、气短、乏力，稍活动后诸症加重，偶有夜间平卧憋闷，双下肢浮肿，夜寐尚可，大便干结。查体：BP：120/80mmHg，HR：65 次/分，双下肢轻度浮肿。舌体胖大，舌质淡紫，苔白腻，脉沉而无力。辅助检查：心电图示窦性心律，ST-T 改变，QRS 时限 0.14s，完全性左束支传导阻滞。心脏彩超示左房、左室内径较大，心尖部运动幅度减低，主动脉瓣少-中量反流，二三尖瓣少量反流，左室舒张功能减低。

西医诊断：冠心病，心律失常（CLBBB），心功能Ⅱ级　　中医诊断：心悸

辨证审机：气虚痰瘀互结，痹阻心脉。

治法：益气温阳利水，豁痰活血通络。　　方药：参芪合二陈汤、五苓散加减

黄芪 30 克　太子参 10 克　半夏 15 克　陈皮 20 克　茯苓 20 克　猪苓 10 克　桂枝 10 克　泽泻 20 克　白术 20 克　甘草 10 克　当归 20 克　赤芍 15 克　川芎 15 克　鸡血藤 30 克　地龙 30 克　土鳖虫 10 克　水蛭 7 克　僵蚕 10 克　全蝎 10 克　冬瓜皮 30 克　槲片 10 克。七剂 水煎服，日一剂。

二诊：2015 年 4 月 8 日。患者自觉诸症减轻，大便仍干结，舌体胖大，舌质淡紫，苔白腻，脉沉而无力。前方改槲片 15 克。继服七剂。

三诊：2015 年 4 月 15 日。患者活动后偶有胸闷、气短，双下肢不肿，无夜间平卧憋闷，夜寐较前明显好转，二便正常，舌质淡紫，苔微腻，脉细无力。前方去半夏、陈皮、槲片、冬瓜皮，改黄芪 50 克，加瓜蒌 20 克，郁金 20 克。嘱继服二十一剂。

四诊：2015 年 5 月 6 日。患者无不适主诉，一般情况良好，舌淡紫，苔薄白，脉沉细。心电图示：窦性心律，正常心电图。嘱患者继续口服益气活血通络中成药 14 天巩固治疗。

按语 束支阻滞病因病机为正气不足，有形邪实（痰浊、瘀血）阻于心络，故方用益气药配伍

攻瘀通络的虫类药以畅通长期气血凝滞的心络。《本草经疏》谓土鳖虫："跌扑损伤，续筋骨有奇效。乃足厥阴经药也。夫血者，身中之真阴也，灌溉百骸，局流经络者也。血若凝滞，则经络不通，阴阳之用互乖，而寒热洗洗生焉。"锡纯谓水蛭"破瘀血而不伤新血，专入血分而不伤气分。"《本草纲目》谓地龙"其性寒而下行，性寒故能解诸热疾，下行故能利小便，治足疾而通经络也。"吴鞠通谓地龙"无微不入，无坚不破，……久病百结不散者，非此不可。"张寿颐谓全蝎："蝎乃毒虫，味辛。其能治风者，盖亦以善于走窜之故……必降气开痰，始可暂平其焰。"《医学衷中参西录》谓："蜈蚣，走窜之力最速，内而脏腑，外而经络，凡气血凝滞之处皆能开之。"据现代临床报道，以上虫类药具有强大的活血通络作用，不但可以抗动脉硬化、抗血管阻塞、降血液的黏稠度、抗凝，而且能修复由于长期高血脂、动脉硬化造成的血管内皮损伤，解除血管痉挛，可起到防治心血管病，尤其是冠心病的双重目的。在此病例中，考虑到患者病之根本在于"本虚"，故益气药如黄芪、太子参始终贯穿于整个治疗过程，以益气扶正，气旺以助血行。黄芪与当归、赤芍等配伍以益气活血通络，再合加味二陈汤、五苓散宣肺化痰、利水化瘀，在短期内有效地改善呼吸困难、水肿的症状，且服药后患者未出现滋腻现象。

肺系疾病验案

邹德琛治疗肺系疾病验案

邹德琛（1930–2005），黑龙江中医药大学教授，黑龙江省名老中医，龙江医派杰出医家，历任黑龙江省人大常委、黑龙江中医药大学伤寒教研室主任、工会副主席、中医基础理论研究所所长、中华全国中医学会理事、黑龙江省新药评审委员会委员、全国老中医药专家学术经验继承指导老师。学验俱丰，融汇诸家，尤精于仲景之学，尤擅治肺系及儿科等各种疑难杂症。

一、麻黄汤加减治疗风寒咳嗽

病案：李某，女，54岁，1998年11月24日。

初诊：咳嗽一月，干咳少痰，恶寒，气短，咳嗽夜甚。舌淡红有齿痕，苔白，脉缓。

中医诊断：咳嗽　　　　辨证审机：外感风寒，肺气失宣。

治法：发汗解表，宣肺平喘。　　　　方药：麻黄汤加减

蜜麻黄10克　桂枝15克　杏仁10克　冬花20克　紫菀15克　清半夏10克　桔梗10克　炙附子10克　葛根15克　川贝10克　炙草10克。三剂　水煎服。

二诊：1998年11月27日。畏寒已解，唯咳而少痰，少寐。

方药：上方去葛根，加陈皮15克、枣仁15克。三剂，水煎服。

三诊：1998年12月1日。咳嗽已止，继服上方七剂。

按语　本证咳嗽是由外感风寒，肺气失宣所致。肺主皮毛，风寒外袭，皮毛郁滞，肺气也随之不利，故咳嗽。《内经》有言“卫气者，所以温分肉、充皮肤、肥腠理、司开合者也”，风寒之邪侵袭肌表，使卫阳被遏，故恶寒。治宜发汗解表，宣肺平喘。方用麻黄汤加减。方中麻黄解表宣肺；桂枝解肌发表，温通经脉；杏仁降气平喘；冬花、紫菀润肺化痰止咳；桔梗宣肺祛痰；附子温阳散寒；川贝润肺止咳；炙草调和诸药。二诊加枣仁宁心安神。

二、沙参麦冬汤合生脉散治疗久咳

病案：王某，女，39岁，1998年9月25日。

初诊：每年9月份必咳，连续四年，现干咳5天，痰少而黏，声嘶，口干咽燥，常欲饮水，形体消瘦，四肢无力，大便干。舌红少苔，脉细数。

中医诊断：久咳　　　　辨证审机：肺气阴两虚，脏腑失养。

治法：益气养阴润肺　　　　方药：沙参麦冬汤合生脉饮

西洋参10克　寸冬20克　沙参15克　知母15克　瓜蒌15克　杏仁10克　百部15克　天花粉10克　黑芝麻20克　生甘草15克　蜜枇杷叶20克。五剂 水煎服。

二诊：1998年9月29日。咽干减轻，大便不干，咳嗽未见明显好转。

方药：上方去知母，加紫菀15克。五剂，水煎服。

三诊：1998年10月20日。病情好转，咳嗽减轻，食欲欠佳。

方药：9月29日方加炒麦芽15克，三剂，水煎服。

四诊：1998年10月24日。诸症均好转，继服10月20日方七剂以巩固疗效。

按语　本证咳嗽由肺阴不足兼气虚而来，肺主治节，敷布津液，濡养脏腑，久病伤阴，则津液亏虚，脏腑失于濡养，故口干咽燥，形体消瘦；肺失清肃则干咳，声嘶；舌红少苔，脉细数，为阴虚内热之象。治宜滋阴润肺。方用沙参麦冬汤合生脉散加减。方中西洋参，甘而微寒，益气而不温燥；知母、瓜蒌清热润燥，理气化痰；天花粉清热润燥，化痰止渴；黑芝麻滋阴润燥而滑肠；枇杷叶、杏仁利肺止咳。二诊加紫菀以增润肺下气止咳之力。三诊加炒麦芽以加强健脾胃之效。

三、麻杏石甘汤合桔梗半夏汤治疗哮喘

病案：李某，女，71岁，1998年8月16日。

初诊："过敏性哮喘"一年余，现流涕，哮喘时作（曾三次肺手术），常隔二十日左右发作，咽痒，舌暗红苔白，脉缓而沉。

西医诊断：过敏性哮喘　　　　中医诊断：哮喘

辨证审机：邪壅于肺，肾虚于下，肾不纳气，气失宣降。

方药：麻杏石甘汤合桔梗半夏汤

蜜麻黄7.5克　杏仁10克　桔梗10克　半夏10克　生石膏15克　百合15克　山药20克　寄生15克　五味子10克　川贝10克　杞果15克　元芪20克。五剂 水煎服。

二诊：1998年8月25日。服药后，喘未作，诸症减轻，咽痒减未咳。

方药：上方去麻黄、五味子，加紫苏15克、菟丝子20克，五剂，水煎服。

按语　临床上哮、喘多伴见，但亦有所不同，需要相互鉴别。喘与哮不同，为邪壅于肺，宣降失司或肾失纳气所致，临床上"哮以声响名，喘以气息言"，哮必兼喘，而喘未必兼哮。患者除却哮喘之症外，尚见流涕，说明表邪仍在，方用麻杏石甘汤合桔梗半夏汤（《圣济总录》），麻杏石甘汤多用于表邪未解、肺热喘咳之证候，其中麻黄辛苦温，宣肺解表而平喘；石膏辛甘大寒，清泻肺胃之热以生津，石膏倍于麻黄制麻黄温热之性，使全方不失为辛凉之剂，麻黄得石膏则宣肺平喘而不助热；杏仁味苦，降利肺气而平喘，与麻黄宣降相因；桔梗、半夏为顺气消痞之品，用于伤寒冷热不和，痰气不降之候。患者有手术史，且病已久，常发作，故不宜行气劫阴，去陈皮，加滋阴之山药、百合、杞果，久病伤肾，故酌加补肾之品，选用桑寄生、五味子上敛肺气，下滋肾精，并加补气之黄芪，补已虚之正气，加清热化痰，润肺止咳之川贝，驱入侵之邪气。二诊时，症状缓解，效果明显，麻黄被力道缓和且宽中之解表剂紫苏代替，敛肺气、滋肾精之五味子被补肾固精之菟丝子代替，五剂药后，未再发作。

四、保真汤加减治疗肺痨

病案：蔡某，男，9岁，1995年9月15日。

初诊："肺结核"一月，现低热，恶食，食多则便泻，面色萎黄少泽，舌淡苔白，脉缓弱。

西医诊断：肺结核　　　　　　　　　中医诊断：肺痨

辨证审机：正气亏虚，痨虫感染，侵蚀肺脏。

治法：益气养阴　　　　　　　　　　方药：保真汤加减

党参20克　云苓15克　地骨皮20克　柴胡10克　知母10克　乌梅10克　砂仁10克　山药15克　黄芪20克　秦艽10克　当归15克。五剂 水煎服。

二诊：1995年9月20日。低热已退，唯少寐心烦，余同前。

方药：茯苓15克　半夏10克　佛手15克　酸枣仁15克　枳壳10克　竹茹15克　栀子10克　甘草10克　远志15克　胆南星10克　珍珠母20克。十剂 水煎服。

三诊：1995年9月30日。服9月20日方后，现少寐心烦已轻。继服上方十剂，以巩固疗效。

按语　肺结核即中医的肺痨。其病因病机是由于正气虚弱，感染痨虫，侵蚀肺脏所致。主要有肺阴亏虚、阴虚火旺、气阴耗伤、阴阳两虚等证。本证除低热、恶食外，舌质舌苔无明显变化，关键是食多则便泻，面色萎黄少泽，此是由于脾失健运，致中气下陷，故食多则便泻；脾气不足，久延不愈，可致营血亏虚，渐成气血两虚，则形体逐渐消瘦，面色萎黄。辨证为气阴耗伤证。方用保真汤加减：党参、黄芪、茯苓补肺益脾，培土以生金；当归滋阴养血；柴胡、地骨皮、知母、秦艽清热除蒸；乌梅治疗骨蒸盗汗；砂仁化湿行气；山药健脾益气。二诊低热已退，唯少寐心烦。胆为清净之府，性喜宁谧而恶烦扰，胆气不足，致使胆郁痰扰，方用十味温胆汤加减：半夏燥湿化痰，降逆和胃；竹茹清热化痰，除烦止呕；茯苓健脾渗湿，以杜生痰之源；酸枣仁、远志、珍珠母宁心安神；佛手理气而不伤阴；枳实易枳壳增强疏肝理气解郁之力；栀子清肝泄热；胆南星涤痰清热。十剂后三诊心烦少寐已轻，说明药已对证，继服上方十剂，以巩固疗效。本病的治疗过程说明，不要局限在疾病的病名上，而应根据辨证论治原则，只有针对病因病机遣方用药，才能收到满意的疗效。

刘建秋治疗肺病验案

刘建秋，1950年生，主任医师，教授，博士生导师，黑龙江中医药大学附属第一医院呼吸科学术带头人，曾任呼吸科主任、诊断学教研室主任。黑龙江省名中医，曾获中国中西医结合突出贡献奖，全国名老中医药专家学术经验继承工作指导教师，全国名老中医药专家传承工作室建设项目专家。现任黑龙江省中医肺系疾病委员会主任委员，黑龙江省中西医结合学会呼吸专业委员会名誉主任委员，曾任中国中西医结合学会呼吸专业委员会委员，中华中医药学会感染病分会常委，黑龙江省委保健专家。著有《刘建秋学术经验集》《弥漫性间质性肺病中西医结合诊治及刘建秋治疗经验》，擅长中西医结合防治内科常见病及疑难杂症，尤其对肺科疾病有独到之处。

一、麻杏止咳汤治疗咳嗽变异性哮喘

病案：陈某，女，56岁，2008年1月20日。

主诉：反复发作性咳嗽10余年，加重1个月。

病史：患者10年前开始出现反复发作咳嗽，偶尔少量稀白痰，夜间加剧，西医诊断为咳嗽变异性哮喘，给予“舒利迭”吸入治疗，症状有好转。1个月前因感冒后再次出现咳嗽加重。

初诊：咳嗽，咽痒，遇冷空气或异味刺激更剧，甚则不能自已，少量稀白痰，胸闷，食纳可。舌淡，苔薄，脉浮滑。

西医诊断：咳嗽变异性哮喘　　　　中医诊断：咳嗽

辨证审机：风邪恋肺，肺失宣降。

治法：疏风宣肺，化痰止咳。

方药：炙麻黄10克　苦杏仁10克　紫苏叶15克　白前15克　半夏10克　罂粟壳3克　蝉蜕10克　炒蒡子10克。七剂　水煎服，日一剂早晚分服。

二诊：2008年1月27日。患者服药后咳嗽症状好转，以干咳为主，偶有少量白痰，胸闷缓解。舌淡，薄白苔，脉滑。前方既已奏效，效不更方。

方药：炙麻黄10克　苦杏仁10克　紫苏叶15克　白前15克　半夏10克　罂粟壳3克　蝉蜕10克　炒蒡子10克。七剂　水煎服，日一剂早晚分服。

三诊：2008年2月3日。患者服药十四剂后咳嗽明显好转，偶有咽痒，无痰。舌淡红，薄白苔，脉小滑。症状好转，外邪已衰大半，前方略作加减。

方药：炙麻黄10克　苦杏仁10克　紫苏叶15克　白前15克　半夏10克　蝉蜕10克　炒蒡子10克　桔梗15克　陈皮15克。七剂　水煎服，日一剂早晚分服。

四诊：2008年2月10日。患者服药后，咳嗽平复如常，偶有咽痒，略有乏力，舌淡，苔白，脉缓。外邪得祛，本虚尚不甚明显，以调理为主，予六君子汤加味。

方药：党参15克　黄芪15克　茯苓15克　白术15克　半夏10克　炒蒡子10克　炙甘草10克　陈皮15克。七剂　水煎服，日一剂早晚分服。

按语　咳嗽变异性哮喘属于中医咳嗽范畴，西医认为本病属于哮喘中的一个特殊类型。肺居上焦，且为娇脏，易为外邪所侵，尤易为风邪所侵，肺气不得宣降故见咳嗽，风邪留恋于肺系咽喉故见咽痒。患者虽有久咳，但病位尚属轻浅，仅于肺卫，并无损及五脏之象。故治疗无须太多顾忌，疏风宣肺，化痰止咳，直中病所。此例治疗用药以疏宣为主，略显平和，正如《症因脉治》所言：“身无热，无外邪者，消痰理气为主”，用药中没有太多的攻伐之品。麻黄辛温，“轻清上浮，专疏肺郁，宣泄气机”（张山雷），为治咳喘之要药。杏仁降气平喘，有化痰止咳之功。《本草便读》认为杏仁的作用在于“气降则痰消嗽止”。半夏擅治风痰能“消心腹胸膈痰热满结，咳嗽上气”（《别录》）。《温病条辨》言“治上焦如羽，非轻不举”，所以治疗肺病的多选清轻上扬之品，紫苏叶、蝉蜕二者均入肺经。紫苏叶发表，散寒，理气；蝉蜕疏散风邪，能利咽。白前泻肺降气，下痰止嗽，《别录》认为“主治胸胁逆气，咳嗽上气。”《唐本草》认为“主上气冲喉中，呼吸欲绝”，与此患此症正符。牛蒡子治风热咳嗽，咽喉肿痛，《医学启源》记载其“消利咽膈”。《主治秘要》认为其“润肺散气”。罂粟壳乃酸涩收敛之品，主入肺经，能敛肺气止咳，这也是《内经》所说“肺欲收，急食酸以收之”之意。患者久咳复加新感，当以刚劲之药以图速效，故弃五味子而选罂粟壳。当显效之时，中病即止，故去罂粟壳。本方即开郁闭之肺气，又疏留恋之风邪，又敛久伤之肺气，诸药合用使邪实可祛而肺气不损。此患虽久病，但无明显脏腑虚损，方剂中病得手即止，平复之后稍作药食调理，注意日常饮食起居调节即可。但平日当注意顾护肺气，以减少发作。

二、泻肺逐饮汤治疗恶性胸腔积液

病案：张某，男，50岁，2005年5月11日。

主诉：右肺癌1年，胸闷、气短2个月。

病史：患者1年前出现咳嗽咳痰于医大就诊，诊断为右肺癌，给予放射治疗后，症状好转，近2个月开始出现胸闷气短症状，就诊发现右侧胸腔积液，给予胸腔穿刺引流治疗，积液反复增加，症状反复加重。肺CT：右肺占位性病变，右肺下叶不张，右侧胸腔积液。B超：右侧胸腔中等量积液。胸水脱落细胞示：见恶性细胞。

初诊：胸闷，气短，咳嗽，右胸痛，神疲、乏力，形体消瘦，腹胀，小便少，舌质淡，苔白腻，脉沉弦。

西医诊断：右肺癌，右侧胸膜转移，右侧胸腔积液　　中医诊断：悬饮

辨证审机：正气不足，邪毒侵肺，饮停胸胁。

治法：泻肺逐饮，健脾益气，化瘀解毒。　　方药：泻肺逐饮汤

葶苈子30克　全瓜蒌20克　茯苓20克　川椒目15克　薏苡仁20克　龙葵20克　半边莲20克　生黄芪20克　全蝎 5 克　半枝莲20克　太子参20克　炒白术15克　山慈菇30克　紫河车 5 克（冲服）。十剂 水煎服，日一剂早晚分服。

二诊：2005年5月20日。服药后自觉神疲乏力减轻，胸闷，气短有所缓解，咳嗽、胸痛轻，小便多，服药后食纳差，腹胀。舌淡，苔白腻，脉沉弦。考虑药食碍胃，予消食化积之品，前方加焦三仙。

方药：葶苈子30克　全瓜蒌20克　茯苓20克　紫河车5克（冲服）　薏苡仁20克　龙葵20克　半边莲20克　焦三仙各10克　全蝎 5 克　半枝莲20克　太子参20克　炒白术15克　山慈菇30克　川椒目15克　生黄芪20克。十四剂 水煎服，日一剂早晚分服。

三诊：2005年6月3日。服药后症状明显好转，胸闷气短减轻，食纳可，腹胀轻。舌脉同前。B超：右侧胸腔积液，与前次比较积液减少（5月30日）。症状好转，守方继服，十四剂。

四诊：2005年6月20日。服药后患者无明显胸闷，气短活动后加重，乏力症状缓解，食纳可，二便和。舌淡红，苔白，脉沉。B超：右侧胸腔少量积液（6月15日）。继服前方，十剂。

按语　此患虽患肺癌，但当前以胸闷、气短、咳嗽胸痛为主诉症状，检查发现有胸腔积液，急则治其标，当前首先治疗以胸腔积液为主。《金匮要略》言：“水留在胁下，咳唾引痛，谓之悬饮”，故以悬饮辨病。癌性胸腔积液的主要原因是癌肿侵袭，“三焦气涩，脉道闭塞，则水饮停滞，不得宣行，聚成痰饮”（《圣济总录·痰饮统论》）。正气不足，邪毒侵肺是发病根本原因。方中葶苈子入肺与膀胱经，辛散开壅，止咳平喘。有泻肺逐饮，行水消肿之功，《本草从新》中称“行膀胱水，肺中水气膹急者，非此不能除”，因此方中重用葶苈子为君。瓜蒌有清热化痰、宽胸下气之功；黄芪有益气健脾、利水消肿之效，合太子参可补虚损之元气；薏苡仁健脾渗湿，湿去而脾运，则痰无由生也。四药共为臣药。炒白术健脾益气，燥湿利水；茯苓健脾和中，利水渗湿。二药佐薏苡仁以健脾，又能行水。椒目利水消肿，祛痰平喘，助葶苈子“行积水，逐留饮”；紫河车为血肉有情之品，补气，养血，益精，四药为佐药。龙葵、半边莲、全蝎、半枝莲、山慈菇清热解毒，化瘀散结，乃治疗肿瘤经验用药，酌情用之。二诊之时，患者食纳减差，考虑为药物碍胃，加焦三仙以增消食运化治疗。此患者治疗历时近3个月，服药近50剂，乃得初效，实为疾病所然。患者本为正虚邪实，利水祛邪太过恐伤正气，补益气血太过又恐邪进益甚。唯有扶正祛邪，标本兼顾，小剂缓图，终得悬饮得除之大半的效果。

三、止哮汤治疗支气管哮喘慢性持续期

病案：任某，男，59岁，2011年12月12日。

主诉：发作性喘息、咳嗽、喉中痰鸣20余年，加重2月。

病史：患者既往支气管哮喘病史 20 余年，多在秋冬季节发作。2 月前因受凉而出现复发，症见呼吸急促、咳嗽、咳痰清稀，在黑龙江省某三甲医院住院治疗后症状减轻。目前仍有发作性喘息，咳嗽，喉中痰鸣，夜间症状较重，间断吸入舒利迭（沙美特罗氟替卡松粉），为求中医治疗故来就诊。

初诊：症见喉中痰鸣，气短息促，咳嗽，咳痰清稀，面色苍白，畏寒肢冷，腰膝酸软，舌淡苔白，脉沉细。

西医诊断：支气管哮喘（慢性持续期）　　中医诊断：哮病

辨证审机：哮病久发，阳虚痰盛。

治法：温阳益气，化痰平喘。　　方药：止哮汤

淫羊藿20克　太子参10克　黄芪10克　五味子10克　知母10克　炙麻黄10克　款冬花15克　罂粟壳 4 克　广地龙10克　蜜枇杷叶10克。七剂 水煎服，日一剂早晚分服。

二诊：2011年12月19日。服药七剂后，喉中痰鸣、气短息促症状明显减轻，但遇冷风仍咳嗽，咯痰无力，痰涎清稀，形寒肢冷，腰酸，舌质淡苔白，脉沉细。效不更方。

方药:淫羊藿20克　太子参10克　黄芪10克　五味子10克　知母10克　炙麻黄10克　款冬花15克　罂粟壳 4 克　广地龙10克　蜜枇杷叶10克。七剂 水煎服，日一剂早晚分服。

三诊：2011年12月26日。服上方七剂，喉中痰鸣、气短息促症状基本消失，咳嗽，咳痰，肢冷，腰膝酸软明显减轻，舌质淡苔白，脉沉细。继以前法去除罂粟壳治疗。

方药:淫羊藿20克　太子参10克　黄芪10克　五味子10克　知母10克　炙麻黄10克　款冬花15克　广地龙10克　蜜枇杷叶10克。七剂 水煎服，日一剂早晚分服。

四诊：2012年1月2日。药后诸症大减，偶有遇风咳嗽、少痰，畏寒肢冷、腰膝酸软明显减轻，舌淡苔白，脉沉细。此乃标实已去，正虚未复，以温阳益气为治，但因宿痰内伏，故仍予化痰之品。守前方连续服用1个月。

按语　本案患者，哮喘夙疾二十余年，疾病反复发作不愈，以秋冬为甚，此次因感寒而诱发，持续 2 月，属于支气管哮喘慢性持续期。其见发作性喉中痰鸣、气短息促、咳嗽、咳痰清稀、畏寒肢冷、腰膝酸软等痰浊内蕴、阳气虚衰之症，故辨证属于阳虚痰盛。患者素体阳虚或哮病长期反复发作，痰从寒化，致寒痰内伏于肺；病久及肾，寒痰伤及肾阳，致肺肾两虚之候；肾主纳气，主水，肾气虚则摄纳失司，阳虚则全身津液代谢失常，水泛为痰，上干于肺；二者相互影响，合并同病，邪实与正虚错综相见，再加之外邪侵袭而诱发，治以温阳益气、化痰平喘。方中淫羊藿温补肾阳，麻黄宣肺平喘，两药共凑温阳平喘之功；黄芪补益肺气、补气升阳，太子参补气生津，温阳益气，地龙配麻黄加强解痉平喘之力，款冬花润肺止咳，枇杷叶止咳化痰，五味子敛肺止咳，罂粟壳敛肺止咳力强，又可防麻黄、淫羊藿过于辛散，与五味子相伍增强敛肺止咳的作用；知母润肺止咳，又有补虚之用，专入肺、肾二经。诸药配伍，阴阳并补，虚实同治，金水相生，收散并用，共奏温阳益气，化痰平喘的功效。

四、三子养亲汤加味治疗慢阻肺病急性加重期

病案：王某，男，72岁，2012年2月6日。

主诉：反复咳嗽、咳痰20余年，活动后喘息5年，加重1周。

病史：患者既往慢性支气管炎病史20余年，5年前开始出现活动后喘息，在黑龙江省某三甲医院经肺功能等检查后诊断为“慢性阻塞性肺疾病”。1周前患者因感受寒邪而咳嗽、咳痰、活动后喘息症状加重，为求系统治疗来诊。

初诊：咳嗽痰多，胸部满闷，痰色白黏腻呈泡沫状，短气喘息，稍劳即著，畏风易汗出，倦怠乏力，面色萎黄，舌质淡有齿痕，苔白腻，脉细滑。诊查可见胸廓呈桶状，肋间隙增宽，双肺呼吸音粗，可闻及干湿啰音。

西医诊断：慢性阻塞性肺疾病急性加重期　　中医诊断：肺胀

辨证审机：肺虚脾弱，痰浊阻肺。

治法：降气化痰，补肺健脾。　　方药：三子养亲汤合二陈汤加减

莱菔子20克　白芥子15克　紫苏子20克　苦杏仁15克　陈皮15克　炙麻黄10克　款冬花15克　清半夏15克　茯苓20克　葶苈子20克　炒白术15克。七剂　水煎服，日一剂早晚分服。

二诊：2012年2月13日。服前方后喘息、咳嗽症状减轻，仍胸部满闷，倦怠乏力，食少纳差，舌质淡有齿痕，苔白腻，脉细滑。继以前方加减治疗。

方药：莱菔子20克　白芥子15克　紫苏子20克　苦杏仁15克　陈皮15克　炙麻黄10克　款冬花15克　清半夏15克　茯苓20克　葶苈子20克　炒白术15克　薤白10克　黄芪10克。十剂　水煎服，日一剂早晚分服。

三诊：2012年2月23日。服药后诸症明显减轻，以上方继服十四剂。

按语　肺胀是多种慢性肺系疾病后期转归而成，临床以咳喘上气、胸闷胀满等为主症，病因以久病肺虚为主，由于反复感邪，疾病反复发作而进行性加重。本案中患者年逾古稀，久患喘咳，肺气早已虚弱，感寒之后，寒邪犯肺致肺失宣降，肺气上逆则为咳嗽，气还于肺间则肺气胀满。如《诸病源候论》中曰：“肺虚为微寒所伤则咳嗽，嗽则气还于肺间则肺胀，肺胀则气逆，而肺本虚，气为不足，复为邪所乘，壅痞不能宣畅，故咳逆，短气也。”日久累及脾脏，脾气虚弱，运化失常，痰浊内生，上逆干肺，则咳嗽、痰多色白黏腻；痰从寒化成饮，则呈泡沫状；肺虚卫表不固则畏风易汗出；脾失健运故见倦怠乏力，面色萎黄，食少纳差。故以降气化痰，补肺健脾为治疗法则。本方是在三子养亲汤与二陈汤的基础上加减而成。三子养亲汤是治疗痰壅气逆证的常用方，以痰浊壅盛，肺实喘满，痰多黏腻为宜；二陈汤偏于健脾燥湿、理气祛痰，主治湿痰证。方中麻黄宣肺平喘，杏仁降气止咳，二者共用复肺之宣降；款冬花润肺止咳，葶苈子泻肺降气、祛痰平喘，炒白术补气健脾。二诊患者仍诉胸部满闷，说明寒痰湿浊凝滞于胸中，阳气不得宣通，故加用薤白散阴寒之凝结；患者倦怠乏力，食少纳差明显，加用黄芪补肺脾之气，且黄芪与白术相配可增强补气健脾之效。综观本方，针对肺胀的病机关键，严密辨证，祛邪不伤正，扶正不留邪，故能力挽沉疴，收效良好。

肝胆脾胃系疾病验案

谢晶日治疗内科疾病医案

谢晶日，主任医师，博士生导师，国家二级教授，国务院特殊津贴专家，黑龙江中医药大学附属第一医院肝脾胃病科主任，主要学术兼职：第五批国家级名老中医指导教师、国家脾胃病重点专科带头人、省消化病学科带头人、中国中西医结合消化疾病专业委员会常委、中华中医药学会中医脾胃病分会常委、国家科学技术奖励评审专家、国家药理基地省中医消化专业组组长、国家中药品种保护审评委员会委员、《中国中西医结合消化杂志》《中医药导报》编委，并任美国国际医药大学及美国中医联合会兼职教授、省中西医结合学会常务理事、省中西医结合消化专业委员会主任委员、省博士后专家委员会委员、黑龙江省委保健组专家。

一、运用肝脾论治疗慢性萎缩性胃炎

病案：王某，女，49岁，2013年6月20日。

主诉：胃脘胀痛不舒半年，加重2个月。

病史：患者诉半年前因琐事与夫争吵后自感胃脘胀痛不舒，反复发作。到西医院就诊，诊断为慢性萎缩性胃炎，予口服雷贝拉唑等药物治疗后有所缓解，但停药2周后症状反复。两月前，患者自感胃脘胀痛，胸胁胀闷不舒等症加重来院就诊。经胃十二指肠镜检查显示：慢性萎缩性胃炎，十二指肠球部溃疡。病理示：（胃窦）黏膜慢性炎伴萎缩（中度），部分腺体轻度不典型增生。碳13呼气试验：Hp（–）。

初诊：胃脘胀痛，胸胁胀闷不舒，嘈杂吞酸，寐差，倦怠乏力，食欲不振，面色萎黄，形体消瘦，大便2日1行，舌质紫暗，边有瘀斑，苔白腻，左脉沉弦，右脉沉滑。

西医诊断：慢性萎缩性胃炎伴不典型增生，十二指肠球部溃疡　　中医诊断：胃痞

辨证审机：肝郁脾虚，络脉瘀阻。

治法：疏肝健脾，化瘀和胃。

方药：柴胡10克　郁金10克　香附10克　黄连10克　吴茱萸 5 克　半夏10克　佛手10克　砂仁15克　苏子15克　陈皮15克　川芎10克　浙贝母25克　海螵蛸25克　三棱10克　莪术10克　大黄10克。七剂 水煎服，每日一剂，早晚分服。

二诊：2013年6月27日。患者服药七剂后自觉神清气爽，胃脘胀满，胸胁疼痛不舒，嘈杂吞

酸，寐差等诸症明显减轻，诉仍遇劳则自感乏力，纳差。此为标邪已消，脾虚仍现，宜酌加补气健脾，消食和胃之品。

柴胡10克　郁金10克　香附10克　黄连10克　吴茱萸5克　半夏10克　佛手10克　砂仁15克　苏子15克　陈皮15克　川芎10克　黄芪20克　鸡内金10克　三棱10克　莪术10克　大黄10克。十剂 水煎服，每日一剂，早晚分服。

三诊：2013年7月7日。患者诉服药十七剂后诸症皆消，复诊舌脉：舌质暗，苔薄白，脉弦细，嘱续守原方调治一个月，三个月后复查胃镜提示慢性浅表——萎缩性胃炎，病理：胃窦灶性萎缩，HP（–），随诊半年，患者叙述病情未见反复。

按语 本病虽病变在胃，然病源于肝、脾二脏，病机乃肝失疏泄，乘脾犯胃，脾胃不和。气机升降失常，壅阻于中焦是该病发生的关键所在，如《景岳全书·痞满》云："怒气暴伤，肝气未平而痞。"脾胃为气机升降之枢纽，肝为控制脾胃气机之关键，肝气不舒，中焦气机无法斡旋升降，浊气留滞于中焦，则发为痞满，正如《类证治裁·痞满》提出"脾虚失运，食少虚痞"及"胃虚气滞而痞"。方中柴胡为君，升清解郁，疏泄肝胆；郁金、香附共入肝经，辅助柴胡以行气解郁，消胀除满，郁解气顺，诸证得缓；左金丸与浙贝、海蛸共伍，入胃酸消，胃和卧安；半夏、佛手、砂仁，苏子、陈皮，诸药同用，共调气机，契合调畅气机法为肝脾论治疗的根本之法，因"浊气在上，则生䐜胀"，脾胃气机复常，痞满之证自除。又因肝气郁滞，气机不行，血运不畅，络脉不通，而兼血瘀之证，故加川芎、三棱、莪术、大黄，以达活血祛瘀，行气止痛，化积消痞，气血双施之效。二诊于原方去浙贝、海蛸，加黄芪、内金。意为酸已抑，痛亦缓，去海螵蛸，浙贝母以防苦寒伤正，加黄芪以固正抑邪，用内金取导而不郁，运而不滞之意。痞满一证，肝为起病之源，脾为传病之路，胃为发病之所。木不疏土，肝木乘克脾土，脾失健运，积而化湿，湿邪碍胃，胃失和降而生痞满。肝木与脾土的生理病理皆息息相关，肝郁为其因，脾虚为其果，胃部痞满则为其发病之象。肝脾之病相互影响而成肝脾不调，肝脾同病之疾，脾胃伤，则元气衰；元气衰，则痞满诸疾由之而生。正如《医贯》中云："饮食入胃，犹水谷在釜中，非火不熟，脾以化食，全借少阳相火之无形者"，即为肝胆之相火助脾胃以化食之意。基于以上原因，余认为萎缩性胃炎之病病机关键在于其本在肝，其标在胃。遵循"中焦如衡，非平不安"的原则，本病应溯本求源，以疏肝益气健脾，通络养胃之法贯彻始终，直中病源，药到病瘥。

二、柔肝煎治疗肝硬化腹水

病案：王某，男，57岁，2009年11月20日。

主诉：腹胀，纳差2个月余。

病史：患者乙型病毒性肝炎感染20余年，6年前诊断为乙型病毒性肝炎后肝硬化，因肝功能检查发现谷丙转氨酶（ALT）和谷草转氨酶（AST）反复升高而多次进行保肝降酶，所用药物有甘草酸二胺、还原型谷胱甘肽等。2个月前患者因腹胀，纳差逐渐加重而到当地医院就诊，诊断为"乙型病毒性肝炎肝硬化失代偿期合并腹水"，经保肝降酶、利尿等治疗后腹水减轻不明显，故来求治。

初诊：患者腹胀、纳差、倦怠、乏力，全身皮肤黏膜及巩膜中度黄染，面部、颈部及前胸有蜘蛛痣，双手肝掌明显，腹部胀大膨隆，腹壁静脉曲张（+）、腹围112cm。左肋弓下3cm可触及脾脏，移动性浊音（+），下肢浮肿。舌质淡，苔白腻，脉沉细。腹部彩超示：肝硬化，腹腔积液，脾大。实验室检查：生化全项：ALT 115IU/L、AST 135IU/L、TBIL 98μmo1/L、DB 42.3μmol/L、

GGT 109U/L。乙肝五项：HBsAg+、HBeAg+、HBcAb+，HBVDNA 2.6×10^6。

西医诊断：乙型病毒性肝炎后肝硬化，肝功能失代偿期　　　中医诊断：臌胀

辨证审机：脾虚失运，水湿内停，气虚瘀血。

治法：健脾利水，活血化瘀，调和阴阳。　　　方药：柔肝煎

方药：柴胡 15 克　茯苓 25 克　猪苓 20 克　焦白术 20 克　泽泻 20 克　半夏 15 克　陈皮 15 克　薏苡仁 30 克　赤芍 20 克　丹参 20 克　枳实 15 克　大腹皮 30 克　神曲 20 克　内金 15 克　生姜 15 克　半枝莲 35 克　炙甘草 15 克　炙鳖甲 20 克　草豆蔻 20 克　炒紫苏子 15 克　党参 20 克。七剂 水煎两次，分早晚两次温服。

二诊：2009 年 11 月 28 日。患者服上药后，尿量逐渐增加，腹胀略缓解，仍倦怠、乏力、皮肤巩膜黄染，腹围 110cm、移动性浊音（+），下肢浮肿。舌质淡，苔黄白腻，脉沉细。

患者病情在服药后稍有缓解，说明辨证准确，用药有效，可以在原方剂基础上继续治疗。仍以健脾利水，活血化瘀，调和阴阳为治法，但患者出现舌苔黄白相兼，有湿郁化热表现，应予清湿热药。

柔肝煎加减：柴胡 20 克　茯苓 25 克　猪苓 20 克　焦白术 20 克　泽泻 20 克　半夏 15 克　陈皮 15 克　薏苡仁 30 克　赤芍 20 克　丹参 20 克　枳实 15 克　大腹皮 30 克　神曲 20 克　内金 15 克　生姜 15 克　半枝莲 35 克　黄芩 15 克　茵陈 35 克　金钱草 20 克　炙甘草 15 克　党参 20 克　炙鳖甲 20 克　草豆蔻 20 克　炒紫苏子 15 克。十四剂 水煎两次，分早晚两次温服。

三诊：2009 年 12 月 13 日。患者尿量逐渐增加，腹胀明显缓解，仍倦怠、乏力、皮肤巩膜黄染转淡，腹围 98cm、移动性浊音（+），下肢浮肿消失，仅足趾部轻度水肿。舌质淡，苔黄白腻，脉沉细。

诸症虽缓解，但脾气虚较重而难于速复，仍以健脾扶正为要。原方基础增加益气药力度。

柔肝煎加减：柴胡 20 克　茯苓 25 克　猪苓 20 克　焦白术 20 克　泽泻 20 克　半夏 15 克　陈皮 15 克　薏苡仁 30 克　赤芍 20 克　丹参 20 克　枳实 15 克　大腹皮 30 克　神曲 20 克　内金 15 克　生姜 15 克　半枝莲 35 克　黄芩 15 克　茵陈 35 克　金钱草 20 克　炙甘草 15 克　党参 20 克　黄芪 50 克　炙鳖甲 20 克　草豆蔻 20 克　炒紫苏子 15 克。十四剂 水煎两次，分早晚两次温服。

四诊：2009 年 12 月 28 日。服上方加减至三十五剂，腹围已减至 87cm，腹胀明显好转，时有乏力感，食欲佳，中胁胀痛消失，下肢无浮肿。生化示：ALT 45IU/L、AST 55IU/L、TBIL 22μmol/L、DB 10μmol/L、GGT 59U/L；彩超示：腹水消失，脾厚 44mm。

按语　本例通过中医四诊合参辨证为水湿内停兼气虚血瘀之膨胀。治以健脾利水，活血化瘀，调和阴阳为法，方用柔肝煎，为五苓散、四逆散合甘草泻心汤加减。《素问·至真要大论》："诸湿肿满，皆属于脾"。茯苓、焦白术为君，茯苓健脾利水渗湿，焦白术补气健脾；臣以猪苓、薏苡仁、泽泻、半枝莲与君药相伍，意在健脾利水；柴胡、赤芍、丹参、枳实、陈皮、大腹皮意为行气活血；佐以黄连、黄芩、半夏、生姜、炙甘草以调和阴阳。而关于肝硬化腹水治疗的体会如下：第一、首重健脾、益气利水。脾为气血生化之源，运化功能失司则气血津液不足，同时不能运化水湿，水湿内停，湿阻气机则血行不畅，日久则成膨胀。而脾居中州，为水湿运化、气机升降之枢纽，故肝硬化腹水的治疗，首重健脾利水。第二、标本兼顾、行气活血。肝气郁则血行受阻，终致气滞血瘀而水停，在健脾利水的基础上应同时注重行气活血。第三、协调阴阳。"肝体阴而用阳"，水湿停聚是本病的特征，水湿为阴邪，易伤阳气。故本病应以辨证论治为前提，注重协调阴阳。

三、清热解毒，健脾化湿和营法治疗溃疡性结肠炎

病案：郑某，男，49岁，2011年4月18日。

主诉：腹泻、腹痛伴有脓血便3个月，加重1周。

病史：该患3个月前无明显诱因出现腹泻、腹痛并伴有脓血便，求诊于当地医院，诊断为溃疡性结肠炎，经系统治疗后，未见明显缓解。一周前，诸症加重，听闻谢晶日教授擅长治疗此类病症，遂求治于此。

初诊：症见腹泻，每日排便约6-7次，便溏且伴有黏液脓血，腹痛肠鸣，肛门灼热，两胁时感胀痛不舒，伴有口干口苦，食少纳呆，倦怠乏力。舌质紫暗、苔黄腻、脉弦滑。

西医诊断：溃疡性结肠炎　　中医诊断：痢疾

辨证审机：湿热内蕴，阻畅气机。

治法：清热化湿，理气和营。

方药：败酱草25克　白头翁25克　柴胡10克　黄芪15克　白术15克　白芍10克　防风30克　秦皮12克　马齿苋30克　赤石脂18克　党参15克　茯神12克　远志12克　甘草6克。十剂 水煎，早晚2次分服。

二诊：2011年4月28日。服药十剂，大便次数减至日行2-3次，便中血量明显减少，但黏液量仍然较大，初诊时的腹痛肠鸣、肛门灼热、两胁胀痛、口干口苦等症状明显好转，寐安，仍感倦怠乏力，食少纳差；舌质红，苔薄黄腻，脉微弦滑。患者病情明显好转，故继续以清热化湿为大法，在原方基础上去茯神、远志，加白扁豆15克、薏苡仁25克，党参、黄芪各增至18克。

白扁豆15克　败酱草25克　白头翁25克　柴胡10克。白术15克　白芍10克　防风30克　秦皮12克　马齿苋30克　赤石脂18克　党参18克　黄芪18克　薏苡仁25克　甘草6克。十四剂 水煎，早晚2次分服。

三诊：2011年5月12日。服药十四剂，电话随访，患者告知大便次数与形状恢复正常，腹痛及胁痛等症状已经消失，唯有时常感到饮食欠佳、倦怠乏力，嘱患者服用香砂六君子丸以益气健脾和胃。二周后电话随访，得知患者精神状态良好，饮食起居已如常人。

按语　临床上常将溃疡性结肠炎归属中医“肠风”“肠澼”“大瘕泄”等范畴，其病因病机较为复杂多变。湿热是导致此病的重要因素，临床上大多数患者由于饮食不节、情志不遂等因素而导致内生湿热，进而壅遏大肠，阻滞气机，搏于气血，灼伤血络，形成此病。就本病案而言，初诊时患者腹泻较重，大便次数日行6-7次，便质稀溏且伴有黏液脓血，腹痛肠鸣，肛门灼热，皆因脾虚日久，化生湿热，进而与气血相互搏结而蕴结于大肠所致。腹痛且伴有两胁时感胀痛不舒则是因湿热内蕴而导致人体气机不通畅，不通则痛。气机不畅日久亦会导致瘀血停滞，以上病机在舌脉上亦可表现为舌质紫暗、苔黄腻、脉弦滑等相似症候，应以清热解毒，健脾化湿和营为大法，方以其自拟经验方肠愈宁来治疗。方中败酱草、白头翁皆有清热解毒之效，分而论之，败酱草功擅活血行瘀、排脓消痈，白头翁功擅凉血止痢；二味合用共奏清热解毒、消痈止痢之功。马齿苋清热解毒除湿，凉血止痢；秦皮清热燥湿，收涩止痢；赤石脂功擅涩肠止泻，三味合用共奏清热化湿止痢，凉血和营之功。柴胡疏肝解郁；白术补脾燥湿止泻；防风疏肝理脾；白芍养血柔肝且能缓急止痛，又解柴胡劫肝阴之弊，四药合用共奏健脾疏肝之功。党参、黄芪补气健脾，对治患者失少纳呆、倦怠乏力。茯神、远志宁心安神，故寐自安。甘草既能合白芍行缓急止痛之效，又能调诸药。以上诸药合用共奏清热化湿，理气和营之功。二诊时患者腹泻、腹痛等症状已明显好转，但大便次数与便中黏液仍

然较多，由此可见较初诊之时，气机已较为通畅，但湿热仍为其主要致病因素，故仍须以清热化湿为大法，在原方的基础上加入白扁豆、薏苡仁以健脾利湿止泻；患者睡眠症状得以改善，故去茯神、远志；但仍感倦怠乏力，不欲饮食，故将党参、黄芪的用量增至18克以补气健脾。痢疾日久，耗伤气力，故三诊时告知患者服用香砂六君子丸以益气健脾和胃。

潘洋验案

潘洋，1958年生，主任医师，医学博士，享受国务院特殊津贴专家，黑龙江省领军人才梯队带头人，黑龙江省第三批中青年名中医，黑龙江省卫生系统有突出贡献中青年专家；国家中医药管理局“十二五”重点专科带头人，黑龙江省委干部保健委员会保健专家，黑龙江省医学会医疗事故鉴定委员会鉴定专家，黑龙江省高级技术职称评审委员会评审专家；中华中医药学会脾胃病分会常务委员，中国中西医结合学会消化分会委员，世界中医药学会联合会消化病常务理事，中国中西医结合医药学会黑龙江省消化分会副主任委员、肝病分会副主任委员，《世界中西医结合杂志》常务编委。擅治肝胆脾胃等内科疾病。

一、调肝汤治疗非酒精性脂肪肝

病案：王某，男，33岁，2003年6月10日。

主诉：右胁胀闷隐痛，呕恶反复发作1年余，加重1月。

病史：2002年查体发现肝功能异常，转氨酶反复升高，1月前出现诸症加重，伴有肢节疼痛等，消化系彩超：肝区回声增强，光点密集，肝脏实质弥漫性改变，胆囊壁增厚，提示脂肪肝（重度）。虽经饮食控制及运动，并服益多酯等药，效果不显，请求潘洋教授诊治。

既往：痛风病史5年余，否认乙丙肝病史。

初诊：患者形体肥胖，右胁胀闷隐痛，呕恶，纳差，厌油腻，面色少华，多汗少动，动则喘促，口干口苦，肢节肿胀、疼痛，以双侧足踝为主，大便时溏时秘，舌淡红、苔薄白，脉弦滑。ALT 108U/L，AST 72U/L，GGT 196U/L，CHOL 7.1mmol/L，UA 587μmol/L，血浆蛋白质、BIL（胆红素）等均正常，BMI（体重指数）30.8。

西医诊断：脂肪肝　　中医诊断：胁痛

辨证审机：脾虚湿盛，肝气不利。

治法：疏肝健脾，祛湿化浊。　　方药：调肝汤加减

柴胡15克　炒枳实20克　白芍30克　炙甘草10克　黄芪20克　土茯苓30克　三七粉10克　炒白术15克　五味子10克　泽泻15克　鸡内金15克　川楝子10克　萆薢20克　丹参15克　炒决明子20克。十五剂 水煎取汁300ml，早晚分温服，每日一剂。

二诊：2003年6月26日。服药后，右胁胀闷隐痛、厌油腻均减轻，无呕恶，纳增，体力、精神均好转，肢节疼痛减轻，时有食后腹胀，舌脉同前，上方加生山楂10克继服，并嘱增加运动。

柴胡15克　炒枳实20克　白芍30克　炙甘草10克　黄芪20克　土茯苓30克　三七粉10

克　炒白术 15 克　五味子 10 克　泽泻 15 克　鸡内金 15 克　川楝子 10 克　萆薢 20 克　生山楂 10 克　丹参 15 克　炒决明子 20 克。十五剂 水煎取汁 300ml，早晚分温服，每日一剂。

三诊：上方再进十五剂，复查 ALT 为 32U/L，AST 30U/L GGT 68U/L，TG 降至 1.68mmol/L，CHOL 5.17mmol/L，UA 434μmol/L，无胁肋胀闷隐痛、厌油腻，纳可，大便可，活动后时觉乏力，嘱其照方再服十剂。

四诊：体力正常，活动后无乏力等症状，纳可，体重下降 12kg，BMI 27.2，其余检测指标均恢复正常，嘱饮食运动调整以巩固。

按语　脂肪肝归属于中医的“胁痛”“痞满”“痰浊”“肥气”“积证”等范畴，是一种与遗传-环境-代谢相关的应激性疾病。由于饮食、运动等生活习惯改变，近年来脂肪肝发病率呈年轻化，常态化发展，经常伴有肥胖、痛风、糖尿病等代谢性疾病。足厥阴肝经“属于肝脏，联络胆腑，向上通过横膈，分布于胁肋部”，大多患者症状不明显，起病隐匿，病程漫长，重者可感胁肋胀闷隐痛，部分患者可迅速发展成为肝纤维化和肝硬化。“肥人多痰湿”，痰湿之产生多因饮食失节，嗜食膏粱厚味，损伤脾胃，运化失司，酿生而成；而脾胃失健，元气乃虚，其人虽肥壮而气少，可表现为虚弱汗出，故治疗肥胖症常需要用补气之法。根据经验总结，研制出调肝汤，该方由柴胡、枳实、炒白术、泽泻、土茯苓、生山楂、决明子、白芍、丹参、炙甘草等药物组成，具有疏肝健脾，祛湿化浊之功效，经临床加减运用治疗各期脂肪肝。该例患者不仅肥胖，且出现肝功能异常，伴有痛风，表明肝受其损，属土壅木郁，脾病及肝，湿邪为患，故治疗需要兼顾疏肝健脾利湿之法，且“湿性黏滞”，留着经络肢节，不易速去。方中以柴胡、炒枳实疏肝行气，黄芪、炒白术健脾，兼以土茯苓、萆薢利湿泻浊，可降尿酸，佐三七以配“肝主藏血”之意，取助气行血之能，泽泻、决明子、生山楂均有降脂作用。

二、柴胡疏肝散加减治疗慢性乙型肝炎

病案：秦某，女，54 岁，2007 年 9 月 13 日。

主诉：胁肋胀满、灼痛 3 年余，加重 1 个月。

病史：三年前于哈市某医院体检，诊断为乙型病毒性肝炎，未予治疗。

初诊：一月前症见胁肋胀满、灼痛，食后胀甚，面色晦暗，郁郁不乐，心烦，失眠，纳食不佳，小便黄少，大便稀薄，舌质红，苔黄腻，脉弦滑。查体：肝、脾脏轻度肿大。实验室检查：乙肝“大三阳”；HBV-DNA 3.2×10^7 Copies/ml；肝功：ALT 268.2U/L，AST 196U/L，TBIL 46.5μmol/L，DBIL 21μmol/L，IBIL 25.5μmol/L；消化系彩超示：肝脏弥漫性改变，脾大（脾厚约 4.3cm）；血常规示：未见明显异常。

西医诊断：慢性乙型肝炎　　　　中医诊断：胁痛

辨证审机：肝郁脾虚，湿毒内蕴。

治法：疏肝健脾行气，佐以清利湿热解毒之法。　　方药：柴胡疏肝散加减

柴胡 20 克　枳实 15 克　大腹皮 20 克　甘草 15 克　白术 20 克　茯苓 20 克　薏苡仁 15 克　炒麦芽 30 克　陈皮 15 克　川芎 15 克　白芍 15 克　莱菔子 20 克　牡蛎 20 克　鳖甲 10 克　垂盆草 30 克　绞股蓝 30 克　虎杖 15 克　田基黄 20 克　板蓝根 30 克。上方二十剂 水煎取汁 300ml，早晚分温服，每日一剂。

二诊：2007 年 10 月 3 日。服药后，胁肋胀满、灼痛均减轻，情绪改善，小便量增，时有口苦，余症同前，上方加减治疗。

柴胡 20 克　枳实 15 克　大腹皮 20 克　甘草 15 克　白术 30 克　茯苓 20 克　薏苡仁 40 克　炒

麦芽30克　陈皮15克　川芎15克　白芍15克　莱菔子20克　牡蛎20克　鳖甲10克　垂盆草30克　绞股蓝30克　虎杖15克　田基黄20克　板蓝根30克　蒲公英20克。十四剂 水煎取汁300ml，早晚分温服，每日一剂。

三诊：2007年10月17日。服药后，面色好转，腹胀减轻，食纳增加，情绪改善，睡眠仍时有梦多，小便尚可，舌质淡红，苔薄黄，脉弦。方药调整如下：

柴胡20克　枳壳30克　大腹皮20克　甘草15克　白术30克　茯苓20克　薏苡仁40克　炒麦芽30克　陈皮15克　川芎15克　白芍15克　牡蛎20克　鳖甲10克　垂盆草30克　绞股蓝30克　田基黄20克　板蓝根30克　蒲公英20克　酸枣仁15克　木香10克。十四剂 水煎取汁300ml，早晚分温服，每日一剂。

四诊：2007年11月1日。服药后，诸症均改善，效不更方，继续服上方二十剂治疗。

五诊：2007年11月21日。服药后，时有腹胀，睡眠可，小便量正常，无口苦，时有乏力，舌质淡红，苔白，脉较前和缓，上方中加入黄芪20克，予三十剂继续巩固治疗。

六诊：2007年12月23日。自觉无明显症状。查体：肝脾脏未及。实验室检查：乙肝“小三阳”；HBV-DNA 2.4×10^3Copies/ml；肝功：ALT 32U/L，AST19U/L，TBIL19.3μmol/L；消化系彩超示：肝脏实质回声均匀，脾正常（脾厚约3.5cm）。予中药膏方巩固治疗。

按语　慢性乙型肝炎在中医文献中虽无此病名，但根据其胁肋疼痛、乏力、腹胀、黄疸等主要症状及体征，将其归于“胁痛”“黄疸”“积聚”等范畴。该病多由于湿热、疫毒侵入人体，伤及气分，气机受阻，导致肝郁脾虚，湿热毒邪内蕴，其治疗周期较长，病情易反复，患者多见久病气郁之证。《证治汇补·胁痛》认为治疗上“治宜伐肝泻火为要，不可骤用补气之剂，虽因于气虚者，亦宜补泻兼施”。李用粹曾说：“气胀者，七情郁结，胸腹满闷，四肢多瘦。”关于治法要领，王鸿士倡导“郁则闭，宣乃通”，提到“郁结是本病发生发展的枢纽，调整气机又须以疏气为先，气舒则郁结自散”。本例患者感受湿热毒邪日久，平素情志抑郁，致使气机失于条达，肝气郁结，肝气乘脾，脾失健运，水湿内蕴，湿热毒邪攻冲，则见胁肋灼痛等诸证，治予疏肝健脾行气，佐以清热利湿解毒之法。临床应用柴胡疏肝散加减，奏疏肝理气止痛之效；同时加入垂盆草、绞股蓝、虎杖、田基黄、板蓝根等具有清热解毒作用的药物，现代临床药理研究显示，此类药物可抵抗HBV，清除HBV且有效降低转氨酶水平，起到保护并促进肝细胞再生等作用；脾失健运则大便稀薄，加入薏苡仁、白术以健脾利湿止泻；同时，脾脏肿大，加入鳖甲、牡蛎以软坚散结，以促脾脏回缩。随着患者症状逐渐改善，随症加减，经过多次诊疗，患者已无明显症状，实验室检查脾脏已回缩至正常，病毒定量亦下降。全方不仅着眼于改善症状，而且有效抑制病毒复制，从而在根本上控制慢性乙型肝炎的病情发展，改善患者的生存质量。临床上，对于慢性肝脏疾病，常难以速见成效，需耐心向患者解释，增强患者抗病信心，医者抓住主要病机，守方治疗，方能奏效。

三、自拟愈肠汤治疗溃疡性结肠炎

病案：李某，男，50岁，2001年3月2日。

主诉：间断性脓血便8年余。

病史：间断性发作脓血便8年余，半年前于哈医大一院行结肠镜检查诊断为“溃疡性结肠炎”，口服美常安、美沙拉嗪等药物，病情未见好转，为求中医治疗，求治于潘洋教授。

初诊：腹泻每日10余次，水样脓血便、腹部绞痛难忍，肛周疼痛，周身皮肤结节红斑，食少纳呆，食后腹胀，消瘦，发热，舌质红苔黄腻，脉滑数有力。血常规示：白细胞 11.5×10^9/L，中性粒细胞 8.1×10^9/L，血红蛋白 92g/L。便常规示：可见大量红、白细胞，脓细胞，隐血试验呈阳性。

西医诊断：溃疡性结肠炎　　　　　　　　　中医诊断：久痢

辨证审机：湿热毒邪，蕴结肠膜，灼伤血络，腐败为脓。

治法：清热化湿，止血生肌。　　　　　　　方药：自拟愈肠汤加味

白头翁 20 克　黄连 10 克　黄柏 10 克　秦皮 15 克　葛根 30 克　黄芩 10 克　生地榆 15 克　槐花 20 克　丹皮 15 克　金银花 15 克　贯众炭 20 克　姜黄 15 克　乌药 15 克　大腹皮 20 克。十四剂 水煎两次，分两次温服之。

外用中药灌肠剂：

青黛 15 克　三七粉 10 克　冰片 5 克　地榆 15 克。十四剂 水煎成中药灌肠液每次 150ml，每晚 1 次。

二诊：2001 年 3 月 17 日。患者水样脓血便次数减少，腹痛，肛周疼痛减轻，仍见食少纳差，前方加焦山楂 15 克，鸡内金 20 克，

自拟愈肠汤加味：白头翁 20 克　黄连 10 克　黄柏 10 克　秦皮 15 克　葛根 30 克　黄芩 10 克　生地榆 15 克　槐花 20 克　丹皮 15 克　金银花 15 克　贯众炭 20 克　姜黄 15 克　乌药 15 克　大腹皮 20 克　焦山楂 15 克　鸡内金 20 克。二十一剂 水煎两次，分两次温服之。

外用中药灌肠剂：青黛 15 克　三七粉 10 克　冰片 5 克　地榆 15 克。二十一剂 水煎成中药灌肠液每次 150ml，每晚 1 次。

三诊：2001 年 4 月 9 日。患者大便次数减少，肉眼未见水样脓血便，大便不成形，余症有不同程度减轻。便常规，隐血试验：正常。余证见乏力，倦怠，舌质淡红，舌苔薄白，脉弦弱。此乃标邪得减，本虚表现为主，嘱患者以益肠汤加减调理善后。

党参 20 克　茯苓 20 克　白术 20 克　陈皮 10 克　薏苡仁 30 克　山药 20 克　白扁豆 10 克　砂仁 10 克　补骨脂 20 克　肉豆蔻 10 克　炒麦芽 15 克　鸡内金 10 克　制吴茱萸 10 克。七剂 水煎两次，分两次温服之。停用中药灌肠剂。

按语　溃疡性结肠炎可归于“痢疾”、“泄泻”、“便血”等病症范畴，早在《内经》就有肠澼、赤沃、飧泄等记载，《素问·至真要大论》曰：“少阳司天，火淫所胜，民病...泄注赤白。”其中关于泄泻、痢疾病症、病因病机及预后的论述对后世医家产生了重要的影响，清代医家编著林佩琴《类证治裁·痢疾》论曰：“痢多发于秋，即《内经》之肠澼，症由胃腑湿蒸热壅，致气血凝结，挟糟粕积滞，进入大小肠，倾刮脂液，化脓血下注，或痢白，痢红，痢瘀紫，痢五色，腹痛呕吐，口干，溺涩，里急后重，气陷肛坠，因其闭滞不利，故亦名滞下也。”溃疡性结肠炎的发病，虽有四时寒热之不同，但湿热蕴结是本病的主要癥结所在，其成因或由外感，或因饮食所伤。因于外感者，多由感受湿热、疫毒之邪而起。湿热疫毒内犯，侵及胃肠，郁蒸为患，则可导致运化失司，气血阻滞，热毒壅盛，互相搏结，化为脓血，病症迁延反复。临床自拟愈肠汤以白头翁、黄连、黄柏等清热燥湿止利之品为主，配以生地榆、槐花、贯众炭等药物以止血，全方具有清热解毒，化湿，凉血止痢之功效，患者食后腹胀，酌加乌药、大腹皮以行气宽中，并根据《景岳全书》“远血者，或在小肠，或在胃；近血者，或在大肠，或在肛门”的理论，以外治法治其标，药物直达病所，起到止血生肌收敛的作用，使溃疡性结肠炎结肠黏膜修复。标证得去，患者病久，正气亏虚，改用益肠汤以补气健脾。

吴勃力验案

吴勃力，1954年生，黑龙江省名中医，擅用中西医结合治疗急慢性胃炎、胆道感染、胆石症、肝炎、肝硬化、肝癌等疾病。

一、利胆排石汤治疗胆结石

病案：张某，女，41岁，2013年5月14日。

主诉：反复右胁肋部疼痛5年余。

病史：患者于5年前多因进食厚腻或情志不畅而觉右胁肋部隐痛，口苦咽干，行彩超检查发现胆囊内多发结石，大者约 0.3cm×0.4cm，胆囊壁毛糙，自服西药疗效不佳，后转至中医，服用大量苦寒清热之品，症状虽可缓解，但仍反复发作，后患者自服鸡骨草胶囊、利胆排石片等药物治疗，近期复查彩超：胆囊内多发结石，大者约 0.4cm×0.5cm，胆囊壁增厚。

初诊：面色暗黄，神倦乏力，腹胀纳呆，口苦咽干，便溏，月经后期，色淡质稀量少。舌淡暗，有瘀斑，苔薄黄，脉弦细。

西医诊断：胆结石，胆囊炎。　　　　中医诊断：胁痛

辨证审机：脾虚肝郁，胆腑通降失常，胆汁淤久，聚而成石。

治法：疏利肝胆，健脾和胃。　　　　方药：利胆排石汤合逍遥散加减

金钱草50克　内金20克　党参15克　茯苓20克　淮山药20克　白芍15克　枳壳15克　赤芍20克　香附20克　柴胡10克　郁金15克　陈皮15克　白术15克　神曲15克　炒麦芽15克　绿萼梅15克。七剂　水煎2次，早晚温服。

二诊：2013年5月23日。患者服药后乏力好转，腹胀减轻，食欲转佳，无口苦咽干，目干，大便仍溏。舌淡暗，有瘀斑，苔薄白，脉弦细。上方减麦芽、神曲，加白扁豆30克健脾化湿，白芍15克养血柔肝。

金钱草50克　鸡内金20克　党参15克　茯苓20克　淮山药20克　白芍15克　枳壳15克　赤芍20克　香附20克　柴胡10克　郁金15克　陈皮15克　白术15克　白扁豆30克　白芍15克　绿萼梅15克。十四剂　水煎2次，早晚温服。

三诊：2013年6月8日。患者面色好转，乏力感减轻，食欲良好，腹胀基本消失，无口苦，大便基本成形。舌淡红，瘀斑变淡，苔薄白，脉弦细。前方金钱草加至60克。

金钱草60克　内金20克　党参15克　茯苓20克　淮山药20克　白芍15克　枳壳15克　赤芍20克　香附20克　柴胡10克　郁金15克　陈皮15克　白术15克　白扁豆30克　白芍15克。七剂　水煎2次，早晚温服。

中药原方加减继服近2月，症状完全消失，复查彩超示：肝、胆、胰、脾未见明显异常，结石已排出。

按语　胆为六腑之一，“传化物而不藏，实而不能满”，以通为用。胆石症的发生多由饮食不节

或情志失调而致胆腑通降失司，胆汁郁积或湿热久蕴不化，热灼胆液，久经煎熬而成石。治疗多以利胆排石汤为主方以疏肝利胆排石，利胆排石汤为临床治疗胆石症的经验方，药用金钱草、鸡内金、郁金、青皮、陈皮、绿萼梅、香附、茯苓、白术、大黄、芒硝等，并据患者体质强弱、寒热的不同随证加减应用。方中金钱草、郁金、内金、芒硝具有较好的溶石排石作用；六腑以通为用，腑气得通，则诸症自消，常用大黄、莱菔子等通腑降气之品；脾胃之气的升降运动有赖于肝胆之气的疏泄，肝胆功能失调亦可以影响到脾胃，临床上胆结石病人常出现食少、腹胀等症状，为脾运化功能失调所致，在治疗时注重顾护病人的胃气，临床用药每以党参、白术、茯苓加强健脾扶正之功，并常用山楂、谷麦芽等以助化食醒脾，慎用苦寒败胃之品；病久不已，痛如针刺者可加活血化瘀药如丹参、赤芍、桃仁之类。虽胆石症在临床多以肝胆湿热证多见，投以苦寒之品，多可收效，但需严格辨证应用，不可妄用，否则易致正气耗损，湿热残留，缠绵不愈。此患平素情志抑郁、焦虑，致肝失疏泄，加之饮食不节，湿热内蕴，胆腑通降失常、胆汁淤滞日久，聚而成石，并曾长期服用清热苦寒之品不效。方用金钱草、郁金、内金以利胆排石，虽芒硝也有较好的溶石作用，但患者大便溏泄，不宜选用；柴胡、绿萼梅、制香附以疏肝理气而不伤阴；肝胆气逆日久，木克土。常易乘犯脾胃，脾气虚弱，失于健运，则大便不实，血虚不荣，故面色萎黄。用药以党参、茯苓、白术达健脾扶正之功效；久病不愈，舌质暗，故加赤芍活血化瘀。全方共奏疏肝利胆、健脾和胃之功。

二、活血化瘀、软肝散结法治疗肝占位性病变

病案：孙某，男，63岁，2010年3月23日。

主诉：右胁肋部疼痛2月余。

病史：患者于2月前无明显诱因出现右胁肋部隐痛，行彩超检查发现肝脏实质回声略增粗，肝右叶占位性病变，大小约8.0cm×9.8cm，边界不规则，经增强CT等检查后诊断为：肝占位性病变（肝癌可能），后患者曾至外地多家医院就诊，均考虑肝癌可能性大，患者及家属均不接受西医治疗，故来求诊。既往有慢性乙型病毒性肝炎史10余年。

初诊：神倦乏力，右胁肋隐痛不适，无发热，纳呆，口苦咽干，睡眠欠佳，大便略干。舌暗，苔薄白，脉弦细。

西医诊断：肝占位（肝癌可能大）　　中医诊断：胁痛

辨证审机：肝气郁滞，瘀血内结。

治法：活血化瘀，软肝散结，疏肝健脾。　　方药：膈下逐瘀汤合逍遥散加减

柴胡15克　当归20克　党参15克　茯苓20克　鳖甲20克　白芍15克　枳壳15克　赤芍30克　香附15克　桃仁10克　郁金15克　陈皮15克　白术15克　牡蛎30克　丹参30克　莪术10克　牡丹皮15克　蜈蚣3条　白花蛇舌草30克。七剂　水煎2次，早晚温服。

二诊：2010年4月2日。患者服药后精神转佳，仍觉右胁肋隐痛，纳食不馨，口苦好转，睡眠欠佳，大便正常。舌暗，苔薄白，脉弦。上方减枳壳，加麦芽15克、神曲15克消食健胃，夜交藤20克宁心安神。

柴胡15克　当归20克　党参15克　茯苓20克　鳖甲20克　白芍15克　夜交藤20克　赤芍30克　香附15克　桃仁10克　郁金15克　陈皮15克　白术15克　牡蛎30克　丹参30克　莪术10克　牡丹皮15克　麦芽15克　神曲15克　蜈蚣3条　白花蛇舌草30克。七剂　水煎2次，早晚温服。

三诊：2010年4月10日。患者精神尚可，觉右胁肋隐痛缓解，纳食改善，口苦好转，睡眠较

前略好，大便正常。舌暗，苔薄白，脉弦。守方服用。

柴胡 15 克　当归 20 克　党参 15 克　茯苓 20 克　鳖甲 20 克　白芍 15 克　夜交藤 20 克　赤芍 30 克　香附 15 克　桃仁 10 克　郁金 15 克　陈皮 15 克　白术 15 克　牡蛎 30 克　丹参 30 克　莪术 10 克　牡丹皮 15 克　麦芽 15 克　神曲 15 克　蜈蚣 3 条　白花蛇舌草 30 克。九剂 水煎 2 次，早晚温服。

四诊：2010 年 4 月 20 日。患者精神佳，乏力好转，觉右胁肋隐痛减轻，纳食良好，无口苦，睡眠一般，大便正常。舌暗，苔薄白，脉弦。上方减神曲、麦芽、丹皮及香附，柴胡减至 10 克。

柴胡 10 克　当归 20 克　党参 15 克　茯苓 20 克　鳖甲 20 克　白芍 15 克　夜交藤 20 克　赤芍 30 克　桃仁 10 克　郁金 15 克　陈皮 15 克　莪术 10 克　白术 15 克　牡蛎 30 克　丹参 30 克　蜈蚣 3 条　白花蛇舌草 30 克。十四剂 水煎 2 次，早晚温服。

患者服药 2 个月后无明显不适，复查彩超肝占位较前略变小，家人十分欣喜，继服药约半年后复查彩超占位大小减半，后中药原方加减继服 1 年余，复查彩超肝脏实质回声略增粗，未见占位病变。

按语　肝脏占位病变是临床常见的一种疾病，良性占位病变常见海绵状血管瘤、肝脓肿和肝囊肿。实质性占位病变主要见于炎性假瘤、肝细胞腺瘤、局灶性增生结节等。本例患者属老年男性，既往曾有乙肝病史，在多次彩超及增强 CT、MR 检查均考虑占位性质为肝癌可能，因患者拒绝西医治疗而尝试中药治疗。以活血化瘀、软肝散结、疏肝健脾立法，方以膈下逐瘀汤合逍遥散加减治疗，方中柴胡、当归、白芍疏肝养血活血，鳖甲、赤芍、牡蛎、丹参、莪术、桃仁活血化瘀、软坚散结，蜈蚣、白花蛇舌草攻毒散结，柴胡、香附、枳壳疏肝理气，党参、茯苓、白术、陈皮健脾顾中，吴勃力教授认为本例患者虽被诊断肝癌可能性大，但结合其临床表现及预后，仍不除外少见的肝脏良性占位可能，且以此方治疗其他肝脏良性占位病变亦有良效。

三、胆汁反流性胃炎验案

病案：赵某，男，51 岁，2013 年 8 月 14 日。

主诉：胃脘部疼痛 2 年余。

病史：患者 2 年来常觉胃脘隐痛不适，口苦，时有嗳气，恶食生冷，大便溏。查胃镜：胆汁反流性胃炎，经口服达喜、麦滋林、奥美拉唑等药物治疗后，症状有所缓解，但停药后症状即发，后口服中药理中丸、疏肝快胃丸等治疗，疗效仍不显著，复查胃镜仍提示：胆汁反流性胃炎伴糜烂，故来诊治。

初诊：患者自觉胃中寒冷，隐痛，恶食生冷，时有嗳气，口苦，无反酸，平日大便溏，受凉后易腹泻。舌红，苔薄黄，脉弦。

西医诊断：胆汁反流性胃炎　　中医诊断：胃痛

辨证审机：肝胃不和，寒热错杂，气机升降失常，胆汁上溢。

治法：辛开苦降，调和寒热。　　方药：半夏泻心汤合乌贝散加减

半夏 15 克　黄连 10 克　干姜 10 克　茯苓 20 克　薏米 30 克　公英 15 克　郁金 15 克　白术 15 克　扁豆 30 克　海螵蛸 30 克　浙贝 10 克。七剂 水煎 2 次，早晚温服。

二诊：2013 年 8 月 21 日。服药后患者胃中冷凉感减轻，略口干，小便黄，大便较前成形，1-2 次/日，舌红，苔薄，脉弦。前方减薏米，加入生地 20 克、车前子 15 克等养阴清热。

半夏 15 克　黄连 10 克　干姜 10 克　茯苓 20 克　车前子 15 克　公英 15 克　郁金 15 克　白

术 15 克　扁豆 30 克　海螵蛸 30 克　浙贝 10 克　生地 20 克。七剂 水煎 2 次，早晚温服。

三诊：2013 年 8 月 28 日。患者胃脘部疼痛明显减缓，无口干、口苦，食欲良好，二便基本正常，舌略红，苔薄白，脉弦。前方加香附 15 克，生地减至 15 克，减车前子。

半夏 15 克　黄连 10 克　干姜 10 克　茯苓 20 克　香附 15 克　公英 15 克　郁金 15 克　白术 15 克　扁豆 30 克　海螵蛸 30 克　浙贝 10 克　生地 15 克。七剂 水煎 2 次，早晚温服。

经原方加减治疗 3 月余患者诸症好转，复查胃镜提示慢性浅表性胃炎。

按语　胆汁反流性胃炎多因情志失调，饮食失节而致肝胃不和，气机升降失常，胆邪上逆，胃失和降，多虚实错杂，且以脾胃虚损为本，湿热相杂为标。中医辨证论治可较好地改善患者症状，效果显著。本例患者常自觉胃中寒冷，隐痛，恶食生冷，大便溏，一派脾胃虚寒之象，而口苦，舌红，苔薄黄，又显示出热象，为寒热错杂之症。曾服用温里药及清湿热药物疗效不佳。在本次治疗中给予半夏泻心汤合乌贝散加减，以达辛开苦降，调和寒热之功。半夏泻心汤方出自汉代张仲景的《伤寒论》，为一辛开苦降甘调法的综合方剂。本方中半夏降逆止呕；干姜可助半夏辛温散寒；黄连、蒲公英清肠胃之湿热；香附调畅气机；并在原方的基础上合用乌贝散，其中乌贼骨且有收敛止酸、止痛、保护胃黏膜的作用；浙贝母且有清热散结之功；全方在辛温散寒同时，起到清胃肠邪热之效。

四、酒精性肝硬化验案

病案：李某，男，63 岁，2012 年 9 月 2 日。

主诉：腹胀半双下肢浮肿 1 年余。

病史：患者于半年前饮酒后出现腹胀、乏力、尿少，无恶心呕吐，伴有双下肢浮肿，行 CT 检查发现肝硬化、脾大，腹水，曾多次住院治疗，经予护肝利尿治疗后腹胀、下肢浮肿症状改善，但仍反复发作，并于就诊前 3 个月曾因进食不慎导致上消化道出血，胃镜检查提示食管胃底静脉曲张，患者及家属为求中药治疗，故来就诊。既往有大量饮酒史 15 年。

初诊：神清，面色晦暗，倦怠乏力，腹胀，皮肤绷急，纳差，恶心，睡眠欠佳，尿少，大便不成形。舌质暗，苔白厚腻，脉弦。

辅助检查：彩超：肝硬化、脾大（脾厚 4.9cm），腹水；肝功：ALT 54U/L，AST 60U/L，ALB 30g/L，TBIL 36μmmol/L。

西医诊断：酒精性肝硬化（失代偿期）　　　　中医诊断：臌胀

辨证审机：肝郁脾虚，瘀水互阻。

治法：疏肝理气，软肝散结，健脾利水。　　　　方药：柴胡疏肝散合胃苓汤加减

柴胡 15 克　白芍 20 克　党参 15 克　茯苓 20 克　鳖甲 20 克　半夏 15 克　厚朴 15 克　赤芍 15 克　香附 15 克　大腹皮 10 克　槟榔 15 克　陈皮 15 克　白术 15 克　牡蛎 30 克　丹参 30 克　猪苓 30 克　泽泻 15 克　苍术 10 克　葛根 30 克。八剂 水煎 2 次，早晚温服。

二诊：2012 年 9 月 12 日。服药后腹胀大减，尿量增加，精神转佳，睡眠欠佳，大便仍不成形。舌质暗，苔白腻，脉弦。原方减槟榔加扁豆 30 克健脾利湿。

柴胡 15 克　白芍 20 克　党参 15 克　茯苓 20 克　鳖甲 20 克　半夏 15 克　厚朴 15 克　赤芍 15 克　香附 15 克　大腹皮 10 克　扁豆 30 克　陈皮 15 克　白术 15 克　牡蛎 30 克　丹参 30 克　猪苓 30 克　泽泻 15 克　苍术 10 克　葛根 30 克。七剂 水煎 2 次，早晚温服。

三诊：2012 年 9 月 18 日。患者诉腹胀明显减轻，尿量增加，精神转佳，双下肢浮肿已不明显，大便较前略成形。舌质暗红，苔薄白，脉弦细。并嘱患者严格戒酒，上方减半夏、苍术，加当归

15克。

柴胡15克　白芍20克　党参15克　茯苓20克　鳖甲20克　当归15克　厚朴15克　赤芍15克　香附15克　大腹皮10克　扁豆30克　陈皮15克　白术15克　牡蛎30克　丹参30克　猪苓30克　泽泻15克　葛根30克。七剂　水煎2次，早晚温服。

四诊：2012年9月26日。患者未觉明显腹胀，精神佳，双下肢无浮肿，略口干，大便成形。舌质暗红，苔薄白，脉弦细。上方减大腹皮、扁豆，加生地15克。

柴胡15克　白芍20克　党参15克　茯苓20克　鳖甲20克　当归15克　厚朴15克　赤芍15克　香附15克　生地15克　陈皮15克　猪苓30克　白术15克　牡蛎30克　丹参30克　泽泻15克　葛根30克。七剂　水煎2次，早晚温服。

嘱患者坚持戒酒，清淡营养软食，调节情绪，避免过劳，患者服药2个月后无明显不适，复查彩超显示肝硬化，腹水消失，脾大（厚4.6cm，较前减轻），继服药7个月后复查彩超仍提示肝硬化，脾厚正常范围，未见腹水，后中药原方加减继服1年余，复查彩超肝脏弥漫性改变，脾厚正常，无腹水，随访至今未复发。

按语　酒精性肝硬化是由于长期大量饮酒所致的肝硬化，属中医“臌胀”“胁痛”“黄疸”等范畴。认为本病虽主要责于气滞、血瘀、水饮致病，但多为虚实夹杂，常兼有气虚、脾虚，并有酒毒、湿热、血瘀标实之证，治疗不应一味攻伐，应健脾利水，疏肝理气，调理肝脾等，故用柴胡、香附疏肝理气；党参、白术、苍术、半夏、陈皮健脾和胃利湿；鳖甲、赤芍、牡蛎、丹参软肝散结；厚朴、大腹皮、槟榔理气，缓解腹胀症状；猪苓、茯苓、泽泻健脾利水；并善用葛根以解酒毒，临床对于早中期的酒精性肝硬化疗效较好，尚需患者饮食及精神调摄。

肾系疾病验案

张琪治疗肾病验案

张琪，1922年生，哈尔滨汉医讲习会首批学员，1951年创办哈尔滨第四联合诊所，黑龙江中医药大学博士生导师，黑龙江省中医学会名誉会长，黑龙江省中医肾病学科奠基人。黑龙江省四大名医之一，国家级非物质文化遗产传统医药项目代表性传承人，2009年被评为首批国医大师，为当代著名中医学家。著《脉学刍议》《张琪临床经验荟要》《张琪肾病医案精选》等。创制“宁神灵”等。擅治内科疑难重病，尤擅治肾病。

一、加味甘露饮治疗慢性肾衰竭

病案：张某，男，50岁。

主诉：乏力、双下肢浮肿2周，加重伴尿少、呕吐5天。

病史：患者2周前外感后出现乏力、双下肢浮肿，未予重视，近5日上述症状加重，伴尿量减少，恶心、呕吐，查尿常规：蛋白（3+），红细胞10-15个/Hp，肾功：血肌酐517μmol/L，尿素氮32.4mmol/L，血常规：血红蛋白90g/L。

初诊：病人乏力、尿少浮肿，恶心呕吐，口干口渴，胃脘灼热，面色萎黄无华，舌干少津，脉虚数，血压180/110mmHg，化验同上述。

西医诊断：慢性肾小球肾炎，慢性肾衰竭　　　　中医诊断：虚劳

辨证审机：脾胃阴虚，湿热内蕴。

治法：清胃热，滋阴利湿热。　　　　方药：加味甘露饮

生地15克　熟地15克　茵陈15克　黄芩10克　枳壳15克　枇杷叶15克　石斛15克　沙参15克　天花粉15克　芦根15克　瞿麦20克　萹蓄20克　二冬各15克。水煎，日一剂，分2次服。

二诊：服上方十四剂，胃脘灼热大减，尿量增多，已不呕恶，能进食，继以上方化裁调治一年余，复查尿常规：蛋白（+），红细胞（-），血肌酐252μmol/L，尿素氮13.5mmol/L，二氧化碳结合力25.4mmol/L，血红蛋白110g/L，血压140/100mmHg，随访坚持上班7年后退休，疗效巩固。

按语　张琪教授认为，在慢性肾衰的治疗过程中，通过调理脾胃使胃纳脾运的功能得以恢复，可以后天补先天，促进脾肾功能的恢复，而且脾胃功能正常，可使气血生化有源，使贫血状况得以

改善，同时脾胃健也能够更充分地发挥药效，为慢性肾衰治疗提供重要保证，另外，通过和胃降浊使尿素氮、肌酐得以下降，病人恶心呕吐等临床症状缓解，为进一步治疗提供时机。因此，张老在慢性肾衰的治疗中，应用调理脾胃法比较广泛。甘露饮出自《太平惠民和剂局方》。方中二地、石斛、二冬滋养脾胃之阴；阴亏又由热耗，用黄芩、茵陈之苦寒，清热去湿，所谓清热存阴；火热上行为患，故又以枇杷叶降逆气；枳壳行气和胃；天花粉润肺生津；麦芽、佛手开胃醒脾，与甘寒药合用防其滋腻有碍脾之运化。张琪教授在治疗慢性肾衰竭常用本方化裁而成加味甘露饮，组成：生地15克、熟地15克、茵陈15克、黄芩10克、枳壳15克、枇杷叶15克、石斛15克、天冬15克、麦冬15克、沙参15克、天花粉15克、芦根20克、麦芽20克、佛手10克。本病案特征为脾胃阴虚，脾阴亏耗，不能为胃行其津液，运化受阻，出现脾胃阴亏，湿热不得动行之证，在治疗过程中，以滋阴润燥利湿热贯穿始终，中间随症加入砂仁、麦芽、陈皮、苍术醒脾快胃之剂，使之刚柔相济不致损伤脾阳。用此方后呕恶消失，食欲见佳，精神体力遂之好转，肾功亦随之改善，从而获得显效。

二、中满分消丸化裁治疗肾病综合征

病案：付某，男，33岁。

主诉：反复周身浮肿3年余。

病史：该患肾病综合征病史3年余，水肿屡消屡作，尿蛋白（+～2+），近2个月因感冒水肿加重。腹部膨大，高度腹水，尿量一昼夜100ml左右，曾用速尿等尿量稍增，但停药尿量仍少。

初诊：周身浮肿，五心烦热，恶心呕吐，口干舌燥，腹胀难忍，苔白腻，脉象弦滑。

西医诊断：肾病综合征　　中医诊断：水肿

辨证审机：脾湿胃热，升降失常，湿热中阻，气滞水停。

治法：健脾清胃热，除湿利水分消法。　　方药：中满分消丸化裁

泽泻25克　猪苓20克　茯苓20克　白术20克　干晒参15克　干姜10克　黄芩10克　川连10克　槟榔20克　姜黄15克　砂仁15克　川朴20克　枳实15克　半夏15克　知母15克　甘草10克。水煎，日一剂，分2次服。

二诊：服上方七剂，24小时尿量增加至3000ml，恶心呕吐消失，腹部宽松，守方继服七剂，24小时尿量继续增至3500-4000ml，腹胀全消食纳好转，经治半年仅尿蛋白（±），余症悉除。

按语　本案的病机为脾气虚不能升清而湿浊中阻，胃气滞不能降浊而热瘀，形成虚中夹瘀，湿热中阻之证。张琪教授方用东垣中满分消丸衍化，配伍严谨，药味虽多而不滥，体现了东垣治脾胃用分消法之特色。药物组成：黄芩15克、黄连10克、草果仁15克、川连15克、槟榔15克、半夏15g、干姜10克、陈皮15克、姜黄15克、茯苓15克、干晒参10克、白术10克、猪苓15克、泽泻15g、知母15g。张琪教授常用本方治疗肾病综合征周身乏力水肿，以腹水为重者，症见腹部膨满，腹水明显，小便不利，大便秘，五心烦热，恶心呕吐，胃脘胀满，口干食纳减少；舌质红苔白厚腻，舌体胖大，脉弦滑或弦数；大量蛋白尿，血浆白蛋白低，高血脂，或肌酐尿素氮高。

三、桃核承气汤加味治疗慢性肾小球肾炎急性发作

病案：王某，男，49岁。

病史：该患既往慢性肾炎病史15年，自述定期复查尿蛋白：微量。4个月前无明显诱因出现

颜面浮肿，尿常规示：蛋白（3+），红细胞满视野，在某医院诊为“慢性肾小球肾炎急性发作”，经住院治疗尿蛋白减至（+），尿红细胞10-15个/HP而出院。2个月前又出现眼睑及颜面浮肿，在黑龙江省某三甲医院治疗，口服潘生丁、芦丁、丹参片等，症状无明显好转，故求治于张琪教授。

初诊：症见颜面及眼睑轻度浮肿，腰酸痛，小腹闷胀，尿黄赤，大便秘，2-3日一行，舌质红，苔薄黄腻，脉弦细。化验：尿常规：蛋白（+），红细胞10-15个/HP，白细胞3-5个/HP。

西医诊断：慢性肾小球肾炎急性发作　　中医诊断：尿血

辨证审机：实热与瘀血结于下焦，肾络受阻，血不循经而外溢。

治法：泻热逐瘀，凉血止血。　　方药：桃核承气汤加味

桃仁15克　大黄 5 克　赤芍15克　连翘20克　贯众25克　甘草15克　白茅根30克　小蓟30克　藕节20克　生地20克。水煎，日一剂，分2次服。

二诊：服上方六剂，颜面浮肿消失，腰酸痛大减，小腹闷胀及尿黄赤均好转，大便通，日一次，便质正常。继以前法调治。

方药：桃仁15克　大黄 5 克　赤芍15克　连翘20克　贯众25克　甘草15克　白茅根30克　小蓟30克　藕节20克　生地20克。水煎，日一剂，分2次服。

三诊：服上方十剂，腰酸痛基本消失，无小腹闷胀，尿黄转淡黄，大便仍日一次，便质稍溏，舌质淡红，苔薄白。查尿红细胞：3-5个/HP。继以前法，去连翘、加白术10g。

方药：桃仁15克　大黄 5 克　赤芍15克　贯众25克　白茅根30克　小蓟30克　藕节20克　甘草15克　生地20克　白术10克。水煎，日一剂，分2次服。

四诊：服上方二十一剂，因病人外感，咽痛，尿黄，于8月2日尿中红细胞又增至15-20个/HP。现外感已愈，继以前法加减治疗。

方药：桃仁15克　大黄 3 克　赤芍15克　连翘20克　贯众25克　甘草15克　白茅根30克　小蓟30克　藕节20克　生地20克　白术10克。水煎，日一剂，分2次服。

五诊：坚持服药二十八剂，尿蛋白（-），红细胞1-3个/HP，自觉症状消失。随访半年未复发。

按语　张琪教授根据多年治疗肾病经验，总结出治疗血尿八法，其中泻热逐瘀、凉血止血法，是针对热蕴下焦，瘀热结滞，血不归经之病机而设，方用桃黄止血汤效佳。桃黄止血汤是张琪教授古方新用，依据仲景之桃核承气汤去芒硝加入凉血止血、清热解毒之剂创制而成，组成如下：大黄7.5克、桃仁20克、小蓟30克、茅根30克、生地20克、侧柏叶20克、山栀子10克、蒲黄15克、桂枝10克、甘草15克。本方主药为桃仁、大黄。桃仁活血润燥，大黄泻热开瘀，二药配伍泻热逐瘀，热除瘀去则血止。配伍赤芍、生地、白茅根、小蓟、藕节凉血止血之品，合连翘、贯众清热解毒之药以增强泻热逐瘀止血之效。应用本方的要点在于有“瘀热互结”之征象，如下腹满痛，小便赤涩，大便秘结，舌红苔干等。临床观察有不少尿血病例，用一般凉血止血药无效，改用大黄、桃仁后血尿即止。但大黄用于凉血止血，量不宜大，量大则易导致腹泻。大黄除治阳明实热具有泻下作用，又有通利小便、清热泻热、化瘀止血之功效。故用于治疗急慢性肾小球肾炎及泌尿系感染之血尿辨证属于热结迫血外溢者有良效。本案患者反复血尿、蛋白尿不愈，根据脉证分析，辨证应属瘀热阻于下焦，用桃黄止血汤为主方化裁治疗而尿血止、尿蛋白消失。

四、归芍六君子汤治疗慢性肾衰竭之肾性贫血

病案：邹某，女，34岁。

主诉：持续性蛋白尿5年，乏力半年。

现病史：五年前因腰痛查尿常规：尿蛋白（3+），于尚志市人民医院诊断为慢性肾炎，间断服用中药治疗，尿蛋白持续（3+）。半年前因乏力，发现血肌酐升高300多μmol/L，诊断为慢性肾衰竭，服中药及其对症治疗后乏力减轻，血肌酐逐渐升高，为求系统治疗而慕名来诊。

初诊：现症面色㿠白无华、乏力倦怠、食少纳呆，腹胀便溏，时有呕恶，腰酸，双下肢无力，舌质淡有齿痕，脉沉细。实验室检查：肾功检查：尿素氮21mmol/L，肌酐424μmol/L，血红蛋白65g/L。

西医诊断：慢性肾小球肾炎，慢性肾衰竭，肾性贫血。　　　　中医诊断：虚劳

辨证审机：脾肾虚衰，阴阳气血俱虚。

治法：健脾养血，化浊。

方药：红参15克　白术15克　茯苓15克　甘草10克　当归15克　白芍15克　半夏15克　陈皮15克　何首乌15克　砂仁10克　苍术10克　紫苏15克。水煎服，每日一剂。

二诊：服上方十剂，呕恶便溏消失，腹胀减轻，舌质淡有齿痕，脉沉细。续服上药。

方药：红参15克　白术15克　茯苓15克　甘草10克　当归15克　白芍15克　半夏15克　陈皮15克　何首乌15克　砂仁10克　苍术10克　紫苏15克。水煎服，每日一剂。

三诊：又服前方十四剂，周身较前有力，食欲增强，面色较前转润，病人信心较前增强。继续服前方加熟地20克、山茱萸20克、枸杞20克。

方药：红参15克　白术15克　茯苓15克　甘草10克　当归15克　白芍15克　半夏15克　陈皮15克　何首乌15克　砂仁10克　苍术10克　紫苏15克　熟地黄20克　山茱萸20克　枸杞20克。二十八剂 水煎服，日一剂。

四诊：连服一个月后，病人周身有力，食欲转好，面色及口唇较前红润，化验血红蛋白90g/L，肾功检查：BUN 15mmol/L，SCr284μmol/L。后以此方配制冲剂，服药二个月，病情稳定，能从事一般家务劳动。

按语　张老认为，慢性肾衰病位虽在肾，然以阴阳俱虚者居多，此时用温补刚燥之药，则使阴虚愈甚，临床出现诸如五心烦热、咽干鼻衄等症。此时若纯用甘寒益阴之品，则阴柔滋腻，有碍阳气之布化，影响脾之运化功能，腹胀满、便溏、呕逆诸症亦加重，且脾胃受损则药难达病所。此时只有抓住健运脾胃，升清降浊，调理阴阳这个关键环节。因此选用气味中和之六君子调理脾胃，资助化源，补益气血，最为适宜。但此方人参甘温，白术苦温，虽有茯苓之淡渗，甘草之甘平，但仍偏于燥，且重于补气。故于原方加入当归、白芍二药，白芍酸苦微寒，敛阴养血，当归为补血润药，二药一则可以调剂六君子汤之偏于燥，二则助六君子以补血，使补血与补气并重，脾胃得以调动。进食增加，营血化源得复，体现了张老善用"欲求阴阳和者，必求之于中气"之，临床颇见效验。用何首乌以助归、芍益精血，用砂仁以温运健脾。本方加减运用：湿浊偏盛者加草果仁、苍术；湿浊化热盛者加大黄、黄连、黄芩；吐甚者加紫苏、藿香；阴虚象明显者加熟地黄、山茱萸、枸杞；阳虚象明显加附子、淫羊藿。

王铁良治疗肾病验案

王铁良，1940年生，毕业于黑龙江中医药大学，主任医师，教授，博士生导师，国务院特

殊津贴获得者，国家级名中医，第二、三、四、五批全国老中医药专家学术经验继承指导老师，2014 年获得中华中医学会“中医药学术发展成就奖”，曾任全国中医肾病专业委员会副主任，东北地区中医肾病研究会主任，黑龙江省中医肾病专业委员会主任委员。擅治肾病及内科疑难杂病。

一、养阴止血方加味治疗过敏性紫癜性肾炎

病案：鞠某，女，50 岁，2014 年 5 月 14 日。

主诉：双下肢青紫斑点两个月伴尿色深赤三天。

现病史：该患两周前因食用海鲜后，双下肢皮肤出现紫色斑点，在当地医院予以口服开瑞坦后，斑点颜色变淡，三天前，患者外感后，双下肢满布新鲜的紫色斑点，伴有咽痛，下肢关节痛，时有腹痛，尿色深赤，为求中医专科系统诊治，经人推荐来我院求治。

初诊：双下肢满布暗红色紫斑，咽干痛，乏力，下肢关节痛，时有腹痛，心悸气短，尿色深赤，舌淡红，薄白苔，脉沉细。查体：咽部充血，扁桃体 I 度肿大。实验室检查：尿液分析（+）沉渣：Pr（+），BLD（2+），RBC 20-30 个/HP。

西医诊断：过敏性紫癜性肾炎　　　　中医诊断：紫斑

辨证审机：肺肾阴虚，湿热内蕴。

治法：养阴清热，凉血止血。

方药：生地 15 克　玄参 15 克　麦冬 15 克　白芍 20 克　水牛角 30 克　紫草 30 克　茜草 30 克　双花 30 克　丹皮 15 克　连翘 20 克　老节 20 克　生地榆 30 克　槐花 20 克　侧柏炭 15 克　蝉蜕 15 克　小蓟 30 克　山豆根 20 克　大力子 15 克　甘草 7.5 克　鱼腥草 30 克　白花蛇舌草 50 克。十四剂 水煎服，日二次。

二诊：2014 年 5 月 30 日。服上剂两周后，双下肢青紫斑点明显减轻，未见新鲜出血点，神疲倦怠乏力减轻，咽痛、腹痛消失，关节疼痛减轻，食欲不佳，便稀，尿色深黄，舌质红，苔薄黄，脉沉。查体：咽部色暗红。尿液分析+沉渣：BLD（+），RBC 10-15 个/HP，蛋白尿消失。考虑病人出现便稀，故在前方基础上加苡米 30 克，芡实 20 克以健脾养胃，嘱再服十四剂。

三诊：2014 年 6 月 24 日。双下肢青紫斑点消失，尿色正常，舌淡红，苔薄黄，脉沉。查体：咽部色淡红。尿液分析+沉渣：PRO（–），BLD（–），RBC 0-1 个/HP。上方去蝉蜕，继服十四剂。随访三个月，患者紫斑再未复发，尿检正常。

按语　本案患者属热毒内蕴，动血伤阴，迫血妄行外溢皮肤则发紫癜；流注经筋则关节痛；结聚于胃肠则腹痛；内渗于肾脏则尿血。故用水牛角、生地、丹皮、大力子、紫草、双花、连翘、茅根、白花蛇舌草、鱼腥草等清热解毒；生地、白芍、寸冬等养阴清热；茜草、生地榆、槐花、藕节、侧柏炭、小蓟等凉血止血，加用蝉蜕重在祛风抗过敏，诸药合用则紫斑消、尿血止、蛋白尿消失。

二、养心汤加减治疗自汗证

病案：李某，女性，30 岁，2012 年 6 月 2 日初诊。

主诉：自汗多，白天明显，活动加重。

病史：半年来自汗多，白天明显，活动后尤甚，时有气短，心慌，怕冷，易感冒，食纳少，夜寐差，多梦。在当地医院诊为神经衰弱综合征，曾口服中药汤剂，效果不明显，故来我院求治。查

体：患者面色皖白，触之四末湿冷，舌质淡红，苔淡白，脉沉细。

西医诊断：自主神经功能紊乱　　中医诊断：汗证

辨证审机：阳气不足，腠理开合不利。

治法：益气温阳，固表止汗。　　方药：养心汤加减

党参 30 克　黄芪 30 克　茯神 20 克　茯苓 20 克　半夏 15 克　神曲 20 克　当归 15 克　川芎 20 克　远志 15 克　酸枣仁 20 克　桂枝 10 克　柏子仁 15 克　五味子 15 克　甘草 10 克　合欢皮 20 克　夜交藤 15 克　生姜 5 片　大枣 3 枚　麻黄根 15 克。七剂 日一剂，水煎服。

二诊：2012 年 6 月 9 日。患者自汗稍有减轻，睡眠明显改善，气短、心慌减轻，手足仍怕凉，舌质淡，苔薄白，脉沉细。在原方基础上，加防风、白术、生牡蛎、巴戟天、洋火叶以益气温阳、固表止汗，并减去合欢皮、夜交藤。

方药：党参 30 克　黄芪 30 克　茯神 20 克　茯苓 20 克　半夏 15 克　当归 15 克　川芎 20 克　远志 15 克　酸枣仁 20 克　桂枝 20 克　柏子仁 15 克　五味子 15 克　甘草 10 克　生姜 5 片　大枣 3 枚　防风 15 克　白术 20 克　生牡蛎 30 克　巴戟天 20 克　洋火叶 20 克　附子 5 克　麻黄根 15 克。十四剂 日一剂水煎服。

三诊：2012 年 6 月 24 日。患者服上药后汗出明显减少，安静时已不出汗，精神状态亦较前好转，怕冷及手足不温明显改善，睡眠可，饮食欠佳，效不更方，将方药稍作调整去柏子仁、大枣、附子，加焦三仙各 20 克，继服十四剂，汗出痊愈。

按语　汗证是指人体阴阳失调，营卫不和，腠理开阖不利而引起汗液外泄的病证。汗为津液的组成部分，汗为心之液，有血汗同源之说，故《证治准绳·幼科·汗证》云："夫汗者，心之所藏，在内为血，发外者为汗，盖汗乃心之液，故人之气血平则宁，偏则病。"故自汗之证，未有不由心肾之虚而得之者。养心汤加味治疗自汗证，方中党参、黄芪以补气健脾，当归、白芍、川芎以养心血，茯苓、茯神、远志、酸枣仁、夜交藤、合欢皮以养心安神，交通心肾，柏子仁健脾益智，五味子收神气之散越，半夏去扰心之痰涎，甘草调和诸药，桂枝引药入心经温通心阳，麻黄根、生牡蛎收敛固涩止汗，综观全方配伍精准，共奏养血以宁心神，健脾以资化源，使阴阳相交、营卫相合，则汗自止。

隋淑梅治疗肾病验案

隋淑梅，主任医师，全国名老中医药专家学术经验继承人，黑龙江省名中医，国家第五批名老中医药专家学术经验指导教授。尤擅治各种疑难型肾病及其他内科杂病。

一、健脾汤治疗小儿肾病综合征

病案：王某，男，10 岁，2014 年 10 月 10 日。

病史：患儿于 1 个月前，无明显诱因出现周身浮肿、食少纳差、乏力尿少症状，于哈市儿童医院就诊，查血浆白蛋白：20g/L，尿蛋白（3+），24 小时尿蛋白定量：4.26g/24h，诊断：肾病综合

征，经激素治疗2周，上述症状缓解不明显，为求中西医结合治疗来我处就诊。

初诊：尿中泡沫，眼睑及双下肢浮肿，倦怠乏力，气短懒言，纳差便溏，舌暗红、苔白，脉滑数。化验尿蛋白（3+），血浆白蛋白：22.4g/L，24小时尿蛋白定量：3.60g/24h。

西医诊断：肾病综合征　　　　　　　中医诊断：水肿

辨证审机：脾气虚弱，水湿内停，肾络受阻，精溢脉外。

治法：健脾益气，利湿活血。　　　　方药：健脾汤加味

人参15克　白术15克　茯苓10克　甘草30克　丁香30克　砂仁30克　山药30克　豆蔻10克　僵蚕15克　地龙10克　泽泻15克　桂枝15克　黄芪30克　山萸肉15克。七剂 水煎，日二次，温服。

二诊：2014年10月18日。服用七剂后，诸症均见好转，水肿明显消退，食欲有所增加。化验：尿蛋白微量，血浆蛋白：27.6g/L，24小时尿蛋白定量：1.22g/24h。继续上方调治，加苏木15克，重楼10克。

三诊：2014年11月3日。服用十四剂后，水肿消失，胃纳正常，诸症具消，偶有手足心热。化验：尿蛋白阴性，血浆蛋白：30.06g/L，24小时尿蛋白定量：0.22g/24h。继续上方调治，去茯苓、泽泻、桂枝，加鳖甲15克，丹皮15克。

四诊：2014年11月18日。服上方十四剂，手足心热缓解，余症未见反复。化验：尿蛋白阴性，血浆蛋白：33.6g/L，24小时尿蛋白定量：0.16g/24h。继续守方调理。随诊半年病情未有反复。

按语　此例乃典型小儿肾病综合征，患儿年不出二七，天癸未至，稚阴稚阳，精气未充，先天禀赋不足，后天失养，脾气虚弱，故罹患本病。健脾汤出自《幼科直言》卷五，主治小儿病后失调，元气有亏，脾虚作肿之证。《素问·至真要大论》说："诸湿肿满，皆属于脾"，方中人参、白术、茯苓、健脾益气，是为君药；丁香、砂仁、豆蔻行气燥湿，是为臣药；《灵枢·邪气脏腑病形篇》"阴阳形气俱不足，勿取以针，而调以甘药"，中医传统理论认为"水病及血"、"血不利则为水"，方中水蛭、地龙散积聚、通经脉、利水逐瘀，黄芪、桂枝、泽泻甘温，益气温阳利水，为佐药以达消肿化瘀之效；山药、山萸肉补益脾肾是为使药。观本案鄙考虑从三方面入手：一是肾病虽以肾络损伤，精微不固为病理基础，但儿童之特殊群体不可不虑，故治疗上主要以调脾为主，辅以补益肾气之品，故主方为健脾汤加减；二是肾病综合征治疗现代医学以激素为要药，在中西医配合治疗方面，要辨病与辨证相结合，酌加利尿消肿、活血抗凝之剂，并辅以增加激素敏感性之药味，故加入苏木、重楼之类；三是在患者治疗过程中随着激素剂量的变化，即"首剂量-减量-维持量-停药"，其机体亦相应出现"脾气弱虚—阴虚火旺—气阴两虚—阴阳两虚"的变化过程，在遣方之时要审时度势，加入具有对抗激素副作用的药味，故加入鳖甲、丹皮。

二、活血健脾化湿治疗慢性肾衰竭

病案：邱某，女，32岁，2015年8月10日。

主诉：周身乏力，恶心，头晕，胸闷1周。

病史：患者高血压病史半年，未规律用药；现血压150/100mmHg；患者一周前无明显诱因出现乏力、恶心、头晕、胸闷；昨日在某医院查肾功：血肌酐520μmol/L；血红蛋白90g/L；诊断为慢性肾衰竭，未予治疗。

初诊：周身乏力、倦怠，恶心呕吐，纳差，头晕，胸闷，夜寐差，便秘，舌淡白，苔紫暗，脉沉涩。

西医诊断：慢性肾衰竭　　　　　　　　　　中医诊断：虚劳

辨证审机：脾肾两虚，湿浊瘀血内阻。

治法：补肾健脾，活血化湿泄浊。　　　　方药：活血健脾化湿汤加减

黄芪 30 克　党参 15 克　干姜 15 克　佩兰 15 克（后下）　半夏 20 克　川连 15 克　黄芩 15 克　藿香 15 克（后下）　白术 15 克　白豆蔻 20 克　枳壳 20 克　鳖甲 20 克（先煎）　桃仁 15 克　红花 15 克　肉苁蓉 20 克　煅牡蛎 20 克（先煎）　海藻 20 克　文术 15 克　焦三仙各 15 克。七剂　水煎两次，分两次温服之。

二诊：2015 年 8 月 18 日。服药七剂，恶心，头晕症状消失，胸闷缓解，但仍乏力、纳差，偶有腹胀，便秘，眠差，舌质淡，苔紫暗，脉沉。化验血肌酐：480μmol/L；血红蛋白：85g/L；此为湿浊内阻，脾胃气机不利，故仍纳差，便秘，腹胀，仍以活血化瘀利湿，加用理气药以调理脾胃气机。

方药：黄芪 30 克　党参 20 克　大黄 10 克　厚朴 15 克（后下）　陈皮 15 克　半夏 20 克　川连 15 克　丹参 15 克（后下）　白术 15 克　白豆蔻 20 克　枳实 20 克　煅牡蛎 20 克（先煎）　桃仁 15 克　红花 15 克　肉苁蓉 20 克　鳖甲 20 克(先煎）　黄芩 15 克　海藻 20 克　文术 15 克　三仙各 15 克。十剂　水煎两次，分两次温服。

三诊：2015 年 8 月 28 日。两诊服药十七剂后，病人无恶心、头晕、无腹胀、纳食可，二便正常，胸闷乏力缓解，舌质淡，苔暗，脉沉细。血肌酐：402μmol/L；血红蛋白：94g/L；此为气虚较甚，血瘀、湿浊各症状好转，因在原方基础上加大补气力度。

黄芪 50 克　太子参 20 克　海藻 10 克　茯苓 15 克（后下）　陈皮 15 克　半夏 20 克　川连 15 克　鳖甲 15 克（先煎）　白术 15 克　白豆蔻 20 克　枳实 20 克　丹参 15 克（后下）　桃仁 15 克　红花 15 克　肉苁蓉 20 克　煅牡蛎 20 克（先煎）　大黄　5 克　黄芩 15 克　文术 15 克　三仙各 15 克。十剂　水煎两次，分两次温服之。

按语　慢性肾衰竭多由肾病日久而导致，患者久病，脾肾亏虚，湿浊内生，阻于中焦，气机不利，日久至血瘀。活血解毒化湿汤为自拟经验方，适用于脾肾两虚，湿浊瘀血内阻所致的头晕，恶心，胸闷，纳差，乏力等症。该患脾肾素亏，日久生湿，湿浊阻于中焦、气机不利，久而化瘀；故以活血解毒、化湿泄浊为主，加以补益脾肾；本案慢性肾衰竭以湿浊内阻，瘀血阻滞，气机不利，故用半夏泻心汤以辛开苦降，调中和胃以止恶心，加佩兰、藿香、白豆蔻化湿醒脾，以缓解湿浊内生所致的头晕、恶心；桃仁、红花活血化瘀；文术破血行气，消积止痛，鳖甲、煅牡蛎、文术、海藻、软坚散结，加强活血化瘀作用，以除胸闷；《别录》：鳖甲疗温疟，血瘕，腰痛，小儿胁下坚。《日华子本草》：鳖甲去血气，破症结、恶血，堕胎，消疮肿并扑损瘀血，疟疾，肠痈。其中的血瘕、去血气，破症结、恶血是为活血。海藻软坚，消痰，利水，泄热。治瘰疬，瘿瘤，积聚，水肿，脚气，睾丸肿痛。《本经》：海藻“主瘿瘤气，颈下核，破散结气，痈肿癥瘕坚气，腹中上下鸣，下十二水肿。”焦三仙、枳壳、白术、黄芪等补脾益气、消食导滞以改善患者乏力、纳差等症状。患者二诊时恶心、头晕消失，但仍乏力、纳差，偶有腹胀，说明补气理气力度不足，故加用厚朴、陈皮以加强理气，党参加量以加强补气，大黄清下焦湿热，加强理气活血作用。同时该患者仍有胸闷，眠差故加丹参以活血祛瘀，养血安神。三诊时患者血瘀、湿浊各症状好转，此乃标实得解，本虚表现为主，故去厚朴，大黄减量，黄芪加量，党参变太子参以加强补气作用，茯苓取其益气健脾作用。因气虚甚，故鳖甲、海藻减量。

宋立群治疗肾病验案

宋立群，医学博士、药学博士后；黑龙江中医药大学附属第一医院肾病科主任、博士生导师；国家级优秀中医临床人才；黑龙江省青年名中医；首届德艺双馨省级名医；黑龙江省有特殊贡献中青年专家；享受黑龙江省政府特殊津贴；享受国务院政府特殊津贴；全国卫生系统先进工作者；全国先进工作者。中华中医药学会名医学术思想研究分会副主任委员；中华中医药学会肾病分会常务委员；世界中医药学会联合会第一届内科肾脏病专业委员会常务委员；黑龙江省中西医结合医学会肾病专业委员会主任委员等。擅治肾病等内科疑难杂病。

一、益肾固精方治疗膜性肾病

病案：江某，女，51岁，2010年9月。

主诉：双下肢浮肿半年余，加重20天。

病史：患者半年前出现双下肢轻度水肿，未予以重视。近二十日水肿加重，同时伴有腰痛，乏力及尿少、涩痛。于附近某诊所就诊，予青霉素静点5日，5日后未见好转。遂就诊于哈尔滨市第一医院，经化验检查：尿常规：Pro（3+），BLD（±），尿沉渣RBC 28/μl，镜检5.5/HP；病理管型4.25μl，24小时尿蛋白定量3.68g/24h。肾活检病理诊断：膜性肾病（Ⅳ期），肾小球毛细血管壁增厚，肾小管上皮细胞肿胀，肾间质纤维组织增生。患者开始激素、环孢素A治疗1年，效果不显，考虑西药的副作用，逐渐减停激素、环孢素A西药，遂开始求诊于中医。

初诊：患者双下肢浮肿，腰痛，乏力，胃脘不适，尿有浊沫，夜尿1-2次，咽红，舌紫暗，脉沉滑。血压120/80mmHg。实验室检查：尿常规：Pro（3+），BLD（±）；24h尿蛋白定量3.45g/24h；生化：TG 2.33mmol/L，TC 7.87mmol/L，ALB 27.8g/L，TP 57.9g/L，其余正常。

西医诊断：膜性肾病（Ⅳ期）　　中医诊断：水肿

辨证审机：脾肾两虚，湿浊血瘀。

治法：健脾利水，益肾固精。　　方药：益肾固精方

党参30克　焦术15克　茯苓30克　旱莲草15克　女贞子20克　芡实15克　金樱子15克　菟丝子10克　沙苑子10克　益母草20克　穿山龙30克　龙葵20克　桑寄生10克　路路通15克　漏芦15克　桑白皮15克　炙甘草15克　焦三仙各15克。生姜3片、大枣3枚为引，共十四剂，每剂水煎两次，共取汁300ml，早晚饭后温服。

二诊：服药十四剂，患者水肿，腰痛及乏力症状减轻，舌暗苔白，脉沉。其口服激素、环孢素A已经停用。实验室检查示：尿常规：Pro（2+），余正常。故前方基础上加桑螵蛸10克，石莲子20克，以补肾固精之力。继服二十剂。嘱患者勿过劳，慎起居，避风寒。

三诊：患者双下肢略微浮肿，自觉症状消失，舌暗苔白，脉沉迟。实验室检查：尿常规：Pro（±）；24h尿蛋白定量0.25g/24h。此为脾肾阳气得复，阴阳合调，水湿消除。于上方去益母草，路路通，漏芦，继服用二十剂，遵上医嘱。

患者从2009年9月至今坚持口服中药治疗，取得明显疗效，2012年初尿蛋白转阴，水肿消退。门诊随诊调方，巩固治疗，之后停药。至2014年11月，患者曾出现腹泻，于医大四院经肠镜诊断为溃疡性结肠炎，尿常规：Pro（2+），BLD（2+），尿沉渣RBC 35μl，镜检12/HP。此属饮食不节，脾虚湿盛，累及肾虚，导致疾病反复。继以中药益肾固精方加减治疗，6个月后尿常规转阴并维持至今。

按语 膜性肾病根据其临床表现属于中医“水肿”病范畴，水肿病相似的记载始见于《灵枢·水肿》篇，称其为“水”，指出“水始起也，目窠上微肿，如新卧起之状，其颈脉动，时咳，阴股间寒，足胫大，腹乃大，其水已成矣。”水肿的发生多因外感六淫，饮食劳倦，房劳过度，素体虚弱等造成阴阳失调，尤其肺、脾、肾三脏功能失调。水肿的治法，《内经》首先提出“开鬼门，洁净府”“去宛陈莝”的法则，即发汗，利小便和攻逐痰浊治水三法。汉代张仲景在《金匮要略·水气病脉证并治》篇中提出“诸有水者，腰以下肿，当利小便；腰以上肿，当发汗乃愈。”该水肿病案正如《诸病源候论》所言：“水病无不由脾肾虚所为，脾肾虚则水妄行，盈溢皮肤而令周身肿满。”《景岳全书·肿胀》曰：“凡水肿等证，乃肺脾肾三脏相干之病，盖水为至阴，故其本在肾；水化于气，故其标在肺；水惟畏土，故其制在脾。今肺虚则气不化精而化水，脾虚则土不制水而反克，肾虚则水无所主而妄行。”肾为先天之本，藏真阴而寓元阳，只宜固藏，不宜泄漏，“肾主骨、生髓、藏精”“肾为封藏之本”“受五脏六腑之精而藏之”；而脾主升清，主运化水谷精微，上输于肺再输布全身。若肾虚开合不利，精气失固，精气下泄；脾虚不能升清，湿浊不化，气机升降失常，清浊不分。膜性肾病患者在临床多出现浮肿，面色苍白或㿠白，腹胀便溏，神疲乏力，腰酸膝软，脉沉细无力，舌质淡胖有齿痕，苔白腻等一派脾肾两虚之象，伴蛋白尿、低蛋白血症、高脂血证。脾虚不能运化水液，肾阳虚不能蒸腾汽化水液，水液在体内聚而成湿，湿聚成痰，湿郁日久则生热；湿滞脉络，气机不利，血行不畅则瘀血内生，或气虚血行无力，从而导致气血滞塞不畅，产生瘀血。反之，瘀血亦可阻滞经络以碍气之升降，气化不利，津液失布而加重水肿。瘀血与水湿相互影响，“血与水本不相离”“病血者未偿不病水，病水者未偿不病血”“瘀血化水，亦发水肿”（《血证论》），“瘀血不去其水乃成”（《素问·调经论》）。此外，激素为外源的阳刚之品，易耗气伤津，湿热内生，从而使临床病情加重。也客观地证实膜性肾病患者临床常表现高脂血症，高黏滞血症，高凝状态，血小板高聚集正是对水湿，痰浊，瘀血等病理产物的佐证。补肾固精方攻补兼施，疏而不滞，祛邪而不伤正，全方共达健脾益肾固精，活血利水之功。

二、八正散加减治疗肾盂癌术后并发慢性肾衰竭

病案：张某，女，56岁，2009年3月。

主诉：间断腰痛4年余加重6天，镜下血尿6天。

病史：患者4年前因劳累出现肉眼血尿不止，遂就诊于中国人民武装警察部队总医院，入院后经膀胱镜、肾脏造影检查确诊为“左肾盂癌，膀胱癌”，遂行手术治疗，术后病理结果示：（左）肾盂乳头状移行细胞癌Ⅱ级，（膀胱）乳头状移行细胞癌Ⅰ-Ⅱ级。术后建议患者行化疗巩固治疗。于1年前患者无明显诱因，再次出现肉眼血尿，遂就诊于黑龙江省医院，入院后经肾脏造影检查示“右侧输尿管梗阻”；梗阻部位病理结果示：炎性增生。遂行输尿管支架术，于半年后行输尿管拔除术，术后复查尿常规、肾功能。发现尿常规：BLD（2+），肾功：Cr 134.2μmol/L。遂诊断为“慢性肾衰竭”。6天前患者感冒后出现腰痛加重，查尿常规：BLD（3+），肾功：Cr 174.8μmol/L。患者求诊中医药治疗。

初诊：患者乏力腰痛，尿色呈深茶色，面色少华，纳呆食少，口干咽燥，夜尿频3-4次，舌暗

苔白，脉沉弱。实验室检查：肾功：BUN 9.34mmol/L，Cr 200.3μmol/L。尿常规：Pro（+），BLD（3+），WBC 172.1/μl，30.98/HP。消化系、泌尿系彩超示：①肝回轻度弥漫改变；②胆囊慢性炎性改变，囊壁毛糙；③左肾及左侧输尿管切除术后，右肾大小：90cm×46cm，右肾实质厚 16cm，回声增强，右肾轻度弥漫性回声改变，右肾盂轻度分离，右肾结石（3cm×12mm）。

西医诊断：肾盂癌术后并发慢性肾衰竭　　　　　中医诊断：腰痛

辨证审机：脾肾亏虚，浊毒内蕴。

治法：健脾益肾，解毒泄浊。　　　　　方药：八正散加减

大蓟 15 克　小蓟 15 克　石韦 15 克　瞿麦 15 克　萹蓄 15 克　萆薢 20 克　仙鹤草 30 克　白茅根 20 克　舌草 20 克　凤尾草 15 克　葎草 15 克　砂仁 10 克　半枝莲 15 克　延胡索 15 克　白芍 20 克　海螵蛸 30 克　炙甘草 15 克　生姜 3 片、大枣 3 枚为引。十四剂，水煎两次，共取汁 300ml，早晚饭后温服。分两次温服之。同时配服西黄丸，每次 3 克，每天 2 次。

二诊：服药十四剂，现患者精神状况良好，腰痛明显减轻，尿色淡，夜尿 2-3 次。舌暗苔白，脉沉。实验室检查结果：尿常规：BLD（2+），WBC 55.4/μl，9.97/HP，余阴。上方去延胡索，白芍，海螵蛸，加黄芪 40 克，焦术 15 克，土茯苓 30 克，以健脾益气，补气固表。继服二十剂。并嘱患者避免感冒，适当锻炼，慎起居。

三诊：服药二十剂，现患者腰痛著减，略乏力，食纳可，夜尿 1-2 次。舌暗苔白，脉沉。实验室检查：尿常规未见异常。此乃标邪得减，本虚表现为主，治以补脾益肾扶正为主。

方药：黄芪 40 克　焦术 15 克　土茯苓 40 克　益智仁 20 克　桑螵蛸 20 克　旱莲草 20 克　女贞子 20 克　生地炭 20 克　侧柏炭 20 克　地榆炭 20 克　大蓟炭 20 克　小蓟炭 20 克　罗布麻 15 克　杜仲炭 15 克　砂仁 10 克　熟大黄 10 克　三七粉 5 克　炙甘草 15 克。继服二十剂。

四诊：服药二十剂，患者精神状态良好，食纳明显改善，力复，无腰痛、口干咽燥，夜尿 1 次。舌暗苔白，脉沉。实验室检查：尿常规未见异常。肾功：Cr 125.5μmol/L，余（–）。继以上方加猫须草 20 克、积雪草 20 克。扶正祛邪为主，病症结合，随症化裁。

自 2009 年至今，患者坚持口服中药汤剂、西黄丸治疗已 6 年余，期间复查肾盂癌术后影像学、尿常规时有异常，血清肌酐维持在 120-140μmol/L，患者时有腰痛，乏力等不适，生活如常。

按语　慢性肾衰竭的发病以脏腑阴阳衰败是其本质，浊毒瘀血内留是其关键。正如《证治汇补・溺血》所言："或肺气有伤……，或脾经湿热……，或肝伤血枯……，或思虑劳心，或劳力伤脾……，俱使热乘下焦，血随火溢。"肾肿瘤常见症状，如腰痛、血尿其根本病机在于脾肾亏虚，脏腑失调；气血津液乏源，肾精不足，不能濡养经络肢体，导致不荣则痛；与此同时，肾气亏虚，固摄无力，封藏失司，或肾精虚耗，水不济火，相火妄动，灼伤脉络，或脾失健运，中气不足，统摄无权，血不归经，或癥积损伤络脉，血溢脉外，下注膀胱，均可导致血尿；再者肾气不足，脾失健运，先天、后天之本虚弱，无以生发营卫之气，气机循行无力，则邪毒、痰瘀、水湿之邪不能驱外，结聚腰府形成包块。另一方面，患者肾在五脏中居下焦，过食肥甘辛热之品，脾胃失运，脾虚则生湿，湿性下趋，湿邪郁久化热，邪热迫血妄行而见血尿；湿邪阻碍气血运行，同时离经之血亦为瘀血，瘀结日久癌毒内生，瘀毒湿热搏结，蕴积下焦形成肿物包块，不通则痛。诚如《金匮要略・五脏风寒积聚病》谓："热在下焦者则尿血"。所以，肾系肿瘤的病理性质属本虚标实，病位主要在肾，涉及于脾，在脏腑虚损的基础上形成水湿、浊毒、瘀血等病理产物，虚实兼夹，使病情错综复杂。治疗方面，清《重订广温热论》曰："溺毒入血，血毒攻心，甚或血毒上脑，其症极危，急宜通窍开闭，利溺逐毒"。提出了本病的治疗大法，即通窍开闭，利溺逐毒，对指导临床仍有重要意义。

本案为"肾盂癌术后肾衰"的病案。辨证属于脾肾亏虚，浊毒内蕴，治以健脾益肾、解毒泄浊

之法。依据“急则治其标，缓则治其本”的原则，首诊当治疗标症尿血，故选用八正散，八正散出自《太平惠民和剂局方》卷六，治小便赤涩，或癃闭不通，及热淋、血淋，并宜服之。二诊时尿血好转，改治法以补肾摄精、泄浊排毒为主，方中黄芪、白术、砂仁、炙甘草合用，以益气健脾、助气血生化之源。脾主统血，若脾气亏虚，统血无力，血不归经，流溢于外，发为出血，入于小便，即为尿血，阻于组织器官而成瘀血，瘀血内阻，又加重出血。在辨证施治的基础上，可加三七，既可化瘀，又能止血，止血不留瘀。此外，血尿的治疗，不仅要着眼于“止”，更应注意“活”，因过于止涩，易导致血瘀，瘀血形成又阻塞血脉，血流不畅，血不归经，更加重出血。后期选用熟大黄、猫须草、积雪草逐瘀排毒。

三、辨治系统性红斑狼疮性肾炎

病案：董某，女，17 岁，2000 年 8 月。

主诉：水肿，乏力半年余，近日加重。

病史：患者半年前偶有鼻衄、乏力，未予以重视，后因急性阑尾炎就诊于当地医院，遂行阑尾切除术，入院后经检查发现血常规、尿常规异常，进一步检查 ANA 谱、血沉、C 反应蛋白后（具体结果不详）后，诊断为“系统性红斑狼疮性肾炎”。为求进一步治疗，就诊于北京医科大学附属第一医院，入院后经肾活检检查，病理结果显示弥漫增生性狼疮性肾炎伴基底膜增厚；尿常规示 Pro(4+)、BLD(4+)，24h 尿蛋白定量 6.5g/24h；血常规示：HgB 78g/L，WBC 4.8×10^9 /L，PLT 80×10^9 /L；抗 Ds-DNA 抗体阳性，抗 Sm 抗体阳性，抗磷脂抗体阳性，抗核抗体滴度 1：1000，住院期间予激素静脉冲击治疗，后予强的松、环磷酰胺足量口服治疗，后复查尿常规 Pro（3+），BLD（3+），余检查结果均在正常范围内，略好转后出院，嘱其继续口服药物。

初诊：乏力，行走困难，腹胀大，满月脸，双面颊潮红，四肢关节疼痛，伴有腰酸痛，双下肢轻度水肿，饮食欠佳，月经不调，小便淡茶色伴泡沫，大便溏泻不调，舌体胖大有齿痕，舌暗苔白，脉沉弱。实验室检查示：尿常规 Pro（3+），BLD（3+），尿沉渣 RBC 75.0/μl，镜检 24.5/HP，尿红细胞畸形率 80%，肾活检病理结果显示弥漫增生性狼疮性肾炎伴基底膜增厚。口服强的松 60mg/d，环磷酰胺 90mg/d。

西医诊断：系统性红斑狼疮性肾炎　　中医诊断：虚劳

辨证审机：五脏不足，精血亏虚。

治法：调补五脏，补气养血。　　方药：十全大补汤合水陆二仙丹加减

党参 20 克　黄芪 40 克　焦白术 20 克　茯苓 20 克　熟地黄 20 克　白芍 15 克　川芎 15 克　当归 15 克　阿胶 10 克　炒杜仲 15 克　地榆炭 15 克　芡实 15 克　金樱子 15 克　山药 25 克　砂仁 15 克　重楼 20 克　穿山龙 30 克　炙甘草 15 克　生姜 3 片、大枣 3 枚为引。十四剂 水煎两次，共取汁 300ml，早晚饭后温服。

二诊：服药二十剂，患者力复，乏力明显减轻，食欲好转，四肢关节疼痛缓解，偶有腰酸痛，双下肢水肿减轻，二便好转，小便量多，此次月经如期而至，偶睡眠欠佳，舌暗苔白，脉沉。故上方基础上加夜交藤 20 克，炒枣仁 20 克，石菖蒲 20 克，远志 10 克，怀牛膝 20 克，以养心安神，服用三十剂。并嘱患者避免感冒，增加锻炼，并逐渐减西药量。

三诊：服用上方后，察其患者下肢水肿消，二便正常。辅检：10 月 5 日尿检为尿蛋白定性（+），尿潜血（+），尿沉渣 RBC 30.0/μl，镜检 5.7/HP。10 月 13 日尿检为尿蛋白定性（+），尿潜血（±），尿沉渣 RBC 16.0/μl，镜检 2.5/HP。10 月 21 日尿检为尿蛋白定性（+），尿潜血（±），尿沉渣 RBC

13.0/μl，镜检 1.4/HP；血常规示：HgB 116g/L，WBC 4.8×10^9 /L，PLT 209×10^9 /L；ANA 谱示：抗 Ds-DNA 抗体（±），抗 Sm 抗体（-），抗磷脂抗体（±），抗核抗体滴度 1：320。时有乏力，腰痛减轻，尿色淡黄，基本再无泡沫，舌暗苔白，脉沉缓。此为正气恢复，气阴不足之象。法当益气养阴，固精养血。

方药：四君子汤、六味地黄汤合二至丸加减

党参 20 克　焦白术 15 克　茯苓 30 克　生地黄 30 克　旱莲草 20 克　知母 15 克　丹皮 15 克　山药 25 克　赤药 15 克　山萸肉 15 克　女贞子 20 克　覆盆子 20 克　金樱子 15 克　炙甘草 15 克　生姜 3 片、大枣 3 枚为引。三十剂水煎服，以巩固疗效。

医嘱：忌食生冷辛辣及属发物肉食，适当锻炼，增强体质，预防感冒，防止复发，逐渐减少激素与免疫抑制剂用量。

患者逐渐减量口服激素、环磷酰胺，并配合中药汤剂治疗，因家居内蒙古呼伦贝尔市，每 1-2 月来哈复诊一次，于 2005 年口服激素减量至 2 片/天、停用环磷酰胺。病情稳定，无不适，复查实验室检验指标均在正常范围内。为巩固疗效，根据患者病情调方，制成丸药巩固治疗。之后，患者因长期口服激素，致双侧股骨头坏死，分别于 2011 年、2013 年行左、右股骨头置换术，停用激素，以骁溪 2 片，芬乐维持治疗。并于 2008 年结婚，继之要求妊娠生子，遂调整西药每日骁溪 2 片，芬乐 2 片，联合口服中药丸剂，维持狼疮缓解并预防复发。2013 年正常受孕，怀孕期间停服一切药物，于次年顺产一健康女婴。随访至今，病情平稳，未再复发。

按语　狼疮肾虽然表现特点不尽相同，但就其疾病演变过程分析，五脏不足，功能失调，三焦气化失司密切相关，尤其脾肾虚损贯穿狼疮肾病的始终。脾肾气虚，脾虚失运，水谷精微生化乏源，进而导致气血双亏；肾虚失于固藏，约束无权，致精微物质随尿液下注。脾与肾乃先后天之本，先天之本既充，后天之本得固；后天之本得健，先天之本不竭。针对本病脾肾气虚的固有病机，故治以健脾益气，补肾涩精。该患者病起急骤，虽予以口服激素等西药治疗，乃虎狼之药，毒性剧烈，虽治疗疾病的同时也耗损人体正气，加重五脏虚损。初诊拟方十全大补汤合水陆二仙丹加减。十全大补汤出自《太平惠民和剂局方》，卷五云："治男子、妇人诸虚不足，五劳七伤，不进饮食，久病虚损，时发潮热，气攻骨脊，拘急疼痛，夜梦遗精，面色萎黄，脚膝无力，一切病后气不如旧，忧愁思虑伤动血气，喘咳中满，脾肾气弱，五心烦闷，并皆治之。"水陆二仙丹出自《洪氏经验集》，"水陆"，指两药生长环境，芡实生长在水中，而金樱子则长于山上，一在水而一在陆。两药配伍，能使肾气得补，精关自固。此外，方中加用黄芪，补气升阳，益卫固表，利水消肿。穿山龙、重楼解毒消肿，活血舒筋。

张佩青治疗肾病验案

张佩青，1953 年生，黑龙江省中医药科学院原副院长、肾病科主任、主任医师、硕士研究生导师及黑龙江中医药大学兼职博士研究生导师。享受国务院政府津贴。第五批全国名老中医药专家学术经验指导老师，国家临床重点专科负责人，国家中医药管理局慢性肾病补脾益肾重点研究室主任。国家中医药管理局中医肾病重点专科、重点学科学科带头人。全国首批名老中医药专家学术经验继承人。黑龙江省名中医，全国百名杰出青年中医、黑龙江省优秀中青年专家。全国优秀中医临床人才研修项目优秀学员。现任中华中医药学会肾病分会副主任委员，世界中医药联合会肾病分会副会长，黑龙江省中医药学会肾病专业委员会主任委员等。擅治慢性肾衰竭、原发、继发性肾小球肾炎及再发性尿路感染等肾脏疾病及内科疑难杂病。

一、补清通三法合治神经源性膀胱

病案：霍某，女，16岁，2015年3月21日。

主诉：反复腰痛4年余，加重伴排尿不畅1月。

病史：4年前于北京某医院行脊柱裂手术后出现腰痛伴排尿不畅，后于哈尔滨医科大学附属第一医院行泌尿系CT检查，结果提示：双肾盂中度积水，进一步查肾功能异常具体数值不详，诊断为神经源性膀胱、梗阻性肾病。再次行手术治疗，症状好转，复查肾功正常。近几年患者时有腰痛伴排尿不适。1月患者出现腰痛加重伴排尿不畅，点滴而出，于绥化市第一医院查尿常规示：Pro（+），BLD（3+）；肾功：血肌酐173.5mmol/L，尿素氮12.69μmol/L；泌尿系CT诊断：双肾积水，双侧输尿管上段扩张。为求治疗于当地医院而服中药汤剂，服药2周未见明显好转。于我院门诊查尿常规：Pro（2+），BLD（3+），WBC：满视野/HPF；肾功：血肌酐163.5μmol/L，尿素氮12.25mmol/L；双肾彩超：双肾各径增大（左肾14.9cm×7.9cm、肾实质厚0.79cm，左肾15.0cm×9.06cm、肾实质厚0.64cm）轮廓尚规整，肾实质变薄，双肾集合系统均分离呈花瓣状，分离内径分别为右肾3.12cm，左肾3.08cm；双肾血流灌注减少；膀胱：膀胱壁毛糙、增厚，可见小梁样改变，充盈一般，暗区未探及明确异常回声；输尿管：左侧输尿管上段扩张，内径1.67cm，右侧输尿管上段扩张，内径1.80cm，双侧下端探查不清。泌尿系三维CT：双肾盂及肾盏内可见多发液性密度，双肾体积增大肾实质变薄，双侧输尿管全程扩张，输尿管壁增厚，未见结石，占位及外压性病变，膀胱充盈欠佳，膀胱壁弥漫性增厚，可见多发性憩室形成，腔内未见异常密度灶，诊断：神经源性膀胱可能。

初诊：腰痛乏力，尿频尿急，排尿点滴而出，时有恶心，饮食正常，大便日1次，舌质红伴瘀斑，苔薄腻，脉沉细。

西医诊断：神经源性膀胱，梗阻性肾病，尿路感染。　　中医诊断：癃闭

辨证审机：脾肾两虚，湿热瘀交阻。

治法：补益脾肾，清热利湿，活血化瘀通络。

方药：滋肾通关丸、活络效灵丹合知柏地黄丸加减

方药：熟地15克　山萸肉20克　炒山药20克　丹皮15克　茯苓20克　泽泻15克　肉桂15克　附子10克　丹参20克　没药15克　当归20克　川芎15克　桃仁20克　怀牛膝15克　车前子15克　知母20克　黄柏15克　瞿麦20克　萹蓄20克　土茯苓50克。十四剂 水煎服每日一剂早晚温服。

嘱患者定时排尿，培养良好习惯。

二诊：2015年4月4日。患者排尿较前明显通畅，无尿频尿急，复查尿常规：Pro（±），BLD（2+），WBC（30-40）/HPF；肾功：血肌酐117.8μmol/L，尿素氮5.94mmol/L，尿细菌培养：细菌计数＜104/ml。效不更方，前方去知母、黄柏、瞿麦、萹蓄，继续服用十四剂。

三诊：2015年4月18日。患者诸证均消失，排尿通畅，尿常规：Pro（－），BLD（+），WBC（3-6）/HPF；肾功：血肌酐106.5μmol/L，尿素氮7.03mmol/L。

方药：熟地15克　山萸肉20克　炒山药20克　丹皮15克　茯苓20克　泽泻15克　肉桂

15克　附子10克　丹参20克　没药15克　当归20克　川芎15克　桃仁20克　怀牛膝15克　车前子15克。二十一剂 水煎服每日一剂早晚温服。

四诊：2015 年5月9日。患者排尿通畅，无明显不适，查尿常规示：Pro（−），BLD（+），WBC（1-3）/HPF；肾功：血肌酐 101.2μmol/L，尿素氮 5.1mmol/L。嘱患者定时排尿，培养良好习惯并停药观察。随访半年患者无明显排尿不适，临床治愈。

按语　《内经》云："膀胱者，州都之官，津液藏焉，气化则能出矣。"然膀胱上连肾，与肾相表里，膀胱气化功能必赖肾中阳气的温煦。小便的司职属于膀胱，正常排尿有赖于膀胱与三焦的气化功能，肾阳是膀胱和三焦气化的原动力。本患者多次手术治疗，加之久病不愈，肾中元气受损，肾阳虚命门火衰，肾失开合，膀胱气化不利则病发癃闭；肾阳虚不能蒸腾汽化水液，水湿内停而出现肾积水；腰为肾之府，肾虚则腰府失养，故腰痛乏力；肾阳虚不能温煦鼓动血行，因虚致瘀，瘀血内阻于膀胱，加重膀胱气化不利，则排尿不畅、舌有瘀斑；水湿日久化热、湿热内蕴则舌红苔薄腻。综观舌脉证，其病机为久病耗伤正气，致肾阴阳俱损，湿热瘀血蕴结膀胱，形成相互胶结之势。治当补益脾肾，清热利湿，活血化瘀通络。方用滋肾通关丸、活络效灵丹合知柏地黄丸三方化裁加减。方中熟地滋补肾阴，山萸、山药补肝脾益精血，辅以辛热之附子、肉桂补肾阳以化气，此寓意阴中求阳，阴阳互补。茯苓、泽泻利水渗湿，丹皮泄火，寓意补中有泄，使邪去补乃得力，且防补阴药之滋腻。知母、黄柏滋阴清热，肉桂补肾阳，助膀胱气化，清除湿热，气化得司；当归、没药、丹参、桃仁、牛膝活血化瘀通络；萹蓄、瞿麦、车前子、土茯苓清热利湿，诸药合用温而不燥补而不滞，滋而不腻，鼓舞肾元阳之气助膀胱气化，诸证俱除。

二、健脾补肾、活血化瘀降浊治疗慢性肾衰竭

病案：肖某，女，27岁，2014年7月12日。

主诉：倦怠乏力、眼睑浮肿2年余，加重5月。

病史：2年前患者因分娩后贫血持续不缓解，倦怠乏力伴眼睑浮肿，于当地医院查肾功：血肌酐 370μmol/L，诊断为慢性肾衰竭，住院予以肾康注射液静点、口服黄葵胶囊和肾衰宁胶囊等治疗，症状未见好转，而于我院就诊，门诊复查血肌酐 433.9μmol/L，尿常规：Pro（2+），BLD（2+）；血常规示：血红蛋白 88g/L，双肾彩超示：双肾弥漫性改变。

初诊：倦怠乏力，眼睑轻度浮肿，面色萎黄，腹胀满，大便日2次，舌淡紫苔薄白，脉沉细。

西医诊断：慢性肾小球肾炎，慢性肾衰竭，慢性肾脏病（CKD）4期。　中医诊断：虚劳

辨证审机：脾肾两虚、湿浊瘀阻。

治法：补益脾肾，养血活血，化瘀泄浊。　方药：参芪地黄汤加减

黄芪30克　党参20克　熟地20克　山萸肉20克　炒山药20克　丹皮15克　茯苓20克　泽泻15克　丹参20克　当归20克　川芎15克　枸杞20克　怀牛膝15克　车前子15克　葛根20克　草果15克　巴戟天20克　芦巴子20克　连翘25克。三十剂 水煎服，每日一剂早晚温服。

二诊：2014年8月11日　患者自诉倦怠乏力减轻，时有腰部酸痛不适，偶有呕吐，双下肢无浮肿，大便日4次，不成形，舌质淡红苔白，脉沉。复查血肌酐 393.9μmol/L，尿常规：尿蛋白+，潜血 2+；血常规：血红蛋白 93g/L。病人服药后腹泻考虑脾虚较甚，故前方减川芎、车前子加土茯苓 50克、白术 15克以健脾祛湿。

三诊：2014年9月10日　患者自诉倦怠乏力减轻，偶伴腰部酸痛不适，无呕吐，双下肢无浮肿，大便日 1-2 次，成形，舌质淡红苔白，脉沉。复查血肌酐 362μmol/L，尿常规：Pro（+），BLD

（+）；血常规：血红蛋白98g/L。

方药：黄芪30克　党参20克　熟地15克　山萸肉20克　炒山药20克　丹皮15克　茯苓20克　泽泻15克　丹参20克　当归20克　枸杞20克　怀牛膝15克　土茯苓50克　葛根20克　白术15克　巴戟天20克　芦巴子20克　连翘25克　桃仁15克　红花15克。三十剂 水煎服，每日一剂早晚温服。

四诊：2015年10月10日。患者自诉偶腰部酸痛不适，大便日1-2次，不成形，余无不适感，舌质淡红苔白，脉沉。复查血肌酐 342μmol/L，尿常规：Pro（–），BLD（+）；血常规示：血红蛋白101g/L，病情大好，守方续服。

按语　脾肾亏虚、湿浊瘀血是慢性肾衰竭发生的病理基础。《内经》云："饮入于胃，游溢精气，上输于脾。脾气散精，上归于肺，通调入道，下输膀胱。水精四布，五经并行……"脾胃为后天之本，肾居下焦，为一身之大主，肾阴乃阴液之根，主濡脏腑；肾阳乃阳气之基，主煦四肢百骸。脾虚为病，水湿内停，泛溢肌肤发为水肿；清阳不升，精微下注，肾虚精关不固，精微失守下泄尿中而为蛋白尿；化源不足，四肢百骸失养而见面色萎黄、倦怠乏力；精微遗泄日久，耗伤肾之阴阳，加重肾之亏虚。本案患者病机错综复杂，当采取多元化治疗，标本兼治，方能收效。一是补脾胃中宫，益后天之气，脾肾为先后天关系，且为人体生命根基，治疗以补脾肾扶正入手，故方中用黄芪、党参、山药等益气健脾，六味地黄汤加枸杞滋补肾气补先天。二是脾运化失调则湿浊痰蕴，瘀血内阻，故治当化瘀血泄湿浊故在方中加入草果紫苏等品。三是慢性肾衰竭可以导致瘀血形成，同时瘀血亦可使慢性肾衰竭病情加重或缠绵难愈。瘀血形成之后，必定导致脏腑功能衰退，正是"脉络之中，必有推荡不尽之瘀血，若不驱除，新生之血不能流通，元气终不能复，甚有传为劳损者"，故须用活血化瘀之桃仁、丹参、连翘、当归等。诸法合用，扶正除邪相辅相成。在治疗过程中须注意患者排便的情况，泄浊不可损脾肾之气、大便以1-2次为宜，大便过多当减少熟地用量适当加用白术健脾。

三、益气养阴法治疗肾病综合征

病案：李某，女，42岁，2014年10月14日。

主诉：双下肢浮肿6月余。

病史：患者3月前因双下肢浮肿，尿中泡沫多，于哈尔滨医科大学附属第一医院诊断为肾病综合征，给予激素、环磷酰胺等治疗，浮肿时轻时重，后服用中药治疗，期间复查尿常规示 Pro（2+～3+）之间波动。1 周前患者出现发热伴咳嗽，咽部疼痛不适，双下肢浮肿加重而来门诊，查尿常规 Pro（3+），尿蛋白定量 2.8g/24h，血浆白蛋白 29g/L，甘油三酯 2.59mmol/L。查体：扁桃体Ⅱ度肿大，咽红。因患者激素、环磷酰胺使用无效，建议患者肾活检，明确病理诊断，患者惧怕，拒绝活检。

初诊：双下肢中度浮肿，尿中泡沫多，倦怠乏力，咽部疼痛不适，腰部酸痛，舌红苔薄黄，脉沉。

西医诊断：肾病综合征　　　　中医诊断：水肿

辨证审机：气阴两虚，湿热下注，兼外感风热。

治法：益气养阴，清热利湿，兼解毒利咽。　　方药：清心莲子饮加减

黄芪30克　党参20克　莲子15克　麦冬20克　地骨皮15克　柴胡15克　茯苓20克　车前子15克　金银花30克　黄芩15克　舌草30克　茅根30克　连翘20克　公英30克　苏木20

克 坤草 30 克 刘寄奴 20 克。二十一剂 水煎服，每日一剂早晚温服。

二诊：2014 年 11 月 3 日。服药 3 周后咳嗽咽痛俱消失，双下肢浮肿减轻，倦怠乏力减轻，舌淡红苔薄，脉沉。复查尿常规：Pro（2+），尿蛋白定量 1.13g/24h。查体：咽稍红。继续给以益气养阴清热又加入补肾阴之药。

方药：黄芪 30 克 党参 20 克 莲子 15 克 麦冬 20 克 地骨皮 15 克 柴胡 15 克 茯苓 20 克 车前子 15 克 黄芩 15 克 薏苡仁 20 克 旱莲草 15 克 土茯苓 50 克 桑葚 20 克 山茱萸 20 克 苏木 20 克 枸杞 20 克 金樱子 20 克 白花蛇舌草 30 克。三十剂 水煎服，每日一剂早晚温服。

三诊：2014 年 12 月 3 日。服上方三十剂后水肿消失，偶有劳累后腰酸不适，已上班工作。复查尿常规蛋白转阴，血浆蛋白正常。舌淡红苔薄白，脉沉。咽部（–），扁桃体无肿大。

按语 此病例为肾病综合征，使用激素以及免疫抑制剂治疗无效，病情迁延不愈，后又外感病情加重。此病治疗除益气养阴、清热利湿外，当解毒利咽。故在清心莲子饮中加入清热解毒利咽之双花、连翘、黄芩等。二诊患者咽痛等外感症状消失。去解表药加养阴补肾之山茱萸、桑葚、金樱子等经 2 个多月治疗尿蛋白转阴，血浆白蛋白恢复正常。全身浮肿消失，乏力症状已明显好转。肾病综合征以水肿为主，伴有血瘀，故在方中加入刘寄奴、坤草活血利水消肿。《内经》云："中气不足，溲便为之变。"故方中黄芪为主药，用量大，一般 30-50g，配以党参意在健中宫，脾健则精微物质不为外泄，蛋白消失。然黄芪久服必有燥热，故在治疗后期投以养阴清热之药制约芪之温燥之性。往往在临证上取得很好的疗效。

迟继铭治疗肾病验案

迟继铭，医学博士，主任医师，中华中医药学会内科肾病专业委员会常务委员，黑龙江省中医药肾病专业委员会副主任委员。黑龙江省中青年名中医、黑龙江省卫生系统有突出贡献中青年专家，享受国务院特殊津贴。擅治肾病。

一、祛湿化浊、活血解毒治疗慢性肾衰竭

病案：孟某，男，65 岁，2013 年 8 月 26 日。

主诉：乏力，腰痛，间断双下肢浮肿。

病史：患者于 2005 年自觉乏力、腰痛、双下肢间断浮肿，血压高，Pro（+），超声检查为多囊肾。诊断：多囊肾，未住院治疗。2007 年症状加重，血肌酐（SCr）380μmol/L，行双肾多囊肾微创术。其后，多次反复入住哈尔滨市中医院，检测 SCr 在 200-300μmol/L 之间。该患于 2013 年 8 月 26 日来我科就诊，查肾功能 SCr 336.3μmol/L、尿素氮（BUN）15.63mmol/L、二氧化碳结合力（CO_2-CP）20.2mmol/L。既往糖尿病史 15 年。初诊症见乏力、腰痛、间断双下肢浮肿，舌淡红、舌苔黄腻、脉沉。

西医诊断：多囊肾，慢性肾衰竭，2 型糖尿病。 中医诊断：虚劳

辨证审机：湿浊内蕴，血络瘀阻。

治法：祛湿化浊，活血解毒。

方药：党参 15 克　姜半夏 15 克　黄连 10 克　黄芩 10 克　茵陈 15 克　栀子 15 克　大黄 10 克　草果 15 克　连翘 15 克　葛根 20 克　川芎 15 克。七剂　水煎取汁 200ml，早晚分温服，每日一剂。

二诊：2013 年 9 月 25 日。仍乏力、腰痛、无双下肢浮肿、食纳可，SCr 336.6μmol/L、BUN 16.24mmol/L、（CO_2-CP）19.5mmol/L、舌淡红、舌苔黄腻减轻、脉沉。此湿浊减轻、故减化浊之药，加养阴补肾，活血之品。

方药：熟地黄 20 克　麦冬 15 克　茵陈 15 克　葛根 20 克　大黄 10 克　草果仁 15 克　淫羊藿 15 克　川芎 15 克　连翘 15 克　当归 15 克　丹参 20 克。七剂　水煎取汁 200ml，早晚分温服，每日一剂。

其后数十诊，病情稳定，多以补脾化湿、活血解毒治疗，坚持服药，至 2015 年 8 月 21 日，血压 130/85mmHg，Pro（+）、SCr 254.4μmol/L、BUN 19.1mmol/L、UA 442.3mmol/L、（CO_2-CP）20.1mmol/L、血红蛋白（HB）124g/L。服用非洛地平、倍他乐克控制血压，偶服呋塞米利尿。中药以健脾补肾活血治疗，药用：黄芪、当归、熟地黄、泽泻、茯苓、猪苓、白术、葛根、丹参、赤芍、草果。

按语　慢性肾衰竭多为虚实夹杂之证，治疗上或扶正为主，或祛邪为主，或攻补兼施。扶正多补脾益肾，祛邪多祛湿化浊、活血解毒。在临床辨证时，查舌苔尤为重要，舌苔薄或薄白，应补脾益肾为主，舌苔黄腻，或白厚腻，应祛湿化浊、活血解毒为主。本案初诊舌苔黄腻，治以祛湿化浊、活血解毒，方以半夏泻心汤加减，加活血解毒之葛根、川芎、连翘等。二诊舌苔黄腻减轻，减祛湿化浊之药，病情稳定，改以健脾补肾活血。

二、益气升阳治疗肾炎蛋白尿

病案：杨某，女，61 岁，2015 年 2 月 9 日。

主诉：间断浮肿，腰痛，泡沫尿近 1 年。

病史：患者曾于 2014 年 7 月无明显诱因出现尿液混浊，有泡沫。于我省省医院查 Pro（3+），未明确诊断。此后该患于我院门诊就诊，诊断“慢性肾小球肾炎”，口服中药汤剂治疗，曾服用“雷公藤多甙片”“爱若华”等免疫抑制剂，Pro 波动在（2+～3+）。既往有甲状腺功能减退病史 4 年，口服“优甲乐（每日 62.5μg）”控制。

初诊：眼睑浮肿，腰痛，舌淡红、舌苔薄白、脉沉；血压 125/80mmHg，Pro（3+）、RBC（-）、WBC（-）、血肌酐（SCr）57μmol/L、尿素氮（BUN）5.94mmol/L、总胆固醇（CH）7.45mmol/L、甘油三酯（TG）1.72mmol/L。

西医诊断：慢性肾小球肾炎　　　　中医诊断：水肿

辨证审机：阳气下陷，风湿内扰。

治法：益气升阳，祛风除湿。

方药：

（1）升阳益胃汤加减

黄芪 30 克　当归 20 克　白术 15 克　川芎 20 克　葛根 20 克　升麻 15 克　防风 15 克　羌活 15 克　独活 15 克　重楼 15 克　莲子 20 克　白芍 20 克。十四剂　水煎两次，早晚温服。

（2）黄葵胶囊，5片，日3次

二诊：2015年3月2日。浮肿减轻、舌淡红、舌苔薄白、脉沉，Pro（2+），治法同前。

方药：黄芪30克　太子参20克　当归20克　麦冬15克　莲子20克　防风15克　羌活15克　重楼15克　葛根15克　白芍20克　山芋15克　川芎15克。十四剂　水煎两次，早晚温服。

2015年3月2日至6月12日复诊七次，治法基本同前，方药略有加减，时有轻度浮肿，乏力；尿蛋白间断1+。6月12日Pro（±），RBC（8-10），继用此法，加茜草15克、连翘15克、白茅根15克，服药近2个月。8月2日至9月7日，尿蛋白持续转阴，改用百令胶囊，巩固疗效。

按语　此案学习张琪教授应用升阳益胃汤加减治疗肾小球肾炎蛋白尿。升阳益胃汤出自《内外伤辨惑论》。此汤主治“脾胃虚弱、怠惰嗜卧；……气不升也。”现多用于治疗消化道疾病、如腹泻、萎缩性胃炎、慢性胆囊炎、肠炎等。治疗肾小球肾炎蛋白尿取其益气升阳、祛风除湿，重用黄芪益气，可用至50-100克，白术补气健脾养胃，防风、羌活、独活，升举清阳，祛风除湿；白芍养血和营。补中有散，发中有收，具有补气健脾、升阳益胃，除湿之效。可加当归、川芎养血活血，重楼清热解毒，毒邪较盛，可加白花蛇舌草、半枝莲等。祛风药治疗肾小球肾炎蛋白尿有效，但张琪教授认为祛风药必须与补脾胃药合用方能取效，湿邪不显，补脾胃药可加茯苓、陈皮，取其胜湿升清阳之功，以利脾之运化，脾运健则湿邪除而精微固，尿蛋白遂之消除。

戴晓霞治疗肾病验案

戴晓霞，1962年生，1985年毕业于黑龙江中医药大学，黑龙江省名中医、黑龙江中医药大学硕士生导师。先后被聘为中国中医药学会肾病学会委员，东北三省肾病协会委员，黑龙江省中西医结合肾脏病专业委员会副主任委员，黑龙江省中医肾脏病专业委员会副主任委员，黑龙江省肾病学会委员，齐齐哈尔市肾脏病专业委员会副主任委员。擅治肾病。

一、益气养阴清热利湿方治疗膜性肾病

病案：孟某，女性，65岁，2010年3月6日。

主诉：乏力、双下肢水肿2年半。

病史：患者于2年半前无明显诱因出现双下肢水肿症状，伴尿中泡沫增多，门诊查肝功：ALB 20.6g/L，尿化验Pro（3+）、BLD（+），诊为肾病综合征，于哈医大二院住院行肾活检，病理为Ⅱ期膜性肾病，给病人激素+环磷酰胺治疗，激素足量8周后逐渐减量，共用药1.5年，环磷酰胺50mg日2次口服，累积量达6g停药。病人间断复查肝功ALB（29-32）g/L，肾功正常，尿流式：Pro（3+），BLD（–）。现病人已停用激素及免疫抑制剂，但病人仍有水肿及蛋白尿，为求中药治疗来我院门诊。

初诊：乏力、水肿、口干、手足心热、大便干、舌红苔腻脉滑。尿流式：Pro（3+）、BLD（+）。24小时尿蛋白定量3.7g，血白蛋白29.3g/L，肾功正常。

西医诊断：肾病综合征，Ⅱ期膜性肾病。　　　　中医诊断：水肿病

辨证审机：气阴两虚，湿热内蕴。

治法：益气养阴，清热利湿。

方药：生黄芪 30 克　当归 20 克　茯苓 20 克　石韦 30 克　玄参 15 克　地骨皮 20 克　公英 20 克　半枝莲 15 克　僵蚕 15 克　生白术 20 克　猪苓 15 克　白花蛇舌草 30 克　生薏苡仁 20 克。十四剂 水煎取汁 200ml，早晚分两次温服之。

二诊：2010 年 3 月 20 日。病人上述症状减轻，舌淡红苔薄黄脉细，考虑病人久病多瘀，膜性肾病易发生血栓栓塞并发症的特点，上方酌加活血化瘀药，调方如下：

方药：生黄芪 30 克　当归 20 克　茯苓 20 克　石韦 30 克　玄参 15 克　地骨皮 20 克　公英 20 克　半枝莲 15 克　赤芍 15 克　生白术 20 克　川芎 15 克　白花蛇舌草 30 克　生薏苡仁 20 克。十四剂 水煎取汁 200ml，早晚分两次温服之。

三诊：2010 年 4 月 6 日。病人现乏力明显减轻，手足心微热、无口干、双下肢不肿、大便可、舌淡红苔白脉细。尿流式：Pro（2+）、BLD（+）。24 小时尿蛋白定量 1.2g/24h，血白蛋白 37.5g/L，肾功正常，继续依原方调方如下：

生黄芪 30 克　当归 20 克　茯苓 20 克　白花蛇舌草 30 克　玄参 15 克　生地 15 克　川芎 15 克　半枝莲 15 克　山萸肉 15 克　生白术 20 克　僵蚕 10 克　生薏苡仁 20 克。十四剂 水煎取汁 200ml，早晚分两次温服之。

按语　膜性肾病是肾病综合征的一个常见病理类型，且有发病增多的趋势，临床上主要表现为肾病综合征或大量蛋白尿，西医常用激素加免疫抑制剂治疗，但副作用较大，部分病人疗效欠佳。中医中药治疗膜性肾病有较好的疗效，并可减少复发、减轻临床症状以及降低西药的毒副作用。膜性肾病有“虚、湿、瘀、热”四大病机。脾肾虚损是膜性肾病的基本病机，“正气存内，邪不可干”；脉络瘀滞、湿热内蕴是膜性肾病反复发作、缠绵难愈的病理基础。该病人应用激素为阳热之品，阳热伤阴，且湿热日久也亦伤阴，故本病人以气阴两虚为主，兼有湿热内蕴，考虑到“久病致瘀”“湿热胶着成瘀”，故在治疗中着重清热解毒利湿的同时加用活血化瘀通络之品。

二、滋阴清热解毒方治疗 IgA 肾病

病案：于某，女性，30 岁，2013 年 6 月 19 日。

主诉：间断肉眼血尿半年，加重 3 天伴咽痛。

病史：患者半年前着凉后出现肉眼血尿、咽痛，于我市医学院附属三院就诊，查尿化验 Pro（2+）、BLD（3+）、RBC 满视野，收入院治疗。入院后给病人行肾活检，病理为局灶增生性 IgA 肾病，给病人肾炎康、阿魏酸哌嗪片等药口服，病人间断复查尿化验 Pro（+～2+）、BLD（−～3+）。3 天前病人着凉后再次出现肉眼血尿，病人为求中医中药治疗来我院门诊。

初诊：咽痛、口干、手足心热、大便正常、茶色尿、舌红少苔脉细。尿流式：Pro（2+）、BLD（3+）、RBC 满视野，肾功正常，肾脏超声未见异常。

西医诊断：局灶增生性 IgA 肾病，上呼吸道感染。　　中医诊断：肾风

辨证审机：风热扰络，阴液亏虚。

治法：疏风清热养阴。

玄参 15 克　麦冬 15 克　桔梗 15 克　双花 20 克　芦根 15 克　白茅根 30 克　蝉蜕 10 克　公英 20 克　连翘 15 克　鱼腥草 15 克　地锦草 15 克　白花蛇舌草 30 克。七剂　水煎取汁 200ml，早晚分两次温服之。

二诊：2013 年 6 月 26 日。病人咽痛减轻、口干、手足心热、大便正常、尿色黄、舌红少苔脉细。继以前法调治。

方药：生地 15 克　玄参 15 克　麦冬 15 克　桔梗 15 克　牡丹皮 15 克　白茅根 30 克　蝉蜕 10 克　公英 20 克　双花 20 克　连翘 15 克　地锦草 15 克　白花蛇舌草 30 克。七剂 水煎取汁 200ml，早晚分两次温服之。

三诊：2013 年 7 月 3 日。病人无咽痛、口不干、乏力、手足心微热、腰酸痛、大便正常、小便可、舌淡红少苔脉沉细。尿流式：Pro（－）、BLD（+）、RBC 10.6/HP。病人外感已愈，酌加健脾益肾中药，调方如下：

方药：黄芪 20 克　生地 15 克　茯苓 20 克　麦冬 15 克　山药 15 克　茜草 20 克　山萸肉 15 克　太子参 15 克　双花 20 克　连翘 15 克　石莲子 15 克　白花蛇舌草 30 克。七剂　水煎取汁 200ml，早晚分两次温服之。

按语　IgA 肾病病理分型多样，而临床表现却又有许多共同之处，如水肿、血尿、蛋白尿等。近年来随着病理检查的普及，寻求肾脏病理和中医辨证分型之间的关系研究已成为中西医结合治疗肾脏病的一个热点。中医治疗 IgA 肾病需要辨病、辨证、病理三方面相结合，随着肾脏病理肾小球损害的加重，球性硬化的增加，并逐渐出现血管和肾小管间质的损害，中医证型也有从气虚—气阴两虚—肝肾阴虚—脾肾阳虚的演变过程。本病人 IgA 肾病以阴虚为主，但由于外感可以诱发肉眼血尿，因而风热扰络也是病理机制中的一个重要环节，于是我们在养阴的同时，配合以清热解毒治疗，以达到标本兼治的目的。IgA 肾病常以肾为病变中心，并可涉及肺、肝、脾等脏，肾元亏虚是发病的主要内因，感受外邪，尤其是风热毒邪是本病的主要外因，《灵枢・经脉》曰："肾足少阴之脉……其直者从肾上贯肝膈，入肺中，循喉咙，挟舌本。"说明了外邪多从口、鼻而入，亦可从皮毛入侵，因咽喉为其必经之关隘，故循经侵犯足少阴肾经之脉。另肺在体合皮，足少阴肾经循经络入肺中、上至咽喉、连舌体，利用气血循行侵犯于肾。

三、半夏泻心汤治疗慢性肾衰竭

病案：刘某，男性，58 岁，2014 年 1 月 10 日。

主诉：乏力、腰酸痛 4 年，恶心、厌食、胃胀半月。

病史：患者于 4 年前无明显诱因出现乏力、腰酸、夜尿频多症状，于市第一医院门诊查血压正常，血常规：肾功 Scr 221μmol/L、BUN 11.3mmol/L，HgB 105g/L，尿流式：Pro（+）、BLD（2+），肾脏超声示双肾萎缩，诊为慢性肾衰竭，给病人降浊、纠正贫血对症治疗。病人间断复查化验，肾功呈渐进性坏转。近半月病人自觉恶心、胃胀、不欲进食，为求中医中药治疗来我院门诊。

初诊：乏力、恶心、不欲食、胃胀、大便干、舌红苔黄腻脉滑。肾功：Scr 460μmol/L、BUN 18.6mmol/L，血常规：HgB 92g/L，尿流式：Pro（2+）、BLD（+），肾脏超声：双肾萎缩并弥漫性损伤。

西医诊断：慢性肾衰竭，肾衰竭期，肾性贫血　　　　中医诊断：慢性肾衰

辨证审机：湿浊蕴热，阻于中焦。

治法：化湿降浊，苦寒泄热。

方药：半夏 10 克　川黄连 10 克　黄芩 15 克　炒草果仁 10 克　竹茹 15 克　茵陈 15 克　藿香 15 克　生薏苡仁 20 克　茯苓 20 克　紫苏叶 10 克　干姜 10 克　大黄 10 克。十四剂 水煎取汁 200ml，早晚分两次温服之。

二诊：2014年1月24日。服上药十四剂，病人恶心、胃胀症状减轻，仍食欲欠佳，大便仍干，舌淡红苔薄黄脉滑。病人食欲不佳乃浊毒上逆所致，由黄腻苔变为薄黄苔为湿热得解，故原法不变调方如下：

方药：半夏10克　川黄连10克　黄芩15克　炒草果仁10克　竹茹15克　干姜10克　茯苓20克　生白术20克　紫苏梗15克　麦芽20克　大黄10克　陈皮15克。十四剂　水煎取汁200ml，早晚分两次温服之。

三诊：2014年2月10日。两诊服药二十八剂后，病人恶心胃胀明显减轻，饮食可，大便正常，但病人乏力、腰痛、手足不温、舌淡苔白脉滑。血常规：HgB 98g/L，肾功：Scr 325μmol/L、BUN 12.8mmol/L。此为标邪得减，以本虚表现为主兼夹湿浊，治以补气健脾益肾化湿降浊为法，自拟方加减：

生黄芪20克　生白术20克　熟地15克　茯苓20克　山萸肉15克　仙灵脾15克　砂仁15克　竹茹15克　麦芽20克　紫苏梗15克　陈皮15克　生薏苡仁20克。十四剂　水煎取汁200ml，早晚分两次温服之。

按语　慢肾衰的病机为虚实夹杂，正虚邪实贯穿本病的始终。正虚包括阴阳、气血、五脏六腑的虚损，邪实则有外邪、水湿、湿热、瘀血等诸种变化。慢性肾衰的形成，往往是因水肿、淋证、腰痛、癃闭、消渴、眩晕等病拖延日久，或因失治误治，或因反复感受外邪，迁延缠绵，久治未愈，导致脾肾功能严重受损，使脾失运化水湿之能，肾失开合之职。虽然后期病变可涉及心、肝、肺、脾、肾五脏及胃肠、膀胱等脏腑，但始终以脾肾气虚为关键，而且贯穿于整个病程。正如《素问·评热病论》云："邪之所凑，其气必虚"，《景岳全书》云："五脏所伤，穷必及肾"，均说明本虚在慢性肾衰发病过程中的重要性。脾虚运化失司，水湿内停，肾虚气化不利，浊不得泄，升清降浊之功能紊乱，湿浊内蕴，日久必化浊毒，湿浊毒邪内蕴，化热阻于中焦，出现胃胀、恶心等症状。本案病人首诊以湿毒蕴热阻于中焦标症为主，用半夏泻心汤升清降浊使标症得祛，用黄芩、黄连清中焦热，大黄清下焦热，茵陈、藿香以清热利湿，待患者标症明显减轻，改用补气健脾益肾化湿降浊法以标本兼治。而临证中要始终顾护脾胃，调补后天之本，以资化源。

四、益肾清热通络汤治疗糖尿病肾病

病案：张某，男性，60岁，2014年9月8日。

主诉：多尿、多饮10年，水肿3年。

病史：患者于10年前无明显诱因出现多尿多饮口干渴症状，于市第一医院门诊查血糖高（具体数值不详），诊为糖尿病，病人未在意，未控制饮食，亦未用药物治疗。近3年病人发现双下肢水肿，应用胰岛素控制血糖。一个月前因水肿加重于我院门诊求治。

初诊：乏力、腰酸痛、双下肢水肿、大便干、尿中泡沫多、舌暗红苔黄脉滑。尿流式：Pro（3+）、BLD（+），肝功：ALB 28.9g/L，肾功正常。

西医诊断：糖尿病肾脏疾病　　　　中医诊断：消渴病肾病

辨证审机：脾肾气虚，瘀热互结。

治法：健脾益肾，清热通络。

方药：生黄芪30克　葫芦巴15克　女贞子15克　炒白术20克　石韦30克　蒲公英20克　车前子20克　当归15克　僵蚕10克　半枝莲15克　茯苓30克　白花蛇舌草30克。十四剂　水煎取汁200ml，早晚分两次温服之。

二诊：2014 年 9 月 22 日。服上药十四剂，病人水肿症状减轻，故原法不变继续口服如下汤方：

方药：生黄芪 30 克　葫芦巴 15 克　女贞子 15 克　炒白术 20 克　石韦 20 克　蒲公英 20 克　炒山药 15 克　当归 15 克　僵蚕 10 克　半枝莲 15 克　茯苓 20 克　白花蛇舌草 30 克。十四剂 水煎取汁 200ml，早晚分两次温服之。

三诊：2014 年 10 月 8 日。两诊服药二十八剂后，病人乏力、腰酸痛、双下肢水肿症状明显减轻，大便正常，尿中泡沫多、舌暗红苔白脉滑。尿流式：Pro（3+）、BLD（-），肾功正常，肝功：ALB 32.6g/L。病人现水肿明显减轻，中药依原法调整如下：

生黄芪 20 克　葫芦巴 15 克　女贞子 20 克　生山药 15 克　莲须 20 克　蒲公英 20 克　姜黄 15 克　川芎 15 克　僵蚕 10 克　半枝莲 15 克　当归 15 克　白花蛇舌草 30 克。十四剂　水煎取汁 200ml，早晚分两次温服之。

按语　目前对于糖尿病肾病的中医病机演变规律，较为公认的观点是病之初期以阴虚燥热为主；病变中期阴伤及气，而致气阴两虚，且以脾肾气阴两虚最为突出；病变后期阴损及阳，脾肾虚衰，五脏受损，三焦受阻，升降失常，水湿泛滥，而诸症蜂起。在整个病程中兼夹痰、饮、热、郁、毒、瘀等标实之候，其中瘀阻脉络伴随疾病始终。临床糖尿病肾病多为肾气虚兼湿热瘀血阻滞脉络，益肾清热通络法治疗糖尿病肾脏疾病效果明显，能明显减轻患者的临床症状，减少患者的蛋白尿，稳定肾功能，延缓病人发展为慢性肾衰竭。

王丹治疗肾病验案

王丹，主任医师，医学博士，硕士生导师。全国第三批老中医传承经验优秀继承人；全国第二批优秀中医临床人才；黑龙江省名中医；现任世界中医药学会肾病专业委员会理事；中华中医药学会肾病专业委员会委员；中国中西医结合肾病专业委员会委员；黑龙江省中西医结合学会肾病专业委员会副主任委员；黑龙江省中医药学会肾病专业委员会副主任委员；黑龙江省医师协会肾病专业委员会委员。擅治肾病。

一、加味理血汤治疗肾性尿血

病案：陈某，女，38 岁，2009 年 8 月 5 日。

主诉：尿色深赤，反复不愈二年余，加重一周。

病史：二年前因上呼吸道感染出现肉眼血尿，继之镜下血尿，在北京中日友好医院肾活检诊断为 IgA 肾病，先后就治于多家医院，病情时轻时重，反复不愈。一周前因感冒血尿加重，前来我院求助系统治疗。

初诊：尿色深赤，无尿痛感，伴有腰酸痛乏力。舌质淡红，舌尖红赤，苔薄白，脉沉细。尿检：RBC 90.8/HP，BLD（3+），余项检查无明显异常。

西医诊断：IgA 肾病　　　　中医诊断：尿血

辨证审机：肾阴亏耗，失于固摄，相火迫于外溢，兼夹瘀滞。

治法：补肾固涩，清热止血。　　　　　　　方药：理血汤加味

知母15克　黄柏15克　熟地25克　山药30克　龙骨20克　牡蛎20克　海蛸20克　茜草20克　白芍15克　丹皮15克　白头翁15克　焦栀10克　甘草15克　阿胶15克（冲烊化）。十四剂 水煎，日一剂，早晚温分服150ml。

二诊：2009年8月19日。服药十四剂后，症状减轻，镜下血尿减少，尿检镜下RBC 20.4/HP。二天前，因感冒尿色深黄，伴有咽干痛，舌质红，苔白，脉偏沉。此乃感受风热之邪，故前方加重楼30克、牛蒡子15克、金荞麦30克，以加强疏风清热利咽之力。

方药：理血汤加味

知母15克　黄柏15克　熟地25克　山药30克　龙骨20克　牡蛎20克　海蛸20克　茜草20克　白芍15克　丹皮15克　白头翁15克　焦栀子10克　甘草15克　重楼30克　牛蒡子15克　金荞麦30克　阿胶15克（冲烊化）。十四剂 水煎，日一剂，早晚温分服150ml。

三诊：2009年9月2日。咽痛愈，尿检镜下红细胞8.5/HP。继续服用前方二周，以巩固疗效。并嘱其慎起居，防感冒，忌过劳，定期复查。

按语　临床中，不同证型的肾性血尿，症状表现各异。如证属阴虚内热，肾失固涩，血热妄行者，其特点血尿日久不愈，五心烦热，腰膝酸痛，或尿道痛，肉眼血尿或镜下血尿，尿色黄赤，舌质红，苔薄白，脉沉细，多见于病程日久，耗伤肾阴。肾司二便，失于固涩兼夹内热瘀滞，治以滋肾阴收敛固摄，辅以清热化瘀止血。本例患者遵从导师国医大师张琪教授的诊疗思路，方从《医学衷中参西录》理血汤加味，方中龙骨、牡蛎、茜草、海螵蛸以固涩血尿，又有化瘀滞作用（张锡纯之经验），山药、阿胶补血益阴，白芍酸寒敛阴，白头翁性寒凉而清肾之热，且味苦而涩有收敛作用，加丹皮、焦栀子、知母、黄柏以助其清热化瘀之力，全方补虚、育阴、固涩、清热化瘀，适用于IgA肾病血尿反复不愈，病程日久耗伤阴血，而又兼有瘀滞者。张锡纯氏引证《本经》谓："龙骨善开瘕，牡蛎善消鼠瘘，是二药为收涩之品，而兼具开通之力。"海螵蛸、茜草亦开通收涩之力具备，四药汇集成方，对血尿日久，既滑脱而有瘀滞者，其收敛与开通之功堪称首屈。临床观察发现，肾小球肾炎血尿患者，如病机属滑脱不止，又兼有瘀滞者此方甚效，原方用山药、阿胶以滋补肾阴，白头翁以清肾之热，白芍利小便而兼敛阴清热；张氏立此方谓治"血淋及尿血，大便下血证之由于热者"。治疗肾病血尿在本方基础上加焦山栀、牡丹皮、知母、黄柏以助其清热之力，如审病者体虚腰痛，可加用熟地黄、山萸肉、女贞子等以助其补肾之力。

二、中满分消汤加味治疗水肿

病案：刘某，女，19岁，2011年3月8日。

主诉：颜面继之双下肢浮肿十天，且逐渐加重。

病史：患者平素易感冒，十天前未发现明显诱因出现颜面继之双下肢浮肿，且逐渐加重，自己在家按感冒治疗无效，今遂来我科求治。

初诊：症见周身浮肿，尿少，腹胀，纳差，时有呕恶，肢体疲乏，舌质淡红，舌体偏大，苔白腻，脉弦滑。血压140/100mmHg，化验：Pro（3+），RBC 5.2/HP，WBC 7.6个/HP，胆固醇：8.25mmol/L，甘油三酯：2.86mmol/L，血浆白蛋白：25g/L，总蛋白：46g/L，肾功能正常。

西医诊断：肾病综合征　　　　　　　　　中医诊断：水肿

辨证审机：脾虚失运，水湿内停，泛溢肌肤。

治法：健脾利湿　　　　　　　　　　　　方药：中满分消汤加味

党参30克　白术30克　茯苓30克　陈皮20克　半夏15克　砂仁15克　枳壳20克　猪苓15克　泽泻15克　厚朴20克　黄芩15克　黄连10克　干姜10克　姜黄15克　半枝莲30克　坤草15克　冬瓜皮50克　甘草15克　白花蛇舌草30克。七剂 水煎，日一剂，早晚温分服150ml。

嘱患者慎起居，防寒温，忌生冷，注意休息。低盐、低脂、优质蛋白饮食。

二诊：2011年3月15日。服药一周，浮肿、乏力症状减轻，腹胀、纳少明显好转。前方冬瓜皮改为30克，以健脾祛湿。继续服用十四剂。

党参30克　白术30克　茯苓30克　陈皮20克　半夏15克　砂仁15克　枳壳20克　猪苓15克　泽泻15克　厚朴20克　黄芩15克　黄连10克　干姜10克　姜黄15克　半枝莲30克　坤草15克　冬瓜皮30克　甘草15克　白花蛇舌草30克。十四剂 水煎，日一剂，早晚温分服150ml。

三诊：2011年3月29日。浮肿明显减轻，诸症明显改善，舌质淡红，舌体稍大，苔薄白，脉沉细。尿检：Pro（2+），血浆白蛋白：32g/L，以参芪地黄汤加味，健脾益肾，清利湿热。

方药：参芪地黄汤加味

党参20克　黄芪40克　熟地15克　山药30克　山茱萸15克　丹参15克　茯苓20克　泽泻15克　女贞子20克　枸杞子20克　菟丝子15克　沙苑子25克　金樱子15克　芡实20克　车前子15克　牛膝15克　莲子肉15克　石莲子20克　坤草15克　猫须草30克　白花蛇舌草30克。十四剂 水煎，日一剂，早晚温分服150ml。

四诊：2011年4月12日。浮肿已不明显。诸症状基本消失，尿检：Pro（+）。连续服用前方三十剂，参芪地黄汤加味善后，加强健脾益肾以扶正之力，兼以清利湿热以祛邪，巩固疗效。此间尿检，Pro（±～+）波动。

按语　中满分消汤为《兰室秘藏》中满分消丸化裁而来，主要治以健脾行气，利湿泄浊。该患者因脾虚无以运化水湿，水湿内停，泛溢肌肤，故致周身浮肿；脾虚水停，水湿之邪阻滞中焦，中焦枢机不利，清阳不升，浊阴不降，故腹胀，纳差；浊气上逆，故呕恶；脾主肌肉四肢，脾气虚，故肢体疲乏，脾虚湿阻，浊阴不降，水道不通，则致尿少；苔白腻，脉弦滑，亦为湿浊内蕴之象。本病例为本虚标实，虚实夹杂之证，故治疗当标本兼治。李东垣曰："中满治法，当开鬼门，洁净府，开鬼门者，谓发汗也。洁净府者，利小便也。中满者泻之于内，谓脾胃有病当令上下分消其气，下焦如渎，气血自然分化，不待泄滓秽。如或大实大满，大小便不利，从权以寒热药下之。"方中厚朴、枳壳行气而散满，黄芩、黄连泻热消痞，姜黄、砂仁暖胃而快脾，干姜益阳而燥湿，陈皮理气和中，半夏行水消痰；猪苓、泽泻泻脾肾妄行之水，升清降浊，加参术苓草以补脾胃之气，使气运则胀消也。按此方乃合六君、四苓泻心，二陈平胃而为一方者，但分量有多寡，则所治有主客之异矣。一则扶正以祛邪也，二则祛邪不伤正。方中姜黄还可行气活血，使气血自然分化。诸药合用，行气健脾，利湿泄浊，寓补脾胃之法于分消解散之中，以行中焦之气而分化湿浊之郁，气行湿化，则诸湿肿满可除。应用此方注意虚实之轻重，湿浊之多少，恰当地掌握补泻兼施法的组方特点及其变化。方中又辅以半枝莲、白花蛇舌草、益母草、冬瓜皮利湿清热，利水消肿之品，不失时机的抑制湿热浊邪的泛溢，充分掌握肾病综合征的不同发生、发展阶段的特点及变化规律，辨证施治。待水肿消退，又以参芪地黄汤加味，扶正固本为主，补先天，养后天，兼以驱邪，症状改善，蛋白消除，从而达到满意疗效。经验总结，参芪地黄汤对肾病蛋白尿具有明显的治疗效果。

三、藿香正气汤加味治疗虚劳

病案：王某，男，71岁，2011年6月22日。

主诉：周身乏力，活动后明显三年，加重二周。

病史：患者高血压病史十六年，肾衰病史三年，曾先后就治于哈医大等多家医院。半月前因劳累病情加重。周身乏力，活动后明显，食欲渐减退，时有恶心，呕吐，胃脘胀满，大便秘结。血压 170/100mmHg（服药后）。血肌酐：674.08μmol/L，尿素氮：24.58mmol/L，二氧化碳结合力 21.4mmol/L，Pro（2+），血红蛋白 81.0g/L。

初诊：周身乏力，活动后明显，纳差，时有恶心，呕吐，胃脘胀满，便秘。舌质淡紫，苔白腻，脉沉细。

西医诊断：良性小动脉肾硬化症，慢性肾衰竭（衰竭期）。　　中医诊断：虚劳

辨证审机：久病肾虚，湿浊化热，上逆犯胃。

治法：芳化湿浊，苦寒泄热，驱邪为主，兼以扶正。　　方药：藿香正气汤加味

藿香 15 克　大毛 30 克　苏叶 20 克　甘草 10 克　桔梗 15 克　陈皮 15 克　茯苓 20 克　苍术 20 克　厚朴 20 克　半夏 15 克　神曲 20 克　白芷 15 克　草果仁 20 克　焦槟片 15 克　冬瓜皮 30 克　黄连 10 克　炙大黄 5 克　砂仁 15 克　黄芩 15 克。七剂水煎，日一剂，早晚温分服 150ml。

嘱患者低盐、低脂、低蛋白饮食，忌生冷、油腻食品，禁烟、酒，慎起居，适寒温，防感冒，调情志。

二诊：2011 年 6 月 29 日。患者服药后自觉症状明显减轻，食欲渐增，乏力改善。大便时有不爽，舌苔偏厚，脉沉。舌象提示湿浊明显，故泄湿浊，兼以补脾气扶助正气，前方去黄芩加党参 15 克，十四剂水煎服，观察疗效。

三诊：2011 年 7 月 13 日。上述症状不明显，活动后偶有乏力感。舌质淡红，苔白，脉沉细。血肌酐：459.08μmol/L，尿素氮：17.58mmol/L，二氧化碳结合力 22.6mmol/L，Pro（+），血红蛋白 86.0g/L。进一步治疗当健脾益肾以扶正，兼利湿化浊以祛邪。

方药：参芪地黄汤加味

党参 15 克　黄芪 40 克　熟地 15 克　山药 30 克　山茱萸 15 克　丹参 15 克　茯苓 15 克　泽泻 15 克　女贞子 20 克　枸杞子 20 克　菟丝子 15 克　车前子 15 克　牛膝 15 克　半枝莲 30 克　猫须草 30 克　酒大黄 15 克　夏枯草 20 克　白花蛇舌草 30 克。二十一剂 水煎，日一剂，早晚温分服 150ml。

按语　目前有关大黄的研究已经很深入，现代药理学研究证实：大黄攻下泄毒导滞作用，能使一部分氮质从肠道清除体外；其活血化瘀作用，能改善肾衰患者的高凝、高粘状态；可通过利尿发挥其作用；大黄含有许多人体必需氨基酸；能抑制系膜细胞及肾小管上皮细胞增生；减轻肾脏受损后的代偿性肥大，抑制残余肾的高代谢状态；并纠正肾衰时的脂质紊乱。本方应用炙大黄、黄连苦寒泄热，砂仁、藿香、草果仁、苍术辛香开散，祛除湿邪，两类药物熔于一炉相互调济，既不致苦寒伤胃，又无辛燥耗阴之弊，使湿浊毒热之邪得以蠲除。临床辨证当注意湿热之邪孰轻孰重，如便秘、口臭、舌苔厚腻，应重用茵陈、黄芩、黄连、大黄。黄芩、黄连合用除心下痞满，有利于脾胃之运化。但如果湿邪偏重，则重用化湿浊之草果仁、半夏、苍术、藿香等药。大黄是治疗慢性肾衰的有效药物，但必须结合辨证，属湿热瘀毒内蕴者，方可适宜。在临床上用之才可获良效，要使肾衰患者大便保持每日 1-2 次，不可使之过度，以期既能排除肠内毒素，清洁肠道，又可清解血分热毒，使邪有出路，而且通过泄下能减轻肾间质水肿，并常与活血化瘀，芳化湿浊之品共用，收效较好。但脾胃寒湿者，大便溏，虽有湿浊内阻，亦不可用大黄，用之加重脾阳虚衰，化源匮乏，促使病情恶化。草果仁宜为本方要药，在辛开湿浊药中，当属首选药物。该药辛温，燥烈，善除脾胃之寒湿。慢性肾衰氮质潴留湿毒内蕴，非此辛温燥烈之品不能除，然湿郁化热又必须伍以大黄，黄连

以泄热开痞。待湿浊祛除，以参芪地黄汤加味，扶正为主，平补脾肾，兼以驱邪，以酒大黄、白花蛇舌草、猫须草、夏枯草利湿化浊，化瘀解毒，标本兼治以巩固疗效。

四、甘露饮加味治疗慢性肾衰竭

病案：江某，男，65岁，2013年9月23日。

主诉：浮肿五年，加重二周，伴有胸闷气短，不能平卧。

病史：乙肝病史九年，萎缩性胃炎病史九年，浮肿五年，时轻时重，周身乏力二年。经多家医院诊疗，病情时有反复，二周前出现胸闷气短，不能平卧，尿蛋白（3+），血肌酐377μmol/L，尿素氮：16.48mmol/L。

初诊：症见双下肢浮肿，周身乏力，胸闷，气短，咳嗽，咳白痰，恶心，呕吐，纳差，舌质红，苔白腻干，脉沉，尿蛋白（3+），肾功能血肌酐377μmol/L，尿素氮16.48mmol/L。

西医诊断：慢性肾小球肾炎，肾衰竭。 中医诊断：肾衰病

辨证审机：湿浊化热，胃热阴伤。

治法：清胃热，养胃阴，化湿浊。 方药：甘露饮加味

生地20克 茵陈15克 黄芩15克 枳壳15克 枇杷叶15克 石斛20克 麦冬15克 甘草15克 竹茹15克 黄连10克 砂仁15克 陈皮15克 白豆蔻15克 大黄10克 厚朴15克 半夏15克。十四剂 水煎，日一剂，早晚温分服150ml。

二诊：2013年10月7日。服药二周，仍自觉气短、胸闷、乏力、身热不欲饮，无咳痰、恶心、呕吐，其舌质红，苔白腻，脉沉。血肌酐313μmol/L，尿素氮13.7mmol/L 血红蛋白85g/L，尿检：白细胞2.03个/HP，红细胞3.24个/HP，尿蛋白（3+）治以养阴清热，益气活血、宽胸理气。

方药：甘露饮加味

石斛20克 麦冬15克 黄芩15克 枳实15克 厚朴15克 黄连10克 大黄10克 柴胡15克 半夏15克 瓜蒌20克 薤白15克 黄芪30克 红参15克 桃仁15克 丹参20克 川芎15克 赤芍20克 甘草15克。二十一剂 水煎服，日一剂，早晚分服。

三诊：2013年10月28日。连续服用前方二十一剂，乏力减轻，时有眼睑浮肿，无恶心呕吐，仍有心慌，纳差，难于入睡，舌红，苔白厚，脉沉。血肌酐246μmol/L，尿素氮11.8mmol/L，血红蛋白91g/L。用药后热盛阴伤症状好转，治以健脾益气，清胃热，化湿浊。

方药：仍以甘露饮加减。

生地20克 茵陈15克 黄芩15克 黄连10克 枳壳15克 枇杷叶15克 石斛20克 麦冬15克 砂仁15克 草果仁15克 白蔻仁15克 丁香10克 黄芪30克 红参15克 白术15克 大黄10克 丹参20克 川芎15克 当归20克 车前子15克 五加皮15克 甘草15克。二十一剂 水煎，日一剂早晚分服150ml。

三周后家属取药，该患病情缓解稳定，继服前方巩固疗效。

按语 甘露饮源于《太平惠民和剂局方》，其由枇杷叶、熟地、天冬、枳壳、茵陈、生地、麦冬、石斛、甘草、黄芩共十味药物组成。具有养肺胃之阴，清利湿热的作用，主治“齿龈肿烂，时出脓血……及目赤肿痛，不任凉药，口舌生疮，咽喉肿痛……。”及“脾胃受湿，瘀热在里，或醉饱房劳，湿热相搏”的黄疸等。现代临床多以此方加减，治疗阴虚夹有湿热的疾病。慢性肾衰竭虽然由于脾肾两虚，湿浊毒邪内蕴化热而致，但湿热日久必损伤胃阴此符合甘露饮“脾胃受湿，瘀热在里……湿热相搏”的病机，胃内湿热，影响其降浊受纳之功，胃气上逆，症见恶心、呕吐、纳差、

舌苔白或黄而厚腻。此虽标证，但急当治其标。临床多选用甘露饮以清胃热，养胃阴，化湿浊。方中生地黄、熟地黄、天冬、麦冬、石斛滋养脾胃之阴，清虚热；黄芩、茵陈苦寒清热祛湿，以清热存阴；枇杷叶降逆气，枳壳行气和胃，共奏养阴降气，清上蒸湿热之效。临床可根据阴伤的程度，或两地两冬均用，或只选其一。慢性肾衰竭病情复杂，应用甘露饮时，可根据病情，一般多增化湿降浊之力；也可加入活血化瘀之品；正虚明显时，当适当加用补脾益肾之药；如正虚湿浊瘀血错杂，同时加用补脾益肾化浊活血之品，可收到较好的疗效。该患恶心，呕吐，纳差，舌红，苔白腻干，辨证仍为湿浊化热，湿热内蕴伤阴，胃中湿热，治疗以清胃热，养胃阴，化湿浊为主。初诊甘露饮加陈皮、厚朴、白蔻仁、砂仁行气化湿浊；半夏、竹茹、黄连、大黄清热解毒，降气止呕。二诊时，自感身热，舌干，热盛伤阴，不欲饮等，仍有胸闷，气短，为瘀血阻络，闭阻胸阳。红参、黄芪、丹参、桃仁、川芎、赤芍益气活血；瓜蒌薤白半夏汤宽胸散结。三诊时，热盛伤阴症状好转，治以健脾益气，清胃热，化湿浊。方仍以甘露饮加减，使肾功能得以改善，病情缓解。

孟丽波治疗肾病验案

孟丽波，1964 年生，毕业于黑龙江中医药大学，肾内科主任，省名中医，省中西医结合学会肾病专业委员会常务委员，擅治各种肾病及内科杂病。

一、自拟方治疗糖尿病肾病

病案：祝某，女，47 岁，2012 年 5 月 21 日。

主诉：反复水肿一年余，近 4 个月加重。

病史：糖尿病病史 20 余年，反复水肿 1 年余，近 4 个月病情加重，周身高度水肿，按之没指，身体困重，胸闷气短，难以平卧，腹部膨隆，食少纳呆，口渴尿少，便秘，舌质淡，舌体胖大，边有齿痕，苔白厚，脉沉细。体重 75kg，血压：165/100mmHg，胸水，腹水征（+），四肢水肿，Pro（4+），空腹血糖 7.39mmol/L；生化血浆白蛋白 13.7g/L，总蛋白 48.5g/L，血肌酐 261.1μmol/L，血尿素氮 14.85mmol/L。B 超：左肾 10.6cm×4.7cm×4.5cm，右肾 10.5cm×5.1cm×4.3cm。心脏彩超：左心增大，心包积液，二、三尖瓣，主动脉瓣均存在反流。眼底检查：双眼糖尿病视网膜病变 4 期。给予降糖、降压、扩容、抗凝、利尿、改善微循环治疗半月余，尿量由 750ml/24h 增至 1200ml/24h，水肿症状改善不明显，且药物减量则水肿再次加重。

西医诊断：糖尿病肾病，慢性肾衰竭（失代偿期）。　　中医诊断：水肿

辨证审机：脾肾虚损，湿热、瘀血壅结三焦。

治法：健脾温肾，清热化湿，散瘀利水。

方药：海藻 40 克　牡蛎 30 克　槟榔 20 克　木香 10 克　郁李仁 30 克　泽泻 25 克　猪苓 20 克　茯苓 50 克　车前子 50 克　肉桂 10 克　枳实 15 克　川朴 15 克　二丑各 30 克　王不留行 30 克。

二诊：2012 年 6 月 4 日。病人浮肿减轻，胸闷缓解，大便通畅，尿量增多增至 2000ml/24h 左

右，病情缓解守方继服。

三诊：2012年6月18日。服药后，尿量增至2000-3000ml/24h，浮肿逐渐缓解，体重下降10公斤，自觉周身舒适，无胸闷，纳可，但有口干，手脚心热，入夜可平卧入睡。上方加减，病人久病阴亏方药调整如下：

生地15克　山药15克　女贞子15克　太子参20克　猪苓15克　泽泻25克　茯苓30克　枳实15克　厚朴10克　海藻30克　牡蛎30克　郁李仁30克　栀子15克　丹皮15克　王不留行30克。

四诊：2012年6月30日。病人共服四十剂，水肿基本消退，体重由75公斤降至60公斤，唯腹部气胀，双下肢轻度水肿。又在上方基础上加减，连服10余剂，水肿尽消。门诊随访病情稳定。

按语　糖尿病肾病临床是一种较为复杂的疾病，病程长，病机错综复杂，证候变化多端，且大多经中西药治疗，常常虚实并见、寒热错杂，属本虚标实之证。病位以肺、脾、肾、三焦为中心，多兼夹湿热、瘀血证。本病例辨证当属脾肾虚损，湿热、瘀血壅结三焦之证，故宜治以寒温并用、消补兼施之法，健脾温肾，清热化湿，散瘀利水。本方从决水汤加减化裁而成。决水汤出自清《辨证录》，由茯苓、车前子、王不留行、肉桂、赤小豆组成。其功散瘀利水，健脾温肾，以补脾利湿为主，纯属脾虚者有效。而本病例高度水肿乃虚实夹杂，必须攻补兼施，方能奏效。我在原方基础上加入海藻、牡蛎、二丑、槟榔、郁李仁、泽泻、猪苓、木香、枳实、川朴。方中海藻为治腹水之要药。海藻、牡蛎、二丑以软坚散结、攻逐水饮，以之治大腹水肿，其效甚佳；槟榔、郁李仁破坚攻积，使水从大便排出；泽泻、猪苓、茯苓、车前子清热利水使水从小便而出。水与气同出一源，气滞则水停，气顺则水行，故用木香、枳实、川朴行气导滞利水；王不留行善于通利血脉，且有利尿作用，故有活血利尿消肿之功；茯苓、泽泻益气健脾利湿，脾气健则运化功能复常；肉桂温肾阳，肾阳充则恢复其开阖功能，小便自利。诸药共奏寒温并用、消补兼施、上下分消之功，则水湿自无停蓄为患。本病人高度水肿，利用健脾益肾，清热化湿，活血利水，攻补兼施，寒热并用，临床取得满意疗效。

二、益肾解毒汤治疗慢性肾衰

病案：李某，女，58岁，2011年6月10日。

主诉：腰酸软，乏力半年余。

病史：半年前无明显诱因出现腰酸软乏力，到佳木斯市中心医院就诊。经查：Pro（+），肾功：血肌酐167μmol/L，血红蛋白109g/L，被诊断为“慢性肾衰竭（代偿期）”住院对症治疗半个月，效果不佳。三天前因感冒出现上述症状加重，复查肾功血肌酐423μmol/L，同时伴有纳食差，周身困重。

初诊：腰酸软，乏力，纳食差，周身困重，面色少华，舌质暗紫，舌苔薄白，脉弦。化验检查：血液分析：血红蛋白 102g/L；肾功：尿素氮7.1mmol/L，血肌酐423μmol/L；尿液分析：Pro（2+）。

西医诊断：慢性肾衰竭（失代偿期）　　中医诊断：慢性肾衰

辨证审机：脾肾气阴两虚兼湿浊血瘀。

治法：健脾益肾，活血祛湿。　　方药：益肾解毒汤

黄芪50克　太子参20克　茯苓20克　山药20克　薏苡仁20克　牛膝15克　川芎15克　丹参15克　生大黄10克　白茅根30克　巴戟天20克　葫芦巴10克　草果仁10克　白术15克　白

花蛇舌草 30 克。二十一剂 日两次，早晚分服 150ml。

二诊：2011 年 7 月 1 日。服药二十一剂后患者腰酸软减轻，乏力略减，纳食差好转，周身困重减轻，面色少华仍在，舌质淡紫，舌苔薄白，脉弦。复查肾功：尿素氮 7.0mmol/L，血肌酐 289μmol/L；此乃标邪本虚得减，治以健脾祛湿补肾活血，方仍用益肾解毒汤。

黄芪 50 克 太子参 20 克 茯苓 20 克 山药 20 克 薏苡仁 20 克 牛膝 15 克 川芎 15 克 丹参 15 克 生大黄 10 克 白茅根 30 克 白术 15 克 葫芦巴 10 克 草果仁 10 克 白花蛇舌草 30 克。十四剂 日 2 次，早晚分服 150ml。

按语 益肾解毒汤为自拟经验方，适用于脾肾气阴两虚兼湿浊血瘀所致的腰酸软，乏力，纳食差，周身困重，面色少华，舌质暗紫，舌苔薄白，脉弦等症。临床上，紧紧抓住脾肾衰败之根本，采用健脾益肾，解毒活血利湿之疗法，使邪毒能及时排出体外，受损的脏腑尽快得以恢复，仍是治疗和延缓慢性肾衰竭进程的关键所在。益肾解毒冲剂具有健脾益肾，解毒活血利湿之功，方中黄芪、太子参、茯苓、生地、山萸肉、山药、丹皮健脾益肾，益气养阴。大量临床试验证实：黄芪、太子参、茯苓、生地等具有消除蛋白尿，恢复肾功能的作用，丹参、牛膝、川芎活血化瘀，实验证实此三味药具有增加肾血流量，改善微循环，消除蛋白尿，恢复肾功能的作用，大黄、车前子、白茅根清热祛湿降浊，全方脾肾双补，活血化瘀，通腑泄浊，扶正不留邪，祛邪不伤正，既符合中医辨证施治规律，又与现代医学的治法不谋而合，故能取得较满意的疗效。

三、参芪地黄汤治疗慢性肾小球肾炎蛋白尿

病案：郭某，女，32 岁，2012 年 3 月 5 日。

主诉：乏力，尿中泡沫多 2 周。

病史：患者自述平素易感冒。1 年前单位体检时发现 Pro（2+），被考虑慢性肾小球肾炎，建议患者本人未给予重视，未用任何药物。半年前因感冒复发，在我科住院治疗，建议患者做肾活检，但患者不同意要求保守治疗，未使用激素，住院时 Pro（3+），查 24 小时尿蛋白 1.32g/L，给予活血扶正降浊等药物，出院时复查 24 小时尿蛋白 0.45g/L。Pro（+）。平时口服肾炎康复片。2 周前无明显原因出现乏力，尿中泡沫加重。

初诊：乏力，面色无华，少气，尿中泡沫多，手足心热，腰痛。口干咽燥、咽痛，舌质淡紫，少苔，脉细弱。化验检查：血液分析：正常；尿液分析：Pro（3+），查 24 小时尿蛋白 1.87g/L；肾功：正常。

西医诊断：慢性肾小球肾炎　　中医诊断：慢肾风

辨证审机：气阴两虚兼血瘀。

治法：补气滋阴，活血化瘀。　　方药：参芪地黄汤加减

党参 15 克 黄芪 30 克 生地 15 克 山茱萸 15 克 山药 20 克 茯苓 15 克 泽泻 10 克 丹参 15 克 丹皮 15 克 女贞子 15 克 旱莲草 15 克 芡实 15 克 金樱子 15 克 桔梗 10 克 甘草 6 克。十四剂 日 2 次，早晚分服 150ml。

二诊：2012 年 3 月 19 日。服药十四剂后，患者乏力减轻，面色无华，少气好转，尿中泡沫减少，手足心热减轻，腰痛略减。口干咽燥减轻、咽痛无，舌质淡紫，少苔，脉细弱。化验检查：尿液分析：Pro（2+），查 24 小时尿蛋白 1.04g/L；肾功：正常。上方去桔梗继续服用十四剂。

三诊：2012 年 4 月 2 日。病人诸症明显减轻。化验：尿液分析：Pro（±），查 24 小时尿蛋白 0.35g/L；巩固二诊方剂十剂。

按语 参芪地黄汤原方出自于清·沈金鳌《沈氏尊生书》卷三大肠病方，全方以补益为主要功效。本方剂在其基础上加味而成，具体药物组成为党参、黄芪、生地黄、山茱萸、山药、茯苓、泽泻、丹参、丹皮、女贞子、旱莲草、芡实、金樱子、桔梗、双花、甘草等共十六味。党参入脾、肺二经，味甘性平，不燥不腻，功善益气生津养血，黄芪，甘而微温，归脾肺二经，能补气利尿，故能消肿，与党参相伍，益气生津，利水消肿。生地黄，甘苦而寒，滋而不腻，与党参、黄芪合用，健脾补中而不温燥，益肾养阴而不滋腻。丹参味苦性微寒，既活血化瘀，又凉血清心。山茱萸酸温，功专补益肝肾，敛精益阴，与生地共用，补肾中之水而又有涩精之妙，肾阴得补，五脏即安。山药味甘性平，入脾肺肾经，补气养阴，作用和缓，为补脾肾之常品。茯苓淡而平，利水渗湿而不伤气，健脾助运而力缓，与山药相须为用，茯苓得山药则利湿而不伤阴，山药得茯苓则补脾而不留湿，补中有利，利中兼补，共助君药健脾补肾，益气养阴。丹皮、泽泻、女贞子、旱莲草、芡实、金樱子等共为佐使药。女贞子，味甘而苦，性凉，入肝、肾二经，功专补肾滋阴，养肝明目。旱莲草，酸甘而寒，能养阴益肾，凉血止血，与女贞子相须为用，即二至丸，以滋补肾阴。丹皮，苦辛微寒，入心、肝、肾三经，功擅清热凉血，活血散瘀。泽泻，性降属阴，味甘而淡，淡能渗湿，入膀胱则利小便，入肾经则泄火邪，擅利水渗湿之功，而泄血液中之废物。芡实，甘涩而平，入脾、肾经，能固肾涩精，补脾止泻，利水渗湿。金樱子，味酸、甘、涩而平，入肾、膀胱、大肠经，固精缩尿，固崩止带，涩肠止泻。诸药合用，以健脾补肾，益气养阴为主，兼顾化瘀利湿，重视脾胃而以补气为主，补肾又以滋阴为要，使脾气健运，肾气得复，疾病向愈。

血液疾病验案

孙伟正治疗血液病验案

孙伟正，博士及博士后导师，国务院特殊津贴获得者。国家名老中医工作室建设项目主持人，全国老中医药专家学术经验指导教师。国家中医局血液病重点专科协作组组长。国家中医局血液病重点专科及学科学术带头人，国家临床血液病重点专科学术带头人。中华中医药学会内科分会常务委员，中华中医药学会血液分会主任委员，中国中西医结合学会血液分会副主任委员。黑龙江省中华中医药学会血液专业委员会主任委员，黑龙江省中西医结合学会血液专业委员会名誉主任委员。荣获全国中西医结合特殊贡献奖、省研究生优秀导师及优秀教师。擅治血液病。

一、右归丸加减治疗慢性再生障碍性贫血

病案：王某，男，50岁，2012年8月6日。

主诉：乏力，皮肤紫斑10个月。

病史：患者于10个月前无明显诱因出现乏力、头晕，未引起患者重视，症状渐加重，而且出现皮肤紫斑，因而到我院就诊，血常规示全血细胞减少，经骨髓穿刺考虑“再生障碍性贫血”，门诊以“再生障碍性贫血”收入院。

初诊：症见乏力，心悸气短，皮肤紫斑，面色苍白，腰膝酸软，唇甲色淡，手足凉，食少纳呆，便溏，夜尿频多，面浮肢肿，舌淡胖，有齿痕，苔白，脉沉细无力。辅助检查：血常规：WBC 2.42×10^9/L，RBC 0.52×10^{12}/L，PLT 5×10^9/L，HGB 24g/L，NEUT 0.41×10^9/L，网织红细胞绝对值：0.2%。骨髓象：骨髓增生重度减低，粒系增生，晚幼以下均s见，形态未见明显异常，红系增生，未见幼红细胞，成熟红细胞大小不等，淋巴细胞比例增高，均为成熟淋巴细胞，全片未见巨核细胞，血小板散在、少见，为造血功能低下骨髓象；骨髓活检（髂骨）：骨髓增生极度减低，造血面积＜20%，脂肪组织和非造血细胞增多，全片未见巨核细胞，支持再生障碍性贫血；抗核提取物测定无阳性，CD55、CD59正常。

西医诊断：慢性再生障碍性贫血　　中医诊断：髓劳病

辨证审机：肾阳虚衰，气血不足。

治法：温补肾阳，益气止血。　　方药：右归丸加减

熟地黄15克　山药20克　山茱萸15克　枸杞子15克　鹿角胶15克　菟丝子15克　杜仲

10克　当归20克　巴戟天10克　补骨脂15克　鸡血藤15克　太子参15克　茯苓15克　砂仁15克　赤芍15克　陈皮15克　白术15克　小蓟15克　白及15克。三十剂 水煎服，日一剂，早晚分温服。

二诊：2012年9月6日。患者服药三十剂后，乏力、头晕减轻，皮肤紫斑减少，腰膝酸软，畏寒肢冷，大便正常，舌淡，苔薄白，脉缓。血常规：WBC 2.26×10^9/L，NEUT 0.49×10^9/L，RBC 1.58×10^{12}/L，PLT 12×10^9/L，HGB 54g/L，肝功能正常。输白细胞红细胞悬液400ml，继续服用康力龙，护肝片。气血不足为其标，肾阳不足是其本，故气血亏虚、气不摄血现象好转，肾乃水火之宅、一身阴阳之本，需长期平和温补肾阳，使少火渐生。故以前方为基础减去凉血止血药小蓟、白及。三十剂，带药回家口服。

方药：熟地黄15克　山药20克　山茱萸15克　枸杞子15克　鹿角胶15克　菟丝子15克　杜仲10克　当归20克　巴戟天10克　补骨脂15克　鸡血藤15克　太子参15克　茯苓15克　砂仁15克　赤芍15克　陈皮15克　白术15克。三十剂 水煎服，日一剂，早晚分温服。

三诊：2012年10月6日。一个月后患者复诊，症见乏力、头晕，劳累后心悸，皮肤无紫斑，腰膝酸软，畏寒肢冷，胃脘冷痛，无呕呃，大便时溏，小便正常。舌淡，苔薄白，脉缓。血常规：WBC 2.86×10^9/L，NEUT 0.49×10^9/L，PLT 14×10^9/L，HGB 64g/L。患者气血不足再次加重，脾阳虚现象出现，肾阳不足仍为其本，在温补肾阳中加入女贞子、旱莲草以阴中求阳，以黄芪、太子参补气健脾，治以补肾健脾，益气养血，缓急止痛。方仍为右归丸加减：

熟地黄15克　山药20克　山茱萸15克　芡实15克　鹿角胶15克　菟丝子15克　甘草10克　黄芪20克　巴戟天10克　补骨脂15克　鸡血藤15克　太子参15克　茯苓15克　砂仁15克　白芍15克　旱莲草15克　女贞子15克。三十剂 水煎服，日一剂，早晚分服。

四诊：2012年11月6日。服用上方后乏力头晕明显减轻，无紫斑，无明显寒热现象。血常规：WBC 3.16×10^9/L，NEUT 0.48×10^9/L，PLT 14×10^9/L，HGB 74g/L，复查肝功能、肾功能未见异常。继续以补肾阳为主，调理方药治疗近1年，患者乏力头晕、腰膝酸软已经基本消除，无出血、无发热。血常规：WBC 3.87×10^9/L，NEUT 0.51×10^9/L，PLT 44×10^9/L，HGB 104g/L；肝肾功能检查未见异常；骨髓穿刺提示骨髓增生Ⅳ级。嘱患者继续应用温阳补血颗粒6个月，康力龙2mg，日1次，口服。嘱患者院外监测血象，必要时输血，如病情变化，随时返院治疗。

按语　患者禀赋不足，烦劳伤肾而致下元亏损，命门火衰，即所谓“五脏之伤，穷必及肾”。肾阳为一身阳气之本，全身各脏腑器官之正常功能全赖肾阳之温煦。肾为先天之本，脾为后天之本，脾之运化，亦有赖于肾阳之温煦，故肾阳虚衰亦可影响及脾，致脾阳不振，运化失职，化源衰少，气血化生不足而见腰膝酸软、畏寒肢冷、乏力头晕、面色苍白、浮肿便溏等症。因气虚日久，血液运行迟缓及出血，离经之血未能清除即为瘀血而伴有瘀血内停之象。故方用右归丸加减；以方中山茱萸、熟地、当归、菟丝子、枸杞子益肾滋阴养血；巴戟天、鹿角胶、补骨脂、杜仲、温补肾阳补养精血；太子参、白术、陈皮、茯苓等健脾化湿止泻；鸡血藤、小蓟、白及、赤芍等活血止血。全方共奏温补肾阳，益气生髓之效，同时随证治之，进行加减。该患经过补肾中药治疗后病情好转，首先表现乏力头晕等症状减轻，继而白细胞及血红蛋白上升，血小板未恢复正常。临床中我们观察到肾阳虚型一般病情较易恢复，病程相对较短，预后相对较好。根据多年中医中药治疗慢性再障的经验可观察到温热补阳药能改善造血功能，因而以“补肾为主，补气为辅”“补阳为主，滋阴为辅”。肾阳虚型患者多无明显发热、出血症状，一般以肾阳虚表现为主，伴有气血两虚之象，需补肾填精药进行治疗，虽然疗程3至6个月逐渐出现疗效，但仍要坚持服用药物1至2年巩固疗效，否则，疾病易反复。

二、血府逐瘀汤加减治疗过敏性紫癜

病案：高某，女，45岁，2013年2月15日。

病史：该患于1个月前无明显诱因出现双下肢皮肤紫斑，伴腹痛，就诊于当地医院，诊为“过敏性紫癜”，给予激素等药物（具体用药量不详）治疗。10天后皮肤紫癜消退，停药三天后皮肤又现紫癜，转诊于哈市某医院，诊断同前，再次给予药物治疗，效果不明显，故求治于孙伟正教授。

初诊：双下肢皮肤紫斑，颜色青紫，对称分布，关节疼痛，舌质紫暗有瘀斑，脉涩。化验检查：血常规：WBC 5.42×10^9/L，HGB 141g/L，PLT 225×10^9/L。尿液分析：Pro（–）、BLD（–）。

西医诊断：过敏性紫癜　　中医诊断：紫癜风

辨证审机：瘀血阻络，血难归经，溢于肌肤。

治法：活血化瘀消斑　　方药：血府逐瘀汤加减。

当归15克　生地15克　鸡血藤20克　川芎15克　赤芍15克　桃仁15克　红花10克　柴胡15克　枳壳15克　桔梗15克　牛膝15克　甘草15克　桑枝15克　桂枝15克。七剂　水煎服，日一剂，早晚分服。

二诊：2013年2月22日。服上方七剂，双下肢皮肤紫斑颜色变淡，无腹痛，关节疼痛减轻，腰痛，舌质紫暗有瘀斑，脉涩，Pro（–）、BLD（–）。调治继续上方，加杜仲以补肝肾、强筋骨。

方药：当归15克　生地15克　鸡血藤20克　川芎15克　赤芍15克　桃仁15克　红花10克　柴胡15克　枳壳15克　桔梗15克　牛膝15克　甘草15克　桑枝15克　桂枝15克　杜仲15克。十剂　水煎服，日一剂，早晚分服。

三诊：2013年3月4日。服上方十剂后双下肢皮肤紫斑颜色变淡，无腹痛，无关节疼痛，腰痛减轻，少寐易醒，舌质暗有瘀斑，脉涩。Pro（–）、BLD（–）。继以前法去桑枝、桂枝，加节菖蒲、柏子仁以安神。

方药：当归15克　生地15克　鸡血藤20克　川芎15克　赤芍15克　桃仁15克　红花10克　柴胡15克　枳壳15克　桔梗15克　牛膝15克　甘草15克　节菖蒲20克　柏子仁15克　杜仲15克。十四剂　水煎服，日一剂，早晚分服。

四诊：2013年3月18日。服上方三十一剂，双下肢皮肤紫斑消退，无腹痛，无关节疼痛，无腰痛，纳可，眠可，舌质暗，脉涩，Pro（–）、BLD（–）。上方去节菖蒲、柏子仁，加丹参以加大活血化瘀力度，十四剂，水煎服。

方药：当归15克　生地15克　鸡血藤20克　川芎15克　赤芍15克　桃仁15克　红花10克　柴胡15克　枳壳15克　桔梗15克　牛膝15克　甘草15克　丹参20克　杜仲15克。十四剂　水煎服，日一剂，早晚分服。

坚持服药四十四剂，患者继续门诊治疗，病情未反复。

按语　该患紫斑色青紫，关节疼痛，舌质紫暗有瘀斑，脉涩，符合紫癜风——瘀血阻络的特点，方中当归、白芍、生地黄、川芎活血化瘀，止血养血；柴胡、枳壳行气和血，理气止血；牛膝通利血脉；桔梗开肺气，载药上行；桑枝、桂枝通络止痛；诸药合用，可达气行血治，郁散瘀化。若因毒热壅盛而致瘀血者，则用清热；湿热阻络则用清热化湿；血虚血滞而致瘀血者则用补血活血等。针对病因，谨守病机，疏通气血，令其调达，使瘀血消散，经络疏通，血归循经，则出血方可止。血证用性寒凉的止血药，是消除因热而致瘀血的积极手段之一。但是根据血“遇寒则凝”的特征，如果过用寒凉剂，则血凝结而成瘀血，甚至影响新血的生成和加重出血。所以见血不能单纯止血，须根据具体病因，标本兼顾，才能取得较好的效果。若伴有血热者，加生地黄、牡丹皮、侧柏叶、茜草等；关节疼痛，加忍冬藤、木瓜、桑枝、防己；便血者，加白芍、甘草、地榆、槐花；尿血，加大小蓟、滑石、白茅根等；若伴气虚，可用党参、黄芪；亦应重用紫草、丹参以增强祛瘀之力。

三、归脾汤治疗难治性血小板减少性紫癜

病案：郭某，女，62岁，2014年7月22日。

主诉：肌肤紫斑、鼻衄、齿衄反复发作10年余，加重4天。

现病史：患者于10年前无明显诱因出现皮肤青紫斑点，鼻衄、齿衄，到市医院查血常规发现血小板 PLT 30×10^9/L，立即到哈尔滨医科大学附属第一医院血液病科住院，经骨髓穿刺诊断为“原发性血小板减少性紫癜”，治疗上曾足剂量足疗程使用过肾上腺皮质激素及丙种球蛋白、环孢素A、长春新碱、达那唑等药物，血小板最高至 60×10^9/L，但随着药物的减停血小板随之下降，波动在（2×10^9/L）-（20×10^9/L），皮肤青紫斑点和齿衄时轻时重。4天前外感后上述症状加重，伴咳嗽有痰，痰白，量少，不发热，乏力，食欲不振，夜寐欠安，二便正常，舌质淡红，体胖大有齿痕，苔薄，脉细。为求诊治特慕名来诊。

初诊：面色无华，皮肤紫斑，乏力，食欲不振，夜寐欠安，二便正常，舌质淡红，体胖大有齿痕，苔薄，脉细。

辅助检查：血常规：白细胞 7.9×10^9/L，中性粒细胞 0.68×10^9/L，淋巴细胞 0.30×10^9/L，嗜酸细胞 0.02×10^9/L，血小板 2×10^9/L。骨髓象：提示免疫相关性血小板减少，巨核成熟障碍。

西医诊断：血小板减少性紫癜　　　　中医诊断：紫癜病

辨证审机：气不摄血，血分热毒。

治法：健脾益气摄血，兼清热解毒凉血。　　方药：归脾汤加减

党参15克　炒白术15克　黄芪50克　甘草20克　白茅根30克　大蓟20克　小蓟20克　白及15克　侧柏叶15克　藕节15克　仙鹤草15克　三七粉15克　大青叶25克　板蓝根25克　猪苓20克　山豆根10克　白花蛇舌草20克。七剂 水煎服，日一剂，早晚分服。

二诊：服上方七剂，病人齿龈渗血停止，咳嗽减轻，口干，新发生的皮肤青紫斑点较前减少，复查血小板 8×10^9/L，在上方基础上去山豆根，加玄参20克，天花粉20克。

方药：党参15克　炒白术15克　黄芪50克　甘草20克　白茅根30克　大蓟20克　小蓟20克　白及15克　侧柏叶15克　藕节15克　仙鹤草15克　三七粉15克　大青叶25克　板蓝根25克　猪苓20克　玄参20克　天花粉20克　白花蛇舌草20克。七剂 水煎服，日一剂，早晚分服。

三诊：再服7剂后病人仍有新鲜皮肤散在出血点、纳差、夜寐欠安，按心脾两虚辨治，在补脾养心安神基础上加化瘀止血药物。

方药：党参20克　白术15克　黄芪50克　茯神20克　远志15克　当归25克　酸枣仁15克　木香7克　龙眼肉15克　砂仁15克　三七粉15克　焦三仙各25克　甘草20克　阿胶15克　猪苓20克　白花蛇舌草20克。七剂 水煎服，日一剂，早晚分服。

服用上方七剂后诸症见好转，此后每周调方1次，服药5个月时血小板仍在$15\times10^9/L$以下，但出血倾向明显减轻，继续服药1个月，复查血小板升至$78\times10^9/L$，又继续服药3个月巩固疗效，前后共服汤药13个月，停药后一有不适即来诊服药调理，定期复查血小板，至今已一年半，血小板始终在正常范围。

按语 本例患者病程迁延10余载，经肾上腺皮质激素、环孢素A、长春新碱、达那唑等西药治疗未见明显效果，并以肌衄、齿衄等出血症状为主，劳倦过度损伤脾胃、久病脾虚，脾不能统血；或反复出血，气随血脱，正气亏虚，失于统摄，致血不循经溢于脉外，《证治准绳·幼科·证治通论》云："或吐血便血，乃脾气虚弱，不能摄涎统血归源"。《医贯·血症论》亦有："胃者，守营之血，守而不走，存于胃中，胃气虚不能摄血，故令人呕吐，从喉而出于口也"的论述。因此治疗以健脾益气摄血，兼清热解毒之法。方中党参、黄芪、甘草健脾益气，白茅根、二蓟、白及、侧柏炭、藕节、仙鹤草、三七粉以凉血、收敛、化瘀止血，板蓝根、猪苓、白花蛇舌草、山豆根以清热解毒。本病病程长，因阴阳互根，五脏相关，故治疗前一定辨脏腑气血阴阳之偏而施以补气血、平阴阳、清热毒、化瘀止血之法。临床很少使用止血之品却常收到止血之良效，在治疗过程中尤其强调：①中病即止，特别是在使用祛邪药时尤应注意。如心脾气血亏虚兼感热毒之邪，此时的治疗原则为补益心脾，酌加清热解毒之品，可用大青叶、板蓝根、贯众、马勃、金银花、连翘等，但清解之品不可过用，使用时应根据病人病情、年龄、体重调整用量，不可长期使用而耗正，使病情加重；②是要注意方药的阴阳平衡，五脏兼调。如肝肾阴虚火旺者若一味滋阴降火，一方面恐滋腻碍胃而影响脾胃功能，可能进一步加重正虚或滋生痰热，另一方面违背了张景岳"善补阴者必于阳中求阴，则阴得阳助而泉源不竭"之理。所以在滋阴降火的同时要注意顾护胃气、调补阳气；③是在辨证用药的基础上结合临床经验配合使用现代药理研究中证明有免疫调节作用的药物，如猪苓、紫草、连翘、白花蛇舌草、甘草等；④是止血药的应用要把握好时机，在出血倾向较重时可给大剂量的止血药，如凉血解毒之白茅根、大蓟、小蓟、地榆、侧柏叶、生地黄、牡丹皮，收敛止血之仙鹤草、白及、棕榈炭、藕节，化瘀止血之三七、蒲黄、血余炭等；而在出血倾向较轻，如以皮肤出血点为主时则不主张使用止血药，以防留瘀而加重出血。另外在整个辨证过程中都加用化瘀止血之三七粉，往往收到良效。

四、归脾汤合六味地黄丸加减治疗骨髓增生异常综合征

病案：刘某，男，35岁，2008年4月9日。

病史：该患者于2年前因乏力，活动后心慌，到哈尔滨医科大学附属第一医院经骨髓穿刺确诊为"MDS-R A"，曾使用激素、维甲酸、康力龙（具体用量不详）约1年，后因副作用而自行停止服用。患者自诉平素血红蛋白维持在60-85g/L左右，头晕，乏力，活动后心悸、气短，无衄血，手足心热，腰膝酸软，平素易感冒，舌红苔薄，脉沉细。

辅助检查：血常规：WBC $2.9\times10^9/L$，HGB 65g/L，血小板$94\times10^9/L$；骨髓象示：骨髓增生活跃，粒系比例为37%，红系比例为46%，粒系增生，中幼粒细胞明显核浆发育不平衡，可见双核粒细胞，红系可见巨幼样变，成熟红细胞大小不等，可见红细胞畸形，不规则形红细胞，淋巴细胞占16%，全片见巨核细胞20个。

西医诊断：骨髓增生异常综合征　　中医诊断：虚劳

辨证审机：脾肾两虚，气血亏虚。

治法：补肾健脾，益气养血。　　方药：归脾汤合六味地黄丸加减

黄芪 50 克　炒白术 15 克　党参 15 克　当归 15 克　生地黄 20 克　牡丹皮 15 克　山药 20 克　半枝莲 15 克　山慈菇 15 克　鸡血藤 25 克　枸杞子 20 克　五味子 15 克　黄精 15 克　砂仁 15 克　陈皮 15 克　阿胶 10 克（单包）　巴戟天 15 克　甘草 20 克　淫羊藿 15 克　白花蛇舌草 20 克。十四剂 水煎服，日一剂，早晚分服。

患者同时服用维 A 酸 10mg，日三次口服，沙利度胺 25mg，日 2 次口服，护肝片 4 片，日三次口服。

二诊：服用上方十四剂，患者头晕，乏力，心悸、气短、手足心热、腰膝酸软有所缓解，时有口干，大便干，复查血常规：WBC 3.0×10^9/L，HGB 75g/L，PLT 95×10^9/L，于是在上方基础上，调整补气养血药，减量清热解毒药，加养阴敛肝之药。

方药：黄芪 50 克　炒白术 15 克　西洋参 10 克　阿胶 10 克（单包）　生地黄 20 克　牡丹皮 15 克　山药 20 克　白花蛇舌草 15 克　山慈菇 15 克　猪苓 15 克　玉竹 20 克　天花粉 20 克　北沙参 15 克　麦冬 15 克　鸡血藤 25 克　枸杞子 20 克　五味子 15 克　黄精 15 克　砂仁 15 克　陈皮 15 克　甘草 20 克　当归 15 克　半枝莲 15 克。四十剂 水煎服，日一剂，早晚分服。

三诊：服用上方 1 月余，患者自觉无明显不适。查血常规：WBC 3.65×10^9/L，HGB 90g/L，PLT 120×10^9/L。上方去清热解毒之品，随症加减续服中药汤剂二月余，外周血象恢复正常。

按语　骨髓增生异常综合征的病机方面“气阴两虚，血瘀内阻”是本病的基本病机。正气亏虚，生血之源枯竭，而出现气虚、血虚、髓枯诸症。亦或大病久病，而气血不足，气滞血瘀，可见痰核、瘰疬、腹中痞块、舌有瘀斑等症。或外感六淫，或因邪毒所伤，入里化热，热灼血络，耗伤津液，致气阴两虚，瘀血内阻，而变证百出。对 MDS 的辨证思路可总结为“抓证候，看缓急，辨虚实”。抓证候：这是辨证分型的基础，主要分为以下四类：①以面色萎黄，爪甲淡白，气短乏力，四肢倦怠，头目眩晕等为主要症状的脾胃亏虚证候；②以面白无华，头晕乏力，腰膝酸软，耳鸣健忘等为主要症状的肾精亏虚证候；③以面色晦暗，肌肤甲错，腹有癥块，或有痰核瘰疬为主要症状的血瘀痰阻证候；④壮热口渴，喜冷饮，头痛身痛，烦躁不宁，咽喉肿痛，口腔溃疡，小便赤短，大便干结为主要症状的邪毒侵袭证候。看缓急：MDS 病程一般较为缓慢，多是由虚证—虚损—虚劳—虚实夹杂的多态性发展经过。期间，疾病每发展一步，病情也加重一步，病势也就越急。辨虚实：虚证为本病实质，实证是疾病外在。脾胃亏虚、肾精亏虚为虚，血瘀痰阻、邪毒侵袭为实。该患者属于 MDS-RA，临床表现以脾肾亏虚为主，治疗以补肾健脾，益气养血为主，方中黄芪、党参、炒白术、当归、阿胶健脾益气生血，生地、牡丹皮、山药、枸杞子、五味子、黄精补肾填精益髓，患者虽以阴亏为主，但“善补阴者，必于阴中求阳，则阴得阳升而源泉不竭”，故酌加淫羊藿、巴戟天补肾助阳以鼓舞元阳，又因本病乃毒邪内侵脾肾而致，患者血象虽以贫血为主，而骨髓象红系呈病态造血，可视为邪毒之征象，故加半枝莲、山慈菇、白花蛇舌草以解毒驱邪，依据“久病入络”和“瘀血不去，新血不生”的中医理论，使用鸡血藤意在活血以生血，陈皮、砂仁宽中理气，以防补益药之过于滋腻，又使气行血畅，甘草调药和中。

风湿类疾病验案

郑庆瑞治疗痹症医案

郑庆瑞，1959 年生，1984 年毕业于黑龙江中医药大学，主任医师，第三批黑龙江省名中医，中华中医药学会疼痛分会常务委员，黑龙江中西医结合学会风湿病、消化专业委员会副主任委员，牡丹江中医内科学科带头人，领军人才，牡丹江中医学会主任委员。擅治痛风、风湿类疾病、脾胃病、失眠、内分泌失调等疑难杂证。

一、桂枝芍药知母汤治疗类风湿性关节炎

病案：王某，女，57 岁，2012 年 10 月 20 日。

主诉：双手、双膝关节肿痛伴晨僵 1 年，加重 2 周。

病史：1 年前因寒冷潮湿出现双手近端指关节、掌指关节、腕关节肿痛，伴晨僵大于 1 小时。查类风湿因子、ACCP 均阳性，诊断：类风湿性关节炎。1 年来经用来氟米特、芬必得等治疗病情虽有好转，但时有反复，每因寒冷潮湿而发作，逐渐加重，近 2 周关节疼痛明显加重、且双膝关节肿痛，晨僵近 2 小时。

初诊：双手近端指关节、掌指关节、腕关节、双膝关节肿痛、右腕关节轻微红肿、灼热，伴晨僵、低热、疲乏无力，小便短黄，口干，舌红，苔黄腻，脉沉弦。查类风湿因子 104IU/ml、ACCP 阳性、C 反应蛋白 27mg/L、血沉 47mm/h、双手 X 线片正常。

西医诊断：类风湿性关节炎　　　　中医诊断：痹证

辨证审机：风寒湿邪流注关节、筋脉，气血运行不畅，渐次化热伤阴。

治法：祛风除湿，温经行痹，滋阴清热。　　方药：桂枝芍药知母汤加味

桂枝 20 克　白芍 25 克　甘草 15 克　知母 20 克　麻黄 10 克　防风 10 克　白术 12 克　淡附子 15 克　雷公藤 15 克　蜂房 15 克　豨莶草 30 克　乌梢蛇 15 克。七剂 水煎两次，分两次温服。

二诊：2012 年 10 月 27 日。服药七剂，关节红肿热痛好转、晨僵时间缩短为 1 个多小时，仍低热、疲乏无力，口干，食欲不振，舌红，苔黄腻，脉沉弦。继以前法，加生地、生薏米、石斛。

桂枝 20 克　白芍 25 克　甘草 15 克　知母 20 克　麻黄 10 克　防风 10 克　白术 12 克　淡附子 15 克　雷公藤 15 克　蜂房 15 克　豨莶草 30 克　乌梢蛇 15 克　生地 30 克　生薏米 30 克　石斛 20 克。十四剂 水煎两次，分两次温服。

三诊：2012 年 11 月 10 日。服药三周后关节疼痛明显好转，无红肿关节不热，晨僵时间仅 10 余分钟，疲乏无力，口干，食欲不振均好转，舌红，苔白腻，脉沉弦。类风湿因子 30 IU/ml、ACCP 阳性、C 反应蛋白 8mg/L、血沉 20mm/h。

方药：桂枝 20 克　白芍 25 克　甘草 15 克　知母 20 克　麻黄 10 克　防风 10 克　白术 12 克　淡附子 15 克　雷公藤 10 克　蜂房 15 克　乌梢蛇 15 克　生地 30 克　生薏米 30 克　石斛 20 克。十四剂 水煎两次，分两次温服。

按语　《内经》言："风寒湿三气杂至，合而为痹。"风寒湿邪乘虚而入，流注经络，凝滞经脉，气血痹阻。本案选方桂枝芍药知母汤治风湿历节，其辨证要点：诸肢节疼痛，反复发作多伴有关节肿大变形，或发热不解等症。本方含麻黄附子汤、芍药甘草附子汤、甘草附子汤、桂枝加附子汤。合方加知母治肢节浮肿，烦热。桂枝配麻黄、防风可祛风散湿；桂枝配附子温经通阳散寒；附子、白术助阳除湿；芍药、知母滋阴清热；蜂房祛风止痛，攻毒消肿，主治风湿痹痛；乌梢蛇祛风湿，通经络，主治风湿顽痹；雷公藤祛风除湿，活血通络，消肿止痛，其化学成分含有多种生物碱，具有很好的免疫抑制作用，对类风湿性关节炎、红斑狼疮等自身免疫性疾病有较好的疗效，雷公藤毒副作用极大，俗称断肠草，对肝、肾、生殖系统、白细胞均有损害，严重者危及生命，故必须掌握好药量及用药时间。

二、独活寄生汤治疗类风湿性关节炎

病案：姜某，女，45 岁，2011 年 3 月 18 日。

主诉：双手、双膝关节肿痛伴晨僵 4 年，加重 2 周。

病史：4 年前无明显原因出现双手关节、腕关节肿痛，伴晨僵。诊断：类风湿性关节炎。4 年来经中西医等多方治疗病情虽时有好转，但逐渐呈进行性加重，每因寒冷潮湿而发作，近 10 余天关节疼痛明显加重、且双膝、踝关节肿痛，晨僵近 5 个小时。

初诊：双手近端指关节、掌指关节、腕关节、双膝关节、踝关节肿痛，畏寒喜温、肢节僵硬屈伸不利，伴腰膝痠软无力，舌淡，苔白，脉细弱。查类风湿因子、C 反应蛋白、血沉正常，ACCP 阳性，双手 X 线片示：双手近端指关节间隙变窄，骨质疏松。

西医诊断：类风湿性关节炎　　　　中医诊断：顽痹

辨证审机：痹证日久，肝肾两虚，气血不足，风寒湿邪外侵。

治法：祛风湿，止痹痛，益肝肾，补气血。　　　　方药：独活寄生汤汤加味

独活 60 克　桑寄生 30 克　茯苓 15 克　桂枝 20 克　川芎 30 克　当归 20 克　白芍 30 克　党参 25 克　甘草 10 克　秦艽 30 克　细辛 5 克　杜仲 30 克　乌梢蛇 15 克　雷公藤 15 克。七剂 水煎两次，分两次温服。

二诊：2011 年 3 月 25 日。服药后，关节疼痛好转、仍肢节僵硬屈伸不利，腰膝酸软无力，舌脉同前，继以前法，加鸡血藤、仙茅、仙灵脾。

独活 60 克　桑寄生 30 克　茯苓 15 克　桂枝 20 克　川芎 30 克　当归 20 克　白芍 30 克　党参 25 克　甘草 10 克　秦艽 30 克　细辛 5 克　杜仲 30 克　鸡血藤 35 克　乌梢蛇 15 克　雷公藤 15 克　二仙各 20 克。三十剂 水煎两次，分两次温服。

三诊：2011 年 4 月 25 日。服药一个月后关节疼痛明显好转，晨僵时间明显缩短，无腰膝酸痛，较前明显有力。舌质同前，脉沉有力。C 反应蛋白、血沉正常，前方去雷公藤，加蜂房。

独活 60 克　桑寄生 30 克　茯苓 15 克　桂枝 20 克　川芎 30 克　当归 20 克　白芍 30 克　党

参25克　甘草10克　秦艽30克　细辛 5 克　杜仲30克　鸡血藤35克　乌梢蛇15克　蜂房15克　二仙各20克。三十剂 水煎两次，分两次温剂服。

按语　《素问·五脏生成篇》载："肾之合骨也"，"骨痹不已，复感于邪，内舍于肾"。肾虚不能主骨，髓失所养，肝虚不能藏血，营卫失调，气血不能温煦、濡养经脉。致生本病，本案选方为治疗久痹顽痹而致肝肾两虚，气血不足证之常用方。临床应用以腰膝冷痛，肢节屈伸不利，心悸气短，脉细弱为辨证要点。方中用独活、桑寄生祛风除湿，养血和营，活络通痹为主药；牛膝、杜仲、地黄补益肝肾，强壮筋骨为辅药；川芎、当归、芍药补血活血；党参、茯苓、甘草益气扶脾，均为佐药；使气血旺盛，有助于祛除风湿；又佐以细辛以搜风治风痹，桂枝祛寒止痛，使以秦艽、防风祛周身风寒湿邪。各药合用，是为标本兼顾，扶正祛邪之剂。对风寒湿三气着于筋骨的痹证，为常用有效的方剂。方中加鸡血藤、二仙增加其益肝肾、补气血之功，且可减少雷公藤毒副作用。

三、五味消毒饮合三妙散加减治疗急性痛风性关节炎

病案：李某，男，30岁，2014年2月10日。

主诉：间断右足趾、踝关节痛2年，加重3天。

病史：间断发作足趾、踝关节红肿灼热疼痛近 2 年，每因饮酒食肉而发作，多次查血尿酸>500μmol/dl。诊为"痛风"。发作时每每服用秋水仙碱。3天前因节日期间饮大量啤酒，夜间突发右足第一跖趾、踝关节红肿热痛，痛不可触，不能行走。但服用秋水仙碱后腹泻，疼痛无明显缓解。

初诊：右足第一跖趾、踝关节红肿热痛，痛不可触，口苦，尿黄赤，大便干。舌质红，苔黄厚，脉滑数。

西医诊断：急性痛风性关节炎　　　　　　中医诊断：热痹

辨证审机：过食膏粱厚味，脏腑失调，日久湿热毒邪酝酿而生，蒸灼气血津液，而成痰瘀，久则湿热浊毒，瘀滞血脉，闭阻关节。

治法：清热解毒，泄浊化瘀，通利关节。　　　方药：五味消毒饮合三妙散加减

蒲公英25克　地丁25克　大黄10克　芒硝10克　土茯苓30克　山慈菇20克　川萆薢20克　苍术20克　黄柏20克　牛膝30克　金钱草25克　虎杖30克　秦艽20克　炒白芥子10克。七剂 水煎两次，分两次温服。

二诊：2014年2月17日。服药一周已无关节疼痛，二便正常，舌质红，苔薄黄，脉弦滑。

嘱患者用山药、百合、薏苡仁、莲子煮粥，蒲公英、车前子代茶饮，禁食高嘌呤食物。

按语　经曰"膏粱之变，足生大丁"，解释为饮食膏粱厚味，脚、腿，易长疮害。传统痛风之名，始于李东垣，后朱丹溪发明之，《格致余论》言"彼痛风者，大率因血受热，已自沸腾，其后或涉水，或立湿地，或偏取凉，或卧当地，寒凉外搏，热血得寒，污浊凝涩，所以作痛，夜则痛甚，行于阴也"，与现代论痛风的原因与症状基本相符。《丹溪手镜》分述痹与痛风，又言痛风"血久得热，感寒冒湿不得运行，所以作痛，夜则痛甚，行于阴也，亦有血虚痰逐经络上下做痛"，其中"污浊凝涩"之论，已经说明有病理产物作祟，与现代医学认识痛风已经十分接近。嘌呤代谢障碍，高尿酸血症，尿酸盐结晶沉淀，痛风结石形成就是病理产物，导致关节炎发作而红肿热痛。本案患者过食膏粱厚味，脏腑失调，日久湿热毒邪酝酿而生，湿热交蒸。症见关节红肿热痛，痛不可触，病势较急，口苦，尿黄赤，大便干。舌质红，苔黄厚，脉滑数。治宜清热解毒，泄浊化瘀，通利关节。从辨证角度去看，为湿热下注之证，故三妙散属对证之方，治疗关键在于辨病与辨证，然泄浊化瘀之法应贯穿治疗前后，五味消毒饮合三妙散加味，效方达药随证加入收效良好。

四、右归饮合独活寄生汤加味治疗强直性脊柱炎

病案：魏某，男，22岁，2014年2月12日。

主诉：腰骶部反复疼痛一年余，加重一周。

病史：患者于一年前无明显原因出现腰骶部疼痛反复发作，诊断：强直性脊柱炎。一年来由于不影响生活，而未引起注意。逐渐呈进行性加重，以晨起前为甚，起床活动后症状减轻或消失，阴雨天时疼痛加重，伴有腰膝酸软，体倦乏力，近一周前上述症状加重，并出现双膝关节肿痛，活动受限，夜间翻身困难，晨僵明显，持续时间大于2小时，纳差，二便调，舌苔薄白，脉沉弦。

初诊：腰骶部疼痛，腰膝酸软，体倦乏力，双膝关节肿痛，活动受限，夜间翻身困难，晨僵明显，持续时间大于2小时，夜间盗汗，无低热颧红，纳差，二便调，舌苔薄白，脉沉弦。

查类风湿因子、ACCP、C反应蛋白、血沉正常，骶髂关节压迫试验，骶髂关节定位试验，髂嵴推压试验均阳性。腰椎正侧位片及双侧骶髂关节正位片示：腰椎无异常，双侧骶髂关节间隙无变化，骶髂关节骨质密度增高，边缘模糊，局部有虫蚀样改变。

西医诊断：强直性脊柱炎　　　　中医诊断：痹病

辨证审机：肾虚督脉空虚则不能鼓舞卫阳之气抗邪，风、寒、湿之邪乘虚侵入机体，痹阻经络，气血不畅，筋骨失养。

治法：温肾散寒，除湿通络。　　　　方药：右归饮合独活寄生汤加减

熟地25克　山药20克　山茱萸15克　杜仲15克　枸杞子15克　肉桂10克　独活30克　桑寄生30克　茯苓15克　桂枝20克　川芎30克　当归20克　白芍30克　甘草10克　秦艽30克　细辛 5 克　萆薢10克　木瓜15克。七剂 水煎两次，分两次温服。

二诊：2014年2月19日。服药后，腰骶部疼痛及腰膝酸软缓解，体力改善，晨僵好转，持续时间约1小时，夜间时有盗汗，二便调，舌质淡，苔薄白，脉沉弦，继以前法，加元胡、乌蛇。

熟地25克　山药20克　山茱萸15克　杜仲15克　枸杞子15克　肉桂10克　独活30克　桑寄生30克　茯苓15克　桂枝20克　川芎30克　当归20克　白芍30克　甘草10克　秦艽30克　细辛 5 克　萆薢10克　木瓜15克　元胡15克　乌蛇10克。十四剂 水煎两次，分两次温服。

三诊：2014年3月5日。服药后腰骶部疼痛及夜间盗汗症状消失，体力改善，晨僵好转，持续时间小于1小时，舌质淡，苔薄白，脉沉有力。前方去元胡、细辛加白芥子、鸡血藤、威灵仙、伸筋草。

熟地25克　山药20克　山茱萸15克　杜仲15克　枸杞子15克　肉桂10克　独活30克　桑寄生30克　茯苓15克　桂枝20克　川芎30克　当归20克　白芍30克　甘草10克　秦艽30克　萆薢10克　木瓜15克　乌蛇10克　白芥子 5 克　伸筋草15克　鸡血藤30克　威灵仙30克。十四剂 水煎两次，分两次温剂服。

继服十四剂以巩固疗效，复查双侧骶髂关节正位片，前后对照提示：局部虫蚀样改变稍有改善，其余无明显变化，随访至今未复发。

按语　先天肾精不足，督脉空虚是强直性脊柱炎发病的关键，风寒湿热之邪等因素起着诱发作用，《内经》中对强直性脊柱炎的发病已经进行了论述，谓“骨痹不已，复感于邪，内舍于肾……，肾痹者，善胀，尻以代踵，脊以代头”。历代医家遵《内经》之旨，多以“肾虚邪痹”立论，认为肾虚为本病形成的内在因素，风寒湿邪侵入督脉为本病发生的外在条件。因此本病肾虚督脉空虚为本，感受外邪为标。本案患者肾虚督脉空虚则不能鼓舞卫阳之气抗邪，风、寒、

湿之邪乘虚侵入机体，痹阻经络，气血不畅，筋骨失养而发病，证属肾虚寒湿痹阻。治以补肾益督、散寒通络。右归饮合独活寄生汤加减运用，可温补肾阳，去风湿，止痹痛，方中用独活、秦艽、细辛、木瓜祛风除湿，散寒止痛，白芍、川芎、当归、熟地养血和血，使气血旺盛，有助于祛风除湿；桂枝、肉桂温阳散寒，茯苓、山药补气健脾，杜仲、桑寄生、白芍、山茱萸补肝肾、强筋骨，各药合用，标本兼顾，扶正祛邪。可随证加鸡血藤、威灵仙、伸筋草等以增通经活络之效。

王振宇治疗风湿病验案

王振宇，1959 年生，毕业于黑龙江中医药大学，目前在哈尔滨医科大学附属第二临床医院中医科工作，硕士生导师，中医科主任，中医教研室主任。为全国第二批名老中医学术继承人，师从于我国著名中西医结合风湿病专家张凤山教授。现任中国中西医结合学会风湿病专业委员会副主任委员，中国民族医药学会风湿病分会副会长，中华中医药学会风湿病分会常务理事，黑龙江省中西医结合学会副会长，风湿病专业委员会主任委员，黑龙江省第三批名中医。擅长中西医结合风湿病的诊治，尤其是对系统性红斑狼疮、干燥综合征、强直性脊柱炎及类风湿关节炎等风湿免疫病的中医诊疗有独到见解。

一、补气养阴法治疗系统性红斑狼疮

病案：王某，女，32 岁，2008 年 7 月 25 日。

主诉：乏力、低热，颜面及四肢皮肤红斑两个月。

病史：两个月前无明显诱因出现乏力、低热，体温 37.8-38.5℃，颜面及四肢红斑，突出皮肤，压之褪色，无瘙痒。伴有口腔溃疡，皮肤日光过敏，双手关节疼痛。在我院检查免疫指标 ANA1：1000，ds-DNA42%，补体 C3 0.65，补体 C4 0.06；血常规：白细胞减少 3.5×10^9；尿常规：Pro（2+）。诊断“系统性红斑狼疮，狼疮性肾炎，白细胞减少”。应用激素甲强龙 40mg 静点，口服硫酸羟基氯喹 0.2Bidpo。患者一周后白细胞恢复正常，体温基本正常，仍自觉发热，午后为主，遂来我院。

初诊：乏力，自觉发热，体温正常，颜面四肢红斑，突出皮肤，压之褪色，无瘙痒。伴有口腔溃疡，皮肤日光过敏，双手关节疼痛，舌红苔薄白，脉细数。

西医诊断：系统性红斑狼疮，狼疮性肾炎。

中医诊断：蝶疮流注

辨证审机：血分热毒，气阴两虚。

治法：补气养阴，凉血解毒。

方药：黄芪 30 克　人参 10 克　黄精 15 克　生地 25 克　麦冬 20 克　秦艽 20 克　紫草 20 克　旱莲草 20 克　青蒿 20 克　刺蒺藜 15 克　丹参 20 克　白花蛇舌草 15 克　乌梅 20 克　白鲜皮 15 克。

二诊：患者服药七剂后，颜面红斑减轻，未再发热，自述乏力好转，关节疼痛减轻，但睡眠较差。补气养阴的基础上，养血安神。

黄芪 30 克　生地 25 克　当归 20 克　龙骨 50 克　生牡蛎 50 克　麦冬 20 克　紫草 20 克　旱莲草 20 克　香附 20 克　青蒿 20 克　丹参 20 克　乌梅 20 克　白鲜皮 15 克　甘草 10 克

三诊：患者服药七剂后，诸症好转，关节疼痛不显，免疫指标 ANA1：320，ds-DNA36%，补体 C 30.70，补体 C 40.1.Pro（+）。

半枝莲 25 克　墨旱莲 25 克　白茅根 25 克　金樱子 25 克　芡实 20 克　黄精 20 克　黄芪 30 克　女贞子 20 克　葛根 30 克　钩藤 25 克　决明子 25 克　车前子 20 克　甘草 10 克。

按语　系统性红斑狼疮是一种自身免疫介导的多系统损害及自身抗体产生的炎症性疾病。中医认为其发病机理多与热邪有关，热毒炽盛、瘀热痹阻，是以颜面红斑、关节疼痛，热盛伤津，上灼于肺，下损于肾，水道不通，是以周身浮肿；热毒耗伤心血，血不载气，是以气血两虚，患者易出现神疲乏力，失眠多梦。许多患者需长年服用激素及免疫抑制药物治疗，通常服药后会出现阴虚体质，致使阴虚内热，肝肾阴虚，证见五心烦热，口燥咽干。本例患者狼疮病情活动时就诊，应用激素及羟氯喹控制病情，治疗后病情尚稳定，但患者颜面仍有红斑，关节疼痛，热毒仍在，午后自觉低热，为阴虚内热之象，乏力面色无华为气虚之象，治在补气养阴，凉血解毒。患者二次就诊睡眠较差，加入丹参、龙骨、牡蛎旨在养血安神。三诊时患者狼疮病情趋于缓解，继续以滋阴补气为基础，凉血为辅，改善患者阴虚体质，让患者可以最大限度地达到病情缓解。

二、补肾壮骨法治疗强直性脊柱炎

病案：王某，男，21 岁。

病史：患者 2 年前打篮球时有外伤史，其后劳累即可诱发药疼痛，患者未做进一步检查，2 周前患者发热，最高体温 38.7℃，伴咳嗽咳少量白痰，膝关节疼痛，左膝为重，于当地医院检查，发现 B27（+），骶髂关节炎，右膝关节积液，抗感染治疗（具体药物不详），应用芬必得止痛，病情有所减轻，入院前 2 日，患者再次出现发热，现患者为求系统治疗故来我科。

初诊：跛行入病房，检查发现：WBC 11.2×10^9，CRP 87.5mg/L，支原体 1：80。左膝肿胀，皮温增高，压痛（+）。双下肢四字试验（+），左足不能放置右膝上。在我科予阿奇霉素抗感染治疗，扶他林，沙利度胺，柳氮磺吡啶治疗强直性脊柱炎一周，患者疼痛减轻，但膝关节仍有肿胀，舌红，胎微黄，脉弦。

西医诊断：强直性脊柱炎　　　　中医诊断：骨痹

辨证审机：邪克筋骨，肝肾亏虚。

治法：补益肝肾，祛风散寒祛湿。

方药：秦艽 20 克　木瓜 25 克　防己 20 克　土茯苓 25 克　狗脊 20 克　寄生 20 克　骨碎补 30 克　元胡 30 克　独活 25 克　续断 20 克　伸筋草 25 克　透骨草 25 克　黄柏 15 克。

复诊：患者膝关节肿明显渐消，皮温不高，左膝活动度增加，下肢活动仍有受限。

秦艽 20 克　木瓜 25 克　防己 20 克　土茯苓 25 克　狗脊 20 克　寄生 20 克　骨碎补 30 克　元胡 30 克　独活 25 克　续断 20 克　伸筋草 25 克　透骨草 25 克　杜仲 20 克　牛膝 20 克　川芎 15 克　苏木 15 克。服药七剂后，患者左膝肿胀基本消除，疼痛明显缓解，双下肢活动基本一致，跛行不显。扶他林改为 1 日 1 次服用。

按语 患者因受外伤患痹症，由于患者年龄较轻，临床上未作出明确诊断，未就关节炎作出治疗，病情延误。《素问·痹论》言："痹在于骨则重，在于脉则不仁。"肾主骨，肝主筋，邪客筋骨，日久必损肝伤肾。腰为肾之府，膝为筋之府，肝肾不足，则见腰膝痿软。患者近2周关节红肿热痛伴有发热，本虚基础上，外邪客于关节，肢体屈伸不利，其证属正虚邪实，治宜扶正与祛邪兼顾，既应祛散风寒湿邪，又当补益肝肾气血。方中重用独活，擅治风，除久痹，且性善下行，以祛下焦与筋骨间的风寒湿邪。臣以秦艽、防己、土茯苓，祛风除湿，止痹痛；木瓜、伸筋草、透骨草舒筋活络，佐以狗脊、桑寄生补肝益肾，元胡、骨碎补活血止痛；最后以黄柏清热燥湿，诸药合用，肝肾得补，气血得足，筋脉得通，关节得舒。二诊时加用杜仲、牛膝强腰膝，川芎、苏木活血行气，正如"治风先治血，血行风自灭"之意。气血足则筋骨强，筋骨强则不伤肝肾。强直性脊柱炎属自身免疫病，患者仍需服用非甾体抗炎药及慢作用药，在患病初期，辅以中药，则可让患者尽快缓解疼痛，减少非甾体抗炎药用药剂量，减少副作用，使患者病情尽快达到缓解，增加患者依从性，改善远期预后。

三、散寒除湿滋阴通络法治疗类风湿关节炎

病案：李某，42岁，2010年10月。

主诉：双手关节肿痛伴晨僵3年，加重1个月。

病史：患者3年前无明显诱因出现双手指关节、腕关节肿痛，呈对称性，伴晨僵，活动约半小时可缓解，每于阴雨天加重，后在当地医院检查，类风湿因子阳性，诊断为"类风湿关节炎"。未做系统治疗，自行服用中成药（具体成分不详），症状缓解明显。近一个月，患者关节疼痛症状逐渐加重，并伴有膝关节及髋关节疼痛，原有中成药不能控制病情。现患者为求系统治疗故来我院。

初诊：患者诉有口干，心烦，四肢不温。症见颜面潮红，双手掌指及指间关节肿胀、压痛（+），双膝关节肿胀不显，压痛（+）；舌红少津，胎薄白，脉弦滑。化验：PLT 400×10^9/L，RF 230，CRP 45mmg/L，CCP ＞200。骨密度：低骨量。予甲氨蝶呤、扶他林、帕夫林治疗。

西医诊断：类风湿关节炎　　　　中医诊断：痹症

辨证审机：素体虚弱，阴液不足，感风寒湿邪。

治法：祛风除湿，滋阴清热。

方药：透骨草25克　伸筋草25克　羌活20克　独活20克　防己20克　生地20克　木瓜20克　秦艽20克　补碎骨30克　延胡索30克　麦冬25克　沙参25克　女贞子20克　枸杞子20克　珍珠母50克　郁金20克。七剂　水煎服。

二诊：患者口干、心烦有所好转，关节仍有肿胀，疼痛缓解，睡眠较差。PLT 350×10^9/L RF 200 CRP 25mg/L。

透骨草25克　伸筋草25克　羌活20克　独活20克　防己20克　木瓜20克　秦艽20克　补碎骨30克　元胡30克　麦冬25克　沙参25克　女贞子20克　枸杞子20克　郁金20克　龙骨50克　牡蛎50克。患者再服七剂后，关节肿胀不显，疼痛明显缓解，出院后继续口服非甾体抗炎药及慢作用药控制病情。

按语 本病多为先天素体禀赋不足，肾气不充，风寒湿邪乘虚而入，痹阻经络，骨失所养，流于关节；久病阴血暗耗，阴虚血少。《素问·痹论》言："骨痹不已，复感于邪，内舍于肾。风寒湿三气杂至，合而为痹也。其风气胜者为行痹，寒气胜者为痛痹，湿气胜者为著痹也。"本症重在祛

风除湿。方中重用羌活、独活胜湿止痛，秦艽、防己祛风除湿，透骨草、伸筋草、木瓜通筋活络；用补碎骨、元胡活血止痛，气血通，筋脉得养，通则不痛；用生地补血疗虚损，枸杞、沙参养阴清热，本病久病耗伤阴血，久痛使人焦躁烦郁，肝气不得舒，故用珍珠母、郁金疏肝解郁安神。类风湿关节炎属自身免疫疾病，早期治疗可大大改善预后，通常不同体质的人对慢作用药的反应有所区别，在西医治疗范畴中，重点关注患者化验指标及关节疼痛上，对患者的体质因素考虑较少，许多患者阴虚内热导致的心烦、不寐症状没有得到重视，此类患者强筋健骨、补肝益肾的同时，兼以清热养阴，可以使患者尽快达到临床缓解，大大提高患者生活质量。

自身免疫性疾病验案

卢芳治疗自身免疫性疾病验案

卢芳，1939 年生，毕业于黑龙江中医药大学，黑龙江省“四小名医”。国家级名老中医，黑龙江省首批名中医，是国家人事部、卫生部、国家中医药管理局首批任命的全国名老中医药专家学术经验继承工作指导老师，终身享受国务院特殊津贴，先后任哈尔滨市中医医院院长，黑龙江省中医管理局副局长，兼黑龙江省中医药学会会长，中华中医药学会理事，美国育英大学博士生客座教授等，主编并出版《内科辨病与辨证》《卢芳临床思维》《中医诊治内分泌代谢病》《三叉神经痛与中医疗法》等中医著作。擅于治疗疑难杂病，主张辨病与辨证相结合。

一、抑免汤合软坚散治疗桥本氏甲状腺炎

病案：程某，女，60 岁，2014 年 7 月 10 日。

主诉：桥本氏甲状腺炎伴甲减五年，加重 1 个月。

病史：患者五年前诊断桥本氏甲状腺炎伴有甲减，现口服优甲乐每日 62.5μg。近一个月患者眼睑浮肿、下肢浮肿。

初诊：患者畏寒肢冷，倦怠乏力，腰膝冷痛，眼睑、下肢浮肿，颈部正前方肿大，按之柔韧，舌质紫暗，苔薄白腻，脉沉。实验室诊断：2014 年 7 月 6 日甲功五项：FSH6.508μmol/L，抗甲状腺球蛋白抗体 A-TG102.3U/ml，抗过氧化酶抗体 A-Tpo＞1300U/ml。甲状腺彩超：甲状腺增大、弥漫性改变，甲状腺双侧叶多发结节。

西医诊断：桥本氏甲状腺炎并发甲减　　中医诊断：瘿病

辨证审机：痰热血瘀日久由实转虚，脾肾阳虚，虚实夹杂。

治法：清热解毒，软坚活血，温补脾肾。　　方药：自拟抑免汤加减

生地 20 克　连翘 20 克　丹皮 25 克　赤芍 15 克　土大黄 15 克　黄芩 20 克　徐长卿 15 克　仙茅 30 克　仙灵脾 30 克　黄芪 30 克　虎杖 15 克　甘草 10 克。日一剂，水煎，早晚分服。

二诊：2014 年 7 月 24 日。患者畏寒肢冷、乏力减轻，腰冷痛稍好，浮肿减轻，服药后大便日 2～3 次，量多，不成形，无腹痛，舌质紫黯，舌苔白稍腻，脉沉。分析大便增多是把体内蓄积之水液糟粕排出体外的过程，是用药正常现象，继用前方化裁加大温肾散寒作用，同时配合活血化瘀，软坚散结的软坚散，改善甲状腺肿大。

治法：

（1）自拟抑免汤加减

生地20克　连翘20克　丹皮25克　赤芍15克　土大黄15克　黄芩20克　徐长卿15克　仙茅30克　仙灵脾30克　虎杖15克　黄芪30克　制附子10克　麻黄10克　干姜10克　细辛 5 克　甘草 10 克。日一剂，水煎，早晚分服。

（2）自拟软坚散

白芥子15克　鳖甲10克　鹿角霜10克　大贝15克　三七粉 5 克　珍珠母10克　诸药为细末每次 5 克，日二次口服。

三诊：2014 年 8 月 7 日。患者畏寒、乏力、腰痛明显减轻，自觉颈部皮肤较以往松弛，水肿消失，大便正常。舌质淡紫，舌苔薄白，脉沉。患者诉已自行停用优甲乐，现无不适症状。患者停优甲乐过快，但既无不适症状，故可不再服用优甲乐，效不更方，继续之前治疗。

四诊：2014 年 8 月 22 日。患者身暖有力，颈部肿大处皮肤较前松弛，舌质淡紫，舌苔薄白，脉沉有力。实验室检查：2014 年 8 月 20 日复查甲功五项：FSH 5.1μmol/L，抗甲状腺球蛋白抗体 A-TG72.3U/ml，抗过氧化酶抗体 A-Tpo402.1U/ml。甲状腺彩超：甲状腺增大、弥漫性改变，甲状腺双侧叶多发结节。甲状腺左叶 2.5cm×2.2cm×4.8cm，右侧叶 2.6cm×2.6cm×5.1cm，峡部 0.48cm，结节右侧最大 1.5cm×1.1cm，右叶较大 0.7cm×0.5cm。（对比之前检查甲状腺大小确有减小）。继续前方，巩固效果。

方药：生地 20 克　连翘 20 克　丹皮 25 克　赤芍 15 克　土大黄 15 克　黄芩 20 克　徐长卿 15 克　仙茅 30 克　仙灵脾 30 克　虎杖 15 克　黄芪 30 克　甘草 10 克。日一剂，水煎，早晚分服。

五诊：2014 年 9 月 12 日。患者身暖有力，甲状腺肿大明显减小，肿大处皮肤可见松弛，舌质淡红，舌苔薄白，脉沉有力。实验室诊断：2014 年 9 月 15 日复查甲功五项：FSH 正常范围，抗甲状腺球蛋白抗体 A-TG60.8U/ml，抗过氧化酶抗体 A-Tpo123.0U/ml。甲状腺彩超：甲状腺增大、弥漫性改变，甲状腺双侧叶多发结节。甲状腺左叶 2.2cm×1.7cm×4.0cm，右侧叶 2.3cm×2.0cm×4.2cm，峡部 0.43cm，结节右侧最大 1.1cm×1.0cm，右叶较大 0.7cm×0.5cm。继续前方十四剂，巩固效果。后随访患者，身体舒适有力，心情舒畅，化验甲功五项在正常范围，甲状腺肿大不明显。用药观察，至今未复诊。

按语　桥本氏甲状腺炎是一种常见的特异性自身免疫性甲状腺病，中医属“瘿病”范围。此患者中医辨证属脾肾阳虚证，治病求于本，“瘿病”的发病机理，为气郁化火、痰血胶固，日久失治法致虚实夹杂，晚期出现脾肾阳虚之虚劳表现，故治法当为“清热解毒，化痰活血，软坚散结，温补脾肾”。据此，自拟抑免汤加软坚散加温补脾肾阳的药物治疗达到了较好的临床疗效。自拟抑免汤方中以生地、连翘为君，二者相伍，祛邪兼能扶正，气血两清以散痈结。臣以丹皮、赤芍，二者相须为用，清热凉血，活血散瘀，助生地祛血分之热，凉散血分之瘀；又臣以土大黄、虎杖，助连翘清热解毒，使热毒从二便得以下泄。黄芩泻火解毒，徐长卿祛风化湿，共为佐使。桥本氏甲状腺炎是自身免疫性疾病，抑免汤中的多种组成药物，通过西医药理研究具有抑制免疫反应及免疫双向调节的作用。对于甲状腺肿大、结节的临床症状以活血软坚散结的自拟软坚散治疗，方中白芥子温化寒痰，一方面制约诸药苦寒凉遏之弊，又能利气以散结；鳖甲活血通络以散痈结；大贝有清热化痰，消痈散结之功，为治瘿瘤、瘰疬之要药；鹿角霜擅治痈疽痰核；三七粉善止血、散瘀、消肿、止痛；珍珠母清热滋阴，解毒生肌，以恐防诸药耗正之弊。诸药为细末，每日少量口服活血软坚，缓消肿块。患者久病出现脾肾阳虚证，前一诊用仙茅、仙灵脾大补肾阳，强腰脊，用黄芪大补脾胃阳气，固表散寒，患者的畏寒、腰膝冷痛的症状有所改善。二、三诊考虑患者阳虚畏寒较重，遂运用麻黄附子细辛汤加干姜、甘草加强功效。诸药配合应用，患者脾肾阳虚症状很快改善，脾肾阳气旺盛自身暖有力，虽未用利水药物而水肿自消。观本方既有清热解毒，化痰活血的寒凉药物，又有大辛大热的助阳散寒药物，寒热并用，各达病所，符合本病虚实夹杂的病变特点。最后二诊患者阳虚症状改善明显，去掉大热的麻黄附子细辛汤加干姜，余药同前巩固治疗。

二、清胃解毒汤加口蕈散治疗口腔扁平苔藓

病案：于某，男，42岁，2014年6月16日。

主诉：口腔扁平苔藓反复发作2年。

现病史：两年前无明显诱因出现口腔颊部黏膜破溃，病理诊断为口腔扁平苔藓，病症反复发作。

初诊：现症见舌面及口腔颊部黏膜有多处白色斑块状凸起物，上有红点边界清晰，周围充血，平素乏力倦怠，易心烦，失眠，口略干，大便干，有时黏滞不爽，舌质红，体胖大、苔黄稍腻，脉沉滑。

西医诊断：口腔扁平苔藓　　　　中医诊断：口蕈

辨证审机：脾胃湿热内伏日久入血络，血分热毒循经上犯于口。

治法：清热化湿，凉血解毒，收湿敛疮。

方药：

（1）自拟清胃解毒汤加减

苦参30克　黄连10克　半枝莲30克　丹皮25克　生地25克　赤芍20克　土黄芪20克　连翘20克　薏苡仁30克　生甘草10克　白花蛇舌草30克。日一剂，水煎，早晚分服。

（2）口蕈散

儿茶10克　冰片 2 克　珍珠10克　硼砂10克

上药研细末，适量涂抹患处。

二诊：2014年6月24日。服上方七剂，患者自述服药后食物刺激感减轻，扁平苔藓皮损如前，黏膜充血减轻，心烦减轻，仍有失眠，大便不爽，舌质红，苔薄黄稍腻，脉沉滑。继续服上药加栀子、泽泻、车前子清热祛湿药，继续患处涂抹口蕈散。

方药：苦参30克　黄连10克　半枝莲30克　丹皮25克　生地25克　赤芍20克　土黄芪20克　连翘20克　薏苡仁30克　栀子15克　泽泻20克　车前子20克　生甘草10克　白花蛇舌草30克。日一剂，水煎，早晚分服。

三诊：2014年7月9日。服前方十四剂，患者口腔扁平苔藓病损面积明显减小，仅见舌面处一块白色斑状物，口腔黏膜未见充血，口腔刺激感基本消失，仍有心烦失眠，大便好转，舌质红，苔白腻，脉滑。病人信心较前增强。上方基础上加菖蒲、郁金化痰解郁，继续患处涂抹口蕈散。

方药：苦参30克　黄连10克　半枝莲30克　白花蛇舌草30克　丹皮25克　生地25克　赤芍20克　土黄芪20克　连翘20克　薏苡仁30克　栀子15克　泽泻20克　车前子20克　菖蒲20克　郁金20克　生甘草10克。日一剂，水煎，早晚分服。

四诊：2014年7月25日。服前方十四剂，患者口腔扁平苔藓病灶基本消失痊愈，心烦失眠、大便症状明显改善。嘱其规律生活作息，调畅情志，饮食规律，继用前方十四剂巩固疗效。随访半年未复发。

按语　口腔扁平苔藓（OLP）是临床常见的非感染性口腔黏膜疾病，其特点是口腔黏膜发生珠光白色条纹，条纹周围充血发红，并出现糜烂、溃疡，病程长，易复发，易发生癌变。典型病理表

现为是上皮角化异常，基底细胞液化变性以及固有层有淋巴细胞浸润带。本病病在口腔，当责之脾胃，是湿热之邪蕴于中焦，中焦湿热日久，入血入络，而成血分热毒，以其脾胃开窍于口，湿热瘀毒之邪内伏，故上犯口腔而发为本病。首先是辨证论治，意在顾本及标，清热化湿、凉血解毒控制症状。加之外用药养阴生肌，直达病所，内外配合，而收全功。本方自拟为清胃解毒汤，以清脾胃湿热，凉血解毒为主旨。方中以黄连苦寒直折中焦之热，泻火解毒，清热燥湿；苦参，清热凉血燥湿。《本草正义》谓："大苦大寒，退热泄降，荡涤湿火"；连翘味苦，性微寒，尤善清热解毒，消痈散结。生地甘寒，入心、肝、肾经，凉血活血，能清解阴血分热毒，且散瘀止痛，兼能养阴生津而不伤正；丹皮、赤芍二者相须为用，清热凉血，活血散瘀，助生地祛血分之热，凉散血分之瘀；土黄芪（金雀根）出自《纲目拾遗》，活血通络，益气，味甘微辛，性平，有祛风止痛功效，能迅速缓解口腔扁平苔藓的疼痛症状，且对体液免疫和细胞免疫均有明显的抑制作用；方中重用白花蛇舌草，甘、淡，凉，清热解毒，利湿消痈，抗癌。半枝莲清热解毒，化瘀利尿。薏苡仁利水渗湿，清利湿热，兼能健脾，具有利水而不伤正，补脾而不滋腻的特点，为淡渗清补之品。研究证实薏苡仁具抗肿瘤、调节机体免疫力、抗炎镇痛的作用。甘草调和诸药。本患者湿热较重，热扰心神出现心烦、易怒、失眠症状，湿热困脾，脾失健运而出现倦怠乏力，大便或干或黏腻不净。故在自拟方基础上，加减运用祛湿化痰活血药物如车前子、泽泻、虎杖、土大黄、菖蒲、郁金、栀子等。

三、活血补气益肾汤治疗狼疮性肾病

病案：王某，女，22岁，2006年6月11日。

主诉：系统性红斑狼疮10个月，浮肿加重、少尿1个月。

病史：患者10个月前因消瘦乏力，厌食，面颊部出现红色斑块在某院病理确诊为系统性红斑狼疮，予以甲强龙、环磷酰胺及降压药、中药等治疗，病情好转出院，出院后药物维持治疗。1个月前因劳累出现乏力，气短，干咳，浮肿逐渐加重，腹胀，尿少，再次住院，诊断为：系统性红斑狼疮、心衰、肾衰，治疗半月余，症状好转，但浮肿渐重，尿量少，有时恶心呕吐，血压150/100mmHg，故来求治。

初诊：症见颜面有红斑，神疲乏力，气短，腰酸，腹胀，腹部及下肢浮肿，小便短少，舌暗红，苔薄白腻，有齿痕，脉沉弦。化验：尿常规Pro（3+），RBC（10-15/HP），WBC（3-5/HP）。肾功：肌酐243μmol/L，尿素氮28.56mmol/L。抗双链-DNA及Sm抗体（+）。

西医诊断：系统性红斑狼疮，肾功衰竭，肾性高血压。　　中医诊断：水肿

辨证审机：火热毒邪损及三焦，致使水液代谢失调，水湿泛滥。

治法：凉血解毒，活血化瘀，利水消肿。

方药：丹参30克　莪术15克　龙葵30克　接骨木20克　丹皮20克　生地30克　赤芍30克　积雪草20克　泽兰30克　益母草20克　黄芪30克。日一剂，水煎，早晚分服。

二诊：2006年6月19日。服上方7天，自第三天起，尿量开始增加，大便日行数次。至第7日水肿明显减轻，恶心呕吐、腹胀均逐渐减轻，腰酸痛，舌暗红，苔薄白腻，有齿痕，脉沉弦。血压：140/95mmHg，继续上方汤药治疗。

三诊：2006年7月5日。服上方十四剂，患者恶心呕吐、腹胀基本消失，腹围从开始治疗前的92cm降至80cm，腹部及下肢浮肿均基本消失，舌暗红，苔薄白腻，脉沉弦。继续上方汤药略有加减。

方药：丹参30克　莪术15克　龙葵30克　接骨木20克　丹皮20克　生地30克　赤芍30

克 积雪草 20 克 黄芪 35 克 白术 20 克 女贞子 30 克 鬼箭羽 50 克 益母草 30 克。日一剂，水煎，早晚分服。

四诊：2006 年 7 月 20 日。服上方十四剂患者精神状态佳，面部红斑不显，食欲旺盛，无明显不适症状，小便量多，无明显水肿，血压正常，尿化验：尿常规 Pro（+）。测血压：135/85mmHg，肾功：肌酐 134.24mmol/L，尿素氮 8.93mmol/L。继续上方 2 周巩固疗效。患者再未复诊。

按语 系统性红斑狼疮是自身免疫性疾病，中医理论认为其病因复杂，或为禀赋不足，肾精亏虚，或为后天饮食辛辣醇酒厚味而致脾胃蕴热伤及阴液，或七情化火、六淫化热。总之，上述病因都是火邪为病，火热邪毒损及五脏，而致人体阴阳气血功能失调，而发本病。常累及肾脏，其具有明显的免疫复合物性肾炎特征。用活血利水法可以改变肾小球的滤过作用，通过凉血解毒，活血利水，祛除湿热毒邪可以抑制免疫，改善肾小球的滤过率，则肾功能恢复，水肿自去。故方中用丹参凉血活血祛瘀；莪术破血逐瘀。生地清热凉血；丹皮、赤芍清热凉血，活血散瘀。益母草、泽兰均善活血化瘀、行水消肿。龙葵苦寒，清热解毒，活血消肿，现代研究能够治疗肾炎，水肿。黄芪功能补气、固表、利尿，擅治气虚水肿，肾病水肿蛋白尿。接骨木功能活血止痛，祛风利湿。积雪草善清热利湿，消肿解毒。现代研究证明二药长期服用可以降蛋白，降肌酐，尿素氮。对肾脏部分纤维化、硬化型狼疮肾，有抑制纤维增生延缓病情作用。诸药合用功能凉血解毒，活血利水，则水肿去，蛋白消。治疗后期水肿消减明显，去活血利水的泽兰，加鬼箭羽活血化瘀，通经活络，现代研究它能治疗免疫病血管炎，与生地、丹皮、赤芍配伍，加强凉血化瘀的功效，能改善周围小血管的血流瘀滞作用。黄芪减量，加白术健脾益气，燥湿利水，加女贞子补益肝肾。

四、活血软坚汤治疗自身免疫性肝炎

病案：王某，女，68 岁，2013 年 9 月 28 日。

主诉：患者恶心、乏力，目黄、尿黄 3 周。

病史：患者三周前自觉乏力、恶心，发现目黄，尿黄，在某院感染科住院治疗，实验室检查：生化全项：ALT：1037U/L，AST：704U/L，GGT：326U/L，LDH：405U/L，TBIL：38.2μmol/L，DBIL：25.7μmol/L，余正常范围。肝炎系列：甲乙丙戊均（−）。尿常规：尿色深黄色，WBC（2+），尿胆原（3+），胆红素（+）。巨细胞病毒抗体 IgG：阳性。抗核抗体 ANA：1∶320，抗线粒体抗体 AMA-M2（3+）。消化系统彩超：肝增大，实质回声轻度弥漫性改变，（右叶斜径 16.1cm，肋下 3.5cm）胆囊壁增厚，胆结石。西医诊断为自身免疫性肝炎，患者现已出院，欲继续寻求中医治疗，遂来诊治。

初诊：现患者面色晦暗，双目黄染，乏力倦怠，纳谷不香，右胁肋疼痛，腹胀，两腿无力为著，下肢轻度浮肿，大便干结，舌暗红、尖有瘀斑，苔黄腻，脉弦滑。

西医诊断：自身免疫性肝炎　　　　中医诊断：黄疸

辨证审机：湿热蕴结日久，血瘀内停。

治法：清热解毒，活血化瘀，软坚散结。　　　　方药：自拟活血软坚汤

茵陈 50 克 栀子 20 克 大黄 10 克 生地 20 克 连翘 20 克 丹皮 25 克 赤芍 15 克 土大黄 15 克 黄芩 20 克 徐长卿 15 克 虎杖 15 克 炙鳖甲 30 克 三棱 15 克 莪术 15 克 甘草 20 克。日一剂，水煎，早晚分服。

二诊：2013 年 10 月 12 日。服用上方十四剂，现患者面色晦暗，皮肤黄染、二目黄染较前颜色稍淡，仍有乏力、纳呆，无恶心呕吐，腹胀、下肢浮肿消失，右肋下可触及肝脏边缘，触之微痛，

小便黄，舌暗红、尖有瘀斑，苔黄腻，脉弦滑。自带某院感染科门诊生化全项：ALT 75U/L，GGT 172U/L，TBIL 34.4μmol/L，DBIL 22.9μmol/L。余正常范围（2013 年 10 月 10 日）。考虑患者饮食欠佳，黄疸已消大半，予以上方加减。

方药：茵陈 50 克　栀子 20 克　大黄 10 克　生地 20 克　连翘 20 克　丹皮 25 克　赤芍 15 克　土大黄 15 克　黄芩 20 克　徐长卿 15 克　虎杖 15 克　炙鳖甲 30 克　三棱 15 克　莪术 15 克　甘草 20 克　焦三仙各 20 克　鸡内金 10 克。日一剂，水煎，早晚分服。

三诊：2013 年 10 月 26 日。服上方二十一剂，除稍感乏力其他临床症状基本消失，肝脏未触及，肝区无叩击痛，舌红，苔薄白稍腻，脉弦。实验室检查（2013 年 10 月 24 日）：生化全项：TBIL 21.9μmol/L，DBIL 10.7μmol/L。余在正常范围。免疫：抗核抗体 ANA（–），抗核糖体 P 抗体（+），抗线粒体抗体 AMA-M2（3+），余均阴性（2013 年 10 月 24 日）。效不更方，嘱其上方继续服用 4 周，巩固疗效。

四诊：2013 年 11 月 27 日。患者电话报告 2013 年 11 月 24 日彩超检查：肝脏不大，肝总管内结石，胆囊内小结石，胆囊炎。没有不适症状。药物已服完，暂停用药。随访年余，未有不适。

按语　自身免疫性肝病（AILD）是一组自身免疫反应介导的慢性肝胆系统疾病，其发病机制未明。本患者就诊时属于急性肝炎的症状，巨细胞病毒阳性，免疫抗核抗体阳性，符合西医诊断自身免疫性肝炎。中医辨证属于黄疸，是由于湿热蕴结日久，熏蒸肝胆脾胃，血瘀内停。治疗当以清热解毒，活血化瘀，软坚散结。方中茵陈清热利湿，疏肝利胆；栀子清热泄三焦湿热，可退黄；大黄通利大便，导热下行，使湿热从二便排泄，祛湿除黄。用生地甘寒，清解血分热毒；丹皮、赤芍，善清热凉血，活血散瘀，助生地祛血分热瘀；连翘能清热解毒，散结消肿；以虎杖、土大黄，助连翘清热解毒，使热毒从二便得以下泄。黄芩泻火解毒、徐长卿祛风化湿。制鳖甲咸寒功能滋阴潜阳，软坚散结；三棱、莪术二药相须为用，归肝脾经，能破血行气，消积止痛；三药共用活血化瘀、软坚散结之效尤强。甘草既清热解毒又可以调和诸药。诸药配伍针对患者湿、热、瘀三者夹杂的病机，取得较好疗效。

脑及神经系统疾病验案

孙申田治疗痛证验案

孙申田，1339年生，黑龙江中医药大学、教授、博士生导师，黑龙江省针灸学科创始人之一。国家第一、二、三、四、五批名老中医药专家学术经验继承指导老师，首批享受国务院特殊津贴专家，全国首批名中医首届“黑龙江省名中医”，全国优秀教师。曾任中国针灸学会理事、黑龙江省针灸学会常务理事、黑龙江省中医学会神经病学会主任委员、中西医结合神经病学会副主任委员、东北经络研究会常务理事。

一、经络辨证循经取穴治疗混合型肩痹症

病案：刘某，女，43岁，2015年6月28日。

主诉：右肩部疼痛2月余。

病史：两月前无明显诱因出现右侧肩关节前伴三角肌部疼痛，上肢背伸、前屈及上举时疼痛加重，肩关节各方向活动受限，肩关节X线示无著变，针灸、理疗无明显好转，求医于孙老。

初诊：症见右肩关节连及三角肌前后缘疼痛，右肩关节前后缘压痛点明显，上肢背伸、前屈及上举时疼痛加重。肩关节各方向活动受限。舌质淡，舌苔白，脉弦细。

西医诊断：肩关节周围炎　　　　中医诊断：肩痹

辨证审机：日久劳损，经气不利，气血阻遏，加之外邪侵袭，阻滞经络，不通则痛。

治法：通经活络，活血止痛。

取穴：丝竹空右侧、迎香左侧、鱼际右侧、腕骨右侧、阿是穴。

操作：取穴处常规皮肤消毒，采用0.35mm×40mm毫针，嘱患者放松，丝竹空、迎香、鱼际、腕骨穴针刺入1.0-1.5寸深，行小幅度提插捻转泻法3-5min，刺激强度以患者能耐受最大量为度，分别使针感直达肩关节部，或向肩关节部位传导。留针过程中鱼际、腕骨穴采用弹法、飞法，以增强针刺感应。阿是穴应用“合谷刺法”，采用0.40mm×50mm毫针，以痛处为穴，直刺一定深度得气后，稍加挑刺法，把针提至皮部（天部），再分别斜向前后左右各个方向刺达一定深度，得气后再用挑刺法，出针后嘱病人活动肩部。每10min行针一次，共留针30min。同时嘱病人活动，做拮抗性动作（即做何种动作疼就做何种动作）。行针30min后，疼痛基本消失。如法针灸三诊痊愈。

按语　本案肩关节周围炎因风寒湿邪袭留肌肤，经络气血为之凝涩不通，不通则痛，发为痹病。

因其右肩关节连及三角肌疼痛，右肩关节前后部压痛点明显，经络辨证归属多经病变，故以循经取穴疏通经气，调畅气血，通络止痛。同时配以阿是穴，应用《灵枢·五刺》中的“合谷刺法”进行治疗，行气活血，化瘀止痛标本兼治。

二、经络辨证络穴治疗足跟痛

病案：李某，女，53岁，2015年4月15日。

主诉：左足跟底部疼痛半年余，加重1周。

病史：半年前自觉左足跟底部疼痛，时发时止，疼痛尚可忍受。近一周疼痛加重，痛如针刺，坐卧时痛轻，行走、站立时疼痛即作，不能忍耐，行动困难，跟骨部X线片示骨质增生不明显，口服西药止痛剂治疗，效果不佳。

初诊：左足跟底部皮色正常，无肿胀，压痛不明显，局部喜揉按。舌质淡，舌苔薄白，脉沉缓。

西医诊断：跟痛症　　　　　　　　中医诊断：足跟痹

辨证审机：先天禀赋不足，强力劳动损及筋骨，足跟失养。

治法：补肾益精，舒筋活络。

取穴：大钟。嘱患者放松，针刺入穴位1.0-1.5寸深，行强刺激手法提插捻转3-5min，刺激强度以患者能耐受最大量为度，使针感直达足跟部。留针过程中采用飞法，每10min行针一次，共留针30min。一诊而痊愈。

按语　本案治疗以经络辨证为原则，根据经络之循行与疾病发生部位之间的关系进行选穴，独取足少阴肾经络穴大钟穴治疗。由《灵枢·经脉》：“足少阴之别，名曰大钟，当踝后绕跟，别走太阳。”可知，足少阴肾经络脉循行从其络穴发出后当内踝后绕行足跟部，故本病归属足少阴肾经络脉之病变，取之络穴治之，是其理也。

三、经络辨证循经透刺治疗项背腰肌筋膜炎

病案：高某，男，44岁，2015年6月9日。

主诉：颈腰疼痛4月余。

病史：四个月以来，时感颈腰疼痛、后背僵硬不适，劳累后症状明显加重，休息后亦感觉沉重、酸痛，采用按摩、拔罐、针灸、理疗等方法治疗后，症状亦时轻时重。近来由于工作劳累，颈腰疼痛、后背僵硬不适等症状更加严重，难以忍受，休息后症状并不见缓解，疼痛昼夜无休，夜晚安静时症状尤甚。颈椎部X线平片示无异常；腰椎部X线平片、腰椎MRI均未见异常。

初诊：颈腰疼痛、后背僵硬不适，心情烦躁，倦怠乏力，睡眠不佳，饮食无味。颈项部肌肉紧张，棘突旁斜方肌压痛明显，压痛点局限无放射，肩关节活动自如。腰部活动不受限，做前俯动作时酸胀明显、无放射痛，腰椎棘突旁无压痛，直腿抬高试验（-）。舌质淡，舌苔白滑，脉滑。

西医诊断：项背腰肌筋膜炎　　　　　　　　中医诊断：痹病

辨证审机：长期慢性劳损，日久导致颈、肩、腰、背部气血运行不畅，复感风寒湿邪侵袭，遏阻太阳筋脉，以致气血凝滞，经筋不畅，络脉不通，不通则痛。

治法：舒筋通络，安神镇痛。

取穴：风池双、大杼双、风门双、肺俞双、厥阴俞双、心俞双、督俞双、膈俞双、三焦俞双、肾俞双、气海俞双、大肠俞双、关元俞双、小肠俞双、腰眼双。百会、情感区、昆仑双。

操作：足太阳膀胱经第一侧线背俞穴，采用循经透刺法，针刺时要求针与皮肤表面呈 15°角循经向下平刺入腧穴，施以平补平泻手法，沿上述背俞穴透刺后，针刺部位的皮肤发红充血呈条或片状，其效最佳。百会、情感区手法要求捻转稍加提插，由徐到急，捻转速度 200 转/分钟以上，连续 3-5 min。昆仑穴直刺 1.0-1.5 寸深，施以泻法，刺激强度以患者能耐受最大量为度，使针感直达病所。诸穴得气后使用 G6805-Ⅱ型电麻仪，连续波刺激 20min，强度以患者耐受为度。每日 1 次，每次 40min，2 周为 1 个疗程。行针 40min 后，颈、肩、腰、背部轻松，疼痛、僵硬不显。针灸五诊痊愈。

按语 本案因长期慢性劳损，日久导致颈、肩、腰、背部气血运行不畅，复感风寒湿邪侵袭，遏阻太阳筋脉，以致气血凝滞，经筋不畅，络脉不通，不通则痛。首以循足太阳膀胱经第一侧线背俞穴透刺，配合百会、情感区以调神定痛，神安痛减。配经络辨证循经远取昆仑穴振奋太阳经经气，调畅太阳经气血，以祛散外邪，舒筋活络。

四、经络辨证循经取穴配合经颅重复针刺法治疗增生性膝关节病

病案：栾某，女，63 岁，2015 年 7 月 21 日。

主诉：左腿疼痛、行走困难，半年余。

病史：半年前干农活时，左腿扭伤疼痛难忍，于哈市某医院就诊，X 线平片示膝关节骨质增生，骨刺形成。三大常规、血沉、类风湿因子检查无异常。诊为增生性骨关节病，建议手术治疗，未被采纳。后采用保守疗法治疗，口服活血化瘀中、西药物，膝关节局部药物贴敷、中频离子透入、针灸、按摩及膝关节药物封闭，疼痛均无明显改善。

初诊：起床困难，活动不利，伴失眠，倦怠，记忆力差。左下肢皮色正常，无红肿；膝关节无肥大、无畸形，活动僵硬、有响声；左下肢肌肉无萎缩。浮髌试验（–），直腿抬高试验（–），神经系统检查未见异常。舌质暗淡，舌苔白，脉沉弦，尺脉弱。

西医诊断：增生性骨关节病　　　　中医诊断：膝痹

辨证审机：先天禀赋不足，强力劳动损及筋骨，气血瘀滞，筋络失养，复感风寒湿邪积聚关节，寒性凝滞。

治法：调畅气血，舒筋活络。

取穴：主穴：足运感区双、四白左侧。

配穴：内膝眼左侧、外膝眼左侧、鹤顶左侧。

操作：足运感区要求手法由徐到急捻转，捻转速度 200 转/分钟，连续 3-5 分钟。四白穴针尖向下进针，刺入 1.0-1.2 寸深，行小幅度提插捻转，施以泻法，留针过程中采用飞法以增强针刺感应。主穴行针 10min 后，局部腧穴常规针刺，得气后接 G6805-Ⅱ型电针仪，连续波刺激 20min，强度以患者耐受为宜。每日 1 次，每次 40min，2 周为一疗程。针刺足运感区、四白穴得气后，嘱病人活动，做拮抗性动作，即做何种动作疼就做何种动作。足运感区长时间留针达 8 小时以上，晚睡前拔针。行针 40min 后，活动如常，走出病室。针灸三诊痊愈。

按语 本案治疗时根据经络辨证循经选取四白穴配“运动针法”，可以调畅足阳明经经气，通经活络止痛；根据大脑皮层机能定位与头皮表面对应关系选取足运感区，施以经颅重复针刺法后，针刺信号可穿过高阻抗的颅骨，作用于大脑皮质中央前、后回躯干代表区，起到抑制其下行痛觉信号的传递，从而发挥其镇痛作用。配内膝眼、外膝眼、鹤顶穴，疏通局部经络气血，行气止痛。

戴铁城治疗内科、神经系统疑难病验案

戴铁城，1940 年生，毕业于北京中医药大学。黑龙江中医药大学附属一院工作至今。主任医师、教授、硕士生导师。首批黑龙江省名中医，黑龙江中医药大学附属一院原针灸科主任，针灸教研室主任。现任中国针灸学会针法灸法委员会顾问。擅用中医、针灸治疗内科、神经系统疑难病，积累了丰富的经验和针刺手法。

一、针药并用治疗中风

病案：李某，男，60 岁，2015 年 7 月 9 日。

主诉：舌强语謇，饮水呛咳，右侧半身不遂 10 月余。

病史：素有高血压史，2014 年 9 月 29 日因脑出血在某院住院治疗 20 余天，出院后进行了康复治疗。

初诊：右侧半身运动不遂，舌强语謇，饮水呛咳，神清，便秘。舌红苔白，脉弦。

西医诊断：脑出血　　　　　　　　　中医诊断：中风

辨证审机：肾阴阳两虚，虚阳浮越，痰蒙清窍。

治法：滋肾阴，补肾阳，开窍化痰。　　　方药：地黄饮子加减

熟地 30 克　山萸肉 20 克　茯苓 20 克　巴戟天 15 克　川石斛 15 克　附子 15 克　五味子 15 克　麦冬 15 克　石菖蒲 15 克　炙远志 15 克　肉苁蓉 10 克　肉桂 10 克　甘草 10 克。七剂，水煎两次，分两次温服之。

针灸治法：醒脑调神，疏通经络。

选穴：以阳明经穴为主。以平补平泻手法行针。主穴：百会、廉泉、肩髃、曲池、合谷、环跳、昆仑均为右侧。配穴：外关、太冲、风市、阳陵泉、解溪均为右侧。

二诊：2015 年 7 月 15 日。服药七剂，饮水呛咳见好，右半侧肢体见明显好转，能活动。但言语改善不明显。上方去肉苁蓉、川石斛加黄芪 20 克、川芎 10 克、赤芍 10 克、当归 15 克、地龙 15 克，七剂，水煎两次，分两次温服之。针灸处方不变。

三诊：2015 年 7 月 22 日。右半身活动日见好转，语言謇涩日渐清晰，饮水呛咳止。嘱效不更方，继续服二诊方药七剂。针灸处方不变。

按语　肾主骨，肾虚不能主骨，故骨痿不用。肾脉系于舌本，心开窍于舌，肾精不足，不能上荣于舌；加之肾阳不足，失于蒸化，水泛为痰，痰浊阻于心窍，故舌不能言。本方用地黄饮子化裁，方中熟地、山萸肉滋补肾阴，填补肾精；附子、肉桂温壮元阳，肉桂并能引火归元四药相伍，阴阳并补。肉苁蓉、巴戟天温养肾阳；麦冬、五味子、石斛滋阴敛液。石菖蒲、远志、茯苓交通心肾，开窍化痰。方中后加入黄芪、川芎、赤芍、当归、地龙等药味，其中黄芪，补益元气因气旺则血行，瘀去络通；当归活血通络而不伤血；赤芍、川芎助当归以活血祛瘀；地龙通经活络，力专善走，周行全身，以行药力。并配合针灸治疗以增加醒脑调神，疏通经络之力。通过以上疗程的治疗患者右半身活动日见好转，语言謇涩日渐清晰，饮水呛咳止。并嘱

患者多加运动以增加患肢功能的恢复。

二、针药并用治疗失眠

病案：唐某，女，52岁，2015年6月9日。

主诉：失眠多梦，甚则彻夜不眠。

病史：自述失眠已久，心烦易怒，偶伴头晕头胀，目赤耳鸣，不思饮食。

初诊：夜不能寐，体质瘦弱，面色无华，神疲懒言；舌红苔白，脉弦。

西医诊断：睡眠障碍　　　　　　　　中医诊断：不寐

辨证审机：肝郁化火，上扰心神；血虚失养则心神不宁。

治法：疏肝解郁，养血安神。　　　　方药：逍遥散加减

酸枣仁30克　柏子仁30克　合欢皮20克　龙骨15克（先下）　夜交藤20克　柴胡15克　神曲15克　牡蛎15克（先下）　牡丹皮15克　茯神15克　莱菔子15克　龟板30克（先下）　炒麦芽15克　黄芩15克　栀子15克　当归15克　石菖蒲15克　炙远志15克　赤芍10克　川芎10克　甘草10克　山楂15克。七剂，水煎两次，分两次温服之。

针灸治法：醒脑调神，调和阴阳，安神利眠。

选穴：百会、风池、内关、神门、太阳、三阴交均为双侧。以平补平泻手法行针。

二诊：2015年6月15日。服药七剂，睡眠已有改善，每晚能短时间睡眠，心烦、耳鸣、目赤等症状均有所减轻。但有时还伴有头痛头晕。上方加天麻15克、白芷15克。七剂，水煎两次，分两次温服之。针灸处方不变。

三诊：2015年6月22日。睡眠、心烦改善明显，精神饱满，面色红润有光泽，饮食改善。嘱效不更方，继续服二诊方药七剂。针灸处方不变。

按语　肝性喜条达，恶抑郁，为藏血之脏，体阴而用阳。若情志不畅，肝木不能条达，则肝体失于柔和，以致肝郁血虚。肝郁化火，上扰心神；血虚失养而心神不宁。由于心神失养或不安，神不守舍而不寐，且与肝、胆、脾、胃、肾相关。本方用逍遥散化裁，方中柴胡苦平，疏肝解郁，使肝郁得以条达；当归甘辛苦温，养血和血，且其味辛散，乃血中气药，血和则肝和，血充则肝柔；赤芍、牡丹皮、黄芩、栀子清热凉血、泻肝胆火；肝病易传脾，木郁则土衰，故以茯苓、甘草健脾益气；脾病则胃病，故以麦芽、山楂、神曲、莱菔子和胃消食；以酸枣仁、柏子仁、炙远志补心安神定悸；龙骨咸平质重，长于重镇安神，敛浮阳而止汗；牡蛎长于益阴潜阳，镇惊安神，二者相须为用，镇潜浮越之阳，固摄耗竭之阴，重镇安神之功益著，以治神志不宁之标；合欢皮、夜交藤养心安神；龟板滋阴潜阳，补肾；石菖蒲开心窍，醒神志；天麻、白芷息肝风，平肝阳止头晕头痛；川芎调肝和血，且使诸药补而不滞，并配合针灸治疗以增加醒脑调神，调和阴阳，安神利眠之力。通过以上治疗，睡眠、心烦改善明显，精神饱满，面色红润有光泽，饮食改善，头痛头晕症状消失。并嘱患者调情志，起居有常。

三、针药并用治疗面瘫

病案：隋某，女，50岁，2014年12月9日。

主诉：右面部歪斜20天，口角低，流涎，眼闭合不全。

病史：20天前发现右眼不能闭合，口喎斜，遂在当地诊所治疗至今仍未改善，遂来门诊就诊。

初诊：右眼闭合不能、口角歪、右耳后乳突痛。舌苔白，脉弦。

西医诊断：面神经炎　　　　　　　　中医诊断：面瘫

辨证审机：风痰阻络。

治法：活血祛风，清热解毒。　　　　方药：祛风活血汤加减

鱼腥草 30 克　金银花 30 克　鸡血藤 30 克　甘草 10 克　连翘 20 克　板蓝根 20 克　葛根 20 克　地龙 15 克　丹参 15 克　郁金 15 克　防风 15 克　当归 15 克　川芎 10 克　赤芍 10 克　枳壳 10 克　龟板 30 克（先下）。七剂，水煎两次，分两次温服之。

针灸治法：活血祛风，疏通经络。

选穴：以局部及手足阳明经穴为主。以平补平泻手法行针。主穴：百会、头维、头临泣、太阳、阳白、丝竹空、下关、颊车、迎香、地仓均为右侧。配穴：合谷、承浆、翳风均为右侧

二诊：2014 年 12 月 15 日。服药七剂，右眼闭合、口角歪斜稍有改善，右耳后乳突痛、流涎消失。嘱效不更方，水煎两次，分两次温服之。针灸处方不变。

三诊：2014 年 12 月 22 日。右眼闭合改善，口角歪斜明显改善。不更方，继续服上方药七剂。针灸处方不变。

按语　面瘫多由正气不足，脉络空虚，卫外不固，风寒、风热之邪乘虚侵袭面部筋脉，经气阻滞，肌肉纵缓不收而成。本方用祛风活血汤化裁，根据中医学“治风先治血，血行风自灭”原理，方中防风发散风邪、疏散头目滞气、止痉；当归甘温质润，为补血要药，活血通络而不伤血；赤芍、川芎助当归以活血祛瘀；鸡血藤、丹参、郁金助当归以补血活血、止痛消痈；地龙通经活络，力专善走，周行全身，以行药力；龟板滋阴潜阳、养血补心。现代医学中认为面瘫形成是病毒感染所致，所以方中运用鱼腥草、金银花、连翘、板蓝根以助清热解毒，同时金银花、连翘通用还可以疏散风热；鱼腥草、连翘、葛根通用解肌消痈散结；枳壳行气宽中；甘草调和诸药。并配合针灸治疗以增加活血祛风，疏通经络之力。通过以上的治疗，患者右眼闭合完全，口角歪斜改正。并嘱患者避风寒，并每日对患侧面部进行热敷、按摩治疗。

四、针药并用治疗痹症

病案：王某，男，37 岁，2015 年 3 月 9 日。

主诉：腰膝酸痛，并伴有麻木，膝关节屈伸不利。

病史：患者因工作原因，长期于室外工作。偶见腰膝痛并未在意。几天前因天气变冷，患者出现腰膝酸痛加重，并伴有麻木，膝关节屈伸不利等症状。为求得治疗，遂来门诊就诊。

初诊：腰膝酸痛，并伴有麻木，膝关节屈伸不利。舌红苔白，脉细弱。

西医诊断：风湿性关节炎　　　　　　中医诊断：痹症

辨证审机：肝肾不足，筋脉失于濡养温煦。

治法：祛风湿，止痹痛，益肝肾，补气血。　　方药：独活寄生汤加减。

石菖蒲 20 克　炙远志 20 克　茯苓 20 克　川芎 10 克　独活 15 克　桑寄生 15 克　续断 15 克　杜仲 15 克　威灵仙 15 克　当归 15 克　牛膝 15 克　防风 15 克　郁金 15 克　莱菔子 15 克　赤芍 10 克　龟甲 30 克（先下）　甘草 10 克。七剂，水煎两次，分两次温服之。

针灸治法：通痹止痛，疏通经络。

选穴：以病痛局部穴为主。以平补平泻手法行针。主穴：阿是穴、局部经穴。配穴：血海、梁丘、膝眼、足三里、三阴交、阴陵泉、肾俞、腰俞

二诊：2015 年 3 月 15 日。服药七剂，腰膝酸痛减轻，麻木减轻，膝关节屈伸活动改善。嘱效不更方，继续服上方药七剂，水煎两次，分两次温服之。针灸处方不变。

三诊：2015 年 3 月 22 日。腰膝酸痛消失，麻木减轻，膝关节屈伸能自由活动。不更方，继续服上方药七剂。针灸处方不变。

按语 本证由痹症日久不愈，累及肝肾，耗伤气血而致。并因长期感受风寒湿邪，风寒湿邪侵犯肌肉关节，则腰膝酸痛，久而肢节屈伸不利。肝肾不足，气血亏损，筋骨失养，则肢节麻木不仁。本方用独活寄生汤化裁，方中独活辛苦微温，善祛深伏筋骨之风寒湿邪，且性善下行以治腰膝腿足之痛；防风祛一身之风而胜湿；威灵仙以助防风祛风湿、通筋络之效；桑寄生、续断、杜仲、牛膝补益肝肾，祛风湿而强壮筋骨，牛膝上能活血以通利肢节筋脉；当归、赤芍、川芎、郁金养血和血；茯苓、甘草、莱菔子益气健脾，使气血充而筋骨筋脉得以濡养；肾主骨，肾虚不能主骨，故骨痿不用，故用龟板滋阴潜阳，补肾；石菖蒲、远志、茯苓交通心肾，开窍化痰；甘草调和诸药。并配合针灸治疗以增加醒脑调神，疏通经络之力。通过以上疗程的治疗患者腰膝酸痛消失，麻木消失，膝关节屈伸能自由活动。并嘱患者避风寒、禁劳累。

王彪治疗脑病科疑难病验案

王彪，1957 年生，毕业于黑龙江中医药大学。1983 年 1 月到齐齐哈尔市中医医院工作。2001 年晋为中医主任医师，聘为内三科主任。2002 年被授予黑龙江省第二批名中医称号。现为神经内一科主任，黑龙江省针灸学会副会长，齐齐哈尔市针灸学会会长。世界中医药学会联合会脑病专业委员会常务理事。主要从事针灸和神经内科工作。擅长中西医结合治疗中风病，在针灸治疗中风病上，独创头针“针刺头部运动带”、体针“阴阳经对穴针刺方法”治疗中风病。2013 年，研制出“疼痛症中药穴位贴敷”特色疗法并应用临床。2014 年在中风病学说上首次提出并论述“脑髓空虚症”，阐述了诊断标准及理法方药。

一、阴阳经对穴针刺方法治疗重度脑梗死

病案：付某，男，46 岁，2012 年 5 月 13 日。

主诉：左上下肢活动不灵 1 天，伴有失语。

病史：患者既往有高血压病三年。今天上午 9 点左右在家活动中出现头晕，左侧肢体活动不灵，语言不利，渐进加重，未经治疗，于下午 16 时来我科住院治疗。入院时 T 36.9℃ P 82 次/分 R 19 次/分 BP 180/110mmHg。

初诊：嗜睡，时有烦躁，眼球右侧凝视，语言笨拙，饮水呛咳，左上下肢肌力 0 级，肌张力不高，痛觉减退，腱反射存在，巴氏征阳性。舌质红，苔黄腻，脉弦。颅脑 MRI：右侧额、顶、枕、颞叶脑梗死。

西医诊断：脑梗死　　　　　　　　中医诊断：中风（中脏腑）

辨证审机：素体阴亏，阴阳失调，风痰瘀血，闭阻脉络，痰热夹湿，上蒙清窍。

治法：调和阴阳，疏通经络，除热化痰，醒神开窍。

针灸：体针，阴阳经对穴针刺方法，以调和阴阳，疏通经络。头针，针刺头部运动带，以醒脑开窍。取穴：阴阳经对穴针刺取穴：上肢：肩前—肩髃，曲泽—曲池，内关—外关，后溪—劳宫，合谷—劳宫。下肢：血海—梁丘，阴陵泉—阳陵泉，三阴交—绝骨，商丘—丘墟。辅助穴位：由于出现眼球右侧凝视，附加太阳、球后、睛明、丝竹空。手法：提插捻转半分钟，留针40分钟，每日一次。

二诊：2012年5月16日。3天后，患者意识清楚，烦躁消失，生命体征基本平稳，眼球仍有右侧凝视，肢体肌力0级。

三诊：2012年5月21日。经8天治疗，患者意识清楚，能够正确回答问题，眼球上下左右转动灵敏，视物清楚，左下肢肌力Ⅲ级，可伸屈，抬起活动，左上肢肌力0级。

四诊：2012年6月3日。经20天用药，针灸治疗，患者能够独立扶物行走30米，上肢肌力Ⅲ级，下肢肌力Ⅳ级。治疗22天，病情明显好转出院。

按语 本病为中风病，从发病之初中脏腑，经过治疗，病情转归为中经络。中医认为中风病是由于阴阳失调，经脉闭阻，气血阻滞，上犯于脑所致，而脑脉闭阻，肝肾阴虚是其主要病理基础。因此在针灸治疗上主要是调和阴阳，疏通经络，运行气血。在阴阳经对穴治疗中风病上有三个突出点：一是注重阴阳经的调节疏通；二是注重对穴在中风病中的使用；三是将阴阳经和对穴有机结合起来治疗中风病。阴阳经对穴针刺使阴阳经气互为调和，互为补充，互为激发，达到“从阳引阴”“从阴引阳”的目的，而且对穴的采用能增加局部的经气感应。在临床上经常可见到肢体内收拘急状态，或足内翻，中医认为这是“阳脉迟缓，阴脉拘急”所致的“阳缓阴急症”。通过阴阳经对穴针刺治疗，使阳脉弛张，阴脉弛缓，达到调和阴阳二经，使之互为平衡。本病例除了应用阴阳经对穴针刺方法外，同时应用头针针刺头部运动带。两者结合疗效更加突出。患者半年后又来我科复诊，患者已行走自如，上下肢肌力基本恢复正常。

二、针刺治疗动眼神经外展神经损伤

病案：贾某，男，21岁，2013年11月2日。

主诉：左眼视物不清，左眼睑完全下垂，眼球固定中间不能转动2月余。

病史：患者两个月前在沈阳打工，遭遇车祸，头部外伤，当时生命危重，意识不清。当时在沈阳某医院做开颅手术，经术后两个月的治疗，曾用神经营养药等治疗，病情稳定。但眼部本身疾病没有得到明显改善，经别人介绍来我院要求针灸治疗。

初诊：患者意识清楚，左眼视物不清，左眼睑完全下垂，眼球固定中间，不能上下左右转动。

西医诊断：外伤后动眼神经损伤，外展神经损伤　　中医诊断：麻痹性斜视

辨证审机：外伤后眼部脉络损伤，经气不通。

治法：疏通经络，养血明目。　　治疗：针灸治疗。

主穴：睛明、球后、攒竹、太阳、阳白、丝竹空、承泣。

配穴：风池、外关、腕骨、足三里、太冲。

针刺手法：睛明，深刺0.5寸后固定针柄上下刮提针柄大约30秒留针。球后，沿眶内缘针刺0.5寸固定针柄上下刮提针柄30秒后不留针。其余穴位针刺后留针30分钟。手法均用平补平泻手法。每6天为一疗程。停针一天再进行下一疗程。

二诊：2013年11月22日。经20天针灸治疗，左眼睑已能自主微微睁开，眼球能够上下左右

转动，但仍不到位。视物不清明显好转，仍稍有重影感觉。

三诊：2013年12月30日。经58天针刺治疗，视物基本清楚，眼睑能够闭合自如，上抬正常。眼球内收外展正常，上下转动稍有不到位。基本痊愈。

按语 此患者是由于脑外伤引起的重度动眼神经，外展神经损伤。当时患者就诊时情绪十分低落，信心不足，视物完全不清楚，眼睑完全下垂，眼球固定居中不能转动。说明动眼神经外展神经损伤比较严重。中医认为，脉络损伤，经脉不通，因此通过针刺达到疏经通络的目的。外伤性动眼神经损伤外展神经损伤与其他的动眼神经麻痹外展神经麻痹在病因上有所不同，病情比较重，治疗有困难。为了能达到最终治疗目的，对此患者还进行了心理疏导，给患者建立信心配合针灸治疗。取穴的原则：以邻近取穴为主，以睛明、球后、太阳、丝竹空、阳白、承泣穴为主穴达到疏通眼部经脉目的。以辨证循经取穴为辅，取腕骨为手太阳小肠经穴，外关为手少阳三焦经穴，此两条经脉循经均达到眼部周围，属循经远端取穴。足三里为足阳明胃经穴，补气血，通经脉。太冲穴为足厥阴肝经穴，肝主目，可以醒目开窍。风池穴是治疗眼病的要穴，可以通经活络，开启眼窍。此患者半年后又来门诊，眼部疾病已经完全治愈，视物正常，眼球转动正常，眼睑闭合正常。

三、标本兼治结根法治疗重度带状疱疹

病案：杨某，女，62岁，2013年12月12日。

主诉：左前胸胁后背部持续性灼热痛40天。

病史：患者40天前左侧胸胁后背部出现大面积疱疹，持续性灼热剧痛，难以忍受。曾到他院住院治疗，后经多家医院诊治。诊断为“病毒性带状疱疹”。经用抗病毒药，镇痛药，中药等治疗40天病情没有明显好转，其疼痛没有丝毫减轻，难以入睡。

初诊：目前胸胁后背处大面积仍然持续性灼热性剧痛。前胸胁肋至乳房上及后背大面积疱疹微红，少许渗出物。局部触及疼痛加重，其疼痛难以入睡。并伴有心烦口干。舌质红，苔薄黄。脉弦细。

西医诊断：病毒性带状疱疹　　中医诊断：缠腰火丹（肝胆经湿热型）

辨证审机：肝胆经湿热，湿热之毒瘀阻脉络。

治法：清肝胆经湿热，通络止痛。

主穴：夹脊穴（在病变部位相应的夹脊穴），背俞穴（在夹脊穴对应的背俞穴）。

辨证循经法：太冲、丘墟、日月、期门。

病灶局部围刺法：沿病毒疱疹病灶处上下左右进行平刺。

肋间平刺：沿病灶处肋间进行平刺并加用电针。

针刺手法：快速提插捻转，持续一分钟后留针30分钟。每6天为一疗程，停针一次继续下一疗程。

二诊：2013年12月13日。患者自述昨日针刺后当天灼热疼痛稍有缓解，但因疼痛入睡仍有困难，继续上述针刺方法。

三诊：2013年12月15日。经针刺三天后灼热疼痛明显减轻，疼痛程度可以耐受，基本可以入睡。局部疱疹有所消退。疱疹大部分已经结痂。表面无渗出物，颜色由红变浅。继续上述针刺方法。

四诊：2013年12月23日。经一周后针刺治疗灼热疼痛基本消失，疱疹大部分结痂已经消退，

完全能够正常入睡。继续上述针刺方法巩固治疗。

五诊：2013 年 12 月 31 日。经 20 天针刺治疗，精神状态良好。皮肤结痂基本消退，灼热疼痛完全消失。

按语 此病例属于重度的带状疱疹，病程从发病到治愈达两月之久，本病的特点是由于带状疱疹病毒侵犯末梢神经，因此疼痛明显，而且疼痛特点是以灼热持续疼痛为主，皮肤局部红热疱疹渗出。本病即使用药后，仍有近 30%患者留有不同程度的皮肤疼痛后遗症，而早期针灸可以消除这些后遗症。本病采用标本兼治结根法，主要特点如下：①根据本病侵犯神经末梢的特点，采用辨病治疗。因此针刺相关病变部位的相应的夹脊穴、背俞穴以治其本（神经根发出处），是结根法。②在病变部位局部采用围刺方法，肋间平刺方法以治其标。③根据病变部位属于肝胆经循行部位，病属肝胆经湿热，采用辨证循经治疗，取肝胆经穴位，太冲、丘墟、期门、日月。④由于灼热疼痛比较剧烈，采用电针治疗加强针感，通经止痛。用此方法近三年治疗 40 余例均取得明显效果，有效率达 99%。

孙远征针灸临床验案

孙远征，1957 年生，博士生导师。毕业于黑龙江中医药大学。国家名老中医学术继承人；中国文化研究会传统医学专业委员会委员，黑龙江省针灸学会副会长；黑龙江民族医药学会副会长；黑龙江省针灸学会临床专业委员会委员。黑龙江省名中医专家，黑龙江省中医第二届神经内科专业委员会副主任委员，黑龙江中医药学会第三届理事会理事，中华中医药学会第二届脑病分会委员，擅于应用针灸、中药治疗脑血管病后遗症、外伤性截瘫、延髓麻痹、颈椎病、脊髓空洞症、肩关节周围炎、周围神经病、神经衰弱等疾病。

一、原络通经针法治疗中风后认知功能障碍

病案：刘某，男，66 岁，2010 年 5 月 21 日。

主诉：脑梗死后记忆力减退，反应迟缓 2 个月。

病史：患者两个月前无明显诱因出现晨起后头晕，遂去某院就诊，头部 MRI 示右侧基底节区多发性脑梗死。以脑梗死收入院治疗半个月。住院期间左侧上肢肌力 3 级，下肢 2 级。出院后为求进一步康复治疗故来我院。

初诊：患者反应迟钝，远期记忆力尚可，近期记忆力明显减退，失算、失认。面色憔悴，倦怠乏力，觉胸闷不适，善太息，腰膝酸软夜寐多梦易醒。饮食减少，大便略干两日一次，舌质淡苔白滑，脉弦细。BP 150/80mmHg。左侧上肢肌力 3 级，下肢肌力 2 级，强病理征（+）。

西医诊断：脑梗死，轻度认知功能障碍　　中医诊断：中风（中经络），健忘

辨证审机：年高体衰，肾精亏损，肾水不足，水不涵木，风阳上扰，夹痰夹瘀上扰清窍，阻滞脉络，筋脉失养。

治法：益精补肾，平肝潜阳。

取穴：百会、神门、支正、大陵、外关、太溪、飞扬、太冲、光明。

操作：患者取仰卧位，局部穴位常规消毒，选用0.35mm×40mm一次性无菌针灸针，进针后行捻转提插手法得气后留针30分钟，每日一次。每周六次，两周为一疗程。

二诊：2010年6月5日。患者记忆力有所恢复，计算力增强（100–7=93，93–7=？），反应力明显提高。偶有近期记忆力减退，饮食及二便均无异常，夜寐佳，胸闷症状消失。面色略有光华。舌体胖大略有齿痕。苔白，脉沉细。BP 140/90mmHg。左侧上肢肌力3+级，下肢肌力3级。病理征（+）。

按上述方案继续针刺治疗。嘱患者家属给予计算力及记忆力锻炼。后该患者行针刺治疗五个疗程后，认知功能恢复正常。近期记忆力明显恢复。

按语 认知功能障碍在中医描述中见于善忘、喜忘、健忘等病证中。轻度认知障碍多发生于老年人，与年龄增长肾精亏虚，心神失养密切相关。《灵枢·经脉》曰："人始生，先成精，精成而脑髓生""人之精与志，皆藏于肾""肾藏志，精舍志""肾盛怒而不止则伤志，志伤则喜忘其前言。"《素问·逆调论》曰："肾不生，则髓不能满。"《医学入门》也有："人至中年，肾气自衰。"清·汪昂说："人之精与志皆藏于肾，肾精不足，则喜忘前言。"程钟龄在《医学心悟·健忘》也说："肾主智，肾虚则智不足，故喜忘其前言。"可见肾精亏虚是导致认知功能减退的原因之一。《素问·灵兰秘典论》"心者，君主之官，神明出焉，主不明则十二官危。"又依据《灵枢·邪客》"心者，五脏六腑之大主也，精神之所舍也，其脏坚固，邪弗能容也。容之则心伤，心伤则神去，神去则死矣。故诸邪之在于心者，皆在于之心包络"。在脏腑辨证基础上结合原络配穴理论开创出原络通经针法，原穴是脏腑原气输注、经过和留止于十二经脉四肢部的腧穴；不但可以治其脏腑疾病，也可以治疗与脏腑有关及经脉所过部位的病疾，还是经络感传的激发部位；络穴是表里经联系的穴位，依据"肾主生髓，通于脑""心主神明""肝主疏泄"的中医传统理念。选取肾经原穴太溪配膀胱经络穴飞扬、心经原穴神门配小肠经络穴支正、心包经原穴大陵配三焦经络穴外关、肝经原穴太冲配胆经络穴光明。配以激发疏通十二经经气的百会穴，达到补肾填髓、聪脑的效果。

二、头针项针结合治疗中风后骨摇

病案：丁某，男，55岁，2015年2月24日。

主诉：头晕，无法站立及行走，左侧肢体麻木2个月。

病史：患者两个月前无明显诱因突然出现眩晕，左侧肢体麻木无力，行走不稳，家属送至他院治疗，血压：150/80mmHg，查体：左上肢肌力3+级，下肢4–级。头部磁共振示：左侧小脑梗死灶，脑室增宽，轻度脑萎缩。生化见：甘油三酯2.3mmol/L。诊断：脑梗死。经脱水、营养神经、抗凝降压等治疗十天后，选择门诊康复治疗，采用口服中药，针灸治疗等多种方法，但效果均不明显，患者觉头晕，站立不稳，行走时易跌倒。为求进一步治疗故来我院。

初诊：患者由轮椅推入病室，形体适中，面色少华，自觉头晕头部昏沉不适，沉闷如有束带紧箍，站立时身体大幅度摇晃，闭目则摇摇欲坠，行走时踉跄步态，口干，乏力，饮食略差，夜寐多梦，舌质胖大边有齿痕，苔白腻，脉滑。左侧上肢肌力4–级，抓握细小东西时易掉落，下肢肌力4+级。左侧巴氏征（+）、指鼻试验（+）、闭目难立征（2+）、左轮替试验（+），双侧掌下颌反射（+）。血压140/80mmHg。

西医诊断：脑梗死，共济失调　　　　中医诊断：中风（中经络），骨摇

辨证审机：痰湿阻络，髓海失养。

治法：豁痰开窍，补肾平肝。

取穴：平衡区、双侧运动区、晕听区。风池、完骨、天柱。左侧外关、合谷、八邪、足三里、

丰隆、三阴交、太冲。

操作：穴位局部皮肤常规消毒，选取一次性0.3mm×40mm无菌针灸针进针后，头部平衡区、运动区、晕听区快速捻针达到200转/分，捻转3-5分钟。使刺激直接穿过高抗阻力颅骨作用于大脑皮层。余穴得气后，行平补平泻。每十分钟行针一次。留针三十分钟，每日一次，一周治疗六次，两周为一疗程。

二诊：2015年3月10号。针灸十次，头部闷胀感消失。闭目时仍觉头晕，站立时仍左右摇摆，行走踉跄。采用原方继续针灸治疗。

三诊：2015年4月2号。患者觉头晕症状消失，在无保护措施情况下闭目可站立1-2分钟。略有身体晃动。行走时身体微前倾，步伐略快于常人。

按语 本案患者为脑梗死，临床见共济失调，属于中医“中风”“骨摇”范畴，当责之于肝、脾、肾。头为诸阳之会，手足阳经皆上循于头面，经气汇集于此，我们采用焦氏头针配合项针，晕听区为眩晕、耳鸣、听力减退等疾病的主要区域。平衡区相当于小脑半球在头皮上的投影。针对小脑病变的共济失调有特效作用，加之项针风池、完骨、天柱、改善椎基底动脉供血，增强后循环血供。施以经颅重复刺激针法，小幅度高频率捻转，使得针感快速通过阻力颅骨，作用于大脑皮层，改善脑部供血，营养脑细胞，快速建立侧支循环。配以肢体局部取穴，丰隆、三里、外关、八邪，诸穴合用则经络得通，气血得复，眩晕，麻木、平衡障碍等症自消。

三、夹脊电针治疗脊髓炎

病案：张某，男，35岁，2015年5月8日。

主诉：双下肢无力1个月。

病史：患者一个月前因淋雨受寒而致发热，头痛，咽喉肿痛，热后突然出现胸背部疼痛，双下肢麻木、无力。服感冒药感康每次一片每日两次。2天后，出现胸胁部、腹部、双下肢麻木刺痛，不能站立行走，小便潴留，大便秘结。急去某西医院就诊，血常规示白细胞增高，血沉加快。脊髓MRI：见T5-T9节段脊髓肿胀及不均匀的长T1、长T2信号。查体下肢感觉减退，肌张力下降，双下肢肌力2级，腱反射减弱，病理征未引出。诊断为脊髓炎（急性期）。收入院治疗，给予VB1、VB12、VB6各一支每日一次肌肉注射。静点糖皮质激素类药物，能量合剂。配合药物离子导入、按摩、康复等法治疗二十天，未见明显效果。为求进一步治疗今来我处。

初诊：患者坐轮椅推入病室，神清语利，检体合作。自述肋缘以下至脐以上有束带感，双下肢麻木刺痛，力量减弱。查体胸腹部及双下肢感觉减退，下肢肌张力增高，肌力2+级。巴氏征（+），二便失禁。肌电图示双下肢神经传导速度及诱发电位波幅均减低；患者夜寐正常，饮食略有减少，无糖尿病、高血压病史。舌质红苔薄黄，脉滑。

西医诊断：脊髓炎（恢复期）　　中医诊断：痿证

辨证审机：湿热侵淫，气血不运。

治法：疏经通络，清热利湿。

方药：病变损伤阶段夹脊穴、大椎、天枢、气海、关元、髀关、伏兔、足三里、阳陵泉、丰隆、三阴交、太冲。

操作：患者俯卧位，局部常规消毒后选取一次性无菌针灸针，于病变节段夹脊穴进针，针尖朝向脊柱方向，得气后选用电麻仪，同侧损伤节段夹脊穴采用疏波刺激。大椎穴得气后行泻法。留针30分钟后，起针，患者改为仰卧位，天枢、气海、关元穴进针后行补法。髀关、伏兔、三里、阳陵泉、丰隆、太冲、三阴交平补平泻。每次30分钟。每日一次，每周治疗六次，四周为一疗程。

二诊：2015 年 6 月 13 日。患者下肢肌力达 3+级。可在家人搀扶下站立，感觉损伤平面下降至腹股沟以下。小便恢复正常，大便偶有失禁。嘱患者增强信心，减轻焦虑，继续针灸治疗。

三诊：2015 年 7 月 20 日。患者下肢肌力达 4–级，双下肢感觉仍有麻木。可搀扶下行走。二便恢复正常。继续巩固治疗中。

按语 脊髓炎多因感染或毒素侵犯脊髓所致。属于中医“痿证”范畴。我们临床观察发现，治疗脊髓炎采用病变节段夹脊穴进针得气后连接电针可以改善局部血液供应，促进损伤的脊髓修复。又依据治痿独取阳明，选取阳明经穴位足三里、大肠经募穴天枢、任脉穴位关元、气海，补益气血，恢复二便功能。大椎、丰隆清热利湿，诸穴合用共达清热利湿，疏通经络，强筋起痿之效。

侯安会治疗脑血栓病验案

侯安会，原黑龙江省中西医结合研究所副所长，主任医师，黑龙江省第二批名中医，硕士生导师。黑龙江省政协委员，国家统战部中央局通讯员，黑龙江民族医药学会会长。省中医药管理局中西医结合神经内科学科带头人。主编《脑梗死中西医结合治疗学》等三部著作，发表医学文章 30 余篇。获黑龙江省科技成果进步二等奖，黑龙江省中医药管理局科学科技成果二等奖三项。获得国家发明专利两项。创制“脑脉宁”，获得专利。擅治脑血管疾病。

一、脑脉宁汤治疗中风

病案：王某，女，61 岁，2008 年 3 月 20 日。

主诉：右侧肢体麻木月余。

病史：家属代述，头晕目眩，在哈尔滨某医院 CT 扫描呈现大脑基底动脉区明显梗死灶，静脉点滴维脑路通，口服脉通胶囊等，本月病情稳定出院。今晨六点钟醒来发现右侧肢体不能活动，言语不利，口眼㖞斜，头痛头晕，乏力，大便五日未解。

初诊：头晕，今晨出现右侧瘫痪，言语不清；口眼㖞、肥胖体质，血压 120/90mmHg，右侧肢体神经反射减弱，温度觉、痛觉均低下，右侧膝腱反射亢进，眼双侧瞳孔等大，光反射正常。颈软，急诊 CT 未见出血病灶。大脑基底动脉有梗死灶，神志尚清醒，大便秘结，舌体胖嫩，有齿痕边有瘀斑，苔黄厚，脉弦滑。

西医诊断：脑血栓形成　　中医诊断：中风（中经络）

辨证审机：气虚血瘀，风痰阻络。

治法：补气，活血通络，去痰通腑。　　方药：脑脉宁汤加减

黄芪 30 克　山楂 5 克　甲珠 10 克　川芎 20 克（后下）　赤芍 20 克　地龙 15 克　牛膝 20 克　水蛭粉 5 克（胶囊吞服）　全瓜蒌 10 克　天麻 15 克　葛根 20 克　三七粉 5 克（冲服）　清半夏 15 克　桑枝 20 克　生大黄 10 克（后下）。十剂 水煎二次，分三次温服。

二诊：2008 年 3 月 28 日。服药七剂，大便得通，患肢活动能力增加，语言改善，头晕明显缓解，舌黄厚减退，脉弦滑，效不更方，乃以补气，活血通络，祛痰法治疗。

方药：黄芪 30 克　山楂 5 克　甲珠 10 克　川芎 20 克（后下）　赤芍 20 克　牛膝 20 克　桑枝 20 克　水蛭粉 5 克（胶囊吞服）　全瓜蒌 10 克　天麻 15 克　葛根 20 克　三七粉 5 克（冲服）　清半夏 15 克　地龙 15 克。十剂 水煎二次，分三次温服。

三诊：2008 年 4 月 6 日。患者服药七剂，肢体功能障碍逐渐改善，语言表达能力增强，二便如常，舌苔薄黄，脉滑，仍守补气，活血，祛痰前法。

方药：黄芪 50 克　山楂 15 克　甲珠 10 克　川芎 20 克（后下）　赤芍 20 克　桑枝 20 克　杜仲 20 克　水蛭粉 5 克（胶囊吞服）　天麻 15 克　地龙 15 克　清半夏 15 克　三七粉 5 克（冲服）　牛膝 20 克　淫羊藿 15 克　寄生 20 克。十剂 水煎服，一日三次温服。

四诊：2008 年 4 月 16 日。病人服药二十七剂，症状基本消失，生活在家人协助下能自理，舌苔薄白，脉滑。患者出院进行康复治疗，带“脑脉宁”方（中成药）。嘱其服药三个月，保持精神愉快，低脂饮食，作息有规律，勿烦劳。

按语　“久病多瘀”“久病多虚”形成本虚标实，虚实错杂的病症。脑血栓形成与体质、饮食、精神因素、烦劳过度等原因有密切关系。中医谓之“中风”。脑脉宁方适用于气虚，脉络瘀血，痰浊壅阻，虚实错杂的病证。上盛则头晕目眩为标，下虚的肝肾不足为本。伤气血脉失去鼓动，造成脉络瘀血。肥人水湿不运，久蕴成痰，病人半身不遂，语言不利，舌苔黄薄，脉泫滑。方中黄芪补气，鼓动血脉运行，水蛭破血逐瘀，通脉活络，大黄、瓜蒌活血通便，通腑泻痰浊，三七、川芎、地龙、赤芍、甲珠、山楂均为活血化瘀通经之良品。天麻、葛根止眩之佳药。上数味药合用，具有补气，破血祛痰通经活络作用。切中风病的虚，瘀，痰的病机。

二、健脾扶阳、化痰止血法治疗脑梗死合并消化道出血

病案：张某，女，70 岁，2009 年 3 月 12 日。

主诉：头晕，右侧身体麻木，呕吐咖啡样物体。

病史：患者于 2009 年 3 月 12 晨起头晕、恶心、呕吐。既往患有脑梗死，十二指肠球部溃疡。近半月时觉头晕、胃部胀痛、嗳气、纳呆、恶心。今天晨起出现呕吐咖啡样物体，两日来大便呈黑色板油样稀便。检查胃镜：胃窦炎，十二指肠球部溃疡。便常规：大便潜血（2+）。CT：两侧基底节处，右侧放射冠区明显梗死灶。血压 135/85mmHg。静脉滴注黄芪注射液，血塞通注射液，口服云南白药。请中医会诊。

初诊：头晕，右侧半身麻木，恶心呕吐咖啡样物体，嗳气，纳呆，喜热饮，黑色板油样便，舌体胖嫩，边有齿痕，脉滑。

西医诊断：脑血栓形成，十二指肠球部溃疡，消化道出血　　中医诊断：中风，胃痞，便血

辨证审机：脾阳不运，痰阻中焦，伤及胃络。

治法：扶阳健脾，化痰止血。

方药：术附汤、半夏白术天麻汤、香砂六君子汤加味

附子 5 克　伏龙肝 50 克　白术 15 克　党参 20 克　干姜 10 克　木香 10 克　藿香 15 克　砂仁 15 克　半夏 15 克　天麻 10 克　竹茹 15 克　枳实 15 克　甘草 15 克。七剂，水煎二次，分三次饭前温服。

二诊：2009 年 3 月 30 日。服上方七剂，呕吐停止，大便潜血（–），纳呆，嗳气稍缓，眩晕。舌体胖，边有齿痕，苔白腻多津。脉滑。尚湿浊之毒阻碍中焦上犯之证。

方药：附子 5 克　伏龙肝 50 克　白术 15 克　党参 20 克　干姜 10 克　木香 10 克　藿香 15 克　砂仁 15 克　半夏 15 克　天麻 10 克　竹茹 15 克　枳实 15 克　甘草 15 克　白及 20 克　车前

子20克（包煎）。十剂 水煎服二次，分三次饭前温服。

三诊：2009年3月28日。服药十七剂病情好转，证见眩晕，肢体麻木，舌苔薄白，脉虚。

方药：天麻15克 竹茹15克 半夏15克 石决明30克（先煎） 茯苓20克 黄连10克 陈皮15克 钩藤15克（后下） 山药20克 枳壳15克 丹参15克 川芎20克（后下） 厚朴15克 甘草15克。七剂，水煎服，分三次温服。

按语 患者既有脑梗死，又出现上消化道出血。前者应以活血为主，后患则要止血为要，在治疗原则上存在矛盾。临床症状表现为呕血（胃内容物），便血，喜热饮，舌体胖嫩，有齿痕苔白腻，脉濡。脑梗死已用黄芪注射液，血塞通注射液。消化道出血首要止血，术附汤扶助脾阳，用香砂六君子汤健脾气，运化水湿，用半夏白术天麻汤祛痰化湿止眩晕，三方套用抓住脾阳不足，脾气运化无能，造成的痰浊中阻的纳呆，恶心。寒邪阻碍胃肠之道运行。损伤血络则吐便血，要用辛热的附子回阳救逆，用药后病情稳定回转明显。所谓的“阳光普照、阴霾自散”。本病虚实错杂，止血、活血之医权当酌衡，本着急则治标，缓则治本，或标本兼治的原则，病才得治。

三、益气健脾、化瘀通络治疗高血脂

病案：黄某，男，48岁，2008年10月9日。

主诉：血脂升高，头晕、胸闷三月。

病史：2007年8月身体检查，总胆醇（TC）6.8mmol/L 甘油三酯（TG）3.8mmol/L 低密度脂蛋白4.6mmol/L 高密度脂蛋白1.8mmol/L 口服降脂灵、洛代他汀等药。对饮食高热量等食物进行控制。近因工作紧张，出现头晕目眩、胸闷心悸、血压130/80mmHg，心电图显示ST-T下移不明显。

初诊：患者眩晕，胸闷心悸，形体丰腴，面色潮红，舌质胖嫩，苔薄多津，脉滑。血脂：甘油三酯4.1mmol/L、低密度脂蛋白5.0mmol/L、高密度脂蛋白2.0mmol/L。心电图ST-T轻度下移，血压130/80mmHg。

西医诊断：高脂血症，冠状动脉供血不足　　　中医诊断：眩晕，心悸

辨证审机：脾气亏虚，痰浊蕴阻。

治法：益气健脾，化痰通络。　　　方药：四君子汤、瓜蒌薤白半夏汤加味

黄芪30克 党参20克 白术15克 茯苓15克 半夏15克 薤白15克 丹参15克 石菖蒲15克 赤芍20克 柴胡15克 甘草15克。七剂，每日一剂，水煎分两次服。

二诊：2008年10月16日。上方服七剂，胸闷、心悸、头目眩晕稍有缓解，舌质红，苔薄白，脉滑。

方药：黄芪30克 党参20克 白术15克 茯苓15克 半夏15克 薤白15克 丹参15克 石菖蒲15克 赤芍20克 柴胡15克 生山楂15克 何首乌15克 泽泻20克。七剂，每日一剂，水煎分两次服。

三诊：2008年10月23日。黄芪30克 党参20克 白术15克 茯苓15克 半夏15克 薤白15克 丹参15克 石菖蒲15克 赤芍20克 柴胡15克 生山楂15克 何首乌15克 泽泻20克。七剂，每日一剂，水煎分两次服。

上方在服二十一剂后，复查：总胆固醇（TC）4.6mmol/L 甘油三酯（TG）2.0mmol/L 低密度脂蛋白2.6mmol/L 高密度脂蛋白1.2mmol/L 查心电图接近正常。胸闷心悸、头目眩晕，诸症尽祛，因公事出差，带上方一个月口服量。嘱其继续联合西药祛脂类口服。加强运动、控制饮食、保持精神愉快。

按语 中医古代文献没有高血脂病名，《灵枢·卫气失常》曰：“有脂”“有膏”“有肉”古人早已认

识到高脂及油脂、脂肪并存人体大脑、骨髓和血液当中，来源于饮食水谷，为人体之营养物质。高脂血症西医是指血浆中，一种或多种成分含量超过正常的一种病症。高血脂是许多心脑血管疾病的主要发病因素，日益引起重视。该病的发病营养与饮食过盛、缺乏运动、肥胖、药物与精神因素有关。高血脂早期没有明显的临床症状，多伴有体形肥胖。中医发现临床上肥胖和痰湿有其发病的病因联系，指出“肥胖多痰”。《证治要诀》：“人肥者气必急，气急必肺邪盛，肺金克木。胆为肝之府，故痰涎壅盛”。“惊、怒、忧、思之扰。饮食劳倦，酒色无节，荣卫不清，气血浊败，熏蒸津液，痰乃生焉”气血津液代谢失常，化作毒浊，熏蒸浊败而生痰。本病形成是慢性过程，导致脏腑功能失调或虚损。因此造成本虚标实之证。虚则脾虚失运、肾气失化、肝失疏泄等。治疗本病既要清化痰浊，又要健脾补肾调肝，还要行气化瘀，使痰无内蕴，才能让气机条达、血脉畅通，故用药辅行气化瘀。本案用黄芪、党参、白术、茯苓益气健脾治本，用陈皮、半夏、瓜蒌、薤白清痰化瘀，用丹参、石菖蒲、赤芍通络治标，佐以柴胡调肝。生山楂、何首乌补养肝肾，泽泻利痰湿，实验证明泽泻有明显的降脂作用，生山楂消食和胃，用于本症契和病机。组成全方符合中医审因论证思想，既消除症状，又降低了化验指标。

高维滨治疗神经系统疾病验案

高维滨，毕业于黑龙江中医药大学。曾任黑龙江中医药大学附属第二医院神经内科主任、主任医师、教授、博士研究生导师。荣获2004年度国家科技进步奖二等奖，多次获黑龙江省科技进步奖。国家级名老中医药专家、黑龙江省名中医，享受国务院特殊津贴。曾任第一届中国中西医结合学会神经病专业委员会委员，黑龙江省中西医结合学会神经病专业委员会副主任委员，黑龙江省中医学会理事，黑龙江省中医学会神经病专业委员会副主任委员，黑龙江省针灸学会常务理事、高级顾问，新世纪普通高等教育“十五”国家级规划教材《经络腧穴学》副主编，国际针灸考试中心命题专家，出版多部医学专著。擅用针灸、中药结合治疗神经系统疾病。

一、项针治疗真性延髓麻痹

病案：李某，女，54岁，2005年6月12日。

主诉：不能饮水进食，言语不清 3周。

现病史：患者于 3 周前出现无明显诱因的突发性跌倒，意识模糊，遂于某西医院治疗，经头MRI 提示诊断为脑干梗死，并进行降纤、改善微循环药物治疗，具体用药不明，治疗期间下鼻饲管，静脉补液，维持体液平衡，补充新陈代谢的生理需要，3天后意识渐渐恢复。右侧肢体轻瘫，不能进食、言语不清。接受针灸和康复治疗，3周后仍不能自行饮水进食，言语仍不清，右侧肢体活动不利。现来我院寻求中医治疗。

查体：推入病室，意识清楚，语言不利，血压：150/100mmHg，心率：78次/分，双肺呼吸音粗，心脏各瓣膜区未闻及明显病理性杂音，腹部膨隆柔软，肝脾未触及，双下肢无浮肿。神经系统查体：双侧瞳孔等大同圆，对光反射存在，眼动自如，言语不清，吞咽困难，饮水呛咳，咽反射减弱，舌肌纤颤，咳吐白色泡沫样痰量多，插鼻饲流食管，右侧肢体痛温觉减弱，右侧上肢肌力近端4级，远端

2 级，右侧下肢肌力近端 4 级，远端 2 级，右下肢 Babinski（+），双侧掌下颌反射（2+）。大便 2 日/次，小便正常。既往史：高血压病，一直服用拜新同 30mg/日。辅助检查：自带 MRI：脑干梗死。

西医诊断：脑干梗死，真性延髓麻痹，高血压病　　　　中医诊断：中风（中经络）

辨证审机：肝肾阴虚，风阳上扰。

治法：滋阴潜阳，熄风通络。

西医治疗：雾化沐舒坦 30mg，日两次。硝苯地平片 10mg，日三次口服。加强营养：鼻饲流食。

针刺取穴：风池、供血、吞咽 1、治呛、发音、治反流，双侧头针运动区；右侧肢体曲池、外关、合谷、后溪、环跳、阳陵泉、悬钟、侠溪、太冲。

操作方法：患者取坐位，双侧风池、供血针刺得气后应用电针疏波，强度以患者能耐受为度，吞咽 1、治呛、发音、治反流针刺后各捻转 10 秒后出针，左侧头针运动区针刺捻转后留针 30 分钟。项针起针后患者取左侧卧位，取右侧肢体曲池、外关、合谷、后溪、环跳、阳陵泉、悬钟、侠溪、太冲穴，连接电针导线，选疏波，留针 30 分钟后出针。

疗效：治疗 12 天后取出胃管，可以缓慢饮水及混合奶，稍有呛咳。继续治疗 10 天后呛咳基本消失，右侧肢体活动不利好转。治疗 1 个月后，患者能下地走路，自动要求出院。

按语　脑梗死后导致的真性延髓麻痹所致的吞咽困难、语言不利中西医药均无办法，项针疗法在此显示出特有的疗效。风池内有椎动脉，供血穴在颈 2、3 椎体之间，有椎动脉，二穴可以改善椎-基底动脉系统的供血。治呛（在舌骨与甲状软骨上切迹之间）由喉上神经内支支配。吞咽 1（舌骨与喉结之间，正中线旁开 0.5 寸凹陷中）内有喉上神经内支，可以使咽中缩肌收缩而吞咽。发音（喉结下 0.5 寸正中线旁开 0.2 寸，甲状软骨与环状软骨之间）、治反流内有喉上神经外支，可以使环甲肌、咽下缩肌收缩而吞咽和发音。

二、电针治疗中风后尿潴留医案

病案：李某，男，76 岁，2015 年 6 月 7 日。

主诉：三个月前患脑梗，遗留肢体偏瘫症状，留置尿管。患者目前腹部胀痛，小便不畅。

病史：病人 3 个月前，一日出车回来后出现肢体活动不利症状，由家人送至某西医院治疗，行头核磁示：双侧多发脑梗。出院后于某中医院康复治疗，现尿管未拔除，小腹有下坠胀痛，诊断为尿潴留。曾给予理疗、针灸、中药、解痉药等治疗，症状未见缓解，病人排尿困难仍不见改善，仍留置导尿。

检查：形体较瘦，周身乏力，面白无华，腹部胀痛，双腰部有下坠感，小便不畅，肢体活动不利，双侧肢体肌力 3 级，舌淡红，苔白花剥，脉缓涩。辅助检查：尿常规示：无明显异常；头核磁示：双侧多发脑梗死。

西医诊断：神经源性排尿障碍（尿潴留）　中医诊断：癃闭

辨证审机：中气下陷，水蓄膀胱。

治法：补益中气，通利膀胱。　　　　　　主穴：四神聪，中髎（双），次髎（双）。

刺灸法：百会顺经刺入，得气后，行头针常规刺激手法（即每秒捻转 6 转，每分钟 200 转以上）。四神聪平刺，针尖皆向百会穴平刺，得气后，行常规头针手法留针。次醪、中髎直刺，沿第二、第三骶后孔刺入，得气后强刺激，留针。中髎（双）、次髎（双）穴接脉冲电针仪，同一组导线左右连接，选用疏波，电量由小到大，针感传至外阴部为佳。每日针 1 次，每周 6 次，两周为 1 个疗程。连续针刺一周后患者拔除尿管，继续针刺 2 周后，患者排尿恢复正常。

按语　脑血管病之尿潴留属于常见伴发症状，本例患者辨证为中气下陷，水蓄膀胱。百会配四神聪升举中气、醒脑开窍、宁心安神；次髎通利小便，助膀胱气化；病程日久有化热趋势，中髎清泄下焦之热，除膀胱湿热。并嘱患者口服补中益气丸，升举清阳之气，健脾而通淋。现代医学认为中髎、次髎穴发出副交感神经，支配膀胱逼尿肌，使之收缩使尿排出。中髎、次髎穴对于泌尿、生殖系统疾病有很好的疗效，《甲乙经》记载的病症有女子绝子，阴挺出，不禁白沥。《铜人》记载可治小便赤涩。大量的临床研究发现电针次髎（深刺）对本病尿潴留疗效较好，次髎位于第2骶后孔，中髎位于第3骶后孔，骶神经都从骶后孔通过，对次髎、中髎穴进行针刺加电刺激的干预可以提高逼尿肌反射，提高膀胱顺应性。穴位神经解剖发现，次髎、中髎穴适对第二骶后孔处，深层有骶神经，骶2神经为骶髓排尿中枢。针刺次髎穴加电针疏波的低频电刺激，可刺激到骶髓排尿中枢并使之兴奋，副交感神经使膀胱逼尿肌收缩、内括约肌开放，引致排尿，并加强了神经调节功能，加快组织代谢过程，起到调整泌尿系统内分泌失调的作用，针刺无须刺入骶后孔内，而只是刺入骶骨部，刺激骨膜较刺激皮肤神经元活动的发射频率多，故疗效显著。

三、电针治疗中风后尿失禁案

病案：王某，女，58岁，2015年7月13日。

主诉：尿失禁、肢体偏瘫40余日。

病史：病人40日前晨起于家中突然倒地不省人事，由家属送至某西医院治疗，行头部CT示：脑出血。出院后于某中医院康复治疗，但尿失禁症状未见缓解，经病友介绍来我门诊就诊。家属代述每日小便二十余次，尤其夜尿频约7-9次。

检查：形体较瘦，面白无华，乏力、肢体活动不利，双侧肢体肌力3级，舌质淡，苔薄白，脉沉缓。尿频，淋漓不尽。辅助检查：尿常规示：无明显异常；头核磁示：脑出血后软化灶形成；脑萎缩；脑白质变性。

西医诊断：神经源性排尿障碍（无抑制性神经源性膀胱）　　中医诊断：尿失禁

辨证审机：脾肾阳虚，膀胱失约。

取穴：四神聪，肾俞（双侧），会阳（双侧）。

针刺方法：患者取侧卧位，用0.35mm×60mm毫针，以酒精常规消毒。取四神聪，斜刺0.5-0.8寸进针，实施平补平泻手法，每隔十分钟捻针一次；双侧肾俞穴，直刺0.5-1.0寸，双侧会阳穴，直刺1.0-1.5寸，采用电针疗法，同侧腧穴相连，肾俞穴连接正极，会阳穴连接负极，上下通电，选用疏波（频率1Hz），可见针刺部肌肉轻微有节律收缩，以患者能耐受为度。每日一次，30分钟/次，治疗六天后休息一天。运用电针针刺，帮助病人调节逼尿肌和尿道括约肌协调活动，进而恢复正常排尿。患者针刺1次后夜尿次数减少，1周后每日小便次数约5-7次，较同前尿频症状明显改善，又继续针刺治疗2周后排尿正常。

按语　中医学认为本病病机是肝肾不足，髓海空虚，固摄功能下降，膀胱气化失司，开阖失职。本病病位在膀胱，四神聪为经外奇穴，在膀胱经旁，针刺本穴可补益脑髓、安神定志、提升阳气。肾俞、会阳穴在足太阳膀胱经上，肾俞为肾之背俞穴，会阳连二阴，针刺后开窍醒神、补肾益脑填髓，温煦肾阳，振奋气机，以奏益水壮阳之功，肾主水，司二便，肾气充足，通调气血使膀胱调气机司开阖功能正常，从而达到治疗之功。

现代腧穴解剖原理：①四神聪：在头顶部，百会穴前后左右各1.0寸处，共4穴。颅内相应有旁中央小叶、额叶中央上部及胼胝体膝部等高级排尿中枢。针刺此穴可以兴奋大脑高级排尿中枢的功能，能恢复对皮层下排尿中枢的调节，并抑制膀胱逼尿肌的过度兴奋，从而减少尿失禁次数及缓解尿急的症状。②肾俞：在腰部，第一腰椎棘突下，旁开1.5寸。浅层有第2、第3腰神经后支的皮支，深层有由第1至第3腰神经后支的外侧支及第一腰丛，内有第一、二腰髓侧角发出的交感神经纤维，此神经纤维兴奋时抑制膀胱逼尿肌收缩，同时使尿道内括约肌上的α肾上腺素受体能兴奋，引起该肌收缩，增大尿道压力，使尿道压力大于膀胱压力，而使膀胱容量增大，尿液贮存，缓解排尿急迫感，减少了排尿次数。针刺不仅激活了下位排尿中枢，同时将神经冲动传向上位排尿中枢，引起效应器官膀胱和尿道的功能改变。③会阳：在骶部，尾骨端旁开0.5寸，深部有来自S2-4的阴部神经干，阴部神经属于躯体运动神经，其进入盆腔，在临近尿道括约肌的位置加入盆神经，一起支配尿道括约肌，可控制尿道外括约肌的舒缩，该肌的收缩是通过作用于尿道外括约肌的N型胆碱能受体，增加随意控制尿道外括约肌的肌力，从而增强患者意识性控尿来阻止排尿活动。

四、针灸结合药物治疗多系统萎缩

病案：庄某，男，54岁，2014年11月10日。

主诉：头晕无力，吞咽困难，尿频2年。

病史：2008年患者微感身体无力，随后无力症状逐渐加重，出现不能自主蹲下和起立，2013年春季出现头晕，走路不稳，吞咽、发音困难，流口水，尿频、尿急，腹泻，体位性低血压（直立时血压低55-70/80-100mmHg，平躺时正常80-90/120-145mmHg），于是在某西医院住院治疗，诊断为周围神经炎，应用营养神经药物治疗症状未见好转，后经多家医院确诊为多系统萎缩。期间一直用营养神经药治疗，效果不佳，故前来就诊。

既往史：糖尿病病史10年。

查体：神志清楚，精神状态差，面部表情淡漠，形体消瘦，语言不利，走路不稳，扶入诊室，心肺听诊未见明显异常，神经系统检查：十二对颅神经检查未见异常，四肢肌力5级，轻瘫试验(+)，握力差，双手不自主颤动，肌张力偏高呈齿轮样，双侧感觉对称，咽反射活跃，无舌肌萎缩，跟膝胫及指鼻试验（-），右侧掌颏反射阳性，立位血压55/95mmHg，卧位血压80/130mmHg。头部MRI显示橄榄桥脑小脑萎缩。

西医诊断：多系统萎缩（原发性直立性低血压，假性延髓麻痹）　　中医诊断：痿证

辨证审机：肝肾亏虚，髓枯筋萎。

治疗：

（1）电项针治疗：双侧风池、供血穴，双侧风池、供血通以电针，每侧各一组，上正下负，选用疏波，电流量以病人耐受为度。每次30分钟，每日1次。出针后再针廉泉、外金津玉液、治呛、双侧吞咽1，针刺后，依次捻转各10秒钟后出针，舌面点刺。

（2）头针治疗：小脑平衡区，双侧皮质运动区，留针30分钟。

（3）电针治疗：双侧会阳、肾俞穴通以电针，每侧各一组，上正下负，选用疏波，电流以病人耐受为度，每次30分钟，每日1次。

（4）治法：补脑益髓。

方药：黄芪20克　丹参20克　赤芍20克　当归20克　女贞子20克　黄精15克　川芎10克　党参15克　葛根15克　地龙20克　鸡血藤15克　肉苁蓉20克　仙灵脾20克　天麻15克　锁阳20克　枸杞子20克。

方药：去天麻，余不变。

11月13日应患者要求采用针药并用治疗，随后无力症状得到好转，精神转佳。11月19日电针治疗后，走路变稳，步速加快，饮食呛咳减少。扎完后当时排尿即起效，排尿控制能力也增强，

当晚夜尿 3 次，较之前 5-6 次明显改善，后一直良好。11 月 20 日患者陈述近两日记忆明显改善，能回忆起许多事。12 月 5 日记忆力进一步好转，走路有力，仅稍有不稳，说话流利，呛咳消失。12 月 17 日疗程结束，患者症状得到有效的改善与控制。

按语 多系统萎缩是指一组病因尚不明确的中枢神经多发性、系统性变性疾病，病理特征是中枢神经系统广泛的神经元萎缩、变性、脱失及反应性胶质增生等。特征性临床表现是进行性自主神经功能异常，常合并帕金森病、小脑性共济失调、锥体束征或下运动神经元体征等。本病还并发其他自主神经功能损害，如便秘或顽固性腹泻、尿失禁或尿潴留，局部或全身无汗或出汗不对称，迷走神经背核受损可引起声音嘶哑、吞咽困难。本病例表现为多系统损伤症状。电针风池、供血穴能开窍醒神、补肾益脑填髓，肾俞、会阳穴在足太阳膀胱经上，肾俞为肾之背俞穴，会阳连二阴，针刺后温煦肾阳，振奋气机，以奏益水壮阳之功。头针治疗可以调神活络，协调运动，中药补肾益脑填髓，通调气血，醒神益智、调膀胱气机司开阖功能正常，从而达到治疗之功。

王顺验案

王顺，博士、博士后、主任医师、博士研究生导师，国家临床重点专科带头人，国家局“十二五”重点专科及学科带头人，省级领军人才梯队带头人。享受国务院特殊津贴专家，获黑龙江省优秀中青年专家、黑龙江省名中医、德艺双馨省级名医、第二届“全国百名杰出青年中医”等荣誉称号。擅治帕金森氏病、癫痫、中风病等疾病。

一、针刺飞法取凉治疗三叉神经痛

病案：杜某，男，52 岁，2010 年 5 月 17 日。

主诉：右侧面痛 3 天，剧痛难忍。

病史：发病以来，右侧面部出现电击样剧痛，每 1-3 分钟发作一次，下颌、颧部疼痛剧烈，说话、刷牙、洗脸等可诱发病情。为求针灸治疗来我院就诊。

初诊：精神萎靡，表情痛苦，疼痛部位为右侧三叉神经第二、第三支支配区域，右侧鼻翼扳机点明显。面色潮红，口苦咽干，小便黄，大便秘结。舌红苔薄黄，脉弦数。实验室检查：自带头颅 CT 未见异常。

西医诊断：原发性三叉神经痛　　　　中医诊断：面痛

辨证审机：阳明经脉不通。

治法：泻火清热，通经止痛。

取穴：下关（右）、四白（右）、合谷（双）。

操作：毫针针刺，直刺进针，下关、四白捻转得气，针用泻法，刺合谷搓针得气，飞法取凉，至疼痛未作止。留针 30 分钟。

二诊：2010 年 5 月 19 日。疼痛大减，偶有轻微发作，诸症减轻，舌红苔白，脉弦。继遵前法调治。

按语 《张氏医通》说："面痛……不能开口言语，手触之即痛，此是阳明经络受风毒，传入经络，血凝滞而不行。"当以清热泻火，通经止痛。"飞法取凉"针刺手法为《金针赋》"赤风迎源"之法，以搓针得气，刺手拇食两指相对，由针尾上方下到针根部后，轻捏针根，然后向上飞旋，实为热证取凉之良方。

二、针刺治疗桡神经麻痹

病案：王某，男，55岁，2012年10月10日。

主诉：左手腕下垂2周。

病史：该患于2周前饮酒后出现左手碗下垂，经他院诊治为桡神经麻痹，经注射鼠神经生长因子、口服营养神经药物，疗效不明显，为求针灸治疗来我院就诊。

初诊：神清语明，面色潮红，手腕屈伸受限，内旋、外展尚可，拇指区感觉障碍，四肢肌力尚可，小便黄，大便秘结，食纳可。舌红苔黄腻，脉濡数。实验室检查：前臂 X 线检查未见异常，神经-肌电图检查示桡神经传导速度减慢，波幅降低。

西医诊断：桡神经麻痹　　　　中医诊断：痿证

辨证审机：湿热阻络，气机不通。

治法：清热祛湿，疏经通络。

取穴：曲池（左）、合谷（左）、肩髃（左）、足三里（双）。

操作：毫针针刺足三里，捻转泻法；刺合谷，捻转得气，飞经走气刺法，使针感上传至肘；刺曲池，捻转得气，飞经走气刺法，使针感上传至肩；刺肩髃，捻转得气即可。留针30分钟。

二诊：2012年10月12日。手腕已可略背屈。仍有小便黄涩、大便艰等内热之症，刺足三里，捻转泻法，清阳明经之热。

三诊：2012年10月15日。诸症减轻，活动较剧则感体力不支，加取关元平补平泻，余法同前。续治2周，左手屈伸正常，无麻木不适之感。

按语 此证为湿热侵淫经络，气机凝滞阳明经气，而致宗筋失束而迟缓，筋骨失养发为痿证。湿热蕴结经络，耗伤阳气，而致气机升降失调。内经云"治痿独取阳明"，阳明经为多气多血之经，行气于三阳，故针刺阳明经穴可通调脏腑，濡养宗筋，痿证可除。"飞经走气"刺法是通关过节的一种针刺手法，以揣、爪、循、摄激发经气，以青龙摆尾或白虎摇头驱动经气，从而促使经气循经而行。

三、针刺风池治疗动眼神经麻痹

病案：刘某，女，48岁，2011年8月1日。

主诉：左眼视物重影，斜视14天。

现病史：14天前不慎感冒后出现头痛不适，左眼球活动受限，于某医院诊断为动眼神经麻痹，治疗14天未见明显疗效。为求针灸治疗来我院就诊。

初诊：神清语明，行动自如，双眼视力正常，左侧额眶部阵发搏动性头痛，左眼睑下垂，眼球偏外下方，眼球向上、下、内运动明显受限，伴有轻微瞳孔散大。小便清长，大便干燥，食纳尚可。舌淡红苔白，脉细数。实验室检查：头颅 MRI 未见异常。

西医诊断：动眼神经麻痹　　　　中医诊断：上胞下垂

辨证审机：风寒侵袭，血脉不通。

治法：疏风散寒，通经活血。

取穴：风池（左）、睛明（左）。

操作：刺风池，毫针向左眼方向刺入约1.5寸，搓针得气，推针取热，行摇法使针感沿针刺侧头部向上行走，循足少阳胆经达左前额，抵眼部，留针30分钟。刺睛明，毫针针刺，直刺进针，捻转得气，以感酸胀流泪感为度，留针30分钟。

二诊：2011年8月3日。察其已能视物，无头痛不适之证，然眼裂稍窄，复视轻微，眼球活动受限，此经络不通。遵前法调治。

三诊：2011年8月5日。眼裂基本正常，无复视，眼球运动尚可，食纳可，二便和，继以前法调治。

按语 足少阳之经别“系目系，合少阳于外眦也”，此证多因脾胃之气不足，络脉空虚，风邪乘虚侵袭，目系拘急而致。此证中以特定手法刺风池送热至眼底，对眼部疾病有较为理想的疗效。

四、针刺阴阳跷治疗不寐

病案：白某，女，61岁，2009年4月13日。

主诉：失眠20天。

病史：该患20天前出现入睡艰难，易惊醒，伴乏力神昏，头晕目胀。一周前出现入睡伊始即觉气逆上冲头部，难以安卧，伴胸闷气短，为求针灸治疗来我院就诊。

初诊：面色晦暗，行动迟缓，反应迟钝。食纳差，大便干燥，小便黄，舌红苔厚腻，脉弦滑。实验室检查：心电图未见异常。

西医诊断：神经官能症　　　　中医诊断：不寐

辨证审机：阳不入阴，阳盛阴虚。

治法：通调跷脉，宽胸降逆。

取穴：申脉（双）、照海（双）、内关（双）。

操作：毫针针刺，申脉、照海分别于内外踝尖下1寸取穴，沿跟骨下缘刺入1寸即可，捻转得气，补照海，泻申脉。刺内关，直刺进针，搓针得气，留针30分钟。

二诊：2009年4月15日。已可入睡，气逆上冲已减轻，胸闷气短之证轻微，仍伴头晕，余证皆减。舌红苔白，脉弦。遵前法，复刺百会，捻转得气，留针30分。

三诊：2009年4月17日。已能安卧入眠，余证大减。继续诊治3次，未见失眠发作。

按语 《针灸甲乙经》说：“病目不得瞑者，卫气不得入于阴，常留于阳，留于阳则阳气满，阳气满则阳跷盛，不得入于阴，则阴气虚，故目不瞑也”。此例该患阳盛而阴虚，故补阴跷，泻阳跷，使得阳气入阴，则不寐之证迎刃而解。

范玲治疗脑病验案

范玲，黑龙江省级名中医，享受省政府津贴，省重点专科学科带头人，牡丹江市中医医院脑病科主任，主任医师，中华中医药学会继续教育分会常务委员，省中医药学会中风病专业委员会副主任委员，省中医神经内科专业委员会委员，牡丹江医学会中医脑病专业委员会主任委员，牡丹江市医学会中西医结合专业委员会副主任委员，牡丹江市医疗事故技术鉴定委员会专家库成员。擅长治疗脑科疑难疾病。

一、补中益气汤治疗腔隙性脑梗死

病案：李某，女，71岁，2013年8月24日。

主诉：眩晕反复发作20余年，加重1周。

病史：病人平素血压偏低，一般为90/60mmHg左右，眩晕反复发作，曾先后到牡丹江市红旗医院、牡丹江市第二人民医院就诊查头部CT、核磁共振，均示腔隙性脑梗死，先后在以上两个医院以腔隙性脑梗死、梅尼埃综合征住院治疗，给予抗血小板聚集，改善循环，营养神经及对症支持治疗，症状一直存在，1周前，劳累后眩晕发作，休息后症状不见缓解，前来我院门诊，头部CT示多发性腔隙性脑梗死，经颅多普勒示双侧大脑中动脉，基底动脉血流速度缓慢，血常规：RBC 3.04×10^{12}/L，HGB：101g/L。口服阿司匹林、银杏叶片半年余。

初诊：血压96/60mmHg，眩晕，恶心无呕吐，神疲乏力，精神抑郁，气短懒言，遇劳加重，面色萎黄，时自汗出，恶风、恶寒，唇甲不华，时有心悸，纳少，舌淡，苔薄白，脉细弱。

西医诊断：腔隙性脑梗死，高脂血症，轻度贫血　　中医诊断：眩晕

辨证审机：气虚血瘀，清阳不升，脑窍失养。

治法：补中益气，升阳补血。　　方药：补中益气汤加味

黄芪20克　甘草10克　人参10克　陈皮15克　当归6克　升麻6克　柴胡6克　白术10克　龙眼肉10克　茯苓15克　远志10克　薏苡仁15克　桂枝10克　合欢皮20克　夜交藤20克　川芎20克　防风15克。七剂，水煎两次，日两次温服。

二诊：2013年8月31日。服药四剂后，眩晕程度减轻，微恶风寒，睡觉时间延长，乏力减轻，继续服用三剂后，无恶风症状，气短好转，语声较前增大，腹胀纳差，面色少华，失眠多梦。舌质淡，苔薄白，脉细。此为气虚渐轻，气机不畅所致，血虚失养，治疗应补气行气，加用四物汤补血。

方药：黄芪20克　甘草10克　人参10克　陈皮15克　当归身6克　柴胡6克　白术10克　枳壳10克　龙眼肉10克　茯苓15克　远志10克　薏苡仁15克　熟地20克　川芎15克　赤芍10克　阿胶10克　厚朴20克。七剂，水煎两次，日两次温服。

三诊：2013年9月6日。两诊服药十四剂后，病情明显好转。证见：眩晕明显减轻，无神疲，劳累后乏力，睡眠尚可，多梦减轻，舌质淡红，苔薄白，脉细。为气血不足之证，治疗宜气血双补，方用八珍汤加减。

人参10克　白术10克　茯苓15克　当归10克　白芍15克　熟地20克　甘草6克　陈皮15克　茯神10克　桃仁10克　红花10克　龙眼肉15克　川芎10克。十四剂，水煎两次，日两次温服。

共服药二十八剂后，眩晕消失，无神疲乏力，无失眠，偶可出现多梦，面色红润，精神状态良好，嘱其注重调畅情志，避免过劳，适当锻炼，半年后随访，未见眩晕发作，无不适症状。

按语　素体血压偏低是由先天禀赋不足，肾精不足，阳气不充，无力鼓动后天，气无所生则气虚，气不生血，最终气血两虚，气虚则清阳不升，血虚则清窍失养，而发眩晕。病人反复发病多年，久病体弱，耗伤气血，又因忧思劳倦，最终导致气血虚弱更甚，加重眩晕而致反复发作不见缓解。

《景岳全书·眩晕》言“原病之由，有气虚者，乃清气不能上升，或汗多亡阳而致，当升阳补气；有血虚着，乃因亡血过多，阳无所附而然，当益阴补血，此皆不足之证也”。本病虽诊断为腔隙性脑梗死，影像学检查可见病灶，治疗给予对症治疗，仍反复发作不见缓解。范玲主任认为，在诸多脑血管病中，眩晕可在很多病中出现，但病机不尽相同，治疗更是依据病因病机而设，本病实为气虚所致，故应给予益气治疗。补中益气汤本为李东垣为治气虚发热而立，为甘温除热之法，但本病虽无虚热，亦无脱肛、久泻、子宫脱垂之证，但病人气虚而致气虚无力升举之病机相同，故用此方治疗效果明显。师古不泥古，以证遣药，灵活化裁，方能药到病除。本病中患者给予先益气，再兼行气补血，后气血双补之法，实为根据中医理论气能生血、气能行血之理，先补气为治病之根本，故用人参、黄芪、白术、茯苓补气健脾，益气并滋气血生化之源，柴胡、升麻升举阳气，合欢皮、夜交藤、龙眼肉安神以助补气，气足则血生，故行气药防止气滞不行，加四物汤补血，气行则血行，血得行循环周身而营养诸窍，采用八珍汤以气血双补而起到治病求本，虚则补之，以达到调整阴阳的目的。

二、镇肝熄风汤治疗脑梗死

病案：汪某，女，80岁。2014年9月10日。

病史：该患既往高血压病史10余年，未正规口服降压药物，血压时高时低，于一周前劳累后突然摔倒，别人搀扶下可行走，急前往牡丹江市先锋医院查头部CT示脑梗死，住院治疗5日，给予降纤、抗凝、抗血小板聚集治疗，出现纤维蛋白原过低，活化部分凝血活酶时间延长，皮下大片瘀斑，导致无法用药，并出现右下肢不能抬离床面，前来牡丹江市中医医院脑病科求助范玲主任。

初诊：血压180/110mmHg，头晕耳鸣，右侧口角歪斜，语言不清，右侧肢体不遂，手指瞤动，舌质红，苔黄腻，脉弦细数。

西医诊断：脑梗死　　中医诊断：中风

辨证审机：肝肾阴虚，肝阳化风，风阳内动，痰瘀阻滞经络。

治法：滋阴潜阳，息风通络。　　方药：镇肝熄风汤加减

白芍20克　怀牛膝30克　代赭石30克　生龙骨20克　生牡蛎20克　生龟板15克　玄参20克　天冬15克　川楝子10克　茵陈蒿10克　甘草 6 克　栀子10克　黄芩15克　天麻10克　枸杞子15克　钩藤15克。五剂 水煎两次，早晚温服。

二诊：2014年9月15日。服用上方五剂，血压：150/80mmHg，头晕减轻，无头痛，右侧口角歪斜不明显，右侧口角略低，右上肢无瞤动，右侧下肢不遂好转，可抬离床面，不能抗阻力，大便困难，舌质红，苔白腻，脉弦。给予息风化痰，活血通腑治疗。原方基础上加减。

白芍20克　怀牛膝30克　川芎20克　玄参20克　天冬15克　半夏10克　生姜10克　胆南星10克　红花10克　甘草 6 克　桃仁10克　川贝10克　当归15克　大黄10克　枸杞子15克　芒硝10克　桑叶10克　菊花10克。七剂，水煎两次，早晚温服。

三诊：2014年9月22日。服用七剂后，无头晕头痛，右侧口角略低，右上肢无瞤动，右侧下肢不遂好转，可扶物站立，别人搀扶下可行走，右侧肢体僵硬，两目干涩，少寐多梦，腰膝酸软，舌质红，苔少，脉细。治以滋养肝肾，佐以通瘀化痰之法，给予左归丸加减。

熟地20克　山萸肉15克　山药20克　龟板10克　鹿角胶10克　杜仲20克　枸杞子15克　菟丝子10克　牛膝15克　当归15克　半夏10克　川芎20克　赤芍10克　桃仁10克　红花15克　甘草 6 克　陈皮15克　茯苓20克。七剂，水煎两次，早晚温服。

四诊：2014 年 9 月 29 日。服用十九剂后，可在拐杖辅助下独立行走，精神尚可，无头晕头痛，无肢体瞤动，右下肢不遂明显好转，两目干涩减轻，仍多梦，舌质红，苔少，脉略细。治以补益肝肾为主，给予左归丸成药口服 1 月，右侧肢体不遂遗留，可独立行走，生活自理，余未见明显症状，半年后随访，未见脑梗死复发，无就诊时不适症状出现。

按语 本病人为脑梗死急性期，为进展型脑卒中，为比较常见的中老年疾病，由于病人年龄较大，西药应用受限，治疗未能取到良好效果。中风为中老年疾病，本为本虚标实之证，此病人素体肝阳偏盛，复因将息失宜，过度操劳，而致阴虚阳亢，肝阳独走于上，风痰瘀阻经络而发病，老人正气不足，不耐攻伐。治疗主要从以下三个方面考虑：一是肝肾阴虚，肝肾阴虚为本，肝阳偏盛于上为标，病位在脑，治疗应以滋阴潜阳，熄风通络，符合为镇肝熄风汤之病机。二是病人头晕耳鸣，语言不清，右侧肢体不遂，手指瞤动均为肝阳偏盛之表现，肝阳偏盛之标实症状危急，急则治标，给予大量镇肝潜阳之药防止肝阳独盛，并应用牛膝引血下行，防止血溢脉外。三是缓则治本，注重扶正，注重补益肝肾，由于肝风多夹痰、夹瘀，后期注重祛除夹杂之邪，防止祛邪不尽，变生他证。针对年龄较大患者患中风后，肝肾阴虚，最易出现肝阳上亢、化风之证，易出现变证，出现中脏腑之重症。镇肝熄风汤中白芍、川楝子、甘草、茵陈、龙骨、牡蛎、龟板、天冬、代赭石 9 种药物，已具备镇肝、柔肝、清肝、养肝、疏肝、泻肝、平肝之法，不仅可顺应肝条达之性，并能益肝阴而阳潜，气血自和，则风自平；方中玄参、天冬、白芍、龟板还对中风阴虚于下起到滋阴、养阴、化阴、育阴之效，从而达到息风之力。本方中金石类药物较多，用久易导致老年人血管矿物质增多，加重动脉硬化，影响疗效，因此中病即止，变方辨证治疗效果为佳。

三、化痰通络汤治疗中风

病案：方某，男，61 岁，2014 年 6 月 10 日。

主诉：右侧肢体活动不利伴语言謇涩 2 周。

病史：患者平素饮食不节，形体肥胖，两周前饮酒后突发右侧肢体活动不利伴语言謇涩，血压 160/100mmHg，到我市某西医院就诊，被诊断为：脑梗死。经抗血小板聚集、脑保护等治疗后稍有好转。

初诊：现语言不利，右侧肢体运动不利，饮水呛咳，时有头晕，大便五日未行；舌质淡红，苔薄腻，脉沉弦。

西医诊断：脑梗死　　　　中医诊断：中风（中经络）

辨证审机：脾不健运，水湿失运，蓄化为痰，风邪携痰入络。

治法：通络化痰。

方药：法半夏 10 克　橘红 10 克　枳壳 10 克　川芎 10 克　红花 10 克　远志 15 克　石菖蒲 10 克　茯神 15 克　党参 10 克　丹参 10 克　炙甘草 15 克　大黄 5 克　桂枝 10 克。六剂，水煎服，日一剂。

二诊：2014 年 6 月 16 日。服药六剂后，现头晕消失，语言不利，右侧上肢活动不利，右下肢运动好转，饮食发呛，大便通畅；舌质淡红，苔薄腻；脉沉弦。前方有效，效不更方，继续化痰通络。前方加生薏米 15 克，减大黄 5 克。十剂，水煎服，日一剂。服 3 天停 1 天。

三诊：2014 年 6 月 30 日。服药十剂后，现语言稍见流利，右侧运动不利好转，饮食不呛，大便正常，舌质淡红，苔薄而不腻，脉沉弦，前方有效，效不更方，继续前方十五剂，水煎服，日一剂。服 3 天停 1 天。

按语 患者嗜酒，喜食膏粱厚味，损伤脾胃而致水湿失运，蓄化为痰浊脂膜；气化失调，气血运行受阻，痰瘀交结，络脉痹阻所致肢体活动不利。风痰上扰，痰蒙清窍，则见时有头晕、语言謇涩。方中用法半夏、橘红性味辛温，燥湿化痰；茯苓甘淡，利水渗湿，健脾安神；枳实苦辛，破气除痞，化痰祛湿；川芎辛温，活血行气、祛风止痛；丹参、红花活血行瘀；“病痰饮者，当以温药和之”故以桂枝辛甘温煦，温经通脉；针对痰蒙清窍则用石菖蒲开窍宁神，化湿和胃；远志交通心肾，党参、甘草补气健脾以增强运化之力，有助于祛除痰湿之邪。诸药合用，标本兼治，痰浊化，瘀血散，脉络通使患肢功能有所恢复；语言、吞咽能力略见好转。

王立军治疗脑病验案

王立军，1955 年生，毕业于黑龙江中医药大学，现为哈尔滨市中医医院脑二病房主任，国家中医药管理局脑病重点专科带头人，黑龙江省名中医，哈尔滨市名中医，哈尔滨市有突出贡献的中青年专家，哈尔滨市优秀领军人才，黑龙江中医药大学硕士生导师，中华中医药学会脑病专业委员会常务委员，黑龙江中医药学会脑病专业副主任委员。擅治各种脑病及内科疑难杂症。

一、益红抗脑栓胶囊治疗缺血性中风病

病案：王某，男，62 岁，2013 年 10 月 22 日。

主诉：左侧肢体活动欠灵活 15 日。

病史：病人平素急躁易怒，15 天前无明显诱因突然出现左侧肢体麻木无力，活动不灵活，行走稍偏斜，头晕头目不清，头重如裹，稍嗜睡。当时就诊于我院，BP：150/95mmHg（未系统使用降压药物），门诊行头颅 MRI 示：右侧基底节区脑梗死。

初诊：半月前突发左侧半身活动不利，口舌歪斜，言语謇涩，伴头晕头痛，面色黯淡无华，气短乏力，自汗出，舌质淡紫，苔薄白，脉细涩无力。

西医诊断：腔隙性脑梗死，高血压病 2 级　　　　中医诊断：中风

辨证审机：气虚血瘀，脉络不通。

治法：活血化瘀，补气养血，通经活络。

方药：益母草 15 克　何首乌 15 克　枸杞子 15 克　桃仁 15 克　红花 20 克　水蛭 15 克　黄芪 30 克　大黄 15 克　葛根 15 克　夏枯草 20 克　黄精 25 克　玉竹 20 克　三七 30 克　当归 20 克　白芍 15 克　钩藤 15 克　菊花 20 克　赤芍 15 克。上方共饮十四剂。麻木及语笨减轻，头晕头痛消失，舌淡红，脉弦。故去钩藤、菊花、桃仁、红花、赤芍、大黄，加石菖蒲、远志、枳壳理气祛痰，再饮十四剂，诸症消失。

按语 气与血在生理上密切联系，气虚则无力推动血液运行，必然导致瘀血阻络。气虚则痰湿内生，阻滞经络，影响血行而为瘀，甚或瘀而化火，灼津成瘀，同时气虚则血的生成减少，血脉空虚而为瘀。瘀血形成后，影响脏腑的正常生理功能，日久又可加重气虚的程度，瘀血又阻滞脑络，可见“气虚血瘀”在中风的发生发展及转归中发挥着重要的作用。因此确立活血化瘀，补气养血，通经活络之大法，研究“益红抗脑栓胶囊”用于治疗运动性偏瘫型脑梗死，中风-中经络-气虚血瘀

型；方中黄芪补中益气，益母草活血祛瘀而不伤好血，二者共为君药；首乌补肝益肾养血祛风，桃仁、红花活血祛瘀，共为臣药；水蛭、当归助益母草活血祛瘀；黄精助黄芪补中益气；大黄泻热毒、破积滞；枸杞、玉竹，滋补肝肾；白芍养血柔肝；夏枯草清肝明目；葛根引药入经，升阳解肌，均为本方佐使之药。综合全方，补而不腻，温而不燥，益气以助活血，活血而不伤正，诸药合用，气旺血行，祛瘀通络，诸证自可渐愈，且有防止复发之功。

二、地黄益脑胶囊治疗血管性痴呆病

病案：张某，女，80岁，2012年8月5日。

主诉：记忆力明显减退，夜寐较差。

病史：近十余年患者罹患中风数次，现遗留有双下肢无力的后遗症。近3年以来，行为无主，不明诱因记忆力明显减退，夜寐较差，经常半夜起来东走西摸，外出购物，不识归途。曾做颅脑CT提示脑萎缩。

初诊：神情呆滞，思维反应迟钝，说话含糊，词不达意，腰膝酸软畏冷，不思饮食。记忆、计算、常识、判断、定向力均差。舌质淡，苔少，脉象沉细。

西医诊断：血管性痴呆　　　　中医诊断：痴呆

辨证审机：髓海不足，神机失用。

治法：补肾滋阴，益髓醒脑。

方药：熟地黄30克　生地20克　当归15克　山萸肉20克　白芍15克　茯苓30克　枸杞30克　山药15克　蔓荆子15克　黄精20克　玉竹15克　决明子20克　川芎15克　首乌藤20克　酸枣仁15克　牡丹皮15克　炙甘草20克。

在此方基础上随症加减治疗，连服药3个月，停药半个月为一个疗程。经过一个疗程的治疗，症状较最初治疗阶段明显好转。能回忆许多往事，家属来住院部探望时，能认出亲属，精神状态好转，并要求家属领其出门游玩。

按语　痴呆多为虚实夹杂。虚者多因脑髓空虚，气血不足，导致脑减髓消，脑髓失养，而神机失用所致；实者常见痰浊蒙窍，瘀阻脑络或心肝火旺，终致神机失用而致痴呆。纵观本病脉证，病乃属脾肾两虚，脾阳不足，不主运化，故有不思饮食；肾阳不足，无以温煦，所致腰膝酸软畏冷；舌质淡，苔少，脉象沉细，皆为脾肾两脏脏腑功能衰弱之象，故治拟补肾健脾，益气生精。“地黄益脑胶囊”主治肾虚血瘀型血管痴呆，其方药组成为熟地、生地、淮山药、茯苓、川芎、山茱萸、丹皮等十二味，本方以熟地为君，补益肝肾、填精益髓，生地、黄精、玉竹三药配伍熟地，增强补肾养阴，填精益髓之功，共为臣药，方中伍以酸枣仁、淮山药、茯苓、川芎、山茱萸、丹皮、枸杞子、蔓荆子此八味药物。可助君、臣药补肾醒脑之效，共为佐药。全方以补为主，并以补肾为要，诸药阴柔滋润，亦配伍性平力缓之品，故补中有通，补中有健，补而不滞，共奏补肾益阴，益髓醒脑之效。

三、半夏白术天麻汤加减治疗眩晕病

病案：刘某，女，71岁，2012年9月10日。

主诉：头晕间断发作6年余。

初诊：头晕间断发作6年余，重时眼前景物旋转，站立不稳，伴头痛，乏力，耳鸣，两目干涩，失眠多梦，腰膝酸软，便干难下，舌质暗红，苔厚腻，脉弦滑。辅助检查：血压：180/100mmHg；双目等大等圆，颈抵抗无，神经反射存在，病理反射未引出。

西医诊断：椎-基底动脉供血不足　　　　　　中医诊断：眩晕

辨证审机：肝郁脾虚，湿浊壅盛，热扰心神。

治法：疏肝健脾，化湿降浊，宁心安神，活血通络。

方药：半夏 15 克　白术 15 克　天麻 10 克　女贞子 15 克　旱莲草 15 克　夏枯草 30 克　益母草 15 克　决明子 15 克　丹参 15 克　虎杖 15 克　桑寄生 30 克　杜仲 10 克　怀牛膝 15 克　茯神 15 克　远志 10 克　合欢花 15 克　夜交藤 30 克　郁李仁 15 克　火麻仁 15 克。十四剂 日一剂，水煎服，分两次温服。

二诊：9 月 24 日。药后头晕、耳鸣、两目干涩、失眠多梦、腰膝酸软明显减轻，便已不干，血压 150/90mmHg。原方减去郁李仁、火麻仁，加枸杞子 15 克，菊花 10 克，生龙骨 30 克（先煎），生牡蛎 30 克，日二次早晚温服。

三诊：10 月 8 日。诸症悉除，嘱其检测血压变化。

按语　眩晕为临床常见病证，中老年人多发，可见于现代医学高血压病、颈椎病、高脂血症、椎基底动脉供血不足、短暂性脑缺血发作等多种疾病。本病可由气血不足，肝肾亏虚，头目失荣，或肝阳上亢，痰火上逆，上扰清窍等多种因素所致。本例患者忧郁恼怒，肝失疏泄，郁而化火，暗耗肝阴，或肾阴素亏，水不涵木，肝阳上亢，风阳升动，循经上扰清窍，发为眩晕。肝肾阴虚，肝阳上亢，故见头晕头痛，甚则肝阳化风，视物旋转，站立不稳；阴虚火旺，虚热扰神，因而失眠多梦；阴虚肠燥，故大便干结；耳鸣，两目干涩，腰膝酸软，少苔，脉弦细，皆为肝肾阴亏之征象。眩晕一证，虽因致病因素不同，临床表现各异，但其病位在脑窍，与肝肾密切相关。《素问·至真要大论》指出"诸风掉眩，皆属于肝"，肝为刚脏，肝气易升、易动，达巅而致眩晕。肝体阴而用阳，病理上表现为阳常有余，阴常不足。故本病以肝肾阴虚为本，阴虚不能敛阳，肝阳上亢，清窍受扰而为标，正如叶天士所云："水亏不能涵木，厥阳化火鼓动，烦劳阳升，病期发矣。"朱丹溪和张景岳分别提出了"无痰不作眩""无虚不作眩"的观点。《景岳全书·眩晕》指出："眩晕一证，虚者居其八九，而兼火兼痰者不过十中一二耳。"强调"无虚不作眩"，在治疗以治虚为主。程钟龄《医学心悟·眩晕》云："湿痰壅遏者，书云，头旋眼花，非天麻、半夏不除是也，半夏白术天麻汤主之"。本方为治风痰眩晕之名方，以眩晕、呕恶，舌苔白腻为证治要点。由半夏、天麻、白术、茯苓、橘红、甘草、生姜、大枣、泽泻组成，方中半夏为君，取其燥湿化痰，又兼降逆止呕，以白术、天麻为臣，白术健脾益气，天麻平肝熄风而止头旋。东垣谓："头眩眼黑，虚风内作，非天麻不能除也。"全方针对眩晕症病机，遣方用药，使脾健痰消，风散眩止，虚实兼顾，标本同治。眩晕之证，多反复发作，久病入络，瘀血阻络不容忽视，酌加活血之品往往效果更佳，故本方筛选丹参、虎杖等药。并嘱患者应尽量避免精神刺激，保持情绪乐观，饮食以清淡为主，忌食辛辣油腻之品。

邹伟治疗神经精神系统疑难顽症验案

邹伟，教授，医学博士，哈尔滨医科大学临床医学第三期博士后，博士生导师，省名中医，龙江学者特聘教授，国务院和省政府特殊津贴专家。黑龙江中医药大学附属第一医院副院长，针灸教研室主任。国家中医药管理局重点学科带头人，黑龙江省一级重点学科中西医结合学科带头人，省领军人才梯队学术带头人。第二届全国百名杰出青年名中医，黑龙江省卫生系统有突出贡献中青年专家和德艺双馨名医。现任中华中医药学会脑病分会副主任委员，世界中医药联合会神志病分会副会长，黑龙江省针灸学会副会长，黑龙江省中西医结合及中医药学会神经内科专业委员会主任委员。擅长以针灸和中药为主治疗神经精神科疑难顽症。

一、开窍启闭、活血通络针刺法治疗脑出血

病案：姜某，男性，62岁，2014年3月27日。

主诉：头痛嗜睡，左侧肢体瘫6小时。

病史：患者于6小时前因情绪激动突发头痛，左侧肢体瘫，语言笨拙，口角流涎，急来我院就诊，头CT显示右侧基底节区片状高密度灶，诊断为脑出血，出血量约25ml，即入院治疗。

初诊：嗜睡状态，但时而躁动，呼之能醒，醒后很快入睡，能回答简单问题，语言笨拙，头痛头胀，左侧肢体瘫痪，舌红绛，苔黄，脉弦滑数。西医查体：左侧中枢性面舌瘫，左侧肢体肌力0级，左侧肢体肌张力低，左侧肢体病理征阳性。

西医诊断：脑出血　　　　　　　　中医诊断：中风病

辨证审机：素体肾水不足，水不涵木，肝阳偏亢，阳亢风动，气血逆乱，络破血溢，瘀血上蒙脑窍，阻塞脉络。

治法：开窍启闭，活血通络。常规西药治疗基础上予以针刺治疗。

取穴：百会、曲鬓、神庭、印堂、人中、风池、十二井穴、曲池、外关、合谷、中渚、足三里、丰隆、三阴交、解溪、太冲。

操作：百会穴透刺右侧曲鬓穴，按头皮针刺法间断快速捻转；神庭、印堂、人中、风池施捻转泻法，十二井穴点刺放血；其余腧穴施平补平泻法，每日针刺1次，留针50分钟。

二诊：2014年4月17日。经治疗3周，病人精神状态转好，无嗜睡，无头痛，左侧下肢能轻微活动，语言表达较前清晰，舌红绛，苔黄，脉弦滑。西医查体：左侧中枢性面舌瘫，左侧上下肢肌力2级，左侧肢体肌张力正常，左侧腱反射正常，左侧病理征阳性。针灸治疗：去人中穴、十二井穴。

三诊：2015年5月7日。经治疗6周，病人左侧肢体活动好转，家人扶持下可站立，语言表达较前清晰流利，舌红，苔黄，脉弦滑。西医查体：左侧中枢性面舌瘫，左侧上肢肌力3级，下肢肌力4级，左侧肢体肌张力略高，左侧腱反射活跃，左侧病理征阳性。针灸治疗：去足三里、解溪，改为阳陵泉，悬钟，申脉。

四诊：2015年6月7日。经治疗10周，病人左侧肢体活动进一步好转，可独立行走，语言流利，舌淡红，苔薄白，脉弦滑。西医查体：左侧中枢性面舌瘫，左侧上下肢肌力5级弱，左侧肢体肌张力略高，左侧腱反射活跃，左侧病理征阳性。

按语　脑出血起病急骤，从发病高峰期、稳定期到恢复期，不同阶段表现出不同的病机特征，何时介入针刺治疗存有争议，笔者认为急性脑出血病人生命体征基本平稳后即应尽早开始针刺治疗，脑出血属于中医“中风病”范畴，其主要病理机制是“瘀血内停，脑窍闭塞，神不导气，脉络不通”。采用开窍启闭、活血通络针刺法，从急性期到恢复期，贯穿整个病程，取得良好疗效。百会为手足三阳经与督脉之会，百会透曲鬓区域中有督脉、足少阳经、足太阳经三条经脉贯穿其中，

因此百会透刺曲鬓穴，能激发一身之阳气，阳主动，“神”赖阳气温养，阳气足，则窍开神明，肢动自如；神庭、人中属督脉，印堂在督脉上，督脉入络脑，配合十二井穴及风池能开窍醒神熄风；其余诸穴多属手足三阳经，针之能活血通络。急性期脑窍郁闭，神失主导，治疗应重在开窍启闭；恢复期郁散神情，但神气未复，无力督统四肢百骸，瘀血阻滞脉络，故重在活血通络，可去人中、十二井穴，并且早期肌张力低时，肢体痿软无力，重用足阳明经穴，取其“治痿独取阳明”之意，后期肌张力高时，肢体强硬不用，则重用足少阳及足太阳经穴，旨在熄风通络止痉。

二、针药结合从痰论治抑郁证

病案：张某，女，40岁，2012年11月20日。

主诉：精神抑郁，失眠1年余。

病史：1年前因生活压力过大而出现精神抑郁，默默不语，有自杀倾向，经抗抑郁西药治疗无效，遂来就诊。

初诊：情绪低落，神疲目呆，反应迟钝，双手颤抖，时有烦躁，纳呆脘闷，恶心，失眠，舌质暗，苔黄厚腻，脉弦滑。汉密尔顿（HAMD）量表17项评分20分。

西医诊断：抑郁证　　　　　　　　中医诊断：郁病

辨证审机：情志不畅，肝失疏泄，脾失健运，痰湿内生，郁而化热，痰热闭窍，脑神失展。

治法：化痰清热，醒脑安神。

取穴：丰隆、少冲、人中、百会、神庭、四神聪、内关、神门。操作：施捻转提插泻法，留针50分钟，日1次。

方药：半夏15克　陈皮10克　石菖蒲15克　胆星15克　远志15克　黄连15克　栀子15克　丹皮15克　蜈蚣1条　川芎15克　生龙骨40克　生牡蛎40克　珍珠母30克　鸡内金15克　柴胡15克。水煎服，每日一剂，分两次早晚温服。

二诊：2012年12月4日。经针灸中药治疗14天，患者睡眠好转，入睡较迅速，但易醒多梦，醒后难以入睡，晨起困乏，心烦焦虑减轻，情绪尚可，与他人交流尚可，恶心脘闷，舌质偏暗，苔微黄腻，脉弦滑。HAMD量表17项评分17分。此痰热渐化，继续服原方十四剂，针灸同前。

三诊：2012年12月18日。经针灸中药治疗28天，病人双手颤抖及烦躁消失，情绪平稳，但仍有抑郁，食欲不振，失眠，脘闷。HAMD量表17项评分14分。原方中去黄连、栀子苦寒之品，加酸枣仁30克以养心安神，加砂仁5克、莱菔子15克，以理气和中。继续针灸及服药十四剂。

四诊：2012年12月31日。经针灸中药治疗42天，病人精神状态良好，已无明显抑郁感觉，对生活工作产生兴趣，饮食睡眠良好，体重增加。HAMD量表17项评分7分。

按语　抑郁证病机复杂，多数学者认为肝郁气滞是其主要的发病机制，但笔者认为肝气郁结仅是诱发因素，气郁生痰、痰郁闭窍是其重要的发病机制。早期首先出现情绪的低落和情感的压抑，即中医所说的肝郁气滞，仅是一种抑郁状态，尚不能确诊为抑郁证；抑郁证常伴有情感表达和生成上的障碍，即中医所描述的“表情呆滞，神识不慧，举止失态，倦怠懒言等”，此为脑神紊乱，神不导气，阳气抑郁，灵机失用的表现，并且大多数病人舌苔厚或滑腻，脉滑或弦，辨证为痰气郁滞证型者颇多，从痰论治往往收到满意的疗效。本病案针灸取丰隆、少冲以化痰清热，人中、百会、神庭、四神聪醒脑神，内关、神门安心神。中药以“化痰为纲、辨证加减”为总原则，并结合熄风通脑、醒脑调神、时时呵护胃气的方法，方中半夏其辛温之性可温胃化痰、和胃止呕、升清降浊；胆星燥湿化痰；陈皮辛温，助半夏升清降浊，理气和胃化痰；石菖蒲、远志化痰醒脑开窍；黄连、栀子、丹皮以清火安神；蜈蚣为虫类中药，善于走窜，通上达下，熄风通络，醒脑开窍；川芎性辛温升浮，通过少阳胆经而走上，为血中气药，具有活血行气、清阳开郁、疏通脑络之功；佐入生龙牡、珍珠母以安心神；加鸡内金、砂仁、莱菔子消食保胃，呵护胃气，以养神气。从痰论治为抑郁证的治疗提供了新的思路。

三、头穴透刺结合体穴半刺治疗唐氏综合征

病案：史某，男患，3 岁 10 月，2013 年 4 月 10 日。

主诉：发育迟缓、智力低下 3 年。

病史：患儿出生时呈现特殊面容，继而做相关检查，发现患儿先天性心脏病，房间隔缺损，当时诊断为“21 三体综合征”，此后患儿成长中智力低下、发育迟缓症状逐步凸显，且患儿语言表述困难，肢体活动障碍，于 2011 年进行房间隔修复手术后多次到外院中医门诊进行治疗，症状未见明显改善。

初诊：患儿精神呆滞，目无神采，智力明显低于同龄幼儿，语言表述困难，口角流涎，四肢痿软，行走艰难，舌淡苔少，脉沉细无力，指纹色淡。西医查体：特殊面容，语言不利，四肢肌力 4 级，四肢肌张力正常，感觉检查不配合。

西医诊断：唐氏综合征　　　　中医诊断：五迟五软

辨证审机：心脾两虚，脑窍失养。

治法：健脾养心，益智开窍。

取穴：前神聪透悬厘、百会透曲鬓、百会透前顶、内关、神门，足三里、太白、悬钟、太溪、廉泉。

操作：头穴透刺：与头皮呈 30 度角进针，快速刺入帽状腱膜下，深度 0.5-0.8 寸，结合患儿耐受程度以适当刺激量捻转 2 分钟，留针 50 分钟；体穴半刺：单手快速直刺进针，刺入皮肤约 0.1-0.2 寸，稍作捻转，快速出针，无菌干棉球按压针孔。每日治疗 1 次，周日休息停针 1 天。

二诊：2013 年 5 月 10 日。治疗 1 月，患儿肢体肌力改善明显，家人扶持行走较前平稳，但对语言理解、表述仍存在障碍。查体：四肢肌力 4 级强，四肢肌张力正常，感觉检查不配合。按照原选穴及手法继续治疗。

三诊：2013 年 6 月 10 日。经治 2 月，家人扶持下，患儿行走较前更加平稳，理解力增强，可用单字表达意愿，口角流涎症状消失。查体：语言笨拙，四肢肌张力正常，四肢肌力 5 级弱，感觉检查不配合。减太冲、廉泉。

四诊：2013 年 7 月 10 日。治疗 3 月，患者可用单词、短语进行语言表述，可以根据指令准确完成较为复杂的连续动作，反应较前灵敏，能独立行走，但不平稳，四肢肌力 5 级弱。继续针灸治疗。

五诊：2013 年 10 月 10 日。经半年治疗后，诸症渐愈，患儿可用简单语句缓慢表达意愿，可以独立进行简单交流，理解力增强，思维较前灵敏，行走自如，并且可以入幼儿园托管学习。查体：语言稍笨，四肢肌张力正常，四肢肌力 5 级。

按语　患儿精神呆滞，智力低下，语言及四肢活动障碍，舌淡苔少，脉沉细无力，指纹色淡，属小儿五迟五软之心脾两虚之证，而“头者，精明之府”；“心者，君主之官，神明出焉”，心神受控于脑。因此，头穴透刺以健脑益智开窍；内关、神门养心血；足三里、太白补脾气；悬钟、太溪补肾益脑。诸穴相配共奏健脾养心、益智开窍之功。因透刺法具有取穴少，得气强，疗效好的特点，

结合半刺法浅入疾出针，刺激量小，手法轻，尤适用于小儿皮肉筋薄，肌肉娇嫩，脏气未充的体质。

四、通督益髓、滋补肝肾针刺法治疗运动神经元病

病案：韦某，女性，72岁，2015年6月3日。

主诉：吞咽困难，语言不利半年。

病史：患者于半年前逐渐出现语言含糊不清，吞咽困难，咀嚼无力，当时就诊于哈市某医院，行头MRI检查诊断为多发腔隙性脑梗死，予以静点脑保护、改善循环药物，病情无好转并逐渐加重，并出现饮水呛咳，双上肢无力，双侧肩胛部、三角肌、双侧大小鱼际肌不同程度的萎缩，伴有肌肉跳动，遂急来我院就诊。

初诊：神志清楚，语言含糊不清，口中痰涎壅盛，时时因痰涎误吸而引发呛咳，吞咽困难，双上肢无力，肌肉萎缩伴跳动，腰膝酸软，健忘少寐，舌质红，苔白腻，脉细弱。西医查体：咽反射消失，舌肌萎缩伴震颤，伸舌困难，双上肢肌力5级弱，双下肢肌力5级，肌张力正常，双下肢腱反射活跃，双侧肩胛部、三角肌、双侧大小鱼际肌萎缩，深浅感觉正常，病理征阴性。

西医诊断：运动神经元病　　　　中医诊断：痦痱

辨证审机：年老体弱，肝肾亏虚，髓海不足，则督脉空虚，督阳不振，痰湿不化，气血运行不畅，不能激发经气，以致脏腑功能失调。

治法：通督益髓，滋补肝肾。

取穴：百会、前顶、大椎、命门，肝俞、肾俞、悬钟、太溪，金津玉液、廉泉，曲池、外关、合谷。

操作：百会、前顶、大椎、命门施捻转补法，肝俞、肾俞、悬钟、太溪施烧山火复式补法；曲池、外关、合谷采用“飞经走气”中的行针手法，控制针感向远部位传导；金津玉液、廉泉施捻转泻法。每日针刺1次，留针50分钟。

二诊：2015年6月17日。经治疗14天，病人能含糊说出单词及短语，痰涎减少，呛咳减轻，双上肢运动较前有力，舌质红，苔白腻，脉细弱。西医查体基本同前。继续针灸治疗。

三诊：2015年7月1日。经治疗28天，病情进一步好转，痰涎明显减少，能较清晰说出短语及简单语句，吞咽功能较前改善，进食糊状食物偶有呛咳，双上肢活动力弱，精细运动稍差，舌质红，苔薄白，脉细弱。西医查体：咽反射消失，舌肌萎缩伴震颤，伸舌困难，双上肢肌力5级弱，肌萎缩无变化。治疗同前。

四诊：2015年7月14日。经治疗42天，病情明显好转，能进行简单的语言交流，吐字较前清晰，咀嚼较前有力，进食糊状食物基本无呛咳，饮水略呛咳，口中痰涎很少，双上肢活动有力，部分精细运动稍差，肌肉跳动明显减少，舌质淡红，苔薄白，脉细弱。西医查体：咽反射出现，但减弱，舌肌萎缩伴震颤，伸舌幅度较前增大，双上肢肌力5级，肌萎缩无变化。

按语　运动神经元病起病隐匿，呈进行性发展，病程长，少有缓解，且无特效治疗药物，是世界性疑难病，属中医“痦痱”。肝肾亏虚，精血不足，脑髓不充，督脉空虚，发为此病。肝肾亏虚是本病的基本病理机制，但与督脉不畅密切相关，因督脉入络脑，总督诸阳经，督脉调节阳经气血，反映脑、髓和肾的功能。督脉通畅，则诸经得以温煦，气血得以营养四肢百骸；督脉空虚，无以充养阳经气血，痰湿、瘀血留滞经脉，经络不通则变生诸证。因此以“通督益髓、滋补肝肾”为法，取督脉的百会、前顶、大椎、命门穴，以通督益髓，助阳通络；取肝俞、肾俞、悬钟、太溪穴，以滋补肝肾，填精益髓；金津玉液、廉泉能开心窍、增言语、促吞咽；曲池、外关、合谷，可疏通经

络，调理气血，取其“治痿独取阳明”之意。采用“通督益髓、滋补肝肾”针法，能显著改善患者症状，减缓疾病进展，提高生活质量。

程为平治疗神经内科疾病验案

程为平，1958年生，教授，主任医师，博士生导师，全国优秀中医临床人才，黑龙江省名中医，黑龙江中医药大学首批名中医。现为黑龙江中医药大学附属第一医院针灸二科主任、癫痫诊疗中心主任。擅于中西医结合治疗神经内科疑难杂症及内科其他疾病，自创程氏头针治疗各种疾病及补脑止痫散治疗痫症。

一、倒丁字针法治疗痴呆

病案：柴某，男，72岁，2014年6月12日。

主诉：计算能力、空间辨识力减退，记忆力下降半年余。

病史：患者平素腰酸乏力，头晕耳鸣，心烦易怒，多思多虑，夜寐多梦，自汗，盗汗，饮水后尿频，血压150/110mmHg。不能完成100减7的计算，2月前曾有迷路，不能辨识方向，不能自行回居所情况发生。曾在某医院治疗，诊断为轻度认知功能障碍，经治疗未见明显效果。

初诊：腰膝酸软，倦怠乏力，心烦焦虑，头晕耳鸣，自汗出，尿频。舌红胖大有齿痕，少苔少津，脉细数而左尺弱，简易精神状态量表（MMSE）得分为21分。

西医诊断：轻度认知障碍　　　　中医诊断：痴呆

辨证审机：心脾两虚，肾精不足。

治法：倒丁字针法调节五脏，同时根据患者临床病情变化配穴。头部先取穴百会，而后沿前后正中线取穴后神聪、后顶、前神聪、前顶、囟会、上星，将神庭到头维沿发际延长线分为三等份，每一等份各取一穴。

第一疗程（7天）。倒丁字针法配合神门、阴郄、合谷、三阴交、阴陵泉、阳陵泉、足三里。每次留针40min，期间补法捻针一次。

一疗程后，腰膝酸软，倦怠乏力，头晕耳鸣情况改善，但仍有心烦焦虑，不能完成100减7的计算，不能辨别住所的具体方向、街道名称、门牌号。简易精神状态量表（MMSE）得分为22分。

第二疗程（14天）。本周感染风邪，有咳嗽和咽喉痛症状。采用倒丁字针法配合风池、大椎、列缺、合谷、少商（放血）。每次留针40min，期间泻法捻针一次。

三天后，外感症状消失心烦焦虑情况改善，但仍自汗盗汗。简易精神状态量表（MMSE）得分为24分。

第三疗程（21天）。倒丁字针法配合曲池、外关、复溜、合谷、申脉、照海、昆仑。每次留针40min，期间补法捻转一次。

一疗程后，诸不适症状皆有所改善，心情佳，记忆力改善，能缓慢完成100以内加减法，但五次计算有三次错误，经家人提示能辨别住所的方向并说出街道名称、门牌号。简易精神状态量表（MMSE）得分为25分。

第四疗程（28天）。倒丁字针法配合神门、阴郄、内关、合谷、三阴交、足三里。每次留针40min，期间补法捻针一次。

一疗程后，诸症皆有改善，能缓慢完成100以内的加减法计算，五次计算有一次不准确，经家人提示能找到住所，记得街道名称、门牌号。简易精神状态量表（MMSE）得分为26分。

按语 倒丁字取穴法为程为平教授所创，神庭到头维分为三等份，由内到外分别对应上焦心、肺反射区，中焦肝、胆、脾、胃反射区，下焦膀胱、肾、生殖机能反射区。痴呆的病位主要在脑，与心，脾，肾密切相关。该患者心血不足，“心者，神之变也”，脾胃两虚，“脾在志为思”，肾精不足，“夫精者，身之本”，采用倒丁字针法刺激上焦心、肺反射区，中焦肝、胆、脾、胃反射区，下焦膀胱、肾、生殖机能反射区，使心血充足，故记忆力有所改善，健脾益胃，改善多思多虑，心烦焦虑，填精益髓，髓海足则脑神得养，故计算能力与空间辨识力都有所改善。同时现代解剖学认为，额叶的皮质最发达，尤其前额区，其功能与躯体运动，头眼运动，发音，语言，智力，情感及高级思维活动有关，针刺额区加强对其思维活动的刺激，同时配合针刺督脉，“督脉者，入属于脑”，调督可调脑，补督可补脑，益督可益脑，壮督可壮脑。

二、补脑止痫散治疗痫病

病案：姜某，女，28岁，2014年5月25日。

主诉：发作性抽搐伴意识不清7年余。

病史：患者每次发作性抽搐伴意识不清前有头痛病史，且多在月经过后一周左右发生，多于上午发作，每周发作2到3次。发作时手足拘急，意识不清，牙关紧闭，口吐白沫，持续30秒左右自行缓解，醒后如常人。首次病发前无明显诱因，平素自觉胸闷气短，善太息，易生气。夜寐不佳，手脚不温。

初诊：胸闷，纳呆，健忘，失眠，心烦，晨起咯黄痰，痰少而黏。舌胖大有齿痕，舌质红苔薄略黄，脉沉弦略数略细。自带脑MRI，未见异常。

西医诊断：癫痫（原发性） 中医诊断：痫病

辨证审机：肝郁脾虚，髓海不足，痰热阻窍。

治法：疏肝健脾，清热化痰，益精填髓。 方药：补脑止痫散加减

柴胡10克 白芍10克 郁金10克 陈皮10克 清半夏15克 竹茹15克 天麻10克 僵蚕10克 葛根10克 瓜蒌15克 桑白皮10克 黄精10克 浙贝母10克 桃仁10克 红花10克 制首乌10克 钩藤10克（后下）。水煎一剂600ml，早、中、晚饭后各200ml。

煎药方法：将中药先用冷水浸泡3小时，然后用大火烧开，后改为文火熬半个小时，煎出约600ml汤液。煎药不可用铁锅和铝锅，用砂锅煎熬。

二诊：2014年5月30日。服药五剂，期间未发作，睡眠及心情改善，胸闷气短减轻，晨起咯痰由黄变白，但量较多且变稀，仍纳呆。脉沉弦略数略细，舌胖大齿痕，舌质微红，苔薄白。此因积痰日久伤脾，脾虚则痰浊内生，运化不足，故见咯白痰，纳呆。

首方去瓜蒌、桑白皮、郁金、陈皮，加甘松15克，石菖蒲15克，炒白术15克，以健脾祛痰开窍。处方如下：

柴胡10克 白芍10克 炒白术15克 清半夏15克 竹茹15克 天麻10克 僵蚕10克 葛

根10克　黄精10克　甘松15克　石菖蒲15克　浙贝母10克　桃仁10克　红花10克　制首乌10克　钩藤10克（后下）。煎服方法同上方。

三诊：2014年6月13日。服上方十二剂，期间未见抽搐，晨起咯痰减轻，余症明显好转，但手足汗出，心悸。脉沉略数，舌胖大齿痕，略红，苔薄白。此为心肾不足，故前方去竹茹、柴胡、白芍，加浮小麦、煅牡蛎各30克以止汗，当归、灵芝各10克以补心肾之精血。处方如下：

清半夏15克　天麻10克　僵蚕10克　葛根10克　黄精10克　制首乌10克　浙贝母10克　桃仁10克　红花10克　甘松15克　石菖蒲15克　浮小麦30克　煅牡蛎30克　炒白术15克　当归10克　灵芝10克　钩藤10克（后下）。煎服方法同首方。

四诊：2014年6月20日。服上方七剂，未发作，晨起咯痰及手足汗出消失，食欲增强，余症均明显改善。故处以补脑止痫散加减巩固治疗。

制首乌15克　黄精15克　石菖蒲15克　甘松15克　天麻10克　僵蚕10克　钩藤10克　清半夏15克　茯苓10克　炙甘草10克。煎服方法同首方。上方服用七剂，随访半年未发作，余症均明显改善，嘱患者保持心情愉快，情志积极，生活规律。

按语　痫病，髓海空虚为其本，痰蒙清窍为其标，五脏失调为其发生的主要病理机制。《内经》云："髓海空虚则脑转耳鸣"，"脑转"者为痫病发作前的首要先兆，而"脑转"也可为解释为痫病的临床表现，其机制为精虚髓少，髓海不足，脑神失养而发痫症；又肝肾同源，肾精不足，经期后肝血更虚，血不养肝，致肝阳上亢，肝风内动，故平素易怒，胸闷，而肝郁易化火生热。肝盛乘脾，脾虚生痰，风阳挟痰上蒙清窍，遂发痫病。针对以上病机，自拟补脑止痫散，其中制首乌、黄精、石斛益肝肾之精血，补先天之不足，益精生髓以治本；天麻、僵蚕、全蝎以平肝熄风止痉；石菖蒲、甘松以祛痰开窍。若兼有纳呆、舌胖大齿痕等脾虚痰湿之象，则加炒白术、薏苡仁、清半夏等健脾祛痰之药；若痰黄而黏，则痰湿化热，可加竹茹、桑白皮、浙贝母等以清热化痰；患者平素有胸闷、易怒等肝郁之症，处以柴胡、白芍、陈皮、郁金以疏肝解郁。

三、颞区丛刺治疗面肌痉挛

病案：刘某，女，56岁，2014年6月5日。

主诉：右面部不自主跳动4年余。

病史：患者右面部不自主跳动4年余。平素夜寐不佳，心慌心悸，胸闷气短，心情不畅，多思多虑，腹胀，食后尤甚。溲赤，大便溏结不调。虽多年不适，但患者从未接受任何系统治疗。

初诊：右侧面部不自主跳动四年，近两年加重。自觉心慌心悸，胸闷气短，情志不舒，多思多虑，大便稀溏。脉弦数，舌尖微红，边红，苔厚微黄。

西医诊断：面肌痉挛（右侧）　　　　中医诊断：面动症

辨证审机：肝郁化火，心脾两虚。

治法：根据颞区丛刺可以调节面部肌肉，并结合患者临床症状的特点进行配穴。在患侧头部先取率谷穴，其定位为耳尖直上，入发际1.5寸，而后以率谷穴为中心，上、下、左、右各旁开1寸取四个点斜向率谷穴透刺。

第一疗程（7天）。颞区丛刺配合右侧颧髎、下关、承浆、颊车，双侧外关、神门、合谷、阳陵泉、阴陵泉、冲阳、行间、侠溪。每次留针40min，期间颞区五针、合谷以平补平泻捻针一次，颧髎、下关、承浆、颊车、冲阳、行间、侠溪以泻法捻针一次，外关、神门、阴陵泉、阳陵泉以补法捻针一次。

一疗程后，右面部不自主跳动明显改善，主要表现为跳动的频率显著减少，但跳动幅度未有明显改善。睡眠亦明显改善，但仍有多思多虑，大便稀溏。

第二疗程（14 天）。颞区丛刺配合右侧颧髎、下关、承浆、颊车，双侧外关、神门、合谷、阳陵泉、阴陵泉、上巨虚、下巨虚、行间、侠溪。每次留针 40min，期间颞区五针、合谷以平补平泻捻针一次，颧髎、下关、承浆、颊车、行间、侠溪以泻法捻针一次，外关、神门、阴陵泉、阳陵泉、上巨虚、下巨虚以补法捻针一次。

第二疗程结束后，右面部偶有不自主抽动，频率大致为 10-15 次/天，且幅度较小，心情明显好转，饮食如常，腹胀消失，大小便尚可。

第三疗程（14 天）。颞区丛刺配合右侧颧髎、下关、承浆、颊车，双侧外关、神门、合谷、阳陵泉、阴陵泉、足三里。每次留针 40min，期间颞区五针、颧髎、下关、承浆、颊车合谷以平补平泻捻针一次，外关、神门、阴陵泉、阳陵泉、足三里以补法捻针一次。

该疗程结束后，右面部不自主跳动可达 1-2 天 1 次，而且抽动的幅度更小。每天睡眠时间达到 7-8 小时，并且能够保证睡眠质量。饮食如常人。大小便亦如常人。

按语 颞区丛刺法治疗面肌痉挛为吾所创，以率谷穴为中心，在四周向率谷穴透刺四针。面肌痉挛，中医病名为面动症。其病位在面部，与肝、胆、脾、胃相关。如《灵枢》所述，肝经“上入颃颡，连目系，上出额，与督脉会于巅”，该患者平素情志不舒而导致肝经郁热，热极生风，风主动，故出现面动。胆经与肝经为表里两经，互为表里的两条经脉在生理上相互联系，病理上相互影响，治疗上相互为用，肝经在面部并无正经穴位，故取胆经穴位；又以近部取穴为原则，故取率谷。以率谷为中心进行颞部丛刺，加强调节肝经经气，除肝经郁热，以清热熄风治疗面动症。又如《灵枢》所述，胃经“还唇，下交承浆，却循颐后下廉，出大迎，循颊车，上耳前，过客主人，循发际，至额颅”，胃经有热亦会导致面动，故取颧髎、下关、承浆、颊车、冲阳诸穴。面动者，筋已伤，八会穴中筋会阳陵泉，故取阳陵泉。该患者又有心脾两虚的症状，故取神门、外关、阴陵泉、上巨虚、下巨虚以求对症治疗。以此案例为鉴，结合《内经》中所言“诸风掉眩，皆属于肝”，治疗以不自主抽动为主要症状的疾病时，可从肝胆二经入手，同时结合局部所过的经脉以及八会穴等特定穴的主治进行针刺治疗。

四、廉泉三针治疗假性球麻痹

病案：邱某，女，50 岁，2015 年 9 月 1 日。

主诉：14 天前出现软腭、咽喉、舌肌运动障碍，吞咽、发音、讲话困难。

病史：半年内间断性饮水呛咳 5-6 次左右，口腔上唇内出现脱皮，饮热水时刺激较重，记忆力下降。既往有高血压病史，血压 150/110mmHg，半月前出现语言不利以及左半身不利，曾在某医院治疗，诊断为假性球麻痹，经治疗未见明显效果。

初诊：舌暗红苔薄白少津，脉弦缓涩，眼球转动可，鼻唇沟对称，舌轻度右偏。

西医诊断：假性球麻痹，多发腔梗　　　　中医诊断：中风后遗症

辨证审机：气滞血瘀，心经蕴热。

治疗：廉泉三针调节语言不利，同时根据患者临床病情变化配穴。在颈部，当前正中线上，喉结上方，舌骨上缘凹陷处取穴廉泉穴，并在廉泉穴前一寸处，同一水平分别向左向右各刺一针。

第一疗程（7 天）。廉泉三针治疗配合内关、水沟、三阴交、极泉、尺泽、委中、气海、血海、足三里。每次留针 40min，期间补法捻针一次。

一疗程后，步态语言明显改善，脉弦略数，舌淡红左歪，血压 160/100mmHg。

第二疗程（14 天）。廉泉三针配合阴陵泉、阳陵泉、地机、足三里、上巨虚、下巨虚、公孙、

梁丘、太冲、太溪。每次留针40min，期间捻针一次。

期间，语言不利明显改善，左半身活动不利明显改善。

第三疗程（21天）。廉泉三针配合曲池、外关、内关、合谷、申脉、照海、昆仑、太溪。每次留针40min，期间补法捻转一次。

第三疗程结束后，语言不利改善，脉沉弦，舌红胖大。左半身活动不利明显改善。

按语 廉泉三针针法由程为平教授所创，以廉泉穴为中心，在同一水平向左向右各刺一针，用以治疗语言不利。廉泉穴位置在舌骨上方，深部为会厌，下方为喉门，有甲状舌骨肌、舌肌；有颈前浅静脉，甲状腺上动、静脉；布有颈皮神经的分支，深层为舌根，有舌下神经及舌咽神经的分支。治疗中风失语、吞咽困难、舌缓流涎、舌下肿痛、口舌生疮等口舌疾病。而假性球麻痹此病是两侧皮质延髓束损害所产生的症状，归属于中医学的噎膈等范畴。中医理论认为“心开窍于舌，舌为心之苗”。脑为元神之府，舌窍机关为神所主。病邪阻滞脑络及相关经络，均可导致舌窍失灵，语言及吞咽功能障碍。故取穴廉泉，用廉泉三针的针刺方法治疗假性球麻痹的语言不利，吞咽等障碍，再辅以其他相关穴位全面治疗假性球麻痹。

朱永志治疗神经内科疾病验案

朱永志，1947年生，黑龙江中医药大学附属第一医院主任医师、教授。国医大师张琪教授首批学术继承人之一。原黑龙江中医神经内科学会副主任委员，全国第四批名老中医药专家学术继承指导老师。黑龙江省名中医。擅治各种脑、脊髓、周围神经疾病，特别是脑血管病。

一、化瘀利水汤加味治疗中风

病案：张某，女，53岁，2013年11月7日。

主诉：言语不利、口舌歪斜、右半身不遂20天。

病史：高血压病史20余年（最高190/100mmHg左右），平时工作紧张，身兼数职，压力较大。时头痛头晕、乏力。于20天前工作中突然头昏、头痛，继之口舌歪斜、语言不利、右半身不遂。经某医院头CT查：左基底节出血20ml。经当地医院脱水、降压、脑保护药等治疗，头痛、头晕基本消除，但语言不利，右半身不遂未见改善。

初诊：Bp 130/80mmHg，神清，言语謇涩，口舌歪斜，右面瘫，右上下肢瘫，肌力1级，右半身痛觉减退，面色萎黄，舌质暗红，苔薄白，脉稍弦。2013年11月8日头部核磁：左基底节斑片状混合密度影，左脑室受压变窄。

西医诊断：脑出血，高血压病（极高危组） 中医诊断：中风（中经络）

辨证审机：瘀水交阻，气阴两亏。

治法：化瘀利水益气阴，佐以平肝熄风。 方药：化瘀利水汤加减

黄芪30克 当归15克 桃仁15克 川芎15克 牛膝20克 茯苓15克 泽泻15克 丹皮15克 生地10克 天麻15克 竹茹15克 全蝎10克 陈皮15克 龟板10克 三七粉6克（冲

服)。七剂，水煎二次，每日一剂，分两次温服。

针刺取穴：

头面部：百会透曲鬓（右），风池（双），翳风（双），廉泉，金津、玉液（刺络放血）。

四肢取穴：极泉（右）、后溪（右）、手三里（右）、环跳（右）、三阴交（右）、足三里（右）。

刺法：百会透曲鬓透穴，快速捻转法，每针捻转 2 分钟左右留针，30 分钟后再捻转 2 分钟，拔针。风池、翳风平补平泻法；金津、玉液用刺络放血法（隔日 1 次）。四肢穴，均先用雀啄法，然后留针 30 分钟，针感强烈，注意适量。不可过度，病人难以耐受。

二诊：2013 年 11 月 15 日。服药七剂，针 7 次，舌强语謇已明显改善，可以交流对话，但限较简单词语，口舌歪斜减轻，右上下肢肌力达 3 级，右上肢卧床时可抬至肩，右下肢可抬高 30cm 左右，可屈伸（仰卧时）。精神、饮食、二便基本正常。

中药同前治疗。针灸去金津、玉液，加舌中穴（舌体中部取穴），毫针刺，提插捻转 3-4 次拔针。日一次。

三诊：2013 年 11 月 21 日。语言更加清晰、流畅，可连贯说话，口舌轻度歪斜；右侧肢体肌力达 4 级弱，上肢仰卧时可抬举过头，下肢仰卧时可屈伸灵活，轻扶持可下地行走。舌质淡红，苔白黄，脉较前有力，稍弦。但体力尚弱，不能远行。嘱加强康复训练，增强体力。

效不更方，中药、针灸同二诊继用。

四诊：2013 年 12 月 5 日。神清、语言基本流利，口舌歪斜轻微，右上下肢肌力 4 级强，可自行行走数百米。精神、体力增强明显。

复查头 CT：左基底节片状低密度影、脑室受压已除。临床基本治愈。嘱回家继续康复锻炼为主。口服培元通脑胶囊等中成药巩固疗效。控制好血压，保持乐观心态，防止再发。

三个月后随访，病人除右侧肢体稍感力弱外一切正常。可从事一般家务。

按语 本案属中风（脑出血）恢复早期，据脉证属血瘀水阻，风阳初平，气阴已伤。治法以化瘀利水，兼顾护气阴、平肝抑风。故拟与化瘀利水汤加味，以桃仁、川芎、当归、三七、泽泻、茯苓为主化瘀利水；黄芪益气，生地、龟板、天麻、全蝎养阴平肝；生地、丹皮、三七又可凉血止血（防止再出血）。以此方加减口服近 4 周，并结合针刺，而取得良好功效。针刺风池、翳风、廉泉、金津、玉液可通络、开窍、治瘀，对舌强语謇功效明显；百会透曲鬓熄风通络除瘫是我院多年实践证明行之有效方法。四肢取穴，根据多年对中风偏瘫病机认识，中风病犯阴阳诸经，因此采取阴阳经配穴法，如极泉配后溪、环跳配三阴交，阴阳相配，其效更佳。许多病人以此法常获立竿见影之效。

二、针刺合五虫天麻钩藤汤加味治偏头痛

病案：李某，男，40 岁，2010 年 7 月 13 日。

主诉：顽固性偏头痛 20 年，加重 1 周。

病史：发作性头痛 20 年。近年频发。以右颞、头顶为主，胀痛或钻顶样疼、有时跳痛，每发多先眼有闪光，视物模糊，继之疼痛加剧，伴头晕、恶心、呕吐、不敢睁眼、不敢活动。常持续数小时、甚至二三天。曾在多家医院以偏头痛诊治，中西药用遍而无明显效果。

初诊：头痛正值发作。以在头颞、顶为重，遍及全头，胀性，时钻顶样或跳疼，伴头晕、恶心。Bp 130/85mmHg，面红、体盛、视物模糊、口角手足麻木。舌质红，苔白稍腻，脉弦。自带头 CT：正常。

西医诊断：偏头痛　　　　　　　　　　　中医诊断：头痛

辨证审机：肝火挟痰上扰，血瘀络阻。

治法：清肝化痰，通络止痛。

方药：川芎 20 克　天麻 15 克　钩藤 15 克　菊花 15 克　栀子 15 克　龙胆草 15 克　黄芩 15 克　蔓荆子 15 克　清半夏 15 克　白蒺藜 15 克　石决明 15 克　甘草 15 克　全虫 10 克　蜈蚣 1 条　土虫 10 克　元胡 15 克。七剂，水煎，日一剂，分两次温服。

取穴：风池、太阳、率谷、正营、头临泣、外关、合谷、太冲、侠溪、丰隆。

手法：提插捻转泻法。风池深刺，麻胀感至枕、咽部，率谷、正营透刺，太阳刺络放血。余穴常规捻转提插，泻法。每日一次。

二诊：2010 年 7 月 20 日。中药服一周，针刺 7 次。针一次后头痛大减。当晚又有剧痛发作。次日再针，手法同前，针后头痛再减，虽有再发作，但程度次数已明显减轻。针 7 次、服药七剂后，头痛已基本消除。偶有小痛，已无大碍。此火热风阳之势渐平。但此症已久，恐再反复。舌红，脉仍弦。

方药：川芎 20 克　天麻 15 克　钩藤 15 克　菊花 15 克　栀子 15 克　龙胆草 15 克　黄芩 15 克　蔓荆子 15 克　清半夏 15 克　白蒺藜 15 克　全虫 10 克　蜈蚣 1 条　甘草 15 克　寸冬 15 克　地龙 10 克。七剂，水煎，日一剂，分两次温服。

取穴：风池、头临泣、率谷、悬颅、外关、合谷、行间、侠溪、三阴交、丰隆、大椎。手法：三阴交提插捻转补法，余穴泻法同前。

三诊：2010 年 7 月 27 日。服药十四剂，针二周。头痛已多日未作。睡眠、饮食正常，大便稍溏。舌稍红，苔薄白，脉稍弦。此肝火痰浊渐除，络脉渐通。

方药：前方去龙胆草。余药同前。针灸、取穴手法同前。

2010 年 7 月 29 日病人因工作需要、停针。中药续服。至 8 月 11 日，病人已近一月头痛未发。遂停汤药。嘱防熬夜、过劳。有头痛出现及时来诊。

2015 年 8 月 26 日来诊。自 2010 年 8 月 11 日后至今已 5 年头痛未发。亦未用针药。偶有头部不适，休息二日即缓解。近二日稍有头痛，恐再发，针 7 次痊愈。

按语　偏头痛为临床常见病症，多反复发作经年不愈，病人十分痛苦。本案采用中药针灸结合治疗，仅针治 18 次，中药四周，竟五年未发，疗效甚佳。笔者在临证中治疗顽固性偏头痛病人众多。在辨证论治基础上，常采用中药针灸结合方法。如中药用天麻钩藤饮、半夏白术天麻汤、血府逐瘀汤合方加减。“久病必瘀”，故多加活血通络之川芎、桃仁、土虫等。久病难除，常用虫类搜剔药祛风止痛，如全虫、蜈蚣、地龙、僵蚕之类。针刺治头痛结合辨证分经论治，采用透穴法治疗，多取良效。

三、疏肝调神汤加味结合针刺治疗郁证

病案：王某，男，46 岁，2011 年 11 月 9 日。

主诉：抑郁、焦虑、心烦、失眠、头昏乏力 3 年余。

病史：因工作不顺、人际关系不佳，抑郁、焦虑、心烦、失眠多梦，对所从事工作无兴趣，常无端发火，而难以控制。在当地中西药治疗效果不显，后到北京某医院诊治，亦效果不佳，已病休一年余。

初诊：神情抑郁、焦虑、心烦、易怒、心悸胸闷。入睡困难，常仅睡 3-4 小时，多梦、口干，饮食、二便尚正常。舌质稍红，苔薄白，脉微弦。

西医诊断：神经症　　　　　　　　　　　中医诊断：郁证

辨证审机：肝郁气滞，气阴不足，虚实错杂，心神不宁。

治法：疏肝解郁，养心安神。　　　　　　　方药：柴胡加龙骨牡蛎汤加减

柴胡 15 克　白芍 20 克　郁金 20 克　香附 15 克　栀子 15 克　黄连 5 克　石菖蒲 15 克　珍珠母 30 克　酸枣仁 30 克　柏子仁 15 克　生龙骨 30 克　生牡蛎 30 克　当归 15 克　桃仁 15 克　合欢皮 20 克　炒麦芽 30 克　太子参 15 克　寸冬 15 克　五味子 15 克　百合 15 克。十五剂，水煎，日一剂，分二次口服。

二诊：2011 年 11 月 30 日。服药十五剂，抑郁、焦虑、心烦、失眠症状逐渐改善，特别是睡眠，服药一周后睡眠可达 6 小时。虽有时多梦，但睡眠好转，心情亦改善，病人信心增加。每天可到室外活动。但仍感乏力。虽症状有所改善，但诸症仍存。舌质稍红，苔白薄，脉微弦。此肝郁渐舒，气阴渐充，心神渐安。但病已久一时难以根除。续以前方加减，并配合针灸加强疗效。

方药：前方加枸杞 15 克、酒萸肉 15 克。十五剂，水煎，日一剂早晚分服。

取穴：肝俞、期门、膻中、内关、太冲、照海、心俞、申脉、神门、三阴交、安眠穴。手法：期门、膻中、内关、太冲泻法，余穴补法，每日一次，留针三十分钟。

三诊：2011 年 12 月 12 日。针药结合治疗两周，病人抑郁焦虑、心烦失眠诸症已基本消除。期间，病人情绪略有波动，服药同时作心理开导，病人渐与病友相互交流，心态平和。对未来工作生活充满了信心。遂停针刺及汤药，嘱以宁神灵、朱砂安神丸等口服一周。以资巩固。2013 年 7 月病人来诊，自述病已痊愈，工作一年余。从事销售。工作顺利，并小有成绩。

按语　本案郁证（神经症），据脉证，辨证为肝郁火扰、气阴不足、心神不宁。采用中药柴胡加龙骨牡蛎汤、酸枣仁汤、生脉饮等化裁，结合针刺取得较好疗效。肝郁当用柴胡疏肝汤调之。病已久，肝郁血虚，虚烦不寐，合以酸枣仁汤，重用枣仁以养血安神；有郁热加栀子、黄连，病久血有瘀滞加当归、桃仁；心气阴不足加太子参、寸冬、五味子、百合。此时不可一味理气清火，亦不可一味补虚，当虚实兼顾。用药同时，结合针刺，疏肝柔肝，清心养心，有重要作用。特别是特定穴的运用，如神门、内关，原络联用，肝俞、期门俞募相伍，在疏肝安神中有其独到功效。

四、针刺配合济生肾气汤加味治疗癃闭

病案：李某，女，58 岁，2014 年 7 月 28 日。

主诉：尿潴留 3 个月。

病史：3 个月前因子宫颈癌手术（切除子宫），术后出现尿潴留，一直用导尿管排尿。术后用化疗继续治疗原发病。对尿潴留曾采用物理疗法及中西药，均未奏效。

初诊：病人面色萎黄，形体消瘦，腰酸乏力，手足麻木，时有烦热，留置导尿。食少纳呆，大便 2-3 日一便，不干。舌质淡红，苔薄白，脉沉无力。

西医诊断：子宫颈癌术后，尿潴留　　　　　　　中医诊断：癃闭

辨证审机：气血双亏，脾肾气虚，膀胱气化不利。

治法：益气健脾，补肾利尿。　　　　　　　　　方药：黄芪建中汤合济生肾气汤加味

黄芪 30 克　桂枝 10 克　白芍 20 克　炙甘草 10 克　猪苓 20 克　炒白术 15 克　陈皮 15 克　枳壳 15 克　熟地 20 克　山药 20 克　沙苑子 20 克　枸杞子 20 克　杜仲 20 克　丹参 15 克　茯苓 20 克　大枣 10 克　炒麦芽 30 克　阿胶 10 克（烊化冲服）。七剂 水煎二次，日一剂，分两次温服。

针灸取穴：脾俞、胃俞、肾俞、中脘、天枢、关元、中极、百会、八髎、足三里、三阴交。提插捻转补法，留针半小时每日1次。

二诊：2014年8月4日。服药七剂，针刺7次。治疗后食纳增加，体力精神有所好转。嘱适当增加运动，并练习排尿时试腹部用力。仍感腰酸、眼干涩。导尿继续维持。中药前方加菊花15克、寸冬15克，七剂，日一剂，服法同前。针刺取穴加水道（双），余穴同前。

三诊：2014年8月10日。中药针刺治疗二周，病人食欲大见好转，精神体力明显好转，面略有红润，腰酸减轻，四肢活动感自如（已无沉重感）。嘱病人拔除尿管，观是否可自行排尿。结果，拔除尿管后，自行排尿。约1000毫升。当晚自行排尿两次。尿量如常。病见向愈。观察3日，均正常排尿。患者要求回家服药。遂投前方加双花15克，续服。三个月后随访，病人排尿一直正常。饮食、睡眠、大便都较好，面色转红润，体重增加。可做一般家务。

按语 本案癃闭（尿潴留），属子宫颈癌术后，化疗中出现此症。在临床中比较多见。根据脉证，辨证为脾肾气虚、膀胱气化不利、中焦运化失常所致。其因一则素体虚弱、气血不足；二则肿物、手术、化疗均耗伤气血、肾气，以至癃闭，并三个月未能恢复。治当益气养血、补肾助膀胱气化，气化一复，病自当除。根据病情，笔者以黄芪建中汤、济生肾气汤、五苓汤合方加减，使脾胃得运、气血渐充、肾气渐盛，故膀胱气化得复。在此治疗中，中药结合针刺，有相得益彰，相互促进作用。针刺以局部近取与循经远取相结合，加之俞募、下合穴，交会综合运用，对健运脾胃，补助肾气，促进膀胱气化功能，都有不可替代作用。

唐强治疗康复科疑难重症验案

唐强，博士（后），教授，博士生导师，现任黑龙江中医药大学针灸推拿学院、康复医学院暨附属第二医院院长、康复中心主任、脑功能与神经康复重点实验室主任。新世纪百千万人才工程国家级人选，国务院特殊津贴获得者，第二届全国百名杰出青年中医，龙江学者、特聘教授，黑龙江省优秀中青年专家。国家中医药管理局重点学科、黑龙江省重点学科中医康复学学科带头人，国家中医重点专科康复科带头人。兼任中国康复医学会中西医结合康复专业委员会副主任委员，中国针灸学会针灸康复专业委员会副主任委员，中华中医药学会养生康复分会副主任委员，黑龙江省康复医学会常务副会长、黑龙江省康复医师分会主任委员。擅治中风、脊髓损伤、小儿脑瘫后各种功能障碍（运动障碍、感觉障碍、言语障碍、吞咽障碍、认知功能障碍等）及各种内科疑难病的诊断和综合康复治疗。

一、针康法治疗中风后运动功能障碍

病案：刘某，男，72岁，2012年8月18日。

主诉：左侧半身不遂，伴口眼㖞10日。

病史：平素常头晕头痛，耳鸣面赤，腰腿酸软，10日前进食过程中突然出现口眼㖞，食物沿口角流出，语言笨拙，左半身活动不利，上肢抬举无力，下肢站立不能，遂于哈尔滨市某西医院就诊，经头 CT 及体格检查诊断为“脑梗死”，给予抗凝、降纤、改善循环、营养神经等药物治疗（具体用药用量不详），治疗后症状好转，但遗留左侧肢体运动功能障碍，遂前来我院就诊。既往高血压病史 20 年（平素血压 170/90mmHg，未系统服药治疗）。

初诊：意识清楚，语言流利，形体适中，面色无华，口眼㖞，流涎，伸舌左偏，舌体颤动，左侧半身不遂，舌质红，苔黄腻，脉弦细数。康复评定示：左上肢肌力 1 级，下肢肌力 2 级，肌张力降低，Brunnstrom 分级：左上肢Ⅱ，左下肢Ⅱ，左手Ⅰ。坐位平衡 1 级，主要关节被动活动度：肩关节前屈 0°-150°，150°以上受限，后伸 0°-60°，外展 0°-180°；肘关节活动度 0°-150°；腕关节掌屈 0°-80°，背伸 0°-80°；髋关节前屈 125°，后伸 15°，内收 35°，外展 45°，内外旋各 45°；膝关节屈伸 0°-130°。

西医诊断：脑梗死，高血压 2 级（极高危组）　中医诊断：中风　障碍学诊断：运动功能障碍

辨证审机：素体阴虚，阴亏于下，水不涵木，则阳亢于上，阳化风动，气血逆乱，上蒙清窍。

治法：滋阴潜阳，熄风通络。

针刺方案：头针采用头穴丛刺长留针法，穴区取顶区、顶前区、额区、颞区。

此期病人表现为弛缓性瘫痪。针刺以传统针刺手法为主，上肢多取屈肌群穴位，以手阳明经穴为主；下肢多取伸肌群穴位，髋部多取臀大肌处穴位；大腿部以足阳明经、股四头肌处穴位为主；小腿部以足太阳、少阳经穴位为主。

上肢：极泉、肩髃、曲池、手三里、外关、合谷；下肢：环跳、髀关、阳陵泉、足三里、丰隆、解溪、昆仑、太冲、太溪。

电针方法：患者取卧位，皮肤常规消毒后，以 28 号 1.5-2 寸华佗牌针灸针进行针刺，得气后在针柄上连接英迪 KWD-808-Ⅱ型脉冲针灸治疗仪，软瘫期采用疏波，频率以 5 次/分为宜，刺激强度以患者能耐受为度，每次治疗 30 分钟，日一次。采用丛刺针法，长留针 6-8 小时。

康复训练：上下肢肌力训练，关节活动度训练，协调性训练，步态训练，日常生活能力训练等。

方药：怀牛膝 30 克　龙骨 15 克　生白芍 15 克　天冬 15 克　麦芽 10 克　代赭石 30 克　牡蛎 15 克　玄参 25 克　川楝子 10 克　茵陈蒿 10 克　甘草 10 克　龟板 15 克。

二诊：2012 年 8 月 28 日。连续治疗 10 天，患者肌力明显提高，上肢肌力达到 3 级，手有抓握动作，下肢肌力 3+级，Brunnstrom 分级：上肢Ⅲ，下肢Ⅲ，手Ⅲ，坐位平衡 3 级，治疗师辅助下可站立，口歪及流涎改善，嘱半月后停服方药继续以针康法治疗。

采用拮抗针法：此时根据偏瘫的上肢以屈肌为主、下肢以伸肌为主的痉挛模式，在针刺选穴时应主要选取偏瘫侧肢体相应的拮抗肌群，兴奋拮抗肌来对抗抗重力肌的痉挛。上肢主要取伸肌群，下肢主要取屈肌群。相应的取穴点主要位于肩关节周围、上肢手少阳经、手阳明经、髂腰肌处、大腿后侧股后肌群（足太阳膀胱经穴）、小腿外侧腓骨长短肌处（足少阳胆经穴）穴位为主。

上肢：手三里、外关、后溪、合谷（使手腕伸展或手指伸展），天井、臑会穴（使肘部伸展，肘外旋），肩髃、臂臑穴（使臂外展）。

下肢：阳陵泉、悬钟穴（使足背屈、踝外翻），解溪、丘墟穴（使趾伸展、足背屈），承扶、殷门穴（使膝屈曲）。

电针方法：患者取健侧卧位，皮肤常规消毒后，以 28 号 1.5-2 寸华佗牌针灸针进行针刺，得气后在针柄上连接英迪 KWD-808-Ⅱ型脉冲针灸治疗仪，刺激强度以患者能耐受为度，每次治疗 40 分钟，每日一次。

三诊：2012 年 9 月 28 日。患者治疗 40 余日后神清，面瘫及运动功能状况恢复良好，左侧上、下肢肌力达到 5–级，Brunnstrom 分级：左上肢Ⅵ，下肢Ⅵ，手Ⅵ肌张力正常，上肢能够完成大部

分生活活动，手部精细动作完成良好，已能够独立行走散步，步态正常，遂嘱其平时注意控制血压，出院回家继续康复锻炼，定期复查。

按语 患者年老，素体阴虚，阴亏于下，水不涵木，则阳亢于上，平素常有头晕耳鸣、腰膝酸软等下虚上实之症。风阳挟痰上扰，致气血逆乱，经脉痹阻，出现口眼㖞，口角流涎，语言謇涩，半身不遂。舌体歪斜颤动，舌质红，脉弦细数，是阴虚风动之征，舌苔黄腻，为痰热内蕴之候。《素问·调经论》所谓“血之与气，并走于上，则为大厥，厥则暴死。气复反则生，不反则死。”本证以肝肾阴虚为本，肝阳上亢，气血逆乱为标，但以标实为主。治以镇肝熄风为主，佐以滋养肝肾。方中怀牛膝归肝肾经，入血分，性善下行，故重用以引血下行，并有补益肝肾之效为君。代赭石之质重沉降，镇肝降逆，合牛膝以引气血下行，急治其标；龙骨、牡蛎、龟板、白芍益阴潜阳，镇肝熄风，共为臣药。玄参、天冬下走肾经，滋阴清热，合龟板、白芍滋水以涵木，滋阴以柔肝；肝为刚脏，性喜条达而恶抑郁，过用重镇之品，势必影响其条达之性，故又以茵陈、川楝子、生麦芽清泄肝热，疏肝理气，以遂其性，以上俱为佐药。甘草调和诸药，合生麦芽能和胃安中，以防金石、介类药物碍胃为使。针灸采用于氏头穴之顶区、顶前区、额区、颞区、项区覆盖了中央前后回、顶叶、额叶、颞叶及延髓部，故对患者的运动功能障碍，肌力肌张力异常，言语功能障碍等症状起到了整体的治疗作用，而且，头穴不但能治疗中风的各种障碍，还能改善全身情况，对微循环、血流变、血小板聚集力、血脂、自由基、微量元素、免疫功能等都有调节作用。同时，配合康复训练治疗，使患者的缺失功能得到了更准确的指导和恢复。

二、针康法结合自拟方治疗帕金森病

病案：李某，男，62岁，2014年10月9日。

主诉：右侧肢体抖动，行走不稳5年余，加重1年。

病史：患者2009年5月因右侧肢体不自主颤动于某西医院就诊，诊断为帕金森病，予以美多芭口服（就诊时美多芭用量为1片/次，3次/日），症状有所减轻，后又加重，并逐渐出现反应迟钝，平衡障碍等症状，近1年出现左侧肢体震颤，伴晨僵，失眠，便秘等症状，遂来我院就诊。

初诊：患者神情淡漠，反应迟钝，注意力差，双侧上肢震颤，双手呈搓丸样动作，右侧肢体震颤明显，行走不稳，慌张步态，须有人搀扶，咯吐痰涎，痰色黄质黏，舌红，苔黄厚腻，脉弦滑数。康复评定示：肢体各关节活动度正常，肌力正常，肌张力增高，被动活动患者肢体可见较明显阻力；站立平衡2级；轻微认知障碍，行走需辅助偶有冻结，轮替动作完成差，下肢灵活性降低。自带头CT示：脑萎缩。

西医诊断：帕金森病　　中医诊断：颤证　　障碍学诊断：运动功能障碍，言语功能障碍

辨证审机：痰热动风，风痰扰神，走窜经络。

治法：清热化痰，平肝熄风，舒经活络。

取穴：于氏头穴顶区、顶前区、额区、枕下区。

操作：按照头穴丛刺针法长留针6～10小时。

康复训练：运动疗法、作业疗法、步态训练、言语功能训练、日常生活能力训练等。

方药：半夏10克　桑叶10克　胆南星10克　竹茹10克　川贝母10克　枳实10克　橘红10克　黄芩10克　水牛角15克　菊花15克　茯苓15克　钩藤18克。每日一剂，水煎取汁300ml，早晚分服。

二诊：2014年10月16日。按此治疗方案治疗一段时间后，患者肢体震颤情况减轻，肌张力

较前降低，上下肢灵活度、动作完成情况有明显进步，睡眠情况好转，在康复治疗师保护下，敢于独立行走一段距离，痰涎尤在，故在原方基础上续加煨皂角、白芥子各10克，并嘱患者坚持运动训练。

三诊：2014年11月9日。后按此治疗方案治疗1月后，患者症状进一步改善，上肢能够完成部分精细运动，记忆力、定向力较前好转，反应较灵敏，独立行走距离延长，故停止服药以针康法继续治疗。后继续坚持治疗半月，经评定后示患者意识清楚，基本能与人沟通，震颤明显减少，上下肢运动较前自如，且已能稳定独立行走，遂出院。

按语 治疗痰热风动型帕金森病，方用导痰汤合羚角钩藤汤加减。前方祛痰行气，后方清热平肝熄风，二方合用清热化痰，平肝熄风，适用于痰热内蕴，扰动肝风之症。半夏、胆南星、竹茹、川贝母、黄芩清热化痰；水牛角、桑叶、钩藤、菊花平肝熄风止痉；生地、生白芍、甘草养阴清热，缓急止颤；橘红、茯苓、枳实健脾理气。针康法采用于氏头穴丛刺与现代康复治疗技术相结合，选取顶区、顶前区、额区、枕后区分别对患者的运动功能障碍、不自主运动、肌张力异常、木僵状态、表情淡漠迟钝、注意力不集中、睡眠障碍、平衡障碍等存在问题进行针对性治疗，并同时配合运动训练促进关节活动，预防挛缩，改善协调性，提高平衡感，加强稳定性，避免了单一治疗方法的局限性，从而发挥更大的治疗作用。

三、头穴配合间谷穴治疗失眠

病案：赵某，男，51岁，2010年5月2日。

主诉：失眠1个月余，加重3天。

病史：患者平素健康，于1个月前因工作压力大出现失眠症状，入睡困难、睡则易醒、醒后不易复睡，同时伴有心胸烦闷、食欲下降，记忆力减退，情绪低落，消极，倦怠乏力，曾服用艾司唑仑等药物以助睡眠。症状反复无明显缓解。3天前失眠症状加重，有时甚至整夜不能入睡，且开始伴有心慌、气短等症状。

初诊：血压125/75mmHg，心率100次/分，精神恍惚，意识淡漠，表情痛苦，情绪低落，倦怠乏力，不欲饮食，胸闷气短，心悸健忘，善惊不寐，舌暗红，苔少，脉涩。康复评定示：阿森斯（AIS）评分16分，存在严重睡眠障碍。

西医诊断：失眠　　　　　　　　中医诊断：不寐

辨证审机：情志不遂，心神难安故夜不能寐。

治法：理气安神，清心定志。

取穴：头穴额区，配间谷穴。按照头穴丛刺针法长留针6～8小时；间谷穴拳手立位，针深寸半。

二诊：5月5日。按此治疗方法治疗3日，患者言睡眠质量得到改善，一次治疗见效，近3天睡眠时间能达到4小时，精神状态略有提升。

三诊：5月9日。按此治疗方法治疗一周后，患者睡眠时间已能达到7小时，精神状态良好，情绪愉悦，再次评定示阿森斯（AIS）评分4分，已近无睡眠障碍，嘱巩固治疗一周，后患者满意出院随访中闻未再发作。

按语　患者因遇事处理劳伤心神，而至失眠，日久伤及气血致气血不足，瘀血内生，心失所养，神不守舍而加重，忧思过度而伤脾，影响脾胃消化出现食欲下降，胃脘不适，气血生化减少，不足营养四肢而见四肢乏力，周身酸软。舌暗红，脉涩乃为血瘀之象。于氏头穴额区包含神庭透囟会、与其平行的曲差和本神向上透刺。神庭、本神本身就具有镇静安神之力，为治疗不寐之要穴，曲差亦有祛风之功。其直下为额叶前部，而额叶联合区正位于额叶前部，为 Brodmann 分区的 9、10、11 区，与智力和精神活动有密切关系，故治疗作用主要应用于患者的精神症状，包括记忆力减退、表情淡漠、反应迟钝、缺乏自制、注意力不集中等症状。而间谷穴位于手阳明大肠经三间穴与合谷穴之中点，根据第二掌骨全息律，此穴正位于心肺部，有调理心胸之功，对心神不安，胸闷气短等症确有卓效。另外，根据脏腑别通论，肝与大肠通，本穴位于大肠经上，能调达肝气，起到理气清心的作用。

四、针药结合治疗面瘫后遗症

病案：李某，女，53 岁，2012 年 4 月 12 日。

主诉：左侧口眼㖞1 年余。

病史：患者 1 年前因受情志刺激并感风寒而突发左侧口眼㖞，耳后疼痛，左眼流泪，曾在多处进行针灸、药物治疗未获得明显效果，经人介绍来我处就诊。

初诊：左侧面部表情肌瘫痪，左侧面部额纹消失，睑裂变大，蹙眉困难，眼睑闭合无力，Bell 征阳性，口角歪斜，鼓腮吹气时患侧有漏气现象，示齿时口角歪向健侧，左侧鼻唇沟变浅。舌质淡红，苔薄白，脉浮紧。

西医诊断：特发性面神经麻痹　　　　中医诊断：面瘫

辨证审机：肌体正气不足，脉络空虚，卫外不固，风寒乘虚侵袭，以致气血阻滞，经筋失养，经筋功能失调，筋肉纵缓不收。

治法：祛风散寒，通络和营。

取穴：地仓、翳风、下关、颧髎、足三里、上巨虚、迎香、太冲、合谷。

操作：先针双侧足三里、上巨虚，针深 2-3 寸，留针 40 分钟；后针地仓、翳风、下关、颧髎、迎香、合谷留针 40 分钟；起针后太冲穴泻法，不留针。

方药：天麻 20 克　白芷 5 克　苏叶 15 克　乌药 10 克　沉香 15 克　青皮 15 克　人参 10 克　炙甘草 10 克　白术 10 克　木瓜 15 克。

二诊：4 月 17 日。患者治疗 5 日后，治疗中左侧面部自觉抽扯感，嘴角微动似能上扬。

三诊：4 月 22 日。按此治疗方法治疗 10 日后，患者鼓腮时已能不漏气，额纹出现，鼻唇沟明显。继续治疗半月后示齿左右趋于对称，眼睑闭合较好，后又巩固半月，自觉效果满意后出院。

按语　现代医学认为受寒、病毒感染和自主神经功能不稳等可引起局部神经营养血管痉挛，导致面神经缺血水肿，由于面神经管为骨性腔隙，容积有限，如果面神经水肿明显，则使面神经受到压迫，可致不同程度轴突变性，这可能是部分患者恢复不良的重要原因。中医观点，劳作过度，机体正气不足，脉络空虚，卫外不固，风寒或风热乘虚而入中面部经络，致气血痹阻，经筋功能失调，筋肉失于约束，出现㖞僻。手足阳明经均上头面部，当病邪阻滞面部经络，可导致面瘫发生，足三里为足阳明经合穴，上巨虚位于足阳明经上而又为手阳明经下合穴，故两穴通用涵盖面部病变区域，配合下关、地仓、颧髎、迎香等病变处局部取穴收效明显。患者久病，“邪之所凑，其气必虚，偏枯㖞僻，或左或右，盖血脉不周，而气不匀也。天麻、苏叶、白芷，以疏风气。乌药、青皮、沉香，以行滞气。人参、白术、炙草，以补正气。疏之行之补之，而气匀矣，气匀则风顺矣。用木瓜者，能于土中泻木，调荣卫而伸筋也。”故使顺风匀气散功效优于他方，针药结合，疾病自除。

刘晓华验案

刘晓华，毕业于黑龙江中医药大学，在绥化市中医医院针灸科主任医师。黑龙江省中医学会糖尿病专业委员会委员、黑龙江省针灸学会理事、黑龙江省第三批中青年名中医、绥化市第一批名中医。擅治糖尿病、脑血管病、肾病等内科疾病。

平眩汤治疗眩晕

病案：张某，女性，73岁，2014年3月19日。

主诉：头晕目眩4余年，加重半年。

病史：患者4余年来，反复发作头晕，目眩，近半年来病情加重，发作频繁，不能起床，起则头眩，在很多医院就诊，病情无明显好转，仍反复发作，故治于刘晓华主任医师。

初诊：头晕、视物旋转、眼前发黑、甚则扑倒、不敢睁眼，伴恶心、呕吐，纳呆厌食腹胀，面色苍白，神疲乏力，唇甲不华，眩晕动则加剧，劳累即发，舌质淡红，舌苔白腻，脉细弱。

中医诊断：眩晕

辨证审机：气血亏虚，清阳不展，脑失所养，脾失健运，痰浊中阻，上蒙清窍，清阳不升。

治法：补益气血，运脾和胃，化痰祛湿。

方药：自拟“平眩汤”

熟地30克　当归30克　白芍30克　川芎10克　白术15克　泽泻30克　党参10克　茯苓15克　半夏10克　天麻10克　陈皮 5 克　山萸肉15克　生姜10克　大枣 5 个　炙甘草10克。五剂 水煎两次300ml，分二次温服之。

二诊：2014年3月24日。服药五剂，眩晕息止，纳食腹胀好转，恶心、呕吐消失，舌质淡，舌苔白，脉细弱。所谓效不更方，继服上方十剂。

三诊：2014年4月2日。共服药十五剂告愈，为巩固病情，以益气血，运脾补肾为主。

熟地60克　当归60克　白芍50克　川芎20克　白术30克　泽泻30克　党参50克　茯苓30克　半夏20克　天麻20克　陈皮10克　山萸肉50克　炙甘草20克。

以上诸药，共为细末，配为蜜丸，每丸重9克，早晚各一丸，温水送服。上药服尽，随访一年眩晕未再复发。

按语　“无虚不作眩”。治眩重在补益气血，运脾和胃，运脾可化痰饮，和胃能止呕逆，此乃直接治本而间接治标一举两得。正如《景岳全书·眩晕》书中指出“眩晕一证，虚者居其八九，而兼火兼痰者，不过十中一二耳。”参验先贤论治眩晕之要，自拟“平眩汤”以治眩晕。方中党参补脾气；当归、白芍养血；茯苓健脾利水渗湿；陈皮理气健脾，燥湿化痰；半夏味辛降逆，和胃化湿；白术健脾运水，燥湿擅治眩，泽泻渗水湿、起阴气，二药合用，一燥一滋，相得益彰；天麻辛甘质润，为治疗眩晕之要药，用于本方中为对症治疗的药物，可加快症状的缓解，体现了“症因同治”的原则。久病多瘀，用少量川芎活血化瘀引药上行，以为使药。两者引药上行，均为治疗眩晕的对症药物。山萸肉益阴养肾有补精气以助气血的作用，熟地治肝肾阴虚，两药配合，治眩晕有良效，半夏、白术、天麻配伍，专治脾虚眩晕，加生姜、大枣起到辅助调和脾胃之作用。炙甘草调和诸药。从处方用药来看，肾精亏虚亦贯穿于本案始终。脾胃为后天之本，肾为先天之本，肾中精气有赖于脾胃运化之水谷精微的补养，才能充盈。脾肾在病理上亦常相互影响，脾胃久虚常累及于肾，所以本案从始至终都以调脾胃、益气血，补肾入手，病情好转后，以丸药缓缓图之。以上药味虽平淡，而实见卓效。全方既重视了病因的解除，也注意到了症状的控制。经多年来临床实践。凡眩晕之发作者，以此为基础随症加减，多能迅速见效历用不爽。待眩晕息止之后，再详察气血阴阳之虚而固其本，以收远期之疗效。

孙忠人治疗神经系统疾病医案

孙忠人，1960 年生，教授，博士生导师。黑龙江中医药大学校长，国家临床重点专科、国家中医药管理局重点专科“中医脑病学”专科带头人，黑龙江省领军人才梯队针灸学带头人，黑龙江省重点学科、国家中医药管理局重点学科“针灸推拿学”学科带头人，黑龙江省“535 工程”第二层次领军人才梯队带头人，黑龙江省级重点实验室、黑龙江省普通高校重点实验室、黑龙江中医药大学“针灸临床神经生物学实验室”主任。被评为黑龙江省德艺双馨名中医，黑龙江省教学名师。擅长以针药结合治疗神经内科疾病。

一、中风验案

病案：王某，女，68 岁，2006 年 3 月 18 日。

主诉：左侧肢体活动不利 8 日。

病史：患者 8 日前无明显诱因出现左侧肢体活动不利，言语笨拙，伴有头晕，无意识障碍，无二便障碍。被家人送往某西医院就诊，诊为“脑梗死”，经治，症状略缓解后出院。但仍有左侧肢体活动不利。患者既往高血压病史 3 年。

初诊：患者左侧肢体活动不利。BP 145/80mmHg，神志清楚，语言笨拙，面色少华，形体适中。查体：双侧瞳孔等大同圆，对光反射存在，眼球各方向运动灵活，左鼻唇沟变浅，伸舌偏左。左侧肢体上肢近端肌力Ⅳ级，远端肌力Ⅲ级，下肢肌力Ⅲ级，肌张力正常，左侧肱二头肌反射，肱三头肌反射，桡骨膜反射，膝跳反射均亢进，双侧巴宾斯基征阳性。左侧面部、肢体麻木。舌质淡，苔白，脉沉细。头部 MRI 显示：右侧基底节区脑梗死。

西医诊断：脑梗死　　　　中医诊断：中风（中经络）

辨证审机：气虚血瘀，脉络不通。

治法：疏通经络，行气活血。

取穴：头针，顶区、顶前区、颞区。体针，风池、完骨、翳风、肩髃、曲池、手三里、外关、合谷、外劳宫、髀关、梁丘、阳陵泉、足三里、阴陵泉、悬钟、丘墟、太冲。

操作方法：①头针：针体与皮肤呈 15°角至帽状腱膜下，深约 40mm，针后捻转约 200 次/分，每根针捻转约1分钟，留针8小时。留针期间，开始每隔30分钟捻转1次，重复2次，然后每隔2小时捻转1次，直至出针。②体针：常规针刺，平补平泻。得气后使用电麻仪，连续波，频率2Hz，强度以患者能够耐受为度，通电30分钟。每日1次，2周为1疗程。患者共治疗2个疗程显效，患者生活能够自理，行走自如，言语尚可。

按语 该患者平素正气虚弱，气血不足，气血不能鼓动血脉运行，血行乏力，脉络不畅，气虚血瘀，发为本病。治疗宜疏通经络，行气活血。头针采用头穴丛刺长留针，选取顶区，顶前区，颞区，并给予手法刺激，可激发大脑皮质功能，促进偏瘫肢体的功能恢复。风池可豁痰利窍，通经活络；完骨可增加脑血流量、改善脑血管弹性，对脑缺血有很好的治疗作用；翳风治疗发音障碍有较好疗效。肢体局部取穴可调畅气血，经络通畅，使肢体活动自如。

二、电针治疗腰椎间盘突出

病案：张某，女，45岁，2010年7月24日。

主诉：腰部疼痛不适7日。

病史：该患既往患有腰椎间盘突出症，但症状不明显，偶有腰部不适，卧床休息后即可缓解。但7日前打牌久坐，次日晨起即自觉腰痛剧烈，不能活动，痛感放射到臀部及双下肢后部。卧床休息后腰部可缓慢活动，可直立，但活动范围有限，向前或向后弯腰时疼痛尤甚，伴有右下肢后、外侧麻木。

初诊：腰部疼痛不适，活动受限，麻木，右下肢后、外侧麻木。L3-S1棘突旁压痛点明显，直腿抬高试验（+）。舌质淡，苔白，脉沉弦。腰椎CT：L3-S1椎间盘突出。

西医诊断：腰椎间盘突出症　　　　中医诊断：腰痛

辨证审机：腰间脉络瘀阻，气血不畅。

治法：通经活络。

取穴：L3-S1夹脊穴、环跳、阳陵泉。

操作方法：夹脊穴针直刺入两棘突之间2.0寸左右，接近神经根处，使针感传向臀部及下肢末端，得气即可，不捻转提插。其余腧穴常规针刺，平补平泻手法。得气后，夹脊穴使用电麻仪，连续波30分钟，强度以患者能够耐受为度。每日1次，2周为1疗程。1疗程患者治愈。

按语 该患既往即有腰痛病史，本次因活动不当，导致瘀阻经脉，气血运行不畅，不通则痛。治宜通经活络止痛。夹脊穴能够疏通局部气血，其位于腰骶部正中线旁开0.5寸，从病变节段开始4对共8穴，针刺时使针感向臀部及下肢末端传导，针刺时以得气为度，不能提插捻转。

三、抽动-秽语综合征验案

病案：唐某，男，8岁，学生，2008年5月10日就诊。

主诉：眼、口、鼻、腿发作性的不自主抽动1年余。

病史：该患足月顺产，5岁时无明显诱因逐渐出现不定时不自主的眨眼，撅嘴，耸肩，注意力不集中，精神紧张时加重，睡眠时消失。到西医院神经科就诊，诊断为抽动-秽语综合征。用氟哌啶醇、泰必利等治疗，未见好转而停药。2007年11月出现发作性的喉中发声，间隔时间短则20-30min，长则数小时。在当地治疗10余天上述症状消失，但同时出现眼、口、鼻、腿的不自主运动，为求中医诊治来我院。

初诊：形体偏瘦，眼干、口干、食欲不振、疲乏无力、烦燥易怒、注意力不集中、舌红、少苔、脉弦细。神经系统未见阳性体征。头CT未见异常；脑电图：轻度异常。

西医诊断：抽动-秽语综合征　　　　　　中医诊断：慢惊风

辨证审机：肝肾阴虚，风阳上扰。

治法：滋阴潜阳，熄风止痉。

方药：鳖甲、生龙齿各15克，黄精、钩藤、白芍各20克，代赭石、天麻、玄参、麦门冬各20克。

取穴：百会、神庭、头维、太阳、风池、内关。

操作方法：百会、神庭、头维小幅度、快捻转，捻转速度200转/分，连续3-5分钟。每日1次，每次30分钟，2周为1疗程。患者针药结合治疗7天后诸症状均有好转。继续治疗2周后腿动消失，眼干，口干消失，其他症状好转。2月后只留有轻微眨眼，余症消失。

按语　抽动-秽语综合征（TS）又称慢性多发性抽动，是一种运动障碍病，病因尚不明确。西药常用神经阻滞剂氟哌啶醇，但有锥体外系或帕金森式样反应，动作徐缓及静坐不能等反应，不易被患儿及家属接受，且易产生耐药性，使病情反复，远期疗效不理想。中医认为本病的发生多因患儿先天禀赋不足，素体肝肾阴虚，阴津暗耗，筋失所养，又水不涵木，肝阳失潜，风阳上扰。我们采用滋阴潜阳，熄风止痉之法，取鳖甲、黄精滋阴补肾为主；龙齿、代赭石益阴潜阳熄风；天麻、钩藤平肝息风；玄参、麦门冬滋阴清热；白芍、甘草酸甘化阴，滋阴增液，柔肝舒筋，诸药合用共奏清热平肝，熄风定惊之功。病初多用重镇之品以缓其标，病情稳定时应以滋阴补肾为主以治其本，少佐重镇降逆清肝之品。针刺选用百会、神庭安神镇静止痉，配以其他穴位调畅气血，熄风通络，使阴阳协调，脏腑功能恢复。

四、失眠验案

病案：李某，女，32岁，2012年3月28日。

主诉：失眠，伴阵发性心悸3月余。

病史：患者因工作原因，经常上夜班，既往睡眠极轻，极易被惊醒，3月前因琐事心情抑郁，夜间不宜入眠，后症状逐渐加重，有时彻夜不眠，自行服用安定1-2片，有时能够入睡，睡着后多梦，醒后疲惫不堪。近几日心悸尤甚。

初诊：失眠，阵发性心悸，心慌，多梦易醒，饮食量少。神志清楚，面色少华，形体适中。舌红，苔白，脉弦细。神经内科查体未见明显异常。

西医诊断：失眠　　　　　　中医诊断：不寐

辨证审机：心虚胆怯，心神不宁。

治法：调神益智，安神定志。

取穴：百会、四神聪、风池、安眠、神门、内关、三阴交。

操作方法：百会及四神聪采取小提插，快捻转，捻转速度200转/分，连续3-5分钟。其余腧穴常规针刺，平补平泻手法。每日1次，2周为1疗程。2个疗程患者治愈。

按语　失眠可因心虚胆怯，决断无权，导致善惊易恐，心神不宁，夜寐不安。本病治疗选取百会及四神聪为主穴，达到调节脑功能的作用，以调神益智，镇静安神。安眠穴可安神镇静；内关、神门以养心安神，益气通络；三阴交可滋阴降火。

王新本治疗神志疾病验案

王新本，1961 年生，毕业于黑龙江中医药大学，哈尔滨市南岗区中西医结合医院院长。1993 年参与组建黑龙江省第一家具有中医心理特色的医疗机构。国家基层优秀名中医、黑龙江省百名跨世纪人才、黑龙江省第三届名中医、哈尔滨市首届名中医、中医主任医师。兼任世界中联中医心理学专业委员会常务理事；中国中西医结合学会心身医学专业委员会委员；中华中医药学会心病分会委员；黑龙江省心理咨询师协会副会长；黑龙江省龙江医派研究会理事；哈尔滨市中西医结合学会副会长；哈尔滨市中医学会副秘书长；哈尔滨市中医学会中医心理分会主任委员。在情志、神志及心身疾病的临床治疗中，开创性的采用了“四联、三步、二结合”的治疗理念，取得了良好的临床疗效。

一、复元活血汤治疗精神分裂症

病案：郎某，女，33 岁，2011 年 3 月 5 日。

代诉：胡言乱语、叫喊怒骂、打人毁物，间断发作 2 年余，加重 1 个月。

病史：该患于 2009 年 2 月因失恋后逐渐出现情绪异常，有时无故骂人、叫喊、发怒，家属带其在当地以偏方治疗（具体不详），病情反复发作。2010 年 2 月回家途中被歹徒抢劫，此后自觉周围的人都是坏人，见到陌生人恐惧严重，怀疑家人都要加害自己，不吃饭，说饭里有毒。于 2 月 8 日前往“专科医院”就诊，诊断“精神分裂症”，住院治疗 14 天，具体用药不详，未见明显好转。

初诊：症见烦躁易怒，胡言乱语，叫喊怒骂，打人毁物，夜寐不宁，大便干结，舌紫暗、苔薄滑，脉弦涩。

西医诊断：精神分裂症　　中医诊断：狂症

辨证审机：气滞血瘀，阻闭心窍。

治法：疏肝通络，活血化瘀。

方药：复元活血汤加味

川芎 15 克　丹参 15 克　赤芍 10 克　生大黄 10 克（后下）　石菖蒲 30 克　夜交藤 40 克　香附 10 克　红花 10 克（后下）　郁金 10 克　柴胡 10 克　桃仁 15 克　琥珀粉 5 克（冲服）　炒枣仁 40 克（捣烂）。水煎，日一剂，分 2 次服。

二诊：2011 年 3 月 13 日。服药七剂，患者情绪渐缓和，意识渐清晰，口中痰涎较多，饮食渐增，大便两天一次。舌暗红、苔薄滑，脉滑涩。此乃痰浊上扰所致，仍以通窍活血，加用化瘀涤痰以祛瘀涤痰通窍。

方药：丹参 15 克　赤芍 10 克　桃仁 15 克　红花 10 克（后下）　陈胆星 15 克　郁金 10 克　柴胡 10 克　琥珀粉 5 克（后下）　天竺黄 15 克　川贝母 10 克　橘红 15 克　炒枣仁 30 克（捣烂）香附 15 克　夜交藤 40 克　生大黄 5 克（后下）。水煎，日一剂，分 2 次服。

三诊：2011 年 3 月 21 日。服药七剂，面色无华，语言清晰，可与人们短暂交流。自述偶有烦躁不安，夜寐不宁，饮食及二便均正常。舌尖红，苔薄白，脉细数。目前以育阴潜阳、交通心肾安神为主。

方药：黄连阿胶汤加减。

黄连 15 克　生地黄 15 克　阿胶 20 克（烊化）　人工牛黄 5 克（冲服）　黄芩 15 克　生白芍 20 克　人参 10 克（先煎）　炒枣仁 40 克（捣烂）　当归 20 克　石菖蒲 30 克　生龙齿 30 克（先煎）　琥珀粉 5 克（冲服）　茯神 15 克　柏子仁 20 克　朱砂 5 克（研极细末，冲服）。水煎，日一剂，分 2 次服。

四诊：2011 年 3 月 29 日。三诊服药二十一剂后患者面色红润，精神状态尚可，表情自如。患者自述心情舒畅，活动时偶有气短乏力，饮食及二便均正常。舌淡红苔薄白，边有齿痕，脉细弱。下步治疗以补气养血兼养心安神为主。

方药：当归 20 克　生白芍 15 克　熟地黄 15 克　人参 10 克（先煎）　炒白术 15 克　茯苓 15 克　川芎 15 克　甘草 15 克　炙黄芪 20 克　柏子仁 20 克　知母 15 克　炒枣仁 35 克（捣烂）。水煎，日一剂，分 2 次服。

按语　本案狂症患者因情志不遂伴有先天禀赋不足，气机郁滞，气滞则血瘀，瘀血阻闭心窍，致神智错乱，引起患者精神亢奋、狂躁不安、动而多怒、打人毁物，舌紫暗、脉弦涩为气滞血瘀之征。辨证此属气滞血瘀，方中以柴胡、郁金、香附疏肝理气解郁；川芎、赤芍、桃仁、红花活血化瘀；琥珀粉、生大黄活血化瘀通络；石菖蒲、郁金开通机窍；丹参养血安神；炒枣仁、夜交藤养心安神，疗善惊，不眠多梦。全方以疏肝通络、活血化瘀为主，两诊后又以育阴潜阳、交通心肾及补气养血安神治疗后，患者基本恢复正常。

二、栀豉温胆汤治疗精神分裂症

病案：白某，女，20 岁，2012 年 3 月 5 日。

代诉：间断急躁易怒，自言自语，偶哭笑无常 9 月余，加重 2 周余。

病史：于 2011 年 8 月因高考失败后，偶尔出现自言自语、哭笑无常，家长未引起重视，未给予治疗。当年 12 月上述症状加重，并出现急躁易怒，可以听见有隐形人和她说话、命令她做事情，家长带其去专科医院住院治疗 2 个月，诊断为“精神分裂症”，具体治疗不详，病情好转。出院后服用富马酸喹硫平片，每日 0.4 克。2 周前，因事情未达成其意愿，症状又加重。

初诊：症见自言自语，心烦不安，情绪急躁，喜怒无常，夜不能寐，口干喜饮，大便秘结，舌红苔黄，脉滑数。

西医诊断：精神分裂症　　　　中医诊断：狂症

辨证审机：痰郁化热，扰乱心神。

治法：清心涤痰，安神定志。　　　　方药：栀豉温胆汤加减

竹茹 15 克　山栀子 15 克　盐枳壳 15 克　淡豆豉 15 克（后下）　茯苓 30 克　清半夏 10 克　瓜蒌实 25 克　薄荷 10 克（后下）　远志肉 15 克　胆南星 10 克　石菖蒲 30 克（后下）　生大黄 10 克（后下）。水煎，日一剂，分 2 次服。

二诊：2012 年 3 月 13 日。服药七剂，情绪急躁，头痛失眠，自言自语症状有减轻，大便通但量少。口干，舌红苔微黄，脉滑数。腑气已通，原方去瓜蒌实，加夜交藤以增加安神镇静之效。

方药：竹茹 15 克　山栀子 15 克　盐枳壳 10 克　淡豆豉 15 克（后下）　茯苓 20 克　清半夏 10 克　夜交藤 50 克　薄荷 10 克（后下）　远志肉 15 克　胆南星 10 克　石菖蒲 30 克（后下）　生

大黄 5 克（后下）。水煎，日一剂，分 2 次服。

三诊：2012 年 3 月 21 日。服药七剂后，头痛减轻，夜间可入睡 4 小时左右，大便通畅，烦躁已减轻，偶尔有自言自语，时有胸闷欲咳。舌淡红，苔薄黄，脉滑数。仍以清心涤痰，安神定志，加甘草梢利咽除少气。

方药：竹茹 15 克　山栀子 15 克　盐枳壳 10 克　淡豆豉 15 克（后下）　茯苓 20 克　清半夏 10 克　夜交藤 50 克　薄荷 10 克（后下）　远志肉 15 克　胆南星 5 克　甘草梢 10 克　石菖蒲 25 克（后下）。水煎，日一剂，分 2 次服。

四诊：2012 年 3 月 29 日。三诊服药二十一剂，一般状况良好，情绪开朗，少有自言自语，胸闷欲咳症状已无，与人交流尚可，饮食、睡眠正常。舌质淡，苔薄白，脉弦细。仍以原方乘胜治之。

方药：竹茹 15 克　山栀子 10 克　盐枳壳 10 克　淡豆豉 15 克（后下）　茯苓 15 克　清半夏 10 克　夜交藤 40 克　薄荷 5 克（后下）　远志肉 10 克　胆南星 5 克　石菖蒲 20 克（后下）。水煎，日一剂，分 2 次服。

按语　本案患者以所欲不遂，所求不得，苦思积忧，伤及心胸，气乱于心，痰积于脘，痰气郁而化火，蒙闭包络，扰乱神明所致。急躁易怒、夜不能眠、口干舌燥、大便秘结，这是内热之征；言为心声，心热则多言；哭笑无常者，笑见于君火亢甚，哭见于相火铄金；气乱则神衰，痰客中焦；脉数为热，脉滑为痰；舌红苔黄为痰火之征。方用二陈专和中焦之胃气，复以竹茹清上焦之热，生大黄泻下攻积，枳实泄下焦之热。加入栀豉治疗虚烦不寐，开胸中之热郁，配以石菖蒲、远志祛痰开窍，安神定志；瓜蒌实体润清化热痰；胆南星味苦以祛风痰；薄荷质轻以清头目。共奏清心涤痰，安神定志之效。

三、安神定志丸合酸枣仁汤治疗失眠

病案：张某，女，48 岁，2011 年 6 月 11 日。

主诉：不寐、胆怯易惊、时有心悸 3 月余。

病史：因于 2010 年冬至后与妹妹生气，出现不寐、胆怯易惊。表现为神魂不安，入寐困难，寐而不酣，多梦易醒，胆怯易惊且处事多虑。至今年 1 月 20 日在当地医院门诊就诊，诊断为“顽固性失眠”，用中药治疗，具体药物不详，未见明显好转。本年 1 月 23 日，到“市级医院”就诊，诊断为“心悸”，住院 8 天，静脉点滴丹参注射液（具体用量不详），口服降脂药（具体不详）。病人仍自觉心烦、心神不宁、遇事易惊。患者自述“难受的时候像要死了一样”。近 2 个月来未上班，间断服用“阿普唑仑 0.4-4mg”，最近服用“希德（2 片/日）”和“瑞美隆（1 片/晚）”。不寐情况无明显改善。

初诊：虚烦不寐，寐则多梦或易惊易醒，神魂不安，胆怯易惊，惊悸怔忡，处事多虑。舌淡，苔薄白，脉弦细。

西医诊断：失眠　　　　中医诊断：不寐

辨证审机：心胆气虚，热扰心神。

治法：益气镇惊，安神定志。

方药：安神定志丸合酸枣仁汤加减

甘草 15 克　知母 20 克　茯苓 15 克　炒枣仁 45 克（捣烂）　炙远志 15 克　当归 30 克　川芎 5 克　龙骨 30 克（先煎）　茯神 15 克　龙眼肉 20 克　木香 15 克　人参 15 克（先煎）　炙黄芪 40 克　夜交藤 50 克　朱砂 5 克（研极细末，冲服）。水煎，日一剂，分 2 次服。

二诊：2011 年 6 月 18 日。服药七剂，自述不适症状均有缓解，寐后梦少不常醒、胆怯易惊较前有改善。舌质淡，苔薄白腻、脉弦细。仍以益气镇惊，加以理气以安眠。

方药：甘草 15 克　知母 20 克　茯苓 20 克　炒枣仁 45 克（捣烂）　川芎 10 克　当归 30 克　炙远志 15 克　琥珀粉 5 克（冲服）　茯神 15 克　龙眼肉 20 克　木香 15 克　人参 15 克（先煎）　炙黄芪 20 克　生白术 15 克　夜交藤 50 克　龙骨 30 克（先煎）　清半夏 15 克　陈皮 15 克　厚朴 15 克　石菖蒲 30 克。水煎，日一剂，分 2 次服。

三诊：2011 年 6 月 26 日。两诊服药十四剂，面色稍红润，目睛灵动。自述心情舒畅，夜寐正常，只有听到巨大声响才有胆怯易惊出现，二便正常。舌质淡，苔薄白，脉细。酌情减少安神之品。

方药：甘草 15 克　知母 20 克　茯苓 15 克　炒枣仁 30 克（捣烂）　川芎 10 克　当归 30 克　炙远志 15 克　石菖蒲 15 克　茯神 15 克　龙眼肉 20 克　木香 15 克　人参 15 克（先煎）　炙黄芪 20 克　夜交藤 40 克。水煎，日一剂，分 2 次服。

按语　本案失眠患者因情志不遂，肝气郁结，肝郁化火、邪火扰动心神，神不安而不寐；且心虚胆怯，易受惊恐，而出现夜不能寐且寐而不酣，舌淡、脉弦细为心胆气虚之象。方以人参、甘草又可益心胆之气；朱砂、琥珀粉重镇安神；夜交藤养心安神；当归、黄芪补气生血；远志、炒枣仁、茯神、龙眼肉养心安神；知母滋阴清热；川芎调气疏肝；木香达补而不滞之效；龙骨、石菖蒲镇惊开窍宁神。全方以益气镇惊，安神定志为主。三诊后患者病情较前大有好转，仍以前方为主治疗观察。

赵永厚治疗神志病验案

赵永厚，1964 年生，博士后，博士生导师；黑龙江省名中医，全国名老中医药专家学术经验继承人；国家中医重点专科（神志病科）、重点学科（中医神志病学）带头人，中华中医药学会神志病分会主任委员、世界中联神志病专业委员会会长、国家中医临床诊疗指南制定修订项目专家总指导组成员。著《中医神志病学》等，任“新世纪全国高等中医药院校创新教材-中医神志病专业系列教材”总主编，国家中医药标准化《中医神志病临床诊疗指南》制订人。研发“复元康胶囊”等中药特色制剂 14 种，创新性提出神志病“体用学说”理论、癫狂病“痰滞脑神”病机理论，治疗神志病倡导“杂合以治”的中医药综合疗法，主张“调神醒脑开窍”大法，擅治各种神志疾病。

一、导痰汤加味治疗Ⅱ型精神分裂症

病案：张某，女，34 岁，2013 年 4 月 20 日。

主诉（家属代诉）：自语自笑，惊恐多疑，易怒，偶妄想妄闻妄见 2 年余。

病史：其人素性孤僻，每遇小事而执拗不解，2 年前因与单位领导发生矛盾后，渐至夜不能寐，思绪混乱，惊恐多疑，偶有喃喃自语，无故自笑。曾就诊于精神专科医院，诊断为精神分裂症，对症治疗 2 个月，其效不佳，3 个月前因离婚，受打击病情加重，彻夜不眠，妄想妄闻妄见，心烦易怒，不能正常工作和生活。

初诊：情感淡漠，神情呆滞，意志缺乏，言语无序，无故自笑，不寐，多疑善虑，记忆减退，懒散被动，肢体困乏，面色少华，纳呆，大便稀溏。舌体胖有齿痕，舌苔白腻，脉沉缓。

西医诊断：精神分裂症（Ⅱ型）　　中医诊断：癫病

辨证审机：痰湿内阻，蒙蔽清窍，神明受扰。

治法：燥湿化痰，开窍醒神。

方药：导痰汤加味

法半夏 15 克　天南星 10 克　苏子 10 克　陈皮 15 克　茯苓 15 克　桔梗 15 克　枳实 10 克　竹茹 10 克　大黄 8 克　石菖蒲 15 克　远志 15 克　甘草 10 克。水煎，日一剂，分两次温服。

二诊：2013 年 5 月 1 日。服药十剂，渐能入寐，大便增多，且夹有黏液，惊恐多疑较前减轻，情绪稍有好转，唯自语、自笑不已，仍偶有妄想妄闻妄见，脘痞，舌体胖，舌苔略腻，脉沉缓。证系痰浊未消，顽痰仍在，继用前方加味。加大黄至 10 克，加皂角 8 克，香附 15 克，郁金 15 克，酸枣仁 20 克，以增涤痰疏肝，清心除烦，安神定志之效。

方药：法半夏 15 克　天南星 10 克　苏子 10 克　陈皮 15 克　茯苓 15 克　桔梗 15 克　枳实 10 克　竹茹 10 克　大黄 10 克　石菖蒲 15 克　远志 15 克　皂角 8 克　甘草 10 克　香附 15 克　郁金 15 克　酸枣仁 20 克。水煎，日一剂，分两次温服。

三诊：2013 年 5 月 21 日。服上方二十一剂，神志症状明显改善，目睛灵活，睡眠尚可，可正确问答，独语、自笑明显减少，无惊恐多疑，大便通畅；自觉头晕，脘闷。已获明显效机，再步前法，因势利导。但此时邪势渐衰，正气待复，故去大黄、天南星、皂角。继服五剂，以防痰邪留滞。

四诊：2013 年 5 月 26 日。病人独自来诊，神志清晰，情绪转安，无自语、自笑，思食欲寐，日常生活自理及可以做轻体力工作。唯偶有情志不舒，情绪不稳，改以疏肝解郁之法，投越鞠丸加味。

方药：川芎 10 克　苍术 15 克　神曲 10 克　香附 15 克　焦栀子 15 克　柴胡 15 克　枳壳 15 克　郁金 15 克　合欢花 20 克。水煎，日一剂，分两次温服。

按语　癫之为病大都以七情为要，《证治要诀·癫狂》云："癫狂由七情所郁，遂生痰涎，迷塞心窍"。本案精神分裂症多见于素性孤僻，遇事多疑之人，一旦遇精神刺激，易致情怀不舒，激惹易怒伤肝，肝病克犯脾土，或思虑不解，脾虚生湿内蕴成痰，蒙蔽清窍，上扰脑神，而犯神志失常之癫病。临床所见情感淡漠，神情呆滞，独语妄言，无故自笑，多疑善虑等表现，皆为痰壅清窍，脑神受扰所为；舌体胖大，有齿痕，脉沉缓皆为痰浊作祟之征，治当燥湿化痰，开窍醒神。导痰汤加味药证相合。半夏、天南星、茯苓、竹茹、陈皮、枳实化痰健脾行气，苏子降气与桔梗宣发之合用，达通畅气机之效，寓气行痰消之意；大黄通腑给邪以出路；菖蒲、远志以化痰开窍醒神。为增涤痰之力，二诊加皂角以宣壅导滞，利窍涤痰；香附、郁金、酸枣仁以疏肝安神定志。诸药配伍，收痰湿化，顽痰去，神志清之捷效。待神清志明，改用疏肝解郁法，施以越鞠丸以疏肝理气除致癫之因。

二、癫狂梦醒汤加减治疗躁狂症

病案：吴某，男，24 岁，2012 年 6 月 10 日

代诉：兴奋话多，狂言狂语 1 月余。

病史：患者时值考研备考，日夜苦读，忧愁思虑，于 1 个月前与家人生气后突然起病，表现兴奋话多，语速快，语无伦次，寐少不饥，爱管闲事，乱花钱，经常买些无用的物品，狂言乱语，如

要给某某人安排工作，要开农村信用社，称当领导的亲戚也都得听他的，随叫随到。近三天出现打人，骂人，砸东西，做事不计后果，在当地医院给服镇静类药物（具体药物名称不详），效果不明显，故来诊。

初诊：情绪躁扰不安，恼怒多言，骂詈呼号，力逾常人，妄想离奇多端，夜不入寐，胸胁胀痛，面色暗滞，舌质暗，苔白厚，脉弦滑。脑涨落图检查提示：①脑内兴奋功能增强。②γ-氨基丁酸功能下降，BRMS 24 分。

西医诊断：躁狂症　　　　中医诊断：狂病

辨证审机：气血凝滞，痰火郁结，脑神失调。

治法：活血化瘀，理气解郁。

方药：癫狂梦醒汤加减

桃仁 15 克　红花 15 克　赤芍 15 克　郁金 15 克　柴胡 15 克　香附 15 克　青皮 10 克　陈皮 10 克　半夏 15 克　苏子 15 克　桑白皮 15 克　大黄 6 克　甘草 15 克。水煎，日一剂，分两次温服。

二诊：2012 年 6 月 15 日。服上方四剂，躁狂症状稍有改善，纳食稍增，但仍精神亢奋，狂言杂乱，动而多怒，甚至打骂家人，毁物，妄想离奇，觉得自己很聪明，能干大事，夜寐时短，约 3-4 个小时，大便干结，胸胁胀痛，舌苔黄厚。此为气血凝滞，郁而化热，脑神失于调畅，脑气不能与脏腑气相顺接而成。继以前法调治，唯需增理气活血清热之力。

方药：桃仁 15 克　红花 15 克　赤芍 15 克　郁金 15 克　柴胡 15 克　香附 15 克　青皮 10 克　陈　皮 10 克　半夏 15 克　苏子 15 克　桑白皮 15 克　甘草 15 克　三棱 15 克　莪术 15 克　黄连 10 克　当归 15 克。水煎，日一剂，分两次温服。

三诊：2013 年 6 月 22 日。服上方七剂，情绪较安稳，表情愉悦，夜寐尚可，二便如常，舌质淡，苔白，能短时工作学习；但仍时而语无伦次，偶有谵狂躁动，此系“气、血、痰”邪气未尽，壅滞脑神所致，继以前法，去大黄、黄连、三棱、莪术，加生地黄、石菖蒲、酸枣仁、生龙骨、生牡蛎。

方药：桃仁 15 克　红花 15 克　赤芍 15 克　郁金 15 克　柴胡 15 克　香附 15 克　青皮 10 克　陈皮 10 克　半夏 15 克　苏子 15 克　桑白皮 15 克　甘草 15 克　当归 15 克　生地黄 15 克　石菖蒲 15 克　酸枣仁 20 克　生龙骨 20 克　生牡蛎 20 克。水煎，日一剂，分两次温服。

四诊：2013 年 7 月 13 日。服上方二十一剂，神情安定，面色荣润，言行举止复常，基本恢复正常学习生活，BRMS 24 分。嘱其调畅情志，避免情绪波动，保持二便通畅。随访半年未复发。

按语　中医学对狂病的认识历史悠久，清·王清任认为该病乃气血凝滞脑气所致，创立癫狂梦醒汤。根据多年治癫狂经验，认为狂之为病多始于情志不遂，致使气机不畅，血行受阻，则使肝魂脾意失调，其治疗当以行气解郁，活血醒神为法，处方用药当权衡行气与活血之轻重。本案患者平素性情急躁，加之案牍劳形，思虑过度，复因与人争吵动怒，气机不畅，血行受阻，气血凝滞，加之痰火郁结，致使神明不安。本方桃仁、赤芍、红花活血化瘀，郁金助活血醒神之效；柴胡、香附疏肝理气解郁，青皮、陈皮开胸行气；半夏、苏子、桑白皮燥湿化痰，降逆下气；甘草缓急建中，大黄通腑给邪以出路。三棱、莪术借其破气破血之功为处方中的重要药物，常用于气血凝滞癫狂重症，但需要注意的是，在活血同时，为防破血破气而伤正，应兼顾养血，寓行中兼补之意，尤其对于妇女经期神志异常者，更应注意行中兼补的用药原则。此外，临证若出现大便秘结不通，易加重其躁动不安，故酌加大黄用量，活血通便，导邪外出，但用量不宜过大，以通泻为度。待诸症缓解，去峻猛之品，以防伤伐；加生地黄以治痰火郁热所伤之阴；石菖蒲、酸枣仁、生龙骨、生牡蛎以增安神定志之力，调理善后，防止复发。诸药配合，可使腑气通畅，气行则血行，瘀血去而气滞行，湿去痰化，清阳上升，神志自清，有如大梦之初醒。

王克勤治疗神志病验案

王克勤，1941 年生。黑龙江省中医药科学院研究员、主任医师，国务院“政府特殊津贴”终身获得者，国家中医药管理局《中国中医药年鉴·学术卷》资深编委。曾任省祖国医药研究所副所长、中医研究院副院长。多年来从事中医心理学研究，其研究成果构筑了中医心理学基础理论框架，对学科的创建和发展做出了重大贡献，因此荣获世界中联中医心理学分会“学术贡献奖”，并连续荣任名誉会长。临床本着“治病先治人，治人先治心”的宗旨。

一、解郁开窍治癫病

病案：李某，女，26 岁，2006 年 4 月 4 日。

主诉：幻听 1 年余，加重伴精神抑郁 1 月。

病史：既往神经衰弱，失眠 3 年余。近年来时有幻听，多疑，一月来症状突然加重，伴有精神抑郁，表情淡漠，沉默寡言，或出言无序，或喃喃自语。

初诊：幻听，多疑，精神抑郁，表情淡漠，沉默寡言。舌红，苔白，脉弦。

西医诊断：慢性精神分裂症　　中医诊断：癫病

辨证审机：痰气郁结，蒙蔽心窍。

治法：疏肝行气解郁，化痰开窍醒神。　　方药：柴胡龙骨牡蛎汤、菖蒲郁金汤加减

柴胡 15 克　白芍 15 克　郁金 20 克　生龙骨 30 克（先煎）　胆南星 15 克　川芎 20 克　茯神 25 克　生牡蛎 30 克（先煎）　石菖蒲 20 克　丹参 30 克　山茱萸 20 克　磁石 40 克（先煎）　半夏 15 克　远志 10 克　陈皮 15 克。七剂，每日一剂，水煎两次，早晚分服。

二诊：2006 年 4 月 12 日。药后睡眠改善，但仍时有幻听，思维散漫，答非所问。舌淡红，苔白，脉弦。方药：继以前方七剂。另用牛黄 1 克，珍珠粉 15 克，琥珀 15 克，麝香 0.5 克，共研细末，装胶囊，每粒 0.5 克，每次 3 粒，日三次口服。

三诊：2006 年 4 月 19 日。加服中药胶囊后，幻听减少，回答问题时已言语有序。舌淡红，苔白，脉弦。方药：继以前方加减，同时服用前方中药胶囊，用法用量同前。

四诊：2006 年 4 月 26 日。幻听消失，精神状态进一步改善。舌淡红，苔白，脉弦。方药：守前方，加服胶囊，继服十剂。

五诊：2006 年 5 月 6 日。病情稍有反复，又出现幻听，心烦不宁，早醒。舌略红，苔白，脉弦滑。方药：前方加五味子 15 克、黄连 15 克，继服九剂。另用牛黄 1 克，珍珠粉 25 克，琥珀 25 克，朱砂 5 克，共研细末，装胶囊，用法用量同前。

六诊：2006 年 5 月 17 日。药后幻听消失，但仍早醒，心烦，月经错后 10 余日而至，量少，两日净。舌淡红，略紫，苔白，脉沉。

方药：当归 15 克　川芎 15 克　柴胡 15 克　白芍 20 克　半夏 15 克　丹参 30 克　石菖蒲 20 克　远志 10 克　黄芪 40 克　茯神 25 克　五味子 15 克　生龙骨 30 克（先煎）　炙甘草 10 克　麦冬 15 克　山萸肉 10 克　生牡蛎 30 克（先煎）。七剂，每日一剂，服法同前。另用牛黄 1 克，三七粉 20 克，珍珠粉 25 克，琥珀 10 克，共研细末，装胶囊，用法用量同前。

七诊：2006 年 5 月 24 日。病情基本稳定，睡眠有所改善。舌淡红略紫，苔白，脉弦细。方药：继服前方八剂，停服中药胶囊。

八诊：2006 年 5 月 31 日。患者面部表情已较前丰富，喜怒分明，但自述记忆力减退，对事物反应仍较迟钝。舌淡红，苔薄白，脉弦细。方药：停服汤剂，改服散剂。

牛黄 1 克　麝香 1 克　珍珠粉 15 克　琥珀 8 克　三七粉 20 克。共研细末装胶囊，每粒 0.5 克，每次 4 粒，每日 3 次服用。

九诊：2006 年 6 月 27 日。一般状态佳，已能正常上班，但仍感记忆力较差。舌淡红，苔薄白，脉弦细。

方药：配以丸剂善后。

生晒参 60 克　龙齿 50 克　远志 40 克　龟板胶 40 克　益智仁 50 克　首乌 60 克　川芎 50 克　当归 50 克　砂仁 50 克。共研细末，炼蜜为丸，每丸 10 克，每次 2 丸，日 2 次口服。另用前方胶囊剂，用量同前，与丸剂同服。

十诊：2006 年 7 月 12 日。精神状态佳，记忆力改善，反应灵敏。舌淡红，苔薄白，脉弦细。

方药：继以丸剂善后。

生晒参 60 克　酸枣仁 100 克　五味子 50 克　夜交藤 60 克　龙齿 50 克　远志 50 克　龟板胶 50 克　首乌 50 克　川芎 60 克　砂仁 50 克。共研细末，炼蜜为丸，每丸 10 克，每次 2 丸，日 2 次口服。

2003 年 9 月 20 日。病情稳定，精神状态佳，能坚持正常上班，完成工作任务，已恢复正常社会功能。

按语　癫病相当于现代医学的精神分裂症，其临床表现类似于精神分裂症的阴性症状。本病多由七情内伤引起，或情志不遂，或思虑过度，或恼怒惊恐，导致脏腑功能失调，形成气滞、痰结、火郁、血瘀，阻闭心窍而引起神志失常。本案初诊，病人证属痰气郁结，给予柴胡龙骨牡蛎汤合菖蒲郁金汤加减治疗。因病人有幻听，于方中加磁石重镇安神。二诊病人虽睡眠改善，但时有幻听，思维散漫，答非所问，此为痰蒙心窍未开，故加以牛黄、珍珠粉、琥珀、麝香等开窍醒神。三诊，病人窍闭症状及睡眠均有改善，故守方加减。坚持守方治疗 2 月余，病人上述症状基本消失。考虑到精神分裂症易复发的特点，根据《内经》“心藏神，肾藏志”的理论，以养心安神、补肾益智组方调配丸散剂，使患者心神得养，五脏得安，则病不易复发。

二、镇心安神疗狂病

病案：王某，女，62 岁，2012 年 5 月 11 日。

主诉：狂躁不安、焦虑失眠 2 周。

病史：该患 2 周前，因故暴怒后出现烦扰不宁，狂躁不安，甚则咬自己手臂，食纳不进，夜不成寐，咽中如有物梗噎。

初诊：狂躁不安，焦虑失眠，咽中如有物梗噎。舌质暗红，苔白，脉沉弦。

西医诊断：心境障碍，躁狂发作　　中医诊断：狂病辨证审机：痰气交阻，化火扰心。

治法：行气解郁化痰，清肝镇心安神。方药：半夏厚朴汤、柴胡龙骨牡蛎汤、十味温胆汤加减

柴胡 15 克　黄芩 15 克　黄连 15 克　生龙骨 30 克（先煎）　石菖蒲 20 克　川芎 15 克　丹参 25 克　磁石 20 克（先煎）　五味子 15 克　山茱萸 15 克　姜半夏 15 克　生牡蛎 30 克（先煎）　茯神 20 克　远志 15 克　苏梗 15 克　珍珠母 30 克（先煎）　白芍 15 克　厚朴 15 克　胆星 20 克。三剂，每日一剂，水煎两次，早晚分服。另加服黛力新，早、午各 1 片，艾司唑仑片 1mg，睡前服。

二诊：2012 年 5 月 14 日。药后躁狂控制未作，焦虑减轻，睡眠改善，但仍坐卧不安，食纳不佳，不欲饮水，大便 3 日未行，口干。舌质紫红，苔白微黄，脉沉稍弦。

方药：柴胡 15 克　黄芩 15 克　白芍 15 克　生龙骨 30 克（先煎）　陈皮 15 克　鸡内金 15 克　当归 15 克　生牡蛎 30 克（先煎）　厚朴 15 克　茯苓 15 克　生姜 10 克　珍珠母 30 克（先煎）　丹参 25 克　枳壳 15 克　苏梗 15 克　磁石 20 克（先煎）。七剂，每日一剂，服法同前。同时加服黛力新，早、午各 1 片。

三诊：2012 年 5 月 21 日。药后焦虑基本控制，但仍食欲不振，食少纳呆，倦怠乏力，咽中仍如物梗噎感。舌略紫，苔白，脉沉。

方药：柴胡 15 克　郁金 15 克　姜半夏 15 克　生龙骨 30 克（先煎）　木香 15 克　白豆蔻 15 克　黄芩 15 克　生牡蛎 30 克（先煎）　陈皮 15 克　内金 15 克　当归 15 克　焦三仙各 15 克　黄芪 30 克　厚朴 15 克　苏梗 15 克　茯苓 15 克　生姜 10 克　枳壳 15 克　丹参 25 克。十剂，每日一剂，服法同前。黛力新减为每早 1 片口服。

四诊：2012 年 6 月 1 日。焦虑失眠症状明显好转，但仍厌食，便秘，舌略紫，苔白，脉沉。

方药：黄芪 30 克　丹参 25 克　柴胡 15 克　生龙骨 30 克（先煎）　厚朴 15 克　茯苓 15 克　苏梗 15 克　生牡蛎 30 克（先煎）　木香 15 克　陈皮 15 克　白术 15 克　焦三仙各 15 克　甘草 10 克　玄参 15 克　莱菔子 20 克　生地 15 克　火麻仁 15 克　郁李仁 15 克　酒大黄 15 克　砂仁 15 克　半夏 15 克　枳壳 15 克。七剂，每日一剂，服法同前。

回访：2012 年 8 月 3 日。中药加减治疗 1 月后，停服西药，改为单纯中药汤剂治疗。现病人焦虑狂躁症状完全控制，咽中异物感消失，已恢复正常工作。

按语　本案为老年女性，因与子女争吵，暴怒后出现狂躁不安，焦虑失眠兼见梅核气症状，发狂时去打桌椅，甚则咬自己手臂，来诊时可见其前臂伤痕累累。此为暴怒伤肝，气郁生痰、化火，痰气交阻，痰火扰心而致狂。初诊投以半夏厚朴汤、柴胡龙骨牡蛎汤合十味温胆汤加减，以行气开郁化痰，清肝镇心安神。因病人发病较急，病情较重，并有自残倾向，为迅速控制其狂躁焦虑，故同时给予适量黛力新、艾司唑仑片口服以治标。二诊时病人症状缓解，因不思饮食，故于上方加内金、枳壳以消食行气。三诊、四诊时，狂躁、焦虑等症状基本控制，则逐渐减少抗焦虑、镇静药剂量，直至停用。因其大便秘结不通，故加以玄参、莱菔子、生地、火麻仁、郁李仁、酒大黄等润肠通便。前后调治月余，诸症悉除，病情稳定未复发。本案在治疗中，自始至终都对患者进行心理疏导，在治疗之初根据病情虽适量加服抗焦虑、镇静西药，但比西医常规用量要小得多，疗程也明显缩短。本案表明，药物与心理治疗相结合，中西药物合理结合治疗，可使疗效明显提高，疗程明显缩短，且无单纯服用西药的副作用和停服后的病情反复。

三、补肝调气解郁病

病案：吴某，女，53 岁，2005 年 3 月 28 日。

主诉：郁闷不舒，心境低落半年余。

病史：半年前因精神刺激而出现烦躁不安，心中悸动，夜不成寐，而后逐渐转为精神抑郁，胆怯易惊，自我封闭，甚或悲观厌世。

初诊：精神抑郁，沉闷不舒，兴趣索然，失眠早醒，胆怯易惊。舌淡红，苔白，脉沉细。

西医诊断：双向情感障碍，抑郁发作　　中医诊断：郁病

辨证审机：肝虚疏泄乏力，气滞久而成郁。

治法：补肝调气，开郁散结，佐以养心安神。　　方药：自拟方丹芪散加味

黄芪 50 克　丹参 30 克　柴胡 15 克　生牡蛎 30 克（先煎）　枳壳 15 克　酸枣仁 15 克　柏子仁 15 克　生龙骨 30 克（先煎）　茯神 20 克　当归 15 克　女贞子 15 克　远志 10 克　炒白芍 15 克。七剂，每日一剂，水煎两次，早晚分服。另，每晚加服盐酸多塞平片 1 片（25mg）。在药物治疗同时，配合心理疏导。

二诊：2005 年 4 月 5 日。药后抑郁症状有所改善，睡眠好转，但仍感心悸，腰酸，尿频，食纳不佳。舌质淡红，苔薄白，脉沉。方药：前方加怀牛膝 15 克、炒杜仲 15 克、山茱萸 15 克。七剂，每日一剂，服法同前。另，盐酸多塞平减量为半片，睡前半小时服用。继续进行心理疏导。

三诊：2005 年 4 月 13 日。抑郁证状明显改善，已能出门与人交流，对生活又恢复了信心，能从事适当劳动，睡眠好转。舌淡红，苔白，脉沉细。继以前方加减调治，逐渐停服多塞平。1 月后复诊，病情平稳而停药。

按语　双相情感障碍是以躁狂和抑郁交替发作的情感障碍性疾病。本案发病之初表现烦躁不安，继而又转为抑郁，可视为抑郁发作，当属中医“郁病”范畴。郁病多由情志不舒，气机郁滞而致，故治疗多以疏肝行气解郁为主。但究其造成气机郁滞的原因，则有虚实之别。肝主疏泄调达气机，在正常情况下情志郁怒可通过肝的疏泄而条达，不至于成郁。肝的疏泄能力在于肝气的虚实，因人的体质、气质、性别、年龄等因素而有强弱不等，故同等量的精神刺激，可有人致郁，而有人则不会发病。因而肝气不足，疏泄条达气机乏力，则又成为致郁的病机之一。此即“因虚致郁”，临床治疗则应补益肝气，以加强其疏泄条达的能力。此时切勿一味使用行气药疏肝理气而再伐肝气，以免“虚虚”之弊。《灵枢·天年》曰：“五十岁，肝气始衰，肝叶始薄，胆汁始灭，目始不明。”本案为一女患，年已逾 5 旬，且病之初烦躁不安、焦虑失眠，肝肾已伤，结合脉症，此为肝虚致郁可知，故治以补肝气为主而重用黄芪。黄芪性温主升，虽为补气之要药，但与疏肝理气药配伍，不但不会滞碍气机，反能增强肝气疏泄的功能。《医学衷中参西录·论肝病治法》曾指出：“黄芪其性温升，肝木之性亦温升，有同气相求之义，故为补肝之主药。”自拟方“丹芪散”，即重用黄芪为君，臣以丹参、佐以半夏，笔者临床随证加减，广泛应用于多种疾病的治疗，皆取得很好疗效。本案以之酌加疏肝行气、养心安神之品，共奏补肝调气，开郁散结，养心安神之效。本案之效，还在于本着“治病先治人，治人先治心”的理念，在药物治疗的同时配合心理疏导。另外，与多塞平小剂量短时间的配合使用，可迅速起效并缩短疗程。

四、解郁安神除脏躁

病案：郑某，女，52 岁，2007 年 3 月 22 日。

主诉：情绪低落，郁闷不舒，善悲欲哭半年余。

病史：岁值更年，断经半年余，半年来自觉周身乏力，情绪低落，郁闷不舒，善悲欲哭，伴有烘热汗出。

初诊：乏力神疲，情绪低落，郁闷不舒，无明显诱因而悲忧不解，时而哭泣，伴有烘热汗出，双目胀痛，周身肌肉关节痛。舌淡红，苔白微黄，脉沉细稍弦涩。

西医诊断：更年期综合征，心境障碍　　　　　中医诊断：脏躁

辨证审机：肺虚肝郁，心神被扰。

治法：补肺调肝，解郁安神。

方药：甘麦大枣汤、丹芪散合五加丹（院内协定处方）加减

黄芪 50 克　柴胡 15 克　丹参 30 克　赤芍 15 克　丹皮 15 克　当归 15 克　甘草 15 克　地骨皮 25 克　淮小麦 50 克　远志 10 克　大枣 5 枚　生牡蛎 30 克（先煎）　白芍 15 克　郁金 15 克　枳壳 15 克　五味子 15 克　生龙骨 30 克（先煎）。三剂，每日一剂，水煎两次。另用刺五加膏 10ml 兑入水煎剂中，加芝麻香油 3 滴为引，再煎，早晚分服。

二诊：2007 年 3 月 25 日。药后善悲欲哭、烘热汗出症状基本消除，郁闷症状减轻，但仍感乏力神疲，肢节痛，目胀痛。舌淡红略暗，苔薄，脉沉细。方药：守前方，继服七剂而愈。

按语　本案为女性更年期内分泌及自主神经功能紊乱以及心理障碍所出现的综合证候，以抑郁状态和躯体化障碍为主。因其以“善悲欲哭”为特点，故可纳入中医“脏躁”范畴。《内经》云：“肺在志为悲，其声为哭”，故脏躁多责之于肺气虚，宜用甘麦大枣汤主之。而所呈现的抑郁状态，则责之于肝，据其脉症当属“因虚致郁”，治当同案三，应重用黄芪佐以行气，以丹芪散加减。至于所出现的更年期烘热汗出，则运用我院妇科研制的效验方“五加丹”（刺五加、生地、丹皮、赤芍、当归、丹参等）加减。诸症并见则诸方合用，但其主旨仍不失解郁安神。患者兼见的身痛目胀等症状，皆为躯体化障碍所致，郁解气行，经络疏通，则诸症自然消退。

于学平治疗神经精神科疑难顽症验案

于学平，主任医师，博士，教授，硕士生导师，第四批黑龙江省名中医。毕业于黑龙江中医药大学。现任黑龙江中医药大学附属第一医院针灸三科主任，并担任中华中医药学会脑病分会常务委员，中华中医药学会神志病分会常务委员，黑龙江省针灸学会常务理事，黑龙江省中医药学会神经内科专业副主任委员，黑龙江省中西医结合学会神经内科分会秘书。擅长以针灸、中药治疗神经精神科疾病。

一、经筋刺法治疗中风上肢痉挛状态

病案：姜某，男性，42 岁，2015 年 2 月 28 日。

主诉：左侧肢体瘫痪伴有痉挛 20 余日。

病史：患者 40 天前患脑梗死，经中西医药物及针灸治疗，病情好转，但仍遗留左侧肢体活动不灵，并于近 20 余日逐渐出现左上肢手指及肘关节屈曲，伸展困难，遂来诊治。

初诊：病人半身不遂，左上肢屈曲，活动受限，头晕头沉，胸脘痞闷，舌质暗，苔白腻，脉弦滑。西医查体：左上肢肌力近端 4 级、远端 2 级，左侧下肢肌力 5 级弱，左手指及肘关节屈曲状态，

伸展困难，左上肢肌张力增高，Ashworth 痉挛量表评定 2 级，左手轻微浮肿，左侧病理征阳性。

西医诊断：脑梗死　　　　　　　　中医诊断：中风

辨证审机：素体肾阴不足，水不涵木，肝阳偏亢，阳亢风动，挟痰流窜经络。

治法：疏通经络，调和气血。采用经筋刺法。

取穴：左侧鱼际、大陵、通里、经渠、尺泽、曲泽。

操作：鱼际穴直刺 1.0 寸，刺入拇短屈肌腱中（手太阴经筋）；大陵穴稍向尺侧直刺 1.0 寸，刺入指深屈肌腱中（手厥阴经筋）；通里穴向尺侧斜刺进针，深度约 0.5 寸，刺入尺侧腕屈肌（手少阴经筋）；经渠穴尺侧旁开 0.1 寸，在桡动脉的尺侧点进针，向尺侧斜刺进针，深度 0.3 寸，刺入桡侧腕屈肌腱（手太阴经筋）；尺泽穴向尺侧斜刺 0.5 寸，刺入肱二头肌腱（手厥阴经筋）；曲泽穴向桡侧斜刺约 0.5 寸，刺入肱二头肌腱（手厥阴经筋）。得气后施捻转泻法，持续捻转 2min，休息 10min，重复 2 次后起针，每日 1 次。

二诊：2015 年 3 月 28 日。经治疗 1 个月，病人左上肢活动较前好转，屈曲程度减轻，肘关节活动范围增大，头晕头沉减轻，胸脘痞闷消失，舌质暗，苔白腻，脉弦滑。西医查体：左上肢肌力近端 5 级弱、远端 4 级，左上肢肌张力较前降低，Ashworth 痉挛量表 2 级，左侧下肢肌力 5 级弱，左手浮肿消退，左侧病理征阳性。

三诊：2015 年 4 月 28 日。经治疗 2 个月，病人左上肢活动进一步好转，屈曲程度减轻，手指及肘关节活动范围增大，头晕头沉消失，舌质暗，苔薄白，脉弦滑。西医查体：左上肢肌力近端 5 级弱、远端 4 级强，左上肢肌张力进一步降低，Ashworth 痉挛量表 1^{+}级，左侧下肢肌力 5 级弱，左侧病理征阳性。

四诊：2015 年 5 月 28 日。经治疗 3 个月，病人左上肢功能明显恢复，手指及肘关节活动较灵活，能独立完成穿衣、吃饭、如厕等简单的日常生活动作，舌质淡暗，苔薄白，脉弦滑。西医查体：左上肢肌力近端 5 级弱、远端 5 级弱，左上肢肌张力稍高，Ashworth 痉挛量表 1 级，左侧下肢肌力 5 级，左侧病理征阳性。

按语　中风后肢体功能障碍不仅有肢体瘫痪，还常伴有痉挛，痉挛多发生在中风病恢复期，表现为肢体痉挛、筋肉拘急、屈伸不利。这种痉挛状态妨碍肢体功能的进一步恢复，已成为中风病康复中的一个难点，常规的针灸治疗难以奏效。笔者认为中风病到此阶段，已波及经筋，属于“经筋病”的范畴，上肢屈曲，即为阳缓阴急。肝肾阴虚，痰湿内停，引动肝风，风痰流窜经络，经脉闭阻，气血不通，筋失濡养而致拘挛。正如《灵枢·经筋》篇言：“手太阴之筋……，其病当所过者支转筋痛”，“手少阴之筋……，其病当所过者，支转筋，筋痛”，“手心主之筋……，其病当所过者支转筋前及胸痛息贲。”因此采用经筋刺法，从鱼际、大陵、曲泽等六个腧穴处进针，分别刺入手三阴经筋，施捻转泻法，以疏通经络、调和气血、缓解痉挛，收效显著。

二、醒脑安神针刺法结合中药治疗躯体形式疼痛障碍

病案：王某，女，65 岁，2014 年 4 月 20 日。

主诉：精神抑郁，肛门部疼痛半年。

病史：半年前因情志不舒，自觉肛门部疼痛难忍，如有棍棒塞在其中，时轻时重，排便正常，曾做肠镜未发现相关器质性病变，经多种中医及西医治疗无效，需要每日服 3 片曲马多控制疼痛。

初诊：神志清晰，面色不华，肛门疼痛，郁闷不乐，心烦不寐，胸脘痞闷，食欲不振，舌质暗，苔黄腻，脉弦滑，西医检查：HAMD（17 项）评分 17 分，VAS 评分 6 分。

西医诊断：躯体形式疼痛障碍　　中医诊断：郁病

辨证审机：情志不舒，痰火内扰，脉络不通。

治法：醒脑安神，化痰泻火，活血通络。

取穴：以督脉穴、心经及心包经穴为主。水沟、神庭、四神聪透百会、风池、太阳、神门、内关、太冲、合谷、次髎穴。操作：行捻转提插泻法，留针 50min，每日治疗 1 次。

方药：温胆汤加减

半夏 15 克　陈皮 15 克　竹茹 15 克　枳实 10 克　石菖蒲 15 克　茯神 15 克　黄连 15 克　桃仁 15 克　红花 15 克　郁金 10 克。日一剂，水煎，日 2 次分服。

二诊：2014 年 4 月 30 日。经治疗 10 天，心烦郁闷好转，肛门部疼痛减轻，但睡眠仍无改善，舌质暗，苔黄腻，脉弦滑，西医检查：HAMD（17 项）评分 14 分，VAS 评分 4 分。继续原针灸及中药治疗，曲马多减量至每日 2 片。

三诊：2014 年 5 月 10 日。经治疗 20 天，心烦郁闷进一步好转，胸脘痞闷消失，食欲尚可，肛门部疼痛明显减轻，近三天每日仅服 1 片曲马多即可控制疼痛，睡眠改善，舌质暗，苔白微腻，脉弦滑，西医检查：HAMD（17 项）评分 10 分，VAS 评分 2 分。针灸：去次髎穴，加中髎穴、长强穴。中药：去枳实、竹茹。

四诊：2014 年 5 月 30 日。经治疗 40 天，肛门部疼痛消失，已停用止痛药曲马多，情绪稳定，睡眠良好，每晚睡眠 6 小时左右，饮食正常，体重增加，面色红润，舌质淡暗，苔薄白，脉弦，西医检查：HAMD（17 项）评分 7 分，VAS 评分 0 分。

按语　躯体形式疼痛障碍是一种不能用生理过程或躯体障碍予以合理解释的、持续而严重的疼痛，并且疼痛的发生与情绪、心理及社会因素有关，医学检查不能发现疼痛部位有相应的器质性变化。表现为疼痛部位及周期不确定，疼痛特点难以描述，伴有精神抑郁、失眠、心烦等情志方面症状，以痰火内扰证型居多。本病人发病前有情志不舒病史，疼痛部位在肛门，主要病理机制是痰火上蒙脑神，内扰心神，阻塞脉络。神明与脑、心关系密切，《素问·脉要精微论》言："头者，精明之府"；《素问·灵兰秘典论》言："心者，君主之官，神明出焉"。因此，本病针灸治疗从脑神、心神及脉络入手，以醒脑神、安心神为治法，运用督脉穴位神庭、水沟调督醒脑；四神聪透百会醒脑神；风池穴别名热府，与太阳相配泻火醒脑；内关为手厥阴心包经络穴，神门为手少阴心经原穴，两穴相配以安心神；合谷、太冲为四关穴，分属手阳明、足厥阴经之原穴，一气一血、一阳一阴、一升一降，相互为用，行气活血，正如《素问·调经论》曰："人之所有者，血与气耳"，气血通畅，则一身通达，辅以中髎、次髎及长强穴，直达痛处，疏通肛周气血，则疼痛消失。中药半夏其辛温之性可温胃化痰、和胃止呕、升清降浊；陈皮辛温，助半夏升清降浊，理气和胃化痰；竹茹、枳实理气和胃消痞；石菖蒲、茯神化痰醒脑安神；黄连泻火安神；桃仁、红花、郁金行气开郁，活血通络。诸药合用，共奏化痰泻火、活血通络之功。

三、调督通脉与调督柔筋二步针法治疗脊髓炎

病案：王某，男性，70 岁，2013 年 6 月 10 日。

主诉：四肢活动不灵 2 周。

病史：患者两周前开始四肢活动不灵，伴有尿便障碍，当时去哈市某西医院就诊，诊断为脊髓炎，经激素、抗炎、营养神经等治疗病情得到控制，但仍遗留四肢瘫，尿潴留（靠留置导尿管排尿），大便困难（需家人用手抠便），遂来求治。

初诊：推入病室，面色不华，神情倦怠，气短乏力，四肢瘫痪，尿便困难，舌质淡，苔薄白，脉沉细。西医查体：意识清晰，语言流利，呼吸略急促，左上肢肌力4级，左下肢肌力3级，右上肢肌力近端0级，远端3级，右下肢肌力0级，肌张力低，腱反射弱，病理征阴性，双侧锁骨平面以下痛温觉明显减退。

西医诊断：脊髓炎恢复期　　　　中医诊断：痿病

辨证审机：饮食不节，劳倦过度，伤及脾胃，脾失健运，气血生化之源不足，气血不能濡养筋脉肌肉。

治法：健脾益气，活血通络。调督通脉针法。

取穴：督脉穴为主，配合阳明经及足太阴经穴。百会、大椎、命门、曲池、外关、合谷、足三里、上巨虚、解溪、内庭、丰隆、太白、阴陵泉。操作：捻转提插补法，每日针刺1次，留针50分钟。

二诊：2013年6月25日。经两周针灸治疗，病人倦怠乏力减轻，气短消失，四肢瘫痪好转，舌质淡，苔薄白，脉沉细。西医查体：肌张力逐渐增高，左上肢肌力4级，左下肢肌力4级，右上肢肌力近端2级，远端3级，右下肢肌力1级，双下肢病理征阳性，双侧锁骨平面以下痛温觉减退。治疗同前。

三诊：2013年7月10日。经4周针灸治疗，四肢瘫痪好转，能倚床而坐，但出现双下肢痉挛发作，大便困难好转，能靠开塞露自主排便。西医查体：肌张力增高，腱反射活跃，左上肢肌力4级，左下肢肌力4级，右上肢肌力近端2级，远端3级，右下肢肌力2级，双下肢病理征阳性，双侧锁骨平面以下痛温觉减退。治疗：调督柔筋手法。督脉穴为主，少取足阳明经穴，改为足少阳胆经穴，如阳陵泉、悬钟、光明等，加肝俞穴，操作同前。

四诊：2013年8月10日。经8周针灸治疗，四肢瘫痪明显好转，家人扶持能行走，自主排尿便。西医查体：左上肢肌力5级弱，左下肢肌力5级弱，右上肢肌力4级，右下肢肌力5级弱。

按语　患者以四肢萎软无力为主症，属中医痿病。依据面色不华，神情倦怠，气短乏力，尿便障碍，辨证为脾胃虚弱证，后期出现双下肢痉挛发作，说明病情发展，波及肝肾，肝肾阴亏，精血不足，筋肌失养而致拘挛生风。传统针灸认为“治痿独取阳明”，但笔者认为督脉较阳明更为重要，因为督脉贯脊髓而通脑，其奇阳、真元之气游历通行于五脏六腑，对全身阳经脉气有统率、督促作用，取督脉穴可振奋一身之阳气，促进气血运行，促进机体康复，比单纯阳明经穴治疗效果更好，因此应以督脉穴为主，并根据疾病的不同阶段，采用“调督通脉”与“调督柔筋”二步针法。调督通脉法：督脉穴配合阳明经、足太阴经穴，健脾益气、活血通络，用于早期弛缓性瘫；调督柔筋法：督脉穴配合足少阳胆经穴、肝背俞穴，以养肝柔筋、熄风通络，用于后期痉挛性瘫。

四、夹脊通络三部针法治疗格林巴利综合征

病案：陈某，男性，58岁，2013年6月25日。

主诉：双下肢活动不灵3天，双上肢活动不灵1天。

病史：患者于3天前无诱因突发双下肢无力，但能行走，当时去哈市某医院就诊，经头CT检查诊断为腔隙性脑梗死，在家附近诊所静点活血化瘀类中药，病情无好转，并逐渐加重，不能行走，并出现双上肢活动不灵，四肢麻木，急来我院就诊。

初诊：神志清楚，语言流利，四肢瘫痪，伴有麻木不适，胸脘痞闷，食少纳呆，舌质红，苔黄腻，脉弦滑。西医查体：双上肢肌力4级，双下肢肌力0级，肌张力低，腱反射弱，病理征阴性，

深浅感觉正常。

西医诊断：急性格林巴利综合征　　　　　　　　　　中医诊断：痿病

辨证审机：湿热下注证，侵淫经脉。

治法：清热祛湿，通经活络。采用夹脊通络三部针法（夹脊穴、四肢阳经腧穴及神经干所过之处穴），并配合常规激素、神经营养等药物治疗。

取穴：夹脊穴：颈椎、胸椎及腰椎夹脊穴；四肢阳经穴：曲池、外关、合谷、足三里、上巨虚、丰隆、解溪等；神经干所过之处腧穴：极泉、内关、阴陵泉、三阴交、太溪等。操作：采用捻转提插泻法；其中曲池、合谷、丰隆可配合透天凉复式泻法。每日针刺1次，留针50分钟。

二诊：2013年7月25日。经1个月针灸治疗，四肢活动好转，麻木感消失，胸脘痞闷消失，食欲尚可，舌质红，苔白腻，脉弦滑。西医查体：双上肢肌力4级，双下肢肌力2级，肌张力低，腱反射弱。治疗：继续原针灸治疗方案，停神经营养药，激素已改为口服，并逐渐减量。

三诊：2013年8月25日。经2个月针灸治疗，四肢活动进一步好转，上肢能持物，做简单的动作，家人扶持下能站立，但自觉头晕乏力，舌质淡红，苔薄白，脉弦细。西医查体：双上肢肌力5级弱，双下肢肌力4级，肌张力正常，腱反射对称存在。治疗：针灸取穴重点以夹脊穴和四肢阳经穴为主，采用捻转提插补法；其中曲池、悬钟、足三里可配合烧山火复式补法。

四诊：2013年9月25日。经3个月针灸治疗，四肢活动明显恢复，上肢能完成日常活动，但微细动作偏差，能独立站立、行走，但有些不稳，头晕乏力减轻，舌质淡红，苔薄白，脉弦细。西医查体：双上肢肌力5级，双下肢肌力5级弱，肌张力正常，腱反射对称存在，病理征阴性。

按语　患者以四肢萎软无力为主症，属中医痿病。早期伴有麻木不适，胸脘痞闷，食少纳呆，舌质红，苔黄腻，脉弦滑，属湿热下注证；后期伴有头晕乏力，舌质淡红，苔薄白，脉弦细，属脾胃虚弱证。本病是由于饮食劳倦等因素，致脾失健运，湿热内蕴，侵淫经脉，经络不通所致，日久则气血亏虚，经筋失养。夹脊穴位于督脉和足太阳经之间，督脉总督六阳经，足太阳经从头至足，行于背腰下肢，因此取夹脊穴能振奋阳气，以除湿邪。古人云"治痿独取阳明"，取手足三阳经穴为主，重在阳明经，是因阳主动，阳明经为多气多血之经，取之能益气养血通络，促进肢体功能的恢复，早期曲池、合谷、丰隆采用透天凉复式泻法以清泄湿热；后期曲池、悬钟、足三里配合烧山火复式补法以温补阳气。神经干所过之处腧穴：极泉、内关、阴陵泉、三阴交、太溪等，这些虽属阴经穴，但为神经干所过之处，针感强，能激发经气，平衡阴阳。

盛国滨治疗神经科疾病验案

盛国滨，1961年生，毕业于黑龙江中医药大学，现为黑龙江中医药大学针灸推拿学院硕士生导师，黑龙江中医药大学附属二院针灸一病房主任，黑龙江省名中医；黑龙江省卫生系统有突出贡献中青年专家；全国第三批老中医专家高维滨教授学术继承人；国家中医药管理局"十二五"重点专科针灸科专科带头人；国家中医药管理局首批中医临床路径"延髓麻痹临床路径"验证协作组组长；黑龙江中医药管理局延髓麻痹重点专病带头人；国家局级重点学科（针灸学科）秘书；中国针灸学会经络分会委员；黑龙江省络病学会副理事长。针灸治疗主张与现代医学神经解剖学及康复医学相结合，创立了针刺经筋结点治疗神经科疾病的方法。擅于应用针灸治疗神经科疾病。

一、齐刺电针疗法治疗脊髓炎

病案：黄某，女，37岁，2015年6月3日。

主诉：双下肢麻木无力15日。

病史：患者15日前无明显诱因出现双侧下肢活动不利，双下肢麻木，曾有外感病史，无头晕、恶心、呕吐，无意识障碍，无二便障碍，急到某西医院就诊，经诊断为脊髓炎，静点激素治疗、营养神经治疗、改善循环药等15日，患者出院进行康复治疗，现患者双下肢麻木无力，为求系统治疗故来我院就诊。

初诊：血压120/80mmHg，神清，语利，双眼动自如，左下肢肌力4级，右下肢肌力5级弱，肌张力正常，腱反射活跃，双下肢 Babinshi 征（+），平脐以下痛温觉减退；中医查体：舌淡，苔白，脉沉细，身倦乏力，面色萎黄。胸椎MRI示：胸7-10脊髓异常信号。

西医诊断：脊髓炎　　　　　　中医诊断：痿病

辨证审机：患者平素体弱，脾胃虚弱，气血不足，无力濡养筋肉。

齐刺电针：取穴：主穴分为3个平面取穴，即脊髓损伤平面，上平面（脊髓损伤节段的上1个节段）及下平面（脊髓损伤节段的下2-3个节段）。针法：每个平面均在正中先刺1针，并于两旁（夹脊穴）各刺1针，3针齐用。下肢呈弛缓性瘫痪配双侧的髀关、伏兔、阳陵泉、足三里。然后应用电针仪，主穴上、下同侧联线，正极接上点，负极接下点，波形用密波。配穴上、下肢分别同侧上下联线，波形用疏波。每日1次，每次30分钟，10次为1疗程，间隔2天行下1个疗程。针刺2个疗程后，患者左侧肢体肌力5级弱，右下肢5级，站立自如，可以自己行走。

按语　脊髓损伤属于祖国医学“痿证”的范畴，乃督脉损伤所致。督脉为阳脉之海，总督一身阳气，督脉失养，造成肢体萎废不用。针刺督脉能直达病所，疏经活络，调节脏腑气血平衡，减轻和延缓伤后早期病理损害，改善脊髓微循环，促进神经功能恢复和神经再生。而夹脊穴位于督脉与足太阳膀胱经之间，针刺夹脊穴可以调理督脉与膀胱经之气，因五脏六腑之俞穴聚会于膀胱经脉，所以针刺夹脊穴又可调整脏腑气血之平衡，疏通经脉。因此，齐刺电针疗法取督脉及两侧损伤平面上下的夹脊穴治疗截瘫，可以疏通督脉，调和气血使经气运行通畅，提高体质，有利于疾病的治疗。督脉与夹脊穴位于脊神经后支，电刺激通过脊神经根可直接作用于脊髓及其包膜，有利于调节病变部位的血液供应和神经功能。此外，根据神经解剖学研究，交感神经纤维通过交通支与脊神经联系，并随脊神经分布到周围器官和脏器，通过针刺穴位，引起针感传导反应，通过神经体液传导作用，可影响到交感神经末稍释放的化学介质，以调整脏腑功能，达到治疗疾病的目的。本治疗方法在同侧督脉与夹脊穴上下各联接一对导线，并始终保持正极在上、负极在下的联接，形成方向恒定的较强的电场，也有利于刺激神经纤维沿电力线的方向再生，促进脊髓功能的恢复。采用齐刺电针的方法，可以使脊髓性截瘫患者的脊髓神经功能有所恢复，从而说明齐刺电针是治疗脊髓性截瘫的一种有效方法。

二、针刺经筋结点治疗中风后痉挛性瘫痪

病案：赵某，男，65岁，2014年10月8日。

主诉：左侧肢体活动不利1个月。

病史：患者1个月前无明显诱因出现左侧肢体活动不利，无头晕、恶心、呕吐，无意识障碍，无二便障碍，急到某院就诊，经诊断为脑梗死，静点改善循环药等1周，患者出院进行康复治疗，现患者左侧肢体活动不利，肌张力高，为求系统治疗故来我院就诊。

初诊：血压：140/90mmHg，神清，语利，双眼动自如，左侧半身不遂，左口眼㖞斜，左侧肢体肌力2级，肌张力高，肌张力3级，肘关节屈曲难伸，手指屈曲，足内翻，腱反射活跃，左 Babinshi 征（+），舌紫暗，苔白，脉沉涩，身倦乏力，气少懒言，面色淡白。头CT示：右侧基底节区脑梗死。

西医诊断：脑梗死　　　　　　　　中医诊断：中风

辨证审机：患者老年体弱，气血不足，气虚无力推动血液运行，瘀阻脉络。

针刺方法：头针采用《头皮针穴名称标准化国际方案》中的顶颞前斜线（头顶部，头侧部，从前神聪至颞部悬厘引一斜线）。肢体取患侧，常规消毒针刺部位。选取30号1.5寸毫针。上肢经筋结点，固肩结点（肩峰端下方，三角肌上部中点），伸肘结点（尺骨鹰嘴上1寸，向上肢近端斜刺1.5寸，肱三头肌止点），伸腕伸指结点（肱骨外上髁下1寸，向上肢远端斜刺1寸，指伸肌起点，伸2-5指），拇指展结点（腕背横纹上2寸，拇长展肌），指外展结点（骨间背侧肌，2-4指外展）。下肢经筋结点，屈髋结点（髀关穴内0.5寸，缝匠肌起始处），屈膝结点（股骨内上髁上1寸，缝匠肌），足外翻结点（腓骨小头前下方，腓骨长肌和腓骨短肌起点），屈踝结点（昆仑穴上1寸，腓骨短肌）。并连接电针正极连接肢体近端，负极连接肢体远端，采用疏波，时间30分钟每次，强度以患者能耐受并能看到肌肉跳动为度。针刺6天，休息1天，2周为一疗程。针刺2个疗程后，患者左侧肢体肌力4级，肌张力1^+级，左肘及手指可以屈伸，足可以外展，站立自如，可以自己行走。

按语　中风后痉挛性瘫痪属于中医"经筋"病的范畴，筋肉拘急，屈伸不利，病位在筋，症状表现归属于经筋的病候，治疗以"病在筋，调之筋"的经筋刺法为主，而不拘泥于"治痿独取阳明"的理论。《素问·痿论》曰："宗筋主束骨而利机关也。"十二经筋具有约束骨骼，屈伸关节，维持人体正常运动功能的作用。结合现代康复学理论拮抗肌原理，治疗中风后痉挛性瘫痪应以拮抗上肢屈肌、下肢伸肌运动，协调肌群间肌张力的平衡为重点。故针刺经筋结点有明显的减轻肌痉挛、促进肢体的分离运动从而改善肢体功能的作用。用此法可以改善患者肘关节屈曲难伸、手指屈曲、足内翻等痉挛症状，治疗中风后痉挛性瘫痪疗效显著。

三、丛刺面部阳明经筋治疗面神经炎

病案：张某，男，38岁，2014年7月10日。

主诉：右侧口眼㖞斜1日。

病史：患者1日前由于贪凉开窗睡眠一宿之后出现右侧口眼㖞斜，伴有耳后乳突疼痛，无味觉缺失，无耳道疱疹。为求中医系统治疗故来我院就诊。

初诊：血压120/80mmHg，神清，语利，双眼动自如，右侧口眼㖞斜，右侧额纹消失，右侧眼裂变大，右侧眼睑闭合不全，右 Bell 征（+），右侧鼻唇沟变浅，右侧口角低垂，右耳后乳突疼痛，无味觉缺失，无听力障碍，无肢体活动不利；中医查体：舌淡，苔白，脉紧。头部核磁共振：（–）。血常规：WBC 8.0×10^9/L，淋巴细胞百分比：45%。

西医诊断：面神经炎　　　　　　　　中医诊断：面瘫

辨证审机：风寒之邪阻滞脉络。

取穴：阳明经筋（太阳穴至阳白穴段、下颌角至口角段、耳前至鼻旁段，即角支、頄支、耳支）。

针刺方法：常规消毒针刺部位。取仰卧位。阳白穴针尖向下与表皮成15度角，分别在阳白穴左右各0.5寸针刺，角度与阳白穴一致。进针0.5-1寸左右，太阳穴向后斜刺，其余针沿经筋走形每隔0.5寸向阳白穴方向斜刺；阳明经筋下颌角至口角段采用多针斜刺浅刺对刺，两针之间间隔0.5寸，先沿经筋走形针一排，然后在每针左右各0.5寸处再施一针，方向角度同前；耳前至鼻旁同样多针斜刺浅刺，针尖向鼻旁，在下颌角处针尖向口角处，同时口角处针尖朝向下颌角处，其余各针也呈对刺排列，然后左右各0.5寸再各施一针；按经筋走行，上嘴唇上及下嘴唇下两处向下颌角方向斜刺，其余针的进针方向同前，以上各穴均用平补平泻法，手法应轻，得气为度，留针25分钟，每天针刺治疗1次，针刺6天后休息1天，以6天为1个疗程。治疗3个疗程后，患者面瘫症状消失，额纹对称，鼻唇沟对称，无口角下垂，Bell征（–）。

按语 面神经炎又叫特发性面神经麻痹，属于中国传统医学“口僻”“口眼喎斜”等之范畴。本病为临床常见疾病，如治疗失当可留下若干后遗症，严重影响患者的身心健康。针刺常规取穴多以阳明、少阳之经为多，本案例以经筋原理为理论基础治疗面瘫。《灵枢·经筋》：“足阳明之筋……上挟口，合于頄，下结于鼻，……从颊结于耳前”，“手阳明之筋……其支者，上颊，结于頄；……上左角，络头，下右颔”，“足阳明经筋，其病……，卒口僻；急者，目不合，热则筋纵，目不开，颊筋有寒，则急，……有热则筋弛纵，缓不胜收，故僻。”这说明面瘫病在经筋，本案例采用丛刺浅刺的方法，直接作用于面部经筋，体现了《素问·调经论》：“病在筋，调之筋”的理论思想，同时面部经筋走行符合西医解剖学表情肌分布，针刺太阳穴至阳白穴段可刺激枕额肌额腹使其收缩来治疗额纹消失，下颌角至口角段和耳前至鼻旁段刺激提上唇肌、口轮匝肌、咬肌、笑肌、降下唇肌使其被动收缩来纠正口角歪斜，并结合丛刺浅刺针法，更好地作用于分布在面部较浅表处的面神经，更有效地改善病变周围血液循环，从而缩短其恢复所需时间，经筋丛刺针法能够较好地促进病损面神经功能的恢复，患者发病后如及时采用本针法进行治疗，可取得理想的临床疗效。

四、夹脊电针治疗带状疱疹后遗神经痛

病案：廖某，女，77岁，2015年4月3日。

主诉：左肋间疼痛1年余。

病史：患者1年前左侧肋间带状疱疹，经过西医抗病毒和营养神经治疗后，疱疹消失，但遗留有肋间神经痛，每于夜间加重，难以入睡，为求中医系统治疗故来我院就诊。

初诊：血压：120/80mmHg，神清，语利，左侧第十肋至十二肋间疼痛，为刺痛。中医查体：舌暗紫，苔白，脉沉细，身倦乏力，面色萎黄。既往带状疱疹病史，并遗留有瘢痕。

西医诊断：带状疱疹后遗神经痛。　　　　中医诊断：痛证。

辨证审机：病久迁延不愈，气血不足，无力推动气血运行，瘀阻脉络。

治疗方法：常规消毒患侧针刺部位，选取30号1.5寸毫针。取穴病变侧相应节段胸椎棘突下旁开1.5寸胸夹脊穴及其节段或上或下病变所累及的1-2个节段胸夹脊穴直刺0.3-1.3寸，病侧节段胸夹脊穴上下接一组电针用密波治疗，电流强度以患者能耐受为度。病变局部围刺采用平刺进针0.3-0.1寸。每次治疗30分钟，每日2次；针刺6天，休息1天，为1个疗程，共3个疗程。针刺1个疗程后患者症状有所减轻，夜间可以入睡。针刺3个疗程后疼痛症状消失。治疗期间无不良主述。

按语 本法通过对病变侧相应节段的夹脊穴针刺可起到平衡阴阳“扶正祛邪”通经活络的作用。生理解剖学证实，夹脊穴周围深层分布着脊神经节是脊神经所发出的部位，肋间神经为胸神经前支。

针刺夹脊穴可以刺激末梢神经中的较粗纤维，引起脊髓背角的胶状质闸门关闭，进一步阻止伤害性刺激细纤维的信号输入，减少产痛物质的释放，刺激夹脊穴的同时还可提高痛阈而产生止痛作用。电针密波可降低神经应激功能，其先对感觉神经起抑制作用，接着对运动神经也产生抑制作用，从而可产生止痛、镇静、缓解肌肉和血管痉挛、针刺麻醉等效应，其电流量大，对于神经的再生有一定好处。同时加大局部刺激量，增加代谢，调整人体生理功能，可起到止痛“镇静”促进气血循环的作用。

尚艳杰验案

尚艳杰，1965 年生，毕业于黑龙江中医药大学，主任医师，教授，硕士生导师。黑龙江省中医药科学院针灸科（国家重点专科、学科）主任，神经电生理实验室主任，国内著名脑病及针灸专家，省名中医，省政府特贴专家，全国第四批名老中医学术经验继承人，黑龙江省卫生厅重点学科中西结合康复学科带头人，省中风病、针灸专业委员会副主任委员，省“脑心同治”、省康复医学会“眼球运动障碍康复专业委员会”副主任委员。擅治神经系统等疑难重病，尤擅针刺手法的临床应用。

一、小儿抽动症验案

病案：王某，男，11 岁，2014 年 6 月 15 日。

主诉：眨眼，皱眉，耸肩，伴咳声 1 周。

病史：患儿平素少言，食欲欠佳，多梦，大便溏薄，小便尚可，一周前无明显诱因出现注意力不集中，焦躁不安，眨眼，皱眉，耸肩伴咳声。曾到某医院就诊，诊断为小儿抽动症，未予治疗，而来我院就诊。

初诊：患儿眨眼，皱眉，耸肩伴有咳声，舌淡，苔白，脉细。检查脑电地形图示：棘慢复合波。

西医诊断：小儿抽动症　　　　中医诊断：筋惕

辨证审机：脾胃不足，肝木化火。

取穴手法：百会透曲鬓、前神聪透悬厘、瞳子髎、天枢、脾俞、肩井、足三里、太冲、太溪。患者取坐位，选用 0.30mm×40mm 与 0.25mm×25mm 毫针，经 75%酒精局部消毒。百会透曲鬓，前神聪透悬厘：针与头皮成 15-30 度左右夹角，快速刺入帽状腱膜下，刺入 1 寸，快速捻转得气，转速达 200 转/min。瞳子髎穴，快速进针得气，不做手法。天枢穴，行盘法得气效果佳。盘法——将针身按倒，用拇、食、中三指爪甲扣住针尾，用腕力将针向左或右盘旋。脾俞穴取搓法得气。搓针法——“如搓线之状”，连续旋转 360°的转针，勿使肌肉缠身，最终达插之不入，提之不出，气满自摇之境。足三里穴，斜刺 1.2 寸，进针得气，闭其下气（即压手按闭足三里下端），使针尖向上，使针感向病所（胃脘部）传导，传至膝关节时滞塞，用白虎摇头法——“似手摇铃，进圆退方，兼之左右，摇而震之”，使针感通关过节，气至病所。肩井穴、太冲穴、太溪穴，取行捻转法得气，如鱼吞钩饵之感。以上诸穴均留针 40min，两周为一个疗程，一个疗程休息 2 天。

第二个疗程：2014 年 7 月 1 日。患儿眨眼次数减少，皱眉，耸肩减轻，咳声时作，食欲有所提升，便质成形。取穴、手法：同上，治疗一个疗程。

第三个疗程：2014 年 7 月 18 日。患儿眨眼次数明显减少，少有咳声，注意力仍不集中。取穴：百会透曲鬓、前神聪透悬厘、瞳子髎、脾俞、足三里、太冲。手法：同上，治疗一个疗程。

三个疗程后患儿眨眼基本消失，皱眉、耸肩症状明显好转，咳声消失。食纳可，睡眠良，二便正常。舌淡红，苔薄白，脉细。复查脑电地形图：正常。嘱患儿家属为患儿营造轻松的氛围，减轻患儿学习和生活压力。家长应多与患儿进行户外运动，加强体质锻炼。患儿饮食宜清淡，勿滋腻。

按语 中医古籍未曾出现过抽动症这一病名，但有大量相关症状的描述。如明·王肯堂《证治准绳·幼科·慢惊》："水生肝木，木为风化，木克脾土，胃为脾之腑，故胃中有风，瘛疭渐生，其瘛疭症状，两肩微耸，两手下垂，时腹动摇不已……"故中医此证多归于"慢惊风"、"瘛疭"、"筋惕"、"痉风"等范畴，多责于肝脏。小儿又常有先天与后天不足，故又易责之于脾肾。本例患者平素少气懒言，食欲欠佳，大便溏薄，舌淡，苔白，脉细，是脾虚之象，患儿眨眼，耸肩乃肝风内动之征。故针刺脾俞以健脾益气，泻太冲，以平肝疏筋，补太溪以滋水涵木。针刺足三里，使气随针尖方向将其送至脾胃，以补益脾气、旋运中州之效，从而使清浊之气升降相宜。百会透曲鬓可镇惊开窍，前神聪透悬厘定惊醒神。上方诸穴共奏平肝健脾，调畅经络，疏通血脉之功。

二、重症肌无力验案

病案：徐某，女，65 岁，2014 年 7 月 16 日。

主诉：双眼睑无力，视物模糊，复视 3 个月，加重 3 周。

病史：患者三个月前出现右眼睑下垂，视物重影，周身乏力。在当地医院进行诊治，新斯的明试验阳性，诊断为重症肌无力，口服溴吡斯的明 60mg/次，日三次，饭前口服，治疗 1 个月后，病情好转。三周前患者无明显诱因，出现双侧眼睑下垂，复视，视物模糊加重，眼球活动欠灵活，双上肢无力，双下肢乏力，头晕，耳鸣，腰酸，遂来我院就诊。

初诊：患者双侧眼睑下垂，复视，视物模糊，腰酸，双上肢无力，双下肢乏力，头晕，耳鸣，食欲尚可，嗜睡多梦，二便可。神志清楚，表情淡漠，眼球活动欠灵活，双上肢肌力Ⅲ级，双下肢肌力 IV，腱反射存在。舌质红，苔少，脉沉细。

西医诊断：重症肌无力　　　　中医诊断：痿症

辨证审机：肝肾亏虚，脾气败伤，筋肉失养。

取穴手法：风池、太阳、翳明、睛明、阳白、瞳子髎、外关、合谷、足三里、肝俞、肾俞。患者取坐位，选用 0.30mm×40mm 和 0.30mm×50mm 毫针针刺，经 75%酒精局部消毒。风池穴，直刺 1.0 寸，行捻转手法，如鱼吞钩饵之感。太阳穴，直刺 0.8 寸，行搓针手法。搓针法——"如搓线之状"，连续旋转 360°的转针，勿使肌肉缠身，最终达插之不入，提之不出，气满自摇之境。外关穴，直刺 1.0 寸，用虚搓法使针插之不入，提之不出，气满自摇，再闭气下气，针尖向上，使针感向病所（上眼睑部）传导，然后行烧山火手发法取热，再用飞经走气法使针感由外关沿手少阳小肠经达面部眼睑。翳明、阳白、瞳子髎穴，快速进针得气即可。睛明穴，直刺 1.0 寸，针刺得气即可，不可行提插捻转手法，出针时用棉球按压 5 分钟。合谷穴，针刺 1.0 寸，行捻转法得气，如鱼吞钩饵之感。足三里穴，直刺 1.2 寸，行实搓法，达插之不入，提之不出，气满自摇之境。肾俞、肝俞穴行实搓法。以上诸穴针刺得气后留针 40min，日一次，两周为一疗程。

第二个疗程：2014 年 8 月 1 日。患者腰酸明显好转，已能酣然入眠，耳鸣好转，四肢乏力。

取穴、手法：原方再进，加环跳，臂臑穴。环跳穴，直刺2.0寸，行提插手法，直至腿部出现放电感。臂臑穴行捻转手法，如鱼吞钩饵之感。余穴同上，治疗一个疗程。

第三个疗程：2014年8月16日。患者视物清楚，语言清晰，双眼睑下垂减轻，腰酸消失，头目清明，耳鸣消失，眼球活动较为灵活。纳谷不香，大便稀溏。取穴、手法：原方再进，加天枢，去肝俞，肾俞。天枢穴用盘法——将针身按倒，用拇、食、中三指爪甲扣住针尾，用腕力将针向左或右盘旋。余穴同上，治疗一个疗程。

第四个疗程：2014年9月3日。患者双眼睑下垂好转，复视明显减轻，眼球活动稍有受限，食欲渐佳，大便成形。双上肢肌力Ⅳ⁻级，双下肢肌力双上肢肌力Ⅳ⁺。取穴：去天枢、太阳、合谷穴。余穴同上，治疗一个疗程。

第五个疗程：2014年9月20日。患者眼睑下垂好转，舌淡红，苔薄白，脉沉细。神志清楚，语言清楚，眼球活动灵活，双上肢肌力Ⅳ⁺级，双下肢肌力Ⅴ级。宗上方，上法继续治疗。

按语 患者双侧眼睑下垂，四肢乏力为主症，病属中医痿症范畴。患者年过花甲，肾气虚衰，腰酸，耳鸣，头晕，证属肝肾亏损。《景岳全书·痿论》指出："元气败伤则精虚不能灌溉，血虚不能营养者，亦不少矣，若概从火论，则恐真阳衰败，及土衰水涸者不能堪，故当酌寒热之浅深，审虚实之缓急，以施治疗，庶得治痿之全。"故本患者宜滋补肝肾，滋阴清热为主。该患者主要以双侧眼睑下垂为主要症状，故选用眼周穴位较多。

三、中风后吞咽困难验案

病案：刘某，男，65岁，2015年3月30日。

主诉：患者吞咽困难，右侧肢体活动不利伴语言不利10余天。

初诊：患者于10余天无明显诱因出现吞咽困难，饮水呛咳，右侧肢体活动不利伴语言不利，偶有眩晕，食纳差，睡眠尚可，二便和。舌质暗，苔白腻，脉弦滑。既往高血压病史，腔隙性脑梗死病史1年。

西医诊断：中风后吞咽困难

辨证审机：肝肾不足，气血衰少，痰瘀互结，关窍不利。

取穴：①头针：百会透曲鬓、前顶透悬颅、四神聪。②项针：风府、风池、供血、翳明、治呛、廉泉、外金津、外玉液。③配穴：臂臑、手三里、合谷、丰隆、三阴交、太冲、太溪。④手法：患者取坐位或仰卧位。选用0.30mm×40mm毫针，经酒精常规消毒。百会透曲鬓，前顶透悬颅：针尖应与头皮成15°-30°左右夹角，快速刺入帽状腱膜下，刺入1寸，快速捻转得气，转速达200转/min。双侧供血穴、翳明穴，行快速进针得气手法，轻捻转。风府、风池穴，刺入1.0寸快速进针得气，闭其下气（即按压穴位下方），针尖微向下，朝向喉结方向，使针感向病所（咽喉部）传导，用飞经走气法使针感传至咽喉。廉泉、外金津、玉液穴，向舌根方向斜刺1.2寸。治呛穴，快速进针得气即出针。取右侧太冲、太溪，行捻转法得气，如鱼吞钩饵之感。右侧臂臑、手三里、合谷、丰隆、三阴交行提插手法，如鱼吞钩饵之感。除治呛穴外，以上诸穴针刺得气后留针40min。每日2次，两周为1疗程。

第二疗程：2015年4月13日。即吞咽困难、右侧肢体活动不利、语言不清等症状改善，饮水偶呛，眩晕消失，食纳可，舌质淡，苔薄腻，脉弦濡。取穴、手法：原方再进。同上，治疗一个疗程。

按语 本例患者，年过花甲，肾气虚衰，水亏木旺，身形胖硕，为气虚痰湿之体质。此病病位在脑，表现在口舌、咽喉。病机为本虚标实，肝肾不足，气血衰少为本；风火相煽、痰瘀互结为标。治以祛风化痰，补益肝肾，祛瘀通络，通利关窍。处方中所选头部及颈项部腧穴，符合腧穴的近治作用和气街四海理论。如百会，《针灸大成》云："犹天之极星居北，为手足三阳与督脉之会。"其居人身之最上，为治疗头部主病之总穴，又为四气街之一，经气聚集之处，可调诸脉之气以达脏腑，即"经脉所通，主治所及"。百会与前顶同属督脉，不仅与手足三阳经相交，与其他奇经也有密切联系，再经透刺，复及阳跷与阳维脉，使一身左右之阴阳趋于平衡；曲鬓、悬颅属足少阳胆经，属胆络肝，百会透曲鬓，前顶透悬颅，可使脏腑、经络、阴阳、气血相互协调。风池，为治风之要穴，阳维脉与足少阳胆经交会于此，位于头项归属胆经，可调达阳经之气，同时足少阳胆经又与循喉咙之后的足厥阴肝经相表里，针刺风池以豁痰利咽、清利头窍、潜阳熄风。廉泉，本穴内通喉咽，上达颚池，以舌搅口，可以生津润燥，又为阴维与任脉之会穴，调节阴经之气，滋阴健脑，通利关窍。针刺太冲、太溪以平肝潜阳、滋水涵木。泻丰隆以降痰浊，补三阴交以滋阴潜阳，佐以右侧臂臑、手三里、合谷以祛邪通络。

四、慢性脊髓炎验案

病案：于某，男，73岁，2015年4月6日。

主诉：患者双下肢麻木无力，腰部及左下肢运动障碍，感觉减退1个月。

病史：患者一个月前因上呼吸道感染出现双下肢麻木无力，腰及左下肢运动障碍，感觉减退，二便失禁，遂就诊于他院，诊断为脊髓炎，经治疗后仍有双下肢麻木无力，腰部及左下肢运动障碍，感觉减退，二便失禁。舌淡，苔薄白，脉细弱。遂来我院就诊。

初诊：患者双下肢麻木无力，腰部及左下肢运动障碍，感觉减退，二便失禁，舌淡，苔薄白，脉细弱。

西医诊断：慢性脊髓炎　　　　　　中医诊断：痿症

辨证审机：肾精亏虚，脾胃虚弱，气血生化无源。

取穴手法：百会、四神聪、关元、中极、肾俞、大肠俞、次髎、伏兔（左）、足三里、阳陵泉（左）、三阴交、悬钟（左）。患者取侧卧位，选用0.30mm×40mm毫针，经酒精消毒。百会，四神聪常规针刺。肾俞、大肠俞、次髎、足三里穴，行搓法。搓针法——"如搓线之状"，连续旋转360°的转针，勿使肌肉缠身，最终达插之不入，提之不出，气满自摇之境。伏兔（左）、阳陵泉（左）、三阴交、悬钟（左），带力进针，行提插捻转手法，如鱼吞钩饵之感。关元、中极穴，行捻转手法后，加温灸。以上诸穴，得气后留针40min，日二次，两周为1疗程，一疗程后休息1天，进行下一疗程，连续治疗4个疗程。

按语　本例患者久病体虚，脾胃虚弱，肾精亏虚，气血生化乏源，促使痿症的发生。本病病位在筋脉肌肉，但根本在于五脏虚损。五脏受损，生化乏源，气血亏耗，筋脉肌肉失之濡养而弛纵，不能束骨而利关节，以致肌肉萎软无力，治以益气健脾，补益肝肾，滋阴清热。关元、中极是任脉与足三阴之会，固下元益肾精；中极为膀胱之募穴，具有摄下固脬之力。李东垣在《脾胃论》中提及："夫阴病在阳者，是天外风寒之邪乘中而外入，在人之背上腑俞、脏俞……此皆六淫客邪有余之病，皆泻在其背之腑俞。若病久传变，有虚有实，各随病之传变，补泻不定，只治在背腑俞。"由于人体的荣卫气血脏腑经络之间是相互关联、相互影响的，所以临床要从祖国医学整体治疗思想出发，东垣提出了对外感病变取用背俞的见解。因此选取肾俞、大肠俞、次髎等，并用温针法以温肾强腰。因足太阳经的经气，通过背俞，受督脉脉气的支配，故背俞对督脉病变都能起主导作用，从而经络得以调节，瘫痪的肌肉功能得以恢复。《素问·痿论》提出“治痿独取阳明”的基本原则，故选取足三里，伏兔穴。足三里具有健脾益胃，行气止痛，通经活络，调和气血，强健体魄的作用。伏兔具有祛风除湿、散寒止痛、通经活络的作用。三阴交为足太阴脾经腧穴，又是足三阴之交会穴，有补脾和胃，运化水谷，利水祛湿，调理肝肾，疏通经络等功效。悬钟穴为髓会，填精补髓，化生气血，阳陵泉为筋会，是治疗筋病的要穴，特别是下肢筋病，临床较为常用，具有舒筋的作用。诸穴合用健运脾胃，使气血生化有源，下肢痿痹得愈。

内分泌、代谢系疾病验案

李天虹治疗糖尿病验案

李天虹，1958 年生，毕业于黑龙江中医药大学，全国第二批名老中医药专家学术经验继承人，第二批黑龙江省名中医，国家中医药管理局“十二五”重点专科带头人，国家卫生部临床重点专科带头人，中华中医药学会糖尿病分会委员，黑龙江省中医药学会理事，黑龙江省中医内分泌学会副主任委员，现任佳木斯市中医院糖尿病科主任，研制出“消渴益肾胶囊”“消渴祛湿胶囊”“活血止痛冲剂”“温阳活血散”等多种专科药物，专治糖尿病及其各种急慢性并发症。

一、补阳还五汤加减治疗糖尿病周围神经病变

病案：张某，女，50 岁，2013 年 4 月 5 日。

主诉：四肢乏力 3 年，双下肢麻木、刺痛 2 个月。

病史：病人在 2 年前出现四肢乏力，伴口干口渴诊为 2 型糖尿病，一直口服二甲双胍片治疗，配合饮食疗法，运动疗法，血糖控制基本达标，空腹血糖在 6.0mmol/L 左右，餐后两小时血糖在 9.0mmol/L 左右，平素时觉四肢乏力，2 个月前逐渐出现双下肢麻木，双足趾刺痛，伴有头晕头重，用温水泡脚后短时稍有缓解，严重时坐立不安，失眠，常半夜起来行走，故来诊治。

初诊：四肢乏力，头晕头重，双下肢麻木，双足趾刺痛，形体肥胖。舌质淡红，舌边有齿痕，苔薄白，脉细涩。实验室检查结果：空腹血糖 6.5mmol/L，餐后两小时血糖 9.0mmol/L，血脂：总胆固醇 6.2mmol/L，甘油三酯 2.3mmol/L，低密度脂蛋白胆固 4.5mmol/L。四肢多普勒血流波形图示：双下肢痛觉、凉温觉、触压觉、震动觉均减退。

西医诊断：糖尿病周围神经病变　　中医诊断：消渴病痹症

辨证审机：气虚血瘀兼湿浊。

治法：益气活血祛湿。　　方药：补阳还五汤加减

黄芪 40 克　当归 20 克　桃仁 10 克　地龙 15 克　川芎 15 克　丹参 10 克　桂枝 15 克　白芍 20 克　川牛膝 15 克　茯苓 20 克　薏米 25 克。七剂 水煎两次，分两次温服。

每晚用药渣加适量开水，晾至 40 度温水，泡脚，20-30 分钟。

二诊：2013 年 4 月 12 日。服药七剂后，四肢乏力明显减轻，头晕有改善，双下肢麻木减轻，足趾刺痛已不明显，胃区时有不适，睡眠正常。舌质淡红，苔薄白，脉沉细。前方继服七剂，加砂

仁 10 克以祛湿和胃，嘱病人饭后半小时服用中药。

三诊：2013 年 4 月 19 日。两诊用药十四剂，病情明显好转，偶有乏力，偶觉头重，足趾刺痛消失，时觉双下肢轻度麻木。舌质淡红，苔薄白，脉缓。实验室检查结果：空腹血糖 6.2mmol/L，餐后两小时血糖 8.6mmol/L，血脂：总胆固醇 5.8mmol/L，甘油三酯 1.9mmol/L，低密度脂蛋白胆固醇 3.6mmol/L，四肢多普勒血流波形图示：痛觉、凉温觉正常、触压觉、震动觉轻度减退。正气恢复，瘀血湿浊渐祛，仍需健脾补肾，活血祛湿以巩固疗效。选用笔者研制的我院专科制剂“消渴祛湿胶囊”口服，“温阳活血散”外用泡脚治疗。消渴祛湿胶囊，每次 6 粒，日 2 次口服，温阳活血散，每日一袋（50 克）用开水 2000ml 左右稀释后，晾至 40 度温水泡脚，日一次 20-30 分钟。一个月后病人复诊，诸症均消失，血脂稍高，总胆固醇 5.5mmol/L，甘油三酯 1.8mmol/L，继服消渴祛湿胶囊治疗，随访两年余，未复发。

按语 本病人素体气虚，日久气虚血瘀，脉络不通，不通则痛，“久病多瘀”消渴病日久，瘀血内生，且肥人多湿，气虚生湿，湿浊内停，此例病机为气虚瘀血阻络，湿浊内停，故治以益气活血祛湿，方中黄芪、茯苓健脾益气祛湿，当归、白芍养血活血止痛，桃仁、川芎、丹参、地龙活血通络，桂枝温经通络，砂仁、薏米祛湿和胃，川牛膝补肾活血且引药下行，诸药合用，共奏健脾益气，活血通络祛湿之功。

二、玉屏风散加味治疗糖尿病自主神经病变排汗异常

病案：王某，女，51 岁，2014 年 7 月 21 日。

主诉：乏力 3 年，多汗 3 个月。

病史：病人 3 年前出现乏力，口渴等症状，到医院诊为 2 型糖尿病，当时空腹血糖 16.7mmol/L，餐后两小时血糖 23.0mmol/L，并出现酮症，住院治疗后一直使用胰岛素治疗，血糖平稳，仍时觉乏力，三个月前由于过度劳累后出现多汗，动则加重，以颜面和上半身为重，易感冒，遇事劳累则加重，严重影响生活质量，故来就诊。

初诊：乏力多汗，动则尤甚，易感冒，颜面及胸背均见汗出。舌质淡红，苔薄白，脉沉细。实验室检查：空腹血糖 6.5mmol/L，餐后两小时血糖 9.2mmol/L，尿糖阴性。

西医诊断：糖尿病自主神经病变，排汗异常　　中医诊断：消渴汗证

辨证审机：气虚不固，营阴外泄。

治法：益气固表止汗。　　方药：玉屏风散加味

黄芪 40 克　炒白术 15 克　防风 15 克　浮小麦 30 克　麻黄根 15 克　白芍 15 克　五味子 15 克　煅龙骨 25 克　当归 15 克。五剂 水煎两次，分两次温服。

二诊：2014 年 7 月 27 日。服药五剂后，乏力减轻，汗出明显减少，没感冒，活动后汗出也减少。舌质淡红，苔薄白，脉沉细。继以益气固表止汗，继服前方五剂。

三诊：2014 年 8 月 2 日。服药十剂后，乏力消失，汗出自止，只因天热偶有汗出，实属正常。舌质淡红，苔薄白，脉沉细。嘱病人可以停药，注意劳逸结合。

按语 在糖尿病的众多并发症中，笔者认为消渴汗证是中医治疗，疗程最短，疗效最佳的病症，国家重点专科消渴汗证的诊疗方案和临床路径疗程均为 10 天，临床中验证，辨证准确，10 天以内可治愈。此例病人有糖尿病史，素体气虚，卫气不固，营阴外泄，故而汗出，劳累则更伤正气，故劳累后加重，气虚不固表而易感冒，故以益气固表止汗为治法，方用玉屏风散为主方，益气固表止汗，浮小麦、麻黄根增加止汗之功，白芍、五味子、酸敛滋阴止汗，煅龙骨固涩止汗，当归养血止汗，诸药配合，既益气固表止汗，又滋阴养血以生汗源，故而收效。

张晓昀治疗内分泌疾病验案

黑龙江省中医药科学院内分泌科主任，主任医师，医学博士，研究生导师，国家二级教授，中国首届杰出女中医师，黑龙江省名中医，省政府领军人才梯队带头人；“十二五”国家中医局重点专病学科带头人；黑龙江省卫生系统有突出贡献的中青年专家；黑龙江省中医药学会内分泌学会主任委员，享受省政府特殊津贴。擅治内分泌代谢疾病。

一、更年期综合征验案

病案：李某，女，49岁，2014年7月26日。

主诉：潮热、盗汗、自汗、心烦易怒、失眠。

病史：近半年月经周期紊乱，血量减少，于3月前闭经，同时出现潮热、盗汗、自汗、烦躁易怒、口苦口干、失眠多梦、胸闷气短等。

初诊：血压140/95mmHg，心率86次/分。舌质紫暗，舌苔薄腻，脉弦滑。

西医诊断：更年期综合征　　中医诊断：脏躁

辨证审机：肝郁气滞血瘀，肝肾亏虚。

治法：疏肝解郁，健脾益肾，活血安神。　方药：柴胡加龙骨牡蛎汤加减

柴胡20克　白芍20克　黄芩15克　煅龙骨20克　牡蛎20克　黄芪15克　太子参15克　茯苓10克　生熟地20克　山药20克　山萸肉20克　枸杞子20克　菟丝子15克　肉桂30克　五味子15克　川芎20克　当归20克　远志15克　浮小麦30克。七剂　水煎两次，分两次温服之。

二诊：2014年8月4日。服药七剂，自觉症状略见缓解，潮热烦躁减轻，偶有腹胀纳差，此为肝气郁结横犯脾胃所致，故调方加半夏15克、陈皮15克、砂仁15克。

方药：柴胡20克　白芍20克　黄芩15克　煅龙骨20克　牡蛎20克　黄芪15克　太子参15克　茯苓10克　生熟地20克　山药20克　山萸肉20克　枸杞子20克　菟丝子15克　肉桂30克　五味子15克　川芎20克　当归20克　远志15克　浮小麦30克　半夏15克　陈皮15克　砂仁15克。七剂　水煎服，日一剂，分两次温服之。

三诊：2014年8月12日。两诊服药十四剂诸症状好转，情绪稳定，自觉睡眠欠佳梦多易醒，此为肝肾亏虚，阴阳不交，水火不济所致，故方中加合欢皮15克、枣仁15克、珍珠母30克，以奏镇静养心安神之功。

方药：柴胡20克　白芍20克　黄芩15克　煅龙骨20克　牡蛎20克　黄芪15克　太子参15克　茯苓10克　生地20克　熟地20克　山萸肉20克　枸杞子20克　菟丝子15克　肉桂30克　五味子15克　川芎20克　当归20克　远志15克　浮小麦30克　半夏15克　陈皮15克　砂仁15克　合欢皮15克　枣仁15克　山药20克　珍珠母30克。七剂　水煎服，日一剂，分两次温服之。

按语　更年期综合征，好发生于女性45-55岁之间，是由于机体脏腑渐衰、阴阳失衡导致多个脏腑功能失调而出现一系列临床表现，其病位在肾、病变在肝脾，肝肾亏虚，肝失涵养，肝阳

上亢，肝火上逆而见潮热多汗，心烦易怒，口苦口干。肝失疏泄、气滞血瘀可见胸闷气短、舌紫暗。阴精虚损久而及阳，故方中加六味地黄汤，滋阴补肾，同时辅以少量助阳之品，如菟丝子、肉桂等，以防滋补过重。肝气不疏横犯脾胃导致肝胃不和，可出现腹胀、纳差，故加半夏、陈皮、砂仁、黄芪、太子参益气健脾和胃。同时肝肾亏虚、阴阳不交、水火不济而出现睡眠差，梦多易醒，调方加枣仁、合欢皮、远志、珍珠母等以奏镇静安神之效。诸药合用共奏疏肝解郁、健脾益肾、活血安神之功。

二、甲状腺机能减退验案

病案：于某，女，36岁，2015年5月8日初诊。

主诉：倦怠乏力、畏寒肢冷、腹胀纳差、下肢胫前浮肿、月经稀少。

病史：甲减病史诊断两年余。甲功：FT_3↓、FT_4↓、TSH：12.27。口服优甲乐治疗甲功有所改变，现仍有上述症状持续不见缓解，近期有胸闷气短、大便不畅、眩晕等症。

初诊：血压110/65mmHg，心率58次/分钟，舌质暗淡体胖大有齿痕，脉沉缓无力。

西医诊断：甲状腺功能减退　　　　中医诊断：虚劳（瘿病）

辨证审机：脾肾阳虚，气血不足。

治法：益气健脾，温阳补肾，活血利水。

方药：黄芪50克　党参30克　炒白术30克　茯苓30克　生地20克　熟地20克　山药30克　薏米仁30克　泽泻20克　菟丝子15克　肉桂15克　巴戟天15克　龙骨30克　牡蛎20克　川芎20克　坤草30克　枸杞子20克　当归20克　赤芍20克　炙甘草15克。七剂 水煎，日一剂，分2次服。

二诊：2015年5月16日。服药1周，自觉症状缓解，浮肿减轻，仍有腹胀、纳少、头晕，此为脾失健运、水湿内停所致，调方加半夏15克、陈皮15克、木香15克。

方药：黄芪50克　党参30克　炒白术30克　茯苓30克　生地20克　熟地20克　山药30克　薏米仁30克　泽泻20克　菟丝子15克　肉桂15克　巴戟天15克　龙骨30克　牡蛎20克　川芎20克　坤草30克　枸杞子20克　当归20克　赤芍20克　炙甘草15克　半夏15克　陈皮15克　木香15克。十四剂 水煎，日一剂，分2次服。

三诊：2015年5月30日。服前方2周，前述诸症有所好转，浮肿消失、食欲增加、腹胀大便好转，时感腰膝酸软、冷痛，此为肾虚元阳亏乏，阳气不足、气血运行不利所致。前方加杜仲15克、仙茅15克、黄精20克，温补肾阳、调和气血，继服2周后复查甲功基本正常。

方药：黄芪50克　党参30克　炒白术30克　茯苓30克　生地20克　熟地20克　山药30克　薏米仁30克　泽泻20克　菟丝子15克　肉桂15克　巴戟天15克　龙骨30克　牡蛎20克　川芎20克　坤草30克　枸杞子20克　当归20克　赤芍20克　炙甘草15克　半夏15克　陈皮15克　木香15克　杜仲15克　仙茅15克　黄精20克。十四剂 水煎，日一剂，分2次服。

按语　患者正气虚衰或先天禀赋不足，外邪趁虚而入少阴厥阴经络，阳气虚衰、气血运行不利，以脾肾阳虚为多见。病位主要在脾肾，肾元亏虚、脾阳不振，临床可见畏寒肢冷、倦怠乏力、腹胀纳差、大便不畅。方中黄芪、党参、白术、茯苓、薏米仁益气健脾、充实后天之本生化之源，生熟地、菟丝子、肉桂、巴戟天、泽泻、山药温补肾阳、助一身阳气，佐以黄精、枸杞子、龙骨、牡蛎滋补阴血、调和阴阳，同时辅以活血通络利水之法，促进血液运行以温煦脏腑功能，诸药合用共奏益气健脾、温阳补肾、活血利水之功。

易志宏治疗糖尿病合并症验案

易志宏，1954 年生，毕业于黑龙江中医药大学，主任医师；黑龙江省青年名中医，黑龙江省政协委员，中华医学会中医糖尿病分会委员，农工党黑龙江省委委员，全国医师协会中西医结合委员，黑龙江省卫生厅省中医局老年病重点学科带头人，黑龙江省中西医结合学会老年病主任委员，黑龙江老年骨质疏松委员会副主任委员，黑龙江省中西医结合学会内分泌专业、神经内科专业、风湿病专业、肿瘤专业委员，黑龙江省中医药学会理事，享受黑龙江省政府特殊津贴专家。擅长运用中西医结合方法治疗心脑血管疾病、糖尿病及合并症、肾病、热性疾病、免疫风湿病、肿瘤康复、过敏性疾病、骨质疏松等各种疑难病。

一、治消保肾汤治疗糖尿病肾病

病案：张某，男，75 岁，2008 年 9 月 9 日。

主诉：腰酸，乏力 1 个月。

病史：患者糖尿病病史 20 年，口服二甲双胍片，瑞格列奈片治疗，平素经常腰酸，乏力，尿频，口苦口干，饮食尚可，经常便秘。入院门诊化验：尿常规：尿蛋白（2+）、隐血（+），肾功：血肌酐 388μmol/L、尿素氮 25.28μmol/L，血常规：血红蛋白 83g/L。

初诊：腰酸，乏力，尿频，口苦口干，饮食尚可，经常便秘。入院门诊化验：尿常规：Pro（2+）、BLD（+），肾功：血肌酐 388μmol/L、尿素氮 25.28μmol/L，血常规：HGB 83g/L。

西医诊断：糖尿病，糖尿病肾病。　　　　中医诊断：消渴病

辨证审机：气虚，阴虚，肝肾阴虚，痰湿浊於内生，阻滞气机。

治法：益气养阴，化瘀散结，泄浊解毒。　　　　方药：治消保肾汤加减

黄芪 30 克　党参 20 克　山药 20 克　山萸肉 20 克　当归 15 克　丹参 15 克　夏枯草 15 克　海藻 15 克　牡蛎 10 克　姜黄 10 克　莪术 10 克　水蛭 10 克　大黄 5 克　僵蚕 10 克。十剂 水煎两次，分两次温服之。

大黄 20 克　黄芪 20 克　土茯苓 20 克　萆薢 20 克。十剂 水煎，保留灌肠。

二诊：2008 年 9 月 19 日。服药及灌肠 10 天后，复查化验尿常规：Pro（+）、BLD（±），肾功：血肌酐 358μmol/L、尿素氮 20.18mmol/L，血常规：HGB 88g/L。腰酸乏力等症均有好转，效不更方，继服上汤方七剂，灌肠 5 天。

三诊：2008 年 9 月 25 日。共服药十七剂，灌肠 15 天，病人尿常规：Pro（+），肾功：正常范围，血常规：HGB 92g/L。腰酸，乏力等症明显好转。随诊一年，各项化验指标均大致正常范围。

按语　糖尿病肾病相当于中医学的“消肾”“肾消”以及消渴病继发“水疾”“关格”等，对于糖尿病肾病的病机，很多专家提出脉络病变学说—“微型癥瘕”。我们认为糖尿病肾病乃消渴病治不得法，热伤气阴，在气虚、阴虚、气阴两虚、阴阳俱虚基础上，痰湿、郁热、瘀血等诸多病理产物互相胶结，形成微型癥瘕，使肾体受损，肾用失司所致。早期糖尿病肾病肾络瘀结为基础，晚期

肾元由虚损至劳衰，湿浊邪毒内生，耗伤气血，败坏脏腑，阻滞气机升降，形成关格危候。不同阶段症候和病机不同，所以治疗应该辨证论治，标本兼顾，重视益气养阴，化瘀散结，泄浊解毒治法。治消保肾汤是自拟方，适用于气虚、阴虚、肝肾阴虚，痰湿浊瘀内生，阻滞气机。方中党参、黄芪益气健脾，气行脾运，痰湿可化；山药、山萸肉，滋阴生津，调补肝肾；当归、丹参活血化瘀，通络散结；夏枯草、海藻、牡蛎软坚散结，清热凉肝；姜黄、莪术、水蛭行气破血，消积导滞；大黄、僵蚕辅以攻积滞、清湿热、祛瘀解毒、化痰散结之功效。

二、益气通痹活络汤治疗糖尿病周围神经病变

病案：窦某，女，80岁，2010年5月5日。

病史：糖尿病病史25年，肢端感觉异常近5年，双下肢疼痛一年余，加重2个月。电生理检查：感觉和运动神经传导速度减慢。

初诊：双下肢疼痛，行走困难，乏力，肢凉，舌淡，脉沉。

西医诊断：Ⅱ型糖尿病，合并周围神经病变（DPN）。　　中医诊断：痹症

辨证审机：消渴日久，久病致虚，耗伤正气，久病入络，营久受灼，脉络瘀滞，不通则痛。

治法：益气活血，温阳通痹。　　方药：益气通痹活络汤

黄芪40克　当归20克　红花15克　透骨草45克　川乌10克　草乌10克　川芎20克　鸡血藤25克

将上述药煎取5000ml，患肢隔药液先熏，待药液温度冷却至35℃左右，将患肢放入药液中浸洗30min，每日早晚1次，1个月为1疗程。熏洗23天后，疼痛缓解，巩固一周后，药物减半，做每日泡脚保健2个月，随诊一年，未再复发。

按语　祖国医学认为糖尿病属中医“消渴”范畴，而其神经系统并发症则属中医“痹症”“血痹”“痿症”范畴。我们认为糖尿病周围神经病变病机是因机体内气血失和所致，病位在血脉。因此治疗的关键在于改善患肢局部血液循环，既要重视内治，又要结合外治。中药熏洗疗法是中医外治疗法之一。通过药液对肢端的直接熏洗浸泡，刺激血管神经，促进局部血液淋巴循环，从而达到治疗目的。益气通痹汤熏洗方是我们根据DPN病因、病机、症状体征等特点，辨证施治，标本兼顾，总结出的经验方，对改善DPN症状有较好的临床疗效。益气通痹汤熏洗方由黄芪40克、当归20克、红花15克、川芎20克、川乌、草乌各10克、透骨草45克组成。方以黄芪为君，补虚益气，有“治血先治气，气行则血行”之意。且黄芪用量宜大，此即“大气一转，其结乃散”之理。当归、红花、川芎为臣，活血化瘀通络。补气与活血并行，促使经脉血流通畅。佐以川、草乌，大辛大热，补阳祛寒，通络止痛，温阳同时以祛寒止痛；透骨草、鸡血藤善行通络，具有引经作用，是为使药。诸药合同具有益气温阳，活血通络之功。中药益气通痹活络汤熏洗方熏洗、浸泡病变部位，是通过热、药的双重作用取效，热能松弛肌筋、疏松腠理、活血通络；药物在热能的作用下通过皮肤孔穴、俞穴等直接吸收进入血络、输布全身而发挥药效作用，可促进血液循环，扩张血管，改善周围组织营养，激发机体自身调节功能。

三、肝炎三号加减治疗糖尿病合并脂肪肝

病案：李某，男，62岁，2011年9月9日。

主诉：胁痛，腹胀，动则气短1个月。

病史：病人被诊断2型糖尿病17年，近两年用门冬胰岛素日20IU左右，日两次皮下注射，配

阿卡波糖 50 毫克日三次口服治疗，治疗一直比较规范。发现脂肪肝病史 10 余年，未加注意，饮酒史 30 余年。半年前体检被确诊为“重度脂肪肝”，才开始重视，口服阿托伐他汀片 20 毫克日一次，日走路累计 1 万步以上，隔日游泳一次，每次约 2 小时左右，饮食控制较严格，一个月前因胁痛、腹胀、动则气短、不能耐受运动，化验指标：肝功：谷丙转氨酶（ALT）：106IU/L、谷草转氨酶（AST）：88IU/L、碱性磷酸酶（ALP）：6000IU/L、γ-谷氨酸转肽酶（γ-GGT）225IU/L；肾功正常范围；血脂分析：总胆固醇 6.25mmol/L、甘油三酯 3.62mmol/L、低密度脂蛋白：5.26mmol/L、高密度脂蛋白：0.89mmol/L，因治疗、运动和控制饮食较规范，结果效果不理想，慕名来我科，寻中西医结合治疗。

初诊：胁痛、腹胀，动则气短，口干口苦，形体肥胖，舌淡苔腻，脉沉。

西医诊断：糖尿病合并脂肪肝　　中医诊断：胁痛

辨证审机：久病，情志所伤，肝郁气滞，肝失调达；过食肥甘，脾失健运，气虚，气滞日久，郁里化热，生瘀成痰，痰瘀互结。

治法：疏肝健脾，行气化痰，活血化瘀。　　方药：肝炎三号加减

柴胡 20 克　郁金 20 克　青皮 15 克　川芎 15 克　党参 20 克　白芍 20 克　云苓 20 克　甘草 10 克　白术 15 克　枳实 15 克　砂仁 10 克　半夏 10 克　丹参 25 克　荷叶 10 克　山楂 10 克　香附 10 克　竹茹 10 克　枸杞 15 克。十剂　水煎取汁 250ml，早晚各 125ml 分温服。

二诊：2011 年 9 月 19 日。腹胀明显减轻，腻苔好转，去枳实，砂仁，加玉竹，麦冬。再十剂，水煎取汁 250ml，早晚各 125ml 分温服。

三诊：胁痛缓解，口干、口苦好转，郁热去，加黄芪 30 克，西洋参 30 克，去香附、青皮。十剂，水煎取汁 250ml，早晚各 125ml 分温服。

四诊：气短缓解，可以正常运动。

化验：肝功正常范围，血脂：甘油三酯 2.20mmol/L、高密度脂蛋白 1.03mmol/L、密度脂蛋白 4.93mmol/L，彩超：中度脂肪肝。

给予：荷叶 10 克、山楂 10 克、玫瑰花 5 克、枸杞 10 克、陈皮 5 克、麦冬 5 克代茶饮 3 个月，体重在原来的基础上，减重 8 公斤，血脂正常，彩超提示：中轻度脂肪肝，以后每 3 个月复查，间断服代茶饮，随诊两年，血脂、肝功未见明显异常。

按语　糖尿病合并脂肪肝属于中医学“消渴病”合并“积聚”或“腹痛”。与五脏密切相关。病因多因情志不畅，饮食不节，久卧少动，过度肥胖等。2008 年世界卫生组织统计，世界上至少有 1.8 亿既有脂肪肝，又有糖尿病者。近年来研究显示，4%-46%的脂肪肝患者合并糖尿病，近乎 50%糖尿病患者有脂肪肝，约 30%-70%的糖尿病患者可有无症状性的肝肿大和轻度的肝酶异常。中医辨证，五脏均可致病，但总之离不开痰、湿、热、毒、瘀、虚，根据舌、脉、症候，运用四诊八纲，综合判断，然后在总的治疗原则下辨证治疗，个体化治疗，从而可以达到更好的治疗效果。该患者经辨证审机，给予疏肝健脾，行气化痰，活血化瘀，取得了疗效。

郭士娟验案

郭士娟，1963 年生，牡丹江市级名中医，第三批黑龙江省级名中医。黑龙江省中西医结合内

分泌学会专业委员会副主任委员。擅治糖尿病，风湿痹证，肾病等内科疾病。

一、当归拈痛汤治疗过敏性紫癜性肾炎

病案：张某，男，14 岁，2015 年 1 月 15 日。

主诉：皮肤紫癜，伴蛋白尿、血尿 2 个月。

病史：2 个月前患者出现皮肤紫癜，检查尿分析：Pro（+），BLD（+），伴间断性荨麻疹发作，遇风加重，抓挠后色红、瘙痒，周身乏力，尿黄浊，大便不成形，曾确诊为紫癜性肾炎，在哈尔滨治疗过效果不显。

初诊：患者既往患紫癜性肾炎 2 个月，伴间断性荨麻疹发作，遇风加重，抓挠之后色红、瘙痒，周身乏力，尿黄浊，大便不成形。舌质淡紫，苔白腻微黄，脉弦。Pro（+），BLD（+）。

西医诊断：紫癜性肾炎　　　　　中医诊断：尿血

辨证审机：风毒或挟湿热毒，外侵肌表，损伤下焦，入于脉络，致血不循经，溢于肤下。

治法：清热利湿，祛风止血。　　方药：当归拈痛汤加减

草果仁 15 克　白术 15 克　土茯苓 15 克　柴胡 15 克　薏苡仁 15 克　黄芪 20 克　羌活 10 克　防风 10 克　升麻 10 克　泽泻 10 克　茵陈 15 克　黄芩 10 克　苍术 10 克　苦参 10 克　知母 10 克　甘草 10 克　当归 10 克　荆芥炭 10 克　薄荷 10 克　藕节 15 克　白蛇草 15 克　三七 3 克(单包)。三剂 水煎两次，分两次温服之。

二诊：2015 年 1 月 19 日。服药三剂后效果明显，Pro（±），BLD（±），面色萎黄，寐欠安，舌质淡紫，苔白腻微黄，脉弦。继以上方加味。

方药：草果仁 15 克　白术 15 克　土茯苓 15 克　龙骨 10 克　薏苡仁 15 克　黄芪 20 克　羌活 10 克　防风 10 克　升麻 10 克　泽泻 10 克　茵陈 15 克　黄芩 10 克　苍术 10 克　苦参 10 克　知母 10 克　甘草 10 克　当归 10 克　荆芥炭 10 克　薄荷 10 克　藕节 15 克　牡蛎 10 克　柴胡 15 克　人参 7.5 克　旱莲草 15 克　小蓟 15 克　茜草 15 克　白蛇草 15 克　三七 3 克（单包）

三诊：2015 年 1 月 25 日。两诊服药十剂，荨麻疹好转，未再发作，全身稍有力，二便正常，舌质淡紫苔白腻，脉弦。Pro（–），BLD（±），继上方加减治疗。

方药：草果仁 15 克　白术 15 克　薏苡仁 15 克　牡蛎 10 克　黄芪 20 克　茵陈 15 克　黄芩 10 克　茜草 15 克　羌活 10 克　防风 10 克　升麻 10 克　泽泻 10 克　苍术 10 克　苦参 10 克　知母 10 克　甘草 10 克　当归 10 克　荆芥炭 10 克　薄荷 10 克　藕节 15 克　柴胡 15 克　人参 7.5 克　旱莲草 15 克　小蓟 15 克　龙骨 10 克　白蛇草 15 克　三七 3 克（单包）

四诊：2015 年 2 月 2 日。继服药十剂，荨麻疹完全消退，面色红润，全身有力，寐安，二便正常，舌质淡，苔白，脉和缓。Pro（–）BLD（–），继以上方加减治疗，以巩固疗效。

方药：草果仁 15 克　白术 15 克　当归 10 克　土茯苓 15 克　薏苡仁 15 克　黄芪 20 克　羌活 10 克　防风 10 克　升麻 10 克　泽泻 10 克　茵陈 15 克　黄芩 10 克　苍术 10 克　苦参 10 克　知母 10 克　甘草 10 克　薄荷 10 克　藕节 15 克　柴胡 15 克　白蛇草 15 克　三七 3 克（单包）。

五诊：2015 年 2 月 13 日。坚持服药三十七剂，患者神清、精神可，尿分析：Pro（–），BLD（–），自觉症状消失，随访半年未复发。

按语　本方证为湿热内蕴，风湿化热留滞经脉热扰血脉，损伤下焦，入于脉络，致血不循经，溢于肤下。方中草果仁燥湿温中；白术、苍术健脾燥湿；白花蛇舌草、土茯苓清热解毒、利湿；羌活苦辛温，胜湿通络；防风辛温，疏风散邪除湿。黄芩清热燥湿；苦参、茵陈清热利湿；知母清热

除烦，养阴润燥，兼制辛散苦燥之药耗伤阴津；猪苓、泽泻利水渗湿；升麻、葛根苦辛平，升阳化湿；人参、甘草益气健脾，兼防苦寒伤胃；当归养血活血，荆芥炭透疹、止血；三七活血化瘀止血；藕节收敛止血；旱莲草、小蓟、茜草凉血化瘀止血；薄荷疏散风热、柴胡疏肝行气；龙骨、牡蛎敛正气而不敛邪气，凡心气耗散、肺气息贲，肝气浮越，肾气滑脱，用之皆有效。甘草益胃和中，调和诸药。综合全方，共奏清热祛湿，疏风止血之功。

二、益气聪明汤治疗糖尿病视网膜病变

病案：彭某，女，52岁，2008年5月19日。

主诉：口干、乏力13年，伴头晕眼花，耳鸣、耳聋1年。

病史：13年前患者无明显诱因出现口干、乏力症状，曾系统检查确诊为2型糖尿病，1年前上述症状加重伴头晕眼花，耳鸣、耳聋症状。在某医院就诊，确诊为糖尿病，糖尿病视网膜病变。

初诊：症见口干，乏力，头晕眼花，耳鸣、耳聋，面色㿠白，懒言，纳食不佳，睡眠差，易汗出，大便溏，舌质淡紫，苔白，脉弦细。查体：双眼视物不清，查：DV 0.3、VS 0.3 双眼结膜无充血，角膜光泽透明，晶体玻璃体轻度混浊，眼底：视盘界清色橘红，视网膜可见微动脉瘤，软性渗出，小出血区，黄斑区中心凹光反射（–）眼压：左眼 13mmHg、右眼 15mmHg。尿分析：Pro（+），肾功能正常。

西医诊断：2型糖尿病，糖尿病病视网膜病变。　　　　中医诊断：消渴病，消渴目病。

辨证审机：中气不足，清阳不升，清窍失养。

治法：益气升阳，聪耳明目，疏肝养阴。　　　　方药：益气聪明汤加减。

人参25克　黄芪25克　升麻15克　葛根15克　炙甘草15克　芍药10克　黄柏10克　薏苡仁20克　柴胡15克　菊花20克　山药20克　谷精草20克　枸杞子15克　夏枯草15克　三七 5 克　蔓荆子7.5克。水煎，日一剂，分2次服。

二诊：2008年5月29日。服上方十剂，血压经用降压药维持正常，口干减轻，乏力减轻，头晕症状好转，眼花减轻，耳鸣、耳聋减轻，二便正常，复查眼底伴少许新生血管，继以前方调治。

方药：人参25克　黄芪25克　升麻15克　葛根 15 克　炙甘草15克　芍药10克　黄柏10克　薏苡仁20克　柴胡15克　菊花20克　山药20克　谷精草20克　枸杞子15克　夏枯草15克　三七 5 克　蔓荆子7.5克　女贞子15克　旱莲草15克　茜草根15克

三诊：2008年6月8号。两诊服药二十剂，口干、乏力明显减轻，眼花明显减轻，耳鸣、耳聋症状基本好转，自感有力、精神亦佳，眼底出血吸收期，继以前方调治。

方药：人参25克　黄芪25克　升麻15克　葛根 15 克　炙甘草15克　芍药10克　黄柏10克　薏苡仁20克　柴胡15克　菊花20克　山药20克　谷精草20克　枸杞子15克　夏枯草15克　三七 5 克　郁金15克　泽兰15克　红花15克　益母草30克　蔓荆子7.5克

四诊：2008年6月18日。服上方十剂，患者自觉病情明显好转，精神饱满，全身有力，眼底恢复期，继前方调治。

方药：黄芪25克　升麻15克　葛根15克　炙甘草15克　芍药10克　黄柏10克　菟丝子15克　薏米20克　柴胡15克　菊花20克　山药20克　谷精草20克　枸杞子15克　夏枯草15克　牡蛎30克　海蛤粉15克　川芎15克　红花15克　蔓荆子7.5克

五诊：坚持服药三十七剂，自觉症状消失，随访半年未复发。

按语 糖尿病视网膜病变是主要的致盲病因之一。发病率高，治疗困难，本病必须标本兼治，首先要控制血糖。李杲《兰室秘藏》云："五脏六腑之精气，皆禀受于脾，上贯于目，脾者诸阴之首也，目者血脉之宗也，故脾虚则五脏之精气皆失所司。不能归脾于目矣。"《内经》云"气脱者目不明。"益气聪明汤是李杲治疗耳聋目障的一剂良方。本着肝开窍于目，故治疗以益气养阴疏肝为主，所以具有以上作用并经现代研究认为有降糖作用的药物，调成本方。方中黄芪补气利水，无汗能发，有汗能止，取其补中益气，则肾受荫。人参、甘草甘温补中，合黄芪则补气健脾之功益著；山药、薏苡仁补脾益气、止泻；气虚日久，配伍升麻、葛根、蔓荆子以补中益气，升清阳于头面；并配伍黄柏、芍药以清热降火；夏枯草清泻肝火，配伍菊花、谷精草、枸杞子、女贞子、菟丝子补肝肾、益精血、清肝明目效果更佳；红花活血化瘀生新；旱莲草、茜草凉血化瘀止血；三七活血止血；泽兰、益母草活血祛瘀；郁金行气解郁，清心凉血；柴胡、夏枯草补肝血缓肝火解内热散结气，治目珠夜痛；炙甘草调和诸药。诸药配伍，可使脾胃健运，元气内充，气虚得补，气陷得举，清阳得升，聪耳明目，活血止血则诸症可除。

三、大黄䗪虫丸加味治疗糖尿病神经病变

病案：王某，男，62岁，2012年5月15日。

主诉：多尿、多饮、多食10年，伴肢体麻木、食后腹胀1年。

病史：患者10年前出现多尿、多饮、多食症状，曾系统检查过确诊为2型糖尿病，未系统治疗，血糖控制不佳。1年前上述症状加重伴肢体麻木、食后腹胀。既往无肝病史，就诊于各中、西医院，久治未效而来诊。

初诊：症见多尿、多饮、多食，肢体麻木，食后腹胀，行走时见间歇性跛行，周身乏力，面色晦暗，两目暗黑，口唇紫暗，肌肤甲错，形体消瘦，小便正常，大便燥结。舌质暗红，有瘀斑，舌苔薄黄，脉沉涩。彩超示：肝胆胰脾未见明显异常。专科检查：足背动脉波动减弱，深浅感觉及腱反射减弱，肌电图神经传导速度减慢。

西医诊断：2型糖尿病，糖尿病神经病变　　中医诊断：消渴痹症

辨证审机：糖尿病日久，气阴不足，脉道涩滞。方药：大黄䗪虫丸加减

方药：黄芪30克　黄芩15克　鸡血藤30克　地龙20克　土虫10克　葛根15克　生地15克　桂枝15克　桃仁10克　杏仁10克　白芍30克　甘草15克　核桃虫5克　元胡20克　川楝子15克　当归15克　砂仁10克　厚朴15克　大黄5克　水蛭7.5克。水煎，日一剂，分2次服。

二诊：2012年6月1日。服药十五剂后，自觉上述症状明显减轻，肢体麻木及感觉障碍有较好的改善。肌肤甲错有所好转，周身乏力感减轻，深浅感觉及腱反射未能完全恢复正常，肌电图神经传导速度较前增加5m/s以下。患者精神比较愉悦。

方药：黄芪30克　黄芩15克　鸡血藤30克　地龙20克　土虫10克　葛根15克　生地15克　桂枝15克　桃仁10克　杏仁10克　白芍30克　甘草15克　核桃虫5克　元胡20克　川楝子15克　当归15克　砂仁10克　大黄5克　水蛭7.5克

三诊：2012年6月16日。又继服十五剂后，复诊，自觉症状消失，精神饱满，面色红润，全身有力，肢体麻木及感觉障碍基本消失，深浅反射及腱反射基本恢复正常，肌电图神经传导速度较前恢复正常。上方经洗净，干燥后粉碎成细粉，过筛混匀，挂衣，干燥，制成水丸。每次40粒（相当于生药5.5克），3次/日，嘱其继服1个月。

四诊：2012 年 7 月 16 日。患者诸症均见好转，肢体麻木及感觉障碍消失，深浅反射及腱反射恢复正常，肌电图神经传导速度恢复正常。为巩固疗效，继服 3 个月。

按语 糖尿病是一种终身疾病，因此，病情长久是其特点。糖尿病神经病变常见为肢体麻木疼痛，糖尿病患病日久，气阴不足，脉道涩滞，血行无力，血瘀气滞。运用“扶正搜剔通络法”治疗“久病入络”之顽疾。《金匮》用大黄蛰虫丸治疗“五劳虚极羸瘦，腹满不能饮食，食伤，忧伤、饮伤、房室伤、饥伤、劳伤，经络营卫气伤、内有干血，肌肤甲错，两目黯黑。”叶天士运用“搜剔通络法”治疗病久入深之顽症，常使用虫类通络之品，以祛络脉之邪。气行则血行，所以方中加之黄芪补气之药，以扶正。黄芩清解郁热；核桃虫、桃仁、地龙、土虫、水蛭活血搜络化瘀，大黄活血祛瘀生新。鸡血藤行血补血，生地、白芍养血润燥，杏仁理气顺肠，桂枝温经脉，助阳气；元胡、川楝子散瘀行气止痛。砂仁醒脾除满，厚朴行气，甘草益气和中。诸药相和，为久病血瘀之缓剂。因其润以滋干，攻中寓补，峻剂丸服，意在缓攻，达到扶正不留瘀，祛瘀不伤正的作用，故谓之“缓中补虚”。本方实为扶正祛瘀之方。

四、清心莲子饮加减治疗 2 型糖尿病

病案：史某，女，53 岁，2008 年 8 月 10 日。

主诉：尿频，多食，乏力，五心烦热 3 个月。

病史：3 个月前患者出现尿频，多食，乏力，五心烦热，平素患者嗜食辛辣，醇酒膏粱厚味，暴饮暴食。尿常规：尿葡萄糖(2+)，尿白细胞(+)；空腹血糖 9.5mmol/L，餐后 2 小时血糖 12.8mmol/L。被诊断为 2 型糖尿病，泌尿系感染。口服诺和龙 1 毫克 3 个月。血糖控制不稳。

初诊：尿频无疼痛，多食，乏力，五心烦热，尿黄浊，舌质红，苔白微腻，脉弦略数。实验室检查：空腹血糖 11.5mmol/L，餐后 2 小时血糖 15.6mmol/L；尿分析：葡萄糖（3+），白细胞（+），甲功正常。

西医诊断：2 型糖尿病，泌尿系感染　　中医诊断：消渴

辨证审机：气阴两虚，夹有湿热。

治法：益气养阴，清热利湿。　　方药：清心莲子饮加减

黄芪 30 克　地骨皮 15 克　石莲子 20 克　黄芩 15 克　麦冬 15 克　甘草 15 克　茯苓 15 克　人参 15 克　葛根 15 克　生地 15 克　柴胡 15 克　土茯苓 20 克　败酱草 30 克　熟地 20 克　蒲公英 20 克。四剂水煎服每日一剂分两次温服之，嘱其消渴病饮食，餐后 40 分钟运动。

二诊：2008 年 8 月 14 日。服药四剂，尿频，乏力减轻，继续服用三剂诸症好转，血糖略有下降，舌质红，苔白，脉弦，小便次数减轻，口干加重，此乃脾虚气不升，肺不布津。

方药：黄芪 30 克　地骨皮 15 克　石莲子 20 克　黄芩 15 克　麦冬 15 克　甘草 15 克　茯苓 15 克　人参 15 克　葛根 15 克　生地 15 克　柴胡 15 克　土茯苓 20 克　山药 20 克　山萸肉 20 克　知母 15 克

三诊：2008 年 8 月 21 日。两诊服药十四剂病情明显好转。口干症状已减轻，小便次数明显减少，舌质淡红，舌苔薄白，脉弦。实验室检查结果：空腹血糖 6.7mmol/L，餐后血糖 9.0mmol；尿分析：葡萄糖（–），白细胞（–）。此乃湿热已祛，治以补益气阴，兼以疏肝解郁。

方药：石莲子 15 克　人参 15 克　地骨皮 15 克　柴胡 15 克　黄芪 30 克　麦冬 15 克　甘草 15 克　玄参 15 克　山药 20 克　山萸肉 15 克

按语 本病例，辨证属气阴两虚夹有湿热，湿热愈甚，则气阴愈伤。清心莲子饮出自《太平惠

民和剂局方》卷五，谓“本方治小便白浊，夜梦走泄，遗沥涩痛，便赤如血，男子五淋，气不收敛，阳浮于外，五心烦热”。又谓“常服清心养神，秘精补虚”等功用清心利湿，益气养阴。主治心火妄动、气阴两虚、湿热下注，遗精白浊、妇人带下赤白、肺肾亏虚，心火刑金，口舌干燥，渐成消渴，睡卧不安，四肢倦怠，病后气不收敛，阳浮于外，五心烦热之证。本人认为本方既益气养阴，又收敛固下。经过辨证化裁变通对糖尿病及泌尿系感染以及肾病皆有良好疗效。方中人参、黄芪、甘草补气健脾，助气化已治气虚，还其散精达肺之旧也。但气虚夹热，故用地骨皮退肝肾之虚热；黄芩、麦冬、石莲子清心肺之热；茯苓、蒲公英、土茯苓利湿；消渴病致脾气不能散精达肺则津液少，不能通调水道，则小便无节。方中山药以其补脾固肾以止小便频数，且又色白入肺，能润肺生水，即以止渴也。

郭力治疗糖尿病并发症验案

郭力，1964年生，1982年至1987年就读于黑龙江中医药大学中医系，获学士学位。毕业至今分别在黑龙江省中西医结合研究所、黑龙江省中医药科学院从事临床及科研工作。省政府津贴获得者、黑龙江省名中医、国家中医药管理局中医药文化科普巡讲专家、省领军人才梯队后备带头人、省卫生系统有突出贡献的中青年专家。擅治糖尿病。

一、黄芪桂枝五物汤加减治疗糖尿病性皮肤瘙痒

病案：于某，女，60岁，2015年5月8 日。

主诉：周身皮肤瘙痒，下肢为甚并伴有疼痛1周。

病史：4年前无明显诱因出现口干、多饮、多尿、乏力，查空腹血糖7.9mmol/L，诊为2型糖尿病，未予重视，未进行系统治疗，血糖控制欠佳，于7.0-7.9mmol/L间波动。近1周周身皮肤瘙痒，下肢为甚并伴有疼痛，查随机血糖：8.2mmol/L。门诊以“2型糖尿病合并皮肤瘙痒”收入我科。

初诊：口干，多饮，多尿，乏力，手麻，周身皮肤瘙痒，下肢痒痛，舌淡暗苔微黄，脉细。相关检查：血清胰岛素13.34uIU/mL，血清C肽2.72ng/mL；血清糖化血红蛋白测定：7.6%。心电图：窦性心律，电轴左偏，T 波稍平。下肢血管彩超：双下肢动脉内膜改变伴小斑块，双下肢深静脉血流通畅。眼科会诊：①右眼黄斑病变？（老年黄斑变性）；②双眼高血压眼底改变。

西医诊断：2型糖尿病合并皮肤瘙痒　　中医诊断：周身痒疹

辨证审机：气虚血滞，肌肤失养。

治法：益气养血，调和营卫。　　方药：黄芪桂枝五物汤加减治疗

荆芥15克　防风15克　黄芩15克　泽兰15克　乌梅20克　甘草15克　黄芪40克　桂枝15克　白芍20克　赤芍15克　生姜15克　茯苓25克　茯神20克　白薇15克　苦参15克　地肤子15克　当归20克　三七粉10克　茵陈15克。七剂 每日一剂，水煎服，分早晚二次温服。

二诊：周身皮肤瘙痒减轻，血糖 7.2mmol/L，前方减苦参，地肤子。

按语 黄芪桂枝五物汤出自张仲景之《金匮要略》，主治血痹、风痹等疾患。血痹、风痹大多由于营卫气血不足，营行脉中，卫行脉外，糖尿病患者日久则“阴虚血滞，气虚浊留”，行于脉外之卫表阳气不足，阴血涩滞，或恰逢风寒入侵血脉，血络失畅，肌肤失于濡养而致现麻木不仁甚或疼痛。故本方以四肢痒痛，或身体不仁，舌淡，脉无力为证治要点。方中黄芪甘温补气固卫，桂枝温经通阳兼散风寒，卫外而为固，白芍养血和营而通血痹，生姜、荆芥、防风辛温以疏散风邪。患者患糖尿病、高血压病等慢性疾病日久血液黏滞而成瘀，血络失畅，从而产生肢体麻木，故加当归、三七以活血行气；泽兰能使血化为水，加茵陈利湿，引邪从小便而出。二诊时痒减痛消，为防苦燥太过，减苦参、地肤子。

二、上中下通用痛风汤治糖尿病合并痛风

病案：阎某，男，47 岁，2015 年 5 月 14 日。

主诉：糖尿病病史 2 年，痛风病史 5 年，近 1 周双足踝部疼痛，腰膝酸软加重。

病史：患者平素饮食不节，2013 年患者无明显诱因出现口干、多饮、多尿、乏力等症状，于哈医大一院查空腹血糖 13.8mmol/L，诊为“2 型糖尿病”，并住院治疗。后口服二甲双胍降糖，血糖控制尚可。近 1 周双足踝部疼痛，腰膝酸软加重，伴口干、多饮、多尿、乏力等症。

初诊：口干、多饮、多尿、乏力、头晕、腰膝酸软、双足踝部疼痛、睡眠欠佳。舌偏暗红苔黄腻，脉弦细。实验室检查：总胆固醇 7.08mmol/L，尿液分析葡萄糖（+），蛋白质（+）。床头心电：窦性心律，电轴左偏，大致正常心电图。下肢血管彩超：双下肢动脉硬化斑块形成，双下肢深静脉血流通畅。眼科会诊：正常眼底。

西医诊断：2 型糖尿病，高尿酸血症　　中医诊断：消渴，痛风

辨证审机：气虚血瘀，湿浊内蕴。

治法：益气活血，化湿泻浊。　　方药：上中下通用痛风汤加减

黄柏 10 克　苍术 20 克　南星 10 克　桂枝 20 克　威灵仙 15 克　桃仁 15 克　红花 15 克　龙胆草 15 克　羌活 10 克　白芷 10 克　川芎 15 克　神曲 20 克　炒薏米 25 克　僵蚕 10 克　元胡 25 克　泽兰 20 克　茯神 25 克　佛手 15 克　半夏 15 克　干姜 15 克　郁金 15 克　白花蛇舌草 20 克。七剂 每日一剂 水煎服，分早晚二次温服。

二诊：双足踝部疼痛减轻，乏力、口干无明显缓解。前方减威灵仙、干姜，加天花粉 15 克，煅牡蛎 25 克以育阴生津止渴。

按语 痛风、糖尿病在现代医学中均属代谢类疾病，由糖和尿酸代谢失常所致，可归结于糖毒、湿浊阴火壅结于经脉、骨节，挟寒、挟热、挟湿、挟痰或瘀血而致，正如清·林琴《类证治裁·痹证》所论：“必有湿痰败血瘀滞经络。”朱丹溪的上中下通用痛风方既能散风邪于上，又能泻热渗湿于下，还可以活血燥痰消滞和中，所以对发于四肢诸关节的痛风均可有效。该患者形体肥胖，属多痰多湿体质，舌暗红苔黄腻，脉弦细，均属痰凝血瘀之象，故以上中下通用痛风汤加减治疗。方中重用苍术燥土利水，泄饮消痰，朱震亨云“苍术治湿，上、中、下皆有可用。又能总解诸郁，痰、火、湿、食、气、血六郁，皆因传化失常，不得升降，病在中焦，故药必兼升降，将欲升之，必先降之，将欲降之，必先升之，故苍术为足阳明经药，气味辛烈，强胃健脾，发谷之气，能径入诸药，疏泄阳明之湿，通行敛涩”；天南星辛苦温，燥湿化痰散风，共为君药。《本草汇言》曰“天南星，开结闭。散风痰之药也。但其性味辛燥而烈，与半夏略同，而毒则过之。半夏之性，燥而稍缓，南

星之性，燥而颇急；半夏之辛，劣而能守，南星之辛，劣而善行。若风痰湿痰，急闭涎痰，非南星不能散”；以白芷、羌活、桂枝疏散风邪，白芷祛头面之风，羌活去骨节之风湿，桂枝去手臂足胫之风；威灵仙祛风除湿，通经络，共为臣药，去周身骨节的湿浊毒邪；黄柏、龙胆草苦寒清热燥湿；桃仁、红花活血祛瘀；《雷公炮炙论》曰：泽兰“能破血”，有辛散温通，不寒不燥，性较温和，行而不峻，能疏肝气而通经脉，具有祛瘀散结而不伤正气的特点；《圣惠方》记载：僵蚕治风，遍身瘾疹，疼痛成疮；川芎、元胡为血中气药，薏米、佛手去湿健脾、理中焦之气滞，诸药相配，共达祛风泻热利湿，活血燥痰消滞之效。

三、柴胡加龙骨牡蛎汤治疗糖尿病心脏病

病案：王某，女，57岁，2015年4月30日。

主诉：不寐心悸，惊惕不安7天。

病史：糖尿病病史20年，屡治仍血糖控制不佳。近一周因情绪波动而自觉阵发性心悸心慌，失眠易惊恐，伴胸憋闷微喘，口干口苦。曾在家自服速效救心丸等药，症状无明显缓解。查空腹血糖8.6mmol/L，发病时不伴有出汗、饥饿等低血糖症状。

初诊：患者形体略胖，面色苍白无光泽，频繁回首张望并以手抚胸，舌质淡红苔白黄相间且腻，津液不乏，左脉弦而细，右脉弦紧略大。查脉搏78次/分，血压150/80mmHg。血糖8.9mmol/L。心脏彩色多谱勒超声提示左室顺应性欠佳；心电图提示窦性心律，电轴左偏约（–30°），室性早搏，T波改变，不正常心电图；心肌供血不足；双下肢彩超：双下肢股浅、胫前动脉小斑块，双下肢深静脉血流通畅。

西医诊断：糖尿病合并心脏病　　　　中医诊断：消渴怔忡

辨证审机：肝郁胆虚，痰热扰心。

治法：疏肝利胆，化痰镇惊。

方药：桂枝15克　葛根25克　白芍20克　生姜15克　炒枣仁10克　煅龙骨25克　煅牡蛎25克　地锦草15克　分心木15克　柴胡15克　黄芩10克　枳实15克　瓜蒌15克　薤白15克　菟丝子15克　枸杞子15克　菊花15克　青葙子15克　升麻15克　防风15克　蒺藜15克　党参15克　黄芪25克　炒白术15克　车前子25克　玉米须20克。七剂 每日一剂，水煎服，分早晚二次温服。

二诊：服上方七剂后，失眠惊惕明显减轻，白腻苔渐化，脉紧已去。说明药已中病，效不更方，再服七剂。

三诊：已无不适感觉，嘱停药将息。

按语　本病案属消渴气阴两虚之证，本已“阴虚血滞，气虚浊流”，复因肝气郁滞，木郁则土气必壅，土之气为湿，脾为生痰之本，土气不达则易生痰湿，气郁日久则痰热交阻，扰于肝胆，蔽于心宫，使神魂无主，故见惊恐、不寐、心悸等症。肝气郁滞，痰饮上犯，脉弦者肝郁也，紧者寒也，右脉大于左脉主乎虚，辨为肝郁胆虚；又有口干口苦，苔白黄相间且腻，津液不乏等说明肝胆郁而化热之象，故用柴胡加龙骨牡蛎汤疏肝清热，利胆镇惊。柴胡加龙骨牡蛎汤由小柴胡汤去甘草，加桂枝、茯苓、大黄、龙骨、牡蛎、铅丹而成，治少阳不和，气火交郁，心神被扰的胸满、烦乱、惊恐、谵语、心烦、小便不利等症。小柴胡汤疏理肝胆，肝胆之气得以调畅为先；《中藏经》云：“胆者，中清之府也，号将军，决断出于此焉……实则伤热，热则惊怖，精神不安，卧起不宁”，原方减铅丹以地锦草、分心木治心悸怔忡，加

大茯苓用量，以利三焦之水，务使内外之邪热能解。心宫乃阳中之阳所居，“为阳中之太阳”，其气如离照当空，清空旷然，胸中阳气更是宜通不宜阻，今痰湿扰心，心阳不振，阳气失于斡旋，寒邪乘虚而入，凝滞气血，不能供奉心主，故见心悸怔忡，一味清热，又恐心阳痹阻，因此加瓜蒌薤白半夏汤以温通胸阳，豁痰理气。两方共奏疏达肝气，温化痰饮，调理寒热，镇惊安神之效。

赵淑霞治疗消渴验案

赵淑霞，1958 年生，毕业于黑龙江中医药大学，黑龙江省名中医、鸡西市名医，鸡西市糖尿病学科带头人，黑龙江省中医内分泌糖尿病学会副主任委员；黑龙江省糖尿病分会专业委员会委员、鸡西市糖尿病、内分泌学会副主任委员。擅治消渴及并发症。

一、滋阴补肾益精汤治疗消渴阳痿验案

病案：王某，男，52 岁，2009 年 6 月 8 日。

主诉：口干渴多饮、多尿、消瘦 10 年余，阳痿遗精半年余。

病史：口干渴多饮、多尿、消瘦 10 年余，腰膝酸软，神疲乏力，形寒肢冷，阳痿遗精半年余。曾在其他医院诊断糖尿病合并 ED。先后口服谷维素及胰岛素等治疗，效果不显。

初诊：腰膝酸软，神疲乏力，形寒肢冷，阳痿遗精，失眠多梦，舌质淡，苔白少津，脉沉细。

辅检：血尿 RT、心电正常、肝肾功正常，MALB 102mg/L，FBG 12.1mmol/L，血激素化验：血清睾丸酮为 10nmol/L（正常值为 14-25.4nmol/L）。

西医诊断：2 型糖尿病，糖尿病 ED　　中医诊断：消渴阳痿

辨证审机：消渴日久，耗气伤阴，肾精亏耗，肾阴阳两虚。

治法：滋阴补肾，益精填髓。　　方药：滋阴补肾益精汤加减

熟地黄 20 克　龟板 15 克　枸杞子 20 克　山茱萸 15 克　当归 15 克　川芎 20 克　杜仲 20 克　肉苁蓉 15 克　韭子 15 克　巴戟天 20 克　淫羊藿 15 克　仙茅 15 克　肉桂 10 克　白术 15 克。十剂 水煎 2 次，早晚温服。

二诊：2009 年 6 月 18 日。服药十剂，自诉腰膝酸软，神疲乏力明显减轻，睡眠亦改善，但时有两目干涩。上方加菊花 15 克，续服十五剂。

三诊：2009 年 8 月 2 日。两诊共服药二十五剂，腰膝酸软，神疲乏力，形寒肢冷症罢，失眠多梦明显好转，两目干涩减轻，阳事能举，但举而不坚。以上诸药，共为细末，炼蜜为丸，每丸 9 克，日三次，每次 1 丸，温水送服，上药配 4 料，失眠多梦，两目干涩消失，阳事能举，举而可坚（能过夫妻生活）。辅检：MALB 30mg/L，FBG 7.1mmol/L，血激素化验：血清睾丸酮为 14.1nmol/L（正常值为 14-25.4nmol/L），嘱其再配 2 料续服巩其疗效。

按语　阳痿，早在《内经》中即有论述，并称之为“阳痿”“阴器不用”“宗筋弛缓”等，祖国医学认为：消渴日久，耗气伤阴，既可导致肾精亏耗，亦可致肾阳虚衰，肾阴不足，久病血瘀，男

性的正常性生活，需要阴血充盈和阳气的推动，只有阴平阳秘的和谐状态下才能达到理想境界，如阴虚血亏，阴茎无以充养，阳气无根则阳痿；如肾阳不足，推动无力则阳事不旺，久病入络，气血皆瘀，瘀阻血络，营血不能充养阴器而致阴器不举，故方中用熟地黄、龟板、枸杞子、山茱萸补肾填精，血旺则化阳，并生髓健骨；当归、熟地黄补血生血，血旺则化精，使精生有源；川芎、当归活血化瘀，使瘀血消散，血行通利；杜仲、肉苁蓉、韭子补肾助阳，并填肾精，使精力健旺，充满生机；巴戟天、淫羊藿、仙茅、肉桂壮肾阳而兴阳事，使阳事能举，举而可坚；白术健脾益气，健脾能化谷而生精微，则精泻不竭，全方重在填肾精而补阳，助生阳事。

二、益气养阴通络汤治疗消渴目病验案

病案：张某，女，56 岁，2010 年 10 月 11 日。

主诉：口渴多饮、尿频量多、乏力 15 年，视物模糊、两目干涩 3 月余。

病史：口干渴多饮、尿频量多、消瘦乏力 15 年，视物模糊、两目干涩 3 月余，伴有腰膝酸软、神疲乏力、气短懒言、手足心热。查：舌质红、苔白少津、脉弦细，既往高血压病史 5 年，血压 160/100mmHg。

初诊：口干渴多饮、尿频量多、消瘦乏力，视物模糊、两目干涩，腰膝酸软、神疲乏力、气短懒言、手足心热，舌质红、苔白少津、脉弦细。

辅检：FBG 12.3mmol/L，HbAIC 8.9%。眼科检查：右眼视力 0.1，左眼视力：0.3，均不能矫正，双眼睑无异常，结膜无充血，角膜透明，晶状体混浊，玻璃体清，双眼底视盘色红，边界清，动静脉比 1∶3，视网膜可见散在微血管瘤和点片状出血（10 以上），后极部散在黄白色渗出，黄斑区色素紊乱，中心凹光反射欠清，结论：DR3 期，双眼白内障。

西医诊断：双眼视网膜病变 3 期，双眼白内障（初发期），2 型糖尿病。

中医诊断：双眼消渴目病，双眼圆翳内障，消渴。

辨证审机：消渴日久，气血亏虚，精血不足，肝肾阴虚，目络瘀阻。

治法：滋补肝肾，通络明目。　　　　　方药：益气养阴通络汤

黄芪 20 克　党参 20 克　白芍 20 克　当归 15 克　山药 20 克　熟地黄 20 克　山茱萸 15 克　泽兰 10 克　茜草 15 克　水蛭 10 克。七剂 水煎 2 次，早晚温服。

二诊：2010 年 10 月 18 日。服药七剂，自诉口干渴多饮、尿频量多，腰膝酸软，神疲乏力明显减轻，两目干涩，手足心热亦改善，但食少纳减。上方加山楂 15 克、麦芽 15 克，续服十剂。

三诊：2010 年 10 月 28 日。服药十剂，口干渴多饮、尿频量多，神疲乏力，腰膝酸软症消失，两目干涩，手足心热明显好转，食少纳减，视物模糊略减轻，续服十剂。

四诊：2010 年 11 月 8 日。两诊共服药二十五剂，两目干涩，手足心热已消失，食少纳减明显减轻，视物模糊较前好转。以上诸药，共为细末，炼蜜为丸，每丸 9 克，日三次，每次 1 丸，温水送服。

五诊：2011 年 1 月 8 日。服药 2 个月时，空腹血糖：6.9mmol/L，血压：130/80mmHg。视力明显提高，右眼视力 0.5，左眼视力 0.7，眼底微血管瘤明显减少（减少 5 个以上），出血大部分吸收，眼底渗出明显减小。考虑患者糖网恢复期，治以滋补肝肾，软坚散结为主。

方药：滋阴散结汤

黄芪 20 克　白芍 20 克　当归 15 克　山药 20 克　熟地黄 20 克　山茱萸 15 克　贝母 15 克　海蛤粉 15 克　生牡蛎 30 克　枸杞子 20 克　元参 15 克　甘草　5 克。嘱其再配 3 料续服，以巩

固疗效。

按语 糖尿病视网膜病变，古代医家没有具体描述，但认识到消渴（即“糖尿病”）最终可致盲，如《三消论》指出“夫消渴者，多变聋盲”，根据其不同临床表现，糖尿病视网膜病变分属于中医眼科“视瞻昏渺”、“云雾移睛”、“暴盲”、“雀盲”、及“血灌瞳神”等内障眼病范畴。该患为老年女性，天癸已竭，肝肾不足，加之患消渴多年，病久必伤阴耗气致气血亏虚，精血不足，精血不足不能上承于目则出现视物模糊、两目干涩；腰为肾之府，肾精亏虚，腰失濡养则出现腰膝酸软；气血亏虚则出现神疲乏力、气短懒言；阴虚津液不足则口干多饮；肾虚无以约束小便，故尿频量多；虚热内蒸，故见手足心热；气虚推动无力，血行凝滞，目中络脉瘀阻则见微血管瘤；阴虚津亏，虚火上扰清窍，灼伤目络，血不循经，溢于络外则见眼底出血；舌质红、苔白少津、脉弦细为肝肾阴虚，目络瘀阻之征。故方中采用黄芪、党参益气养阴；白芍、当归养肝明目；山药、熟地黄、山茱萸、滋补肝肾；泽兰、茜草、水蛭活血化瘀通络。诸药合用，治病求本，标本兼治，扶正与祛邪并举，疗效显著。

肿瘤疾病验案

陈林青验案

陈林青，1961 年生，毕业于黑龙江中医药大学，绥化市综合内科主任，绥化市第一批名中医，黑龙江省第三批名中医。黑龙江省中医药学会中医内分泌专业委员会委员，黑龙江省中西医结合学会心血管专业委员会委员，绥化市医学会理事。

扶正祛邪法治疗肝癌疼痛

病案：张某，女，59 岁，2013 年 7 月 21 日。

主诉：肝区疼痛 1 个月。

病史：该患 4 个月前诊断肝癌。经介入手术治疗而好转。既往有慢性乙型病毒性肝炎病史，近 1 个月发现右肋肝区疼痛。腹胀，乏力，胃纳减退。形体逐渐消瘦。舌淡，苔腻略黄，脉弦细。本人要求中医治疗，而来我院门诊。

初诊：肝区疼痛。腹胀，乏力，胃纳减退，形体逐渐消瘦，神清，面色苍白，头晕，二便尚可。舌淡，苔腻略黄，脉弦细。

西医诊断：肝癌术后　　　　**中医诊断：**肝癌

辨证审机：正气不足、感受湿热毒邪，气虚失于运化，导致毒损肝络，络脉不通，血行不畅，瘀阻经脉，久而形成癥瘕积聚。

治法：益气活血，软坚散结。

方药：柴胡 20 克　木香 15 克　石见穿 30 克　穿山甲 10 克　三棱 20 克　莪术 30 克　黄芪 40 克　太子参 15 克　桃仁 15 克　赤芍 30 克　八月札 20 克　半枝莲 40 克　蜈蚣 3 条　全虫 15 克　元胡 20 克　细辛 15 克　茵陈 30 克　灵芝 20 克　甘草 15 克　五味子 30 克　白花蛇舌草 40 克。十剂 水煎两次，分三次温服之。

二诊：2013 年 8 月 1 日。服首十剂该患疼痛消失，唯纳食不佳，余症皆有好转，舌淡，苔腻，脉弱数。二诊考虑：肝气犯胃、脾胃虚弱，故不欲饮食。治疗以益气健脾消食，清热解毒、活血化瘀为主。上方加白术 15 克、茯苓 15 克、焦三仙各 30 克、继续服药十剂。

三诊：2013 年 8 月 11 日。两诊服药二十剂。病人疼痛消失，饮食尚可，气色好转，体重增加。以疏肝健脾、清热解毒、活血化瘀为主以善其后。

方药：柴胡20克　木香15克　黄芪40克　太子参15克　赤芍15克　半枝莲40克　蜈蚣2条　全虫10克　元胡15克　茵陈30克　甘草15克　桃仁15克　五味子20克　灵　芝20克　白术20克　焦三仙各30克　茯苓15克　三棱15克　莪术15克　白花蛇舌草40克。十剂 水煎两次，分三次温服之。

该患从2013年至今每二、三个月，如有肝区疼痛、腹胀，便来我院就诊，中医调理，依上述原则给予治疗，都能很快康复。至今肝功检查，肝CT复查。个人身体健康情况良好。

按语　该方为陈林青老师自拟经验方，适用于肝癌，肝癌术后所致的肝区疼痛、腹胀、食少纳呆，舌淡、苔腻略黄，脉弦细或脉细数。该患正气虚弱、感受湿热毒邪、气滞血瘀，瘀与湿热毒邪结合，久而形成癥瘕积聚。方中黄芪、太子参益气健脾、扶正气；全虫、蜈蚣软坚散结；水蛭、穿山甲、三棱、莪术、桃仁、赤芍活血化瘀、白花蛇舌草、半枝莲清热解毒，抑制肿瘤细胞生长；柴胡、元胡、八月札、石见穿疏肝解郁，活血止痛；五味子、甘草酸甘入阴，在治疗中顾护肝脏功能，保护肝体，维护肝用；灵芝在抗癌、治癌过程中能起到很好的扶正作用；把细辛引入治疗肝癌当中取其发散祛邪，风药通络之功，常获良效。虫类药搜风止痛，攻剔痼结，这些药物多有咸、软、辛散的药理特点，作用较猛，有通经达络止痛作用，不宜久服，中病即止；特别在治疗肝癌过程中适量食用可起立竿见影之效。《黄帝内经》云“有胃气则生，无胃气则死”，肝癌病人在治疗过程中化疗、放疗或长期服用苦寒等中药，均可造成脾胃受伤，出现面色少华，气短乏力，食欲下降，恶心，腹胀、腹泻等脾胃气虚之证。临床用四君子加焦三仙以益气健脾、培补正气、开胃消食，有“见肝之病，知肝传脾，当先实脾”之意，并结合活血软坚，散结消积，清热解毒以祛除湿毒瘀等邪实，而达防癌、治癌的目的。陈老师抓住“因虚致瘤”这一病因，临床一直倡导消补兼施，扶正为主，先补虚、使气血旺、则积消的治疗原则，正所谓“养正积自消也”。提倡在不伤正气的前提下消灭肿瘤。陈林青老师认为，在治疗肝癌时，益气活血、软坚散结可以有效防治肝癌的复发及转移。后期调畅情志，以善其后。常嘱病人要调畅情志，心胸开阔，少怒少忧，保持乐观心境，使肝气条达，脾气健旺，有利于疾病的康复。

董吉香治疗恶性肿瘤验案

董吉香，1963年生，黑龙江中医药大学，黑龙江省第三批中青年名中医，黑龙江省中医药学会第二届肿瘤专业委员会副主任委员，擅治肿瘤及内科杂症，尤其对通过中药减轻放化疗的毒副作用和控制癌痛有独到的经验。

一、小建中合附子理中汤加减减轻化疗呕吐验案

病案：王某，女，47岁，2010年5月10日。

主诉：右乳癌根治术后2个月，第2次化疗后恶心、呕吐加重5天。

病史：患者平素性情急躁，失眠多梦，腰膝酸软，便次多，不成形，2个月前因确诊右乳癌而行根治术，术后病理提示为：浸润性导管癌，术后化疗2周期后出现频繁呕吐，不能进食，虽常规对症止吐仍不能完全缓解，遂出院后来诊。

初诊：患者面色萎黄无华，精神萎靡，饮食无味，恶心伴失眠多梦，便秘，形寒肢冷，神疲乏力。舌质暗淡，舌体胖大，舌边有齿痕，舌苔白腻，脉沉滑。

西医诊断：右乳癌术后化疗后　　　　　　　**中医诊断**：乳岩，呕吐

辨证审机：肝郁脾虚，热毒内结，脾胃虚寒，脾不升清，胃不降浊。

治法：温中健脾，降逆止呕。　　　　　　　**方药**：小建中汤合附子理中汤加减

桂枝 15 克　白芍 15 克　甘草 10 克　制附子 15 克（先煎）　党参 15 克　白术 15 克　干姜 10 克　茯苓 25 克　法半夏 12 克　牡蛎 20 克　生姜 10 片　砂仁 10 克（后下）。五剂 水煎两次，一日当茶频服。

二诊：2010 年 5 月 17 日。患者服上方五剂，恶心，呕吐缓解，食欲、睡眠改善，大便通畅，自觉全身症状皆有好转，效不更方，继续服用上方十五剂。

三诊：2010 年 6 月 2 日。两诊服药二十剂，患者饮食、睡眠、二便体力均正常，唯觉晨起轻微口苦、咽干，考虑为情志不舒及温热药日久伤阴所致，当予以疏肝清热。

方药：柴胡 20 克　天花粉 20 克　党参 10 克　甘草 10 克　黄芩 10 克　黄连 5 克　连翘 10 克　肉桂 10 克　牡蛎 20 克　薏米仁 30 克　山药 30 克　蒲公英 30 克　仙灵脾 20 克　生姜 5 片　大枣 5 个。五剂 一日一剂，水煎 2 次，分三次温服。

四诊：2010 年 6 月 9 日。患者面色红晕，精神饱满，一切如常，马上就要开始第 3 周期化疗，担心化疗反应大而提前来诊，考虑化疗药性大寒伤脾胃是导致呕吐的主要因素，因此，仍予以小建中合附子理中汤加减对抗之。

方药：桂枝 15 克　白芍 15 克　甘草 10 克　制附子 15 克（先煎）党参 15 克　白术 15 克　干姜 10 克　茯苓 25 克　法半夏 12 克　牡蛎 20 克　生姜 10 片　砂仁 10 克（后下）。十剂 水煎两次，一日当茶频服。

五诊：2010 年 6 月 20 日。患者来诊述服用上方配合化疗，只是食欲较化疗前略差，未再出现明显的恶心、呕吐症状，此诊让患者继续服上方五剂。

按语　《伤寒论》中之小建中汤具有温中补虚，和里缓急之功效。主治因中焦虚寒、化源不足所致的虚劳里急证，症见腹中时痛，喜温喜按，舌淡苔白，脉细弦；或心中悸动不宁，面色无华等，附子理中汤具有温中健脾的功效，用于脾胃虚寒，脘腹冷痛，呕吐泄泻，手足不温。两方合用温中健脾，补虚和中作用更强。我通过多年临床观察发现，肿瘤病人多先天禀赋脾肾阳虚，患病后常规接受化疗后更表现为一派阳虚之象：如面色无华，神疲乏力，形寒肢冷，心慌气短，饮食无味，恶心、呕吐，大便或秘结不通，或便次多且不成形等，足见化疗药药性多寒凉，易伤脾肾之阳。因此，对于化疗药导致的呕吐，本着中医“寒者热之”的治疗原则，采用小建中汤合附子理中汤加减以温中健脾对抗化疗药的寒性，就可以有效减轻化疗呕吐反应，其中小建中汤中的桂枝能温阳散寒；芍药和营益阴；炙甘草调中益气。诸药合用，共奏温养中气，平补阴阳，调和营卫之功，具有温中补虚，和里缓急之功效，附子理中汤中的附子、甘草、干姜、白术合用温中健脾之力更强，因此，两方合用对此病人化疗引起的呕吐收到理想的止吐效果。至于中间用到小柴胡合半夏泻心汤，是考虑肿瘤病人多存在情志不遂及热药用久助火的弊端而设，以疏肝解郁，清热泻火。

二、半夏泻心汤与六味地黄汤交替减轻放疗呕吐、白细胞下降验案

病案：于某，男，57 岁，2011 年 7 月 9 日。

主诉：进食阻塞感进行性加重伴消瘦半年。

病史：患者平素吸烟嗜酒（日饮白酒半斤以上，吸烟2包以上），酒后少食，半年前自觉进食时有阻塞感，未重视，后进食阻塞感逐渐加重，且伴进行性消瘦（半年内体重下降近20斤），而到当地市人民医院和北京就诊，经钡透、胃镜及病理检查确诊为食道中段鳞状细胞癌（长达9厘米），2011年6月26日开始接受局部放疗，但放疗半月后患者不仅进食障碍，而且食欲越来越差，开始出现恶心、呕吐。白细胞也下降至2.6×10^9/L，无法继续进行化疗，遂来诊求治于中医。

初诊：患者慢性重病面容，形体消瘦，语声低微，精神萎靡，心烦不安，头晕乏力，食少恶心，便秘。舌质红，舌苔黄厚，脉沉弦略滑数。

西医诊断：食道癌放疗后　　　　**中医诊断**：噎嗝

辨证审机：肝肾素亏，吸烟嗜酒，风阳内动，携痰携热阻滞食道。

治法：清热化痰，滋补肝肾。　　　　**方药**：半夏泻心汤加减

法半夏10克　黄芩10克　黄连10克　甘草10克　干姜10克　柴胡20克　陈皮10克　茯苓20克　枳壳15克　紫苏梗15克　大黄10克　生姜10片大枣3个。七剂　一日一剂，水煎2次，当茶频饮。

二诊：2011年7月17日。服药七剂，患者食欲改善，无明显恶心，头晕乏力减轻，大便通畅且一日一行，其他症状也都好转，效不更方，继续上方七剂。

三诊：2011年7月25日。患者两次服用上方共十四剂，病人食欲明显改善，所有不适均明显减轻，舌苔也由黄厚转为薄黄，只因进食仍有阻塞感，嘱病人尽量进食流质和半流质易消化的软食，建议病人继续完成局部放疗，考虑患者素体肝肾阴亏，加之放疗热毒伤阴，当重视滋补肝肾之阴。

方药：熟地黄40克　牡丹皮15克　泽泻30克　茯苓25克　山萸肉15克　山药30克　牛膝15克　补骨脂15克　淫羊藿15克　黄柏10克。五剂　一日一剂，分三次温服。

四诊：2011年8月1日。患者一边服用上方一边继续坚持放疗，无明显恶心、呕吐等不良反应，且进食阻塞感逐渐减轻，复查血常规，白细胞上升至5.8×10^9/L，于是前两个方各开七剂，让患者交替服用以帮助顺利完成全程放疗。

五诊：2011年8月16日。患者顺利完成放疗，目前饮食已经无明显阻塞感，已经可以进食馒头等面食，而且食欲、食量、睡眠、二便均可，体重增加5斤，白细胞在正常范围。嘱患者口服六味地黄丸一个月以善其后。

按语　久病多虚，久虚多瘀，食道癌病人多素体肝肾阴亏，加之，后天饮食失于调养而致痰热瘀毒阻于食道而成积聚，放疗射线内含高能量的热毒，长期照射不仅会使局部正常组织发生板结，还会使体内热毒蓄积，而且伤阴津，因此，热毒蓄积脾胃，不仅会使病人食欲减退，出现恶心、呕吐，还会加重肝肾阴亏，使筋骨失养，半夏泻心汤是由半夏、黄芩、干姜、人参、黄连、炙甘草、大枣组成，《伤寒论》方之半夏泻心汤具有和胃降逆，平调寒热，散结除痞之功效。主治寒热互结之痞证。症见寒热中阻，胃气不和，心下痞满而不痛，或干呕，或呕吐，苔腻微黄，脉弦滑。本方配伍特点：温清并用，辛开苦降，补泻兼施。方中加入陈皮、茯苓与半夏、甘草组成二陈汤加强化痰之力，加柴胡、紫苏梗，大黄以疏肝泻火除烦，调节患者情绪，因此，用于放疗后热毒蓄积肠胃引起的食欲差，恶心、呕吐等症状有很好的作用，当痰热得清，热毒渐弱，又及时用六味地黄汤加减以滋补肝肾之阴，使筋骨得养，抗病能力提高（肾主骨生髓，现代医学认为白细胞由骨髓生成，因此，肾气旺则白细胞值逐渐恢复正常）。嘱病人继续放疗过程中交替服用半夏泻心汤和六味地黄汤，就是一边排泄放疗射线的热毒，一边防止热毒继续伤及肝肾之阴，因此，收到非常好的减轻放疗副作用的效果，使病人不仅顺利完成放疗，且效果良好。

三、自拟“岩痛宁贴”治疗癌性疼痛验案

病案：孙某，女，59岁，2008年10月7日。

主诉：乳癌术后化疗后2年，多发骨转移半年。

病史：患者平素性情急躁，失眠多梦，烦躁易怒，2年前无意中发现右乳包块，经相关检查确诊为右乳癌，遂行右乳癌根治术，术后常规化疗六个周期，同时口服三苯氧胺治疗，半年前开始出现肩背和腰部疼痛且逐渐加重，疼痛如刀割样难忍，口服氨酚待因等止痛效果不显，后经ECT（骨扫描）检查提示：颈7、胸3、4及腰4、5代谢增高，考虑为骨转移，遂改为美施康定片口服，从每次一片，日2次，最后增加至每次2片，日4次口服，结果虽然疼痛明显缓解，但食欲越来越差，同时出现头晕、腹胀、便秘等不良反应，于是求治中医治疗。

初诊：肩背及腰腿疼痛伴厌食，恶心，乏力，舌质暗红，边尖瘀点，舌苔黄白略厚腻，脉弦滑。ECT示：颈7、胸3、4及腰4、5代谢增高，考虑为骨转移。

西医诊断：乳癌术后化疗后并多发骨转移　　　　**中医诊断**：乳岩

辨证审机：肝郁脾虚，脾失健运，化生痰浊，痰阻血瘀日久，化热生毒，痰瘀热毒阻滞肝经，流注骨髓。

治法：清热解毒，活血祛瘀（外用）；疏肝健脾，清热化痰（内服）。

方药：自拟岩痛宁贴（外用）

蒲公英25克　大黄25克　黄柏25克　姜黄25克　牡蛎10克　三七10克　乳香10克　没药10克　琥珀10克　红花10克　白芷10克　甘草10克　干姜10克　制附子15克　冰片10克　天花粉50克。二剂 共研细粉，用醋调（可以加少许凡士林）涂于病灶体表投影处，然后保鲜膜覆盖固定，2天更换一次，皮肤敏感者可间断外敷。

方药：丹栀逍遥散加减

丹皮15克　栀子10克　白芍15克　当归12克　柴胡20克　茯苓25克　白术15克　甘草10克　法半夏10克　陈皮10克　枳壳15克　大黄10克　蒲公英30克　鸡血藤30克　牡蛎20克　仙灵脾20克　生姜10片　大枣3个。七剂 一日一剂，水煎2次，分三次温服。

二诊：2008年10月15日。患者外敷1次后疼痛明显缓解，外敷3次后只有轻微隐痛，白天停服止痛药，改为夜间睡前服用美施康定片1片，夜间睡眠可，同时内服上方七剂后，食欲改善，大便通畅，腹胀明显减轻。效不更方继续前方案治疗一周。

三诊：2008年10月24日。患者肩背及腰腿疼痛基本缓解，只有轻度的隐痛不适，即使间隔贴敷外用药也不会出现疼痛加重现象，饮食、睡眠、情绪、二便均明显改善，嘱患者内服中成药逍遥丸巩固治疗，同时间断外敷上述外用中药继续控制疼痛。

按语　通常情况下，癌痛的原因主要有三：一是癌瘤局部淤积的热毒刺激灼伤周围正常组织和神经，会引起难忍的烧灼样或刀割样的疼痛，让病人十分痛苦；二是肿瘤存在会引起局部微循环障碍，导致中医所谓“不通则痛”；再者是肿瘤组织发生缺血坏死后会激发局部的炎症反应而引起炎性疼痛，自拟岩痛宁贴就是针对上述癌性疼痛的三种不同机制而组方用药，其中的大黄、黄柏、蒲公英与天花粉配合除具有清热泻火和清内毒作用外，天花粉还能引阳入阴而达清热消肿排毒之目的，因此，是针对癌肿局部热毒蓄积和并发的炎症疼痛而设，共为君药，其中的姜黄、牡蛎、三七、乳香、没药、琥珀、红花、白芷均具有活血化瘀的功效，是利用上述中药的不同的活血祛瘀机制相互协同来改善肿瘤局部的微循环，共同达到“通则不痛”的目的，其中的甘草、干姜、制附子是取“四逆汤”之意，考虑肿瘤病人多存在全身整体为寒，病灶局部为热的体质特点，具体到癌肿局部

则是癌肿内部为热，癌肿外部为寒（存在阴阳格拒的局面），因此，处方中佐以四逆汤交通癌肿内外之阴阳，可以辅助泻热及改善局部微循环，共为佐药，冰片可以引药直达病所为使药，上述诸药君臣佐使相互配合就可以达到很好的止癌痛的作用，但由于是外用药，止痛作用往往会受到渗透深度的影响，因此，对药物无法达到的病灶，止痛作用自然会减弱，可能有时还需要配合西药止痛药来实现理想的止痛效果，不过止痛药的用量会明显减少，西药止痛药的不良反应也会大幅度减轻。至于治疗过程中配合逍遥散加减内服是考虑病人存在肝气不舒和肝胃不和的临床表现而设，因此，收到了很好的调节情绪和改善脾胃功能的实效。

四、半夏泻心汤加减治疗原因不明多发皮下红肿验案

病案：王某，女，45岁，2008年9月12日。

主诉：四肢及胸背部皮下出现多发结节样红肿疼痛3个月。

病史：患者平素喜生冷、辛辣食物，3个月前发现四肢及胸腹部出现皮下硬结，红肿，有压痛，未引起重视，继而逐渐增多且疼痛加重，遂自行买中成药“清热化毒丸”和“牛黄消炎片”口服，未见明显疗效，后又求治于当地一资深中医，服药20余剂亦未见明显好转，患者有些担心自己患肿瘤等疑难病，遂又求治于西医，经做相关检查仍是病因未明，经西医抗炎治疗效果仍不理想。

初诊：患者失眠烦躁、腹胀、便秘，四肢及胸腹部多发突出于皮肤表面的结节状红肿，结节处皮肤温度略高，有明显压痛，触之较硬，舌质暗红，舌苔黄白略腻，舌边有齿痕，脉沉弦滑。

西医诊断：皮下结节样红肿原因待查　　　**中医诊断**：瘿瘤

辨证审机：过食生冷、辛辣，使中焦寒热互结，致脾失健运，胃失和降，化生痰浊，痰浊日久化热生毒，阻于四肢胸腹而成瘿瘤。

治法：平调寒热，和胃降逆，清热化痰散结。　　　**方药**：半夏泻心汤加减

半夏10克　黄芩10克　干姜10克　人参10克　黄连10克　炙甘草10克　蒲公英30克　鸡血藤30克　白芥子10克　瓜蒌30克　穿山甲10克　黄芪40克　当归12克　皂荚刺15克　生姜10片　大枣3个。七剂　一日一剂，水煎2次，分2—3次温服。服药期间忌一切生冷、辛辣、海鲜和油腻。

二诊：2008年9月20日。患者服上方七剂，皮下结节样红肿明显变平，皮色接近正常，压痛不明显，舌苔变薄黄，自觉精神感觉轻松，睡眠好，大便通畅。上方加牡蛎20克，继续服七剂。

三诊：2008年9月27日。患者皮下结节性红肿消失，饮食、睡眠、二便如常。嘱病人饮食宜清谈，少辛辣、油腻。

按语　该患者由于过食生冷、辛辣，使中焦寒热互结，致脾失健运，胃失和降，化生痰浊，痰浊日久化热生毒，阻于四肢胸腹而成瘿瘤。半夏泻心汤是由半夏、黄芩、干姜、人参、黄连、炙甘草、大枣组成，具有和胃降逆，平调寒热，散结除痞之功效，该方配伍特点是温清并用，辛开苦降，补泻兼施。主治寒热互结之痞证。症见寒热中阻，胃气不和，心下痞满，方中加入白芥子、瓜蒌、穿山甲、皂荚刺增加化痰软坚散结之力，加入蒲公英清热解毒，加入黄芪、当归补气血帮助托毒外出，共奏和胃降逆，平调阴阳，化痰软坚，清热解毒之功，使脾能升清，胃能降浊，同时使阻滞于四肢、胸腹之痰热之毒得以消散，因此，皮下结节性红肿硬结逐渐消散。

时桂华治疗肿瘤验案

时桂华，佳木斯市中医院中西医结合肿瘤靶向无创无痛治疗中心主任。中国抗癌协会会员，黑龙江省中西医结合学会肿瘤分会委员，佳市杏林康健俱乐部秘书长。黑龙江省名中医，省德艺双馨名医。擅治肿瘤疾病。

一、海藻玉壶汤加减治疗乳腺增生

病案：于某，女，26岁，2011年9月1日。

主诉：发现右乳肿块增大2月余。

病史：患者于四年前即发现右乳有结节，花生米大小，活动良好，经前乳房胀痛，并未在意，近3年一直在上海做教师工作，压力较大，于2月前即感肿块明显增大，于是回到本地检查，经B超检查，初步诊断为乳腺多发纤维瘤，伴有双乳腺增生，最大者 3.8cm×3.0cm，因为未结婚，所以家人决定中医中药治疗。

初诊：患者身材偏瘦，面色偏黄，不华，饮食一般，心烦善怒，失眠多梦，月经不调，睡眠欠佳，便秘，舌淡红，苔薄白，脉弦细。

西医诊断：乳腺纤维瘤，乳腺增生　　**中医诊断**：乳癖

辨证审机：情志不遂，郁怒伤肝，肝郁气滞，气血凝结乳络，或阳虚痰湿内结，经脉阻塞。

治法：理气化痰，散结，调理冲任。　　**方药**：海藻玉壶汤加减

海藻30克　昆布30克　夏枯草20克　香附15克　半夏10克　水蛭3克　土鳖虫3克　三七5克　文术5克　路路通15克　栀子15克　僵蚕10克　丹皮15克　王不留行15克。十剂 水煎两次，分二次温服之。

二诊：2011年9月11日。服药十剂，右乳结节触及软硬适中，活动良好，边缘规整，心烦善怒，失眠多梦，睡眠欠佳，症状皆有好转，便秘已通。嘱效不更方。继服上方十五剂。

三诊：2011年9月21日。两诊服药二十五剂，患者此次经前乳房胀痛症状减轻，肿块明显减小。时值炎夏，煎药不便。嘱该患者，可服丸剂以维善后。

海藻50克　昆布50克　夏枯草30克　香附15克　半夏30克　水蛭10克　土鳖虫10克　三七20克　文术25克　路路通30克　僵蚕15克　大贝30克　丹皮20克　栀子20克　穿山甲15克　青皮15克　蜂房15克　山慈菇15克　王不留行30克

以上诸药，共为细末，炼蜜为丸，每丸10克重，一日三次，每次一丸，白水送服。上药配一料，将服尽，肿块明显缩小，无经前期疼痛症状。嘱再配一料续服，其后诸症尽失。

按语　乳房疾病是外科常见病，多发病，主要发生于妇女，除了痈、发等普通化脓性疾病外，常常容易发生的以结块或肿块为主要临床表现的慢性疾病，如乳癖（相当于乳腺增生病，乳房纤维腺瘤）、乳疬（相当于乳房异常发育症）、乳疡（相当于乳房结核）、乳癌等。乳房主要为肝、胃二经所循环，易被七情所伤，气机不利，生痰生瘀而发生结块或肿块，同样也适用于海藻玉壶汤化裁

加减，化痰，引气，活血，软坚而消散结块。

二、海藻玉壶汤合桂枝茯苓丸加减治疗卵巢囊肿

病案：刘某，女，40岁，2012年11月1日。

主诉：间歇性小腹胀痛症状加重一周。

病史：患者述既往体健，间歇性小腹胀痛半年，因未影响正常生活，未予重视，于一周前自觉症状加重，到当地医院查，彩超报：右附件区囊性病变，大小为45mm×32mm。后未系统治疗，近一周自觉症状明显加重为中医中药治疗，特来诊。

初诊：患者身材中等，面色不华，饮食一般，心烦善怒，失眠多梦，月经不调，睡眠欠佳，便秘，舌淡红，苔薄白，脉弦细。

西医诊断：右侧卵巢囊肿　　**中医诊断**：腹痛

辨证审机：肝郁气滞，气滞日久，血行不畅，气滞血瘀，络脉瘀阻。

治法：活血化瘀　　**方药**：海藻玉壶汤合桂枝茯苓丸加减

海藻30克　昆布30克　香附15克　栀子15克　半夏10克　水蛭3克　桃仁6克　生牡蛎30克　文术10克　三棱10克　丹皮15克　夏枯草20克　桂枝15克　茯苓10克　赤芍15克　土鳖虫3克。七剂　水煎两次，分二次温服之。

二诊：2012年11月8日。服药七剂，小腹胀痛症状有缓解，心烦善怒，失眠多梦，睡眠欠佳，症状皆有好转，便秘已通。嘱谓效不更方。继服上方十剂。

三诊：2012年11月18日。两诊服药十七剂，患者此次小腹胀痛症状明显缓解，囊肿明显缩小15mm×10mm，月经经期规律。上方服尽，囊肿明显缩小，无小腹胀痛感症状。嘱再配十剂续服，其后诸症尽失。

按语　桂枝茯苓丸具有活血，化瘀，消癥的功效，最初用于治疗因包块引起的妊娠胎动不安，现在已广泛运用于多种病症，常用于治疗子宫内膜炎，附件炎，月经不调，痛经，流产后阴道出血，子宫肌瘤，宫外孕，卵巢囊肿，不孕症等疾病。

三、海藻玉壶汤合西黄胶囊加减治疗脑胶质瘤

病案：胡某，女，54岁，2012年04月15日。

主诉：脑胶质瘤术后三年，时有头痛加重一周。

病史：于2009年2月无明显诱因出现头晕、头痛、呕吐等症状，由家属陪同到医院行MRI检查回报：脑占位性病变，之后在当地医院行脑部手术，术后病理报：脑胶质瘤。术后行化疗四疗程（具体药物不祥），化疗后病情一直较稳定。

初诊：患者身材中等，面色无华，周身乏力，时有头痛症状，食欲差，心烦善怒，失眠多梦，睡眠欠佳，便秘，舌紫暗，苔薄，脉沉细。

西医诊断：脑胶质瘤　　**中医诊断**：头痛

辨证审机：头痛日久，久痛入络，络脉瘀滞，或因跌扑损伤，脑髓受损，气血运行不畅。

治法：活血化瘀，消肿止痛。　　**方药**：海藻玉壶汤合西黄胶囊加减

海藻30克　昆布30克　香附15克　夏枯草20克　半夏10克　水蛭3克　土鳖虫3克　生牡蛎30克　桂枝15克　乳香15克　没药15克　牛黄0.1克　丹皮15克　栀子15克　升麻15

克　麝香 0.1 克。七剂 水煎两次，分二次温服之。

二诊：2012 年 4 月 22 日。服药七剂，时有头痛症状有所缓解，心烦善怒，失眠多梦，睡眠欠佳，症状皆有好转，便秘已通。嘱谓效不更方。继服上方十剂。

三诊：2012 年 5 月 3 日。两诊服药十七剂，患者此次头痛，周身乏力，症状明显缓解，上方服尽，基本无头痛症状。嘱再配十剂续服，其后诸症尽失。

四、海藻玉壶汤合自拟方治疗何杰金氏淋巴瘤

病案：李某，男，50 岁，2013 年 11 月 25 日。

主诉：确诊淋巴瘤一年余，加重四个月。

病史：该患者来诊时家属代述其于 2012 年 11 月份因颈部淋巴结肿大就诊于某医院，经检查提示炎性可能，后到上级医院进一步检查，取腋下淋巴结行病理切片，提示弥漫大 B 淋巴结瘤，确诊后到肿瘤医院行全身化疗（利妥昔单抗）六周期，化疗后肿大淋巴结消失，后口服单要调节，近四个月来病情再次加重，双侧腋下及腹股沟再次出现肿大淋巴结，现伴周身乏力，皮肤瘙痒近两个月，现为中西医结合治疗故来诊。

初诊：患者身材中等，面色无华，周身乏力，食欲差，心烦善怒，失眠多梦，睡眠欠佳，便秘，舌紫暗，苔薄，脉沉细。

西医诊断：何杰金氏淋巴瘤　　　　**中医诊断**：瘰疬病

辨证审机：素体正虚，六淫邪毒乘虚而入，留而不去，邪气客于经络或肌肉与气血相搏，血涩结而成疽。

治法：祛邪补虚，软坚散结。　　　　**方药**：海藻玉壶汤合自拟方加减

海藻 30 克　昆布 15 克　贝母 15 克　半夏 10 克　青皮 6 克　陈皮 10 克　当归 15 克　川芎 10 克　连翘 10 克　甘草 6 克。十剂 水煎两次，分二次温服之。

穿山甲 5 克　土鳖虫 5 克　蜈蚣 3 条　全蝎 5 克　壁虎 3 克　免煎剂，用上汤剂送服。

二诊：2013 年 12 月 5 日。服药十剂，肿大淋巴结明显缩小，心烦善怒，失眠多梦，睡眠欠佳，症状皆有好转，便秘已通。嘱谓效不更方。继服上方七剂。

三诊：2013 年 12 月 12 日。两诊服药十七剂，患者此次腋下及腹股沟肿大淋巴结都明显缩小。上方服尽，嘱再配十剂续服，其后诸症尽失。

陈宏治疗肿瘤验案

陈宏，1966 年生，黑龙江中医药大学中医临床基础专业博士，中国中医科学院中医肿瘤方向博士后，硕士生导师，黑龙江省优秀中青年专家，黑龙江省第四批名中医，中华中医药学会肿瘤分会青年委员会副秘书长、常委，黑龙江省中西医结合学会副会长，黑龙江省龙江医派研究会副会长，齐齐哈尔市中医药学会肿瘤专业委员会主任委员。擅治肺癌、胃癌、肠癌等多种恶性肿瘤，并在肿瘤术后预防复发、转移和癌性疼痛的治疗及肿瘤放疗、化疗中药增敏解毒方

面有较为深入的研究。

一、四君子汤合半夏白术天麻汤加减治疗脑瘤

病案：李某，男，52岁，2006年3月30日。

主诉：延髓占位2年余。

病史：2003年8月出现咳嗽、声音嘶哑、右眼裂变小，在哈医大附属三院检查MRI示：延髓偏右病灶，考虑星形细胞瘤Ⅱ级。放疗一疗程病灶消失，2005年8月复查MRI：提示病情复发。口服替莫唑胺化疗三个疗程。2005年12月在哈医大附属三院复查MRI示：延髓占位病灶，较2005年11月1日MRI片对照，大小范围均增大，累及C1节段脊髓，口服中药治疗。2006年2月MRI示：延髓偏右侧占位病变，与2005年11月1日片比较病灶范围有所增大。

初诊：头痛，呕吐，四肢无力，右脚麻木且冷，胸部憋气，吞咽困难，羞明，纳差，舌质淡，苔白腻，脉沉滑。

西医诊断：脑星形细胞瘤术后　　**中医诊断**：头痛

辨证审机：脾肾亏虚，痰浊阻络。

治法：祛痰散结通络，健脾补肾。　　**方药**：四君子汤合半夏白术天麻汤加味

生黄芪30克　茯苓15克　白术12克　太子参9克　蛇六谷30克　姜半夏12克　制南星15克　陈皮9克　天麻12克　僵蚕15克　石见穿30克　天葵子30克　夏枯草15克　海藻12克　丹皮15克　蜂房12克　生牡蛎30克　地龙30克　仙灵脾15克　蜈蚣3条　七叶一枝花30克　七剂　日一剂，水煎2次，分早晚2次温服。

二诊：2006年4月7日。服上方七剂，头痛、呕吐有所缓解，乏力，痰多，黏腻，口干思饮，舌质淡，苔薄白，脉滑。继以前方加减调治。

方药：生黄芪30克　茯苓30克　白术12克　太子参9克　生牡蛎30克　淮山药30克　制南星20克　陈皮9克　僵蚕12克　天葵子30克　白蒺藜12克　桔梗9克　怀牛膝12克　桑寄生15克　夏枯草12克　丹皮6克　仙灵脾15克　谷芽30克　麦芽30克　蛇六谷30克　蜂房12克。七剂　日一剂，水煎2次，分早晚2次温服。

三诊：连服一个月后，患者周身有力，食欲转好，后以此方配制丸剂，服药二个月，病情稳定。

按语　中医古籍中未见有“脑瘤”的记载，但其症状可见于“头痛”“真头痛”“头风”“眩晕”“中风”等疾病。《灵枢·厥病》载：“真头痛，头痛甚，脑尽痛，手足寒至节，死不治”，《素问·至真要大论》载：“头项囟顶脑户中痛，目如脱”，《中藏经》载：“头目久痛，卒视不明者，死”。脑为髓海，肾主藏精，精能生髓，上奉于脑，肾精充足，脑髓才得以荣养，肾虚精亏，髓海空虚，虚邪贼风易于乘虚而入，上泛清窍，阻滞气血津液的正常运行，久踞变生痰瘀癌毒。肾为先天之本，脾为后天之本，两者相互滋养，肾阳上助脾阳，脾气散精，上归于肺，肺气散发五谷精气，上滋脑窍，肾阳虚不能温助脾阳或饮食劳倦，戕伤脾气，致中焦运化失司，一方面清气不升，精微物质不能上充养脑髓，浊阴不降，聚湿生痰，血凝成瘀，痰瘀互结，日久生风，上窜脑窍，痰瘀伏藏脑府，日久不散，渐变成癌，诚如《灵枢·百病始生》所言：“凝血蕴里而不散，津液涩渗，着而不去，而积皆成矣，故脑瘤的发生于脾肾二脏密切相关。本案为脑瘤放疗、化疗后复发，中医认为，化疗、放疗是一种“以毒攻毒”疗法，热邪耗伤津液，炼液为痰，痰伏经络，痰阻络脉，加之正气不足，无力驱邪外出，致病情复发，痰、虚为病之本。故笔者用四君子汤健脾胃，培补后天，仙灵脾温补脾阳，使肺、脾、肾三脏功能协调，先天得到充养，后天达到培补，髓海充足；半夏白术天麻汤化

痰通络熄风，佐以蜈蚣、地龙、蜂房、僵蚕通络散结，同时蜂房甘平、归肝胃肾经，具有止痛作用；重用制南星，苦辛温有毒，用量达 15 克，旨在燥湿化痰散结，与半夏伍用，如《本草汇言》所言："半夏之性，燥而稍缓，南星之性，燥而颇急；半夏之辛，劣而能守，南星之辛，劣而善行，"二者合用，擅治经络之痰，散结消痞，并且笔者将半夏改为姜半夏，姜半夏又有止呕之功；方中僵蚕与蜈蚣相须为用，蜈蚣走窜性猛，能剔除潜伏在经络中风痰，僵蚕气味俱薄，引药上行，功能散风清热，化痰软坚，二者共奏涤痰散结之效，对缓解脑瘤所致的头痛、肢体麻木等症状有良好的效果；七叶一枝花味苦，清热解毒，消肿止痛，夏枯草畅利气机，散郁结，二者配用，清热解毒，散结消肿。二诊头痛缓解，乏力，予以怀牛膝、桑寄生补肝肾、强筋骨；痰多，黏腻，口干思饮，考虑痰瘀，津液不能上乘，故用桔梗化痰，载津上行，同时加大制南星的用量，症状缓解，继续口服药物治疗。本案体现了笔者治病求本，谨守病机，辨证施治，选药精当，整体与局部相结合，巧用对药的临床思维。

二、香砂六君子汤加味治疗肺癌

病案：叶某，男，71 岁，2009 年 2 月 21 日。

主诉：发现左肺肺癌一月余。

病史：2009 年 1 月 3 日，患者因"胸闷、气短、乏力 2 月余"就诊于当地医院。胸部 CT 示：左上肺见 3cm×2cm 肿块，痰检脱落细胞病理报告示：鳞状细胞癌。完善基线检查后，未见复发及转移。诊断为：左肺周围型鳞癌 C-T_1 N_0 M_0 I_a期。因患者年事已高，未行手术及化疗、放疗，行中医中药治疗。

初诊：胸闷、气短，偶咳嗽、咯痰，自汗盗汗，面红，形体稍盛，纳差，睡眠尚可，二便调，舌质淡嫩，边、尖有瘀斑，苔白腻，脉涩弱。

西医诊断：左肺周围型鳞癌 C-T_1 N_0 M_0 I_a期　　**中医诊断**：肺积

辨证审机：肺脾气虚，痰瘀毒聚。　　**治法**：培土生金，祛瘀化痰解毒。

方药：黄芪 30 克　人参 10 克　山药 30 克　款冬花 9 克　半枝莲 30 克　鱼腥草 30 克　茯苓 12 克　甘草 5 克　陈皮 12 克　鸡内金 12 克　生白术 15 克　栝楼 9 克　南沙参 30 克　北沙参 30 克　法半夏 12 克　木香 6 克　砂仁 6 克（后下）。日一剂，水煎 2 次，分早晚 2 次温服。

二诊：2009 年 3 月 8 日。服上方十四剂后，胸闷、气短，偶咳嗽、咯痰，自汗盗汗较前基本缓解，效不更方。故继续原方。

方药：黄芪 30 克　人参 10 克　山药 30 克　款冬花 9 克　半枝莲 30 克　鱼腥草 30 克　茯苓 12 克　甘草 5 克　陈皮 12 克　鸡内金 12 克　生白术 15 克　栝楼 9 克　南沙参 30 克　北沙参 30 克　法半夏 12 克　砂仁 6 克（后下）　木香 6 克。日一剂，水煎 2 次，分早晚 2 次温服。

三诊：2009 年 3 月 22 日。服用十四剂后，患者诉胸闷、气短症状缓解，仍觉乏力，舌质淡嫩，苔白微腻，脉弱。

方药：黄芪 30 克　生白术 15 克　茯苓 12 克　七叶一枝花 30 克　党参 15 克　陈皮 12 克　法半夏 12 克　砂仁 6 克（后下）　山慈菇 12 克　山药 30 克　半枝莲 30 克　干蟾皮 9 克　鱼腥草 30 克　木香 6 克　甘草 5 克。日一剂，水煎 2 次，分早晚 2 次温服。

后继续口服中药治疗。

按语　在中医学中，无"肺癌"病名的记载，根据其症状，本案属于"肺积"的范畴。病位虽在肺，但与脾关系最为密切。脾主运化，脾虚运化失调，水谷精微不能生化输布，致湿聚生痰，留于肺脏，肺气宣降失常，痰凝气滞，进而导致气血瘀阻，毒聚邪留，郁结胸中，肿块逐渐形成。脾肺两脏，一居中焦，属土，为人体后天生化之源，一居上焦，属金，为人体脏腑之华盖，土为金母，培土即可生金，补脾即可补肺；病理上，"脾为生痰之源，肺为贮痰之器"二者相互影响。肺积痰毒之本源于脾，唯补益脾气、调理胃腑，则新痰不生，旧积得消。本案患者为老年男性，虽有面红、形体稍盛之实象，为病之表，要求临证诊疗能够透过表象看本质，患者还有胸闷、气短、偶咳嗽、咯痰、自汗盗汗、纳差、舌质淡嫩、边、尖有瘀斑、苔白腻、脉涩弱之肺脾气虚、痰瘀毒聚之征，故用香砂六君子汤补脾益肺，行气化痰。方中人参甘温，大补元气，健脾养胃；茯苓、炒白术健脾除湿，促进人体之运化；陈皮、法半夏，理气化痰，又能祛邪；木香理气调中、燥湿化痰，且行气，畅通三焦之气道，通行元气，运化水谷，使元气充沛于全身，以激发、推动各个脏腑组织的功能活动，且使补而不滞；砂仁性温，味辛，具有行气调中、和胃醒脾的功效，全方使脾气健旺，人体运化复常，气血得以滋生，甚合肺癌患者正气虚邪踞之征；方中重用黄芪，甘温益气敛汗，归肺脾经，补肺脾之气；南沙参、北沙参养阴润肺、益胃生津，南沙参还具有祛痰补气之功；款冬花甘温，润肺化痰止咳；栝楼清肺化痰，且润肠通便，肺虽居上焦，运用缓下法使肺部的邪毒从下窍而去。半枝莲、鱼腥草清肺热，解瘀毒。二诊时，胸闷、气短，偶咳嗽、咯痰，自汗盗汗较前基本缓解，效不更方。故续服原方。三诊时，仍表现为肺脾气虚的症状，故继续原法治疗，健脾补气，培土生金，益肺祛痰，结合解毒散结之品，扶正与祛邪相结合，患者获得了长期生存。笔者认为临证时医者要做到辨证细腻，立法严谨，才能用药精当。运用扶正培本法，佐以祛邪，调节人体阴阳气血和脏腑经络的生理功能，阴平阳秘，从而使患者获得了长期生存的机会。

三、益胃汤治疗晚期胃癌

病案：盛某，女，61 岁，2009 年 10 月 20 日。

主诉：胃癌术后 5 个月，多发转移。

病史：2009 年 5 月于齐齐哈尔市第一医院行胃癌根治术，术后病理（NO，2006006779）：胃体溃疡型低分化腺癌，部分黏液癌，侵及浆膜，血管癌栓（+），淋巴管癌栓（+），周围神经（+），切断（–），第 3 组淋巴结 3/3（+），第 5 组淋巴结 1/1（+）。术后行 TP 方案化疗 3 程，末次化疗时间 2009 年 10 月 02 日。

初诊：上腹痛，腹胀，胸闷，口干，背部酸楚，髂部疼痛，大便艰行，舌质红，苔光剥，脉细。2009 年 10 月 17 日 PET/CT 示：肝脏、肺脏及腹腔淋巴结多发转移。肿瘤标志物：CEA 6.3ng/ml，CA199 3931μ/ml，CA72-4 65.58μ/ml。

西医诊断：胃癌术后—肝转移、腹腔淋巴结转移　　中医诊断：胃脘痛

辨证审机：胃热津伤，热毒血瘀。　　治法：养阴解毒，理气和胃。

方药：北沙参 30 克　麦冬 15 克　生地 30 克　女贞子 9 克　八月札 15 克　赤芍 15 克　白梅花 12 克　枳实 9 克　藤梨根 30 克　生薏仁 30 克　半枝莲 30 克　制香附 9 克　白芍 15 克　红藤 30 克　麦芽 30 克　苏叶 9 克　瓜蒌仁 15 克　延胡 15 克　天龙 6 克　莪术 9 克　鸡内金 12 克　谷芽 30 克　川连 6 克　甘草 6 克　薜荔果 15 克。日一剂，水煎 2 次，分早晚 2 次温服。

二诊：2009 年 11 月 5 日。服上方十四剂后，患者同时进行第 4 疗程化疗，口服卡培他滨，纳差，恶心欲呕，腹胀，寐欠安，舌红，无苔，脉细。

方药：北沙参 30 克　麦冬 15 克　生地 30 克　女贞子 9 克　八月札 15 克　赤芍 15 克　白梅花 12 克　枳实 9 克　藤梨根 30 克　生薏仁 30 克　淮小麦 30 克　制香附 9 克　白芍 15 克　红藤 30 克　茯

苓 15 克　姜半夏 9 克　瓜蒌仁 15 克　延胡 15 克　半枝莲 30 克　甘草 6 克　鸡内金 12 克　谷芽 30 克　麦芽 30 克　莪术 9 克　姜竹茹 12 克　川连 6 克。日一剂，水煎 2 次，分早晚 2 次温服。

三诊：2009 年 11 月 16 日。服上方十剂后食欲好转，现自觉胸闷，神疲乏力，骨酸痛，咯痰，大便艰行，舌质红，苔薄，脉细。2009 年 11 月 12 日复查肿瘤标志物：CEA 5.3ng/ml，CA199 30381μ/ml，CA724：45.67μ/ml。

方药：北沙参 30 克　麦冬 15 克　生地 30 克　女贞子 9 克　八月札 15 克　合欢皮 30 克　白梅花 12 克　酸枣仁 12 克　柏子仁 15 克　红藤 15 克　紫菀 12 克　杏仁 9 克　淮山药 30 克　徐长卿 30 克　鸡内金 15 克　白花蛇舌草 30 克　谷芽 30 克　麦芽 30 克。日一剂，水煎 2 次，分早晚 2 次温服。

后停用化疗，口服中药治疗，生存 20 个月。

按语　胃为水谷之海，为多气多血之府，饮食不节，先伤于胃，致胃气亏虚，胃失和降，痰浊内生，毒热内蕴，瘀血内阻，久则痰浊瘀毒互结于胃腑，积聚成块，发生胃癌。患者为胃癌术后，正气已伤，加之化疗后，致热毒流窜，发生肝、肺、腹腔淋巴结转移。久病入络，热毒瘀血阻于胃络，胃气不降，腑气不通，不通则痛，故上腹痛，腹胀，背部酸楚；热毒流窜于肺，肺失宣降，故胸闷；热结津伤，腑气不同，故大便艰行；口干，舌红，无苔，脉细为胃气伤，胃阴虚之象。本案病机为瘀毒内蕴，热结津伤，腑气不通，胃阴亏虚。笔者用“益胃汤”滋养胃阴，使胃阴复、胃气降，重用生地、麦冬，且将生地 15 克改为 30 克，取二者味甘性寒，具有养阴清热，生津润燥之功，为甘凉益胃之上品，配伍北沙参养阴生津，加强麦冬、生地之效，因患者腑气不通，故去玉竹；八月札、制香附、延胡、苏叶疏肝理气、止诸痛；枳实味苦性凉，破气消积，荡涤肠胃积滞；赤芍、白芍、白梅花凉血、活血，白梅花还具有疏肝和胃之效；莪术味苦而辛，气微香，能疏肝解郁，破气活血，通络散结，开胃消积，擅治一切血凝气滞之证，配川连苦寒泻火，以清胃中积热，则内郁之热得解，血络瘀滞得行，胃气得以通降，邪祛而正安；天龙、薜荔果解毒散结，红藤、半枝莲、藤梨根清热解毒，谷芽、麦芽健脾和胃，脾升胃降，脾开胃健，则能运载药力，以达病所，而使药效发挥，功收倍盛。二诊时口服卡培他滨中，纳差，恶心欲呕，腹胀，寐欠安，舌红，无苔，脉细，仍为胃热阴虚津亏，故去苏叶、薜荔果、天龙有毒药物，加用姜竹茹、姜半夏止呕，茯苓、淮小麦健脾养心安神。三诊，患者胸闷，神疲乏力，骨楚，寐欠安，纳欠香，咳嗽，咯痰，大便艰行，舌质红，苔薄，脉细。肿瘤标志物值较前下降，疗效较好，继续益胃汤加减，佐以宣肺、安神、通络止痛。在本案中，患者为胃肿瘤晚期病人，笔者抓住胃热阴虚津伤、热毒瘀结的主要病机，灵活应用益胃汤，益胃汤出自《温病条辨》，主治阳明温病，下后汗出，胃阴受伤者，结合化疗，中药既扶助了正气，又减轻化疗药物的毒副反应，取得了较好的临床疗效。

四、沙参麦冬汤加减治疗结肠癌肺转移

病案：毛某，男，83 岁，2012 年 5 月 18 日。

主诉：结肠癌术后 3 个月。

病史：2012 年 2 月 2 日在哈尔滨医科大学附属第三医院行右半结肠姑息术切除术，术后病理（病理号 2090274）示：左半结肠腺癌Ⅱ级，部分黏液腺癌（溃疡型）浸润至浆膜层，癌肿周围癌结节 3 枚，术后未行治疗。2012 年 5 月 23 日 CT 平扫+增强示：右肺炎性病变，右侧胸腔积液局部包裹，腹部 CT 未见异常。

初诊：咳嗽，气急，痰少，神疲乏力，口干，尿频，尿急，脉细数，苔净质红。

西医诊断：结肠癌姑息术后肺转移　　　　中医诊断：咳嗽

辨证审机：气阴两虚，热毒炽盛。　　　　　　　　**治法**：益气养阴，解毒清热。

方药：北沙参 30 克　麦冬 15 克　天冬 15 克　白花蛇舌草 30 克　太子参 12 克　鱼腥草 30 克　桑白皮 12 克　郁李仁 9 克　生苡仁 30 克　土茯苓 30 克　八月札 15 克　五味子 6 克淮山药 30 克　冬葵子 30 克　茯苓 15 克　丹皮 6 克　内金 12 克　川石斛 15 克。日一剂，水煎 2 次，分早晚 2 次温服。

二诊：2012 年 6 月 20 日。服上方十四剂，现患者咳嗽减轻、尿频时失禁，易怒发火，寐欠安，脉细舌红。

原方去冬葵子，加知母，黄柏，仙茅，仙灵脾，金樱子。

方药：北沙参 30 克　麦冬 15 克　天冬 15 克　白花蛇舌草 30 克　仙灵脾 12 克　鱼腥草 30 克　桑白皮 12 克　黄柏 6 克　生苡仁 30 克　土茯苓 30 克　川石斛 15 克　五味子 6 克　淮山药 30 克　知母 12 克　茯苓 15 克　丹皮 6 克　内金 12 克　八月札 15 克　太子参 12 克　仙茅 6 克　金樱子 15 克　郁李仁 9 克。日一剂，水煎 2 次，分早晚 2 次温服。

三诊：2012 年 7 月 19 日。服上方十四剂，现患者咳嗽有痰，纳佳，口干，寐欠安，神疲乏力，脉细玄，舌质暗红。

方药：北沙参 30 克　天冬 15 克　川石斛 15 克　麦冬 15 克　海螺 30 克　鱼腥草 30 克　红藤 15 克　蛇舌草 30 克　土茯苓 30 克　生苡仁 30 克　淮山药 30 克　紫菀 12 克　枣仁 15 克　合欢皮 30 克　丹参 12 克　苁蓉 30 克　菟丝子 15 克　郁李仁 9 克。日一剂，水煎 2 次，分早晚 2 次温服。

后继续口服中药治疗

按语　祖国医学中没有肠癌的病名，根据其临床症状可属于“肠覃”“肠风”“脏毒”“锁肛痔”“下血”“下痢”“积聚”“滞下”“肠积”“徵瘕”“肠癖”等病症。该患为老年男性，脾胃虚弱，水谷不化，痰湿内生，滞留肠道，蕴久化热，中焦气机不畅，终致痰、湿、热、瘀、毒内阻而形成大肠癌；该患行结肠癌姑息切除术，戕伐正气，正不胜邪，癌毒流注，肺与大肠相表里，表里相传，而发生肺转移，致肺宣降失司，气机不利，肺气膹郁，郁而化热，加之癌毒灼伤肺阴，故患者表现为咳嗽、气急、痰少、口干，神疲乏力为脾肺气虚之症；脉细数，苔净质红为阴虚内热之象。方中用沙参麦冬养肺肾之阴，伍用川石斛归胃、肺、肾经，生津益胃，清热养阴；桑白皮苦寒清肺热；牡丹皮清虚热；太子参、生苡仁、茯苓、淮山药健脾益气，培补后天，化湿杜生痰之源，同时重用淮山药补肺、脾、肾之气、益肺、脾、肾之阴，使肺、脾、肾三脏生理功能协调，机体正气充足；白花蛇舌草味苦甘性寒，归心肺肝大肠经，清热解毒、利湿，鱼腥草味辛，性微寒，归肺经，寒能泄降，辛能散结，二药相须为用，清肺止咳效果颇佳；郁李仁、冬葵子具有滑肠之功，冬葵子还能利水通淋，治疗尿频、尿急，且肺与大肠相表里，通利下窍达到泄肺热之效；红藤入大肠经，清热解毒；八月札甘寒，《陕西中草药》言“疏肝益胃，健脾和胃”，与鸡内金通用，健脾消食使补而不滞。二诊咳嗽减轻，尿频时失禁，易怒发火，寐欠安，为肾虚，肝火旺盛，去冬葵子，以防其滑肠伤正气；用金樱子收敛固涩，止遗尿，知母、黄柏清泻肝火，轻用仙茅、仙灵脾温肾阳，固肾气，止遗尿，同时使阴得阳助，生化无穷。三诊时，临床症状明显好转，咳嗽有痰纳佳，口干，寐欠安，神疲乏力，脉细弦，舌质暗红，继续原方加减，枣仁、合欢皮疏肝安神定志，舌质暗红考虑兼有血瘀，故佐以丹参活血养血安神，苁蓉、菟丝子滋补肝肾、固精缩尿，温脾肾之阳，补一身之阳。本案笔者辨证缜密，灵活应用经方，以扶正为主，扶正之中寓于祛邪，既缓解了临床症状，又改善了生活质量，体现了扶正治癌的学术思想。

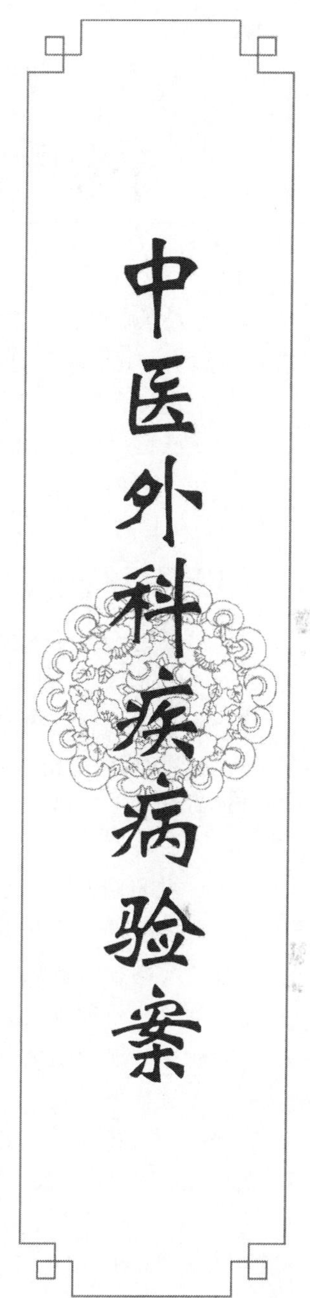

中医外科疾病验案

潘树伟治疗皮肤病验案

潘树伟，毕业于黑龙江中医药大学，三十多年来从事中医皮肤科临床工作，鸡西市皮肤科学科带头人，专业技术拔尖人才，黑龙江省第二批名中医，世界中医药学会联合会、国医堂社区服务专业委员会第一届理事会理事，中国民族医药学会皮肤科分会理事，中医医院协会中医医院分会第一届委员会委员。擅治皮肤科疾病，尤以银屑病、痤疮最为擅长。

一、凉血祛斑汤治疗银屑病

病案：杨某，男，47岁，2006年9月8日。

主诉：全身鳞屑性红斑反复发作22年，加重20天。

现病史：患者22年前发热、咽痛后出现全身鳞屑性红斑、丘疹，伴瘙痒及脱屑，当时未予重视，未经任何治疗，头皮皮疹逐渐增多，皮损融合成片，遂就诊于“林口县医院”，诊断为“银屑病”。给予口服及外用药物治疗（具体用药不详）。经治疗后病情缓解，随后病情反复发作，每年冬季加重，发病时常伴有咽痛，加重时就近治疗。20天前因发热后鳞屑性红斑再次发作、加重，泛发头皮、躯干及四肢，于我院门诊就医。

初诊：丘疹周边可见明显炎性红晕，丘疹呈点滴状，边界清楚，黏膜部位未见类似皮损，指、趾甲未见明显变化，剥去薄膜可见点状出血点。头皮、躯干及四肢散在高粱大小红色丘疹，表面覆盖白色鳞屑，鳞屑抓之飞落，自觉瘙痒，咽干不适，纳可，二便调，舌红，苔白，脉数。

西医诊断：银屑病（进行期） **中医诊断**：白疕

辨证审机：毒热蕴结，血分受风。

治法：清热解毒，凉血散风。 **方药**：凉血祛斑汤加减

生槐花30克 白茅根20克 生地20克 紫草10克 白鲜皮10克 刺蒺藜10克 土茯苓15克 蜂房10克 茜草10克 赤芍20克 丹参15克 鸡血藤15克。十二剂 水煎两次，分二次温服。

二诊：2006年9月21日。连续服用上方十二剂，丘疹周边可见明显炎性红晕变淡，丘疹呈点滴状，边界清楚，黏膜部位未见类似皮损，指、趾甲未见明显变化，剥去薄膜可见点状出血点。头皮皮损部分消退，躯干、四肢皮疹从周边向中心消退，少量皮疹消退后，遗留色素减退斑，部分皮损变淡，无咽部不适。前方加金银花、大青叶、薏苡仁、羚羊角粉、玄参。

方药：凉血祛斑汤加减

生槐花30克 白茅根20克 生地20克 紫草10克 白鲜皮10克 刺蒺藜10克 土茯苓15克 蜂房10克 茜草10克 赤芍20克 丹参15克 鸡血藤15克 金银花30克 大青叶20克 薏苡仁15克 玄参15克 羚羊角粉0.6克。十二剂 水煎两次，分二次温服。

三诊：2005年10月4日。前方服药二十一剂后，皮疹大部分消退，皮损颜色明显变淡，继服上方十五剂，巩固治疗。

按语 《医宗金鉴》中云："白疕之形如疹疥，色白而痒。多不快，由风邪客皮肤，亦由血燥难荣外。"本案例发病22年，病程长，反复发作，迁延难治。银屑病的发病与"毒"密切相关，人体内外相应，形体外露的皮肤损害，就是体内"毒"外发的一种信息昭示。有"毒"就需给"毒"以出路，本案例即采用清热解毒、凉血散风为法治疗。方以紫草、茜草、生地、赤芍凉血活血；白鲜皮、蜂房、刺蒺藜散风排毒；金银花、大青叶、槐花清热解毒；大青叶利咽解毒；玄参、土茯苓、薏苡仁解毒除湿，配以羚羊角粉凉血安神；诸药配合，协同作用，功专力宏，相得益彰，效果更佳。

二、当归首乌饮治疗风瘙痒

病案：李某，男，65岁，2005年3月28日。

主诉：全身瘙痒6个月。

病史：患者6个月来全身皮肤无明显诱因出现瘙痒，瘙痒不止，尤以洗浴后或者夜间加重，彻夜少眠或者眠中多梦，日久发展至全身，曾在多家医院诊治，服用各种脱敏剂、镇静剂及中药汤剂，疗效欠佳，皮肤略红，瘙痒难忍。

初诊：全身皮肤干燥、略松弛，躯干及双上肢、双下肢皮肤粗糙，苔癣样变，可见大片状瘙痕，细薄鳞屑，背部血痂累累。双踝部皮损出现糜烂，大便干燥，二日一行。舌质红，苔薄黄，脉弦滑。

西医诊断：老年性皮肤瘙痒症　　中医诊断：风瘙痒

辨证审机：血虚阴伤，肌肤失养。

治法：养血润燥，活血祛风。　　方药：当归首乌饮加减

黄芪35克　当归15克　白术10克　生地15克　川芎10克　何首乌15克　白蒺藜10克　防风10克　荆芥10克　甘草10克　牡丹皮10克　玄参10克　麦冬10克　红花15克　党参15克。十剂　水煎两次，分二次温服。

二诊：2005年4月6日。连续服用前方十剂，服药后皮肤瘙痒症状明显减轻，肥厚皮肤变薄，晚间已能入睡，洗浴后瘙痒减轻，大便一日一行，舌淡红，脉弦。

方药：当归首乌饮加减

黄芪35克　当归15克　白术10克　生地15克　川芎10克　何首乌15克　白蒺藜10克　防风10克　荆芥10克　甘草10克　牡丹皮10克　玄参10克　麦冬10克　红花15克　党参15克。十剂　水煎两次，分二次温服。

三诊：2005年4月16日。连续服用前方十剂，瘙痒明显减轻，皮肤润泽已经恢复，二便正常，舌质淡，脉弦。前方加生龙骨、生牡蛎。服用本方十五剂后基本治愈。

方药：当归首乌饮加减

黄芪35克　当归15克　白芍10克　生地15克　川芎10克　何首乌15克　白蒺藜10克　防风10克　荆芥10克　甘草10克　牡丹皮10克　玄参10克　麦冬10克　红花15克　党参15克　生龙骨15克（先下）　生牡蛎15克（先下）。十五剂　水煎两次，分二次温服。

按语 引起瘙痒的因素比较多，治疗比较困难。中医文献有许多详细的记载，隋代《诸病源候论》首次记载"风瘙痒"病名。唐朝《备急千金要方》云："痒症不一，血虚皮肤燥痒者，宜四物汤加防风"。本例患者为老年皮肤瘙痒症，素体虚弱，风邪侵入肌体，风入腠理与血气相搏，而俱往来在皮肤之间，邪气不能冲击为痛，蕴于肌肤所致，血虚阴伤，肌肤失养。"风胜则燥，风动则痒"，其治疗应养血润燥、活血祛风为法。方选当归首乌饮加减。方中黄芪益气；党参、当归等补气养血，活血润肤；龙骨、牡蛎、首乌养血安神，润肤止痒，白芍调和气血。诸药合用，取得较好疗效。

王玉玺治疗皮肤病验案

王玉玺，1943年生，黑龙江中医药大学附属第一医院教授、主任医师，全国师承博士生导师，第三、四批全国老中医药专家学术经验继承指导老师。现任黑龙江省中医药学会外科分会主任委员、黑龙江省中医药学会皮肤性病学分会名誉主任委员。开创应用洋金花治疗银屑病的研究，并拓展了中医“毒”邪理论的应用范围，以中医经典理论丰富和完善了皮肤病的辨证体系。

一、祛风败毒汤治疗寻常型银屑病

病案：姜某，女，29岁，2009年6月24日。

主诉：左小腿外侧红斑、鳞屑，病程2月余。

病史：患者银屑病病史10余年，多年来反复发作、时轻时重，多冬重夏轻，其父有银屑病疾病史。2月前因外感再次发病，左小腿外侧大片淡红斑，皮疹呈钱币状，上覆厚层银白色鳞屑。

初诊：左小腿外侧大片淡红斑，呈钱币状，上覆厚层银白色鳞屑，现无新发皮疹。自觉瘙痒明显，伴畏寒肢冷，有痛经史，大便2日一行、成形，舌质淡，苔薄白，脉沉细小滑。

西医诊断：银屑病（寻常型静止期）　　**中医诊断：**白疕

辨证审机：阳虚寒盛，风寒湿邪，阻于肌肤，腠理闭塞，营卫郁滞。

治法：祛风散寒，温阳除湿，化瘀通络。　　**方药：**祛风败毒汤加味

荆芥10克　防风10克　羌活15克　独活20克　威灵仙20克　当归15克　川芎10克　制川乌10克（先煎）白鲜皮30克　苍耳子9克　乌梢蛇30克　蜈蚣2条　怀牛膝20克　甘草10克。七剂 水煎两次，分两次温服之。

外用：三黄止痒散、尿素乳膏，二者以1∶5比例混合均匀，每日2次涂搽患处。

二诊：2009年7月3日。服上方七剂，患者皮疹逐渐变平，偶有瘙痒，口唇干燥脱屑，大便1-2日一行。

方药：荆芥10克　防风10克　羌活15克　独活20克　威灵仙20克　当归15克　川芎10克　制川乌10克（先煎）白鲜皮30克　苍耳子9克　乌梢蛇30克　蜈蚣2条　怀牛膝20克　肉苁蓉30克　麦冬15克　玄参15克　甘草10克。七剂 水煎两次，分两次温服之。

三诊：2009年7月13日。服上方七剂，病情继续好转，皮疹由片状分离成岛屿状，微痒，大便每日一行，偶有晨起口苦。

方药：荆芥10克　防风10克　羌活15克　独活20克　威灵仙20克　当归15克　川芎10克　制川乌10克（先煎）　白鲜皮30克　苍耳子9克　乌梢蛇30克　蜈蚣2条　怀牛膝20克　肉苁蓉30克　麦冬15克　白芍15克　玄参15克　桃仁10克　桂枝15克　甘草10克。七剂 水煎两次，分两次温服之。

四诊：2009年7月20日。服上方七剂，皮疹基本变平，自觉症状消失，大便正常，达到临床治愈。

按语 本患者银屑病病史多年，疹如钱币，且冬重夏轻，反复发作，伴畏寒肢冷，下肢较著，瘙痒明显，有痛经史。根据上述表现，认为此证辨证当属风、属寒、属湿，同时亦有瘀之征象。因此在治疗上以自拟方药“祛风败毒汤”为基础方，方中荆芥、羌独、苍耳、灵仙、鲜皮祛外之风湿邪毒；乌蛇为祛风毒之要药，其与蜈蚣同用，既熄内风、又搜经络之风。诸药相伍，体现以“风”论治银屑病的特色，归芎与怀膝相合，养血与活血并治，又暗藏“治风先治血”之义，同时，牛膝亦为下肢引经之使，可领诸药直达病所。方中又添川乌大辛之品，内可温里阳之不足，外可散风寒湿邪毒，以毒攻毒，疗效显著。二诊患者有口唇干燥之症，遂以麦冬、玄参滋阴解毒，肉苁蓉既为补肾助阳之品，又有润肠通便之功，以解便秘之症。三诊时病情好转明显，加以桂芍调和营卫，一使卫强而驱外邪，二治营弱补内虚，使得散中有补，表里通畅，营卫调和。针对银屑病营卫失和之病机辨证、遣方、用药。从本例患者的治疗中可以看出祛风解毒、温阳散寒之法在银屑病中的应用，临床上冲破了“血热论”的束缚，在病因病机上重视内虚与外邪的致病作用，彰显出中医在治疗皮肤病中的辨证优势。

二、升阳除湿防风汤治疗湿疹

病案：韩某，女，58岁，2010年3月31日。

主诉：周身泛发红斑、丘疹，渗出明显，病程数月余。

病史：患者湿疹病史7年余，近2年来病情不断加重。皮疹全身泛发，四肢胸背散见红色丘疹，伴瘙痒明显，搔抓出血渗水，手背足部皆发，多冬重夏轻，天冷变天加重。

初诊：周身泛发红斑、丘疹，渗出明显，伴剧烈瘙痒，且病情进展，平素畏寒肢冷，手足心不热，大便每日1-2行，便不成形，舌质淡紫，苔薄白，脉沉细。

西医诊断：湿疹　　**中医诊断**：湿疮

辨证审机：素体阳虚，复感风寒，客于肌肤，寒湿相兼，留恋无度。

治法：祛风除湿散寒　　**方药**：升阳除湿防风汤加味

防风10克　乌药10克　小茴香10克　当归10克　川芎10克　苍术15克　焦白术15克　青皮15克　赤芍15克　半夏15克　白鲜皮15克　茯苓20克　地肤子20克　吴茱萸6克　甘草6克。七剂 水煎两次，分两次温服之。

二诊：2010年4月7日。服上方七剂，患者皮疹皆平，瘙痒亦减，大便日2-3行，余无不适。

方药：防风10克　乌药10克　小茴香10克　当归10克　川芎10克　苍术15克　焦白术15克　青皮15克　赤芍15克　半夏15克　白鲜皮15克　茯苓20克　地肤子20克　吴茱萸6克　怀山药60克　甘草6克。七剂 水煎两次，分两次温服之。

三诊：2010年4月14日。服上方七剂，身上零星疹，晨起口苦，便二日一行，余同前。

方药：防风10克　乌药10克　小茴香10克　当归10克　川芎10克　苍术15克　焦白术15克　青皮15克　赤芍15克　半夏15克　白鲜皮15克　茯苓20克　地肤子20克　吴茱萸6克　甘草6克。七剂 水煎两次，分两次温服之。

四诊：2010年4月21日。服上方七剂，患者病情好转，但近日天凉，畏寒肢冷明显，自诉每于寒冷复发加重，便日一行。

方药：防风10克　乌药10克　小茴香10克　当归10克　川芎10克　苍术15克　焦白术15克　青皮15克　赤芍15克　半夏15克　白鲜皮15克　茯苓20克　地肤子20克　吴茱萸6克　白芍10克　制附子10克（先煎）　生姜6片　甘草6克。七剂 水煎两次，分两次温服之。

五诊：2010 年 4 月 28 日。服上方七剂，皮疹继续好转，下肢皮疹基本消退，便日一行，晨起口微苦。

方药：防风 10 克　乌药 10 克　小茴香 10 克　当归 10 克　川芎 10 克　苍术 15 克　焦白术 15 克　青皮 15 克　赤芍 15 克　半夏 15 克　白鲜皮 15 克　茯苓 20 克　地肤子 20 克　吴茱萸 6 克　白芍 10 克　制附子 15 克（先煎）　生姜 6 片　甘草 6 克。七剂 水煎两次，分两次温服之。

一月后，通过电话与患者家属沟通，得知患者全身皮疹皆平，无其余不适。

按语　湿疹的病因虽多与风湿热相关，但不能拘泥于此，亦有寒湿为患者。湿疹初起多为湿热浸淫，日久则伤阴耗血，可由热转寒；或由禀赋不耐，素体阳虚而来，若肾阳虚则温煦失职，阴寒内生，气化无力，水饮自生；或过用寒凉，或嗜食生冷，损伤脾阳，脾阳虚则运化失调，水湿内生。若复感风寒之邪，客于肌肤，为寒所郁，外不宣透，阻滞脉络，寒湿相兼则可为寒湿证，常见冬季复发或加重。且寒、湿皆为阴邪，可以耗损脾肾阳气，易使病程缠绵不愈，而发展为慢性湿疹。治疗本例患者时，因其病程已缠绵 7 年之久，正气内伤，而素体阳虚，表现为一派寒湿之像，遂在《脾胃论》之“升阳除湿防风汤”基础上化裁，投以青皮、乌药、小茴香、吴茱萸辛温散寒；苍术、焦术、茯苓健脾除湿；半夏辛散温燥，善祛脾胃湿痰；防风祛风胜湿而升阳；当归、川芎、赤芍养血活血，寓“血行风自灭”之义；地肤子、白鲜皮祛风止痒。二诊时患者便次多，加以怀山药健脾厚肠。四诊患者所述为阳虚之象，故以附子、生姜温阳，白芍药敛阴和脾，寓为“阴中求阳”。末诊病情有明显好转，皮疹基本消退，故加大附子之量，以扶助正气而获全效。

三、麻黄连轺赤小豆汤治疗荨麻疹

病案：邓某，女，36 岁，2011 年 6 月 2 日。

主诉：周身散见风团，自觉瘙痒，病程数日余。

病史：患者数日前因外感风寒后皮肤出现水肿性风团，犹如蚊虫叮咬，瘙痒明显，但可自行消退，多日来病情反复发作。

初诊：周身散见风团，以四肢为重，时隐时现，瘙痒剧烈，伴见因搔抓而现之抓痕、血痂，伴无汗，不惧热，口干口粘，饮食欠佳，大便黏腻不爽，舌质红，苔黄腻，脉滑。

西医诊断：荨麻疹　　　　**中医诊断**：瘾疹

辨证审机：湿热内盛，郁积于内，外感风寒，闭塞腠理。

治法：疏风止痒，清热利湿。　　　　**方药**：麻黄连轺赤小豆汤加味

麻黄 10 克　连翘 20 克　赤小豆 30 克　杏仁 10 克　桑白皮 15 克　白鲜皮 15 克　地肤子 30 克　当归 12 克　生地黄 15 克　川芎 10 克　牡丹皮 10 克　荆芥 10 克　防风 10 克　蝉蜕 15 克　甘草 10 克　生姜 6 片　大枣 6 枚。七剂 水煎两次，分两次温服之。

二诊：2011 年 6 月 9 日。服上方七剂，患者服用后丘疹未发，偶有瘙痒，伴口粘，大便不爽。

方药：麻黄 10 克　连翘 20 克　赤小豆 30 克　杏仁 10 克　桑白皮 15 克　白鲜皮 15 克　地肤子 30 克　当归 12 克　生地黄 15 克　川芎 10 克　牡丹皮 10 克　荆芥 10 克　防风 10 克　蝉蜕 15 克　茯苓 20 克　徐长卿 15 克（后下）　苍术 15 克　甘草 10 克　生姜 6 片　大枣 6 枚。七剂 水煎两次，分两次温服之。

三诊：2011 年 6 月 16 日。服上方七剂，症状基本消失，瘙痒大减，二便正常。继服前方七剂，

巩固疗效。

按语 此患的辨证特点在于无汗、舌红、不惧热，因此抓住此要点而采用“麻黄连轺赤小豆汤”为主进行加减，药简效专，效果显著。众所周知，本方是《伤寒论》中外解表邪、内清湿热的代表方剂，而以无汗方可用之。同时辅以白鲜皮、地肤子清热燥湿止痒；生地、当归、川芎、丹皮意在清热凉血活血，亦含“治风先治血，血行风自灭”之义；荆防、蝉蜕祛风止痒；诸药同用，既发散风寒之邪而止瘙痒，又清解内源湿热而凉营血，如此内外同治，而一举见效。从此病例可以看出，在临床治疗疾病中，应时刻强调辨证之法，由症至证，无不细致入微，将传统中医经典之法运用到皮肤病的治疗中来，但其前提在于对病、证、法、方、药的深刻领会，方可信手拈来，而达效宏之势。

四、如意黑白散治疗白癜风

病案：刘某，女，8岁，2009年7月10日。

主诉：左侧腹股沟处白斑，病程1年余。

病史：左侧腹股沟处出现白斑1年余，无痛痒，在当地个人诊所诊断为“白癜风”，服药1年（具体成分不详），未见明显疗效，平素易外感，汗多，手足心热，易怒。

初诊：患者左侧腹股沟处5.6cm×3.5cm，肛门上方亦有黄豆大小白斑，不痒，舌红苔薄黄，脉滑细，大便2日一行，小便黄。

西医诊断：白癜风　　**中医诊断**：白驳风

辨证审机：气血亏虚，肝肾不足。

治法：祛风活血，除湿清热，补益肝肾。　　**方药**：如意黑白散加味

何首乌15克　旱莲草15克　白蒺藜15克　沙苑子15克　重楼10克　丹参15克　苍术10克　白芷10克　黄芪20克　白术20克　防风6克　土鳖虫6克　川牛膝10克　甘草6克。十四剂 水煎两次，分两次温服之。

二诊：2009年7月24日。服上方十四剂，白斑无明显改变，手足心热，服药后再未感冒，食欲增，大便日1行，小便黄，脉滑细。

方药：何首乌15克　旱莲草15克　白蒺藜15克　沙苑子15克　重楼10克　丹参15克　苍术10克　白芷10克　黄芪20克　白术20克　防风6克　土鳖虫6克　川牛膝10克　牡丹皮10克　赤芍15克　补骨脂10克　甘草6克。十四剂 水煎两次，分两次温服之。

三诊：2009年8月7日。服上方十四剂，腹股沟白斑已有大片色素岛，肛门白斑亦缩小，手足热减，舌淡红薄白苔，脉沉细。继服上方十四剂，巩固疗效。

按语 “白癜风”，亦称“白驳风”，可知此病的发生与风邪密切相关。本病患者白癜风病史1年余，易外感，常汗出，表虚腠理不固，易为风邪所伤；素体内热，兼感风邪而闭阻经络，气血运行不畅，致肌肤失养，而生白斑；病程日久，气血亏损，致肝肾不足，气血不调达，瘀阻经脉，致肌肤失于濡润，亦生白斑。血虚则发热、瘀久而化热，血热则生风，故“治风先治血，血行风自灭”，从祛风、活血、清热、补肝肾进行论治，借鉴来春茂老先生的“如意黑白散”为基础方加减治疗。方中何首乌、旱莲草共用以补肝肾、益精血，何首乌还有祛风解毒之功；沙苑子补肾助阳；白芷祛风解表散寒，除湿通窍，润泽肌肤；苍术燥湿健脾，又与白芷合用，以增强祛风散寒之效；白蒺藜祛风除湿止痒；丹参入血分，凉血活血；重楼以清热解毒，润肤止痒；土鳖虫、川牛膝共取活血祛瘀之意。现代药理研究中，何首乌、旱莲草、沙苑子、重楼、丹参等均有免疫调

节作用。诸药合用，以共奏祛风活血，除湿清热，补益肝肾之功。本案患者平素易外感，卫虚不固，营因不能内守，津液外泄，故方中加黄芪、白术、防风以益气固表止汗，取“玉屏风散”之意。后诊白斑虽无明显改善，但未再感冒，食欲增，正气渐足。因手足心仍热，上方加牡丹皮、赤芍以增凉血活血之效，补骨脂以补肾助阳，现代药理研究中是一种光敏性药物，且可调节免疫，为治疗白癜风常用药物。复诊时皮损症状明显改善，故原方巩固治疗2周。

李令根治疗周围血管病验案

李令根，黑龙江中医药大学附属第一医院主任医师、中医外科专家、国家名老中医。现任黑龙江中医药大学二级教授，全国中医周围血管病医疗中心主任，博士生导师，国家重点专科-周围血管专科学科带头人，中国中西医结合学会理事，中国中西医结合周围血管病专业委员会主任委员；东北三省血管外科协会委员，中国中西医结合外科杂志编委，国家第三、四批名老中医学术继承指导教师，第二批国家名老中医工作室专家，第二届黑龙江省名中医；加拿大中医顾问委员会委员。擅治周围血管病。

一、多发性大动脉炎验案

病案：张某，女，21岁，2010年3月23日初诊。

主诉：头昏、乏力两年。

现病史：患者两年前开始头晕头痛，全身乏力，视力模糊，常有复视，伴耳鸣，口干，健忘，失眠，多梦，胸闷气短，发热（37.5-38℃）自汗，双膝关节酸痛，双上肢发凉、麻木、疼痛，活动后加重，偶有阵发性心悸，精神尚可，形体适中，声音洪亮，皮肤少华，舌质红，苔黄，无脉，饮食尚可，睡眠不实，多梦易醒，大便不畅，排便无力，三日一便，小便正常，两侧桡动脉搏动消失，血压测不到，两侧颈部可闻及血管杂音。为求进一步治疗，遂来我院就诊。

西医诊断：多发性大动脉炎　　　　**中医诊断**：痹症

辨证审机：热毒阻络　　　　**治法**：祛邪通络

方药：黄芪50克　人参15克　当归15克　白芍15克　石斛15克　天花粉10克　桂枝15克　鬼箭羽15克　雷公藤10克　马齿苋15克　三七15克　生甘草15克　山萸肉15克　苏木15克　生地10克　全蝎10克。日一剂，早晚温服。

二诊：头昏乏力减轻，虚热消除，按原方案继续治疗。

三诊：患者视力增加，Pro（+），两侧桡动脉可以触及。停用抗生素，强的松减量使用，用10克，每日一次，维持治疗，继续中药汤剂治疗，效果显著。

四周后，患者症状全部消失，两侧桡动脉基本正常。

按语　多发性大动脉炎急性期和稳定期的治疗是不同的，这正符合中医“急则治其标，缓则治其本”的理论，我们在本病的急性期或活动期除应用对症的西药如皮质激素、降压药、抗生素等治疗之外，中药基本以清热解毒，活血化瘀为主，而在慢性期或稳定期内，我们认为是多发性大动脉炎的临床治愈阶段，治疗目的就是防止或延缓其复发，此时应以中药培本扶正，益气养血为治疗原则。本病的中医辨证论治分型很多，如气血双亏型，阴虚阳亢型，热毒阻络型，气滞血瘀型等，基本以六味地黄汤为基础方针对不同的症状加减治疗，如急性期加用赤芍、川芎、钩藤、白芷等，高血压者则宜平肝潜阳，用磁石、草决明、夏枯草等，发热者可用柴胡、地骨皮、青蒿、石斛等。

二、血栓闭塞性脉管炎验案

病案：刘某，男，47岁。2010年6月21日初诊。

主诉：右足母趾溃烂半年，左下肢疼痛一年余。

现病史：右足母趾背侧有一溃疡，大如蚕豆，无脓性分泌物，足背颜色紫暗，皮温尚可，足背动脉搏动消失，胫后及腘动脉尚存，但十分微弱，右小腿肌肉萎缩约6cm，一年来疼痛持续，至夜痛剧，抱膝而坐，抬腿试验（+）。精神尚可，形体适中，声音洪亮，皮肤少华，舌质红，苔腻，双侧关脉微弱，至数不明，寸尺脉沉细，饮食尚可，睡眠不实，多梦易醒，大便不畅，排便无力，三日一便，小便正常。

西医诊断：下肢动脉硬化闭塞症　　中医诊断：脱疽

辨证审机：瘀血阻络　　治法：活血化瘀，通络止痛。

方药：黄芪50克　当归30克　党参15克　红花15克　赤芍20克　乳香10克　没药10克　地龙10克　虎杖10克　桃仁10克　牛膝15克　甘草10克。日一剂，早晚温服。

二诊：经一周治疗患足疼痛明显减轻，溃疡处伤口收敛，脓汁将尽。两周后，根据血常规，感染基本得到控制。一月后疼痛症状消失，足背皮肤渐转红活，溃疡愈合，小腿仍感酸楚。通用安步乐克，进行功能锻炼，目的是促进肢体侧支循环的建立，改善缺血肢体的血运。Buerger运动：病人平卧，患肢伸直抬高45度，维持2分钟，然后病人坐起，足下垂5分钟，并做足和趾的屈伸旋转活动，然后再水平放2分钟，每次应反复5次，每日练习不少于3次。单腿步行：步行速度、距离都以不能产生跛行痛为标准。中药调理，巩固治疗。

方药：黄芪50克　当归30克　党参15克　红花15克　赤芍20克　乳香10克　没药10克　地龙10克　虎杖10克　桃仁10克　牛膝15克　甘草10克

两个月后，小腿酸楚明显缓解，肌肉萎缩改善，已能步行两公里，患足无不良反应，痊愈出院。

按语　血栓闭塞性血管炎并发溃疡感染者，应选用广谱抗生素治疗，但由于缺血，全身应用抗生素很难到达靶区，预防扩散的意义多于治疗，因此局部创面的处理显得尤为重要，病人的足趾常因缺血而坏疽或腐烂，如果是属于干性坏疽，应仔细保护，保持干燥，避免继发感染，可每日换药，待坏死与成活组织分界清楚后，做清创处理，争取早日闭合创面。缺血溃疡和感染引起持续而顽固的剧烈疼痛也是相当难处理的问题，必要时须辅助应用一些镇痛药，或中药调理，重用安神、行气、活血之品。

三、2型糖尿病足病验案

病案：赵某，男，70岁。2010年3月4日初诊。

主诉：双下肢疼痛、麻木5年，左足第四趾坏疽一个月余。

现病史：自行口服药物治疗，效果不佳，具体用药不详。一个月前无明显诱因出现右足破溃，继而变黑，有渗出及异味。既往糖尿病病史 10 年余。精神尚可，形体适中，声音低微，皮肤少华，有典型的糖尿病症状，多食、多尿、多饮、消瘦，伴口干舌燥，舌质瘀暗，苔薄白，脉沉细。

西医诊断：2 型糖尿病足病　　　中医诊断：脱疽病

辨证审机：寒凝血瘀　　　　　　治法：补益气血，利水渗湿，解痉通络

方药：黄芪 50 克　党参 15 克　当归 25 克　赤芍 15 克　威灵仙 15 克　泽泻 20 克　白芥子 10 克　熟地 15 克　生地 15 克　双花 25 克　连翘 15 克　牛膝 15 克　全蝎 15 克　蜈蚣 3 条　丹参 15 克　炙甘草 10 克　柴胡 15 克　白术 15 克

二诊：2010 年 3 月 15 日。服药后皮温有所恢复，溃疡处结痂，无渗出，有异味。原方再进七剂。

三诊：2010 年 4 月 2 日。服药后症状未出现反复。皮温如常，自述左下肢疼痛、麻木症状明显减轻，破溃处无异味、无渗出，舌质淡红，苔薄白，饮食睡眠尚可，二便正常。

按语　糖尿病足病中的下肢血管病变是造成肢体缺血坏死乃至截肢致残，甚至危及患者生命的重要原因。所以在整个治疗中努力恢复和改善局部的血运是最重要的目的，而要达到这个目的，不应针对闭塞的血管再通，而应该努力促进侧支循环的建立和注意末梢血管的栓塞。临床上我们经常见到糖尿病足病人在治疗过程中出现肢端的突然疼痛发黑、坏死，这往往是活血化瘀，舒筋活络过程中出现微血栓栓塞。为避免这一问题的发生，我们临床在祛瘀的过程中加用溶栓药物的应用。李老师认为治此病当以补益气血以扶正，利水渗湿以祛邪，解痉通络以活血，中西医结合综合治疗。

四、下肢动脉硬化闭塞症验案

病案：李某，男，56 岁。2010 年 3 月 23 日初诊。

主诉：左下肢活动后疼痛 2 年，近日加重 1 月余。

现病史：自行口服药物治疗，效果不佳，具体用药不详。1 月前无明显诱因出现间歇性跛行症状，跛行距离 100 米，行走后左足疼痛剧烈，休息后缓解。既往高血压病史 3 年余。精神尚可，形体适中，声音洪亮，皮肤少华，舌质黯，苔薄白，双侧关脉微弱，至数不明，寸尺脉沉细，饮食尚可，睡眠不实，多梦易醒，二便正常。

西医诊断：下肢动脉硬化闭塞症　　　中医诊断：脱疽病

辨证审机：寒凝血瘀

治法：补益气血，利水渗湿，解痉通络。

方药：黄芪 50 克　党参 15 克　当归 25 克　赤芍 15 克　威灵仙 15 克　泽泻 20 克　白芥子 10 克　熟地 15 克　生地 15 克　双花 25 克　连翘 15 克　牛膝 15 克　全蝎 15 克　蜈蚣 3 条　丹参 15 克　炙甘草 10 克　柴胡 15 克　白术 15 克。连服七剂，每剂两煎，慢火煎煮两小时，双花后下，取 300 毫升，分两次，早、晚温服。

二诊：2010 年 4 月 10 日。服药后左足底淡紫色转为淡红色，皮温有所恢复，自述左足疼痛减轻，行走距离延长至 200 米。排便较前顺畅，原方再进七剂。

三诊：2010 年 4 月 22 日。服药后左足底呈淡红色，未出现反复。皮温如常，自述左足疼痛症状明显减轻，行走距离延长至 600 米。舌质淡红，苔薄白，寸关尺三部脉较之前搏动有力，饮食睡眠尚可，二便正常。

按语 下肢动脉硬化闭塞症是老年人常见周围血管病，由于动脉粥样硬化斑块形成，动脉狭窄或闭塞引起肢体缺血甚至坏死。关于此病成因，李老师认为由于患者年老气虚、脏腑功能失调，或是寒邪侵袭肢体，致使气滞血瘀，气血不通，阳气不达四末，无法濡养机体，抑或是七情内伤、饮食不节所致气滞血瘀、痰浊停滞脉络，机体失养所致。李老师认为治此病当以补益气血以扶正，利水渗湿以祛邪，解痉通络以活血。

马林治疗皮肤病验案

马林，1954 年生，主任医师，黑龙江省名中医，享受省政府特殊津贴，中国民族医药学会皮肤科分会副会长，中华中医药学会中医外科分会常委兼副秘书长，黑龙江中医药学会外科专业委员会副主任委员，黑龙江中医药学会皮肤科专业委员会副主任委员，国家临床重点专科，国家中医药管理局重点专科负责人。善用“经方”“古方”治疗皮肤科常见病、多发病及疑难病，擅长治疗疔、疖、痈、疽、银屑病、白癜风、湿疹、带状疱疹、痤疮、脂溢性皮炎、斑秃、过敏性紫癜、玫瑰糠疹、荨麻疹、药物皮炎等。

一、清营汤加减治疗银屑病

病案：王某，女，32 岁，2006 年 3 月 22 日。

主诉：身上起红斑疹，瘙痒，10 天。

病史：患者自述 10 天前患上呼吸道感染，经抗炎治疗感冒症状消失，继而发现身上起红斑疹，伴发瘙痒症状，在某医院被诊为“药物皮炎”，口服氯雷他啶片无好转，遂来我院求治。

初诊：周身起皮疹，色红，瘙痒，小便黄，大便干结，舌质红，苔黄，脉弦。

专科检查：身上可见播散性粟粒大小丘疹，色鲜红，上覆少许银白色，筛状出血（+），薄膜现象（+）。

西医诊断：银屑病　　**中医诊断**：白疕

辨证审机：平素血热，复感热毒之邪，侵袭肌腠，伤营耗血，结聚肌肤。

治法：清热凉血解毒　　**方药**：清营汤加减

丹皮 15 克　生地 15 克　赤芍 15 克　水牛角 10 克　玄参 15 克　麦冬 15 克　双花 20 克　白鲜皮 20 克　黄连 10 克　连翘 15 克　丹参 15 克　生槐花 10 克　甘草 10 克。七剂 日一剂，水煎，分早晚温服。

二诊：2006 年 3 月 29 日。服药七剂，身上皮疹未见减少，颜色变淡，自觉瘙痒程度减轻，小便黄，大便日一次，舌质红，苔薄黄，脉弦，继服前方调治。十四剂，日一剂，水煎，分早晚温服。

三诊：2006 年 4 月 12 日。两诊服药二十一剂，身上皮疹由鲜红变淡红，无新起皮疹，时痒，小便淡黄，大便溏，每日四次，舌质红，苔薄黄，脉弦，治以前方，去生地，麦冬，加五味子 10 克。

方药：清营汤加减

水牛角 10 克　赤芍 15 克　玄参 15 克　五味子 10 克　生槐花 10 克　双花 20 克　连翘 15

克　黄连10克　白鲜皮20克　丹参15克　甘草10克　丹皮15克。十四剂　日一剂，水煎，分早晚温服。

四诊：2006年4月26日。三诊服药三十五剂，身上皮疹较前明显减轻，皮疹缩小变平，瘙痒症状消失，二便正常，患者口服汤药时常出现恶心呕吐，要求停服汤药改服中成药，嘱患者口服郁金银屑片，每次5片，日三次，饭后温开水送服，连服2个月身上皮疹消失，痊愈。

按语　银屑病属于祖国医学文献中记载的“白疕”“蛇虱”“疕风”“松皮癣”范畴。《周礼·天官·医师》曰：“凡邦之有疾病者，疕疡者造焉。”《医宗金鉴·外科心法》白疕记载：“白疕之形如疹疥，色白而痒多不快，固由风邪客皮肤，亦由血燥难容外。”本案患者血热的形成，与多种因素有关，素体阳热偏盛，罹患上呼吸道感染，邪气入里化热，热毒蕴肤所致，治疗采用清热凉血解毒法，方选用清营汤加减治疗。清营汤记载于清·吴鞠通《温病条辨》卷一，系治疗温热病邪传入营分证的代表方剂。方中水牛角苦咸性寒，清热凉血解毒，寒而不遏，为君药。生地黄专于凉血滋阴，麦冬清热养阴生津，玄参长于滋阴降火解毒，三药为热甚伤阴者设，且助君药清热凉血解毒，共以为臣。佐以双花、连翘清热解毒，使邪透出而解。黄连苦寒，清心泻火解毒，赤芍、丹皮甘寒，清热养阴，生槐花清热凉血，活血散瘀，白鲜皮清热解毒止痒，丹参清心，而又凉血活血，不仅助君药以清热凉血，且可防热与血结。此三药皆入心经，兼有使药之用。甘草调和诸药。共奏清热凉血解毒之效。

二、固卫御风汤加味治疗寒冷性荨麻疹

病案：刘某，女，39岁，2007年10月6日。

主诉：身上受冷后起风团，瘙痒，20天。

病史：患者自述20天前，身体暴露部受冷后起风团，瘙痒，曾在某县医院诊为“荨麻疹”，口服息斯敏，防风通圣丸治疗后好转，但反复发作，经人介绍，来我院就诊。

初诊：周身皮肤起白色风团，痒，受冷加重，得热缓解，舌质淡红，苔白，脉细。

专科检查：身上可见大小不等白色风团，面、手部肿。

西医诊断：寒冷性荨麻疹　　**中医诊断**：瘾疹

辨证审机：表虚卫弱，风寒外客。　　**治法**：调和营卫，祛风散寒。

方药：固卫御风汤加味

炙黄芪20克　炒白术10克　防风15克　生姜5克　炙甘草10克　白芍10克　桂枝10克　大枣4枚　白蒺藜15克　荆芥10克　细辛4克。七剂　日一剂，水煎，分早晚温服。

二诊：2007年10月13日。服药七剂，身上皮损症状明显减轻，面、手接触冷水后红肿，咽干但不欲饮，二便正常，舌质偏红，苔白，脉沉。原方去细辛、生姜、大枣，加沙参15克。

方药：固卫御风汤加味加减

炙黄芪20克　防风15克　炒白术10克　白芍10克　炙甘草10克　荆芥10克　白蒺藜15克　沙参15克。七剂　日一剂，水煎，分早晚温服。

三诊：2007年10月20日。二诊服药十四剂，身上风团消失，接触冷水冷物后无不适，偶尔有瘙痒感，少寐，二便正常，舌质红，少苔，脉沉细。原方去桂枝，加夜交藤20克，生龙牡各30克。

方药：固卫御风汤加味加减

炙黄芪20克　防风15克　炒白术10克　生牡蛎30克　炙甘草10克　白芍10克　白蒺藜

15克　荆芥10克　夜交藤20克　沙参15克　生龙骨30克　桂枝10克。七剂　日一剂，水煎，分早晚温服。

四诊：2006年10月27日。三诊服药二十一剂，身上皮损及症状消失，睡眠明显改善，二便如常，舌质淡红，苔白，脉沉，继服前方四剂，以善其后，痊愈。

按语　荨麻疹属于祖国医学文献中记载的“风疹块”“瘾疹”“风疹”“鬼饭疙瘩”范畴。《医宗金鉴》曰：“此症俗名鬼饭疙瘩，由汗出受风或露卧乘凉，邪多中表虚之人……发扁疙瘩，形如豆瓣，堆累成片。”寒冷性荨麻疹其特征是风团得冷则起，得热则消，常因营卫不和，卫外不固，复感风邪，内外因相引而诱发。治以调和营卫，祛风散寒。方选固卫御风汤加味。固卫御风汤记载于《朱仁康临床经验集》。方中黄芪甘温，内补脾肺之气，外可固表止汗，炙用补中益气，益气固表为君药：白术健脾益气，助黄芪以加强益气固表之功，为臣药；佐以防风、荆芥走表而散风邪，合黄芪、白术以益气祛邪。且黄芪得防风、荆芥，固表而不致留邪；防风、荆芥得黄芪，祛邪而不伤正，有补中寓疏，散中寓补之意。桂枝助卫阳，通经络，祛表邪，白芍养血敛阴，桂、芍相合，一治卫强，一治营弱，合则调和营卫，是相须为用。蒺藜祛风止痒，生姜辛温，既助桂枝解肌，又能暖胃止呕。大枣甘平，既能益气补中，又能滋脾生津。姜、枣相合，还可以升腾脾胃生发之气而调和营卫，所以并为佐药。甘草调和诸药。共奏调和营卫，祛风散寒之效。

三、枇杷清肺饮加减治疗痤疮

病案：李某，男，22岁，2008年5月13日。

主诉：面部起丘疹，时痛，半年。

病史：半年来，面部反复起丘疹，时痛，在某县医院诊为“痤疮”，口服消痤丸，外用盐酸克林霉素凝胶，皮损减轻，但反复，遂来我院求治。

初诊：面部起丘疹，色红，脓头，时痛，干渴，小便短赤，大便干结，舌质红，苔黄，脉弦。

专科检查：前额，面颊可见播散丘疹，色红，脓头。

西医诊断：痤疮　　**中医诊断：**肺风粉刺

辨证审机：肺热上蒸，湿毒蕴结。

治法：清泄肺胃湿热　　**方药：**枇杷清肺饮加减

桑白皮15克　双花20克　地丁15克　知母10克　野菊花20克　枇杷叶15克　黄连15克　黄柏15克　薏苡仁30克　栀子15克　黄芩15克　甘草10克。十四剂　日一剂，水煎，分早晚温服。

二诊：2008年5月27日。服药十四剂，面部皮损较前减轻，皮疹淡红，脓头消散，痛症消失，大便二日一次，舌质红，苔薄黄，脉弦，继服前方七剂。

三诊：2008年6月3日。服药二十一剂，面部皮损大部分消失，可见淡红色痘痕，大便稀，日三次，舌质淡红，苔薄黄，脉弦。按前方去知母、黄柏、栀子，加党参10克，白术10克，桃仁10克，服七剂。

方药：枇杷清肺饮加减

桑白皮15克　双花20克　地丁15克　枇杷叶15克　薏苡仁30克　黄连15克　黄芩15克　野菊花20克　炒白术10克　甘草10克　党参10克　桃仁10克。七剂　日一剂，水煎，分早晚温服。

四诊：2008年6月10日。服药二十八剂，面部皮损基本消失，可见淡红色痘痕，大便正常，舌质淡，苔白，脉滑，患者服药时有恶心，呕吐，要求停服中药。嘱患者服用消痤丸巩固治疗。随访痊愈。

按语 痤疮属于祖国医学文献中记载的“肺风粉刺”“皶”“面疱”“酒皶”“粉刺”“面粉渣”“酒刺”“粉化疮”“粉疵”范畴。《医宗金鉴·外科心法》中叙述痤疮由肺经血热而成。从本病所涉及的脏腑病位来看，肺主皮毛，肺经郁热，复感风邪，则发痤疮；肺与大肠相表里，大肠传导失司，影响肺气宣肃，易生痤疮；陈实功《外科正宗》曰：“肺风属肺热，粉刺、酒齇鼻、酒刺，属脾经，此四名同类，皆由血热郁滞不散。又有好饮者，胃中糟粕之味，熏蒸肺脏而成。经所谓有诸内形诸外，当分受于何经以治之。”痤疮多发生在面，胸背部，其发病多与脏腑，气血功能失调有关，该患素体阳热偏盛，营血偏热，血热外壅，郁滞不散发为本病，方选枇杷清肺饮加减。枇杷清肺饮记载于《外科大成》卷三。方中的枇杷叶、桑白皮能清肺热，降肺火，降肺胃之热散结，双花、菊花清热解毒称为君药；黄芩可以清上焦肺热，黄连可泄心胃火盛、中焦胃火，黄柏则走肾退热除蒸，能泄下焦湿热，所以三者清上中下三焦的热邪，都是臣药清热燥湿，泻火解毒，可以助君药加强清肺泄热解毒的功效；地丁清热解毒，凉血消肿，知母滋阴润澡、生津止渴，薏仁健脾、补肺、清热，山栀子苦寒清热，能泻火除烦凉血，是佐药；甘草味甘生微凉，能清热解毒，并能调和方中其他药材，故为使药。共奏清泄肺胃湿热之效。

杨素清治疗皮肤病验案

杨素清，1964年生，教授、主任医师，博士生导师，黑龙江中医药大学附属第一医院皮肤科科主任、中医外科教研室主任，兼任外科党支部书记、外科分会主席，国家中医药管理局重点学科、专科负责人。黑龙江省名中医，全国首届杰出百名女中医师，第四批全国名老中医专家学术经验优秀继承人，黑龙江省中医药学会皮肤性病分会主任委员。擅治常见性、疑难性皮肤病。

一、蜈蚣败毒饮治疗寻常型银屑病

病案：刘某，男，30岁，2004年1月19日。

主诉：周身散见红斑、鳞屑，伴瘙痒，病程3年余。

病史：患者银屑病病史3年，1月前患者因感冒致扁桃体肿大后，于周身出现大小不等红斑，上覆银白色鳞屑，红斑浸润明显，刮去鳞屑可见点滴状出血，自觉瘙痒明显，病情进行性加重，并在皮肤破损或针刺的部位有新皮疹出现。

初诊：患者周身散见红斑、鳞屑，瘙痒剧烈影响睡眠，薄膜现象（+）、点状出血现象（+）、同形反应（+），手足心热，咽红肿痛，大便干燥，小便黄，舌质红，舌苔薄黄，脉滑数。

西医诊断：银屑病（寻常型进行期） **中医诊断**：白疕

辨证审机：素体血热，外感热毒，营卫失和，气血不畅，蕴阻肌肤，不得宣泄。

治法：解毒祛瘀，祛风通络，清热凉血。 **方药**：蜈蚣败毒饮加味蜈蚣3克　乌蛇30克　紫草30克　鬼箭羽30克　土茯苓30克　防风10克　白鲜皮20克　白蒺藜15克　玄参15克　桔梗10克　菊花15克　双花15克　大黄6克　栀子10克　甘草10克。七剂 水煎两次，分两次温服之。

二诊：2004年1月26日。服上方七剂，咽痛症状减轻，皮疹无明显变化，便略干，瘙痒明显。

方药：蜈蚣3克　乌蛇30克　紫草30克　鬼箭羽30克　土茯苓30克　防风10克　白鲜皮20克　白蒺藜15克　玄参15克　桔梗10克　菊花15克　双花15克　大黄6克　栀子10克　蝉蜕15克　黄芩15克　甘草10克。七剂 水煎两次，分两次温服之。

三诊：2004年2月2日。服上方七剂，部分皮疹变平，鳞屑变少，瘙痒减轻，但仍有新疹发生。继服上方七剂。

四诊：2004年2月9日。服上方七剂，大部分皮疹消退，未有新疹发生，瘙痒明显减轻，手足心热，咽痛等症状基本消失，二便尚可，舌脉正常。

方药：蜈蚣3克　乌蛇30克　紫草30克　鬼箭羽30克　土茯苓30克　防风10克　白鲜皮20克　白蒺藜15克　茯苓20克　白术15克　菊花15克　双花15克　蝉蜕15克　黄芩15克　甘草10克。七剂 水煎两次，分两次温服之。

五诊：2004年02月16日。服上方七剂，皮疹消退，留有色素沉着斑，不痒，已达到临床治愈。继服上方七剂，以巩固疗效。

按语　此患属寻常型进行期银屑病，辨为风热血热证，故治以解毒祛风，清热凉血为主，方以蜈蚣败毒饮加减变化而成，其中大部分药物均有解毒的功效，通过解“毒”而达到治疗的目的，“毒”是银屑病发病的关键因素，其作为一种损害性比较强的致病因素，毒邪发病急，来势猛，传变迅速，易于变化，并且多从火化，另一方面，毒邪多挟湿、挟瘀使病情缠绵，顽固难愈。它符合银屑病的发病特点。故解毒、攻毒之品是必要的，而且临床常获佳效。

二、当归四逆汤治疗多形红斑

病案：王某，女，23岁，2011年3月1日。

主诉：双上肢圆形红斑，中央伴水疱，病程20日余。

病史：患者3年前无明显诱因，双手部出现圆形红斑、丘疹，皮损中央有细小水疱，皮疹有自愈倾向，每于春季发作。20天前病情再次发作，双手背、前臂部散在暗红色斑块，呈圆形或椭圆形，皮损中心有小水疱，自觉瘙痒。

初诊：双上肢圆形或椭圆形红斑，中央伴水疱，边缘为一轻度水肿环，虹膜样特征明显，自觉瘙痒明显，口腔及外阴黏膜部位未受累，无发热，伴手足心凉，畏寒肢冷，大便溏泄，舌质淡，苔薄白，脉沉细。

西医诊断：多形红斑　　　　中医诊断：猫眼疮

辨证审机：素体阳虚，营血虚弱，寒凝经脉，与湿互结，血行不利。

治法：温阳散寒，养血通脉。　　　　方药：当归四逆汤加味

当归12克　桂枝15克　白芍15克　赤芍15克　通草15克　甘草10克　吴茱萸10克　徐长卿30克　白鲜皮15克　细辛6克（先煎）。十四剂 水煎两次，分两次温服之。

外用：复方樟脑乳膏，每日2次搽涂患处。

二诊：2011年3月15日。服上方十四剂，患者皮疹明显减轻，且无新发，偶有腹痛。

方药：当归12克　桂枝15克　白芍15克　赤芍15克　通草15克　甘草10克　吴茱萸10

克　鸡血藤 30 克　白鲜皮 15 克　徐长卿 30 克　黄芪 40 克　干姜 6 克　细辛 6 克（先煎）。十四剂 水煎两次，分两次温服之。

三诊：2011 年 3 月 29 日。服上方十四剂，皮疹全消，已无症状，临床治愈。

按语　本例患者辨证中皮疹于四肢末端，一派寒象，盖素体阳虚，气机郁滞，血行不畅，营血失充，不能达末而致，属寒冷性多形性红斑。因此在治疗上以《伤寒论》“当归四逆汤”为主方，本方为仲景治血虚寒厥之妙方，因其阳虚寒盛，四肢厥逆之病机，认为其尤为适宜因寒冷而诱发的头面、四肢末端的多形性红斑。本方亦由桂枝汤化裁而来，方中当归甘温，养血和血；桂枝辛温，温经散寒，通络血脉；细辛温经散寒，以助桂枝之力；通草通经脉，畅血行，利水湿；白芍与赤芍同用，既养血和营，又活血通脉；辅以白鲜皮、徐长卿祛风止痒，化湿通络，一可祛湿性之留恋，二可解风邪之瘙痒，亦是使邪气祛之有出路。本方温阳与散寒并用，养血与通脉兼施，散风与除湿共伍，使温而不燥，补而不滞，泻而不伤，共达本复邪祛，阳煦寒除，营和脉通之效。后诊加黄芪一味，借其温热之性可除寒凉之邪，以解腹痛之标，且可利水以消肿，又能益气而和营。干姜、鸡血藤，一温中、一活络，中焦有余，如盛日居中，阳光普照，方可温煦四方。

三、温经燥湿汤治疗寻常痤疮

病案：孙某，女，30 岁，2010 年 8 月 15 日。

主诉：颜面部红斑、丘疹，痒痛相兼，病程 2 年余。

病史：颜面红斑、丘疹，部分丘疹上有脓头，伴瘙痒 2 年余。曾在某医院就诊，诊断为“痤疮”，口服克拉霉素分散片，外用克林霉素凝胶，症状明显好转。近 1 个月无明显诱因，颜面部出现散在暗红斑、丘疹、小囊肿，伴痒痛，口服清热解毒类中药 20 余剂，疗效不佳。

初诊：患者颜面部红斑、丘疹，伴囊肿，颜色暗红，自觉痒痛相兼，平素畏寒肢冷，倦怠乏力、困顿、口干不欲饮、经行腹痛，舌淡体略胖大边齿痕，薄白苔，脉滑，大便稍溏日一行。

西医诊断：寻常痤疮　　中医诊断：粉刺

辨证审机：素体阳虚，误用寒凉药物，损伤脾胃，病久阳气亦损，内生寒湿，日久生痰。

治法：温经燥湿　　方药：温经燥湿汤加味

生黄芪 40 克　苍术 15 克　猪苓 15 克　茯苓 20 克　泽泻 15 克　焦白术 15 克　徐长卿 30 克　佩兰 10 克　厚朴 15 克　草豆蔻 15 克　炙甘草 6 克　制附子 10 克（先煎）。十剂 水煎两次，分两次温服之。

二诊：2010 年 8 月 25 日。服上方十剂，皮疹减轻，部分已消退，瘙痒减轻，便溏日 2 次。

方药：生黄芪 40 克　苍术 15 克　猪苓 15 克　茯苓 20 克　泽泻 15 克　焦白术 15 克　徐长卿 30 克　佩兰 10 克　厚朴 15 克　草豆蔻 15 克　炙甘草 6 克　皂角刺 15 克　怀山药 40 克　制附子 10 克（先煎）。十剂 水煎两次，分两次温服之。

三诊：2010 年 9 月 5 日。服上方十剂，皮疹皆已消退，痒止，舌淡苔薄白，脉滑。继服上方七剂，巩固疗效。

按语　患者痤疮病史 2 年余，素体阳虚，气血不足，且在治疗过程中用寒凉药物，日久伤及人体阳气，故见畏寒肢冷，口干不欲饮、行经腹痛等寒湿之象，根据名老中医王玉玺教授多年的临床经验，将此种证型归纳为寒湿型，治疗上予以温经散寒燥湿之法，以王玉玺教授经验方“温经燥湿汤”加减化裁。患者寒湿之体，气亏血少，重用生黄芪以补气利湿；苍术祛湿运脾；徐长卿祛风化湿；佩兰清热健脾化湿；厚朴燥湿行气消痰；猪苓、泽泻利水渗湿；白术、茯苓健脾燥湿利水；草豆蔻既可温中燥湿，又行气健脾；寒湿重，附子补火助阳，散寒除湿力强；炙甘草可补脾和胃，调和诸药，与制附子配伍更有解附子毒性之功。后诊中症状减轻，皮疹渐消、痒减，用皂角刺，性辛、温，不伤脾胃，又有解毒散结，搜风止痒之效；脾胃虚弱，运化失常，大便溏，山药以健脾补虚。本病例以温经健脾燥湿为主，脾胃健运，则水谷精微生成足，气血通畅，则疹可消。本案例结合了北方地区的气候特点，对寒湿型痤疮治疗收效甚佳。

四、祛湿健发汤治疗脂溢性脱发

病案：修某，男，32岁，2010年11月15日。

主诉：头部脱发，伴油腻感，自觉瘙痒，加重2周余。

病史：患者两年前于后头部出现红色丘疹，丘疹逐渐增大、成脓，伴瘙痒，经中药治疗后脓出、口收，病情缓解，但头部油脂分泌较多，毛发日渐稀疏，自行应用章光101、二硫化硒洗剂等药物外洗，疗效不固，其父亦有相似病史。2周前因长期食用辛辣之物，脱发明显加重。

初诊：患者脱发每日百余根以上，头部皮屑较多，油脂分泌旺盛，头皮瘙痒明显，需每日洗头，伴手足心热，大便秘结，小便短赤，舌质红，苔薄黄，脉滑数。

西医诊断：脂溢性脱发　　中医诊断：发蛀脱发

辨证审机：素体血热，嗜食辛辣，助热生湿，湿热上蒸，生风上扰。

治法：健脾祛湿，祛风止痒。　　方药：祛湿健发汤加味

夜交藤30克　茯苓20克　泽泻15克　车前子15克（包煎）　生白术15克　猪苓15克　生地黄15克　川芎10克　桑葚子30克　萆薢30克　白鲜皮30克　赤石脂15克（包煎）　生薏苡仁30克。七剂 水煎两次，分两次温服之。

外洗方：透骨草30克　明矾30克　苦参40克　王不留行60克　白鲜皮30克　苍耳子30克。四剂 水煎三次，两日一剂，外洗泡头。

二诊：2010年11月22日。服上方七剂，脱发减少，每日80-90根，头部油脂仍较多。

方药：山楂30克　茯苓20克　泽泻15克　车前子15克（包煎）　生白术15克　猪苓15克　生地黄15克　川芎10克　桑葚子30克　萆薢30克　白鲜皮30克　赤石脂15克（包煎）　夜交藤30克　荷叶15克　茵陈15克　生薏苡仁30克。十四剂 水煎两次，分两次温服之。

三诊：2010年12月5日。服上方十四剂，脱发每日40-50根，服药后略伴胃胀。

方药：元胡15克　茯苓20克　泽泻15克　车前子15克（包煎）　生白术15克　猪苓15克　生地黄15克　川芎10克　桑葚子30克　萆薢30克　白鲜皮30克　赤石脂15克（包煎）　夜交藤30克　荷叶15克　茵陈15克　山楂30克　川厚朴15克　陈皮15克　生薏苡仁30克。十四剂 水煎两次，分两次温服之。

四诊：2010年12月19日。服上方十四剂，脱发量继续减少，头油不多，皮屑减少，不痒，胃胀消失。继服上方十四剂，巩固疗效。

按语　脱发可分干性脱发、湿性脱发，干性脱发多由肝肾两虚、气血不足，以致发失所养而成；湿性脱发往往患者素体生机旺盛，湿热上蒸，而使毛发滋养无度而落。本病往往以草喻发，小草既可因水源干涸，无以充养而凋，亦可因水涝日久，受浸过度而亡，然本例患者即属于后者。因此在治疗本例患者中，以赵炳南老先生“祛湿健发汤”为基础方，方中茯苓、猪苓、泽泻、白术即为“四苓散”，其合萆薢、车前、薏米可健脾利湿，既可健脾而燥湿，又能利水渗湿，使水去而阴不伤；桑葚子、首乌藤补肾助发生；川芎一味，血中气药，活血行气，引药上行，上至头目，下行血络；

鲜皮散风除湿止痒而疗标；赤石脂亦可收敛解毒，同时，现代药理学研究证实赤石脂、荷叶、山楂、茵陈等药物均具有减少油脂分泌的功效。同时认为脂溢性脱发的治疗不可急功近利、急于求成，在治疗过程中应遵循“少脱、不脱、生发”的原则，在不同时期针对不同的侧重点，注重“湿”“热”“虚”之间的联系与区别，分期选法，依法选方才能药到病除。

王学军治疗皮肤病验案

王学军，二级教授，博士生导师，享受国务院特殊津贴，先后任黑龙江省中医科学院院长，曾任黑龙江省卫计委副主任，黑龙江省中医药管理局局长，黑龙江省优秀中青年专家，现为国家中医药管理局及黑龙江省政府重点学科带头人，兼任中华中医药学会外科专业委员会副主任委员，黑龙江省中医药学会外科专业委员会副主任委员，《黑龙江中医药》主编，黑龙江省中医皮肤病专业全国副主任委员。

一、荆防方加减治疗荨麻疹

病案：邹某，男，45 岁，1999 年 7 月 13 日。

主诉：周身时起红斑风团伴剧烈瘙痒三个月。

病史：患者三个月前运动后大量出汗吹空调，随后周身皮肤开始起红色风团，剧烈瘙痒，搔抓后红肿成片，曾自行口服脱敏药，缓解不明显，期间也在省内几家大医院诊治过，皆用脱敏药和调节免疫类药物治疗，服药期间症状有所缓解，但停药后病情仍反复，瘙痒剧烈导致心烦失眠、食欲不振和体重下降，已经严重地影响到生活。

初诊：症见腹背部、四肢散在大块红色风团及抓痕，面部眼睑和嘴唇轻微肿胀，遇热加重，平时出汗后遇风时及夜间易发作，每次持续几个小时或服用脱敏药后自行消退，划痕征阳性。发作时偶有心慌胸闷，排便不规律，易出汗，心烦，纳差，失眠，舌质红，苔薄黄，脉弦缓。

西医诊断：荨麻疹　　**中医诊断**：瘾疹

辨证审机：外袭之风热与内在之湿热互结于肌表。

治法：疏风清热，除湿止痒。　　**方药**：荆防方加减

荆芥 15 克　防风 15 克　大力子 15 克　蝉蜕 20 克　生石膏 30 克　黄芩 15 克　泽泻 15 克　车前子 15 克　赤芍 20 克　丹皮 15 克　紫草 20 克　薏米 30 克　白鲜皮 30 克　地肤子 30 克　合欢皮 30 克　夜交藤 30 克　生牡蛎 30 克　生龙骨 30 克。七剂 水煎两次，分两次温服。

二诊：1999 年 7 月 20 日。服上方七剂后，患者自述皮疹发作规律同前，但风团减少、变小，皮疹消退较快，但瘙痒缓解不明显，排便日二次，睡眠有所改善，余症同前，故继以前法调治。

方药：荆芥 15 克　防风 15 克　薄荷 15 克　蝉蜕 20 克　生石膏 30 克　黄芩 15 克　泽泻 15 克　车前子 15 克　赤芍 20 克　丹皮 15 克　紫草 20 克　薏米 30 克　白鲜皮 30 克　地肤子 30 克　合欢皮 30 克　夜交藤 30 克　生牡蛎 30 克　生龙骨 30 克　香附 15 克　砂仁 20 克。七剂 水煎两

次，分两次温服。

三诊：1999 年 7 月 27 日。服药十四剂后，患者汗出明显减少，汗后发作次数减少，心烦、纳差及失眠等症状均明显缓解，未再有眼睑和嘴唇肿胀，皮疹以夜间腹背部阵发性出现淡红色风团为主，持续时间短暂，瘙痒减轻，划痕征呈弱阳性，排便日一次，余症同前，继以前法调治为主，兼顾调和营卫与气血。

方药：荆芥 15 克　防风 15 克　生石膏 30 克　黄芩 15 克　泽泻 15 克　白术 20 克　当归 20 克　丹参 30 克　赤芍 20 克　鸡血藤 30 克　紫草 20 克　薏米 30 克　白鲜皮 30 克　地肤子 30 克　合欢皮 30 克　夜交藤 30 克　生牡蛎 30 克　生龙骨 30 克　香附 15 克　砂仁 20 克。七剂 水煎两次，分两次温服。

四诊：1999 年 8 月 3 日。服药二十一剂后，患者已经有近三天未明显发作，夜间偶有局部短时瘙痒，程度轻微，很快自行消退，划痕征呈弱阳性，睡眠、饮食及排便基本正常，汗出已经不多。考虑患者素体湿热内盛，故后期以清脾利湿为主，调理预后。

方药：荆芥 15 克　防风 15 克　生石膏 30 克　栀子 15 克　茯苓 20 克　白术 20 克　当归 20 克　紫草 20 克　赤芍 20 克　鸡血藤 30 克　薏米 30 克　苍术 15 克　白鲜皮 30 克　地肤子 30 克　合欢皮 30 克　夜交藤 30 克　生牡蛎 30 克　生龙骨 30 克　香附 15 克　白芍 15 克。七剂 水煎两次，分两次温服。

按语　导致荨麻疹的外邪主要为风热与风寒，但内邪却因人而异，如脾虚湿热、阴虚血热或脾肾阳虚等，所以治疗本病既要辨证论治也要因人制宜。荆防方是治疗荨麻疹的常用经验方，方中如荆芥、防风、蝉蜕、大力子、石膏等是荆防方中具有疏散风热作用的代表药物，王学军教授擅长用本方加减来治疗荨麻疹辨证为外邪属于风热的患者。本例患者所患之荨麻疹即是外袭之风热与内在之湿热互结于肌表而成，故以荆防方为主方治疗，根据患者个体表现加以清热凉血、清脾除湿止痒的药物，收到很好的临床疗效。

二、龙胆泻肝汤治疗湿疹

病案：陈某，女，32 岁，2011 年 6 月 17 日。

主诉：四肢及躯干起片状红斑丘疹伴瘙痒渗出 1 个月，加重 5 天。

病史：患者 1 个月之前一直护理家人，休息不好导致操劳过度，经常出虚汗，而后腹部及四肢开始出现散在红色丘疹，剧烈瘙痒，逐渐增多，连接成片，双下肢已经潮红肿胀，汗出、洗澡后及夜间瘙痒明显加重，自行口服脱敏药和钙片，外用带有激素成分的药膏，病情有所缓解，5 天前停药后病情明显反复，渗出加重。

初诊：症见腹背部、四肢片状红色斑丘疹，双下肢皮疹已经连接成片并伴有潮红肿胀，表面有渗出及黄色结痂，周身有明显抓痕，自觉晨起口苦口干，排便不通畅，容易出汗，心烦，夜间瘙痒导致失眠，舌质红，苔黄，脉弦滑。

西医诊断：湿疹　　中医诊断：湿疮

辨证审机：肝经湿热熏蒸肌表。

治法：清热燥湿，凉血解毒止痒。　　方药：龙胆泻肝汤加减

石膏 30 克　车前子 15 克　龙胆草 15 克　黄芩 20 克　柴胡 15 克　栀子 15 克　生地 20 克　丹皮 20 克　赤芍 20 克　大青叶 30 克　板蓝根 30 克　防风 20 克　薏米 30 克　泽泻 20 克　地肤子 30 克　白鲜皮 30 克　牡蛎 30 克。七剂 水煎两次，分两次温服。

二诊：2011 年 6 月 24 日。服上方七剂后，患者双下肢潮红肿胀明显缓解，周身皮疹瘙痒及渗出均有所减轻，但腹部仍有散在新发红色丘疹，自觉晨起口苦口干减轻，排便通畅日一次，余症同前，舌质红，苔薄黄，脉弦滑。治法不变，加大除湿止痒的力度。

方药：石膏 30 克　车前子 15 克　龙胆草 15 克　黄芩 20 克　柴胡 15 克　栀子 15 克　生地 20 克　丹皮 20 克　赤芍 20 克　大青叶 30 克　板蓝根 30 克　防风 20 克　薏米 30 克　泽泻 20 克　地肤子 30 克　白鲜皮 30 克　黄柏 15 克　牡蛎 30 克　薄荷 15 克　滑石 30 克。七剂 水煎两次，分两次温服。

三诊：2011 年 7 月 1 日。服药十四剂，期间未出新疹，患者周身皮疹颜色明显变淡，腹背部部分皮疹已经变平不痒，双下肢潮红肿胀基本消退，渗出轻微，瘙痒以夜间为主，晨起口苦口干症状基本消失，排便日二到三次，舌质红，苔薄黄，脉弦缓。避免药物过于寒凉而伤及脾胃，减少苦寒药物，酌加健脾利湿药。

方药：石膏 30 克　车前子 15 克　黄芩 20 克　薄荷 15 克　栀子 15 克　生地 20 克　丹皮 20 克　赤芍 20 克　大青叶 30 克　板蓝根 30 克　防风 20 克　茯苓 20 克　薏米 30 克　泽泻 20 克　地肤子 30 克　白鲜皮 30 克　当归 15 克　滑石 30 克　黄柏 15 克　苍术 15 克。七剂 水煎两次，分两次温服。

四诊：2011 年 7 月 8 日。皮疹以双小腿为主，表现为外侧及曲侧小片暗红色斑丘疹，其余部位皮疹基本变平消退，散在色素沉着，瘙痒轻微，基本无渗出，睡眠及排便正常。舌质淡红，苔薄黄，脉弦缓。后期以清热健脾利湿为主，继服七剂，调理预后。

方药：石膏 30 克　黄芩 15 克　黄柏 15 克　薄荷 15 克　生地 20 克　丹皮 20 克　赤芍 20 克　当归 15 克　大青叶 30 克　防风 20 克　茯苓 20 克　苍术 15 克　薏米 30 克　泽泻 15 克　地肤子 30 克　白鲜皮 30 克　土茯苓 30 克　甘草 15 克。七剂 水煎两次，分两次温服。

按语　湿疹是具有代表性的过敏性皮肤病，通过对大量湿疹患者的治疗，积累了丰富的经验，认为导致湿疹发病的诱因主要是受潮、食用辛辣发物及接触外界致敏物，但相同的诱因作用于人体并不是每个人都出现湿疹，发病的根本原因在于患者自身的体质因素，此类患者多有内湿，或肝经湿热，或脾虚湿热，或脾肾寒湿。当遇诱因引动内湿，两邪互结，致湿邪侵袭肌表而成湿疹。本例患者即是素体肝经湿热，加之汗出外受潮湿而发病。故以龙胆泻肝汤加减清利肝经湿热，辅以健脾利湿消肿、凉血解毒、疏风止痒药物，从而达到标本兼治的效果。

三、温阳通络饮治疗血栓闭塞性脉管炎

病案：郭某，男，57 岁，2012 年 8 月 14 日。

主诉：右下肢及右足疼痛肿胀伴发凉半年，加重 1 个月。

病史：患者约半年前在长时间行走后开始有右下肢肿胀并伴酸痛感，休息后可以缓解，自觉右侧脚下冰凉，平时泡温水也不能缓解，症状逐渐加重。先后到过多家医院诊治，口服过改善微循环及溶栓药物，效果不理想，疼痛及右脚冰凉感缓解不明显。

初诊：患者自觉右下肢长时间行走后明显有疼痛酸胀感，休息后能够缓解，右下肢及右足呈暗褐色并明显较左侧肢体肿胀粗大，右足末端更加明显，患肢长期发凉怕冷，触诊右下肢及右足服温较低，足背动脉搏动不明显。平素怕冷，大便不成形，舌质淡紫有齿痕，苔白，脉沉弦。

西医诊断：血栓闭塞性脉管炎　　　　**中医诊断**：脱疽

辨证审机：阳虚寒凝血瘀致经脉痹阻。

治法：温阳散寒，活血通络止痛。　　**方药**：温阳通络饮

仙灵脾 20 克　炮附子 15 克　当归 20 克　赤芍 20 克　元胡 30 克　川楝子 15 克　鸡血藤 30 克　菟丝子 30 克　女贞子 30 克　肉桂 15 克　黄芪 20 克　党参 20 克　乳香 15 克　没药 15 克　薏米 30 克　茯苓 20 克。七剂　水煎两次，分两次温服。

二诊：2012 年 8 月 21 日。患者服药七剂之后，酸胀、疼痛及肢凉等症状基本同前，但自觉行走后酸胀疼痛的同时有右下肢皮肤轻度烘热感，行走距离有所延长，没有不适症状，继以前法治疗，加重温阳活血的力度。

方药：仙灵脾 25 克　炮附子 20 克　当归 20 克　赤芍 20 克　元胡 30 克　川楝子 15 克　鸡血藤 30 克　菟丝子 30 克　女贞子 30 克　肉桂 20 克　黄芪 20 克　党参 20 克　乳香 15 克　没药 15 克　薏米 30 克　茯苓 20 克　桃仁 15 克　川芎 20 克。七剂　水煎两次，分两次温服。

三诊：2012 年 8 月 28 日。服药十四剂之后患者感觉右下肢皮肤温度明显增加，右脚冰冷感减轻，整个右侧下肢肿胀略有缓解，行走后肢体酸痛感减轻但疼痛不缓解，感觉有时疼痛感加重，舌质淡紫有齿痕，苔薄白，脉沉弦。治法同前。

方药：仙灵脾 25 克　炮附子 20 克　当归 20 克　赤芍 20 克　元胡 30 克　川楝子 15 克　鸡血藤 30 克　菟丝子 30 克　女贞子 30 克　肉桂 20 克　黄芪 20 克　党参 20 克　乳香 15 克　没药 15 克　薏米 30 克　茯苓 20 克　桃仁 15 克　川芎 20 克　牛膝 20 克　益母草 30 克。七剂　水煎两次，分两次温服。

四诊：2012 年 9 月 4 日。服药三周，患者自觉右侧肢体发凉感明显减轻，但肤温仍低于健侧肢体，周身怕冷也减轻，行走距离明显延长，出现酸胀及疼痛感的程度较之前明显缓解，仍以疼痛感为主。足背动脉有轻微搏动，右足行走后有潮热肿胀感。舌质淡红有齿痕，苔薄白，脉沉滑。仍以温阳活血为治疗方向，注意养血。

方药：仙灵脾 25 克　炮附子 15 克　当归 20 克　赤芍 20 克　元胡 30 克　川楝子 15 克　鸡血藤 30 克　菟丝子 30 克　女贞子 30 克　肉桂 15 克　黄芪 20 克　党参 20 克　乳香 15 克　没药 15 克　薏米 30 克　丹参 30 克　桃仁 15 克　川芎 20 克　牛膝 20 克　益母草 30 克。七剂　水煎两次，分两次温服。

五诊：2012 年 9 月 11 日。服药四周后患者感觉右侧下肢基本没有冰凉感，皮肤温度接近正常，右足下已经有热感，行走时间继续增加，疼痛及酸胀感已经轻微，怕冷也明显缓解，右侧下肢仍有轻度肿胀感，长时间行走后感觉肢体沉重，舌质淡红有齿痕，苔薄白，脉沉滑，后期着重温补脾肾阳虚，辅以散寒化湿、活血通络止痛。

方药：仙灵脾 20 克　炮附子 15 克　当归 20 克　赤芍 20 克　元胡 30 克　川楝子 15 克　鸡血藤 30 克　菟丝子 30 克　女贞子 30 克　肉桂 15 克　黄芪 20 克　党参 20 克　乳香 15 克　没药 15 克　薏米 30 克　丹参 30 克　川芎 20 克　牛膝 20 克　茯苓 20 克　白术 20 克。七剂　水煎两次，分两次温服。

按语　血栓闭塞性脉管炎患者多有病程长、疼痛剧烈甚至导致肢体残缺的病变特点，属于疑难性疾病，临床治疗效果并不理想。脾肾阳虚是本病发病的根本病机，脾阳不足则水谷化生清阳不利，四肢濡养不足，肢沉肿胀；肾阳为人体阳气之根本，不足则四末不能温阳，内寒滋生。寒湿凝聚导致血脉瘀滞，两邪互结，日久可化热成毒。本例患者即有典型的脾肾阳虚血瘀表现，故方中以仙灵脾、炮附子、肉桂、菟丝子等药温补脾肾之阳，针对发病的根本病机，以黄芪、党参、薏米、茯苓益气健脾利湿，方中元胡、川楝子、鸡血藤、乳香、没药活血祛瘀通络，具有很好的止痛作用，合用以收到温阳散寒、活血通络止痛的效果，温阳活血贯穿治疗始终，方能收到较好的远期疗效。该

患者随访半年，病情稳定，未见反复。

张书军治疗皮肤科疾病验案

张书军，1963 年生，毕业于黑龙江中医药大学。大庆市中医医院皮肤科科主任，主任医师，全国优秀中医临床人才、黑龙江省名中医、黑龙江省中医皮肤性病委员会副主任委员、大庆市皮肤性病专业委员会副主任委员。擅长应用中医理论诊治各种皮肤科疑难杂症。

一、升阳益胃汤治疗脂溢性皮炎

病案：刘某，男，48 岁，2015 年 1 月 12 日。

主诉：颜面部弥漫性红斑上油腻鳞屑伴瘙痒 3 年余。

病史：该患 3 年前无明显诱因出现颜面部弥漫性红斑上油腻鳞屑，伴瘙痒，于多家医院诊断为“脂溢性皮炎”，应用多种口服，外用药物（具体患者未提供）治疗，好转后又反复发作，逐渐加重，为求系统治疗，来我院门诊。

初诊：颜面部弥漫性红斑，边界不清，上覆油腻性薄鳞屑，鳞屑不易脱落，以眉心、鼻两侧及颊部明显，面部灼热感，遇热加重，大便稀薄，日行 2-3 次，食后腹胀，口苦，睡眠尚可。舌质红，苔白厚腻，脉弦细。

西医诊断：脂溢性皮炎　　　　**中医诊断**：面游风

辨证审机：胃脾虚寒，湿热内蕴，外感风邪，上蒸面部。

治法：补脾胃，泻阴火。　　　　**方药**：升阳益胃汤

羌活 15 克　独活 15 克　防风 15 克　柴胡 10 克　人参 15 克　白术 15 克　茯苓 30 克　炙甘草 10 克　黄芪 30 克　白芍 15 克　半夏 15 克　黄连 10 克　泽泻 30 克　陈皮 15 克

上方加水 2000ml，文火二次煎取 400ml，早饭前，晚饭后各 200ml 温服。嘱患者忌辛辣及寒凉之品。

二诊：2015 年 1 月 19 日。服用上方 1 周后，面部红斑较前明显色淡，瘙痒明显减轻，大便已成形，但有排不净之感，食后腹胀明显减轻，仍有轻度口苦，舌质淡，苔白腻，脉细。患者大便有排不净之感，食后仍有轻度腹胀，考虑为脾胃虚弱，升降失调，轻度口苦为阴火上炎，胆火上蒸。原方加大补气健脾的生白术至 30 克，加清热燥湿的黄芩 15 克。

方药：羌活 15 克　独活 15 克　防风 15 克　柴胡 10 克　人参 15 克　白术 30 克　茯苓 30 克　炙甘草 10 克　黄芪 30 克　白芍 15 克　半夏 15 克　黄连 10 克　泽泻 30 克　陈皮 15 克　黄芩 15 克

上方加水 2000ml，文火二次煎取 400ml，早饭前，晚饭后各 200ml 温服。

三诊：2015 年 1 月 26 日。服用上方后，症状痊愈，舌质淡红，苔薄白，脉平缓。

按语　升阳益胃汤出自李东垣《脾胃论》，李东垣在《脾胃论》中说：“夫脾者，阴土也，至阴之气，主静而不动；胃者，阳土也，主动而不息。阳气在于地下，乃能生化万物。”在治疗上东垣

重视培土，并且强调脾胃同治，升清与降浊并用，并善用风药，临床上收效显著。本方由羌活、独活、防风、柴胡、人参、白术、茯苓、炙甘草、黄芪、白芍、半夏、黄连、泽泻、陈皮组成，方中人参、白术、黄芪、炙甘草补脾胃之虚，茯苓、陈皮、半夏健脾燥湿，湿去则清阳得升，脾气健运则浊邪得去，羌活、独活、防风、柴胡取风药之胜湿功效，共奏健脾胜湿之功，泽泻健脾渗湿使浊邪由下焦而解，黄连清热燥湿，善清中焦之余热，白芍敛阴和营，诸药合用，共奏补脾胃，升清阳、泻阴火之功。患者颜面部弥漫性红斑，边界不清，上覆油腻性薄鳞屑，鳞屑不易脱落，以眉心、鼻两侧及颊部明显，面部灼热感，遇热加重，口苦，考虑为阴火上炎所致，大便稀薄，日行2-3次，食后腹胀，为脾胃虚弱，升降失调。故补脾胃，升清阳后诸症得愈。

二、旋覆花汤治疗带状疱疹

病案：李某，男，55岁，2014年5月15日。

主诉：左胁肋部红斑水疱伴烧灼样疼痛10天。

病史：该患10天前无明显诱因出现左胁肋部红斑基础上簇集状水疱，伴阵发性烧灼样疼痛，就诊于附近医院，诊断为“带状疱疹”，给予抗病毒（阿昔洛韦片），营养神经（甲钴胺片）口服1周，未见好转，疼痛加重，夜不能寐，为求中医中药治疗，来我院门诊。

初诊：左胁肋部红斑基础上簇集状水疱，部分水疱化脓，可见淡黄色稀薄脓液，伴阵发性烧灼样疼痛，夜寐欠佳，大便2-3日一次，饮食纳呆，食后腹胀不舒，舌质淡红伴有瘀点，苔白腻，脉弦细。

西医诊断：带状疱疹　　中医诊断：蛇串疮

辨证审机：阳气不足，气血瘀滞，邪毒内蕴，经脉失养。

治法：行气活血，通阳散结。　　方药：旋覆花汤加减

旋覆花30克　茜草10克　红花10克　当归10克　元胡15克　郁金20克　黄芪30克　地龙20克　水蛭15克　川芎15克

上方加水2000ml，文火二次煎取400ml，早饭前，晚饭后各200ml温服。

二诊：2014年5月22日。服药七剂，左胁肋部红斑基础上簇集状水疱，全部结痂，大部分痂皮脱落，阵发性烧灼样疼痛略有减轻，夜寐明显好转，大便仍2-3日一次，饮食好转，食后腹胀明显好转，舌质淡红伴有瘀点，苔白腻，脉弦细。患者水疱全部结痂，大部分痂皮脱落，仍有疼痛，原方加入滋阴缓急止痛的白芍50克，加入搜风剔络，化瘀止痛的全蝎10克，患者大便仍2-3日一次，考虑为气虚推动无力，加大益气温阳的黄芪至60克。

方药：旋覆花30克　茜草10克　红花10克　当归10克　元胡15克　郁金20克　黄芪60克　地龙20克　水蛭15克　川芎15克　白芍50克　全蝎10克

上方加水2000ml，文火二次煎取400ml，早饭前，晚饭后各200ml温服。

三诊：2014年5月29日。患者左胁肋部红斑基础上簇集状水疱，全部结痂，痂皮全部脱落，阵发性烧灼样疼痛完全缓解，夜寐明显好转，大便仍1日一次，质中，饮食正常，食后无腹胀，舌质淡红伴有瘀点，苔薄白，脉弦细。

按语　带状疱疹是感染水痘—带状疱疹病毒所引起的。临床特点为：各年龄段均可发病，以年老体弱者多见；四季皆可发病，以春秋季居多；人体任何部位都可出现疱疹，以躯干和头面部最为常见，四肢少见；水疱和皮损多沿某一周围神经分部，排列成带状，发生于躯体一侧，不超过躯体中线，发病时多伴有疼痛是该病的最大特点。一旦失治误治就会出现后遗神经痛，疼痛难忍。该病

属中医的“肝着”范畴。旋覆花汤具有行气活血通阳散结之功。方中以旋覆花为主药，旋覆花：味苦，辛，咸，微温，归脾胃大肠经。《日华子本草》所载“明目，治头风，通血脉。”《药性论》云：“主助胁气，下寒热水肿，主治膀胱宿水，去逐大腹，开胃，止呕逆不下食。”旋覆花具有散通肝经之血脉，化痰行气，降逆止呕，祛除顽疾之功。治呕吐、嗳气、头风等作用。新降常用茜草代之，用其活血化瘀之功。助以葱白温通阳气。红花、当归、元胡、郁金、黄芪、地龙、水蛭以助行气、通经、活络、止痛之功。患者睡眠欠佳，考虑为阳气不足，心神失养；方中四物养心血以安神，大便2-3日一次，考虑为气虚推动无力，原方加大补气的黄芪的量至60克，诸药配，阳气通，则阴邪散，则疾病除。

三、自拟透营凉血养阴汤治疗玫瑰糠疹

病案：范某，男，31岁，2015年7月2日。

主诉：躯干、四肢红斑鳞屑伴瘙痒20天，加重3天。

病史：该患20天前急性上呼吸道感染后出现胁肋部拇指甲大小的玫瑰色淡红斑，上有白色薄鳞屑伴轻度瘙痒，未予重视，10天后皮损渐发展至整个躯干及四肢近端，就诊于附近医院，给予口服药物，照光治疗（具体患者未提供），未见好转，3天前皮损加重，躯干部出现散在水疱，内有澄清疱液，为求系统治疗，来我院。

初诊：躯干部、四肢近端散在大小不等的红色斑片，直径0.2-2cm，呈椭圆形，边缘覆圈状游离缘向内的细薄鳞屑，长轴与皮纹平行，躯干部散在直径约1cm左右的水疱，内含澄清疱液，口咽部红肿，夜寐欠佳，大便2-3日一次，溲赤，自觉口干，脉滑数。

西医诊断：玫瑰糠疹　　**中医诊断**：风热疮

辨证审机：热毒入营，燔灼营血，溢于肌肤。

治法：清营凉血，透热养阴。　　**方药**：自拟透营凉血养阴汤

金银花30克　连翘20克　北沙参15克　麦冬15克　生地黄20克　玄参20克　侧柏叶30克　槐花30克　丹参20克　牡丹皮20克　甘草10克

上方加水3000ml，日一次水煎取汁200ml，早饭前，晚饭后各100ml温服。

二诊：2015年7月9日。服药七剂，躯干部水疱全部结痂，痂皮部分脱落，红斑颜色较前明显变淡，瘙痒明显减轻，睡眠好转，口咽部无红肿，大便日一次，质干，小便发黄，仍自觉口干，脉滑。原方加大清热凉血的生地黄的量至30克，加入透热养阴的青蒿20克，鳖甲20克。

方药：金银花30克　连翘20克　北沙参15克　麦冬15克　生地黄20克　玄参20克　侧柏叶30克　槐花30克　丹参20克　牡丹皮20克　甘草10克　青蒿20克　鳖甲20克

上方加水3000ml，日一次水煎取汁200ml，早饭前，晚饭后各100ml温服。

服药七剂，躯干部水疱全部结痂，痂皮全部脱落，红斑颜色消退，遗留淡褐色色素沉着，无瘙痒，睡眠好转，口咽部无红肿，大便日一次，质中，小便正常，脉细。嘱患者继续服用前方1周。

按语　玫瑰糠疹属于中医学温病的范畴，它发展的过程符合温病的卫-气-营-血的传变规律，玫瑰糠疹初期，多伴有发热、恶寒、咳嗽、咽痛、流涕等，在躯干或四肢出现一个较大的椭圆形或圆形淡红色斑片，上覆糠皮样鳞屑，脉浮，属于温病的卫分证，而后邪气传入营血，外感症状多消失，斑疹色红，蔓延至躯干、四肢，上覆糠皮样鳞屑，伴口渴、便秘、尿赤等热盛伤阴的症状，辨证同温病的热入营血证。卫分至营血分的传变过程较快，患者就诊时多处于血分阶段。对于本病的治疗，临床上，遵叶天士的卫气营血辨证，主用凉血养阴透营法治疗，凉血是指应用寒凉药物清解营血分

热邪；养阴是指滋养因热伤营阴而致的阴液虚少，只有在“营热得减，营阴得发”的基础上配伍轻清透热之品，才能达到清除邪气的目的；透营是指排除阻滞气机而使入营之邪热不能外达的因素，引导营分之邪转出气分而解。吴锡璜曾言：“治温病，虽宜用凉解，然虑其有寒凝，宣透法仍不可少。”透营凉血养阴汤由金银花、连翘、北沙参、麦冬、生地黄、玄参、侧柏叶、槐花、丹参、牡丹皮、甘草 11 味药物组成，方中生地黄、玄参、侧柏叶、槐花清热凉血解毒；生地黄、麦冬、玄参、沙参既清热凉血，又滋阴增液，丹参、牡丹皮清热凉血，并能活血散瘀，可防热与血结；金银花、连翘疏散风热、清热解毒，既可疏散外在风热，又轻清宣透，有向外透发之机，因势利导，透邪外达，引邪由里向外而散，犹如开窗散热，里热可散。瞿文楼云：“温虽热疾，切不可专事寒凉。虽卫、气、营、血阶段不同，方法各异，但必须引邪外透，透邪外出，气机开畅，热郁开，肺气宣，热自减。若不治邪，专事寒凉，气机闭遏，何以透热于外，又如何转气，轻则重，重则不治矣。”明确说明了透邪外出以治疗温邪由外入里之证，亦即引邪外出可作为治疗温邪犯里的通则。上药合用，可奏清热凉血，养阴散癣，透热外出之功，药证合拍，故见显效。

四、五积散治疗银屑病

病案：韩某，男，42 岁，2013 年 9 月 17 日。

主诉：周身红斑鳞屑伴瘙痒 8 年，加重 1 月。

病史：该患 8 年前无明显诱因出现头部红色丘疹，上有银白色鳞屑，轻度瘙痒，就诊于家附近某医院，诊断为“脂溢性皮炎”给予药膏外用（具体不详），1 周后皮损遍及整个头部，后于某院口服中药汤剂治疗 45 天后（具体不详），未见减轻，皮损泛发周身，8 年间于多家公立、私立医院应用多种方法治疗，好转后又反复发作，逐年加重，皮损融合成大片，瘙痒剧烈，为求系统治疗来我院门诊。

初诊：周身可见密集红色点滴状丘疹、指甲大小斑块上有白色鳞屑，双侧胫前大片暗红斑，上覆银白色鳞屑，瘙痒剧烈，薄膜现象阳性，点状出血阳性。中等身材，偏胖壮，肤色偏黑，晦暗，头部及面部脂溢性皮炎表现，胃纳差，喜饮凉啤酒，喜清嗓子，偶有白痰，大便日行 3-4 次，不成形，无腹痛，舌质淡胖，苔白腻，脉沉细。

西医诊断：银屑病　　　　　　　　中医诊断：白疕

辨证审机：中气不足，寒湿内阻，加之外感风寒，郁于肌肤。

治法：温中散寒，利湿化浊。　　　　方药：五积散加减

麻黄 10 克　苍术 15 克　白芷 15 克　当归 15 克　川芎 20 克　白芍 30 克　枳壳 15 克　桔梗 20 克　肉桂 5 克　茯苓 30 克　甘草 30 克　厚朴 15 克　干姜 10 克　陈皮 15 克　半夏 10 克

上方加水 2000ml，文火二次煎取 400ml，早饭前，晚饭后各 200ml 温服。

二诊：2013 年 9 月 30 日。服药十四剂，患者自觉瘙痒明显减轻，上白色鳞屑较前变薄，红斑较前色淡，头部及面部脂溢性皮炎表现较前减轻，胃纳好转，清嗓子次数较前减少，白痰较前减少，大便日行 2-3 次，不成形，舌质淡胖，苔白腻，脉沉细。患者仍自觉周身瘙痒，原方加入温阳解表的桂枝 30 克，大便日行 2-3 次，不成形，原方加入健脾祛湿止泻的炒山药 50 克。

方药：麻黄 10 克　苍术 15 克　白芷 15 克　当归 15 克　川芎 20 克　白芍 30 克　枳壳 15 克　桔梗 20 克　山药 50 克　茯苓 30 克　甘草 30 克　厚朴 15 克　干姜 10 克　陈皮 15 克　半夏 10 克　桂枝 30 克　肉桂 5 克

上方加水 2000ml，文火二次煎取 400ml，早饭前，晚饭后各 200ml 温服。

三诊：2013 年 10 月 15 日。服药十四剂，患者自觉瘙痒完全缓解，红斑较前色淡，上白色鳞屑较前明显变薄，近 1 周未出现头部及面部脂溢性皮炎表现，胃纳正常，近 3 天未出现清嗓子动作，大便日行 1-2 次，偶有不成形，舌质淡胖，苔白，脉细。患者皮损未完全消退，仍有大便不成形，原方加入补气健脾祛湿的炒白术 15 克，余方药不变。

方药：麻黄 10 克　苍术 15 克　白芷 15 克　当归 15 克　川芎 20 克　白芍 30 克　枳壳 15 克　桔梗 20 克　山药 50 克　茯苓 30 克　甘草 30 克　厚朴 15 克　干姜 10 克　陈皮 15 克　半夏 10 克　桂枝 30 克　肉桂 5 克　炒白术 15 克

上方加水 2000ml，文火二次煎取 400ml，早饭前，晚饭后各 200ml 温服。

四诊：2013 年 10 月 29 日。患者自觉瘙痒完全缓解，皮损完全消退，面色较前红润，减重 11 斤，胃纳正常，近半月未出现清嗓子动作，大便日 1 次，正常，舌质淡，苔白，脉细。

嘱患者继服上方十四剂后停药。

按语　五积散源于《太平惠民和剂局方》，剖析药味，由麻黄、苍术、白芷、当归、川芎、白芍、枳壳、桔梗、肉桂、茯苓、甘草、厚朴、干姜、陈皮、半夏组成，方中苍术、厚朴、陈皮、甘草为运脾化湿的平胃散，陈皮、半夏、茯苓、甘草为主治痰饮的二陈汤，有发散太阳表邪的麻黄，有治痰饮的苓桂术甘汤，有活血调经的四物汤，其中干姜、肉桂、枳壳、厚朴温里以行气滞，陈皮、半夏合麻黄、桔梗开肺以豁痰，麻黄、肉桂、干姜、白芍、当归、甘草具有小续命汤之方意。诸方聚温补、行散于一方，既能调补气血，消散瘀滞，又可表里同治，扶正祛邪。主治寒、食、气、血、痰五邪郁积，对表里内外，脏腑经络之寒湿阴邪，悉皆能治。

李春光治疗皮肤科疾病验案

李春光，1957 年生，毕业于黑龙江中医药大学，任齐齐哈尔市皮肤专业委员会主任委员，黑龙江中医药学会皮肤性病专业委员会副主任委员，九三学社会员。擅长治疗白癜风、黄褐斑、脱发，银屑病、荨麻疹等过敏性疾病，并专注于真菌性疾病的临床研究，熟练掌握皮肤外科手术技术。为齐齐哈尔皮肤科界的领头人。

一、克银方治疗银屑病

病案：某女，29 岁，2013 年 5 月 20 日。

主诉：周身反复起红斑鳞屑 5 年，加重 1 周。

病史：患者于 5 年前感冒后周身起红疹，未予重视，红疹逐渐增多，部分形成斑块，上覆银白色鳞屑，于个人诊所就诊诊断为“牛皮癣”，给予自制口服及外用药物，皮疹消退，停药后即反复，1 周前患者皮疹泛发全身，遂来我院就诊。

初诊：周身散在红色丘疹及斑块，时有瘙痒，咽痛，无关节痛，无发热，舌红，苔薄黄，脉滑数。查体：头部、躯干、四肢可见红色丘疹及斑块，上覆银白色鳞屑，刮之鳞屑可见薄膜现象，指甲无变形。

西医诊断： 寻常型银屑病　　**中医诊断：** 白疕

辨证审机： 气血不畅，热蕴营血。

治法： 清热解毒凉血　　**方药：** 消银方（中药自拟方）

大青叶 30 克　土茯苓 30 克　白鲜皮 30 克　生地黄 30 克　半枝莲 20 克　忍冬藤 15 克　赤芍 15 克　桔梗 15 克　牛蒡子 15 克　重楼 15 克　白花蛇舌草 50 克。七剂 水煎两次，分两次温服。另加羚羊角粉 3 克，冲入上方分服。

二诊： 2013 年 5 月 28 日。服药三剂，瘙痒减轻，少量新发红疹，咽痛明显，服药七剂后无新发红疹，躯干部皮疹变薄，无发热及关节痛，舌质红，苔薄黄，脉滑数。根据患者病情加大清热解毒之力，咽痛明显上方加板蓝根 15 克、白茅根 15 克，加大清热解毒消肿利咽的作用，减少羚羊角粉冲服。

方药： 大青叶 30 克　土茯苓 30 克　白鲜皮 30 克　生地黄 30 克　半枝莲 20 克　忍冬藤 15 克　赤芍 15 克　桔梗 15 克　牛蒡子 15 克　板蓝根 15 克　白茅根 15 克　重楼 15 克　白花蛇舌草 50 克。七剂 水煎两次，分两次温服。

三诊： 2013 年 6 月。两诊服药十四剂病情好转，皮疹变薄，颜色转淡，鳞屑减少，瘙痒减轻，无发热及关节痛，大便日一行，舌淡紫，苔薄，脉沉细。查：头部、躯干、四肢可见淡红色丘疹及斑块，上覆少量银白色鳞屑，刮之鳞屑可见薄膜现象，指甲无变形。此乃病久毒热未清，气血运行不畅，治以解毒活血。

方药： 平银方

苦参 20 克　玄参 15 克　丹参 15 克　桃仁 10 克　生地 30 克　火麻仁 15 克　当归 20 克　虎杖 20 克　鸡血藤 30 克。七剂 水煎两次，分两次温服。

按语　银屑病中医称之为白疕病，血热为本病的主因，患者外感后周身起红疹，外受风邪夹杂热邪克于肌肤，内外合邪而发病，血热蕴于肌肤而发疹，又根据舌脉，辨证为血热证，故用经验方治以疏风清热解毒凉血，方中大青叶、土茯苓、重楼、白花蛇舌草、半枝莲以清热解毒为主；生地、赤芍、羚羊角粉加大清热解毒之功又有凉血之效；患者咽痛方加中桔梗、牛蒡子清热解毒利咽，因此病为热蕴营血、气血不畅，故用忍冬藤清热解毒疏风通络。诸药合用共奏清热解毒凉血之功。二诊时咽痛明显故加山豆根加大利咽之功，三诊时病情明显好转，但久病余毒未清，故用经验方治以解毒活血。

二、凉血消斑汤治疗过敏性紫癜

病案： 某男，33 岁，2012 年 8 月 14 日。

主诉： 双下肢反复起瘀点瘀斑半月，加重 3 天。

病史： 患者于 1 月前无明显诱因双小腿先起瘀点瘀斑，未予重视，部分可自行消退，劳累后随即复发，逐渐增多，颜色紫红，当地就诊口服抗过敏药物未见好转，3 天前患者双下肢密集瘀点瘀斑，遂来我院就诊。

初诊： 周身双下肢密集紫红色瘀点瘀斑，偶有瘙痒，无恶心，无关节痛，无发热，食少，舌质红，苔黄腻，脉数。查体：双下肢可见密集紫红色瘀点瘀斑，以胫骨前较多，触之未凸出皮肤，压之不褪色，无关节痛，腹软，查尿常规：Pro（+）BLD（±）。血小板计数：405×10^9/L。

西医诊断： 过敏性紫癜　　**中医诊断：** 葡萄疫

辨证审机： 脏腑蕴热，迫血妄行。

治法：清热凉血消斑　　　　　　　　　　　**方药**：凉血消斑汤

仙鹤草 15 克　小蓟 15 克　茜草 15 克　厚朴 15 克　苍术 15 克　藕节炭 20 克　牡丹皮 15 克　地榆炭 20 克　白茅根 30 克　板蓝根 10 克　白鲜皮 15 克　地肤子 15 克　甘草 10 克。七剂 水煎两次，分两次温服。

二诊：患者双下肢瘀点瘀斑明显减少，瘙痒减轻，饮食正常，舌质红、苔黄、脉数，大便稍干，小便黄，故减去白鲜皮、地肤子。Pro（±）BLD（–）。

方药：仙鹤草 15 克　小蓟 15 克　茜草 15 克　厚朴 15 克　苍术 15 克　藕节炭 20 克　牡丹皮 15 克　地榆炭 20 克　白茅根 30 克　板蓝根 10 克　甘草 10 克。七剂 水煎两次，分两次温服。

三诊：患者瘀点瘀斑基本消退，留有色沉，二便通畅，无腹痛及关节痛，舌质红、苔薄黄、脉滑数，继续巩固服药 1 周以巩固疗效。Pro（–）BLD（–）。

方药：仙鹤草 15 克　小蓟 15 克　茜草 15 克　厚朴 15 克　苍术 15 克　藕节炭 20 克　牡丹皮 15 克　地榆炭 20 克　白茅根 30 克　板蓝根 10 克　甘草 10 克。七剂 水煎两次，分两次温服。

按语　该患者双下肢瘀点瘀斑从临床特点看属《医宗金鉴·外科心法要诀》中葡萄疫范畴，多因血热热毒壅盛迫血妄行，以致血溢脉外，郁阻肌肤而发斑，方中白茅根、板蓝根清热解毒凉血，牡丹皮、茜草凉血活血化瘀消斑，又加仙鹤草、小蓟、茜草凉血止血，藕节炭和地榆炭能入血分清血分之热毒，又有止血之功，根据患者舌脉用厚朴苍术以清湿热健脾胃，白鲜皮、地肤子清热解毒止痒。热不除则血不止，热既清则血自安。二诊瘙痒减轻故减白鲜皮、地肤子，三诊病情已稳定，服巩固疗效。

三、消痤方治疗痤疮

病案：张某，男，25 岁，2012 年 7 月 22 日。

主诉：脸面出现痤疮疙瘩成囊肿状已 3 年。

病史：该患者 3 年前开始起痤疮、黑头粉刺，面部油多光亮，并起脓疱及囊肿，痒痛相兼，挤出脓后形成瘢痕疙瘩，时轻时重，缠绵不断，屡治无效。

检查：脸面颊部可见密集之黑头粉刺，散在脓疱、囊肿，成萎缩性瘢痕，两颌部可见瘢痕疙瘩，皮脂溢出明显。颈部、前胸、后背亦见多处类似损害。舌质红，苔黄，脉数。

西医诊断：囊肿性痤疮　　　　　　　　　　**中医诊断**：面疱

辨证审机：肺胃实热，兼染毒邪。

治法：清热解毒，软坚散结。　　　　　　　**方药**：消痤方（中药自拟方）

黄芩 15 克　枇杷叶 15 克　菊花 10 克　蒲公英 30 克　双花 20 克　连翘 20 克　生栀子 15 克　生地 15 克　丹皮 15 克　丹参 15 克　桑白皮 15 克　蚤休 10 克　夏枯草 20 克　浙贝母 10 克　皂角刺 15 克　生石膏 20 克。七剂 水煎取汁 200ml，早晚分服。

外敷痤疮洗方，方药如下：

苍耳子 30 克　地肤子 30 克　蛇床子 30 克　明矾 20 克　木贼 30 克　大青叶 30 克　板蓝根 30 克　香附 30 克　透骨草 30 克　侧柏叶 100 克。七剂 水煎取汁 1000ml，日一次冷湿敷。

二诊：2012 年 7 月 29 日。外敷痤疮洗方前 2 天面部有刺痛感，2 天后缓解。用药一周，有少许新发丘疹，大部分粉刺、脓疱、囊肿均渐消，患者自诉心中烦闷，舌尖红，苔黄，脉弦数，故前方中加入黄连 10 克以清心火，淡竹叶 20 克以清热除烦。外用同前。

方药：黄芩 15 克　枇杷叶 15 克　菊花 10 克　蒲公英 30 克　双花 20 克　连翘 20 克　生栀子

15克　生地15克　丹皮15克　丹参15克　桑白皮15克　蚤休10克　夏枯草20克　浙贝母10克　皂角刺15克　生石膏20克　黄连10克　淡竹叶20克。十四剂 水煎取汁200ml，早晚分服。

三诊：2012年8月12日。以上方为主加减，先后服二十一剂，症状明显好转，囊肿较平，已不常起脓肿，偶见小丘疹。原方中去夏枯草、浙贝母、皂角刺，继服十四剂巩固疗效。外用停痤疮洗方，予痤疮六叶散绿茶汁调后外敷。痤疮六叶散组方如下：

方药：荷叶250克　紫草100克　桑叶250克　枇杷叶250克　大青叶250克　双花500克　竹叶250克　人参叶250克　黄柏500克　丹参250克

以上诸药研面（120目），药与淀粉1：4混合，绿茶汁调后日一次外敷，一次15分钟。

四诊：2012年8月26日。粉刺、结节、脓疱、囊肿基本消退，仅见色素沉着，无新疹发生，临床痊愈。

按语　痤疮，中医称“肺风粉刺”或“酒刺”。女性有的与外用化妆品有关，称“粉刺”。男性主要与吸烟及嗜食刺激辛辣之品有关，故称“酒刺”。“面疱”者，相当于囊肿性痤疮。《外科正宗》曰：“肺风、粉刺、酒渣鼻三名同种。”可见我国古代医家已观察到痤疮、酒渣鼻之类，是同属于毛囊皮脂腺炎性一类疾患。本案生石膏味辛、甘，性大寒而质不燥，归肺、胃经，具有清热泻火、除烦止渴之功效，清泄里热亦兼透散，最宜用于热在肺胃气分；黄芩大苦大寒而质燥，清热燥湿之力甚强，且兼解毒作用；两者合用共奏清泻肺胃实热、解毒燥湿之功。生栀子清热泻火；生地清热凉血、养阴生津，入血分，此药在一派大苦大寒药中兼以顾护肺阴，充分体现了在诊治疾病之中的整体观——祛邪不忘扶正；银花、连翘、菊花、蒲公英、枇杷叶、桑白皮、蚤休清热解毒散结；皂角刺、夏枯草、浙贝母软坚散结；丹参、丹皮凉血祛瘀。

四、平疣汤治疗扁瘊

病案：宋某，女，15岁，2013年2月12日。

主诉：面部及手背起浅褐色扁平丘疹1年，加重1周。

病史：该患1年前面部开始出现暗褐色扁平丘疹，开始未予重视，未进行诊治，后皮疹逐渐增多且双手背亦出现相同皮疹，遂于私人医院就诊，诊为“扁平疣”，给予外用自制药水治疗（具体成分不详），症状无明显缓解。1周前患者病情加重，皮疹遍及面颊部，手背部亦见少许，无明显自觉症状，遂来我处就诊。

查体：面颊、眼睑、下颌部可见密集分布粟粒大小扁平丘疹，稍隆起于皮面，呈浅褐色，手背部亦见少许同样皮疹。

西医诊断：扁平疣　　中医诊断：扁瘊

辨证审机：风湿热浸淫皮肤，与气血搏结而成。　　治法：清热祛湿，解毒散结。

方药：马齿苋60克　大青叶30克　败酱草30克　紫草30克　木贼20克　白蒺藜30克　甘草10克　红花15克　陈皮15克　夏枯草20克　生薏米30克　香附15克。十剂 水煎三次，前两次口服，第三次煎水外洗。

上方用十剂后，已消大半，继服五剂，全部退清。

按语　目前较为常见的疣赘有寻常疣、扁平疣及传染性软疣等，均由人体乳头瘤病毒引起。扁平疣，又名扁瘊，常见于青年人的颜面、手背、颈项等处，其状扁平如芝麻大或粟粒大，浅褐色，少则数个，多则上百个。少数扁平疣，可用鸦胆子油，用牙签或火柴梗沾鸦胆子油少许，小心点于疣上（勿沾周围好皮肤），隔二三日即可脱落。注意勿涂过多，避免发生凹陷性瘢痕。数量较多的，内服为主，配合外洗。青年患者嗜食辛辣，素体大多血热偏重，感受风湿热之邪后，与血热相搏，蕴于脾肺，发于肌肤而见本病。此方取紫草凉血解毒；马齿苋、败酱草、大青叶、木贼清热败毒；红花、香附、陈皮、白蒺藜祛风行血，配伍有“治风先治血，血行风自灭”之义；生薏米利湿泄毒，夏枯草清肝散结，甘草调和诸药。全方着眼于“热”“毒”，使热去则毒无所附，毒去则热势自敛，故其症自愈。此方用药苦寒，非湿热型扁平疣不宜，且中病即止，以防伤胃败胃之弊。

赵钢治疗周围血管疾病验案

赵钢，主任医师、教授、医学博士、博士生导师，黑龙江省名中医。毕业于黑龙江中医药大学。现任黑龙江中医药大学附属第一医院周围血管科主任；世界中医药学会联合会外科专业委员会常务理事；中华中医药学会周围血管病分会副主任委员；中国中西医结合学会周围血管病专业委员会秘书长、常委；黑龙江省中医药学会常务理事；黑龙江省中医药学会周围血管病专业委员会主任委员。擅治周围血管疾病。

一、四妙勇安汤加减配合静脉血栓外洗方，动静脉同治治疗下肢深静脉血栓

病案：魏某，男，54岁，2015年7月2日。

主诉：左下肢肿胀，疼痛感10余天。

病史：患者自诉于10天前左下肢无明显诱因出现肿胀，疼痛症状，尤以活动后疼痛感为重，休息后疼痛感略缓解，期间未经系统治疗，于近日左下肢肿胀，疼痛感较前明显加重。饮食睡眠尚可，二便正常。经西医诊断为下肢深静脉血栓。

初诊：左下肢肿胀，疼痛症状，尤以活动后疼痛感明显，休息后有所缓解。饮食睡眠尚可，二便正常。舌红，苔黄腻，脉濡数。

西医诊断：下肢深静脉血栓　　**中医诊断**：股肿

辨证审机：湿热留滞脉络，脉阻不通。

治法：清热利湿，活血通络。　　**方药**：四妙勇安汤加减

金银花30克　玄参15克　当归15克　山栀子15克　赤芍药30克　川牛膝15克　黄柏15克　黄芪50克　连翘15克　苍术15克　紫草15克　红花15克　生甘草10克。五剂　每日一剂，水煎300毫升，分早晚两次饭后温服。

外洗静脉血栓外验方：

赤芍30克　水蛭25克　地龙25克　牛膝25克　熟地黄35克　桃仁25克　柴胡20克　虎杖25克　川芎25克　当归20克　红花25克　土茯苓30克　蜈蚣3条。五剂　每日一剂，水煎适量外洗。

二诊：2015年7月7日。左下肢肿胀症状缓解，疼痛感较前减轻，且活动后疼痛感缓解明显。余症皆有好转。嘱其卧床休息，抬高患肢。效不更方。继续上方七剂。

按语 四妙勇安汤出自《验方新编》，适用脱疽（动脉硬化闭塞症），热毒正盛而阴血耗伤者。方中银花清热解毒，当归活血散瘀，玄参泻火解毒，甘草清解百毒。四药合用，既能清热解毒，又可活血散瘀，洵脱疽之长方也；佐以赤芍药、黄柏、连翘、山栀子清热解毒；川牛膝、红花活血通络；黄芪、苍术补气利湿；紫草凉血活血。静脉血栓外洗方为自拟验方，适用于股肿（湿热下注）。方中赤芍清热凉血；牛膝、虎杖通经；柴胡调和表里；熟地黄滋阴补血，攻补兼施；土茯苓除湿通络；水蛭、地龙、蜈蚣三味活血破瘀；当归既补血又行血；川芎、桃仁、红花共奏活血通络之效。患者湿热之气，留滞于脉络，致气机不畅，血瘀脉中，脉络瘀阻不通则胀痛，压痛；水湿外溢，故患肢肿胀，按之凹陷；湿热内蕴故有热像，热易伤阴分。故重用活血通络之品。患者静脉为病，动脉受累，致血运不畅，发为肿胀、疼痛。在治疗静脉的同时，辅以动脉活血，调和阴阳，使脉中之血有来时，有去处。

二、淤积性皮炎外洗方验案

病案：徐某，女，75岁，2015年2月5日。

主诉：双下肢静脉曲张30余年，伴有双下肢皮肤变硬、变色。

病史：患者30余年前发现双下肢静脉迂曲扩张，后发展至双侧足靴部皮肤色素沉着，无明显不适感，未予重视，于近两年足靴部反复破溃，致皮肤变硬，皮色暗红，皮温高。于近日，感觉症状有所加重，足靴部瘙痒不止。

初诊：患者双下肢静脉迂曲扩张30余年，伴双侧足靴部皮肤变硬，皮色暗红，皮温高，皮肤瘙痒不止。舌红绛，苔黄腻，脉弦滑，纳呆，睡眠尚可。

西医诊断：下肢大隐静脉曲张，淤积性皮炎。　　**中医诊断**：臁疮

辨证审机：湿热闭阻，脉络不通。

治法：清热解毒，祛湿通络。　　**方药**：淤积性皮炎外洗方

防风20克　当归25克　白鲜皮25克　川椒25克　黄柏25克　百部25克　苦参25克　地肤子25克　蛇床子25克　苍术25克。七剂　日一剂，水煎适量外洗。

二诊：2015年2月13日。患者双下肢静脉迂曲扩张30余年，伴双侧足靴部皮肤变硬，皮色较前有所恢复，皮温略高，皮肤瘙痒减轻。舌红绛，苔黄腻，脉弦滑，纳呆，睡眠尚可。嘱其卧床休息，抬高患肢。效不更方，继续上方七剂。

按语 淤积性皮炎外洗方为自拟经验方。适用于湿热下注，瘀毒痹阻所致的淤积性皮炎，临床表现为皮肤变硬，皮色暗红，皮温高，皮肤瘙痒，破溃缠绵，舌红绛，苔黄腻，脉弦滑。当归补血活血；防风、白鲜皮祛风胜湿；苦参、黄柏清热燥湿；川椒、百部、地肤子、蛇床子四味共奏祛湿止痒之效；苍术燥湿之品，佐之加强祛湿之效。该患者湿毒淤积日久，血行不畅，肌表失于濡养，故发为本病。方中重用活血祛湿之品，标本兼治。

三、黄芪桂枝五物汤加减治疗气虚血瘀型雷诺病

病案：刘某，男，42岁，2015年4月20日。

主诉：双手指遇冷变色，麻木加重1周余。

病史：患者自诉双侧手指于4年前出现遇凉变色，且伴有发麻、疼痛症状，手指苍白发冷，渐转青紫，间歇性发作，得温缓解。未予重视，未经系统治疗，于近1周症状加重。

初诊：患者双侧手指遇凉变色，且伴有发麻、疼痛 4 年，近 1 周症状加重，手指苍白发冷，渐转青紫，间歇性发作，得温缓解。舌淡红，苔白，脉细弱。饮食，睡眠尚可。

西医诊断：雷诺综合征　　　　**中医诊断**：脉痹

辨证审机：气虚难以运血，络道阻滞。

治法：益气温阳，活血通络。　　　　**方药**：黄芪桂枝五物汤加减

地龙 25 克　熟地黄 25 克　牛膝 25 克　玄参 20 克　当归 25 克　桃仁 20 克　水蛭 20 克　三棱 15 克　莪术 20 克　川芎 20 克　枳壳 20 克　桂枝 15 克　黄芪 25 克　党参 20 克。七剂 每日一剂，水煎 300 毫升，分早晚两次饭后温服。

二诊：2015 年 4 月 28 日。患者双侧手指遇凉变色，且伴有发麻、疼痛 4 年，手指苍白发冷，渐转青紫，服药七剂后发作较前频率降低，麻木、疼痛症状缓解。舌淡红，苔白，脉细弱。饮食，睡眠尚可。嘱其注意保暖，控制情绪，保持心情舒畅。效不更方，继续上方七剂。

按语　黄芪桂枝五物汤出自《金匮要略》，方中黄芪为君，甘温益气；桂枝散风寒而温经通痹，与黄芪配伍，益气温阳，和血通经。桂枝得黄芪益气而振奋卫阳；黄芪得桂枝，固表而不致留邪；熟地黄滋阴补血，党参补中益气，两者同用气血双补；玄参、桃仁活血、散结；地龙、水蛭、三棱、莪术破血消积；牛膝、川芎活血止痛；枳壳消积；当归和血。在西医扩血管治疗本病疗效不理想，反复发作的背景下，中医以辨证论治的思维指引下，根据多年临床经验，结合中药在治疗本病上取得了令人满意的疗效。

中医妇科疾病验案

韩百灵治疗疑难病证验案撷菁

韩百灵（1909-2010），出生于中医世家，幼读儒书，长业岐黄，后专攻女科，弱冠之年考取中医师资格，1930年来哈与兄长韩秀实一同执业，从此跻身医林，立足黑龙江，1934年于哈尔滨市道外北十四道街自设百灵诊所。1937 年与高仲山等人共同创立了哈尔滨市“汉医学会”，是龙江中医事业的奠基人之一，在旧中国伪满时期即名冠龙江，成为龙江四大名医之一。中华人民共和国成立后他成为全国第一批中医教授；第一位荣获中医妇科博士学位授予权；第一个荣获国家重点学科《中医妇科学》学科带头人；也是黑龙江中医药大学唯一的“功勋教授”，被评为“全国卫生文明先进工作者”“全国名师”“国医楷模”。创立了“肝肾学说”，发展了“同因异病，异病同治”的理论。

一、甘姜苓术汤加减治疗带下病

病案：刘某，女，31岁，2001年8月13日。

主诉：带下量多1年余。

病史：带下量多，绵绵不断1年余，14岁月经初潮，月经周期规律，量少，色淡。

初诊：带下量多，质清稀如水，伴畏寒肢冷，腰冷如坐水中，食欲欠佳，面浮肢肿，面色晦暗，小便频数，大便溏薄。舌质淡，苔白润，脉沉迟。妇检：生殖器无异常。白带常规：WBC（+），杂菌（+），清洁度Ⅱ°，上皮细胞（2+），阴道杆菌（2+）。

西医诊断：阴道炎　　**中医诊断**：带下病

辨证审机：肾阳不足，脾失运化，湿邪下注。

治法：温肾益脾，散寒除湿止带。　　**方药**：甘姜苓术汤加减

白术15克　茯苓20克　干姜15克　甘草10克　芡实15克　杜仲15克　肉桂10克　巴戟天15克　龙骨15克　牡蛎15克。七剂 水煎两次，分两次温服。

二诊：2001年8月20日。患者自述服药后带下量明显减少，腰部冷痛、浮肿减轻，小便正常，唯大便溏泄，舌质淡红，苔薄白，脉沉弱。

方药：白术15克　茯苓20克　干姜10克　甘草10克　芡实15克　杜仲15克　肉桂10克　巴戟天15克　炒苡仁15克　炒山药15克　牡蛎15克。七剂 水煎两次，分两次温服。

三诊：2001年8月27日。带下量正常，8月25日月经来潮，经量较前增多，色鲜红，腰部冷痛消失，食欲增加，大便日1-2次，微软，嘱其守原方减肉桂。再服七剂，巩固疗效。

按语　甘姜苓术汤始见于《金匮要略》，是仲景用于治疗寒湿痹证的代表方，又名“肾着汤”，并非用于治疗女子带下病。韩百灵教授认为本案辨证要点为：带下绵绵不断，畏寒肢冷，腰冷如坐水中，系寒湿所致。其本虽在脾肾，但是由于寒湿之邪伤及任、带，命火被寒湿所困，脾阳不振，水湿不运，湿邪流注下焦，故而发病。虽仲景未言明该方治疗此病，但其“同因异病，异病同治”

的理论已启后人，视其机理相同，所以选用甘姜苓术汤治疗寒湿凝滞的方药，以温阳散寒，健脾渗湿。加肉桂、巴戟天补火温阳，引火归源，以助散寒止痛之力，加炒苡仁、炒山药健脾除湿，用龙骨、牡蛎固涩止带。韩百灵教授治疗本病关键在于掌握主要病机，领悟经旨，活用经方，标本兼治，因此病证悉除。

二、百灵调肝汤加减治疗不孕症

病案：郭某，女，36岁，1997年10月23日。

主诉：婚后5年余未避孕而未孕。

病史：婚后5年余未孕，夫妇双方均做过生殖系统检查，排除器质性病变，在外院已诊断为“原发性不孕症”。15岁月经初潮，月经周期赶前错后不定，量少，色黯，有血块。平素经前乳房及小腹胀痛，偏头痛，心情抑郁，烦躁易怒，善太息。

初诊：月经周期赶前错后不定，现欲求子，神情抑郁，易激惹，舌质暗，边有瘀点，脉弦涩。

西医诊断：原发性不孕症　　中医诊断：不孕症

辨证审机：肝郁气滞，胞脉受阻，不能摄精成孕。

治法：疏肝解郁，活血调经。　　方药：百灵调肝汤加减

当归15克　赤芍15克　川牛膝15克　川芎15克　通草15克　川楝子15克　丹参15克　香附15克　柴胡10克　皂角刺10克　甘草10克　王不留行15克

并嘱其调节情志，放松心情。

二诊：1997年11月2日。服药后心情有所好转，仍有胸闷乏力、偏头痛的感觉，舌质略暗，脉弦涩。在原方基础上辅加枳壳、益母草调理气血。

方药：当归15克　赤芍15克　川牛膝15克　川芎15克　川楝子15克　丹参15克　香附15克　枳壳15克　柴胡10克　益母草20克　皂角刺10克　通草10克　甘草10克　王不留行15克

三诊：1997年11月12日。服药后烦躁易怒、胸闷等症状再未出现。经水于11月7号来潮，量可，色略黯，已无经前乳房及小腹胀痛，但觉腰膝酸软，倦怠乏力，舌质略暗，脉弦滑。守上方加补肾之品以强腰健膝。

方药：当归15克　赤芍15克　川牛膝15克　川芎15克　丹参15克　香附15克　益母草20克　续断15克　寄生15克　枸杞子15克　杜仲15克　狗脊15克　甘草10克

后得知服药后月经恢复正常，余症明显缓解，于1998年3月即身怀有孕，足月顺产，特来函致谢。

按语　该患者肝郁日久、胞脉受阻，气血失调，冲任不能相资，故难以受孕成胎。不孕症的产生与肝肾关系极为密切。肾藏精，主生殖，为先天之本；肝藏血，主疏泄，是气机的枢纽，胞脉、冲任的畅通与否直接与肝脏相关。《景岳全书·妇人规·子嗣》中提到：“产育由于气血，气血由于情怀，情怀不畅则冲任不充，冲任不充则胎孕不受”，若情志失调，忿怒抑郁，肝失调达，疏泄失常，气机不畅，以致冲任不能相资，不能摄精成孕。又肝体阴而用阳，以血为用，故形成“有余于气，不足于血”的生理特点，且“气为血之帅，血为气之母”，气行则血行，气滞则血凝，故只有肝的疏泄、藏血功能正常，才可经脉旺盛，冲任调达，胎孕乃成。因此自拟方剂百灵调肝汤，治以疏肝解郁、理血调经。治疗全程看似只为调经，却达助孕之功，实乃遵循“种子必先调经”之法。

三、育阴止崩汤加减治疗崩漏

病案：林某，女，17岁，1989年5月4日。

主诉：经水淋漓不尽40余日。

病史：患者13岁月经初潮，既往月经周期规律，量、色正常。近半年，经期延长至半月余，始服止血药可获效，后效果不佳。

初诊：现经水淋漓不尽40余日，量少，色黯，伴头昏耳鸣，腰膝酸软，倦怠乏力，面色无华，唇色淡，五心烦热，活动后感心慌气短，夜寐欠安，舌红少苔，脉细数。

西医诊断：功能失调性子宫出血　　　　**中医诊断**：崩漏

辨证审机：肝肾阴虚，热伏冲任，虚火内炽，迫血妄行。

治法：滋补肾阴，益气固冲。　　　　**方药**：育阴止崩汤加减

生地20克　山茱萸15克　山药15克　续断20克　桑寄生20克　白芍20克　炒杜仲20克　海螵蛸20克　煅牡蛎25克　炒地榆50克　棕榈炭20克　酸枣仁20克　党参20克　黄芪20克　炙甘草10克　阿胶10克（烊化）

二诊：1989年5月14日。服药一周后血止，夜寐安，仍感倦怠乏力，气力不接，舌红少苔，脉细数。守上法，去掉塞流之品，加健脾养血之药以固本复旧。

方药：生地20克　山茱萸15克　山药15克　续断20克　桑寄生20克　白芍20克　生杜仲20克　海螵蛸20克　煅牡蛎25克　党参20克　黄芪20克　白术15克　当归20克　炙甘草10克　阿胶10克（烊化）

三诊：1989年5月23日。症情日趋改善，面色、唇色渐转红润，舌脉如前，仍守上法，令其连续服药月余后，将此药配成丸剂久服。

随访得知患者服药1年余，月经复常。

按语　青春期女子患崩漏者，大多以肾虚为主，正如《素问·阴阳别论》所说“阴虚阳搏谓之崩”，所含之意，即是指阴精不足，虚火内生，热扰血海，经血沸溢，血失固摄，离经而下。该患先天发育不足，故久漏不止，导致肾阴不足，虚火内炽，热伏冲任，迫血妄行，故经水淋漓不断。在治疗上韩百灵教授遵循张寿颐之说：“不知血之妄行，多是龙雷相火，疏泄无度，惟介类有情，能吸纳肝肾泛滥之虚阳，安其窟宅，正本清源，不治血而血自止”的原则，通过多年的临床经验，自拟了“育阴止崩汤”以滋补肾阴、固冲止血，全方从阴引阳，从阳引阴，所固在肾，所摄在血，有固本塞流之妙用，待血止之后，当去塞流之品，治以补肾健脾澄源复旧，急固塞流，缓图澄源，二法兼施，终获全效。

王维昌医案

王维昌（1936-2012），原黑龙江中医药大学附属第二医院妇科主任。黑龙江省第一批名中医，全国级老中医学术继承人指导教师，博士后合作导师。出身中医世家，幼承庭训，就读于黑龙江中医药大学，毕业后留校任教。从医药专家五十余年，学验俱丰，擅治疑难杂症，尤精女科，对于不

孕症的诊治有独到之处。

一、自拟参芪失笑散治疗功能性子宫出血

病案：张某，女，45 岁，2010 年 5 月 18 日。

主诉：阴户下红二十日。

病史：已婚，已育一子。既往月经规律，一年来去而不至，至而不去。或二、三月一转，持续二十余日。血量如注，血色鲜红，伴有瘀块。平素体质羸弱，神疲乏力，少气懒言。曾行刮宫术，病理回报单纯性子宫内膜增殖。后时常反复发作，月经周期需依赖激素。

初诊：阴户下红二十日，初量多如注，刻下较之前略减，血色鲜红，伴有瘀块，腰腹不痛。面色㿠白，神疲乏力，可见贫血颜貌。舌淡红苔薄白，脉沉细。超声提示子宫内膜 12mm，血常规提示 HGB 87g/L。

西医诊断：功能失调性子宫出血继发贫血　　**中医诊断**：崩漏

辨证审机：气虚血瘀，血不归经。

治法：益气养血，活血化瘀。　　**方药**：参芪失笑散

黄芪 50 克　党参 25 克　生蒲黄 25 克　五灵脂 25 克　五倍子 10 克　海螵蛸 50 克　诃子 15 克　三七粉 3 克（冲服）。五剂　水煎，日一剂早晚分服。

二诊：2010 年 5 月 23 日。服上方三剂后血量大减，尽剂后血去。仍觉神疲乏力。改用归脾汤加味。

黄芪 50 克　党参 25 克　焦白术 15 克　茯苓 25 克　当归 20 克　炒枣仁 25 克　桂圆肉 15 克　木香 5 克　旱莲草 50 克　炙鱼鳔 15 克　炙甘草 10 克　阿胶 15 克（烊化）。十四剂　水煎，日一剂早晚分服。

嘱患者自血止之日起三十五日月水不潮或阴户下红七日不去时立即来就诊。后又以二诊方加减出入调治半月，月经按月来潮，六日净，复查 HGB 109g/L，经随访未再发作。

按语　刘完素《河间六书》提到：妇人童幼天癸未行之际，皆属少阴，天癸既行，皆属厥阴论之，天癸已绝，乃属太阴经也。围绝经期妇女天癸将绝，先天之精需后天水谷滋养，崩漏应考虑从脾论治。该患年近七七，血中有块，询问腰腹无有痛感，王维昌认为血中有块即是血瘀，疼痛无非虚实两端，或因寒凝气滞阻滞，或因气虚无力运导，腰腹无痛感，加上神疲乏力等一派气虚之证，可断为血瘀因气虚无力运导，证属气虚血瘀。方中参芪补气，失笑散化瘀止血，五倍子、海螵蛸、诃子收敛固涩止血，三七活血止血，共奏益气活血止血之功。二诊时血去，用归脾汤善后调养，纠正贫血，调整月经周期，亦是标本兼顾之法。

二、自拟安胎饮治疗复发性流产

病案：廉某，女，28 岁，2010 年 6 月 20 日。

主诉：妊娠五十日，半月来小腹坠胀，五日阴户下红。

病史：已婚五年，三孕皆陨。近来小腹坠痛，腰骶酸痛，神疲乏力，恶心干呕，胃纳不馨。平素月经常在四、五十日左右一转，经治疗后一月一行。

初诊：即日晨起仍有少量出血，小腹坠痛，腰骶酸痛，倦怠，恶心。末次月经：2010 年 5 月 10 日。舌淡暗边尖红苔薄黄，脉沉弱。超声提示宫内妊娠，可见胎囊、胎芽，未见胎心。

西医诊断：复发性流产　　　　　　　　**中医诊断：**滑胎

辨证审机：肾精亏虚，胎元不固。

治法：益气养血，补肾安胎。　　　　**方药：**安胎饮加减

党参 15 克　黄芪 25 克　当归 10 克　熟地 25 克　白芍 25 克　川续断 25 克　桑寄生 25 克　杜仲炭 25 克　羌活 15 克　阿胶 15 克（烊化）。七剂 水煎，日一剂早晚分服。

二诊：2010 年 6 月 27 日。服药三剂后血去，腰腹痛未作。恶心加重，反酸，食入即吐，心烦。上方加黄芩 15 克，黄连 10 克，芦根 25 克，麦冬 15 克。七剂 水煎，日一剂早晚分服。

三诊：未见流血，腹痛未作。恶心呕吐减。复查超声胚胎发育良好，与孕周相符。停药观察，不适随诊，后随访足月产举一男。

按语　妊娠期间，胎居于母腹，赖气以载之，血以养之，冲任以系之，肾精以荫之。“胞脉者系于肾”，所以保胎应从肾入手。该患者有月经后期史与复发性流产史，加之腰骶酸痛，“腰为肾之府”，说明其肾精亏虚，在治疗上应该补肾安胎。安胎饮是在寿胎丸、胶艾汤、泰山磐石散几首方剂的基础上变化而来。寿胎丸减去菟丝子、胶艾汤减去川芎都是恐其碍胎，防其滑利走窜。方中加入羌活是仿保产无忧散之意，升督脉阳气以系胎。二诊时因恶心、心烦加入芩、连、芦、麦，用以清热除烦止呕以收工。

三、香棱丸加味治疗输卵管梗阻型不孕

病案：付某，女，34 岁，2010 年 7 月 4 日。

主诉：两年来求子不得。

病史：已婚七年，婚后曾人工流产三次，后自行避孕，两年来欲求子不得。行子宫输卵管造影术提示：左侧输卵管梗阻，右侧输卵管通而不畅。

初诊：月经常在三十二、三日左右一转，月经量较从前减少，经质有块，经行小腹胀痛，经前乳胀一周，乳头瘙痒。平素两侧少腹时有刺痛，得热则减。大便两日一转，心烦易怒。四末不温，畏寒，舌暗红有瘀斑苔薄黄，脉沉弦。末次月经 6 月 20 日。

西医诊断：继发性不孕　　　　　　　　**中医诊断：**断绪

辨证审机：寒凝气滞血瘀

治法：温经散寒，行气活血，调经助孕。　　　**方药：**香棱丸加味

丁香 15 克　木香 10 克　小茴香 10 克　青皮 25 克　莪术 35 克　三棱 15 克　橘核 25 克　荔枝核 25 克　茯苓 25 克　商陆 10 克　防己 20 克　制川楝子 15 克。二十剂 水煎，日一剂早晚分服。

二诊：2010 年 7 月 25 日。月经于 7 月 21 日来潮，量适，痛经减轻。经前乳胀略减。遵上方继服十四剂。

三诊：2010 年 8 月 10 日。近一周带下色黄黏稠，异味，阴痒，舌红苔黄腻脉弦滑，证属肝经湿热下注，龙胆泻肝汤化裁：

龙胆草 35 克　焦栀子 15 克　黄芩 15 克　土茯苓 50 克　石菖蒲 50 克　蒲公英 25 克　紫草 15 克　紫花地丁 25 克　败酱草 35 克　莪术 35 克　穿心莲 25 克　白花蛇舌草 35 克。七剂 水煎，日一剂早晚分服。

四诊：2010 年 8 月 17 日。上方尽剂，阴痒已瘥，带下量减转清。月经将至，乳胀大减，仍遵前方，首诊方继服二十剂。后又按首诊方加减出入治疗三个月左右，月经如期而至，量适，痛经大减，经前乳房无胀痛感。嘱患者可以试孕。患者恐惧有异位妊娠风险，行宫腔镜下输卵管通液术，

提示双侧输卵管通畅。遂再与益肾促孕方剂：

菟丝子 50 克　枸杞子 50 克　五味子 15 克　制何首乌 25 克　仙茅 15 克　巴戟天 25 克　仙灵脾 15 克　阿胶 15 克（烊化）　当归 20 克　麦冬 15 克　山萸肉 25 克　鹿角胶 10 克（烊化）　覆盆子 15 克　熟地 25 克　王不留行 25 克。十四剂 水煎，日一剂早晚分服。

嘱半年后仍未怀孕前来复诊。后随访于两月后怀孕，足月产举一男。

按语　相当一部分输卵管梗阻的患者从大体症状上来看并无太多异常，经长期观察发现经前乳房胀痛、乳头瘙痒这一症状大多数输卵管梗阻的患者都会出现。肝经过腹环绕阴器，乳头属肝，乳房属胃，故治疗输卵管梗阻应从肝经论治。香棱丸出自《严氏济生方》，本为癥瘕积聚所设。结合影像学检查，王维昌认为输卵管梗阻是有形之邪瘀于胞脉，属于癥瘕积聚的范畴，故用香棱丸温经散寒，活血化瘀治之。值得一提的是方中的川楝子，王维昌特别强调要按天台乌药散中的办法，用巴豆同炒炮制，取巴豆之热性，佐制川楝子的寒性，温化寒痰。益肾促孕之方剂为王维昌之验方天癸汤，方中补肾药物量大如枸杞子、菟丝子都用 50g，是王维昌的习惯用法，他认为病邪舍于下焦，入肝肾之品非质沉量大无法达于病所。并且王维昌认为，无论何种类型的不孕症，在治疗的后期，都应该给予补肾药物。输卵管梗阻引起的不孕，诚属难症，非短时能起效，该患者前后治疗将近半年，说明在治疗本病时，必须坚持守方，从长计议，以恒收工。

四、建中汤加味治疗慢性盆腔炎

病案：李某，女，37 岁，2010 年 4 月 6 日。

主诉：近来小腹胀痛。

病史：已婚，已育一子，12 岁。而后曾行人工流产两次，现宫内放置节育器。末次月经 3 月 26 日。近半年来小腹坠胀，绵绵作痛，一月来疼痛加重，连及少腹，经行尤甚，喜温喜按。月经期整，色暗红，量适，经行不爽，略有血块。经前乳房胀痛，经行前后带下色如米泔，素体畏寒，腰骶酸痛，遇冷尿频，食后作胀，纳差。

初诊：小腹坠胀连及少腹，妇科检查宫体压痛（+），两侧附件区压痛（+），舌淡红苔薄白，脉沉。

西医诊断：慢性盆腔炎　　**中医诊断**：妇人腹痛

辨证审机：中焦虚寒，气滞夹瘀。

治法：温经益气养血　　**方药**：归芪建中汤加味

黄芪 50 克　当归 20 克　肉桂 10 克　炒白芍 50 克　元胡 25 克　川楝子 15 克　莪术 35 克　青皮 25 克　乌药 25 克　橘核 25 克　荔枝核 25 克　甘草 10 克。十四剂 水煎，日一剂早晚分服。

二诊：2010 年 4 月 21 日。服药后腹痛大减，胃纳渐增。仍觉四末不温，值逢月经来潮之际，前方中加温经散寒活血之品，以助药力。首诊方加吴茱萸 10 克，小茴香 10 克，炮姜 10 克，卷柏 25 克。十四剂 水煎，日一剂早晚分服。后经随访腹痛大减，余症悉减，一年来未曾发作。

按语　慢性盆腔炎是妇科常见疾病，迁延难愈，影响患者生活质量。常规治法是清热解毒、活血化瘀。但有一部分慢性盆腔炎的患者表现出一派虚寒之象，小腹连及少腹绵绵作痛坠胀，经行前后带下色如米泔，腰骶酸痛，遇冷尿频，平素容易疲乏，畏寒。这与小建中汤治疗的虚劳有相似之处。小建中汤主要治疗脾胃虚寒，阳气不能疏布全身所致的虚劳腹痛、四肢酸痛诸症的方剂。王维昌老师认为“冲脉隶属阳明”，故选用建中汤加味治疗慢性盆腔炎证属虚寒者，从中焦入手，补虚行滞，温通化瘀，缓急止痛，使正气复原，邪气外出。

王秀霞治疗妇科病验案

王秀霞，1939 年生，黑龙江省及全国名老中医、博士生导师、全国名老中医药专家学术经验继承指导老师、世界中医药学会生殖医学专业委员会名誉会长。早年师从名老中医于盈科先生 8 年。哈尔滨市百年风采女性。诊治妇科疾病重肝脾肾，固正气，以“治未病”理念调整人体的阴阳平衡和脏腑功能。

一、桂枝加龙骨牡蛎汤治疗围绝经期综合征

病案：王某，女，48 岁，2012 年 9 月 28 日。

主诉：停经 3 月余。

病史：13 岁初潮，既往月经规律，近 1 年月经周期紊乱，量或多或少，头晕耳鸣，腰膝酸软，烘热汗出，五心烦热，失眠多梦，口燥咽干。末次月经：6 月 7 日，月经量少，血行 3 天。舌紫，脉沉。于 2012 年 9 月 28 日本院 B 超示：子宫三径大小为：50×45×35mm，内膜：10.0mm，余未见明显异常。

初诊：停经 3 月余。头晕耳鸣，腰膝酸软，烘热汗出，五心烦热，失眠多梦，口燥咽干。舌紫，脉沉。

西医诊断：围绝经期综合征　　**中医诊断：**经断前后诸证

辨证审机：肾精亏虚，阴阳失调。

治法：补肾疏肝，调和阴阳。　　**方药：**桂枝加龙骨牡蛎汤加味

柴胡 10 克　桂枝 10 克　龙骨 30 克　牡蛎 30 克　合欢皮 20 克　柏子仁 10 克　夜交藤 20 克　茯神 15 克　丹参 20 克　香附 20 克　百合 20 克　天冬 15 克　天麻 15 克　杜仲 20 克　甘草 10 克。十四剂 水煎剂，日一剂，早晚饭后服用。

二诊：2012 年 10 月 12 日。服药十四剂，围绝经症状好转，舌黯脉沉。嘱谓效不更方。继服上方十四剂。后随访，自觉症状消失。

按语　本病的发生与绝经前后的生理特点有密切关系，与肾、肝、脾关系密切。妇女 49 岁前后，肾气由盛渐衰，天癸由少渐至衰竭，冲任二脉气血也随之而衰少，在此生理转折时期，受内外环境的影响，易导致肾阴阳失调而发病。“肾为先天之本”，又“五脏相移，穷必及肾”，故肾阴阳失调，每易波及其他脏腑，而其他脏腑病变，久则必然累及于肾，故本病之本在肾。素体精亏血少，经断前后，天癸渐竭，精血衰少，阳失潜藏，复加忧思失眠，营阴暗损，或房事不节，精血耗伤，脏腑失养，遂致经断前后诸证发生。故以补肾疏肝，调和阴阳之法为其治疗原则，方用桂枝加龙骨牡蛎汤加味。《金匮要略心典》有“桂枝汤，外证得之，为解肌和营卫，内证得之，为化气调阴阳”之说，加龙骨、牡蛎潜镇摄纳，使阳能固摄，阴能内守，诸症自调。柴胡疏肝解郁兼散郁火，《本草正》曰：“柴胡，用此者用其凉散，平肝之热。其性凉，故解寒热往来，肌表潮热，肝胆火炎，

胸胁痛结……血室受热，其性散，故主……少阳头痛，肝经郁证。”茯神、柏子仁交通心肾以安神；夜交藤与合欢皮相须为用，养血安神。同时根据肾虚日久，瘀浊内生的特点，用丹参、香附相须为用，活血通络、调畅气血。诸药寒热并用，阴阳兼调，散中有收，刚柔相济，滋水涵木，水火既济，营卫调和，阴阳平衡，则“阴平阳秘，精神乃治”，围绝经症状得以充分缓解。

二、苍附导痰方治疗多囊卵巢综合征

病案：封某，女，27 岁，2014 年 9 月 1 日。

主诉：停经 3 年余。

病史：自 17 岁月经初潮起月经一直不规律，稀发，每年来月经 1-2 次。2011 年于哈医大二院诊断为“多囊卵巢综合征”。曾行人工周期治疗，停药后又闭经。末次月经为 2012 年 8 月份，现停经三年余。自觉神疲乏力，满闷不舒，腰膝酸软，心烦易怒，小便正常，大便溏薄。舌黯淡，脉沉涩。检查：①性六项（2014 年 8 月 27 日于本院）提示：FSH：4.2，LH：12.5，PRL：155.6，P：0.99，T：78。②彩超（2014 年 8 月 27 日于本院）提示：子宫大小为 38mm×33mm×38mm，内膜 6.4mm；左侧卵巢体积 13.5cm^3，可见 12 个卵泡；右侧卵巢体积 14.5cm^3，可见 12 个卵泡。③身高 162cm，体重 85 公斤，棘皮（3+）。

初诊：末次月经 2011 年 8 月份，现停经三年余。现神疲乏力，满闷不舒，腰膝酸软，心烦易怒，小便正常，大便溏薄，舌黯淡，脉沉涩。

西医诊断：多囊卵巢综合征　　中医诊断：继发性闭经

辨证审机：痰湿内盛，壅滞冲任，气血运行不畅。

治法：豁痰除湿，活血调经。　　方药：苍附导痰方加味

苍术 20 克　远志 10 克　半夏 10 克　胆南星 15 克　鳖甲 15 克　浙贝母 20 克　青皮 15 克　丹参 20 克　川牛膝 20 克　白芥子 5 克。十四剂 水煎服，日一剂，分 2 次饭后温服。

嘱患者控制体重，加强运动，注意饮食。

二诊：2014 年 9 月 14 日。服药十四剂。昨日来潮，月经量少，点滴即止。药后诸症减轻。体重下降 5 斤。舌黯淡，脉沉涩。仍以燥湿化痰，活血调经，正值经期，酌加活血调经，祛瘀通经之品。

方药：苍附导痰方加味

苍术 20 克　远志 10 克　半夏 10 克　胆南星 15 克　鳖甲 15 克　浙贝母 20 克　青皮 15 克　丹参 20 克　川牛膝 20 克　白芥子 5 克　赤芍 15 克　桃仁 5 克　莪术 10 克　泽兰 10 克。十四剂 水煎服，日一剂，分 2 次饭后温服。

三诊：2014 年 9 月 28 日。服上方十四剂，药后诸症减轻。体重共下降 8 斤。舌黯淡，脉沉涩。

方药：苍附导痰方加味

苍术 20 克　远志 10 克　半夏 10 克　胆南星 15 克　鳖甲 15 克　浙贝母 20 克　青皮 15 克　丹参 20 克　川牛膝 20 克　白芥子 5 克　泽兰 10 克　益母草 15 克　夏枯草 20 克　猪苓 10 克。十四剂 水煎服，日一剂，分 2 次饭后温服。

四诊：2014 年 10 月 14 日。服上方十四剂。现未潮。体重共下降 10 斤。舌黯淡，脉沉涩。

方药：苍附导痰方加味

苍术 20 克　远志 10 克　半夏 10 克　胆南星 15 克　鳖甲 15 克　浙贝母 20 克　青皮 15 克　丹参 20 克　川牛膝 20 克　白芥子 5 克　泽兰 10 克　通草 15 克　夏枯草 20 克　赤芍 15 克。七剂 水

煎服，日一剂，分2次饭后温服。

五诊：2014年10月23日。服上方七剂。昨日来潮。体重共下降10斤。舌黯淡，脉沉涩。继以前方调治。

方药：苍附导痰方加味

苍术20克　远志10克　半夏10克　胆南星15克　鳖甲15克　浙贝母20克　青皮15克　丹参20克　川牛膝20克　白芥子5克　泽兰10克　通草15克　夏枯草20克　赤芍15克

水煎服，日一剂，分2次饭后温服。

后随证加减服药半年，患者体重共下降30斤，月经周期基本规律，40天左右一行。

按语　《女科切要》云："其肥白妇人，经闭而不通者，必是痰湿与脂膜壅塞之故也。"在多年临症中总结到，肥胖型PCOS患者其主要病机为肾虚血瘀、痰壅胞宫。患者形体偏胖，是为脾虚失运，痰湿为患，肾藏生殖之精，肾虚则冲任不盛，故见月经稀发，腰酸，脉症参合，系脾肾不足，痰湿内盛，壅滞冲任，气血运行不畅。投以豁痰除湿，活血调经，以苍附导痰方加减。方中针对多囊患者大多肾虚痰瘀的体质，取半夏消痞散结，胆南星清热化痰，青皮疏肝破气、消积化滞。《本草纲目》曰："苍术，治湿痰留饮……及脾湿下流，浊沥带下。"鳖甲、浙贝母软坚散结，化痰消痈。丹参活血调经，祛瘀止痛，凉血消痈。白芥子辛温走散，能利气机化寒痰，善驱皮里膜外之痰。川牛膝活血调经，引血下行并载药下行。诸药相合，共奏豁痰除湿，活血通经之效。湿痰去，血海冲任自无阻隔，则经调血顺。

三、趁痛散治疗产后身痛

病案：赵某，女，30岁，2014年8月18日。

主诉：下肢关节疼痛40余天。

病史：足月剖腹产产后43天，下肢关节疼痛40余天，恶露淋漓1月余，现乏力自汗。舌紫黯，脉沉无力。

初诊：下肢关节疼痛，乏力自汗。舌紫黯，脉沉无力。

西医诊断：产后身痛　　**中医诊断**：产后身痛，产后恶露不绝。

辨证审机：气血亏虚，邪阻经络。

治法：养血祛风，散寒除湿。　　**方药**：趁痛散加味

黄芪30克　苍术20克　当归15克　王不留行30克　独活15克　川牛膝30克　薤白15克　制何首乌15克　元胡15克　炮姜5克　穿山龙30克　白芷15克　通草5克　桂枝15克　丹参20克。水煎服，日一剂，早晚饭后服用。

二诊：2014年9月1日下肢关节疼痛好转，舌紫脉沉。以前方加：桂枝20克，五灵脂15克。

三诊：2014年10月15日 药后疼痛明显缓解，脚部仍有不适，舌紫暗，脉沉。处方如下：

丹参20克　当归15克　黄芪30克　苍术20克　川牛膝10克　独活10克　桔梗10克　薤白20克　杜仲15克　桑寄生15克　路路通15克　元胡10克　通草5克

四诊：2014年11月2日 药后疼痛基本消失，现无明显不适。

按语　产后身痛的发病原因多因产后气血亏虚，百骸空虚，筋脉失养，加之产后起居不慎，风寒湿三气杂至痹阻经脉气血，"不通则通"。产后身痛患者多虚多瘀，在治疗上宜补气血，血行而风自灭；另一方面产后身痛患者不宜峻投风药，酌情采用祛风药，中病即止。本例患者为产后恶露不止，亡血耗气，加之误服疏解之品，重伤气血，致使周身筋脉骨节失荣，故而疼痛难耐。以养血祛

风、散寒除湿为主治疗，方用趁痛散加减。趁痛散出自《傅青主女科》，谓“产后百节开张，血脉流散，气弱则经络间血多阻滞，累日不散，则筋牵脉引，骨节不利……或身热疼痛，若误作伤寒，发表出汗，则筋脉动荡，手足发冷，变症出焉，宜服趁痛散。”以黄芪、当归、桂枝、炮姜益气温经，和血通痹；苍术健脾祛湿；桑寄生、独活、穿山龙、元胡、通草、路路通祛风通络止痛；当归、丹参、川牛膝、王不留行补血活血通经，寓“治风先治血，血行风自灭之意”，另一方面川牛膝可引诸药下行；路路通、通草、王不留行有行气活血、通络下乳之效。诸药合用使精血充沛，肝肾得养，柔刚得复，而疼痛自除。

四、温经汤治疗痛经

病案：刘某，女，23岁，2013年10月13日。

主诉：经行腹痛数年。

病史：13岁初潮，既往月经规律，经行腹痛近10年，经期小腹剧痛，痛甚恶心呕吐、便溏，经血色紫黯有块；畏寒肢冷，腰部冷痛，面色青白。末次月经09月28日，经量如常，血行4天。舌黯脉沉紧。

初诊：末次月经9月28日，经量如常，血行4天。现畏寒肢冷，腰部冷痛，面色青白。舌黯，脉沉紧。

西医诊断：原发性痛经　　　　**中医诊断**：痛经

辨证审机：寒凝血瘀，冲任壅滞。

治法：温经散寒，祛瘀止痛。　　　　**方药**：温经汤加味

当归15克　白芍15克　党参20克　肉桂5克　吴茱萸15克　半夏15克　麦冬15克　元胡15克　杜仲20克　仙灵脾15克　乌药15克　枳壳15克　甘草10克。水煎服，日一剂，早晚饭后服用。

二诊：2013年11月10日 末次月经：10月29日，痛经诸证愈，经量如常，血行4天，舌黯脉沉。自拟方用：

当归15克　白芍15克　党参20克　阿胶10克　肉桂5克　吴茱萸15克　半夏15克　麦冬15克　元胡15克　锁阳20克　乌药15克　川芎15克　甘草10克。水煎剂，日一剂，早晚饭后服用。

按语　原发性痛经的患者主要病因为先天禀赋不足，肾气未充。本病的发生与冲任、胞宫的周期性生理变化密切相关。主要病机在于邪气内伏或精血素亏，更值经期前后冲任二脉气血的生理变化急骤，导致胞宫的气血运行不畅，不通则痛，或胞宫失于濡养，“不荣则痛”，故使痛经发作。正如《诸病源候论·卷三十七》：“妇人月水来腹痛者，由劳伤血气，以致体虚，受风冷之气，客于胞内，损冲任之脉，……其经血虚，受风冷，故月水将来之际，血气动于风冷，风冷与血气相击，故令痛也。”经期感受寒邪，或过食寒凉生冷，寒客冲任，与血搏结，以致气血凝滞不畅，经时气血下注冲任，胞脉气血更加壅滞，“不通则痛”，故使痛经。治疗上以“通”为用，临证治疗肾虚寒凝型原发性痛经常用金匮温经汤加减，酌加杜仲、巴戟天、锁阳等补肾之类中药以固本。在治疗痛经时善用元胡、乌药以加强行气散寒止痛之功。诸药相伍，温经散寒以活血，补养冲任以固本，则瘀血去而血脉通，月经调而病自除。该患服上药后，痛经诸证愈。另外特别重视服药期间，常嘱患者经前5-7天开始服药，连服7天，使通则不痛。

侯丽辉治疗多囊卵巢综合征验案

侯丽辉，1951 年生，主任医师，教授，博士生导师。享受国务院特殊津贴、黑龙江省政府特殊津贴。国家二级教授；国家中医药管理局第五批名老中医传承指导教师；中国中医科学院博士后合作导师；卫生部国家重点专科带头人；国家中医药管理局重点专科带头人；黑龙江省级教学名师；国家精品课《中医妇科学》课程负责人、主讲教师；国家中医临床研究基地重点病种多囊卵巢综合征首席专家；中华中医药学会中医妇科专业委员会副主任委员。黑龙江省中医药学会中医妇科专业委员会主任委员。2014 年获批侯丽辉全国名老中医药专家传承工作室建设项目。

一、补肾化痰方治疗多囊卵巢综合征

病案：于某，女，28 岁，2013 年 12 月 2 日。

主诉：月经错后 8 年，结婚一年未避孕未怀孕。

病史：月经周期，初潮 14 岁，3-5 天/35 天-90 天，量中，血块（–）腰酸（+），痛经（+），末次月经（LMP）：2013-09-29。饮食、睡眠正常，平素便溏。

初诊：停经 3 个月，饮食、睡眠正常，平素便溏。舌暗红，苔白，脉沉弱无力。

查体：身高 163cm，体重 78kg，BMI 29.36kg/m^2。多毛评分：3；黑棘皮评分：1；痤疮评分：1。

辅助检查：

（1）妇科超声：子宫位置前位，三径大小：43mm×40mm×27mm，内膜 6.0mm，回声均匀。左卵巢大小 37mm×28mm×24mm，体积为 12.4cm^3，卵泡大小 2-5mm，数量约为 13 个；右卵巢大小 32mm×27mm×31mm，体积为 11.0cm^3，卵泡大小 2-6mm，数量约为 12 个。

（2）性六项：FSH 3.99mIU/ml，LH 20.85mIU/ml，LH/FSH＞2.5，T 69.65ng/dl。

（3）雄三项：无异常。

（4）糖耐量试验：正常。胰岛素抵抗指数（IR）：3.86↑。

（5）肝功、甲功正常，血脂：低密度脂蛋白 3.71↑。

（6）病毒十项、不孕四项：正常。

（7）子宫输卵管造影：子宫形态正常，双侧输卵管各部通畅，无狭窄及扩张未见中断现象，对比剂在腹腔弥散。

（8）男方精液常规：正常。

西医诊断：多囊卵巢综合征　　**中医诊断：**月经后期，原发性不孕症

辨证审机：脾肾阳虚，痰湿内生，痰瘀胞宫。　　**治法：**补肾健脾，祛湿化痰。

（1）方药：中药补肾化痰方：黄芪　淫羊藿　茯苓　苍术　黄连　丹参。日一剂，水煎服，早晚温服。

（2）改变生活方式，控制饮食，运动减肥。

（3）月经周期22天测孕酮。

二诊：2014年1月19日。服药一个月，LMP：2013.12.27（药物），量中，色红，腰酸，痛经缓解。舌质暗，苔白，脉沉。月经周期22天测孕酮：0.11ng/ml，提示未排卵。嘱继服上方1个月；达芙通撤退出血：10mg/日一次，连服7天；月经周期22天测孕酮；改变生活方式，控制饮食，运动减肥。

三诊：2014年2月26日。服药一个月，LMP：2014.2.5（药物），量中，色红，腰酸缓解，痛经减轻。便溏有所改善。舌质暗，苔薄白，脉沉。月经周期22天测孕酮：8.34ng/ml，提示排卵。嘱中药继服上方1个月；周期22天测孕酮；改变生活方式，控制饮食，运动减肥。

四诊：2014年3月17日。服药一个月，LMP：2014.3.10（自然来潮），量中，色红，腰酸减轻，痛经明显改善。二便正常。舌质红，苔薄白，脉滑。身高163cm，体重74kg（体重减轻4kg），BMI 26.35kg/m^3。多毛评分：2；黑棘皮评分：1；痤疮评分：1。

复查结果：

（1）子宫位置前位，三径大小：45mm×33mm×31mm，内膜5.3mm，回声均匀。左卵巢大小31mm×25mm×20mm，体积为7.8cm^3，卵泡大小2-5mm，数量约为9个；右卵巢大小30mm×27mm×24mm，体积为10.0cm^3，卵泡大小2-6mm，数量约为12个。

（2）性六项：FSH 4.12mIU/ml，LH 5.99mIU/ml，LH/FSH<2.5，T 44.37ng/dl。

（3）雄三项：无异常。

（4）IR改善：2.79。

（5）血脂改善。

中药继服上方；改变生活方式，控制饮食。

五诊：2014年4月20日，停经40天月经未来潮，自测尿妊娠试纸阳性。于停经49天超声检查提示宫内妊娠。

按语　患者素体肥胖，脾肾两虚，痰湿内生，痰湿阻滞胞宫。该病病机主要是肾虚为本，痰湿阻滞为标，治疗当以补肾健脾，化痰除湿。补肾化痰方为治疗多囊卵巢综合征的临床经验方，方中黄芪健脾益气，脾气健运，痰湿不生。淫羊藿补肾固本。茯苓健脾，脾为生痰之源，脾气健运，湿不自生，且茯苓利水除湿。苍术具有燥湿之功。丹参养血活血，气血充盛，痰湿不生。该患者治疗3个月后，月经自发来潮一次，LH/FSH比值正常，IR降低，血脂改善。治疗后患者自然受孕成功。

二、调周法治疗多囊卵巢综合征

病案：姚某，女，27岁，2014年6月26日。

主诉：月经稀发12年，结婚3年未避孕未怀孕。

病史：既往月经规律，15岁初潮，月经6-7天/40-60天，量少，色暗红，有血块，痛经（+），经前乳胀，末次月经（LMP）：2014.6.5。末次前月经：2014.4.17。曾于医大一院诊断“多囊卵巢综合征”，口服达英-35治疗2个月，促排治疗3个月。

初诊：月经错后12年，量少，色暗红，有血块，痛经（+），经前乳胀，现饮食、二便正常，平素烦躁易怒，舌质暗，苔薄白，脉弦。

查体：身高：168cm，体重52kg，体重指数（BMI）18.4kg/m^2。

辅助检查：

（1）妇科超声：子宫位置：前位，三径大小：44mm×34mm×38mm，内膜5.1mm，回声均匀。

左卵巢大小 39mm×20mm×42mm，体积为 18.6cm^3，卵泡大小 2-6mm，数量约为 12 个；右卵巢大小 42mm×20mm×40mm，体积为 18.4cm^3，卵泡大小 2-4mm，数量约为 13 个。

（2）性腺激素六项：FSH 7.29mIU/ml，LH 14.40mIU/ml，T 55.48ng/dl。

（3）雄三项：硫酸脱氢表雄酮（DHEAS）：272.00μg/dl，雄烯二酮（AND）：6.66ng/ml↑，性激素结合球蛋白（SHBG）：66.10nmol/L。

（4）甲功、肝功、血脂正常。

（5）空腹胰岛素：6.0μIU/ml，空腹葡萄糖：5.14nmol/L，IR：1.37。

西医诊断：多囊卵巢综合征　　　　　　**中医诊断**：月经后期，原发性不孕症

辨证审机：肾精亏虚，冲任失充，肝失疏泄，气血失和，瘀阻冲任。

治法：补肾疏肝，养血调经。

（1）方药：调经 2 号+调经 3 号

调经 2 号（月经第 1 天开始服用，连服 14 天）：熟地黄　山茱萸　女贞子　龟甲　当归　白芍　郁金　香附　炙甘草　枸杞子　调经 3 号（月经第 15 天开始服用，连服 14 天）：夜交藤　香附　白术　川楝子　白芍　当归　丹参　郁金。日一剂，水煎服，早晚温服。

（2）月经周期 22 天测孕酮。

二诊：2014 年 7 月 24 日。服药一个月，LMP：2014.7.02（药物），量偏少，色红，偶有血块，痛经改善，经前乳胀缓解。舌质红，苔白，脉弦。月经周期 22 天测孕酮：0.65ng/ml，提示未排卵。嘱继服上方 1 个月；孕激素撤退性出血：达芙通，10mg/日一次，连服 7 天；月经周期 22 天测孕酮。

三诊：2014 年 9 月 2 日。服药一个月，LMP：2014.8.12（药物），量中，色红，无血块，痛经减轻，经前乳胀缓解。舌质正常，苔薄白，脉弦滑。月经周期 22 天测孕酮：7.11ng/ml，提示排卵。嘱继服上方 1 个月；月经周期 22 天测孕酮。

四诊：2014 年 10 月 6 日。服药一个月，LMP：2014.9.15（自然来潮），量中，色红，痛经减轻，经前乳胀减轻，烦躁易怒改善。舌质正常，苔薄白，脉滑。月经 22 天测孕酮：14.62ng/ml，提示有排卵。嘱中药继服上方；月经来潮第 3 天复诊。

五诊：2014 年 10 月 23 日。服药一个月，LMP：2014.10.19（自然来潮），量中，色红，无痛经，经前乳胀明显缓解，烦躁易怒明显改善。舌质红，苔薄白，脉滑有力。

复查结果：

（1）妇科超声：子宫位置：前位，三径大小：49mm×38mm×47mm，内膜 8.2mm，回声均匀。左卵巢大小 34mm×18mm×34mm，体积为 10.9cm^3，卵泡大小 2-8mm，数量约为 8 个；右卵巢大小 33mm×24mm×31mm，体积为 13.4cm^3，卵泡大小 2-8mm，数量约为 12 个。

（2）性腺激素六项：FSH 4.96mIU/ml，LH 5.72mIU/ml，T 33.66ng/dl。

（3）雄三项：硫酸脱氢表雄酮（DHEAS）：298.00μg/dl，雄烯二酮（AND）：4.6ng/ml↑，性激素结合球蛋白（SHBG）：69.8nmol/L。

该患者口服中药 3 个月，月经自发来潮 2 次，双侧卵巢体积减小，卵泡数量减少，性六项 LH/FSH 比值改善，雄烯二酮值降低。该患有计划妊娠要求，中药治疗 3 个月后，激素水平明显改善，建议进行卵泡监测，如未妊娠可行促排治疗。

按语　多囊卵巢综合征的发病与肾、肝、脾三脏功能失调密切相关。《傅青主女科》曰："经本于肾""经出诸肾"，说明肾与妇人经水密切相关。《临证指南医案》指出"女子以肝为先天，以血为用，气之有余，血之不足"，情志不畅或易怒伤肝，肝气郁结，疏泄失常，气不行血，则经脉不

畅，冲任受阻，血海不得充盈，故而月经不能如期。此病例患者月经稀发 12 年，乃肾气亏虚，精血匮乏，冲任失养，血海不足而致；经前乳胀，烦躁易怒，脉弦，乃肝气郁结所致，肝失疏泄，气血失和，冲任失调，导致月经失调。根据其症状辨为肾虚肝郁证，辨证与辨病相结合，采用其经验方调经 2 号、调经 3 号以补肾疏肝，养血调经。方中山茱萸、女贞子、龟甲、枸杞子滋肾阴；熟地黄、当归、白芍养血柔肝；川楝子、香附疏肝理气，以助疏泄；丹参、郁金活血祛瘀；甘草调和诸药。全方有补有通，使肾精充盛，肝气调达，肝血充足，血海充盈，经血如期而致。

三、补肾化痰活血方治疗多囊卵巢综合征

病案：乌某，女，20 岁，2014 年 6 月 6 日。

主诉：月经稀发 5 年。

病史：月经周期，初潮 14 岁，5-6 天/60 天-90 天，量中，色暗红，血块（+），腰酸（+），痛经（+），末次月经（LMP）：2014-03-28。伴面部痤疮，饮食、睡眠正常，二便正常。

初诊：患者停经 2 月余，LMP：2014-03-28，量偏少，色暗，血块（+），腰酸（+），痛经（+）。伴面部痤疮，饮食、睡眠正常，二便正常。身高 160cm，体重 60kg，BMI 23.4kg/m^2。多毛评分：1；黑棘皮评分：1；痤疮评分：2。舌暗红舌边有瘀点，苔白，脉沉细。

辅助检查：

（1）妇科超声：子宫位置：前位，三径大小：40mm×38mm×30mm，内膜 7.5mm，回声均匀。左卵巢大小 33mm×26mm×30mm，体积约为 12.8cm^3，卵泡大小 2-4mm，数量约为 14 个；右卵巢大小 30mm×27mm×25mm，体积约为 10.0cm^3，卵泡大小 2-6mm，数量约为 12 个。

（2）性六项：FSH 3.67mIU/ml，LH 10.18mIU/ml，PRL 6.39ng/ml，E2 114.05pg/ml，P 0.7ng/ml，T 38.53ng/dl。

（3）雄三项：硫酸脱氢表雄酮（DHEAS）：332μg/dl，雄烯二酮（AND）：＞10ng/ml，性激素结合球蛋白（SHBG）：19.4nmol/L。

（4）糖耐量试验：正常。空腹胰岛素：20.24μIU/ml，胰岛素抵抗指数（IR）：3.68。

（5）肝功、甲功、血脂无异常。

西医诊断：多囊卵巢综合征　　**中医诊断**：月经后期

辨证审机：脾肾两虚，痰湿内生，瘀血阻滞，痰瘀壅滞胞宫。

治法：补肾化痰，活血祛瘀。

（1）**方药**：补肾化痰活血方

黄芪　淫羊藿　茯苓　苍术　黄连　丹参　醋香附　山楂。日一剂，水煎服，早晚温服。

（2）改变生活方式，控制饮食，运动减肥。

（3）周期 22 天测孕酮。

二诊：2014 年 7 月 7 日。服中药一个月，LMP：2014.06.16（药物），量偏少，色暗红，有血块，腰酸（+），痛经（+）。舌质暗红舌边有瘀点，苔白，脉沉细。月经 22 天测孕酮：0.58ng/ml，提示未排卵。嘱继服中药继服上方 1 个月；撤退性出血：达芙通，10mg/日一次，连服 7 天；改变生活方式，控制饮食，运动减肥；周期 22 天测孕酮。

三诊：2014 年 8 月 10 日。服中药一个月，LMP：2014.7.19（药物），量中，色暗红，有血块，腰酸缓解，痛经减轻。舌质暗红舌边瘀点减小，苔薄白，脉沉。月经 22 天测孕酮：10.02ng/ml，提示排卵。嘱继服中药继服上方 1 个月；改变生活方式，控制饮食，运动减肥；周期 22 天测孕酮。

四诊：2014 年 9 月 11 日。服中药一个月，LMP：2014.8.20（自然来潮），量中，色红，无血块，腰酸明显缓解，痛经改善。舌质红，苔薄白，脉沉。月经 22 天测孕酮：1.22ng/ml，提示排卵。嘱继服中药继服上方 1 个月；撤退性出血：达芙通，10mg/日一次，连服 7 天；改变生活方式，控制饮食，运动减肥；来月经第 3 天复查。

五诊：2014 年 9 月 25 日。服中药两周，月经第三天，LMP：2014.9.23（药物），量中，色红，腰酸（–），痛经明显减轻。面部痤疮减少。舌质红，苔薄白，脉滑。体格检查；身高 160cm，体重 58kg，BMI 22.65kg/m^2。多毛评分：1；黑棘皮评分：1；痤疮评分：1。

复查结果：

（1）子宫位置：前位，三径大小：43mm×37mm×32mm，内膜 4.5mm，回声均匀。左卵巢大小 30mm×25mm×28mm，体积约为 10.5cm^3，卵泡大小 2-6mm，数量约为 12 个；右卵巢大小 28mm×27mm×23mm，体积约为 8.6cm^3，卵泡大小 2-3mm，数量约为 7 个。

（2）性六项：FSH 4.25mIU/ml，LH 6.58mIU/ml，PRL 8.31ng/ml，E2 74.05pg/ml，P 0.76ng/ml，T 43.53ng/dl。

（3）雄三项：AND 4.32ng/ml，SHBG 32.4nmol/L。

（4）糖耐量试验：正常。胰岛素释放试验：正常。胰岛素抵抗指数（IR）：2.58。

（5）肝功、血脂、甲功：无异常。

停中药观察月经情况。改变生活方式，运动减肥，控制饮食。

按语 该病病机主要以肾虚为本，痰浊、瘀血阻滞为标，治疗当以补肾化痰、活血祛瘀为主。该患者素体肥胖，脾肾两虚，运化失调，痰湿内生，壅滞胞宫致月经后期、量少；面部痤疮，月经色暗红，有血块，舌暗红舌边有瘀点皆为瘀血之象。补肾化痰活血方中黄芪补益脾气，既可助脾化痰湿，又补气以行瘀血；淫羊藿补肾固本；茯苓健脾化湿利水，脾气健，湿不自生；苍术燥湿；丹参、山楂活血化瘀，气顺血和，痰湿不生；醋香附疏肝理气，气行则血行，加强活血化痰之功。该患者中药治疗 3 个月，月经自发来潮一次，LH/FSH 比值正常，雄烯二酮降低，IR 降低。治疗后患者症状改善，停药观察月经情况。

王孝莹治疗妇科病验案

王孝莹，1946 年生，黑龙江省中医药科学院、硕士生导师，黑龙江省名中医，曾任黑龙江省中医医院妇科主任、黑龙江省中医药学会妇科专业委员会副主任委员、黑龙江省中西医结合学会妇科专业委员会副主任委员、哈尔滨市医学会医疗事故技术鉴定专家、黑龙江省委保健委员会干部保健专家、黑龙江省科技进步奖及自然科学基金项目评审专家。提出“先天之本与胎孕择优相关”的观点。临床擅治各种妇科疾病及疑难杂症。

一、多囊卵巢综合征不孕验案

病案：呼某，女，30 岁，2013 年 11 月 5 日。

主诉：婚后 6 年未孕。

病史：患者素体肥胖，月经不规律，常淋漓不净。曾先后在医大等医院诊为多囊卵巢综合征，服用达英-35、二甲双胍，螺内酯、克罗米芬等药先后治疗 1 年。当时月经规律，可见优势卵泡，停药如故。几年前曾服中药数月未效，近 3 年已放弃治疗。经她人介绍，重拾信心而来诊。

初诊：腰膝酸软，乏力、困倦，大便稍溏，恶心，带下较多，喜凉饮，下颌常起痤疮。末次月经 10 月 6 日，淋漓半月方净。面色晦暗，颈部见明显黑棘皮征。舌质淡，舌尖略红，苔白，脉沉略滑。身高 1.57m，体重 74kg，B 超：子宫 6.8cm×5.4cm×4.9cm，子宫内膜 0.6cm，子宫前壁肌瘤 4.8cm×4.2cm，略突向内膜，双侧卵巢均可见 2-6mm 小卵泡＞12 个；性激素检查：FSH 4.14mIU/ml、LH 9.47mIU/ml、E2 227.48pg/ml、T 0.273ng/ml、INS 25.73mIU/L。

西医诊断：多囊卵巢综合征，不孕症　　**中医诊断**：不孕症

辨证审机：脾肾两虚，痰湿夹瘀，胞脉阻滞。

治法：健脾补肾，清化痰湿，祛瘀通脉。　　**方药**：湿痰汤合祛瘀散结汤加减

半夏 20 克　茯苓 30 克　苍术 20 克　白术 30 克　香附 20 克　当归 15 克　川芎 15 克　三棱 15 克　熟地 20 克　菟丝子 30 克　浙贝母 20 克　黄连 20 克　莪术 20 克　丹参 30 克　赤芍 15 克　夏枯草 20 克　胆南星 10 克　皂角刺 10 克　滑石 30 克（包煎）。十四剂　每日一剂，水煎，分早晚温服。

嘱其必须忌口（辛辣、油腻、热性食物）、节食（每餐减 1/3）、运动（每天快走 40 分钟）。

二诊：2013 年 11 月 19 日。药后 11 月 9 日行经，血量中等，血块减，经血 6 天净，经后未淋漓。前症均减轻，续服十剂。此后以本方稍做加减又服十六剂，诸症明显好转。至 11 月 30 日体重已减 3.5kg，自觉身体轻松。

三诊：2013 年 12 月 28 日。月经愆期半月余未行，自觉乳房稍硬，乳头略挺，舌质淡，舌苔薄白，脉沉滑稍数。尿 HCG（－）。

方药：继以前方加桃仁 10 克、柴胡 15 克、怀牛膝 20 克、益母草 30 克、全蝎 5 克（研末服）。二十一剂，服法同前。

四诊：2014 年 1 月 28 日。1 月 5 日行经，血量中等，无血块，6 天净，带下不多，近日下颌稍起小痤疮。舌尖稍红，舌苔白，脉沉略弦。

方药：于前方加五灵脂 10 克、薏苡仁 30 克、红花 10 克、牡丹皮 15 克、桃仁 10 克。十二剂，服法同前。

五诊：2014 年 2 月 11 日。服上方五剂后痤疮未再起，自觉精力较前增强，体重已减 6.5kg，黑棘皮征已明显消退。

方药：当归 15 克　川芎 15 克　白芍 15 克　白术 20 克　茯苓 30 克　陈皮 15 克　菟丝子 30 克　桃仁 10 克　炒杜仲 15 克　甘草 10 克　益母草 30 克　山药 20 克　三棱 15 克　莪术 20 克　浙贝母 20 克　丹参 30 克　赤芍 15 克　黄连 20 克　露蜂房 10 克　全蝎 5 克（研末服）。十四剂，每日一剂，水煎，服法同前。

此后于前方减全蝎、三棱、益母草，又续服七剂。

六诊：2014 年 3 月 4 日。乳胀周余，今晨服药后呕吐 1 次，自验尿 HCG（+）。因略有腰酸感，故以补肾安胎法治之。

服药 1 周腰酸症除，稍恶心，仍乳胀。3 月 22 日 B 超：妊囊 47cm×26cm×20cm，胎芽 1.0cm，可见心管搏动。嘱其停药饮食调节。11 月 21 日家人来电话报喜，已于 11 月 17 日剖宫产生下一 8 斤重男婴，母子平安。

按语　本案为多囊卵巢综合征伴胰岛素抵抗所致不孕。患者脾肾两虚，肾气不充，脾不健运，

痰湿内蕴已久，血脉滞涩成瘀，痰湿不祛、瘀滞不除，胞脉阻滞故难成孕。用西药后虽短时月经正常，也见排卵，但因病本未除，痰瘀未消，故未受孕。本案以补肾健脾、清化痰湿、活血通脉、祛瘀散结为治，使痰瘀得化，瘀阻得消而受孕成胎，终遂愿产一男婴。笔者经验，对此病治疗，忌口、节食、运动，与用药同等重要。能做到此三者，几乎均能获效，否则效不显或多费时日。

二、胎死不下刮宫残留验案

病案：赵某，女，40岁，2008年6月27日。

主诉：死胎刮宫术后9天，宫腔残留。

病史：患者久居澳大利亚。今年1月曾做1次人流术，2月再次妊娠，决定要第2胎。怀孕80余天出现流产先兆，去当地医院治疗，医院用期待疗法。1个月后发现胎死宫内，因当地医院未予处置，无奈回国求医。9天前在省医院住院刮宫，因机化严重，仅刮除部分死胎，建议下月做宫腔镜。因患者不想再等，故来诊企求中医药治疗。

初诊：阴道已少量流血2月余，深咖啡色，腰酸，小腹不适，食少纳呆，乏力困倦，口干，自觉口中有秽气，睡眠不实、多梦，有时心悸。舌质稍暗，舌苔黄，中心苔剥，脉沉细略弦，尺弱。B超示宫腔内4.7cm×4.0cm×3.7cm强回声。

西医诊断：过期流产刮宫术后，宫腔残留　　**中医诊断**：胎死不下

辨证审机：肾虚气弱，冲任失养，胎死成瘀，稽留宫内。

治法：活血祛瘀，消癥散结，佐以补肾益气。　　**方药**：桃红四物合失笑散加减

桃仁15克　红花10克　五灵脂15克　蒲黄15克（包煎）　赤芍10克　当归10克　川芎10克　生大黄10克(后下)　益母草30克　三棱20克　莪术20克　黄芪50克　丹参30克　熟地20克。十四剂　每日一剂，水煎，分早晚温服。

二诊：2008年7月11日。服药1周后血减，自行做B超结果同前。近两日血已净，小腹略有坠感。舌脉同前。

守前方，生大黄加量至30克。继服十四剂，服法同前。

三诊：2008年7月24日。7月14日B超，宫内强回声已缩小至3.7cm×3.0cm×2.9cm。口中秽气已减，服药后大便日1次，小腹坠感已无。舌质淡红，黄苔已退，脉沉细。

于前方加冬葵子20克、香附20克。继服十二剂，服法同前。

四诊：2008年8月7日。7月25日行经，血量正常，无血块。今日B超宫内残留物已缩小至3.0cm×2.8cm×2.6cm，内呈中低液性回声。

守前方，再进二十剂后停药10天。

五诊：2008年9月16日。8月25日B超，宫内可见2.1cm×1.7cm×1.5cm低回声液性暗区。9月7日行经，量中等，无血块，7天净。经期腰腹不适，经后好转。

前方减三棱、莪术、桃仁、红花，加熟地25克、续断20克、桑寄生20克、枸杞子20克。十剂，服法同前。

患者服药后已无不适，又回澳大利亚，未再检查。3个月后再次怀孕，于2009年8月自然分娩1女婴。

按语　本案因人流术后1个月，肾气尚虚、冲任失养，胞脉损伤尚未完全修复，血海空虚，任养无力而致胎死宫内。又因肾虚气弱，无力逐死胎外出，而致胎死不下。胎死腹中，日久稽留更难排出。死胎久留，气机阻滞更致死胎无法清除，虽刮宫亦仅刮除少部分，而大部分仍瘀结稽留宫内。

瘀阻气机属标实之症，虽肾虚但不可过补，只可在治标基础上兼顾其本，否则致气机壅滞，下死胎更费时日。后期则当减破血消癥之品，增补肾益气之力，方能既治其标，又扶正固本，使肾气得补，胞宫得以修复。若在宫腔镜下清除残留死胎，刮除已不可能，只能用电切法将其与子宫壁分离，此法势必损伤子宫内膜，影响日后怀孕。中药治疗使其日渐液化吸收，对内膜无损，故治疗后 3 个月再次怀孕。

三、妊娠便秘验案

病案：李某，女，30 岁，2006 年 7 月 20 日。

主诉：妊娠 26 周，大便半月未行。

病史：平素经常便秘，大便短则 3-5 天，多则 1 周解 1 次。常吃水果、蔬菜，晨起均服用蜂蜜。5-7 天不便时常外用开塞露、服番泻叶、芦荟等药通便。妊娠后便秘日加严重，初期，3-5 日 1 次，至妊娠 16-17 周时，5-7 天便 1 次。曾在外院服用中药，始服有效（补肾养阴、润肠通便、安胎之品），能 1-2 日、2-3 日便一次，此后，效渐减，至 1 周 1 次，来诊前已半月未便。

初诊：近几日腹胀，饮食减少，乏力，脘闷，呃逆、嗳气，口干，尿频，肛门有闷胀感。患者面色萎黄，皮肤干燥，舌质暗红，舌苔白厚稍干，脉沉涩尺弱。B 超检查胎儿发育正常，胎心胎动良好。

西医诊断：妊娠便秘　　　　**中医诊断**：妊娠便秘

辨证审机：脾肾两虚，气血不足，津亏肠燥，传导无力。

治法：健脾益肾，补气养血，润肠通便，佐以安胎。　　**方药**：自拟方

黄芪 60 克　熟地 40 克　党参 30 克　鹿角霜 20 克（先煎）　巴戟天 20 克　菟丝子 40 克　续断 20 克　桑寄生 20 克　枸杞子 20 克　当归 20 克　白术 60 克　阿胶 20 克（烊化）　沙参 15 克　黑芝麻 30 克。七剂　每日一剂，水煎 3 次，分早中晚温服。

二诊：2006 年 7 月 28 日。服药二剂，排出燥屎若干。顿觉神清气爽，腹胀、嗳气、呃逆均消。后几天按时服药，每晚排便 1 次，较畅。舌质稍暗，白厚舌苔已消退大半，脉沉略显滑象。

守前方，继服十四剂，服法同前。

三诊：2006 年 8 月 13 日。近日因家中有事，入睡较晚，睡眠不实，大便 2-3 日一行，虽不干，但较前费力，又觉腹胀，饮食较前减少。舌质暗，苔白，中心略黄，脉沉略滑稍数。

继以前方，加酸枣仁 30 克、生龙骨 30 克、茯神 20 克、陈皮 15 克、砂仁 15 克。十剂，服法同前。

四诊：2006 年 8 月 29 日。药后睡眠好转，纳增，腹胀减，大便日 1 次，偶 2 日一行，不干。胎儿已 31 周有余。舌质稍暗红，苔薄白，脉滑数。

上方减酸枣仁、生龙骨。继服十四剂，服法同前。

嘱其服完十四剂后可停药。患者惧怕再受便秘之苦，要求继续服药。故一直间断服药至分娩，未再反复。

按语　本案属多年顽固性便秘，妊娠后明显加重，以致燥结半月未便。患者平素常用泻药本就极易损伤肠胃，妊娠后胎阻气机，脾肾两虚运化受阻，气血不足、津亏液少，大肠失润，传导之力更弱，故无力清除糟粕以致如此。此前所用中药皆对证，但随妊娠月份渐大，胎阻气机日重，气虚津亏、血虚不运，大肠传导运化无力愈加明显。故当在补肾之基础上，加重补气健脾之力，方可收助运化之功。

四、滑胎验案

病案：陈某，女，30岁，2005年3月2日。

主诉：婚后10年，先后流产3次。

病史：第1胎，4个月自然流产。避孕1年后，再次怀孕，在当地一直服中药保胎，妊娠5个月又自然流产。此后经医大检查，诊为宫颈内口松弛，嘱其下次妊娠4个月去该院做宫颈环扎术。避孕2年后第3次怀孕，4个月时，在医大住院做了宫颈环扎术。至妊娠6个月，因先兆流产去医大住院，后因腹痛渐重，胎儿难以保住，医院将宫颈缝合线拆除，再次流产。患者精神备受打击，对怀孕已产生恐惧感。近期经家人规劝，前来就诊。

初诊：已避孕近2年，月经正常，血色较淡。平素困倦、乏力，腰膝酸软，食欲不振，常觉胸闷气短。舌质淡，苔薄白，脉沉细。

西医诊断：复发性流产　　**中医诊断：**滑胎

辨证审机：肾气不足，气血亏虚，胞脉失养，胎元不固。

治法：补肾益气，养血固胞。　　**方药：**八珍汤合寿胎丸加减

党参30克　黄芪50克　熟地30克　续断20克　桑寄生20克　炒杜仲15克　当归15克　鹿角霜20克（先煎）　山茱萸20克　茯苓20克　枸杞子20克　砂仁10克（后下）　何首乌15克　白芍20克　川芎10克　巴戟天15克　菟丝子30克　白术20克　山药20克　陈皮15克。三十剂　每日一剂，水煎，分早晚温服。

上方连服三十剂后停药，嘱停止避孕。

二诊：2005年7月2日。已闭经40天，略有腰酸感。尿HCG（+）。舌质淡，舌尖稍红，脉细略滑。

寿胎丸合补肾安胎饮加减

人参15克　黄芪50克　熟地40克　阿胶20克（烊化）　当归7.5克　续断20克　桑寄生20克　鹿角霜20克（先煎）　白术20克　枸杞子20克　炒杜仲15克　砂仁10克（后下）　巴戟天10克　菟丝子40克。三十剂　每日一剂，服法同前。

此后按前方配1料丸剂，续服3个月，嘱其服完后来诊。

三诊：2006年1月12日。患者因家庭贫困，已停药2月余。现已妊娠27周，近期渐感腰酸乏力，近几日情绪不稳，烦躁，善悲，纳减。因惧怕再次流产，要求住院保胎。舌淡红，苔白，脉沉细滑数尺弱。

宗前方，加甘麦大枣汤调之。

此方连服半月，腰酸、心烦、善悲诸症均减，纳增，患者情绪渐平稳。

此后以本方略做加减，服至妊娠36周。于2006年2月7日早产，自然分娩一2400克男婴，婴儿发育正常，入婴儿保温箱2天，未见异常，产后5天出院，母子平安。

按语　宫颈内口松弛而致反复流产，经宫颈环扎术后多能阻止流产发生。本案例比较少见，属难治之症。此乃患者禀赋不足，肾气虚弱，气血双亏，胞脉失养、胎元不固所致。治以补肾益气、养血固胞，佐以健脾，以助先天之本固护胎元。因患者自行停药2月，能将胎儿保致36周已属不易，险些再次导致流产或28-29周早产。若如此则早产儿存活可能性极小（体重太轻，未发育成熟）。而保胎致36周，虽为早产儿，体重已2400克，发育已基本成熟，对早产儿的成活已极有利。此案足见中医药之疗效显著。

于帮国治疗妇科验案

于帮国，主任医师，毕业于黑龙江中医药学院医疗专业，现任大庆市中医院妇产科主任。主任医师，黑龙江省名中医，省级重点学科带头人，全国第五批老中医药专家学术经验继承工作指导老师，黑龙江省中医妇科学会副主任委员，黑龙江省中西医结合生殖委员会副主任委员。从事中医临床工作三十余年，擅长于中医妇科的崩漏、经断前后诸证、外阴白斑、不孕、复发性流产等疑难杂证，兼擅于治疗男性不育。

一、补肾祛瘀法治疗子宫内膜增厚

病案：徐某，女，30岁，2014年2月12日。

主诉：婚后3年未孕。

现病史：该患3年前结婚，婚后同居。既往月经先期，23-24日一行，量多，有血块，色黯红、痛经（+），LMP：2014.1.25，畏寒肢冷，饮食、睡眠正常，大便4-5日一次，排便无力，小便正常。自述丈夫精子活率低。2013.6左侧输卵管妊娠，于油田总医院行腹腔镜手术治疗，术后双侧输卵管通畅。

初诊：面色微黄少泽，腰酸、乏力，舌淡黯，苔薄，脉沉，两尺脉弱。

妇科检查：外阴发育良，已婚未产型，阴道畅，见白色分泌物，宫颈柱状，轻度糜烂，无宫颈举痛及摇摆痛。子宫前位，常大常硬，无压痛，双侧附件区未触及异常。盆腔彩超检查：子宫内膜：2.06cm，右侧卵巢可见2.11cm×1.69cm。

西医诊断：不孕症　　**中医诊断**：不孕症，月经过多。

辨证审机：肾虚血瘀，冲任不固。　　**治法**：补肾祛瘀

方药：菟丝子20克　水蛭10克　桃仁15克　山楂20克　鸡内金15克　黄芪30克　白术20克　续断20克　杜仲20克　当归20克　生晒参20克　茯苓20克。日一剂水煎300ml，分两次早晚温服。

二诊：2014年2月19日。服药汤剂七剂后，自觉乏力症状明显，脉沉弱。上方加入麦冬、五味子。

菟丝子20克　水蛭10克　桃仁15克　山楂20克　鸡内金15克　黄芪30克　白术20克　续断20克　杜仲20克　当归20克　生晒参20克　茯苓20克　麦冬20克　五味子15克。日一剂水煎300ml，分两次早晚温服。

三诊：2014年2月26日。乏力、腰酸症状明显缓解，守上方七剂。

四诊：2014年3月5日。偶有腰酸，月经未提前，盆腔彩超提示：子宫内膜厚1.03cm，原方加入肉桂、肉苁蓉，温肾阳，通经络。

菟丝子20克　水蛭10克　桃仁15克　山楂20克　鸡内金15克　黄芪30克　白术20克　续

断20克　杜仲20克　当归20克　生晒参20克　茯苓20克　麦冬20克　五味子15克　肉桂10克　肉苁蓉20克。日一剂水煎300ml，分两次早晚温服。

五诊：2014年3月7日。服药2天后月经来潮，经量正常，无痛经。

按语　月经过多的论述，最早见于《金匮要略·妇人杂病脉证并治》温经汤方下即有“月水来过多”的记载。月经过多的主要病机是冲任不固，经血失于制约。常见病因有气虚、血热、血瘀。本案根据病史及四诊综合分析，证属肾虚血瘀型。在治疗此类疾病时擅用菟丝子、水蛭治疗子宫内膜增厚，临床常取得良好疗效，菟丝子在临床上常用于肾虚不孕、胎动不安等病，实验研究表明，菟丝子对雌性生殖及雄性生殖均有影响，而子宫内膜单纯性增厚与雌激素较高有关，而西医在治疗此类疾病时常使用雄激素治疗，水蛭为一种多肽，临床常用于防治心脑血管疾病和抗癌，妇科用于抗早孕治疗，对于崩漏的治疗此两种药物相互配合具有祛瘀抑制子宫内膜生长的作用，此类疾病在辨证正确情况下使用以上两种药物常能使子宫内膜恢复正常，从而减少月经量。方中在祛瘀基础上给予补肾、益气药物杜仲、黄芪、生晒参等药物使祛瘀不伤正。

二、当归芍药散治疗盆腔炎

病案：朱某，女，35岁，2013年3月1日。

主诉：下腹部疼痛一周。

现病史：该患既往月经规律，5天/28天，经色、量正常，有痛经，LMP：2013.1.9。该患曾于2000年因宫外孕行一侧输卵管切除术；于2003年行阑尾切除术后出现下腹疼痛，于安达保健院诊断为盆腔炎，给予抗炎治疗（具体剂量、药物、静点时间不详），效果明显。于一周前因停经 50天下腹部疼痛难忍，到我院就诊确诊为盆腔炎，门诊以盆腔炎收入院。

初诊：下腹部疼痛较重，伴腰骶部下坠感，烦躁易怒，口苦，双侧乳房胀痛，二便如常。查舌质暗红，苔黄腻，脉沉缓。盆腔彩超提示：子宫肌瘤；右侧附件区无回声；尿早早孕：阴性；妇科检查：外阴发育良，已婚未产型，阴道畅，可见少许分泌物，无异味，宫颈柱状，可见纳氏囊肿，宫颈轻度举摆痛，后穹窿触痛，子宫前位，质中等，大小正常，有压痛（2+），双侧附件区增厚，可触及压痛（2+）。

西医诊断：盆腔炎，子宫肌瘤　　**中医诊断：**妇人腹痛，癥瘕。

辨证审机：肝失条达，气机不利，冲任阻滞，胞脉不畅。

治法：疏肝行气，化瘀止痛。　　**方药：**小柴胡汤当归芍药散加减

生当归15克　生白芍20克　川芎15克　炒白术25克　炒泽泻15克　炙香附15克　党参30克　炒枳壳15克　清半夏15克　生甘草10克　茯苓15克　柴胡15克　黄连10克。七剂　日一剂水煎，分两次温服。

二诊：2013年3月8日。患者自觉小腹部疼痛明显缓解，心烦易怒症状缓解，但口苦症状较重，舌质暗红，苔薄黄，脉沉，上方加入栀子10克、黄芩10克，

方药：生当归15克　生白芍20克　炒白术25克　川芎15克　炒泽泻15克　炒枳壳15克　炙香附15克　党参30克　清半夏15克　生甘草10克　柴胡15克　茯苓15克　黄连10克　栀子10克　黄芩10克。七剂　日一剂水煎，分两次温服。

三诊：2013年3月15日。无小腹部疼痛，口苦症状缓解，效不更方，守上方七剂，继续口服。

按语　本病属于中医妇科妇人腹痛之气虚血瘀型。《济阴纲目》调经门：“戴氏曰经事来而腹痛者，经事不来而腹亦痛者，皆血之不调故也，欲调其血，先调其气。”素性抑郁，情志不遂，肝失

条达，气机不利，冲任阻滞，胞脉血行不畅，“不通则通”，发为下腹疼痛，胸胁胀痛，烦躁易怒。本案选用小柴胡汤加减，以柴胡为君药，疏肝解郁；白芍柔肝缓急；当归甘辛苦温，养血和血，且香附可理气，为血中之气药；当归、白芍与柴胡同用，补肝体而助肝用，使血和则肝和，血充则肝柔；郁则土衰，肝病易于传脾，故以白术、茯苓、甘草、半夏、党参健脾益气，使营血生化有源；川芎养血和血；泽泻利水渗湿，共为佐使；黄连清热；枳壳、香附行气止痛。二诊给予栀子、黄芩清热泻火，诸药合用，共同达到疏肝理气之作用，使诸证全消。

三、仙方活命饮治疗乳痈

病案：李某，女，29岁，2012年2月4日。

主诉：哺乳期双侧乳房胀痛2天。

病史：该患2011年10月7日剖宫产分娩。昨日因受撞击后出现双侧乳房胀痛，以左侧为重，入夜后恶寒发热，体温37.8 ℃，未诊治。今晨自觉左侧乳房疼痛加重，红肿热痛明显，恶寒发热，口干口渴，伴头痛，倦怠乏力，饮食、二便正常。查体：双侧乳房上部均可触及硬结，左侧红肿，拒按，皮温高。舌暗红，苔薄白，脉弦滑数。

初诊：双侧乳房胀痛，左侧红肿热痛明显，恶寒发热，口干口渴，伴头痛，倦怠乏力，查双侧乳房上部均可触及硬结，左侧红肿，拒按，皮温高。体温38.1 ℃，舌暗红，苔薄白，脉弦滑数。血液分析：白细胞9.58×10^9/L，中性粒细胞78.41%，血红蛋白126g/L，血小板209×10^9/L。乳腺彩超：双侧乳腺符合哺乳期改变，左侧腺体局部炎性变。

西医诊断：急性乳腺炎　　　　中医诊断：乳痈

辨证审机：邪毒与蓄乳相搏，热毒蕴结。

治法：清热解毒，消肿散结。　　　　方药：仙方活命饮加减

金银花30克　花粉20克　白芷10克　陈皮20克　蒲公英30克　连翘20克　炮山甲10克　浙贝母30克　没药10克　皂刺20克　乳香10克　生甘草6克。五剂 水煎两次，分二次温服。

免煎颗粒药外用。

金银花30克　蒲公英30克　白芷12克　生大黄6克　连翘30克　皂刺18克　浙贝母20克　黄柏12克　天花粉20克　甘草6克。陈醋调匀，日二次，乳房外敷。

二诊：2012年2月9日。经治疗后乳房胀痛明显减轻，局部无红肿热痛。效不更方。嘱患者加强乳房护理，防止乳汁蓄积，调畅情志，消散积乳。

方药：金银花30克　花粉20克　白芷10克　陈皮20克　蒲公英30克　连翘20克　炮山甲10克　浙贝母30克　没药10克　皂刺20克　乳香10克　生甘草6克。五剂 水煎两次，分二次温服。

按语　乳痈的主要病机是乳汁蓄积，蓄乳与胃热或外感之邪相搏，热盛肉腐酿成乳痈。该患属乳痈之热毒蕴结型。《产宝》论曰：“产后宜勤去乳汁，不宜蓄积。不出恶汁，内引于热，则结硬坚肿，牵急疼痛或渴思饮，其奶手近不得。若成脓者，名妒乳，乃急于痈，……”。该患哺乳期乳房受挤压，乳络不通，乳汁淤积脉络，热毒壅塞，酝酿成痈，“不通则痛”，故乳房红肿热痛，拒按。仙方活命饮可治疗一切疮痈，又为止痛消肿之良剂，配合局部中药外敷治疗乳痈效佳。方中金银花散热解毒，痈疽圣药；花粉清痰降火；白芷、乳香、没药排脓消肿，散结止痛；穿山甲、皂刺皆为厥阴、阳明正药，通络直达病所；蒲公英清热解毒擅治乳痈。外敷药物组方以金黄散加减，取其清热解毒，消肿止痛之效。

四、二仙汤加味治疗月经过少

病案：许某，女，38岁，2013年4月20日。

主诉：月经量少2年，伴腰膝酸软。

病史：该患既往月经规律，末次月经2013年4月3日。患者2009年因右侧卵巢囊肿行卵巢囊肿剥除术，术后月经量趋于正常。2年前出现月经量少，并逐渐加重，现经行2天点滴即止（使用护垫2-3片），腰膝酸软，手足不温，多梦易醒，二便正常。舌淡暗，苔薄白，脉沉弱。

初诊：月经量少2年，伴腰膝酸软，头晕耳鸣，手足不温，多梦易醒，舌淡暗，苔薄白，脉沉弱。性腺六项：促黄体生成素15.03mIU/ml，促卵泡激素18.52mIU/ml，雌二醇234pmol/L，孕酮0.52nmol/L，睾酮0.70nmol/L，垂体泌乳素210uIU/ml。盆腔彩超：子宫大小4.08cm×3.07cm×4.35cm，子宫内膜0.42cm。

西医诊断：卵巢早衰　　　　**中医诊断**：月经过少

辨证审机：手术损伤肾气，以致肾气不足，精血不充，冲任血海亏虚。

治法：补肾益精，养血调经。　　　　**方药**：二仙汤加味

仙茅20克　人参20克　麦冬20克　白术（麸炒）20克　枸杞子25克　当归15克　巴戟天20克　淫羊藿(炙)25克　紫河车10克　五味子10克　知母10克　山茱萸20克　盐柏10克　甘草10克。七剂　水煎两次，分二次温服。

二诊：2013年4月28日。服药后腰膝酸软、手足不温症状改善，舌淡红，苔薄白，脉沉尺脉弱。嘱患者加强饮食调养，多食豆浆、蜂王浆等。

方药：仙茅20克　人参20克　麦冬20克　白术(麸炒)20克　枸杞子25克　当归15克　巴戟天20克　淫羊藿（炙）25克　紫河车10克　五味子10克　知母10克　山茱萸20克　盐柏10克　菟丝子30克　肉桂10克　川芎15克。七剂　水煎两次，分二次温服。

三诊：2013年5月5日。现无头晕耳鸣，腰酸明显减轻，月经来潮第三天，量稍增多，色暗红，舌淡红，苔薄白，脉沉滑。继以前法治疗。

仙茅15克　人参15克　麦冬20克　白术（麸炒）20克　枸杞子25克　当归15克　巴戟天25克　淫羊藿（炙）25克　紫河车10克　五味子10克　知母10克　山茱萸20克　盐柏10克　甘草10克。三十剂　水煎两次，分二次温服。

四诊：2013年6月2日。现该患偶有腰酸，月经来潮第二天，量增多，色暗红，舌淡红，苔薄白，脉沉滑。性腺六项：促黄体生成素8.03mIU/ml，促卵泡激素5.26mIU/ml。继以前法治疗。

仙茅15克　人参15克　麦冬20克　白术（麸炒）20克　枸杞子25克　当归15克　巴戟天25克　淫羊藿（炙）25克　紫河车10克　五味子10克　知母10克　山茱萸20克　盐柏10克　甘草10克。七剂　水煎两次，分二次温服。

半年后随访患者月经正常，嘱患者保持心情舒畅，注意饮食调养。

按语　本案从中医角度讲属卵巢手术损伤肾精，肾精亏损，肾气不足，冲任亏虚，血海满溢失常，遂致月经量少。从西医角度讲，属卵巢早衰范畴。《证治准绳·女科·调经门》指出："经水涩少，为虚为涩，虚则补之，涩则濡之"。因此，本病的治疗主要以中药补肾调经治疗为主，治疗此类疾病多以二仙汤为主，临症加减变化常取得良好疗效。方中仙茅，味辛，性温，归肝肾经，能温肾助阳，填精补髓，补五劳七伤。淫羊藿，味辛、甘，性温，归肝肾经，补肾壮阳，现代药理研究，淫羊藿茎叶含有淫羊藿甙和挥发油，具有雄性激素样的作用，同时具有抗衰老作用，巴戟天，味辛、甘，性微温，气味俱厚，属于阳，功能补肾助阳，强阴益精，且温而不热，不仅可以"补水火之不

足”，而且可以“益心肾之有余”。现代药理研究提高卵巢、子宫及垂体重量，提高卵巢LH受体功能，具有抗疲劳，提高免疫力的作用。知母、黄柏入肾经，能清热养阴，泻肾中伏火，主治阴虚劳热，二者相须以泻肾火而坚阴；当归，味苦、辛、甘，性温，归肝经，能和血补血；枸杞子、山茱萸补益肝肾；紫河车补肾益精；人参、麦冬、五味子、白术健脾益气养阴，以补后天之本，达到血海满溢；经前、经期加用肉桂、川芎、菟丝子温经活血通经之品引经血下行，使月经如期而至。

张敏治疗妇儿病验案

张敏，1962年生，黑龙江省黑河市人，主任医师，黑河市第一批市级名中医，黑河市医学会中医专业委员会委员及黑龙江省龙江医派研究会理事，黑龙江省第三批中青年名中医，多次被评为市级“优秀医务科技工作者”及“三八红旗手”。擅治小儿肺脾系病症及女性月经病、不孕症。

一、儿健汤治疗反复呼吸道感染

病案：丁某，女，4岁，2008年3月2日。

主诉：反复感冒、咳嗽4年。

病史：患儿素体虚弱，极易感冒，3岁入幼儿园后冬春季尤甚，每月数作。2周前“着凉”后高热、咳喘，在西医院诊断“肺炎”住院治疗12天，病情明显减轻，因静点困难家长要求出院，来寻求中医系统治疗。

初诊：屡感外邪，反复咳嗽，咳声无力，动则多汗，神疲乏力，面黄少华，唇口色淡，偏食厌食，大便溏薄，舌淡、苔薄白、脉细无力。

西医诊断：支气管肺炎，营养性缺铁性贫血　　**中医诊断：**反复呼吸道感染

辨证审机：肺脾两虚，气血不足。

治法：补肺健脾，益气养血。　　**方药：**儿健汤加减

炙黄芪15克　炒白术10克　蜜紫菀7.5克　茯苓10克　炒山药15克　白芍10克　炙百部7.5克　五味子7.5克　煅龙骨20克　煅牡蛎20克　陈皮7.5克　甘草5克。四剂　日一剂，水煎两次，早中晚温服。

二诊：2008年3月6日。咳止，余症同前，治法不变，方调如下：

黄芪20克　黄精10克　炒白术10克　炒白扁豆20克　炒山药20克　炒薏米20克　茯苓10克　芡实10克　白芍10克　五味子6克　龙骨30克　牡蛎30克　仙鹤草15克　陈皮6克　炒麦芽10克　甘草3克。免煎药七剂　日一剂，混匀早中晚冲服。

三诊：2008年3月13日。未咳，精神状态较前好，汗出减少，食量增加，条状软便，舌偏淡、苔薄白、脉细无力。

上方加味制成膏方连服两个月，期间患两次轻微感冒，家长甚高兴，入秋和次年开春又各服上方两个月，6岁上学后体质与常童无二。

按语 小儿脏腑娇嫩，形气未充，以肺、脾、肾三脏不足为主，其患病又以外感、食伤居多，故肺脾系病症占儿科门诊疾病十之八九。儿健是笔者自创运用临床多年的一首方剂，由黄芪、黄精、茯苓、白术、山药、龙骨、牡蛎、白芍、五味子、陈皮、炒鸡内金、炒麦芽、甘草组成。功能：健脾益气，补肺扶正，主治小儿肺脾气虚，正气不足，症见：神疲乏力，面黄消瘦，自汗易感，厌食便溏，咳嗽无力，气短懒言，舌淡苔白，脉细无力，指纹淡。方中黄芪、黄精，益气补虚为君；白术、茯苓、山药，益气健脾、培土生金为臣；龙骨、牡蛎，固表止汗；五味子、白芍敛肺止咳，敛阴止汗；陈皮，健脾化痰理气，炒鸡内金、炒麦芽和胃消食，三药使本方微有消导之意，补而不滞，俱为之佐；甘草益气和中，调和诸药为使药。若咳嗽有痰，加蜜紫菀、蜜枇杷叶、川贝母化痰止咳；汗多，加浮小麦，收敛止汗；大便溏薄，加薏苡仁、炒白扁豆、芡实，健脾止泻；久咳久泻，加仙鹤草、桔梗；嗳气泛恶，加清半夏、竹茹，和胃降逆；苔腻，加藿香、苍术，芳香化湿。

二、清热利湿法治疗小儿遗尿症

病案：凌某，男，5岁，2013年4月2日。

主诉：三岁后仍寐中小便自遗。

现病史：患儿3周岁后夜间仍不能完全自主控制排尿，每周尿床3-5次，清醒时小便正常，曾腰骶部X线摄出：未见异常，断续口服补肾汤药、中成药或验方等，病情无明显改善，今年春节过后在幼儿园午睡中有时亦尿床，在老师建议下前来就诊。

初诊：寐中遗尿，色黄味大，寐不安宁，白天多动少静，急躁易怒，大便秘结，形体壮实，舌红，苔黄腻，脉滑数。尿常规：未见异常。

西医诊断：遗尿症　　**中医诊断**：遗尿

辨证审机：肝经湿热，疏泄太过。

治法：清肝利湿，缓急止遗。　　**方药**：龙胆泻肝汤加减

龙胆草6克　柴胡6克　栀子5克　泽泻10克　川木通6克　车前子15克　黄柏6克　生地黄10克　白芍10克　大黄3克　甘草3克。免煎药三剂　日一剂，混匀早晚冲服。

患儿奶奶第二天来院，言昨晚欲服药时，看药袋中有大黄，原本尿床，恐药后腹泻，未敢用，为解除顾虑，告之可周五晚从幼儿园接回后服，周末在家利于观察处置。

二诊：2013年4月9日。条状软便，日一次，尿色淡黄，尿臊味减轻，夜寐较前安稳，余症同前，舌红、苔心黄腻、脉滑数。上方减栀子、大黄，五剂继服。

三诊：2013年4月14日。已连续四天夜寐中能主动起床小便，午睡中未尿床，急躁易怒明显减轻，舌微红、苔薄黄、脉略滑数。肝经湿热症减，上方减木通、车前子以防过度渗利伤阴，加当归、枸杞子等滋养肝阴，方调整如下：

龙胆草3克　柴胡6克　生地黄15克　白芍10克　黄柏6克　泽泻10克　当归10克　枸杞子10克　牡丹皮10克　决明子10克　甘草3克。免煎药五剂　日一剂，混匀早晚冲服。

冬季因“感冒”来诊，言近半年因白天玩耍过度尿床2-3次，余均正常。

按语 《灵枢·本输》云：“三焦者……入络膀胱，约下焦。实则闭癃，虚则遗溺。遗溺则补之，闭癃则泻之。”《诸病源候论·小儿杂病诸侯·遗尿候》说；“遗尿者，此由膀胱有冷，不能约于水故也。”明清时期拓展了肝经郁热的病机，验之当今，此类遗尿多与尿路感染有关。笔者从多年临床经验看，小儿遗尿确实多系肾气不足，肺脾气虚之虚证，或水火失济、心肾失交之虚实夹杂证。本例患儿体检除外包茎、龟头炎，多次尿检除外泌尿系感染，西医考虑：注意力缺陷多动症，

建议进一步观察。来诊中医，四诊合参，一派肝火湿热实证之象，辨证施治，清肝火，利湿热，通因通用，效佳出乎意料。

三、补脾益肾法治疗崩漏

病案：宁某，女，18岁，2010年12月20日。

主诉：经乱无期二年半。

病史：患者12岁月经初潮，先期约20日一行，量偏多，一周净。2008年9月上高中后月经周期紊乱，间隔一周或半月，经量时多时少，10余日或月余不净，西医诊为“功血”，行激素治疗一年，用则效，停则犯。此次10月末经潮，淋漓50日未净。

初诊：经血非时而下，淋漓不断，色淡质稀，面色苍白，神疲乏力，头晕心悸，倦怠多梦，偏食纳呆，舌淡，苔薄白，脉沉弱。血常规：血红蛋白79g/L。

西医诊断：青春期功能性子宫出血，中度贫血　　中医诊断：崩漏

辨证审机：脾虚血失统摄，肾虚冲任不固。

治法：健脾摄血，补肾调经。　　方药：固冲汤加减

黄芪40克　炒白术30克　山萸肉15克　白芍15克　生地黄30克　龙骨30克　牡蛎30克　海螵蛸30克　仙鹤草50克　棕榈炭20克　五倍子10克　三七粉7.5克（冲）。四剂　日一剂，水煎两次，早晚温服。

二诊：2010年12月24日。服药三剂血止，余症同前。效不更法，上方减三七粉，加阿胶10克（烊化），桑寄生30克，续断15克，十剂。

三诊：2011年1月2日。阴道无流血，精神状态较前好，头晕心悸减轻，舌脉同前，予健脾益气、补肾调经法：

黄芪40克　炒白术30克　山萸肉30克　人参10克（另炖）　菟丝子30克　女贞子20克　鸡血藤25克　阿胶10克（烊化）　白芍15克　旱莲草15克　五味子15克　桑寄生20克　续断15克　首乌20克　炒麦芽20克　桑葚子15克　陈皮10克　生地黄30克。十四剂　日一剂，水煎两次，早晚温服。

四诊：2011年1月16日。其母来诉：今晨月经来潮，量不多，色淡红，此次净经25天，询是否服药。嘱：暂停药5天后血量多来诊，超七天量不多亦来诊。

五诊：2011年1月23日。经行6天血止，色淡红，第二、三天量稍多，睡眠好，食量增加，自感周身较前有力，无头晕心悸，二便调畅，舌略淡，苔薄白，脉弱。后以上方制丸剂，口服三个月，月经周期25-28天，经期5-6天，复查血红蛋白升至112g/L。两年后其母来调更年期症状，言女儿月经一直基本正常。

按语　本例青春期少女肾气未盛，天癸未充；体质素弱偏食脾虚，逢高考前夕思虑劳倦更伤脾气。肾虚则封藏失司，脾虚则血失统摄，均致冲任不固，子宫藏泻失常发生崩漏。初诊经血淋漓已五十余日，中度贫血，故予固冲汤加减，固冲摄血，益气健脾，急则治标塞流，加大剂量仙鹤草固涩止血，待血止后减棕榈炭、仙鹤草、三七粉等止血药，另加菟丝子、女贞子、杜仲、桑寄生、续断等补肾固冲调经；人参、阿胶补气生血，缓则治本，澄源复旧。先后天共养育之，气旺血生，终使经调贫血诸证消失。

丛慧芳治疗妇科疑难杂病验案

丛慧芳，1962 年生，毕业于黑龙江中医药大学。黑龙江省级重点学科中医妇科学带头人，博士生导师，全国优秀中医临床人才，全国首届杰出女中医师，黑龙江省名中医，中医妇科学博士，主任医师，妇科主任。现任中华中医妇产科学会委员，中华医学会黑龙江中医妇科学会副主任委员，黑龙江省医师协会妇产科专业委员会委员，黑龙江中医妇科专业高级评委会委员，黑龙江老干部保健专家，中国中医药研究促进会中医生殖医学专业委员会委员，黑龙江青年联合会委员。擅治妇科疑难杂病。

一、祛寒补肾、化瘀通络法治疗痛经

病案：孔某，女，34 岁，2012 年 11 月 9 日。

主诉：经行腹痛伴进行性加重 10 年余，婚后 7 年未孕。

现病史：患者自诉近十年每逢经期小腹坠胀绞痛，拒按，得热痛减，经色黯，有块，伴冷汗淋漓、恶心、呕吐，严重时甚至剧痛晕厥，需卧床 3 日，严重影响患者的生活质量。2011 年就诊于哈尔滨医科大学附属一院行超声检查显示子宫 13cm×9.8cm×7.6cm，提示子宫腺肌病伴子宫腺肌瘤形成，妇科检查：子宫如新生儿头大质硬，并伴有血清 CA125 轻度升高。曾先后就诊于北京协和等多家医院，医生均建议行子宫全切术。患者欲保留生育功能，故来我院就诊。

婚后七年未孕，经期第一天小腹绞痛拒按，肛门坠胀感，经血量多，色暗有块，得热则痛减，伴腰酸膝软，腹冷如扇，平素带下量多、尿频，夜不能寐等症。舌质黯，舌边有瘀斑瘀点，苔白略腻，脉沉紧。B 超提示：子宫腺肌病伴子宫腺肌瘤形成。

西医诊断：子宫腺肌病，不孕症　　**中医诊断：**癥瘕，不孕症

辨证审机：肾阳亏损，瘀阻胞宫。

治法：温阳补肾，化瘀通络。　　**方药：**温经汤（《金匮要略》）

桂枝 10 克　吴茱萸 10 克　当归 15 克　白芍 15 克　川芎 15 克　人参 10 克　生姜 10 克　阿胶 10 克　甘草 15 克　麦冬 15 克　半夏 15 克　龙骨 30 克　牡蛎 30 克　血竭 1 克　水蛭 5 克。七剂　水煎取汁 200ml，每服 100ml，日两次分服。

二诊：2012 年 11 月 16 日。患者自述服药七剂后，痛经程度较以往稍减，现腰膝酸软，腹冷如扇，小便频数，带下清稀，手足不温，面色无华，舌质暗，边有瘀斑瘀点，仍以温经汤为基础方，酌加仙茅、仙灵脾、三棱、文术、菟丝子以温肾消癥瘕。

方药：桂枝 10 克　吴茱萸 10 克　当归 15 克　川芎 15 克　人参 10 克　生姜 10 克　赤芍 10 克　阿胶 10 克　麦冬 15 克　菟丝子 20 克　仙茅 15 克　仙灵脾 20 克　三棱 15 克　文术 15 克。七剂　水煎取汁 200ml，每服 100ml，日两次分服。

按语　本案恶血久积，瘀阻胞宫，不通则痛为其标，肾阳虚损，胞宫虚寒为其本，与《金匮要

略·妇人杂病症治》所述“妇人之病，因虚、积冷、结气，为诸经水断绝，至有历年，血寒积结胞门，寒伤经络凝坚”颇为相似，故立“温肾助阳，化瘀通络”为其治疗大法，守方《金匮要略》温经汤分期加减治疗。经期本着“急则治其标”原则以“温经散寒化瘀止痛”为法，遵《内经》“诸痛疮疡，皆属于心”之旨，酌加琥珀、龙骨、牡蛎安定心神，减轻紧张情绪，增加止痛之效；酌加血竭、蜈蚣以解痉止痛。月经后“缓则治其本”，以“温肾助阳，消癥散结”为纲，酌加仙茅、仙灵脾、鹿角胶、山萸肉、川断温补肾阳；酌加三棱、文术、鸡内金、川贝、昆布、海藻等活血化瘀，软坚散结。本案通过温经汤分期加减治疗三个月痛经消失，诸症减轻，又随症加减治疗七个月，B超证实子宫大小由原来 13cm×9.8cm×7.6cm，降为 9.7cm×6.7cm×5.3cm，已有受孕之机，于 2014年 7 月剖腹产一子，母子平安。本病多因正气不足，肾虚气弱，感受寒邪，胞脉瘀阻，渐而形成癥瘕，为渐进性、发展性疾病，不论是药物还是手术治疗，患者都处于随时复发的危险当中，非一朝一夕服药就能解决。临床要注意标本缓急，止痛与消癥分而治之，缓缓图功，方能收获如此良效。

二、和解少阳、祛痰化瘀法治疗癥瘕

病案：钟某，女，30 岁，2006 年 8 月 24 日。

主诉：发热腹痛两周，静点抗生素 10 天罔效。

现病史：经 B 超检查发现右附件肿物大小如 10.1cm×6.9cm。证见寒热往来，发热下午为甚，（37.6-38℃）但头汗出如洗，胸闷腹痛，口苦咽干，小便不利，烦惊不安，大便溏薄，面色白，目胞浮肿，察其舌体胖大有齿痕，舌边尖红，质黯，苔腻，脉弦滑。妇查：右附件触及超鹅卵大肿物，界限不清，质软，压痛明显。综观脉证，此为少阳枢机不利，痰瘀互结于胞脉所致癥瘕。

西医诊断：盆腔炎性包块　　中医诊断：癥瘕

辨证审机：少阳枢机不利，痰瘀互结于胞脉。

治法：和解少阳，祛痰化瘀。　　方药：柴胡桂枝干姜汤加减

柴胡 20 克　桂枝 10 克　苡仁 15 克　滑石 10 克　杏仁 15 克　干姜 5 克　炙甘草 5 克　瓜蒌 15 克　黄芩 10 克　牡蛎 20 克　茯苓 15 克　白芍 15 克　大枣 5 枚　厚朴 10 克。二剂 水煎取汁 200ml，每服 100ml，日两次分服。服药后覆被取微汗以助药力。

二诊：服药二剂，体温转至正常，头汗如洗，小便不利之症已除，唯盆腔包块不减。B 超提示：右附件肿物 9.9cm×7.2cm，遍求西医均建议手术治疗。今求中医以保守治疗。经查体温 36.7℃，血常规检查在正常范围，妇查同前。证见：右少腹刺痛拒按，面色㿠白，胸闷不舒，口苦咽干，大便不爽，舌体胖大有齿痕，舌边尖红，质黯，苔腻，脉弦滑。辨证郁热虽去，痰瘀交阻于胞脉之癥瘕未除而少腹刺痛不已，触及盆腔包块。谨守“少阳枢机不利，痰瘀互结”之病机关键，以和解枢机，祛痰化瘀为旨，正如《济阴纲目》中说：“擅治癥瘕者，调其气而破其血”，治以和解少阳枢机，活血化瘀，软坚散结。方拟小柴胡汤合桂枝茯苓丸加减治疗。同时针对癥瘕病灶，以“清热除湿，活血软坚”为旨，中药保留灌肠，使药物直达病所。

方药：丹皮 15 克　柴胡 20 克　姜半夏 15 克　党参 15 克　黄芩 10 克　甘草 10 克　茯苓 15 克　赤芍 15 克　桃仁 15 克　黄芪 20 克　山药 20 克　鸡内金 15 克　桔核 15 克　枝核 15 克　水煎取汁 200ml，每服 100ml，日两次分服。

红藤 50 克　败酱 20 克　苡仁 15 克　穿山甲 15 克　皂刺 15 克　夏枯草 20 克　昆布 20 克　海藻 30 克　桃仁 15 克　元胡 20 克

水煎 200ml，将药物温度保持在 39-41℃，按常规灌肠操作法，肛管插入深度为 25-35cm，点

滴法灌肠，速度为30滴/分钟，以病人感觉下腹温暖、舒适、无便意为宜，灌肠完毕即休息。

三诊：上两方加减进退三周，腹痛消失，于9月25日B超检查发现右附件肿物大小约3.0cm×2.0cm。经事如期，经血色暗有块，唯觉经前胸闷不舒，乳房胀痛，纳差神疲，舌黯苔薄白，脉弦细。遵其“大积大聚其可犯也，衰其大半而止”之旨，“养正积自除”之法，治以：疏肝健脾，除湿消癥。方用散聚汤加减治疗。结合中药保留灌肠辨病治疗。

方药：党参15克　白术10克　半夏15克　陈皮15克　茯苓15克　当归15克　杏仁15克　槟榔10克　桂心10克　桔核15克　枝核15克　夏枯草20克　水煎取汁200ml，每服100ml，日两次分服。

红藤50克　败酱20克　苡仁15克　穿山甲15克　皂刺15克　夏枯草20克　昆布20克　海藻30克　桃仁15克　元胡20克　鸡血藤20克　桔核15克　枝核15克

水煎200ml，将药物温度保持在39-41℃，按常规灌肠操作法，肛管插入深度为25-35cm，点滴法灌肠，速度为30滴/分钟，以病人感觉下腹温暖、舒适、无便意为宜，灌肠完毕即休息。

四诊：守方两周于2006年10月8日，盆腔B超提示：正常盆腔，妇查未有异常所见，癥瘕痊愈。随访半年未见复发。

按语　本病相当于西医“盆腔炎性包块”，病深难解，西药抗生素治疗吸收较差，难以直达病所，易产生耐药及二重感染，手术治疗只能剥除粘连，清洗病灶，术后复发率较高，难以根治。此例经中医辨证为邪郁少阳，枢机不利，气郁水停，血行不畅，痰瘀互结于少腹胞脉而成“癥瘕”。初诊恰如《伤寒论》147条所论：“胸胁满微结，小便不利，渴而不呕，但头汗出，往来寒热，心烦者……柴胡桂枝干姜汤主之”之病机病症。少阳枢机不利，气机出入失常则寒热往来；气机郁滞，阳气不得升发，则发热；热扰心神则烦；少阳胆热上蒸则口苦咽干；邪郁少阳，经气不舒则胸满；阳郁不能宣达于外，而反蒸腾于上则“但头汗出如洗”；少阳枢机不利，脾阳不健则面色皖白，大便溏薄，目胞浮肿；舌体胖，边尖红，苔白腻，脉弦滑，均为少阳枢机不利，痰瘀互结之象。治以和解少阳，畅达气机，消散积聚。仅用柴胡桂枝干姜汤加减二剂，使静点抗生素十余日未退之发热解除，患者信心倍增，以求中医消除癥瘕。进而采用辨病辨证相结合之法治疗，疗效显著，癥瘕完全消散，随访未见复发。其中药保留灌肠，功不可没，通过中药保留灌肠，使药物直达病所，不经过肝首过效应，避免口服攻伐癥瘕之活血化瘀之品损伤胃气之弊，增加了药物利用度，口服与灌肠之法合而治之，两者相得益彰，扶正祛邪，铲除病根，以绝复发，使枢机调畅，人即安和，从而缩短了疗程，避免了手术之苦，提高了患者生活质量，体现了中医药在治疗盆腔炎性包块方面的独特优势，值得进一步研究，探讨机理，扩大临床应用。

三、滋肾养肝、降火止痒法治疗阴痒

病案：张某，女，62岁，2006年3月10日。

主诉：外阴瘙痒10年余。

现病史：两年前患外阴“带状疱疹”，经阿昔洛韦治疗后，疱疹消失，患处遗有痒痛，甚则热辣灼痛，触之痛剧，不可近衣，入夜尤甚，伴有心烦失眠，头晕耳鸣，大便干结，小便短赤，察其舌红少苔，脉细数。曾屡用“牛黄类药物”以解大便难之苦，反复用“大青叶，板蓝根，双花，连翘……”之属以抗“病毒”，现经妇科常规检查及阴道分泌物涂片未有异常所见，余证同前。

西医诊断：外阴带状疱疹后遗症　　　　中医诊断：阴痒

辨证审机：肝肾阴虚，邪毒侵于下阴。

治法：滋肾养肝，降火止痒。　　　　　　　　　**方药**：知柏地黄丸合增液汤加减

知母 15 克　黄柏 15 克　山药 30 克　生地 30 克　茯苓 15 克　麦冬 15 克　山萸肉 15 克　泽泻 15 克　丹皮 15 克　元参 20 克　首乌 30 克　白鲜皮 15 克　莲子心 15 克　柏子仁 20 克。三剂　水煎取汁 200ml，每服 100ml，日两次分服。

二诊：服用前方五剂后，痒痛锐减，触之不痛，二便通利，时而心烦不寐，舌红少苔，脉细数。仍属肝肾阴虚，心肾不交之症。给予知柏地黄丸合黄连阿胶汤加减。

方药：黄柏 15 克　知母 15 克　黄连 5 克　阿胶 15 克　五味子 15 克　莲子心 15 克　山萸肉 15 克　生地 20 克　茯苓 15 克　丹皮 10 克　白芍 15 克。七剂　水煎口服，两年之疾痊愈，随访未见复发。

按语　阴户居于下焦，属阴湿之地，性最为娇嫩，而此老年妇女“任脉虚，太冲脉衰少”，肝肾不足之体，邪毒直接浸渍阴部而致疱疹。又过用寒凉，劫灼真阴，疱疹虽去，而阴津已伤，肝肾同居下焦，肝藏血，肝脉络阴器，肾藏精，而开窍于二阴。肝肾阴虚，阴户失于濡养而致本病。治当滋养肝肾，降火止痒。辨证收效，且不可见病治病而肆意见“疱疹病毒”过用清热解毒之品，不但罔效且消灼真阴，对老年之体无疑是“雪上加霜”矣！老年妇人阴痒，属肝肾阴血不足所致为多，即便感染邪毒，也要扶正祛邪，则疗效可期。过用苦寒、淡渗之品攻伐，则耗伤阴液，而致“坏病”，此例便是明证。

韩延华治疗疑难病证验案

韩延华，1952 年生，黑龙江中医药大学教授、博士生导师；黑龙江省名中医，二级教授；全国首批名老中医药专家学术继承人，全国第五批名老中医药专家指导老师；国家中医药管理局、教育部重点专科学术带头人；国家首批中医流派传承工作室“龙江韩氏妇科流派”项目负责人；享受国务院政府特殊津贴。兼任第五届中华中医药学会理事、妇科委员会副主任委员，中国中医药研究促进会妇产科与辅助生育分会副主任委员，世界中医药学会联合会生殖医学专业委员会副会长，国际传统与现代生殖医学会副主席等职务。继承发扬了韩百灵教授的“肝肾学说”，创新性提出“肝主冲任”的理论。

一、加味育阴汤治疗辅助生殖技术并发流产

病案：季某，女，42 岁，2013 年 11 月 21 日。

主诉：婚后 14 年未避孕而未孕。曾行三次试管婴儿术，均发生早期流产。

病史：婚后 14 年未避孕而未孕，经外院检查排除男方不育因素，女方双侧输卵管不通。2013 年 4 月、8 月、11 月行三次试管婴儿术，但均发生早期流产。14 岁月经初潮，周期尚可，量少，色淡。

初诊：平素腰酸，倦怠乏力，记忆力减退，心情抑郁，小腹胀痛不舒。舌质偏暗，苔薄白，脉弦细。妇科超声检查提示：盆腔积液 22mm。不孕四项：抗精子抗体阳性。

西医诊断：原发性不孕，辅助生殖技术并发流产　　　　**中医诊断**：原发性不孕症

辨证审机：肾虚肝郁，冲任失调，热毒蕴结。

治法：补肾填精，清热解毒。　　方药：加味育阴汤加减

熟地 20 克　山药 20 克　山萸肉 20 克　续断 20 克　桑寄生 20 克　菟丝子 20 克　白芍 15 克　怀牛膝 15 克　杜仲 20 克　狗脊 20 克　龟甲 20 克　乌药 15 克　连翘 15 克　鱼腥草 15 克　土茯苓 15 克　生甘草 5 克。七剂 水煎两次，分两次温服。

二诊：2013 年 12 月 14 日。服药七剂，腰酸、倦怠乏力、小腹胀痛明显好转，大便较前稍稀，偶有烦躁，舌质淡，苔薄白，脉弦。

熟地 15 克　山药 20 克　炒白术 15 克　山萸肉 20 克　续断 20 克　寄生 20 克　菟丝子 20 克　白芍 15 克　杜仲 20 克　怀牛膝 15 克　龟甲 20 克　连翘 15 克　土茯苓 15 克　生甘草 5 克。七剂 水煎两次，分两次温服。

三诊：2014 年 1 月 25 日。烦躁、便稀症状消失。时有尿频，舌质淡，苔薄白，脉沉缓。尿常规检验未见异常。

熟地 15 克　山药 20 克　炒白术 15 克　山萸肉 20 克　续断 20 克　桑寄生 20 克　菟丝子 20 克　白芍 15 克　杜仲 20 克　龟甲 20 克　怀牛膝 15 克　连翘 15 克　益智仁 15 克　覆盆子 15 克　生甘草 5 克。七剂 水煎两次，分两次温服。

四诊：2014 年 2 月 14 日。经过治疗后诸症消失，抗精子抗体转阴。可以停药观察，择期可行辅助生殖技术。

于 2014 年 8 月末患者在沈阳行试管婴儿术，现已妊娠 44 天，外院检查提示孕酮低下，现正口服地屈孕酮及肌注黄体酮。根据刻下症状自觉乏力，食欲不振，舌质淡，苔薄白，左脉弦滑，右脉沉缓。予以补肾健脾安胎之法。

菟丝子 20 克　山药 20 克　山萸肉 20 克　续断 20 克　桑寄生 20 克　白芍 15 克　阿胶 15 克　杜仲 20 克　龟甲 10 克　陈皮 15 克　焦三仙各 15 克。七剂 水煎两次，分两次温服。

嘱患者慎起居，调情志，禁止性生活，勿登高持重。于 2015 年 5 月 2 日剖宫产一男婴，患者家属欣喜告知。

按语　近年来，辅助生殖技术（ART）已成为医学研究的热门话题，如何预防及降低 ART 的并发症自然流产是当前医务工作者所面临的重大问题。目前，运用中医药提高 ART 的妊娠率及活产率已逐渐被大家所认可。韩延华教授认为 ART 合并流产的核心病机为肾精亏虚、冲任不固。《内经》言：肾“受五脏六腑之精而藏之”，肾之精血为胎孕之本，胚胎的健康发育，全赖气以护之、血以养之、肾以系之，“精满则子宫易于摄精，血足则子宫易于容物”，这与西医所说的子宫内膜容受性极为相似；且肾与胞宫相连，“胞络者，系于肾”，若肾虚无力系胎，则屡孕屡堕。该患反复发生 ART 流产，根据中医“预培其损”的理论，在受孕之前予以治疗，药用韩氏经验方加味育阴汤补肾填精，养血固冲，待肾精足，肝血充，脏腑安和，冲任通调，何患流产之虞。现代药理研究认为此方中部分药物不仅具有雌激素样作用使子宫和卵泡发育，促进黄体分泌和提高黄体功能，还可改善机体免疫能力，有效改善盆腔、子宫血液循环，增加子宫对胚胎的容受性，促进胚胎绒毛的发育，从而防止流产，提高 ART 的妊娠率和活产率。

二、补肾活血方治疗多囊卵巢综合征不孕症

病案：刘某，女，29 岁，2009 年 8 月 11 日。

主诉：婚后 3 年余未孕。

病史：婚后3年余未避孕而未孕，14岁月经初潮，2-6个月一行，量少，色黯，质稀。

初诊：诊时月经5月未行，伴有腰痛，肢体困重，口渴。体型偏胖，面色晦暗，面部及背部有痤疮，颈项部黑棘皮征。舌质暗红，苔微腻，脉沉缓。外院输卵管造影示：双侧输卵管通畅。优生四项抗体、解脲支原体、沙眼衣原体检测结果均为阴性。性激素检查提示：睾酮（T）104.48，LH/FSH＞3.5。超声检查提示：子宫稍小（32mm×24mm×18mm），双侧卵巢呈多囊结构，双侧各见13-15个直径为2-6mm的小卵泡。其他：餐前血糖和胰岛素均在正常值范围内，但餐后2小时、3小时血糖和胰岛素均超出正常参考值。男子精液化验未见异常。

西医诊断：原发性不孕症，多囊卵巢综合征　　**中医诊断**：原发性不孕症，月经后期

辨证审机：脾肾两虚，冲任阻滞。　　**治法**：补肾健脾，活血调经。

（1）**方药**：补肾活血方加减

熟地15克　赤芍15克　山茱萸15克　怀牛膝20克　丹参25克　红花15克　菟丝子20克　巴戟天20克　苍术20克　狗脊15克　益母草20克　天花粉15克。七剂 水煎两次，分两次温服。

紫河车二具为细末，每次10克冲服。

（2）二甲双胍，0.25mg/次，2次/日，连服3个月；地塞米松，0.25mg/次，1次/日，连服20天。

二诊：2009年8月19日。服药七剂后，腰痛、口渴现象消失，面部痤疮好转，面色较前明润；微感小腹胀，乳房微胀，舌尖略红，脉象略滑。为月经欲行之象。

熟地15克　赤芍15克　山茱萸15克　怀牛膝20克　丹参25克　红花15克　菟丝子20克　巴戟天20克　苍术20克　陈皮15克　香附15克　益母草20克　泽兰15克。七剂 水煎两次，分两次温服。

三诊：2009年8月27日。患者于8月23日月经来潮，带血4天，量较前稍多，色、质如前，腰痛、口渴未作，舌质淡红，脉同前。经后以补益调冲为主，以8月19日减红花、泽兰，加枸杞子20克，女贞子15克。

四诊：2009年9月5日。告知患者于行经第12天进行超声检测卵泡发育情况，结果提示：右侧卵泡大小为12mm×15mm，左侧未见优势卵泡。此时正值“氤氲”之期，当以补肾调冲任，佐以活血通络。

仙灵脾15克　菟丝子20克　巴戟天20克　山茱萸15克　川牛膝20克　川芎15克　红花15克　丹参25克　赤芍15克　益母草20克　苍术20克。七剂 水煎两次，分两次温服。

紫河车二具为细末，每次10克冲服。

此后，该患遵医嘱连续治疗近3月余，月经在35-40天一行，量、色、质基本正常，且无不适感，颈项部黑棘皮征全部消失。复查超声见：子宫及双侧附件未见异常。复查性激素：睾酮在正常水平，糖耐量及胰岛素正常。

2010年2月患经水62天未行，乳房微胀，有厌油腻感，切其右脉弦滑。尿HCG呈阳性，超声提示：宫内早孕（单活胎）。2011年9月分娩一女婴，婴儿健康。

按语　多囊卵巢综合征为现代医学病名。中医虽无此病名，但因临床表现偏重不同而分别归属于中医不孕、月经后期、闭经、崩漏等范畴。是以月经稀发甚或闭经、不孕、多毛和肥胖伴双侧卵巢多囊性增大等为主要临床特征的生殖内分泌疾病。现代医学认为本病主要是因“下丘脑-垂体-卵巢轴”失调导致的排卵障碍性疾病，韩氏认为该病的发生主要是肾、肝、脾脏腑功能失调，冲、任二脉受损，当该性腺轴出现问题即可发生内分泌紊乱或排卵障碍。本案患者病机为肾脾两虚，瘀血阻滞冲任。《医学正传·妇人科》云：“月经全借肾水施化，肾气既乏，则经血日以干涸，渐而至于

闭塞不通。”《圣济总录》曰：“妇人所以无子，由于冲任不足，肾气虚寒故也。”本病以肾脾两虚为本，血瘀为标，治当标本兼治，以补肾健脾为主，兼活血化瘀。有文献报道，多囊卵巢综合征患者妊娠丢失率要高于正常妊娠妇女，故妊娠后予以保胎治疗，防止自然流产发生，此乃中医药治病之优势。

三、内异止痛汤加减治疗子宫内膜异位症

病案：李某，女，30岁，2008年3月15日。

主诉：经行腹痛8年余，呈进行性加重。

病史：14岁月经初潮，既往月经周期规律，痛经（–），8年前行人流术1次，此后月经量少、色黯、有血块、带血时间8-10天，经前及经行第1-2天腹痛（+），初起尚可忍受，痛势逐渐加重，直至不能正常工作，只能依靠止痛药维持，西医诊断为“子宫内膜异位症”。因不愿接受西医激素治疗，故来我院寻求中医药医治。末次月经：2008年3月24日。

初诊：性躁易怒，经前头痛，乳房胀痛不可近手，平素腰酸，小腹及肛周下坠不适，经前诸症加重。舌质黯，苔薄白，脉弦涩有力。妇科超声检查提示：右侧卵巢巧克力囊肿43mm×33mm。

西医诊断：子宫内膜异位症　　　　中医诊断：继发性痛经

辨证审机：肝气郁结，瘀血阻络，胞脉不畅，不通则痛。

治法：疏肝理气，活血通络，消癥止痛。　　　方药：内异止痛汤加减

三棱10克　莪术10克　丹参20克　当归15克　白芍20克　延胡索15克　香附20克　生蒲黄15克　五灵脂15克　桃仁10克　桂枝10克　茯苓15克　鳖甲20克　炙甘草5克。七剂　水煎两次，分两次温服。

二诊：2008年3月21日。腰酸及小腹胀痛减轻，因经期临近，自觉头痛、乳房胀痛明显。舌象同前，脉弦滑有力。

三棱10克　莪术10克　三七粉10克　当归15克　白芍20克　川芎15克　延胡索15克　香附20克　生蒲黄15克　五灵脂15克　桂枝10克　茯苓15克　鳖甲20克　王不留15克　通草10克　炙甘草5克。七剂　水煎两次，分两次温服。

三诊：2008年4月26日。月经来潮第1天，轻微腰腹疼痛，血量较前增多，色正常，无血块，诸症减轻。舌红而润，脉弦缓。妇科超声检查显示右侧卵巢巧克力囊肿包块26mm×20mm。

继以上法调治2个月，经行无腹痛腰酸，诸症消失，告知停药观察，注意调情志。

按语　子宫内膜异位症是妇科领域内继恶性肿瘤后的第二杀手，被人们称为“不死人的癌症”。中医认为，子宫内膜异位症的发病多因经期或经期前后、产时或产后摄生不慎，外有所感，内有所伤，或有生活、手术所伤，使离经之血当行不行，当泻不泻，留滞体内，成为瘀血，瘀血阻滞经脉，不通则痛。金元时代朱丹溪指出：“经将行腹痛，属气之滞，用香附、青皮、桃仁、胡索、黄连。又用抑气散，四物加胡索、丹皮、条芩”。该患的疼痛发生在经前及经行之初，为经期气血下注冲任，胞脉壅盛，气机被阻，瘀血内停所致。因气为血之帅，气行则血行，气滞则血凝，故祛瘀首当调肝理气，气机调畅则血行流畅，通则不痛，据此理论，立以疏肝解郁，活血散结之法治之，现代药理研究认为活血化瘀药能够抑制异位内膜的增生与分泌，缓解组织增生和粘连，从而改善和消除临床症状。

四、消抗灵Ⅰ号治疗滑胎

病案：郭某，女，32岁，2012年6月26日。

主诉：婚后4年，发生3次自然流产。

病史：分别于2009年、2010年、2011年妊娠，均在40多天无故发生自然流产，外院检查性六项、夫妻染色体未见明显异常，夫妻血型均为B型。13岁月经初潮，既往月经周期规律，量、色、质正常。

初诊：腰痛，倦怠乏力，记忆力减退，动则汗出，便溏，形体肥胖，舌体胖大有齿痕，苔薄白，脉沉缓无力。实验室检查结果：优生四项：抗精子抗体（+），抗心磷脂抗体（+）。

西医诊断：复发性流产　　**中医诊断**：滑胎

辨证审机：脾肾两虚，热毒蕴结。

治法：益肾健脾，清热解毒。　　**方药**：消抗灵Ⅰ号加减

党参20克　黄芪20克　炒白术15克　熟地15克　山茱萸15克　山药20克　枸杞子15克　连翘15克　垂盆草20克　鱼腥草15克　狗脊15克　甘草5克　嘱其性生活时采用避孕套隔离疗法直至抗精子抗体转阴。

二诊：2012年8月16日。治疗45天后汗出症状好转，大便已成形。仍有乏力，眠差，健忘。舌体略大，但无齿痕，脉沉缓。复查优生四项：抗精子抗体、抗心磷脂抗体转阴。

方药：党参20克　黄芪20克　炒白术15克　山药20克　山茱萸15克　续断15克　桑寄生15克　杜仲15克　连翘15克　垂盆草20克　鱼腥草15克　酸枣仁15克　茯神15克　甘草5克

三诊：2012年9月13日。诸症消失，指导患者于氤氲之时同房。

四诊：2012年12月8日。自诉月经过期10余天，自测尿妊娠试验阳性，脉弦滑有力。超声提示：早孕（单活胎）。

方药：熟地15克　白芍15克　续断15克　桑寄生15克　杜仲15克　山茱萸15克　山药15克　菟丝子15克　党参20克　黄芪20克　阿胶15克（冲服）

告诫患者对于反复发生流产者，应积极保胎治疗，一般需持续治疗至以往流产月份的一个月以上。于2013年8月顺产一健康男婴。

按语　近些年来，随着生殖免疫学研究的不断深入，发现一些不明原因的流产与免疫因素相关。因此，也日益受到医学界的关注。中医学认为，“肾主生殖”。反复发生流产必然是肾虚之故，因此，多数医家学者提出从肾论治的观点，“寿胎丸”成为主要的代表方剂。韩延华教授认为这一理论是纲领，对于临床具有重要的指导意义，但对于免疫因素引起的流产来说，她认为其主要病机是正虚标实。由于机体正气不足，热毒蕴结，损伤胞脉所致，其关键在于先后两天。肾为先天之本，元气之根，脾为后天之本，气血生化之源，当先后两天同时为病，气血固然不足，一则不能养胎；二则不可抵御外邪。所以造成胎元不固而发生殒堕。治疗运用“正气存内，邪不可干”理论，标本同治，以益肾健脾，清热解毒为法。使机体正气旺盛，邪气消退，胎元才能得以安固，由此而获全功。

刘桂兰治疗妇科疾病验案

刘桂兰，黑龙江省中医药科学院妇科主任，主任医师，全国优秀中医临床研修人才，中华中医药学会中医妇科专业委员会委员，黑龙江省第三批名中医，黑龙江省中医药学会妇科专业委员会副主任委员，黑龙江省中西医结合学会妇科专业委员会副主任委员，黑龙江省生殖学会副主任委员，

黑龙江省优生优育协会理事，龙江医派理事，哈尔滨市科学技术委员会鉴定专家，黑龙江省医疗事故鉴定委员会专家库成员。

一、肝郁脾虚、肝肾亏虚型多囊卵巢综合征案

病案：时某，女，33岁，未婚，2012年6月9日。

主诉：停经半年。

病史：实验室检查：性激素六项：PRL 5.30ng/ml，FSH 8.40mIU/ml，LH 11.26mIU/ml，E2 20.58pg/ml，PROG 0.34ng/ml，TESTO 24.0↑ng/ml，INS 27.04↑uIU/ml。盆腔彩超：子宫附件未见异常。

初诊：症见停经半年，患者时腰痛，长期抑郁，情志不舒，心烦急躁易怒，面色无华，乏力疲劳，痰多，饭后口中黏腻，脚怕凉，食欲及睡眠好，二便调，末次月经：2011年9月。察其体重：67kg，身高：1.60m，体重指数BMI：67kg/1.60m^2=29.69（＞24为异常）。舌淡红，有齿痕，脉沉。

西医诊断：多囊卵巢综合征　　　　**中医诊断**：闭经

辨证审机：肝郁脾虚，内生痰湿，肝肾精血亏虚。

治法：疏肝健脾利湿，滋补肝肾活血。　　　　**方药**：柴胡疏肝散合苍附导痰汤加减

生黄芪30克　党参20克　茯苓30克　柴胡15克　白芍20克　枳壳15克　甘草10克　川芎10克　陈皮15克　香附15克　半夏15克　苍术15克　胆星15克　熟地15克　山萸肉15克　当归15克　山药20克　川断15克　菟丝子15克　三棱15克　文术20克　生牡蛎30克　焦山楂25克。七剂　日一剂，水煎，分早晚温服。

二诊：2012年6月16日。服用前方后腰痛乏力缓解，情志略好，易怒。痰减少，饭后口中黏腻减轻，体重减轻3斤左右，二便调，舌淡红，脉沉濡。

生黄芪30克　党参20克　茯苓30克　柴胡15克　白芍20克　枳实10克　甘草10克　川芎10克　陈皮15克　香附15克　半夏15克　苍术15克　胆星15克　生地15克　山萸肉15克　当归15克　山药20克　川断15克　菟丝子15克　三棱15克　土虫15克　生牡蛎30克　焦山楂25克　坤草25克　丹参25克　枸杞子15克。七剂　日一剂，水煎，分早晚温服。

三诊：2012年6月23日。服用前方后腰痛减轻，无乏力，情志好转，易心烦激动。痰明显减少，无口中黏腻，舌淡红，苔薄黄，脉沉濡。

生黄芪30克　党参20克　茯苓30克　柴胡15克　白芍20克　枳实10克　甘草10克　川芎10克　陈皮15克　香附15克　半夏15克　苍术15克　胆星15克　生地15克　山萸肉15克　当归15克　山药20克　川断15克　寄生25克　三棱15克　土虫15克　生牡蛎30克　焦山楂25克　坤草25克　丹参25克　枸杞子15克。七剂　日一剂，水煎，分早晚温服。

四诊：2012年7月2日。服用前方后无腰痛及乏力，心烦减轻，睡眠及二便可，舌红，苔薄黄，脉沉。实验室检查：复查INS 11.36uIU/ml，已降至正常。

茯苓30克　陈皮15克　炒白术25克　山药20克　白芍20克　当归15克　甘草10克　柴胡15克　香附15克　焦山楂25克　熟地15克　川芎10克　生黄芪30克　党参15克　怀牛膝15克　丹参25克　坤草25克　山芋15克　枸杞15克　川断15克　土虫15克　丹皮15克。七剂　日一剂，水煎，分早晚温服。

五诊：2012年7月13日。7月9日晚，行经，量多3天，现血量已减少，色黯有血块。腹痛烦躁减轻。饮食睡眠二便正常，无乏力，痰少。舌淡红，右脉濡。实验室检查：复查性激素六项：

PRL 23.15ng/ml，FSH 7.09mIU/ml，LH 4.80 mIU/ml，E2 10.31pg/ml，PROG 0.65ng/ml，TESTO 0.30ng/ml，TESTO 已降至正常，LH/FSH<1。

调经汤：当归 20 克　川芎 15 克　白芍 20 克　熟地 20 克　吴茱萸 15 克　香附 20 克　茯苓 20 克　丹皮 15 克　元胡 15 克　陈皮 15 克。三剂　日一剂，水煎，经期分早晚温服。

半夏 15 克　陈皮 15 克　茯苓 30 克　炙甘草 15 克　炒白术 25 克　山药 20 克　山萸肉 15 克　熟地 15 克　胡黄连 15 克　柴胡 15 克　香附 15 克　白芍 20 克　川芎 10 克　枸杞 15 克　鹿角胶 10 克　怀牛膝 15 克。七剂　日一剂，水煎，分早晚温服（调经汤后服用）。

六诊：2012 年 7 月 28 日。腰稍酸疼，情志睡眠饮食可，便稀。舌暗红，苔薄黄，脉沉濡。

半夏 10 克　陈皮 15 克　茯苓 30 克　生甘草 10 克　炒白术 25 克　山药 20 克　滑石 10 克　薏米 25 克　山萸肉 15 克　熟地 20 克　枸杞子 15 克　川断 15 克　焦山楂 25 克　坤草 25 克　怀牛膝 15 克　当归 15 克　丹参 25 克。七剂　日一剂，水煎，分早晚温服。

七诊：2012 年 8 月 4 日。服药后腰酸减轻，无乏力，情志略差，饮食睡眠可。舌淡红，苔薄微黄，脉沉濡。

半夏 10 克　陈皮 15 克　茯苓 30 克　甘草 10 克　炒白术 25 克　山药 20 克　滑石 10 克　薏米 25 克　山芋 15 克　熟地 20 克　枸杞子 15 克　川断 15 克　菟丝子 15 克　焦山楂 25 克　怀牛膝 15 克　丹参 25 克　坤草 25 克　鹿角胶 10 克　荆芥 15 克　洋火叶 15 克　秦艽 15 克。七剂　日一剂，水煎，分早晚温服。

八诊：2012 年 8 月 11 日。腰酸不明显，情志好转，饮食睡眠可，大便正常。体重共减轻 18 斤。舌淡红，有齿痕，脉沉濡。

茯苓 25 克　陈皮 15 克　山药 20 克　薏米 25 克　炒白术 25 克　山萸肉 15 克　熟地 15 克　枸杞子 15 克　女贞子 15 克　菟丝子 15 克　川断 15 克　洋火叶 15 克　柴胡 15 克　白芍 20 克　香附 15 克　炙黄芪 30 克　西洋参 15 克　秦艽 15 克　焦山楂 25 克　怀牛膝 15 克　丹参 25 克　坤草 25 克　泽兰 15 克。七剂　日一剂，水煎，分早晚温服。

九诊：2012 年 8 月 18 日。偶有夜间腰酸痛，情志饮食睡眠可，二便可。体重共减轻 20 斤。舌淡红，苔薄黄，有齿痕，脉弦濡。

茯苓 30 克　陈皮 15 克　半夏 10 克　炙甘草 15 克　山药 20 克　炒白术 25 克　薏米 25 克　柴胡 15 克　白芍 20 克　香附 15 克　炙黄芪 30 克　西洋参 15 克　焦山楂 25 克　山萸肉 15 克　熟地 15 克　川断 15 克　三棱 15 克　文术 20 克　枸杞子 15 克　当归 15 克　砂仁 10 克　鹿角胶 10 克　秦艽 15 克。七剂　日一剂，水煎，分早晚温服。

十诊：2012 年 8 月 25 日。服中药治疗后，8 月 22 日第二次行经，比上次量少，正常经量，有血块，偶伴腹痛，无乏力腰酸，情志可，无痰及口中黏腻，面色红润。体重 112 斤，共减 22 斤。$BMI=56kg/1.60m^2=21.88$（完全恢复正常）

茯苓 30 克　陈皮 15 克　半夏 15 克　炙甘草 15 克　山药 20 克　炒白术 25 克　薏米 25 克　柴胡 15 克　白芍 20 克　炙黄芪 30 克　西洋参 15 克　焦山楂 25 克　山萸肉 15 克　熟地 15 克　川断 15 克　菟丝子 15 克　枸杞子 15 克　砂仁 10 克　鹿角胶 10 克　秦艽 15 克　怀牛膝 15 克　坤草 25 克　女贞子 15 克　香附 15 克。七剂　日一剂，水煎，分早晚温服。

按语　多囊卵巢综合征是极为复杂的内分泌代谢系统紊乱综合征，是世界难题。该患者表现为高雄激素血症、高胰岛素血症。肾为先天之本，“经水出诸肾”；叶桂在《临证指南医案》中提出“女子以肝为先天”之说。因肝藏血，女子以血为养，一生经、孕、胎、产、乳数伤于血，血虚影响肝的藏血功能，但情志因素对于女子生理病理的影响最为关键和直接，清·张景焘谓：“妇人善怀而多郁，又性喜偏隘，故肝病尤多。肝经一病，则月事不调，艰于产育。”《景岳全书·妇人规·经脉之本》：“故月经之本，所重在冲脉，所重在胃气，所重在心脾化生之源耳。”又《女科经论》引程若水之言曰：“妇人经水与乳，俱由脾胃所生。”都指出了脾胃对人体生理、月经产生的重要作用。“见肝之病，知肝传脾，当先实脾。”本症脾已受伤，肾失所养，疏肝健脾利湿以治脾湿，脾运复健，补后天以利先天，佐以补肝肾益气填精，肝脾肾同调，配以化瘀通经之品使先后天气血调达而经行恢复正常。该患中医辨证为肝郁脾虚，肝气郁滞，日久伤脾，脾气亏虚，失于健运，痰湿内生所致。故见情志不舒，乏力疲劳，痰多，饭后口中黏腻。脾失健运，不能化生气血。后天无以充养先天，故致肾虚，腰失所养，故出现腰痛，肝郁化热伤阴，乙癸同源，肝肾精血互相竭夺，以致肝肾精血亏虚，而致经闭。方中柴胡疏肝散合苍附导痰汤加减，酌加黄芪、西洋参、山药、炒白术、焦山楂益气健脾；山萸肉、熟地、川断、菟丝子补肾益气填精；三棱、文术、土虫等活血化瘀通络。此为复杂疑难病证。仅经一个月的治疗即已转经，第二个月月经又如期而至，诸症消失，体重共减 22 斤，而获彻底治愈。配丸药二剂巩固疗效，随访一年，未复发。

二、肝郁脾虚型多囊卵巢综合征案

病案：王某，女，31 岁，2013 年 5 月 18 日。

主诉：阴道不规则流 15 天，伴月经稀发、经行腹痛。

病史：实验室检查：尿妊娠试验：阴性。性激素六项：PRL 11.35ng/ml，FSH 6.05mIU/ml，LH 6.41 mIU/ml，E2 86.58pg/ml，PROG 0.23ng/ml，TESTO 0.22ng/ml，血清胰岛素 INS 31.68↑ μIU/ml，脱氢表雄酮 DHEA-S 5.46μmol/L。盆腔彩超：内膜厚 8.1mm，宫颈多发纳囊，双卵巢多囊结构。遵循中医整体观念，予以辨证施治，治以疏肝健脾利湿止血，经前酌加理气化瘀止痛之品，仅治疗一个月，月经周期即恢复正常，月经稀发、痛经、功能失调性子宫出血均痊愈，可谓一箭三雕，疗效迅捷。

初诊：症见阴道不规则流血 15 天，血多 3 天，有血块，不超月经量，现血稍少。该患同时伴月经稀发及经行腹痛，月经周期 40 天-2 个半月。时有心烦急躁，压力大，大便黏腻不爽，1-2 次/天。末次月经：5 月 4 日至今。查其体重：84kg，身高：1.70m，BMI：$84kg/1.70m^2=29.06$（＞24 为异常）。WHR：98cm/110cm=0.89（＞0.83 为异常）。舌淡红，有齿痕，苔薄微黄，脉沉。

西医诊断：多囊卵巢综合征　　**中医诊断：**崩漏

辨证审机：肝郁犯脾，脾虚生湿。

治法：疏肝健脾，利湿止血。　　**方药：**二陈汤合逍遥散

茯苓 30 克　陈皮 20 克　山药 30 克　炒白术 25 克　炙甘草 25 克　薏苡仁 25 克　炙黄芪 25 克　太子参 15 克　当归 15 克　白芍 25 克　柴胡 20 克　山萸肉 20 克　熟地 15 克　焦山楂 25 克　决明子 25 克　地榆炭 30 克　蒲黄炭 25 克　三七 10 克　艾叶炭 15 克。七剂　日一剂，水煎，分早晚温服。

二诊：2013 年 5 月 25 日。服用前方后 5 月 22 日血止。情绪急躁，睡眠可，一周中有 2 天便稍稀，不成形。乏力，脚凉，体重共减 2 斤。舌淡红，苔微黄，有齿痕，脉沉。盆腔彩超：内膜厚 5mm，宫颈纳囊，盆腔少量积液。

茯苓 30 克　姜半夏 10 克　陈皮 20 克　山药 30 克　炒白术 25 克　薏苡仁 25 克　炙甘草 25 克　砂仁 10 克　炙黄芪 25 克　太子参 15 克　当归 15 克　白芍 25 克　柴胡 20 克　肉桂 10 克　焦山楂 25 克　决明子 25 克　地龙 15 克　坤草 20 克　公英 20 克。七剂　日一剂，水煎，分早晚温服。

三诊：2013 年 6 月 1 日。乏力减轻 20%，情绪易急躁，大便稀，不成形，脚稍凉，本周体重共减 3 斤。舌淡红，有齿痕，脉沉。

茯苓 30 克　陈皮 20 克　山药 30 克　炒白术 25 克　薏苡仁 25 克　姜半夏 10 克　砂仁 10 克　当归 15 克　白芍 25 克　柴胡 20 克　炙甘草 25 克　炙黄芪 25 克　太子参 15 克　焦山楂 25 克　决明子 25 克　坤草 20 克　扁豆 15 克　莲子 15 克　芡实 15 克　诃子 10 克。十四剂 日一剂，水煎，分早晚温服。

四诊：2013 年 6 月 15 日。乏力减轻 40%，情绪急躁，大便稀，稍成形，脚凉缓解，稍有运动易出汗，本周体重共减 2 斤，舌稍红，有齿痕，脉沉。

茯苓 30 克　陈皮 20 克　山药 40 克　炒白术 25 克　炙甘草 25 克　炙黄芪 25 克　太子参 15 克　升麻 10 克　当归 15 克　白芍 25 克　柴胡 20 克　焦山楂 25 克　坤草 20 克　公英 15 克　香附 15 克　薏苡仁 25 克。七剂 日一剂，水煎，分早晚温服。

五诊：2013 年 6 月 22 日。6 月 21 日晚行经，经期小腹疼减轻，情绪易急躁，乏力减轻 60%，便稀成形。脚凉缓解明显，体重至今共减 9 斤，舌淡红，有齿痕，脉沉。实验室检查：复查性激素六项：PRL 16.29ng/ml，FSH 3.86mIU/ml，LH 5.70 mIU/ml，E2 30.43pg/ml，PROG 0.48ng/ml，TESTO 0.14ng/ml，血清胰岛素 INS 18.47μIU/ml，脱氢表雄酮 DHEA-S 4.43μmol/L。

茯苓 30 克　陈皮 20 克　山药 40 克　炒白术 25 克　炙甘草 25 克　炙黄芪 25 克　太子参 15 克　升麻 10 克　扁豆 15 克　白芍 25 克　柴胡 20 克　焦山楂 25 克　坤草 20 克　公英 15 克　香附 15 克　薏苡仁 25 克　姜半夏 10 克　郁金 15 克　百合 20 克。十四剂 日一剂，水煎，分早晚温服。

六诊：2013 年 7 月 6 日。末次月经 6 月 21 日–6 月 25 日，经量正常。乏力减轻 80%。情绪稍好转，大便偶有稀，成形，脚稍凉，舌淡红，有齿痕，苔薄黄，脉沉。复查盆腔彩超：内膜厚 7mm，宫颈纳囊，盆腔少量积液。

茯苓 30 克　陈皮 20 克　山药 40 克　炒白术 25 克　炙甘草 25 克　炙黄芪 25 克　太子参 15 克　白芍 25 克　柴胡 20 克　焦山楂 25 克　公英 15 克　薏苡仁 25 克　姜半夏 10 克　决明子 25 克　升麻 10 克。七剂 日一剂，水煎，分早晚温服。

七诊：2013 年 7 月 20 日。情志可，睡眠可，大便偶有稀，成形。偶有乏力，脚不凉，近期出差，体重无变化。体重至今共减 10 斤。BMI：29.06→27.33。WHR：0.89→0.88。舌淡红，有齿痕，苔薄白微黄，脉稍沉。

茯苓 30 克　陈皮 20 克　山药 40 克　炒白术 25 克　炙甘草 25 克　炙黄芪 25 克　太子参 15 克　薏苡仁 25 克　姜半夏 10 克　公英 15 克　升麻 10 克　焦山楂 25 克　决明子 25 克　扁豆 15 克　诃子 15 克　芡实 15 克　坤草 20 克。十四剂 日一剂，水煎，分早晚温服。

八诊：2013 年 8 月 3 日。末次月经 7 月 26 日--7 月 31 日，经量正常，经期小腹疼痛不明显，痛经症状不明显，情志可，睡眠可，大便偶有稀，成形，腰不痛，口不干，眼不干，舌淡红，有齿痕，脉沉。实验室检查：复查性激素六项：PRL 9.36ng/ml，FSH 6.49mIU/ml，LH 6.01 mIU/ml，E2 41.50pg/ml，PROG 0.38ng/ml，TESTO 0.24ng/ml。

茯苓 30 克　陈皮 20 克　山药 40 克　炒白术 25 克　炙甘草 25 克　炙黄芪 25 克　太子参 15 克　升麻 15 克　焦山楂 25 克　决明子 25 克　薏苡仁 25 克　扁豆 15 克　诃子 15 克　芡实 15 克　鸡内金 10 克　坤草 20 克　元胡 15 克　香附 15 克　丹参 25 克　怀牛膝 15 克　姜半夏 10 克　公英 20 克。七剂 日一剂，水煎，分早晚温服。

九诊：2013 年 8 月 10 日。情志可，睡眠可，大便正常，成形。无腰酸乏力。舌淡红，有齿痕，苔薄微黄，脉沉。

茯苓 30 克　陈皮 20 克　山药 40 克　炒白术 25 克　炙甘草 25 克　炙黄芪 25 克　太子参 15 克　升麻 25 克　焦山楂 25 克　决明子 25 克　薏苡仁 25 克　扁豆 10 克　公英 20 克　鸡内金 10 克　诃子 15 克　生姜 10 克　芡实 15 克　香附 15 克　元胡 15 克　坤草 20 克　怀牛膝 15 克　姜半夏 10 克　丹参 25 克　泽兰 15 克　石斛 15 克。七剂　日一剂，水煎，分早晚温服。

按语　该患平素压力较大，性情急躁，心烦易怒，见肝之病，知肝传脾，察其舌脉症状，已见脾虚湿滞，当先实脾。故疏肝解郁以治肝郁，益气健脾利湿以治脾湿，经漏时酌加止血之品，经前酌以理气止痛之药，抓住病因病机的本源和实质，经漏、月经不调、痛经一方通治，治疗巩固共两月余均收全功，随访半年余，一直经调气顺，安然无恙。

三、肝郁脾虚、湿热内蕴型多囊卵巢综合征案

病案：庞某，女，23 岁，未婚，2012 年 7 月 27 日。

主诉：停经 5 个月。

病史：实验室检查：性激素六项：PRL 7.64ng/ml，FSH 6.50mIU/ml，LH 11.21 mIU/ml，E2 42.47pg/ml，PROG 1.21ng/ml，TESTO 128.06ng/ml。脱氢表雄酮 DHEA-S 186.00↑μmol/L。盆腔彩超：多囊卵巢待查。

初诊：症见 2 月至 6 月停经 5 个月，7 月份行经，既往月经稀发，小腹稍胀，四肢沉重乏力，头沉头晕，口干，情绪急躁易怒，睡眠质量差，大便黏腻，半年体重增加 20 余斤，末次月经：2013 年 7 月 10 日。察其体重：85kg，身高：1.68m，　BMI：$85kg/1.68m^2=30.14$。舌暗红，苔黄稍腻，脉弦滑数。

西医诊断：多囊卵巢综合征　　　　　　**中医诊断**：闭经

辨证审机：肝郁脾虚，湿热内蕴。

治法：疏肝健脾，清利湿热。　　　　　**方药**：龙胆泻肝汤合半夏白术天麻汤加减

焦栀子 10 克　车前子 15 克　黄芩 15 克　龙胆草 20 克　当归 15 克　生地 15 克　柴胡 15 克　甘草 10 克　茯苓 30 克　陈皮 20 克　山药 25 克　薏苡仁 20 克　炒白术 15 克　炙黄芪 30 克　西洋参 15 克　怀牛膝 15 克　丹参 15 克　坤草 25 克　夜交藤 20 克　合欢皮 15 克　茯神 20 克　槟榔 10 克　枳壳 20 克　焦山楂 25 克。七剂　日一剂，水煎，分早晚温服。

二诊：2012 年 8 月 3 日。情绪心烦易怒，睡眠多梦，大便干，小腹稍胀，四肢沉重减轻，头沉头晕乏力减轻，口干减轻，手足热，舌尖红，苔薄微黄，脉弦。

车前子 15 克　黄芩 15 克　龙胆草 20 克　生栀子 15 克　当归 15 克　生地 15 克　柴胡 15 克　炙甘草 15 克　茯苓 30 克　陈皮 20 克　山药 25 克　薏苡仁 20 克　炒白术 25 克　炙黄芪 25 克　半夏 15 克　天麻 15 克　西洋参 15 克　焦山楂 25 克　槟榔 10 克　熟大黄 10 克　枳实 15 克　怀牛膝 15 克　丹参 20 克　坤草 25 克　夜交藤 25 克　合欢皮 15 克　茯神 25 克。十四剂　日一剂，水煎，分早晚温服。

三诊：2012 年 8 月 25 日。未行经，情绪好转，睡眠好转，大便黏腻不畅，不乏力，头沉四肢沉减轻，手足热减轻，腰酸，小腹稍胀，偶有肠鸣音，舌尖红，苔黄腻，脉弦滑。

茯苓 30 克　陈皮 20 克　半夏 15 克　甘草 10 克　山药 25 克　炒白术 25 克　薏苡仁 20 克　苦参 15 克　炙大黄 10 克　茵陈 10 克　槟榔 15 克　枳实 15 克　黄连 15 克　橘红 15 克　天麻 20 克　夜交藤 25 克　合欢皮 20 克　茯神 25 克　炒枣仁 20 克　秦艽 20 克　白芍 15 克　柴胡 15 克　香附 15 克　生栀子 15 克　生地 15 克。七剂　日一剂，水煎，分早晚温服。

调经汤：当归 20 克　川芎 15 克　白芍 20 克　熟地 20 克　吴茱萸 15 克　香附 20 克　茯苓 20 克　丹皮 15 克　元胡 15 克　陈皮 15 克。四剂　日一剂，水煎，经期分早晚温服。

四诊：2012 年 9 月 1 日。未行经，口微干，四肢沉重减轻，手足热减轻，无腰酸乏力，小腹稍胀，情绪好转，睡眠好转，大便黏腻，舌边稍红，苔黄腻，有齿痕，右脉弦滑，左脉弦。

茯苓 30 克　陈皮 20 克　半夏 15 克　甘草 15 克　山药 20 克　炒白术 25 克　薏苡仁 20 克　丹皮 15 克　焦栀子 15 克　当归 15 克　白芍 15 克　柴胡 15 克　橘红 15 克　天麻 20 克　滑石 15 克　丹参 15 克　三棱 15 克　文术 15 克　怀牛膝 15 克　枳实 20 克　槟榔 15 克　生大黄 10 克　生地 15 克。七剂　日一剂，水煎，分早晚温服。

五诊：2012 年 9 月 11 日。未行经，口干，偶有手足热，无四肢沉重，小腹不胀，情志可，睡眠可，大便黏腻，舌红，苔薄黄，有齿痕，左脉弦，右脉略弦滑。

茯苓 30 克　陈皮 20 克　山药 25 克　炒白术 15 克　薏苡仁 20 克　炙甘草 15 克　丹皮 20 克　焦栀子 15 克　当归 15 克　白芍 15 克　柴胡 15 克　薄荷 10 克　怀牛膝 15 克　坤草 25 克　丹参 20 克　泽兰 15 克　焦山楂 25 克　夜交藤 25 克　茯神 20 克　合欢皮 15 克。十五剂　日一剂，水煎，分早晚温服。

六诊：2012 年 10 月 16 日。10 月 8 日行经，量少，四肢沉重乏力，口干，手足凉，情绪易怒，睡眠多梦，大便干，舌红，苔稍黄腻，有齿痕，左脉弦，右脉弦滑数。

茯苓 30 克　陈皮 20 克　山药 25 克　炒白术 15 克　薏苡仁 25 克　炙甘草 10 克　公英 30 克　柴胡 15 克　白芍 20 克　香附 20 克　枳实 15 克　川芎 10 克　炙黄芪 35 克　太子参 15 克　生大黄 10 克　焦山楂 25 克　坤草 25 克　郁金 15 克　百合 20 克　夜交藤 25 克　合欢皮 15 克　茯神 20 克。七剂　日一剂，水煎分早晚温服。

七诊：2012 年 10 月 30 日。服药后无乏力，腰稍酸，口干减轻，手足凉减轻，四肢沉重减轻，情绪好转，睡眠多梦，大便干，舌暗红，有齿痕，苔黄腻，左脉弦，右脉弦滑。实验室检查：复查性激素六项：PRL 16.71ng/ml，FSH 4.67mIU/ml，LH 2.30mIU/ml，E2 38.85pg/ml，PROG 0.89ng/ml，TESTO 0.31ng/ml，血清胰岛素 INS 17.27IU/ml，盆腔彩超：内膜厚 6mm，子宫附件区未见明显异常。

茯苓 30 克　陈皮 20 克　山药 25 克　炒白术 15 克　薏苡仁 25 克　炙甘草 10 克　公英 30 克　柴胡 15 克　白芍 20 克　香附 20 克　枳实 15 克　川芎 10 克　炙黄芪 35 克　太子参 15 克　生大黄 10 克　焦山楂 25 克　坤草 25 克　郁金 15 克　百合 20 克　夜交藤 25 克　合欢皮 15 克　茯神 20 克　槟榔 25 克　川牛膝 15 克　炒枣仁 20 克　鸡血藤 30 克。七剂　日一剂，水煎，分早晚温服。

八诊：2012 年 11 月 12 日。11 月 11 日行经，经量正常，无乏力腰酸，口干减轻，手脚稍凉，四肢沉重减轻，情志可，睡眠可，大便干，舌暗红，苔黄腻，有齿痕，右脉弦滑。

茯苓 30 克　陈皮 15 克　山药 20 克　炒白术 15 克　炙甘草 10 克　公英 30 克　柴胡 15 克　白芍 20 克　香附 20 克　枳实 15 克　当归 20 克　龙眼肉 15 克　生大黄 10 克　炙黄芪 35 克　太子参 15 克　石斛 20 克　菊花 15 克　丹皮 10 克　生栀子 10 克　郁金 15 克　百合 20 克　坤草 25 克　夜交藤 30 克　茯神 20 克　槟榔 25 克　柏子仁 20 克。七剂　日一剂，水煎，分早晚温服。

九诊：2012 年 12 月 10 日。无乏力腰酸，口不干，手足不凉，四肢不沉重，情志可，睡眠可，大便稍干，舌红，苔薄，齿痕少，左脉沉，右脉弦滑。

茯苓 30 克　陈皮 15 克　山药 20 克　炒白术 15 克　炙甘草 10 克　炙黄芪 30 克　太子参 15 克　生大黄 10 克　当归 20 克　白芍 20 克　柴胡 15 克　香附 20 克　龙眼肉 15 克　石斛 20 克　菊

花 20 克　坤草 25 克　茯神 20 克　夜交藤 30 克　焦山楂 25 克　火麻仁 20 克　公英 25 克　寸云 10 克。七剂 日一剂，水煎，分早晚温服。

按语　该患情志不舒，肝郁气滞，情绪急躁易怒，肝郁犯脾，脾失健运，脾虚生湿，肝郁及湿郁均可化热，湿热内盛，则手足热，四肢沉重，体重剧增；湿热上犯清窍，则头沉头晕，睡眠差；热盛伤津，则口干；舌暗红，苔黄腻，脉弦滑数均为肝脾湿热之象，故以龙胆泻肝汤合半夏白术天麻汤加生大黄、秦艽、滑石等疏肝健脾，清利肝脾湿热之品，并酌加益气养阴、安神化瘀之药，治疗四个月余，月经恢复正常，性激素六项及彩超检查均恢复正常，疏肝健脾，清利肝脾两经湿热，酌以益气养阴，化瘀通经，治疗 5 个月而收全功。

李红梅治疗妇科病验案

李红梅，1962 年生，毕业于黑龙江中医药大学，黑龙江中医药大学附属第二医院妇科教授，主任医师，硕士生导师。黑龙江中医药大学附属第二医院妇二科主任，中医妇科学教研室主任，黑龙江省名中医，黑龙江中医药大学教学名师。黑龙江中西医结合妇科学会副主任委员，世界中联生殖医学专业委员会理事，黑龙江省龙江医派研究会理事。著有《实用临床综合治疗学》《女性健康》等著作，擅治不孕症，月经病，子宫内膜异位症等妇科疾病。

一、血府逐瘀汤治疗围绝经期综合征

病案：张某，女，51 岁，2009 年 12 月 21 日。

主诉：月经紊乱 2 年余，心前区撕裂样疼痛 2 周。

病史：该病人近 2 年月经周期不规律，周期延长 40-60 日一行，经量逐渐减少，色黯，月经现已三个月余未潮，烘热汗出，烦躁不宁，心悸不寐，近 2 周出现心前区撕裂样疼痛，伴心前区汗出，一周前于哈尔滨某医院心内科入院治疗，检查提示“窦性心动过速”，冠状动脉造影未见异常，诊断围绝经期综合征，静点药物不详，症状未缓解，诸症静卧时加重，活动则缓解。

初诊：月经紊乱 2 年，现停经三个月，烘热汗出，烦躁不宁，心悸不寐，心前区撕裂样疼痛，伴心前区汗出，头晕耳鸣，舌质紫暗，边有瘀斑，脉弦涩。

西医诊断：围绝经期综合征　　**中医诊断**：经断前后诸证

辨证审机：肾虚肝郁，气机阻滞，瘀血阻胸。

治法：活血化瘀，行气止痛。　　**方药**：血府逐瘀汤加减

桃仁 20 克　红花 15 克　当归 15 克　生地黄 15 克　牛膝 15 克　川芎 10 克　桔梗 10 克　赤芍 15 克　枳壳 15 克　柴胡 10 克　青皮 15 克　甘草 10 克。七剂 水煎两次，分两次温服之。

二诊：2009 年 12 月 28 日。服药七剂，心前区撕裂样疼痛明显减轻，心前区汗出消失，烦躁好转，唯心悸失眠，头晕乏力，时有烘热，舌质紫暗，瘀斑减轻。此乃气郁渐解，血瘀已行，效不更方，继服上方加龙骨 25 克、牡蛎 25 克七剂，镇潜浮阳以增其效。

三诊：2010 年 1 月 4 日。继服上方后心前区撕裂样疼痛及烘热消失，心悸失眠好转，偶有心

烦，仍觉头晕乏力，舌质淡红，苔薄白，脉弦涩，舌边瘀斑渐消。气机已畅，瘀血已去，然肾精未充，治以滋肝益肾，育阴潜阳，投以一贯煎加减。

方药：熟地 20 克　沙参 15 克　当归 15 克　枸杞 15 克　麦冬 15 克　川楝子 10 克　山萸肉 15 克　山药 15 克　龙骨 25 克　牡蛎 25 克　莲子心 15 克　合欢皮 15 克。七剂 水煎两次，分两次温服之。

经上方治疗后，头晕乏力消失，情绪稳定，诸症悉除而停药。

按语　血府逐瘀汤出于清代名医血证论医家王清任的《医林改错》，主治“胸中血府血瘀”诸证。胸中为血府著称，气之所宗，血之所聚，肝经循行之分野。围绝经期综合征发于经断前后，病本在肾，肾气渐衰，天癸渐竭，精亏血少，水不涵木，肝失条达，致气机不畅，血瘀停滞血府，而现心前区撕裂样疼痛，心前区汗出，活动后瘀血稍通，则疼痛缓解。肾阴不足，精血衰少，髓海失养故头晕耳鸣，肾阴不足，阴不维阳，虚阳上越，故烘热汗出，水亏不能上制心火则烦躁不宁，心悸不寐，舌脉为瘀血之征。诸症皆为瘀血内阻胸部，气机郁滞所致。治疗活血化瘀，行气止痛以治其标，血府逐瘀汤为宜，该方由桃红四物汤合四逆散，加牛膝、桔梗而成。方中桃仁、红花破血行滞，活血祛瘀；赤芍、川芎助活血祛瘀之功；柴胡、枳壳、青皮理血行气疏肝；当归、生地黄养血益阴，清热活血；牛膝通利血脉，引血下行而化瘀；桔梗开肺之气，载药上行而宽胸；甘草调和诸药，全方活血化瘀而不伤血，疏肝解郁而不耗气，使胸中气郁得除，胸中血瘀得解。然本证为血瘀为标，肾虚为本，血瘀之标解除后，滋肝益肾，育阴潜阳以固其本，诸证皆消而愈。

二、少腹逐瘀汤治疗崩漏

病案：赵某，女，23 岁，2011 年 4 月 11 日。

主诉：阴道流血淋漓不断 3 个月。

病史：该患者既往月经正常，三个月前经期未净之时行房事，当日下腹时有阵痛，痛时拒按，阴道流血至今未去，淋漓不尽，时而量多，色黯，有块，口服头孢克肟消炎药物一周无效，经多家医院口服中药仍未见效，血 HCG 检查阴性，盆腔彩超子宫内膜厚度为 6mm，妇科检查未见异常。

初诊：阴道流血淋漓不断 3 个月，时有量多，下腹疼痛时有阵痛，拒按，色黯有块，块下腹痛减轻，胸胁烦闷，叹息不已，舌质紫暗，脉弦涩。

西医诊断：功能失调性子宫出血　　　　中医诊断：崩漏

辨证审机：瘀阻冲任，血不归经。

治法：活血祛瘀，固冲止血。　　　　方药：少腹逐瘀汤加丹参

小茴香 10 克　干姜 10 克　延胡索 15 克　没药 10 克　当归 20 克　川芎 10 克　官桂 10 克　赤芍 15 克　蒲黄 25 克　丹参 50 克　五灵脂 15 克。七剂 水煎两次，分两次温服之。

二诊：2011 年 4 月 18 日。服药七剂，阴道流血已止，小腹偶有疼痛，已轻，睡眠略差。此乃冲任渐固，瘀血渐消，进而复其旧。

桃红四物汤加减：桃仁 15 克　红花 10 克　当归 15 克　生地 15 克　赤芍 15 克　川芎 10 克　党参 25 克　黄芪 30 克　香附 15 克　蒲黄 15 克。七剂 水煎两次，分两次温服之。

三诊：2011 年 4 月 25 日。小腹疼痛消失，诸症皆愈。继服上方七剂。

四诊：2011 年 5 月 16 日。5 月 9 日月经来潮，量色质均正常，经期 5 天。

按语　本案崩漏缘于合之非道，合之非道为经行产后余血未尽而行房事，亦称恶合阴阳。《医宗金鉴·妇科心法要诀》曰：“亦有女子天癸既至、逾期不得与男子合，未期思与男子合，与夫经

正行时而合，此皆合之非道，亦致不调。”《诸病源候论·八瘕候》云：“若经水未尽而合阴阳，即令妇人血脉挛急，小腹重急支满，结牢恶血不除，月事不时。”经期产后余血未尽，胞脉空虚而行房事，精血与余血或恶血相搏结，血瘀胞宫，冲任阻滞，血不循经，而发崩漏。瘀阻冲任，血不循经，则经血淋漓不断，血量时多时少，冲任阻滞，血行不畅，则色黯有块，“不通则痛”，故小腹时有疼痛，瘀为实邪，则拒按。血块下瘀血稍通故痛减，血瘀日久，气机阻滞，胸胁烦闷，叹息不已。舌质紫暗，脉弦涩均为瘀血阻滞之征。少腹逐瘀汤出于王清任《医林改错》曰“此方治少腹积块疼痛，或有积块不疼痛……或经血一月见三、五次，接连不断，断而又来，其色或紫、或黑、或块、或崩漏……皆能治之，效不可尽述。”方中小茴香、干姜、肉桂入肝肾而归脾，理气活血，温通血脉；当归、川芎、赤芍活血行瘀，元胡、没药、蒲黄、灵脂活血祛瘀，散结止痛；丹参为心、脾、肝、肾血分之药，具有活血散瘀、调经止痛之功效，养血，去心腹痼疾结气，方中重用丹参增其祛瘀之效。全方能温经散寒、活血祛瘀，达到固冲止血之功效，血止之后，桃红四物汤正本清源，调理善后。

三、养精种玉汤加味治疗不孕症

病案：常某，女，32岁，2010年3月11日。

主诉：结婚5年，未避孕3年未孕，停经5个月。

病史：该病人既往月经尚不规律，2-3个月一行，最长6个月未行，且月经量少，色暗，曾经多家医院诊治，诊断卵巢早衰，采用人工周期治疗方可来经，停药后月经仍失规律，半年前人工辅助生殖失败，现停经5个月，精神抑郁，烦躁易怒，头晕耳鸣，心烦不寐，阴道干涩，身体瘦弱，舌质淡红，脉弦细。内分泌检查：FSH 42mIU/ml，LH 21mIU/ml。血清E2 25pg/ml。盆腔超声：子宫内膜厚度5mm。子宫输卵管造影：无异常。

初诊：结婚5年，未避孕3年未孕，停经5个月，精神抑郁，烦躁易怒，头晕耳鸣，心烦不寐，阴道干涩，不欲食，舌质淡红，脉弦细。

西医诊断：不孕症　　**中医诊断：**不孕

辨证审机：肾精亏损，肝失调达，气血失和，冲任不能相资。

治法：滋肾养血，疏肝解郁，调补冲任。　　**方药：**养精种玉汤合开郁种玉汤加减

熟地15克　当归15克　白芍15克　山萸肉15克　白术15克　茯苓15克　丹皮10克　香附15克　天花粉20克　山药15克　龟板15克　紫河车粉10克。十四剂 水煎两次，分两次服之。

二诊：2010年3月25日。服药后烦躁易怒好转，头晕耳鸣减轻，阴道干涩明显改善，饮食增加，前方加鹿角胶填精养血，大补奇经。

熟地15克　当归15克　白芍15克　白术10克　茯苓15克　丹皮10克　香附15克　天花粉20克　山萸肉15克　山药15克　龟板15克　紫河车粉10克　陈皮15克　鹿角胶15克。十四剂 水煎两次，分两次服之。

三诊：2010年4月8日。服药七天后月经来潮，量较前增多，色红，持续5天，情绪明显改善，饮食睡眠良好，肝郁缓解。嘱其加强运动，同时配合鹿胎膏口服。

熟地15克　当归15克　白芍15克　山萸肉15克　党参25克　白术15克　茯苓15克　黄芪30克　菟丝子15克　龟板15克　鹿角胶15克　陈皮15克　紫河车粉10克。二十一剂 水煎两次，分两次服之。

四诊：2010年5月10日。月经来潮，量中等，头晕耳鸣烦躁易怒等症消失，饮食睡眠正常，

情绪佳。

当归 15 克　白芍 15 克　白术 15 克　茯苓 15 克　菟丝子 15 克　五味子 15 克　女贞子 20 克　枸杞子 15 克　覆盆子 15 克　香附 15 克　鹿角胶 15 克　紫河车粉 5 克。二十一剂 水煎两次，分两次服之。

五诊：2010 年 6 月 16 日。月经未潮，自测尿妊娠试验阳性，血 HCG：2800mIU/ml。

六诊：2010 年 7 月 1 日。恶心，乏力，盆腔 B 超提示：可见妊娠囊。

按语　养精种玉汤出自《傅青主女科》，主治身瘦不孕，曰“此方之用，不特补血，而纯于填精，精满则子宫易于摄精，血足则子宫易于容物，皆有子之道也。”此病人先天肾精不充，冲任血少，不能摄精成孕。然月经失调，加之求子日久，情绪低落，郁郁寡欢，气机不畅，肝气郁结，冲任不能相资，不能摄精成孕，肾虚肝郁，两因相感，日久嫉妒不孕。“肝脉郁而心肾之脉亦郁，肝脉结而心肾之脉亦结……其郁而不能成胎”，故给予养精种玉汤配合开郁种玉汤滋肾养血，疏肝解郁，理血调经，以求种子。《本经逢原》：“紫河车禀受精血结孕之余液，得母之气血居多，故能峻补营血。”本例因其精血甚亏，加紫河车、鹿角胶血肉有情之品填精养血，大补奇经，使任通冲盛，血海满盈，得以月经复潮。“求子之道，莫如调经。”方中熟地、山萸肉滋肾而益精血，当归、白芍养血调经，白术、茯苓健脾培土，香附理气解郁，丹皮凉血活血，天花粉清热生津，紫河车、鹿角胶填精养血。月经复潮后，养精种玉汤合五子衍宗丸（覆盆子、菟丝子、枸杞子、五味子、车前子）加强滋肾益精，养血种子之功，得以冲任相资而成孕。

四、加减温胆汤治疗恶阻

病案：姜某，女，32 岁，2014 年 4 月 15 日。

主诉：妊娠 62 天，恶心呕吐半月余，食入即吐 3 天。

病史：平素脾气暴躁，停经 7 周开始恶心呕吐，近 3 天加重，食入即吐，呕吐苦水，烦躁少寐，胸满，颜面红赤，口渴，欲饮冷，大便干燥，舌质红，苔黄，脉滑数。

初诊：妊娠 62 天，食入即吐，呕吐苦水，烦躁少寐，胸满，颜面红赤，口渴，欲饮冷，大便干燥，舌质红，苔黄，脉滑数。

西医诊断：妊娠剧吐　　　　　　　　中医诊断：恶阻

辨证审机：肝火犯胃，胃失和降。

治法：清肝和胃，降逆止呕。　　　　方药：加减温胆汤

黄芩 15 克　黄连 15 克　竹茹 15 克　芦根 15 克　麦冬 15 克　姜半夏 10 克　茯苓 15 克　陈皮 15 克　胡麻仁 10 克　甘草 10 克。七剂 水煎。嘱患者服药前先咀嚼闽姜，后将浓煎汤药频服。

二诊：2014 年 4 月 22 日。服药后恶心呕吐减轻，胃纳渐增，烦躁缓解，并能入寐，大便已行，仍觉口渴、口苦，欲饮冷，舌质红，苔薄黄，脉滑数。前方加山栀 15 克，石斛 15 克，日一剂，续服七剂水煎频服。

三诊：2014 年 4 月 24 日。服药后呕吐已止，烦躁已除，已恢复进食，大便已畅，余症均消。

按语　“恶阻者，谓有胎气，恶心阻其饮食也。”恶阻之命名，系恶心呕吐，阻隔饮食而致。孕后阴血下聚以养胎，阴血不足，肝失所养，肝火愈旺。该患者素性脾气暴躁，肝火亢盛，孕后冲脉之气上逆，引动肝热气火上冲，夹胃气上逆，胃失和降，胆汁外泄而致食入即吐，吐苦水。治疗则抑肝和胃，降逆止呕。《医宗金鉴》温胆汤加减。方中黄芩、黄连清热和胃；竹茹清热化痰，除烦止呕；半夏、陈皮、茯苓理气降逆止呕；胡麻仁润燥通便；麦冬、芦根以滋阴清热，降逆止呕。

全方共奏清肝和胃，降逆止呕之效。因患者呕吐剧烈，每致服药亦呕，影响疗效，故服药前可先咀嚼闽姜，并将浓煎的汤药少量频服。

刘秀云治疗妇科疑难杂症验案

刘秀云，1961 年生。主任医师，黑龙江省佳木斯市中医院妇科主任、黑龙江省名中医、佳木斯市名中医。擅治各种妇科疑难杂症，尤以月经病、不孕症、更年期综合征为验。

一、益气丸治疗崩漏

病案：张某，女，16 岁，2009 年 7 月 8 日。

主诉：月经初潮三年，阴道不规则流血三个月，增多十余天，近一年崩闭交错。多方治疗未效。

病史：月经初潮三年，周期不规律，多方治疗未效，此次停经三个月来潮，量少，淋漓两个月未停，近日增多如注，当地医院 B 超：子宫内膜厚 16mm，血常规：血红蛋白 7.5g / L。

初诊：月经量多如注，夹血块，腹痛，面色苍白，口唇淡白，头晕恶心，倦怠乏力，舌质淡暗，舌体胖大边齿痕，苔薄白，脉沉缓无力。

西医诊断：功能失调性子宫出血　　**中医诊断**：崩漏

辨证审机：脾肾两虚夹瘀　　**治法**：益气健脾，祛瘀止血。

方药：五灵脂 20 克　黄芪 20 克　白术 15 克　蒲黄 20 克(包煎)　党参 15 克　枳壳 12 克　马齿苋 20 克　三七 10 克(包冲)　地榆炭 20 克　川断 20 克　海螵蛸 20 克　益母草 15 克　茜草炭 20 克　酸枣仁 30 克。七剂　水煎服。

二诊：服上方后经量增多排出大量血块，今日经量减少，面色好转，纳食增加，但仍头晕乏力，舌质淡苔薄白，体胖大有齿痕，脉沉细。此乃瘀血不祛，新血不生之故。标症得减，本虚表现。

健脾益肾，养血止血。黄芪 20 克　白术 15 克　党参 15 克　三七 10 克（包冲）　枳壳 12 克　马齿苋 20 克　酸枣仁 30 克　阿胶 15 克（烊化）　川断 20 克　海螵蛸 20 克　地榆炭 20 克　茜草炭 20 克　益母草 20 克。七剂　水煎服

三诊：服上方三剂，月经停止，续服四剂，今日复诊。面色转润，头晕好转，纳食增加，舌质淡红，苔薄白，脉沉缓。此乃气血渐复之象。

益肾健脾，补气养血。当归 15 克　川芎 15 克　白术 15 克　党参 15 克　黄芪 20 克　白芍 20 克　枳壳 12 克　酸枣仁 30 克　川断 20 克　菟丝子 20 克　车前子 12 克　杜仲 15 克　甘草 10 克。七剂　水煎服。

按语　患者 16 岁，月经初潮一直不规律，乃肾气未充之象。肾虚冲任不固且后天脾气不足，不能补其先天，致反复崩闭交替。久之气血不足，固摄失职，致量多如注。久虚夹瘀则腹痛有血块。本法补气摄血，祛瘀止血，补肾固冲并用。体现祖国医学治崩三法之塞流，澄源二法并用。黄芪、白术、党参补气摄血；茜草炭、三七、益母草、五灵脂、蒲黄祛瘀止血；川断、海螵蛸、菟丝子、枳壳补肾固冲止血。三诊后血止改用复旧之法，补肾养血调冲任。

二、疏肝健脾填精法治疗卵巢早衰

病案：徐某，女，39岁，2013年4月5日。

主诉：闭经八个月。

病史：患者月经初潮16岁，周期规律，生育一胎。近二年因销售工作压力过大，致失眠心烦。月经后期或闭经，反复黄体酮促使来潮，一年后闭经。

初诊：闭经8个月，烘热汗多，心烦失眠，腰膝酸软。阴道干涩，性欲下降。舌质红少苔，脉沉细。雌激素化验：FSH 70.00IU/L，LH 22.00IU/L，E2 12pg/ml，PRL 6.40pg/ml，彩超：子宫大小4.2cm×3.4cm×3.0cm，内膜5mm。

西医诊断：卵巢早衰　　**中医诊断**：闭经

辨证审机：肝郁脾虚，精血不足。　　**治法**：疏肝健脾，补肾填精。

方药：女贞子20克　墨旱莲30克　浮小麦30克　当归15克　白芍20克　山药20克　山萸肉15克　菟丝子20克　煅龙骨30克　煅牡蛎30克　珍珠母20克　酸枣仁30克　柴胡15克　白术15克。十四剂　水煎二次，分二次温服之。

二诊：2013年4月19日。服上方后，烘热汗出减轻，带下量稍多。提示精血亏虚略改善，疏肝补肾健脾之法初见成效。二诊可趁阴血渐复之势加入活血化瘀之法，使冲任气血通畅。

女贞子20克　柴胡12克　山药20克　墨旱莲30克　菟丝子20克　桃仁15克　白芍20克　煅龙骨30克　煅牡蛎30克　当归15克　川芎15克　石斛20克　杜仲15克　珍珠母20克　酸枣仁30克　白术15克。十四剂　水煎二次，分二次温服之。

三诊：2013年5月7日。服上方十四剂，诸症好转。月经来潮量少，色淡红，二天行止。基础体温单相，提示精血渐复，冲任调和。

黄精15克　山药20克　女贞子20克　菟丝子20克　煅龙骨30克　煅牡蛎30克　珍珠母20克　当归15克　白芍20克　北沙参20克　川断20克　杜仲15克　鸡血藤20克。三十剂　水煎，日两次口服。

按语　患者职业销售，竞争激烈的当下，持续工作压力致七情所伤。肝气不舒，失于疏泄，阴阳气血失调。肝血不足，肝肾同源，肾精不足导致闭经。《素问·阴阳别论》：“二阳之病发心脾，有不得隐曲，女子不月。”其认为，月经失调多因思虑过度损伤心脾，脾虚化源不足，冲任失养，心气不足，不能奉心，而化赤为血，致月经量少，甚至闭经。心受之则血不流，血不流故女子不月。本组方药首用疏肝健脾，补肾填精之法，使肝气疏畅，精血渐复，加以活血化瘀之法，冲任气血通畅则血海按时满盈，月经如期来潮。

王雪华治疗妇科病证验案

王雪华，1943年生，毕业于黑龙江中医药大学。教授，主任医师，博士生导师，国家级名老中医，指导全国第三批、第四批学术继承人6名，1名获得全国优秀继承人称号。被评为黑龙江中医药大学首届优秀硕士生导师、教学优质奖，多次获得教学大奖赛一等奖。国家中医药现代远程教育示范课程《金匮要略精讲》主讲人、国家级精品课程《金匮要略》主讲人。为黑龙江省名中医，擅治中医内科、妇科疑难杂症、重症。著有《金匮要略精讲 VCD 影视教材 80 讲》《王雪华金匮要略讲课实录》《轻轻松松学金匮》等。

一、八子种子方合通管汤治愈输卵管阻塞性不孕症

病案：孙某，女，30 岁，2011 年 3 月 30 日。

主诉：痛经。末次月经 3 月 13 日，现右侧少腹痛重 2 天。

病史：2009 年 7 月宫外孕，经保守治疗后，患继发性不孕症。2010 年 11 月末行输卵管碘油造影术。报告单示：左侧输卵管通畅，右侧输卵管完全阻塞。做通水试验证实：阻塞不通。

初诊：14 岁月经初潮，5/28 天。末次月经 2011 年 3 月 13 日，经间期伴右侧少腹痛重 2 天，呈阵发性。大便偏干。舌质红，苔黄，脉弦缓。

西医诊断：输卵管性炎症性阻塞性不孕症　　**中医诊断**：痛经，不孕证

辨证审机：肾阴虚，冲任不调。

治法：补肾促孕，调经止痛。　　**方药**：八子种子方合通管汤

枸杞子 20 克　菟丝子 20 克　车前子 10 克　五味子 10 克　覆盆子 20 克　女贞子 20 克　沙苑子 15 克　金樱子 15 克　泽兰 15 克　连翘 20 克　皂角刺 15 克　通草 10 克　白花蛇舌草 30 克。十四剂 代煎，1 袋/次，每日 2 次，早、晚饭后 30-40 分钟温服。注意忌口。

二诊：2011 年 4 月 8 日。服药后，右少腹部无痛感，大便正常，舌质微红，苔薄，脉弦缓。

方药：①调经助孕颗粒 7 盒，1 袋/次，每日 3 次；②妇科再造胶囊 5 盒，6 粒/次，每日 2 次。

后记：中成药服用半月后，末次月经 2011 年 4 月 12 日，经间期右少腹不痛，食、眠、便均正常。于当年 5 月怀孕，2012 年 2 月顺产一足月男婴。

按语　不孕不育症大多与肾有关，补肾助阳、温煦子宫乃是种子常用的有效治法。八子种子方由五子衍宗丸，即六味地黄丸去牡丹皮，加枸杞子、菟丝子、车前子、五味子、覆盆子，再加女贞子、沙苑子、金樱子组成。方源：五子衍宗丸是清代太医院配方，具有填精补髓、疏利肾气的功效。六味地黄丸三补三泻，去掉性味苦寒的牡丹皮，滋阴补肾、收敛元气之力大增，与五子生发之气相合，当有种子衍宗之能。遵北京祝谌予教授经验，笔者加入补益肝肾的女贞子，补肾固精、益肝养血的沙苑子，酸涩入肾、固肾涩精的金樱子，名为八子种子方。《金匮要略·水气病》篇第 19 条指出："经为血，血不利则为水，名曰血分。"说明血病及水，水病及血。妇科炎症，病灶局部见充血、渗出，甚至瘀血、水肿、炎性包块等，使用抗生素无效，如果从水血同治法易获效。自拟通管汤由白花蛇舌草、连翘、皂角刺、泽兰、通草五味药组成，具有清热解毒、消痈散结之功。国医大师朱良春教授认为"白花蛇舌草不仅清热解毒，而且善于活血散瘀，能抗菌消炎，调节机体反应，增强免疫功能，改善血液循环。"《医学衷中参西录》说："连翘，具升浮宣散之力，流通气血，治二经血凝气聚，为疮家要药"，在本方中善于清上焦之郁热，流通气血，有助泻下调经之力；皂荚树的果实是皂角，涤痰开窍，其刺入药为活血药，皂角刺辛温入肝胃经，能消痈溃脓、散结解毒；泽兰与通草相伍，散瘀调经之功甚著，二者均有活血祛瘀、利水消肿之效。故全方有疏通输卵管之用。该患从经间期伴有右少腹痛重的症状，结合造影术证实，确因炎症所致脉络阻塞、道路不通，仅服用十四剂汤剂即痛减，经中成药调理半月，月经规律即怀孕成功。

二、活血化瘀通管方治愈炎症性阻塞性不孕症

病案：周某，女，22岁，2014年7月6日。

主诉：痛经严重已明显减轻，手足仅在遇寒冷时欠温。

病史：2013年1月12日，因经期延长12天，有血块，小腹刺痛，止痛药无效而寻求中医药治疗。笔者四诊合参，投以少腹逐瘀汤加减方二十一剂，并嘱其携带血府逐瘀片、女金片各10盒回深圳按说明服用。治以活血化瘀、温经止痛法。

2014年2月6日晚，电话告知，她虽然未婚，但有性行为。深圳某医院现诊断为：异位妊娠30余天，需住院手术治疗。因其担心会影响今后的生育功能，希望予以中医药保守治疗。笔者考虑无法把握病情，建议她服从当地治疗。于2月11日行左侧输卵管微创手术，并发现右侧输卵管小囊肿（卵巢黄体脱落导致）。

初诊：12岁月经初潮，原来7/30+4天，现服用中药后，5/30±1天，月经周期基本规律。末次月经6月18日，行经第一天仍需口服布洛芬1片（200mg），以缓解腹部刺痛感。习惯性便秘，4天一行，伴有肛裂出血。舌质紫暗，瘀血点散见，较前已轻浅，舌苔薄白，脉弦缓。

西医诊断：原发性痛经，异位妊娠术后　　**中医诊断：**经行腹痛，习惯性便秘

辨证审机：胞宫血瘀，肠道干燥。　　**治法：**润肠通便，化瘀调经。

方药：（1）槐角丸合增液枳术汤加减

槐花15克　地榆炭15克　火麻仁20克　郁李仁20克　瓜蒌仁15克　桃仁20克　生白术30克　枳实15克　益母草20克　泽兰15克　玄参20克　生地黄15克　麦冬20克。七剂 代煎，1袋/次，每日2次，早、晚饭后30-40分钟温服。注意忌口。

（2）中成药：血府逐瘀片2盒，6片/次，每日2次；元胡止痛滴丸5盒，20粒/次，每日3次。

二诊：2014年7月29日。服药后，末次月经7月20日，痛经进一步减轻，未服用布洛芬片。大便日行1次，量不多，总有便意感。舌质紫暗，仅见左侧舌边有小瘀斑，苔薄；脉缓。

自带2015年7月28日黑龙江省某三甲医院输卵管造影片及报告单，提示：左侧输卵管造影不通，右侧显影欠通畅。

刻下，本门诊部B超报告单示：子宫体三径：52.0mm×36.0mm×41.0mm，子宫内膜厚6.2mm，左卵巢大小为37.0mm×24.0mm，其内可探及一增大卵泡，大小为10.0mm×8.0mm。诊断意见：盆腔积液13.0mm；纳囊请结合临床。

西医诊断：输卵管炎症性阻塞性不孕症

中医诊断：经行腹痛，宫外孕术后继发不孕证，便秘出血。

辨证审机：瘀血阻络

治法：活血化瘀，通经活络。　　**方药：**活血化瘀通管方

制甲珠5克　三七粉5克。研末冲服，日2次。

党参20克　炒白术15克　赤芍15克　泽兰20克　香附15克　路路通15克　薤白15克　补骨脂20克　炒当归15克　茺蔚子15克　石见穿20克　鸡血藤15克　川断20克　覆盆子20克　王不留行20克。三十剂 水煎服，日2次温服。

元胡止痛滴丸5盒，服法同前。妇可靖胶囊5盒，3粒/次，每日2次。

三诊：2014年10月14日短信告知：当地医院予以排卵监测证实，于同房第8天，通管一侧成功排卵。10月15日复查促绒毛膜性腺激素（HCG）：11.50mIU/ml（参考范围：0.00-3.00），孕酮（p）>40.0nmol/L，体温37℃，似感冒症状。嘱其禁用一切中、西药物，注意养心养性

养胎。

2015年6月28日报喜：已于当日凌晨3点多，顺产1女婴，母女平安。

按语 凡因异位妊娠手术后或保守治疗诱发炎症性阻塞性不孕症，均需运用疏通输卵管的方药，并有清热利湿、化瘀利水之效，方能达到抗炎通管的作用，以防炎症的再度发作。活血化瘀通管方是笔者学习湖南长沙谢剑南经验方化裁而来，其用量根据病人体质辨证施治而定。方中制甲珠、三七粉按照1∶1用量日分2次冲服，通经活络、活血化瘀为君；石见穿、茺蔚子、炒当归、丹参以养血活血通络；党参、炒白术健脾化湿；赤芍、泽兰、乳香、没药、王不留行、路路通清利湿热、化瘀通络；薤白辛温通阳、行气导滞，与香附相伍，疏理肝气、行气止痛，为调经要药。总之，种子必先调经，"调经肝为先，疏肝经自调"，"调肝不先理气，非其治也"。瘀血去，新血得生，输卵管阻塞得通，病证自愈。关于病名，西医诊断的不孕症，中医自古称谓：女子不孕，男子不育。也有"无子""绝子""断绪""全不产"等文献记载。现在看来，"无子""全不产"相当于西医诊断的"原发性不孕"，而"断绪"则是"继发性不孕"。因为中医临床需要辨病与辨证相结合，以辨证为主。如果同是不孕，由于证候不同，则治法不同，方药种种，但以获效为准，故称"不孕证"，而不是西医学统称的"不孕症"，一字之差，不是笔误，不能随意书写，当注意区别。

三、中西医结合治疗多囊卵巢综合征

病案：刘某，女，32岁，2014年2月28日。

主诉：闭经3个月，口渴加重。

病史：婚后于2003年人流一胎后，月经稀发，甚则一年仅行经2次。经外院B超及血查内分泌激素确诊为"多囊卵巢综合征（polycystic ovarian syndrome，PCOS）"，形体肥胖，身高171cm，体重100kg，面有痤疮，见黑棘皮症，多毛症。

初诊：12岁月经初潮，7/30-40天，末次月经2013年11月下旬，多脂多毛之体。舌体小，舌质紫暗，舌苔薄白，脉沉滑。口渴喜饮，建议查空腹及餐后2小时血糖值。

西医诊断：多囊卵巢综合征（PCOS） **中医诊断**：月经后期，闭经，不孕证

辨证审机：肾气亏虚，痰瘀互结。

治法：补肾养血，痰瘀同治。 **方药**：自拟促经汤

枸杞子25克 制首乌20克 山药30克 生牡蛎50克 茯苓20克 白芥子10克 草决明20克 苏木15克 赤芍15克 土鳖虫10克 益母草30克 泽兰20克 川牛膝15克 通草15克。七剂 代煎，1袋/次，每日2次，早饭前、晚饭后30-40分钟温服。注意忌口。

二诊：2014年3月19日。外院查空腹血糖值16.0-18.0mmol/L以上，餐后2小时血糖值未查。于黑龙江省某三甲医院住院治疗8天，使用赖脯胰岛素注射液（优泌乐）6U/日、甘精胰岛素（长秀霖）20U/日，3天后停药，仅用利拉鲁肽注射液（诺和力）0.6mg/日。体重下降3kg，空腹血糖值6.8mmol/L。晨起服用降压药缬沙坦胶囊（代文）1片（80mg）。舌体小，舌质红，苔薄白，口唇剥皮裂口，脉沉滑。

上方去益母草、泽兰，加鸡血藤30克、莪术25克、天花粉20克、葛根20克、熟地黄30克、三七粉1.5克（冲）、血竭粉1.5克（冲）。十四剂 代煎，服法同前。

三诊：2014年4月2日。服用上方五剂后，于3月26日行经（闭经4个月），带7天，已净，无痛经。现仍口干，下肢乏力，饮食一般，大便日行2次。舌质红，苔薄，脉沉弦。

自带4月1日血糖值检测结果：空腹血糖值为7.8mmol/L，餐后2小时血糖值9.5mmol/L，睡前血糖值6.2mmol/L。现每日晨起皮下注射诺和力0.6mg，口服中药保肝药水飞蓟素胶囊4片/次，每日3次。刻下血压：120/85mmHg（口服代文2小时后）

生牡蛎50克　草决明20克　白芥子10克　三七粉1.5克（冲）　香附20克　枸杞子25克　泽兰20克　血竭粉1.5克（冲）　鸡血藤30克　天花粉20克　葛根20克　丹参30克　苍术20克　熟地黄25克。七剂 代煎，服法同前。

四诊：2014年4月16日。口干减轻，食欲有增，注意控制饮食，嘱其加强运动，乏力不明显。大便日行2次，成条。舌质暗，有瘀斑，苔薄，脉缓无力。刻下血压：130/85mmHg，今晨空腹血糖值8.4mmol/L，餐后2小时血糖值6.0mmol/L。

上方加土鳖虫10克。十剂 代煎，服法同前。

五诊：2014年5月7日。月经未至，末次月经3月26日。瘀血舌，苔薄，脉沉细。西药用法同前。刻下血压：100/70mmHg。

紫河车粉30克（冲）　每次3克，每日2次。

生牡蛎50克　草决明20克　香附20克　熟地黄20克　沙参20克　茜草15克　莪术25克　益母草30克　泽兰20克　通草15克。七剂 代煎，服法同前。

六诊：2014年5月14日。阴道分泌物有增，见绵丝状带下，小腹坠痛感，尿黄。咽痛。舌瘀血点变浅，舌尖红，苔薄，脉沉细。刻下血压：130/90mmHg，本周内空腹血糖值6.2-6.9mmol/L，餐后2小时血糖值5.3-7.1mmol/L。因吃牛肉包子一次，餐后2小时血糖值达8.3-11.7mmol/L。嘱其忌食稀粥，主食控制在每日4两。

紫河车粉60克（冲）　每次3克，每日2次。

菟蓉补肾方加味：

熟地黄25克　山药20克　山茱萸15克　菟丝子20克　巴戟天15克　肉苁蓉20克　丹参20克　杜仲30克　桑寄生20克　怀牛膝20克　生牡蛎40克　白芍20克　龟甲20克　天花粉20克　黄柏15克　胆南星10克。十四剂 代煎，服法同前

七诊：2014年5月30日。2014年5月22日晨行经，间隔55天，无所苦。带月经血爬山，7天血止。舌尖红，苔薄，脉沉缓。刻下血压：130/90mmHg，今晨空腹血糖值5.5mmol/L，餐后2小时血糖值5.3mmol/L。口服益肝灵片4片/次，每日3次。复查肝功：谷丙转氨酶（ALT）已从200U/L降为80U/L。

上方十四剂 代煎，服法同前。

八诊：2014年6月25日。咽痛，低热37℃左右，停药2天。查扁桃体充血，扁桃体Ⅰ度肿大。舌尖微红，苔薄，脉沉缓。自带空腹血糖值5.0-6.0mmol/L，餐后2小时血糖值7.0-8.0mmol/L，基本在正常值范围内。

紫河车粉30克（冲）　每次3克，每日2次。

菟丝子20克　女贞子20克　川断25克　补骨脂20克　怀牛膝20克　杜仲20克　桑寄生30克　丹参20克　肉苁蓉20克　益母草30克　泽兰20克　红花20克　山茱萸15克　山药15克　佩兰20克　生牡蛎40克　龟甲20克。七剂 代煎，服法同前。

九诊：2014年7月2日。末次月经2014年6月28日，距末前5月22日仅推后6天，未净，伴小腹微痛，有血块少量，大便正常。舌尖微红，苔薄白，脉沉，左脉微滑。昨日餐后2小时血糖值7.0mmol/L左右；今晨自测空腹血糖值5.8mmol/L。

乌药15克　莪术20克　生蒲黄15克　甘松15克　五灵脂15克　泽兰15克　益母草15克

生山楂30克　马齿苋15克　皂角刺10克　陈皮10克　枸杞子20克　白花蛇舌草30克。七剂 代煎，服法同前。

十诊：2014年7月11日。本周二去黑龙江省某三甲医院复查，结果显示：空腹血糖值5.0mmol/L以上，餐后2小时血糖值6.0-7.0mmol/L，睡前5.0-6.0mmol/L。建议再用3个月西药，代文改用每日晨起口服1/2片。二甲双胍、诺和力降糖、减肥，嘱避孕。

感冒2天，鼻咽部热感，体温不高，恶心，刮痧治疗无效。笔者建议自购蒲地蓝消炎片（吉林通化产品），3片/次，每日4次。嘱其感冒痊愈后继服汤剂。

上方加旋覆花10克、代赭石15克。十四剂 代煎，服法同前。

十一诊：2014年8月1日。口服蒲地蓝消炎片4天有效。停用汤剂10天。舌尖红，舌质暗，苔薄，脉沉微数。

上方十四剂，代煎，服法同前。

十二诊：2014年10月15日。末次月经2014年9月13日，无痛经，下颏痤疮收敛，经前有少许新生。停用降糖西药，血糖值稳定在正常范围。大便日行2次，因感冒期间，运动量减少，体重略增。五官科诊断：慢性鼻窦炎，慢性咽炎。舌尖微红，苔薄白，边有瘀斑，脉沉微滑。

乌药15克　莪术20克　蒲黄15克　五灵脂15克　丹参30克　胆南星10克　生牡蛎40克　香附15克　肉苁蓉20克　当归10克　川芎10克　辛夷15克　苍耳子15克　连翘20克　白芷15克　通草15克。十四剂 代煎，服法同前。

十三诊：2014年10月17日。仅服上方半服药行经，末经10月16日晚，血量不多。畏寒，鼻声重，不流涕。嘱其停用汤剂，以生姜2-3片、红枣2-3个煮20分钟饮用。

十四诊：2015年4月8日。复查肝功：ALT正常，停用中、西药物，心态平和。末次月经2014年12月22日，血量正常，无痛经。2015年2月1日经哈尔滨市第一医院妇产科检查证实妊娠，胎儿发育正常。血压正常，空腹血糖值4.8mmol/L，餐后2小时血糖值7.0mmol/L。面色光泽，无痤疮，体重有降，精神愉悦。预产期2015年9月29日。

按语　多囊卵巢综合征（PCOS）的发病机制至今尚未明确，是引起女子月经失调，导致生育期妇女不孕的常见病。其发病率约5%～10%，占不排卵性不孕患者的75%，严重威胁着广大妇女的身心健康。在中医学属“月经后期”“闭经”“不孕”等范畴，病因与肾、肝、脾有密切关系。并以肾虚为本，以肝郁、痰湿、血瘀为标。该患以闭经、口渴症重来诊。实验室检查提示糖代谢紊乱，某三甲医院以优泌乐、长秀霖两种西药进行强化治疗，并以诺和力维持治疗其胰岛素抵抗所致的高血糖，同时用代文降血压。笔者以自拟促经汤补肾养血，痰瘀同治。方中枸杞子、制首乌、山药大补肾阴；生牡蛎重用50克，滋阴潜阳、软坚散结、镇惊安神，与茯苓、白芥子、草决明相伍，可化痰祛湿浊；苏木、赤芍、土鳖虫、益母草、泽兰、川牛膝、通草相合，活血化瘀通经。结果十二剂药后，解决了闭经4个月的问题。继服三十一剂汤剂，见阴道分泌物如绵丝状带下，是得效征兆。后调方加用紫河车粉冲服，补养肝肾，既补肾阳，又益阴精，堪为阴阳俱补，血肉有情之品，无化学合成的激素类药物之副作用。方中有丹参20-30克与杜仲、桑寄生、怀牛膝并用，以利补肾降血压之功；葛根与天花粉配丹参、鸡血藤又可活血养血、生津润脉止渴；与山药、苍术相协又可降血糖、降尿糖。后用菟蓉补肾方加味疗效明显。方中熟地黄、山药、山茱萸以补肾阴，促进卵泡发育；菟丝子、巴戟天、肉苁蓉补肾阳，促进优势卵泡形成；加用当归、川芎、丹参以行气活血通络；茯苓、胆南星等化痰除湿；生牡蛎与龟甲合用，甘寒滋阴，味咸入肾，擅长滋养肾阴；与黄柏、白芍、熟地黄等共同发挥滋补肝肾精血之用。调方过程中，始终有调经助孕方药在其中，也有因感冒口服蒲地蓝消炎片；因慢性鼻窦炎、慢性咽炎而使用对药：辛夷与苍耳子；连翘与白芷。因经期小腹痛加用清热解毒利湿的白花蛇舌草与马齿苋；合陈皮与甘松辛温行气止痛，开郁醒脾，正是寒温并用。在活血化瘀以通经的对药中，有土鳖虫与赤芍、益母草与泽兰、莪术与苏木、三七与血竭。沙参与茜草的合用，乃是已故中医妇科专家王维昌教授的宝贵经验，意在调经从肺治。笔者认为，取其久病阴虚津亏之肺胃津液不足，来补肺气，并益脾与肾。徐灵胎曰："惟沙参为肺家气分中理血药，色白体轻，疏通而不燥，润泽而不滞，血阻于肺者，非此不能清也。"茜草既能活血化瘀，又能凉血止血。所以，方中茜草又有与莪术、益母草、泽兰、通草等化瘀药协同之效。痰瘀型月经稀发或闭经，多见于PCOS肥胖形体、多痰多脂者，常以苍附导痰汤为基础方，因体质偏痰热，方中改用胆南星与白芥子一寒一温，行气开郁，以治痰蕴，有利于排除阻碍气血运行的障碍物。值得提出的是，西药伤肝的情况下，选用中药水飞蓟制剂，商品名为"益肝灵片"，价廉疗效确切，值得推广。历时6个月的西药降血糖、减肥治疗及中西药物合治高血压，经笔者大约10个月的诊治过程，中药汤剂服用一百二十二剂，最终该患的月经规律，PCOS临床症状消失，体重控制在90kg左右，怀孕成功，已于2015年9月28日剖腹产一3.65kg足月男婴，母子平安。

四、天麻钩藤饮加减方治愈妊娠双胎停育1胎导致肝阳上亢证，并顺产1胎

病案：郑某，女，36岁，2014年3月27日。

主诉：末次月经2013年12月12日，食少一周左右，无明显偏嗜。

病史：夫妻双方均已35周岁，欲求子长达数年未果，女方经笔者以汤剂调经治疗3个月后，月经周期基本规律，但是未孕。始查男方精子质量，证明其结果：a+b<50%，精子活动率与畸形精子数量均不合格。笔者以五子衍宗汤加味方十四剂，代煎，日分两次温服。并嘱其适当运动减肥，调情志，忌烟酒。后因外出任务频繁，改为制作蜜丸，照方抓药二剂，丸重12g，每次1丸，每日2次，温开水送服。调治不足3个月，告知女方已孕。其间，笔者考虑男女双方均超35周岁，嘱其同服西药叶酸每日0.4mg。叶酸男方未用，女方始服一个月左右即孕，后继服复合维生素片（爱乐维）每日1片至生产日。

初诊：末次月经2013年12月12日，食少一周左右。体壮，面色及舌质正常，舌苔白，脉沉缓。检测孕酮，当天下午本专家门诊部检验报告单提示：孕酮（PRGE）56.11ng/ml（0-1.40），诊断：早孕。嘱其注意生活调适，防止感冒，慎用药物。2014年4月8日电话短信告知：经哈尔滨市某妇产医院B超检查证实：双卵双胞胎，活胎，状态良好。

二诊：2014年4月29日。孕17周左右，血压（BP）渐高，甚至达到160/110mmHg，头晕，恶心不欲食，眠差。经原妇产医院B超复查显示：一胎停育，无心音。建议口服西药降血压或住院观察。本人拒绝使用西药，在家卧床休息，情绪紧张，等到笔者出诊日方来寻求中医药治疗。

刻下，神情紧张，做开导安抚工作。面微赤，舌质红，苔薄黄，脉弦滑。

西医诊断：高血压　　*中医诊断*：一胎停育，一胎待观察

辨证审机：心肝之火上炎，肝阳上亢。　　*治法*：平肝阳，养心神，镇静降压。

方药：以天麻钩藤饮为基础方，参照《妇人大全良方》的钩藤饮加减：

天麻15克　钩藤15克　夜交藤25克　珍珠母25克　茯神20克　杜仲30克　桑寄生30克　石决明20克　焦栀子12克　炒黄芩15克　怀牛膝15克　桔梗10克　生龙牡各25克。七剂 代煎，日分两次温服。

三诊：2014年5月9日。服二剂药后，BP：140/100mmHg，七剂药后，BP：125-135/80-90mmHg。

面色好转，舌质微红，苔薄黄，脉滑小弦。神情较平稳，鼓励其乐观，有信心，把注意力转移至胎教。照上方投十四剂，煎服法同前。

共服二十一剂药，血压稳定在 120-125/80-85mmHg。

四诊：2014 年 8 月 5 日。孕 32 周时，血压高达 180/110mmHg，头晕，急诊去哈尔滨市某妇产医院，诊断为妊娠期高血压。嘱服硝苯地平片，每日晨起口服 1 粒，已服 2 日，有一定降血压作用。建议：为防止子痫的发生，要求坚持口服西药降血压至生产时。于是再次前来求治。该患夜寐多梦易惊醒，头晕或头痛，耳鸣不明显，四肢头面不肿。尿常规（－）。舌质红，苔薄，脉滑小弦。

阴虚肝旺，肝阳上亢。育阴潜阳，补肾降压。

上方去桔梗、焦栀子、炒黄芩、夜交藤，加枸杞子 20 克、白菊花 20 克、山茱萸 15 克、山药 20 克、熟地黄 15 克。七剂 煎服法同前。停用西药，睡眠好转，精神紧张转轻，降压效果明显，基本维持在 135/90mmHg。

孕 39 周，于 2014 年 9 月 12 日顺产一女婴，体重 3.4kg。

按语 主诉于妊娠 17 周左右，双胎妊娠，出现一胎继续孕育，一胎停育的现象实属不多见。笔者带着问题学习了中西医学对死胎的论述。认为妊娠 20 周后胎儿在子宫内死亡者称死胎，胎儿在分娩过程中死亡，称死产。而此停育死亡的胎儿并未造成宫腔内感染，西医学称之为纸样胎（fetus papyraceous）是指双胎妊娠一个胎儿死亡，另一个继续妊娠，已死亡的胎儿枯干似纸质，它是压扁胎的进一步变化，与胎萎不长、死胎不下的鉴别诊断，只有依赖 B 超这种最方便、可靠而准确的诊断方法做出判断。此男女双方年届 36 周岁，经中医药调治终于孕育双胞胎时，喜出望外。当得知一胎停育时，精神刺激过度紧张，担忧另一胎能否成活，导致血压升高不降。西医诊断为妊娠期高血压病，却不具备高血压、水肿、蛋白尿等典型临床表现，即提出使用西药硝苯地平片防止子痫的发生。笔者四诊合参、中医辨证审机为心肝之火上炎，肝阳上亢的病机所致，治以天麻钩藤饮为基础方平肝阳、养心神、镇静降压。方中天麻、钩藤为君，清热平肝、息风止痉有专功；石决明平肝潜阳、清肝明目主治眩晕；辅以杜仲、桑寄生、怀牛膝益肾养肝，降血压且能安胎；杜仲与怀牛膝同用，正如《药品化义》所言："牛膝主下部血分，杜仲主下部气分，相须而用。"加用生龙骨、生牡蛎、珍珠母合夜交藤、茯神有镇静安神以利降压之效。因妇人产前易热，故佐以焦栀子、炒黄芩清热安胎。参照《妇人大全良方》之钩藤饮，加桔梗为使药，有宣通气血，清利头目之用，是诸药之舟楫，载以上行，防止堕胎。原方中益母草舍去，恐其活血堕胎。临床观察，服用此方二剂即见效，七剂药后血压平复。效不更方，再投十四剂。二方根据中医辨证为阴虚肝旺、肝阳上亢证，将方中的桔梗、焦栀子、炒黄芩、夜交藤去掉，加用枸杞子、白菊花、山茱萸、山药、熟地黄以育阴潜阳，补肾降压。配合思想开导工作，未用西药，睡眠好转，精神紧张得以缓解，降压效果明显，孕妇顺产成功。

曲秀芬治疗妇科病验案

曲秀芬，1960年生，硕士生导师，国家级精品课《中医妇科学》主讲教师，黑龙江省名中医，九三学社黑龙江省委医卫会副主任委员，九三学社第九次、十次全国代表大会代表，黑龙江省政协第九、第十、第十一届常委，黑龙江省检察院人民监督员。擅治不孕症、多囊卵巢综合征、子宫内膜异位症、盆腔炎、习惯性流产、卵巢早衰等疑难疾病。

一、导痰助孕汤治疗多囊卵巢综合征所致不孕症

病案：沈某，女，27岁，2011年3月4日。

主诉：原发不孕3年，停经2个月。

病史：月经稀发3-4年，周期2-4个月，经期3-4天，经血量少，色暗有块，痛经，婚后3年未孕，先后去多家医院就诊，诊断均为多囊卵巢综合征（PCOS），原发不孕，多方治疗1-2年后，月经仍不规律。身高160cm，体重65kg。

初诊：腰酸痛，手足不温，神疲气短，舌质黯淡，苔白腻，脉沉滑。末次月经：2011年1月2日。实验室检查：B超：双侧卵巢多囊样改变，内膜厚7mm；性腺激素六项：LH/ FSH ＞3，E2 38.52pg/ml，T 73.38ng/dl；性腺激素三项：AND 9.61ng/ml，HCG（–）。

西医诊断：多囊卵巢综合征（PCOS），原发不孕　　**中医诊断**：月经后期，不孕

辨证审机：肾阳不足，命门火衰，火不暖土，脾气亦虚，运化失常，水湿内停，痰瘀互结，阻塞冲任胞脉，月经不能如期而至，继而难以摄精成孕。

治法：温肾健脾，化痰去瘀。　　**方药**：导痰助孕汤

淫羊藿25克　巴戟肉20克　当归20克　紫河车粉6克(冲服)　白术15克　苍术20克　香附20克　阿胶10克（烊化）　杜仲15克　续断20克　川芎15克　龟甲10克（先煎）　山药15克　覆盆子15克。水煎服，日一剂，早晚分服。

运动减肥，控制体重。

二诊：2011年3月20日。服上方十五剂，尚未行经，但腰酸痛等症明显好转，效不更方，继服上方调治。

三诊：2011年4月6日。又服上方十五剂，期间月经来潮，带血4天，量少，痛经等症状明显好转，本月体重减轻2kg，近一周睡眠不佳，继以上方加酸枣仁15克，茯神25克，以本方为基础加减对症治疗3个月，其中后1月汤药隔日一剂。

患者共治疗4个月，正常行经3次，体重减轻5kg，一般状态良好，无明显不适，停药观察。

2个月后，2011年9月8日再次就诊，停经50日，晨起恶心厌食，腰酸，下腹微痛，HCG：11059IU/L，P：19.6ng/ml，B超示宫内早孕。给予寿胎丸加味安胎治疗，口服地屈孕酮片，1次1片，日3次，20天后复诊除偶有腰酸外一切良好，孕酮正常，停服地屈孕酮片，继续服用中药至妊娠3个月，顺利转入产科，其后孕期平稳度过。于2012年4月20日在我院顺利产下1女婴。产后6个月时再次妊娠，来我院行人流术，术后1个月上节育环。

按语　肥胖型多囊卵巢综合征不孕患者，排卵功能障碍，其病因以肾阳虚为主，伴有脾虚及痰湿、瘀血内停。现代医家认为卵子的正常排出有赖于肾阳的鼓动，肾阳亏虚，温煦功能失常，影响肾中精气化生和胞宫的行经、孕胎。元·朱丹溪："若是肥盛妇人，禀受甚厚，恣于酒食之人，经血不调，不能成胎，谓之躯脂满溢，闭塞子宫，宜行湿燥痰。"痰之化在脾，痰之本在肾，运用补肾健脾既能温补脾肾以治其本，又可化痰以治其标。本案患者肾阳不足，脾气虚弱，痰瘀互结，冲任胞脉受阻，不能摄精成孕。自拟导痰助孕方，方中淫羊藿、巴戟肉、覆盆子、杜仲、续断等温补肾阳；龟甲滋阴潜阳，正如古人云："善补阳者，应于阴中求阳，则阳得阴助，而生化无穷。"苍术、白术、山药以健脾去湿；当归、川芎等养血调经；本方注重使用血肉有情之品紫河车，补肾益精，养血益气。诸药合用使月经调和，胎孕而成。

二、益肾调肝汤治疗卵巢早衰

病案：赵某，女，39岁，2010年6月25日。

主诉：停经3个月。

病史：月经稀发2年，常1-4个月一行，经期2-3天，量少，原发不孕数年，对生育已不抱任何希望。1月前于外院就诊，妇科彩超：子宫稍小，两侧卵巢稍小，性六项：FSH 59.72IU/L，LH 55.37IU/L，E_2 29.91pmol/L，外院诊断为卵巢早衰，曾用激素替代治疗4个月，停药后仍未正常行经，慕名来此求诊。

初诊：腰膝酸软，烘热汗出，心烦失眠，阴道干涩，带下量少，舌淡红，苔薄白，脉沉细数。末次月经：2010年3月24日。

西医诊断：不孕症，卵巢早衰　　**中医诊断**：不孕，月经后期，月经过少

辨证审机：肾虚肝郁，气血不足，血海空虚，不能按时满溢。

治法：补肾疏肝，活血调经。　　**方药**：益肾调肝汤加减

当归15克　柴胡10克　山茱萸20克　丹参20克　香附15克　党参25克　生地20克　牛膝20克　覆盆子20克　益智仁10克　益母草20克　淫羊藿15克　合欢花15克　紫河车粉6克（冲服）。水煎服，日一剂，分2次服。

加强运动，量力而行，诸如游泳、羽毛球、网球等。

二诊：2010年7月11日。服上方十五剂，每天运动1小时，仍未行经，腰酸心烦等症状好转，继以前方调服十五剂。

三诊：2010年7月27日。两诊服药三十剂，症状消失，服药期间月经来潮，持续三天，量少色暗，现经净后第三天，舌淡红，苔薄白，脉沉。

治以补肾疏肝，益气养血。继以前方减牛膝、益母草加山药20克、白芍20克。

当归15克　柴胡10克　山茱萸20克　丹参20克　香附15克　党参25克　生地20克　山药20克　覆盆子20克　益智仁10克　白芍20克　淫羊藿15克　紫河车粉6克（冲服）。水煎服，日一剂，分2次服。

四诊：2010年8月13日。服上方十五剂，小腹稍胀，余良好。

一诊方加枳壳15克，十剂。

患者服上方第四剂月经如期来潮，诸症良好。以上述方法周期调治3个月，正常行经3次，停服汤药，每日服用紫河车粉6克连续2个月，观察半年，月经稳定。

2011年，月经的恢复与稳定使患者重新有了生育要求，但在此时患上抑郁证，于是转诊针灸科对症治疗，1年后病情稳定，赵某再次计划妊娠，孕前检查良好而且卵巢排卵功能正常，但不巧2014年末赵某爱人行心脏搭桥手术，专科医生告诉须一年后可以妊娠，妊娠计划一再搁置，但赵某想要孩子的想法却愈加坚定，此间经常服用紫河车粉与院内制剂内障丸，月经仍然良好。2015年初，赵某2次试管婴儿失败后，来我处就诊，经服三诊方加减治疗2个月，2015年5月某日，已44岁的赵某喜气洋洋告知第二次试管婴儿成功，指标正常，要求保胎治疗并向曲秀芬表示诚挚的感谢，目前正在安胎治疗中。

按语　卵巢早衰是指妇女在40岁前，由于卵巢内卵泡耗竭或者医源性损伤发生卵巢功能衰竭的疾病。《医学正传·妇人科》言："月经全靠肾水施化，肾水既乏，则经血日以干涸。"本病多因肾虚肝郁所致，而肾虚贯穿本病始终。肾虚天癸渐竭，冲任失调，血海蓄溢失常；肝肾同源，肝藏血，主升发疏泄，肝郁日久致排泄月经的功能失常，因此治疗以补肾疏肝为主。自拟益肾调肝汤，

方中山茱萸、益智仁、生地、覆盆子、淫羊藿补肾填精，共补肾之阴阳；柴胡、香附疏肝行气；丹参、当归、党参益气养血活血；再加紫河车补血益气，补而充之，助其蓄溢。在肾气渐充的基础上，加牛膝、益母草等活血通络调经之药，疏而通之，因势利导，共奏补肾疏肝，养血调经之效。肾气肾精充足，肝气条达，天癸至，任通冲盛，血溢胞宫，月经复来。

三、导痰调经汤治疗多囊卵巢综合征所致月经不调

病案：谢某，女，22岁，2011年11月8日。

主诉：停经2个月。

病史：患者自14岁初潮月经一直稀发，周期30-90天，经期5-7天，量少，色暗，无痛经，否认性生活。身高165cm，体重75kg，近3年体重增长快。

初诊：腰酸痛，乏力，畏寒，带下量多，质清稀，舌淡胖，苔腻，脉沉滑。性激素检查：LH/FSH＞3，E2↓，T↑；B超示：子宫偏小，内膜0.6cm，双侧卵巢均可见12个以上卵泡，直径在2-9mm。

西医诊断：多囊卵巢综合征　　**中医诊断**：月经后期

辨证审机：痰湿阻滞，肾虚血瘀。　　**治法**：燥湿化痰，补肾活血调经。

方药：杜仲30克　淫羊藿20克　巴戟天20克　紫河车粉3克（冲服）　山茱萸20克　苍术30克　茯苓20克　薏苡仁25克　香附25克　青皮20克　川芎20克　丹参20克　牛膝20克　益母草20克　鸡血藤20克　龟甲15克（先煎）。水煎服，日一剂，早晚分服。

运动减肥，改变不良生活习惯及饮食结构。

二诊：服上方七剂，仍未行经，腰酸怕冷症状减轻，体重减轻1kg，少腹略胀，继以前方调治。

三诊：两诊共服药十四剂，月经来潮，量少，3天即净，色暗，无血块，现经后第3天，偶有腰酸乏力，体重减轻1kg，舌淡，苔薄白，脉沉，故前方加减调治。

杜仲30克　淫羊藿20克　巴戟天20克　紫河车粉3克（冲服）　山茱萸20克　苍术30克　茯苓20克　薏苡仁25克　香附25克　丹参20克　川芎20克　熟地20克　白术20克　白芍20克　山药20克。水煎服，日一剂，早晚分服。

四诊：服上方十五剂，诸症减轻，体重减少2kg，舌淡苔薄白，脉细。

杜仲30克　巴戟天20克　山茱萸20克　紫河车粉3克（冲服）　苍术30克　茯苓20克　薏苡仁25克　香附25克　青皮20克　川芎20克　丹参20克　牛膝20克　益母草20克　泽兰20克　鸡血藤20克。水煎服，日一剂，早晚分服。

按上述四诊方药周期性调治，服药3个月，月经基本正常，体重共减轻8kg，嘱停药观察，继续运动减肥，合理饮食和作息。1个月后复诊告知月经如期而至。

按语　古人云："经本于肾"，故月经的产生过程以肾为主导。肾阳虚脾失温煦，导致脾肾阳虚，不能化气行水。水聚成痰，痰阻气机，气血运行不畅，闭塞胞宫，遂成月经后期痰湿阻滞，肾虚血瘀之证。肾-天癸-冲任-胞宫生殖轴失衡是本病发病的主要环节，肾虚为本，痰湿瘀血为标。本案患者属月经后期痰湿阻滞，肾虚血瘀证，治疗以补肾为本，化痰活血为标。用杜仲、淫羊藿、巴戟天温肾助阳，紫河车粉为血肉有情之品，温肾阳，益精血，上四味合用以治其本；苍术、茯苓、薏苡仁燥湿化痰，益母草、鸡血藤、牛膝等养血活血通经，诸药合用以治标；辅以香附、青皮理气燥湿。经后血海空虚渐复，子宫藏而不泻，呈现阴长状态，故去活血之品，酌加熟地、白术、山药等滋肾健脾养阴之类。经前期，血海充盛，宜予疏导，故酌加益母草、牛膝、鸡血藤等活血调经之品。按此周期调治，标本兼治，患者月经按月而至。

孙巍治疗妇科疾病验案

孙巍，1964 年生，黑龙江省名中医。世中联生殖学会理事，黑龙江省中医药学会妇产科专业委员会委员，黑龙江省中西医结合生殖委员会委员，大庆市医学会计划生育专业委员会委员。擅治功能失调性子宫出血、绝经综合征、闭经等妇科疾病。

一、自拟方治疗多囊卵巢综合征

病案：李某，女，28 岁，2015 年 7 月 22 日。

主诉：月经 40-70 余日一行，半年。

病史：该患既往月经规律，近半年来月经 40-70 余日一潮，月经量少，色暗淡，质清稀，带下清稀；腰膝酸软，头晕耳鸣，面色晦暗，两颊散在瘀斑；未避孕 8 月余未孕。

初诊：形体肥胖，颈部及腋下可见色素沉淀，末次月经：2015.7.21，色暗淡，质清稀，带下清稀；腰膝酸软，头晕耳鸣，面色晦暗，舌淡，苔白腻，脉沉细。

西医诊断：多囊卵巢综合征　　**中医诊断**：月经愆期

辨证审机：肾虚精血亏少，冲任亏虚，血海不能按时满溢。

治法：补肾养血调经　　**方药**：自拟方加减

紫河车 10 克　阿胶 15 克　杜仲 25 克　桑寄生 25 克　续断 25 克　覆盆子 25 克　肉苁蓉 25 克　柴胡 15 克　郁金 15 克　合欢皮 15 克。七剂　日一剂，水煎取汁 300ml，早晚两次温服。

二诊：2015 年 7 月 29 日。服药七剂，月经 2 天前已净，此次月经量服药后明显增多，色鲜红，质地较前次月经正常，腰酸耳鸣明显减轻，经后带下量明显减少，但患者自觉偶有夜间身热及口渴欲饮的表现。舌淡苔白，脉沉细。此为脾肾虚弱，阴虚津亏之象。复查彩超：子宫后位，宫体长径 3.9cm，前后径 3.4cm，左右径 3.6cm，内膜厚 0.8cm，宫颈可见多个无回声，最大为 0.5cm×0.5cm，双侧卵巢内均可见 12 个以上卵泡，最大仅有 0.5cm×0.5cm，子宫后方可见液性暗区，范围为 2.2cm×0.9cm。原方加用滋阴补肾之品。

紫河车 10 克　桔梗 25 克　麦冬 15 克　柴胡 15 克　合欢皮 15 克　覆盆子 25 克　肉苁蓉 25 克　石斛 25 克　桑葚 25 克　北沙参 25 克　阿胶 15 克　郁金 15 克　枸杞子 25 克。七剂　日一剂，水煎取汁 300ml，早晚两次温服。

三诊：2015 年 8 月 5 日。两诊服药十四剂病情明显好转，现处于月经间期，腰酸，体倦乏力，口干欲饮，舌淡红，苔薄白，脉沉。方中仍重用补肾之品，辅以滋阴生津。

菟丝子 25 克　黄芩 25 克　白术 25 克　杜仲 25 克　续断 25 克　覆盆子 25 克　肉苁蓉 25 克　石斛 25 克　益智仁 25 克　桑葚 25 克　北沙参 25 克　鹿角胶 15 克　白芍 15 克　桑寄生 25 克　玉竹 25 克。七剂　日一剂，水煎取汁 300ml，早晚两次温服。

四诊：2015 年 8 月 12 日。口服三周中药后，周身乏力症状消失，面色较前好转，病人情绪改善明显，近几日自述阴道分泌物呈拉丝状。复查彩超内膜厚0.7cm，右侧卵巢大小为2.7cm×1.9cm，内可见多个卵泡，最大为0.6cm×0.7cm，左侧卵巢大小为3.3cm×1.9cm，内可见多个卵泡，最大为0.5cm×0.6cm。彩超提示卵巢多囊样变消失。方仍以补肾为主，配以二至丸。

菟丝子25克　黄芩25克　白术25克　杜仲25克　续断25克　覆盆子25克　肉苁蓉25克　石斛25克　女贞子25克　旱莲草25克　阿胶15克　桑寄生25克　枸杞子25克。七剂　日一剂，水煎取汁300ml，早晚两次温服。

后于8月19日停经，28日复诊，行血HCG检测值为514.253mIU/ml，确认早孕，方以寿胎丸加减，固肾安胎为主，口服七剂后无明显异常症状，于9月2日复查彩超提示宫腔内可见妊娠囊大小为3.0cm×1.7cm×1.1cm，其内可见卵黄囊及胎芽。复查血HCG为46551.2mIU/ml，孕酮为110.36nmol/L。嘱其定期产检。

按语　PCOS发病多责之于肾、脾及肝，病机以肾虚为本、痰瘀互结为标。“肾主生殖”“经水出诸肾”，宋《圣济总录》云：“妇人所以无子者，冲任不足，肾气虚寒也”，中医文献多认为该病的发生进展与肾密切相关，肾虚是PCOS发病的根本；“脾为生痰之源”“脂膜肥厚塞于子宫而不孕”，脾虚则气血运行不畅，易成痰成瘀导致闭经不孕；《景岳全书·妇人规·子嗣》说：“产育由于气血，气血由于情怀，情怀不畅……则胎孕不受”，肝主疏泄，肝郁则气血不调，郁而化火则损及肾阴。因此用药中以补肾为主，辅以疏肝健脾及滋阴之品，根据其月经周期变换用药，并取得较好疗效。

二、固冲汤治疗崩漏

病案：付某，女，43岁，2015年4月17日。

主诉：阴道不规则流血，量时多时少2月余。

病史：该患平素月经规律，13岁 7天/30-31天，量中，痛经史。既往崩漏病史，口服中药治疗后阴道流血停止，2月前因劳累后出现阴道流血，量时多时少，持续至今，未予治疗。

初诊：阴道流血量多，血色黯，有血块，无腹痛，无发热，神疲体倦，腰膝酸软，不思饮食，二便正常，夜寐差。舌淡暗，苔薄白，脉沉细无力。实验室检查结果：血红蛋白62.0g/L，血HCG 0.200mIU/ml；彩超：子宫内膜增厚2.1cm。

西医诊断：功能失调性子宫出血　　**中医诊断**：崩漏

辨证审机：脾肾阳虚，冲任不固。　　**治法**：补肾健脾，固冲止血。

方药：固冲汤加减

黄芪（炙）20克　桑寄生20克　山茱萸20克　仙鹤草30克　牡蛎（煅）25克　海螵蛸50克　五倍子25克　棕榈炭25克　龙骨（煅）25克　赤石脂20克　杜仲20克　续断20克　白术（炒）15克。七剂　水煎，日一剂，分早晚两次温服。并给予红参、阿胶代茶饮；静点参芪扶正注射益气养血，肌注腺苷钴胺注射液、口服多糖铁复合物纠正贫血治疗。

二诊：2015年4月24日。服药7天，患者阴道少量流血，仍有血块，自觉手足心热。舌暗，苔薄，脉沉细无力。复查彩超提示：内膜厚1.6cm。血红蛋白74g/L。该患阴道流血日久，阴血不足，且阳虚日久不能化生阴液，“阳损及阴”，阴虚生内热，故上方加女贞子（炙）25克，墨旱莲25克增加滋阴凉血止血之功，“瘀血不去，新血不生”，故加三七粉1袋，日二次冲服增加祛瘀止血之功。

黄芪（炙）20克　桑寄生20克　山茱萸20克　仙鹤草30克　牡蛎（煅）25克　海螵蛸50克　五倍子25克　棕榈炭25克　龙骨（煅）25克　赤石脂20克　杜仲20克　续断20克　女贞

子（炙）25克　墨旱莲25克　炒白术15克。十剂 水煎，日一剂，分早晚两次温服。

三诊：2015年5月1日。服药10天后，患者阴道流血止，手足心热减轻，仍有腰膝酸软，食少纳呆，舌淡，苔薄，脉沉细。彩超：子宫内膜0.5cm，现患者血止，给予调整月经周期，调整中药汤剂以补肾健脾，滋阴清热，佐以疏肝治疗。

合欢皮15克　桔梗15克　山茱萸20克　黄芪（炙）20克　续断20克　桑寄生20克　鹿角霜20克　女贞子（炙）25克　墨旱莲25克　麦冬25克　柴胡15克　白术（炒）15克　郁金15克　杜仲20克。日一剂水煎取汁300ml，分两次早晚温服。

3个月后对患者进行随访，患者月经正常。

按语　崩漏其发病机理主要是冲任损伤，不能制约经血。《诸病源候论·卷三十八》曰："漏下之病，由劳伤血气，冲任之脉虚损故也……冲任之脉虚损，不能制约其经血，故血非时而下。"冲为血海，脾胃为气血生化之源，"太冲脉隶属于阳明"，故冲任二脉与脾胃相通。脾虚统摄无力，冲任不固，肾阳亏损，失其封藏固摄之权，而致崩漏。该患病程较长，"久病必虚，久病必瘀"，日久转化为气阴两虚，或阴阳两虚，虚中夹瘀。在治疗上本着"急则治其标，缓则治其本"的原则，采用"塞流、澄源、复旧"三法进行治疗。该患初诊时阴道流血量多，有血块，子宫内膜较厚，贫血，给予"塞流"治疗，但不可一味应用止涩之品，使邪留于内，故给予"固冲汤"补肾健脾、固冲止血；"瘀血不去，新血不守"，加三七粉等化瘀止血，并纠正贫血治疗。患者血止后，调整月经周期，患者脾肾两虚，以补肾健脾为主，因"肝肾同源"，肝血须依赖于肾精滋养，肝才能有藏血、和疏泄功能活动，反之，也只有肝血充盛，使血化为精，肾精才能充足；《灵枢·经脉篇》曰："肝足厥阴之脉……循股阴，入毛中，过阴器，抵小腹……"交会任脉，联络胞宫，对胞宫的生理功能亦起着重要的调节作用。故在补肾健脾的同时加以疏肝治疗，肝、脾、肾同调以治其本，方能取得较好疗效。

姚美玉治疗妇科疾病验案

姚美玉，教授，主任医师，硕士生导师，黑龙江省名中医，黑龙江省中医妇科专业委员会委员，黑龙江省中西医结合学会第一届生殖专业委员会副主任委员，世界中联生殖医学专业委员会第一届理事会理事，中医妇科学国家级精品课主讲教师及网络教学特聘教师，擅长中医药治疗各种妇科疾病如反复性流产、月经失调、痛经、围绝经期综合征、多囊卵巢综合征、不孕症、盆腔炎性疾病、带下病、产后疾病。

一、黄芪桂枝五物汤加减治疗气血俱虚、阴阳失调产褥期抑郁

病案：赵某，女，27岁，2015年8月3日。

主诉：产后周身蚁行感一个月。

病史：患者于2015年7月，剖腹产一足月婴儿，患者产时失血过多，输血1000ml，自觉奶量不够，自行服用秘方下乳出现上吐下泻一日后出现周身蚁行感不适，或痛或痒，坐卧不宁，不能怀抱婴儿喂奶，乳汁渐少，而汗出量多，动则加甚，夜间尤甚，胸闷胁痛、心烦不安、心悸易惊、情

志忧郁、叹息不已、悲伤欲哭、神疲乏力，食欲时好时坏，情绪低落时不能进食，呕吐益甚，情绪稍好时，为增加奶量强迫自己进食等诸多症状，来诊时虚弱无力，头倾视深，坐立不安，面色无华，舌淡红，苔花剥微腻，脉沉弦细无力。

初诊：产褥期周身蚁行感不适，肢体麻木，需按摩缓解，精神萎靡，头倾视深，汗出量多，动则加甚，夜间尤甚，情志抑郁，胸闷胁痛，善太息，悲伤欲哭，夜寐不安，神疲乏力，气短懒言，食欲时好时坏，或滴水不进，或为增加奶量强迫进食，头晕心悸，面色无华，舌淡红，苔花剥微腻，脉沉弦细无力。

西医诊断：产褥期抑郁证　　中医诊断：血痹证兼产后情志异常

辨证审机：气血俱虚，阴阳失调。　　方药：黄芪桂枝五物汤加减

黄芪 20 克　桂枝 15 克　白芍 20 克　柴胡 10 克　黄芩 15 克　姜半夏 10 克　苍术 10 克　牡蛎 20 克　龙齿 20 克　通草 10 克　丹参 20 克　知母 15 克　党参 20 克　甘草 10 克。十剂 水煎两次，分两次温服之。

浮小麦 50 克　百合 45 克　桔梗 30 克　生姜 4 片　大枣 4 粒。十四剂 水煎煮水代茶饮。

二诊：2015 年 8 月 10 日。患者遍身蚁行感不适，肢体麻木明显好转，汗出减少，食欲时好时坏，面色无华，头晕心悸，夜寐不安已消失，余症皆有好转。嘱谓效不更方，继服上方十剂。

三诊：2015 年 8 月 20 日。两诊服药二十剂，患者自觉除情绪稍有低落，时微汗，乳少外无其他身体不适，舌淡苔薄，脉弦细，原方进行加减，以改善其情志异常。

桂枝 15 克　白芍 20 克　柴胡 10 克　黄芩 15 克　党参 20 克　甘草 10 克　当归 15 克　龙齿 20 克　桔梗 15 克　王不留 20 克　通草 10 克　黄芪 15 克。七剂饭后温开水冲服。

浮小麦 50 克　百合 45 克　生姜 4 片　大枣 4 粒。七剂 水煎煮水代茶饮。

按语　《诸病源候论》云：“产则伤损血气，阴阳俱虚。”产后整个机体的生理特点为“阴血骤虚，阳气易浮”。患者在产时失血过多，血气耗伤，气血尤虚，复因吐泻，更耗气阴，以致气血阴阳俱虚。四肢百骸失养，神失潜藏，故周身蚁行感不适，肢体麻木，情志异常，而成血痹，产后情志异常之病；《医宗必读·汗》：“心之所藏，在内者为血，在外者为汗。”产后阴阳气血失调，营卫失和，故产褥期汗出量多，动则加甚，夜间尤甚；“肝藏魂”，血虚不能濡养肝脏，失于疏泄，故出现情志抑郁，胸闷胁痛，善太息，悲伤欲哭等肝失疏泄的症状；肝郁克脾土，中气不足，故食欲时好时坏；《内经》云：“心藏神，肝藏魂。”睡眠本乎阴，为心所主，神安则能寐，血虚心失所养，神明不守，以致心烦、心悸、夜寐不安；因“津血同源”，失血的同时损伤阴津，故出现舌淡红，苔花剥，脉沉细无力等阴虚症状。该患者虽症状错综复杂，但应辨证施治，抓住其主要病机为血虚气虚，阴阳失调，对证治疗。《金匮要略》：“血痹阴阳俱微，寸口关上微，尺中小紧，外证身体不仁，如风痹状，黄芪桂枝五物汤主之。”故采用黄芪桂枝五物汤原方加柴胡、黄芩、半夏、苍术、牡蛎、龙齿、小通草、丹参、知母、党参、百合、小麦、桔梗、甘草。纵观全方包含四方，《素问·痹论》云：“营气虚，则不仁。”患者周身蚁行感，肢体麻木故用黄芪桂枝五物汤益气温经，和血通痹。百合、知母、小麦、甘草、大枣共成百合知母汤、甘麦大枣汤，有补心养肝，益阴除烦之功效。柴胡、黄芩、党参、半夏、生姜、大枣组成小柴胡汤，和解少阳之热，小柴胡汤加龙齿、牡蛎重镇安神。苔微腻，虚中类湿，苍术燥湿祛风，随症稍加通草、桔梗增其通气下乳之功，丹参活血调经，祛一身之疼痛。四方合方共奏调和阴阳，补气养血之功效。

二、苓桂草枣汤加减治疗经断前后诸证

病案：王某，女，49岁，2015年3月20日。

主诉：胃脘部不适加重1年。

病史：患者平素忧郁多怒，不善言语，胃脘不适，畏寒喜热饮，心悸易惊，发作时必须用双手按压胸部稍有缓解，已数年之久，曾于外院体检示：浅表性胃炎，轻度三尖瓣反流。近一年月经2-3个月一行，量少，经前乳胀，偶有烘然而热，面赤汗出，胃脘部不适症状加重，自述有气体在脐周、胁肋部走窜不定，最终汇聚于胃脘，胀闷不舒，如有拳头向上推举。

初诊：胃脘部不适，遇寒、情志不舒，胃脘部不适症状发作频繁，气体汇聚于胃脘后，出现上冲胸咽症状。时而畏寒喜热饮，时而口干口苦，一次可吃数个冰淇淋，时而前额头疼，颈项强痛，头晕欲厥，时而睡眠欠佳，易惊醒，心悸难忍，小便稍少，大便正常，舌尖红，舌体胖大，有齿痕，苔腻，脉沉弦。

西医诊断：围绝经期综合征　　　　**中医诊断**：经断前后诸证

辨证审机：寒饮素盛，肝脾不调，寒热错杂。

治法：疏肝健脾，降逆化饮，调和寒热。　　　　**方药**：苓桂草枣汤加减

茯苓20克　桂枝15克　泽泻15克　白术15克　黄芩15克　黄连5克　半夏10克　葛根15克　白芷15克　远志20克　栀子10克　麦冬15克　甘草10克　柴胡10克　党参20克　菟丝子20克。七剂 水煎两次，分二次温服之。

浮小麦50克　枸杞20克　百合20克　生姜4片　大枣4枚煮水代茶饮。

二诊：七剂后患者自述无头痛，余证减轻，舌淡，苔薄，脉沉弦，二便正常。

茯苓20克　桂枝15克　泽泻15克　代赭石10克　白术15克　黄芩15克　黄连5克　菟丝子20克　远志20克　麦冬15克　半夏10克　干姜10克　川楝子15克　甘草10克。十四剂 水煎两次，分二次温服之。

浮小麦50克　枸杞20克　百合20克　生姜4片　大枣4枚，煮水代茶饮。

14天后随访，诸证消失。

按语　经断前后诸证的表现复杂多变，该患者症状以奔豚、头晕、心悸、寒热错杂证为主。张仲景将奔豚病分为肝郁气逆型、阳虚寒逆型、阳虚饮动型三型。该患者既有肝郁气逆型临床表现，又有阳虚饮动型临床表现，故使用苓桂草枣汤、小柴胡汤、半夏泻心汤合方治疗。该患者平素抑郁多怒，肝失疏泄，又遇七七之年，水不涵木，气郁化火，火性炎上，火气随冲气夹痰上逆故发奔豚，且见胃中灼热，喜凉；又心脾阳气不足，水寒素盛，且七七之年，肾阳虚衰，寒水亦随，肝气冲气上逆，发为奔豚病，且畏寒喜热饮；水气凌心，心悸不安。痰饮中阻，清阳不升，浊阴不降，故头晕欲厥。一诊方剂由苓桂草枣汤、五苓散、泽泻汤、小柴胡汤、半夏泻心汤、甘麦大枣汤组成。《伤寒论》第65条有云："发汗后，其人脐下悸者，欲作奔豚，茯苓桂枝甘草大枣汤主之。"方中茯苓健脾祛湿，利小便；桂枝平冲降逆，配茯苓以通阳化气，配甘草以温补心阳，一举三得，使留饮去，心阳复，脐下自平；加大枣者，配以炙甘草，根据"欲治其水，必益其土"的道理，培土制水，从中焦论治，以平上冲之逆气。茯苓、桂枝、泽泻、白术组成五苓散，利水渗湿，温阳化气，利小便，使饮有出路。《金匮要略·痰饮咳嗽病》："心下有支饮，其人苦冒眩，泽泻汤主之。"泽泻、白术组成了泽泻汤，利水渗湿，逐饮而解眩晕欲厥，三方皆为健脾化湿，温阳化饮，组合应用，加强其疗效。柴胡、黄芩、半夏、党参、生姜、大枣、甘草组成小柴胡汤，疏肝解郁，和解少阳。黄芩、黄连、半夏、党参、生姜、大枣、甘草组成半夏泻心汤，寒热平调，消痞散结。甘草、浮小麦、大枣

组成甘麦大枣汤，养心安神，和中缓急，收敛汗液。葛根擅治颈项强痛，前额属于阳明经走行部位，白芷擅治阳明经头疼，远志豁痰宁心安神，栀子清肝泻火，百合清心安神。麦冬滋阴生津，清心除烦，菟丝子温肾助阳，枸杞滋肾益阴。七剂后患者自述无头痛，心情畅快，余证减轻，舌淡，苔薄，脉沉弦，二便正常。原方去葛根、白芷、栀子、柴胡、党参加干姜、川楝子、代赭石。柴胡其性升散，不利于降逆，故去之，以苦寒降逆，能清肝火，泄郁热，行气川楝子、重镇降逆的代赭石取代。干姜用意有二，一则防诸药寒凉，二则温化痰饮，《金匮要略》云："病痰饮者，当以温药和之"。十四剂后诸证消失。

中医儿科疾病验案

胡景瑞验案

胡景瑞（1937-1999），毕业于北京中医药大学，黑龙江省名中医。曾任黑龙江中医学院中医儿科学教研室主任。著有《中医儿科学》《中医儿科学基础理论》等，承担《活幼口议》的点校工作，参加《中医儿科学》专科、本科教材的编写，主持全国中医院校留学生中医儿科学题库的编写。研制了“化痰口服液”“息风缓哮雾化吸入液”“清心止尿汤”等，擅治肺系、脾胃疾病等儿科常见疑难病证。

一、退热代茶饮治疗小儿外感高热

病案：王某，男，1岁2个月，1988年7月25日。

主诉：发热2小时。

病史：于发病35分钟时，因“感冒、高热惊厥”入院就诊。体温39.2℃，咽部充血，心肺正常，手足抖动，未见项强、窜视。

西医诊断：急性上呼吸道感染，高热惊厥　　中医诊断：感冒夹惊

辨证审机：风热犯表，邪热不解，热扰心神。

治法：辛凉透表，疏散风热，解热镇惊。　　方药：退热代茶饮

金银花10克　干芦根10克　荆芥穗7.5克　薄荷7.5克　淡竹叶5克　甘草5克　钩藤7.5克

开水浸泡，首服60ml。

服药30分钟后，体温38.6℃，未见明显汗出。又30分钟后，体温37.2℃，微有汗出。入院2小时后，又服60ml，一夜体温未再升高。经观察2日，体温正常，咽部充血消退而出院。

按语　小儿发热是儿科临床常见多发症状之一，因小儿在生理上即有“四不足、三有余”的特点，高热持续可耗伤阴津、筋脉失养而合并或转为抽搐证，甚或可因热入心肝而致神昏等危重证，可因气机闭阻而转为热深厥深之厥逆证，可因热迫血行而转为各种出血证。因此，对高热之处理必须及时，为了避免解热镇痛药对造血系统、肝肾的损害作用，从而设计了退热代茶饮，用以治疗小儿外感发热。其组成为金银花、干芦根各10克，荆芥穗、薄荷各7.5克，淡竹叶、甘草各5克。若偏寒者，加紫苏叶7.5克，蜜炙麻黄2.5克；暑夏时，加香薷5克，藿香7.5克；夹滞者，加生山楂片10克；夹惊者，加钩藤7.5克；夹痰者，加枇杷叶、款冬花各7.5克。此为周岁小儿的用量。用时将诸药加开水1000ml浸泡。每服50ml，2-4小时1次。以小儿微有汗出，体温接近正常为度。方中用金银花清热解毒、轻宣透表而为君；臣以荆芥穗、薄荷辛散透邪、解表散热；佐以淡竹叶、芦根清泄上焦邪热、导热从小便而出，给邪热以出路；甘草解毒、调和诸药为使。本方制方在于以轻清发散为原则。选用开水浸泡能发挥作用的药物组成本方。而其用法泡用又最大限度地减少了药气的散失，从而保存其发散作用。此方不仅有可靠的暂时退热作用，而且又可控制病情的进展，从而减少了发热反复的可能性。同时本方又有温凉并用之解表药、清热药、淡渗分利药合用，不仅从病因、病机方面，而且从肌表、前阴等途径以达到退热效果，因而该饮退热作用持久、可靠。且制

剂简捷、方法简便，效果明显，确为临床医师、患儿家长可用之法。

二、化浊解痉法治疗支原体肺炎

病案：赵某，男，8岁，1996年7月9日。

主诉：发热伴剧咳7天。

病史：该患开始低热，2天后高热、刺激性咳嗽、夜间咳甚、并逐日加重，体温波动在38.7-39.6℃，呈弛张热型，同时伴有鼻塞流涕、咽痛。曾在某医院静点青霉素5天未见好转。诊时壮热，剧咳、呈阵发痉挛性，夜甚，痰稠量多，舌质红、苔黄腻，脉濡数。体温39.2℃，双肺呼吸音粗糙，偶可闻及干鸣音，咽试纸培养阳性，胸部正位片示右下肺间质型改变。

西医诊断：支原体肺炎　　　　　　**中医诊断**：顿咳

辨证审机：湿热壅肺，气道壅塞。

治法：化浊燥湿，下气解痉止咳。　　**方药**：连朴饮加减

枳壳5克　厚朴10克　炙百部10克　钩藤7.5克　地龙10克　桑白皮10克　菖蒲5克　黄连7.5克　贯众15克　龙胆草7.5克　干重楼15克　车前子10克（单包）。四剂　日一剂，水煎服，早晚温服。

二诊：服药四剂后，热退、痉咳缓解，但咳痰稠量多，舌质红、苔厚微黄，双肺呼吸音粗糙，前方去龙胆草、钩藤，加芦根、蜜款冬花、郁金。

黄连2.5克　厚朴10克　炙百部10克　车前子10克（单包）　地龙10克　桑白皮10克　石菖蒲5克　蜜款冬花15克　干重楼15克　枳壳5克　贯众15克　芦根7.5克　郁金12.5克。五剂　日一剂，水煎服，早晚温服。

三诊：服前方五剂后咳嗽症状消失。随访3个月未再复发。

按语　肺炎支原体肺炎，中医称为“顿咳”“痉咳”。据其起病缓慢、病势缠绵及咳势、咳物、证候特点，中医认为属外感浊邪为患，其性黏滞不易速去，浊邪经鼻而入，过肺卫，黏着、固伏于气道，气道被阻、袭伤，以致气道壅塞、气机逆升。由于湿浊黏滞顽劣，故导致了病程较长、病情相对变化不显著的以夜间为主的阵发性痉咳。浊邪黏滞气道，正气（肺气）竭尽全力驱邪外出，由气道经咽喉而出，因此，非经数次阵发的气机冲升，痰湿及浊邪不得大出，冲升之势直至将壅积之湿痰排出而暂缓，故见阵发性痉挛性咳嗽。浊邪及其产生之痰浊皆属阴，得阴（夜）则甚，故咳嗽日轻夜重。剧咳时，由于浊壅气道、气机逆升，可出现目胞肿、鼻衄、呕吐等。外感浊邪，其性黏滞重浊，过肺卫，而壅滞、黏着于气道。此期为邪盛痰壅，以顽固性、痉挛性咳嗽为主。其病因学治疗当为化浊燥湿解毒，常选用黄连、炙百部、厚朴、车前子等药物。病机学治疗为降泄气机，除选用前胡、葶苈子、苏子等泻肺肃肺法外，尚可选用通腑泄下法（如厚朴、大黄等药物）、通利小便法（如车前子、竹叶、茯苓等药物）及降逆重镇药（如代赭石等药物以降胃逆）。对症治疗为镇痉止咳、化痰止咳。若邪热炽盛者，可加用龙胆草、酒军、青黛；若痉咳频重者，除祛邪、化浊、下气药外，可加平肝息风、通络解痉之白僵蚕、钩藤、蜈蚣，疏肝之郁金，活血化瘀之莪术、桃仁、丹参、赤芍；若夜间剧咳影响睡眠者，可加远志、夜交藤、龙骨以化浊解痉、镇静安神，或冲服朱砂；若咳而呕吐者，除祛邪、化浊、下气药外，可加降逆之制半夏，重镇之代赭石，消痰利水降逆之旋覆花；若有鼻衄者，除祛邪、化浊、下气药外，可佐加白茅根、三七；若痉咳缓解，咳吐稠黏脓痰者，可改用《备急千金要方》苇茎汤化裁。化痰止痉汤，方由厚朴、制半夏、炙百部、桑白皮、川贝母、干地龙、前胡、桔梗各10克，干重楼、金银花各15克，黄连、钩藤各5克（7岁小儿1

日剂量）。适用于湿热犯肺支原体肺炎引起的痉咳、剧咳。方中用芳香化浊、下气止咳之制厚朴为君；臣以黄连燥湿解毒；佐以石菖蒲、制半夏化浊燥湿止咳，栀子利湿化痰、下气。全方共奏化浊燥湿、下气止咳之功。本方祛湿以燥湿为主，辛燥、芳化、淡渗、温化为辅，祛除湿邪、分利湿邪、宣散湿邪、燥湿除邪。本方除选用肃肺、下气、泻肺之法外，尚通过利、下的方法达到降泄气机的目的。本方止咳以化痰止咳、泻肺止咳为主，辅以平肝息风法以缓哮、解除气道挛急，达到解痉止咳之目的。经反复使用，疗效均佳，之后制成化痰口服液。

三、清心醒神法治疗尿床

病案：何某，男，7岁，1994年7月25日。

主诉：反复尿床7年。

病史：患儿出生迄今，反复尿床，病情时轻时重，甚至一夜三四次，多方治疗未见改善。察其发育尚可，询知饮食如常，除尿床外，可见困寐不醒、酣睡不醒、不易唤醒，心烦溲黄，大便稍干，舌质淡、苔薄黄，脉尚有力。尿常规检查、腰骶部正位片未见异常。

西医诊断：原发性遗尿症　　　　中医诊断：尿床

辨证审机：肾虚心实，痰湿、心火痹阻心神。

治法：补肾固涩，清心涤痰，开窍醒神。　　方药：清心缩泉汤加减

益智仁15克　龙骨15克　芡实10克　山药10克　萆薢10克　竹叶卷心10克　节菖蒲10克　黄郁金5克　炙麻黄3克　覆盆子10克　焙桑螵蛸10克　竹叶10克。五剂　日一剂，水煎服，早晚温服。

二诊：服药5天后，尿床减轻、隔日尿床1次，易于唤醒。前方继服。

益智仁15克　龙骨15克　芡实10克　山药10克　萆薢10克　竹叶卷心10克　节菖蒲10克　黄郁金5克　炙麻黄3克　覆盆子10克　焙桑螵蛸10克　竹叶10克。五剂　日一剂，水煎服，早晚温服。

三诊：又服药5天，偶尔尿床1次，继用前方，去益智仁、龙骨、麻黄，加苍术、白术。

苍术10克　白术10克　芡实10克　山药10克　萆薢10克　竹叶卷心10克　节菖蒲10克　黄郁金5克　炙麻黄3克　覆盆子10克　焙桑螵蛸10克　竹叶10克。十剂　日一剂，水煎服，早晚温服。

又继服中药10日，睡中有尿即醒，能自知起溲。随访2年，未再复发。

按语　尿床多发幼时，亦有在儿童时期发生者，或持续数月、数年，但大多数尿床者到青年时自行消失，只有一少部分到成人时仍不痊愈。作为睡中小便自遗、醒后方觉的病证，与心主神明有密切关系。或禀赋、或因调护、或因病损药伤，致成肾心肺脾虚弱，摄控失健而遗尿，阳入于阴则睡卧，心肾“阳气衰伏”，入夜则心神不能振奋，水不下禁；或因痰湿内蕴、或肝经郁热、或因瘀血内停，则蒙阻三焦，痹阻心神，入夜不能振奋，神失其用，传送失度而致控摄失司。遗尿摄控失健当补益，分强肾、健脾、补肺；控摄失司当祛痰化湿、活血通经、清利肝热。但离不开开心窍、益心神。肾虚心实证系禀赋、调护、病损药伤，致成肾脾肺虚弱、肾虚不固，痰湿、郁热痹阻心神。痰湿、郁热内阻，滞阻心神，入夜不能振奋，神失其用，传送失度，故见困寐不醒、酣睡不醒、或不易唤醒。命门火衰，全身失其温养，神失所养，故见神疲乏力、四肢不温；肾气不足，故见小便清长。肾虚心实证除尿床外，多表现为困寐不醒、酣睡不醒、不易唤醒，此缘痰湿内蕴，痹阻心神，入夜不能振奋所致。肾虚心实证，除常规选用补肾止遗（方、药、法）外，亦须根据心实之因灵活

应用节菖蒲、麻黄、郁金等药物以开心窍，半夏、陈皮、胆南星等药物以涤痰开窍醒神，黄连、莲心、竹叶等药物以清泄心火，赤芍、莪术等药物以活血开窍，豆蔻、栀子等化浊开窍。

四、抑肝理肺法治疗过敏性咳嗽

病案：曾某，男，8岁，1997年12月3日。

主诉：反复发作性咳嗽1年余。

病史：反复发作性咳嗽年余，先后经抗炎、止咳化痰等治疗多日效果不显著。在某医院应用气管舒张剂治疗可使咳嗽发作缓解而诊为过敏性咳嗽。经多次检查除过敏试验阳性外，其他均未见明显异常，既往有多项食物过敏史。现症状患儿夜间及清晨发作性频咳，咳嗽时痰量较少、痰白，白天一切如常，溲黄，大便正常。诊见舌质正红、苔薄白，脉弦。

西医诊断：过敏性咳嗽　　**中医诊断：**风咳

辨证审机：肺虚肝旺，肺管拘挛。

治法：抑肝理肺，息风止咳。　　**方药：**逍遥散加减

柴胡7.5克　薄荷7.5克　白芍7.5克　党参15克　僵蚕7.5克　钩藤7.5克　莪术7.5克　地龙15克　当归7.5克　白术15克　前胡15克　龙胆草5克。四剂　日一剂，水煎服，早晚温服。

二诊：服四剂后咳嗽明显减轻，偶有痰鸣，舌质偏红、苔白。继服前方治疗。

柴胡7.5克　薄荷7.5克　白芍7.5克　党参15克　僵蚕7.5克　钩藤7.5克　莪术7.5克　地龙15克　当归7.5克　白术15克　前胡15克　龙胆草5克。七剂　日一剂，水煎服，早晚温服。

三诊：又服用七剂后，患儿咳嗽症状消失，诊见患儿面色青白，倦怠乏力，时有躁动，性急，睡卧不安，大便稍软，舌质正红、苔薄白，脉软无力。辨证为脾（肺）虚肝旺证。于前方去僵蚕、钩藤、前胡、龙胆草，继续服用2周以善后。

柴胡7.5克　薄荷7.5克　白芍7.5克　当归7.5克　党参15克　白术15克　莪术7.5克　地龙15克。十四剂　日一剂，水煎服，早晚温服。

停药后随访1年未再复发。

按语　过敏性咳嗽（又称咳嗽变异性哮喘）的体质是脏气不平、肺虚肝旺，其致病途径一为先天禀赋不足，一为后天生长发育影响、病证伤、不当治药伤，一为肾脾心诸脏状态。以有无咳嗽分为咳嗽期与平稳期。咳嗽期证属肺风动发、气道挛急，其寒热随脏腑寒热而定。发作期治当息风缓哮、舒缓肺管而止咳，主要采用平肝息风法为主，辅以宣肺、肃肺、下气、通络诸法，佐以疏肝之法，使气道壅塞得以舒缓。平稳期，患儿常表现为面色灰滞或青，躁动，睡卧不安，倦怠乏力，性急易怒，舌质正红、苔薄白，脉弦等肝旺肺（脾）虚证。临证时宜调治肝旺肺虚状态，用健脾益气法（方、药）以益肺、强肺；用扶土抑木、柔肝、缓肝、疏肝、平肝诸法以抑肝，但当七分抑肝、三分益肺。治肺除选用补土生金法外，尚可灵活应用宣肺、肃肺之法；抑肝以柔肝、缓肝、疏肝为主，佐以平肝之法。兼痰蕴者除选用健脾以制源外，尚可灵活选用分利、温化、清化诸法以畅流。平稳期要重视调节脏气不平，重在抑肝（疏肝、柔肝、缓肝、平肝）理肺（宣肃、补虚），其目的在于改善五脏强弱不均衡性的承亢关系，使肺虚肝旺状态得以缓减，使肺肝维持在较稳定的平衡状态，以达到向愈之目的。

徐金星治疗儿科疾病验案

徐金星，大庆市中医医院儿科名誉主任，国家中医重点专科学术带头人、国家临床重点专科建设项目学术带头人、第五批全国老中医药专家学术经验继承工作导师、第二批全国优秀中医临床人才、黑龙江省名中医，全国中医药高等教育研究会儿科教育研究会常务理事、中国中医药研究促进会综合儿科分会常务理事、中国民族医药学会儿科分会常务理事、中华中医药学会儿科学会委员、世界中医药联合会中医儿科学会委员、黑龙江省中医儿科学会副主任委员、黑龙江省政府津贴及五一劳动奖章获得者。擅治小儿病毒性心肌炎、过敏性紫癜、抽动症、多动症、肾病、哮喘等疑难病症。

一、病毒性心肌炎心脾两虚证

病案：李某，男，12 岁，2011 年 10 月 22 日。

主诉：反复心悸，胸闷，气短 1 年余，加重 3 天。

病史：患儿平素体弱，易患外感，曾有疱疹性咽峡炎病史、肺炎病史、反复呼吸道感染病史。患儿 1 年前，感冒后出现心悸、胸闷、气短症状，易疲劳、乏力，多汗，倦怠乏力，活动后加重。曾在某医院就诊，检查后诊断为“病毒性心肌炎”，给予“果糖、维生素 C、肌苷”等口服治疗，症状好转，但心悸、胸闷气短症状反复出现，伴多汗，倦怠乏力，活动后加重，面色少华，夜寐不安，恶寒肢冷，自汗便溏，纳差厌食。3 天前，患儿活动剧烈后，自觉心悸不安、胸闷气短加重，油田总院检查心肌酶同工酶升高，血常规示淋巴细胞比率高，家长为求中医系统治疗，故来我院。

初诊：心悸不安，胸闷气短，倦怠乏力，活动后明显，面色少华，夜寐不安，恶寒肢冷，自汗便溏，纳差厌食，舌淡苔白而润，脉细弱。查体：T：36.7℃ R：22 次/分 P：112 次/分 BP：90/60mmHg。神志清楚，精神可，呼吸平稳，自主体位，面色少华，咽不充血，双侧扁桃体无肿大，双肺呼吸音清，未闻及干湿性罗音。心前区无异常隆起，心界正常，第一心音低钝，心率 90-112 次/分，心律不齐，各瓣膜听诊区未闻及病理性杂音。实验室检查：血常规：白细胞 5.6×10^9/L，中性粒细胞百分比 43.9%，淋巴细胞比率 52.1%↑，血小板计数 234×10^9/L，血红蛋白 127g/L。尿常规：正常。便常规：黄色软便，未见异常。心肌酶谱：CK-MB：62U/L；肌钙蛋白：阳性；全自动分析心电：窦性心律，ST-T 波改变，电轴左偏，不正常心电图。

西医诊断：病毒性心肌炎　　**中医诊断**：心悸

辨证审机：心脾两虚，心失所养。　　**治法**：补益心脾，益气复脉。

方药：黄芪 30 克　党参 15 克　白术 15 克　桂枝 15 克　白芍 15 克　酸枣仁 10 克　炙甘草 10 克　五味子 10 克　当归 10 克　茯神 10 克　龙眼肉 10 克　麦冬 20 克　远志 10 克　柏子仁 10 克　琥珀 3 克。七剂　日一剂，水煎，早晚分服。

二诊：2011 年 10 月 29 日。服药七剂，患儿心悸胸闷，乏力气短减轻，汗出减少，活动后症状略加重，夜寐好转，食欲好转，大便略稀。查体：第一心音稍低钝，心率 80-100 次/分，节律欠规整，实验室检查：心肌酶测定：CK-MB：35U/L；肌钙蛋白：阳性；全自动分析心电：窦性心律，ST-T 段轻度改变，电轴左偏，不正常心电图。患儿症状好转，心血渐充，心气渐盛，脾气渐旺，继续补益心脾，益气复脉治疗。

归脾汤加减：黄芪 30 克 党参 15 克 白术 15 克 桂枝 15 克 当归 10 克 远志 10 克 炙甘草 10 克 琥珀 3 克 茯神 10 克 龙眼肉 10 克 麦冬 10 克 酸枣仁 10 克 柏子仁 10 克。七剂 日一剂，水煎，早晚分服。嘱慎起居，勿劳累，注意休息。

三诊：2011 年 11 月 5 日。两诊服药十四剂，患儿心悸胸闷明显减轻，无气短，倦怠乏力明显改善，仍有少量汗出，活动后症状略加重，夜寐安，食纳增加，正常软便日 1 行。查体：第一心音稍低钝，心率 80-100 次/分，节律欠规整，实验室检查：心肌酶测定：CK-MB：24U/L；肌钙蛋白：阳性；全自动分析心电：窦性心律，ST-T 波轻度改变，电轴左偏，不正常心电图。患儿症状明显好转，心脾功能日趋恢复，心血鼓动有力，荣养脏腑四肢百骸，脾之运化输布精微功能渐佳，然患儿仍有汗出，所谓汗为心之液，汗出过多则耗伤心气。治疗上以补益心脾、益气复脉为主，少佐益气固表之品，防汗出过多而耗伤心气。

黄芪 30 克 党参 15 克 白术 15 克 麻黄根 10 克 浮小麦 10 克 柏子仁 10 克 炙甘草 10 克 麦冬 10 克 酸枣仁 10 克 茯神 10 克 龙眼肉 10 克 远志 5 克。七剂 日一剂，水煎，早晚分服。嘱慎起居，勿劳累，注意休息。随诊。

四诊：2011 年 11 月 12 日。服药上方七剂后，患儿无心悸胸闷，无倦怠乏力，多汗消失，食纳良好，夜寐较安，二便正常。查体：第一心音较有力，心率 70-90 次/次，节律欠规整。实验室检查：心肌酶测定：CK-MB：20U/L；肌钙蛋白：阴性；全自动分析心电：窦性心律不齐，电轴不偏，大致正常心电图。患儿症状消失，心脾功能恢复。痊愈。

按语 小儿病毒性心肌炎，病变部位主要在心脾，且多以虚证为主。临床上，易患病毒性心肌炎者多为素体虚弱或先天禀赋不足之人。《丹溪心法》云："惊悸，人之所主者心，心之所养者血，心血一虚，神气不守，此惊悸之所肇端也。"小儿平素体虚，外感后加之病久中虚，脾胃失健，以致生化乏源，心失濡养，气现不足，阴亦不充。心脾两虚，脾失运化，水谷精微不能化气行血，以营脏腑，气血生化无源，而见心悸、胸闷、气短、乏力，舌淡苔薄脉细弱均为心脾两虚之象。治疗上补虚是本病的基本治法。可选用益气、养血之法，使气血运行调畅，脏腑功能恢复，则心悸可愈。在此基础之上适加安神镇心之味，可提高疗效。首诊归脾汤、桂枝汤合方，治疗因病毒性心肌炎引起的心脾两虚、气血不足、免疫力低下之证。取《难经》"损其心者，调其营卫"之意。二方合用，共奏补肺益气、养心安神、固表扶正、提高抗病能力之功。"血汗同源"，汗为心之液，汗为津液所化，血与津液同出一源，汗出过多，可耗血伤津，耗伤心的气血，重者可导致大汗亡阳的危候。治疗上以补益心脾、益气复脉为主，少佐益气固表之品，防汗出过多而耗伤心之气血。心悸心脾两虚证的治疗，要抓住病变主要在心及重在调节两个环节。因其病主要在心，故常于方中酌用养心安神之品。凡活动后惊悸、怔忡加重者，宜加远志、枣仁、柏子仁，以助宁心之功。另一方面，本病发生亦与其他脏腑功能失调或虚损有关，因此，从整体上加以调节，以避免病情反复，有利于正气的恢复和机体抗病能力的提高。治疗不可单单治心，而应全面考虑，分清主次；若原发病在他脏，则应着重治疗他脏，以除病源。

二、抽动秽语综合征

病案：韩某，男，10 岁，2009 年 6 月 15 日。

主诉：挤眼、耸肩、喉部怪声1年余。

现病史：患儿1年余前无明显诱因出现喉部怪声，类似咳嗽，挤眼、耸肩，动作夸张，走路不稳，为不自主性，间断出现，症状逐渐加重，影响学习及日常生活。曾在某医院诊断为抽动秽语综合征。门诊服用中药治疗2月余，症状无明显好转，半年前在大庆精神医院诊治，予氟哌啶醇加等量安坦治疗至今，治疗初期效果尚可，但近期疗效不理想，症状出现反复，现已休学。为求系统中医中药治疗，故来我院。

初诊：患儿奇怪喉部怪声频作，尤在精神紧张或疲劳后症状明显，挤眼、耸肩，动作夸张，走路不稳，均无节律性，反复发生，动作固定，无自残行为，无意识障碍。易冲动，睡眠不安，纳差，二便尚调。舌红苔薄脉弦数。

西医诊断：抽动秽语综合征　　　　**中医诊断**：慢惊风

辨证审机：肝肾不足，肝阴受损，肝阳偏亢动风。

治法：平肝熄风为主，兼补益肝肾，养心安神。　　　　**方药**：镇肝熄风汤加减

白芍20克　天门冬20克　酸枣仁30克　五味子10克　龟板10克　生牡蛎30克　远志15克　炙甘草10克　鳖甲10克　茵陈蒿10克　川楝子10克　生龙齿30克　灵磁石30克　石菖蒲15克。十四剂　日一剂，水煎，早晚温服。

饮食宜清淡为主，大忌辛辣，平素可用杭白菊代茶饮用；常食百合、银耳、山药等，嘱患儿防情绪波动。

二诊：2009年6月29日。服药十四剂后喉部怪声不减，但挤眼、耸肩，走路不稳明显减轻，脾气较未服药时大为和缓。睡眠安，纳可，舌红苔薄脉弦数。肝气不舒而肺气不利，故有怪声频作。前方已效，加射干、木蝴蝶、桔梗、白僵蚕各10克以宣利肺气，化痰利咽。

白芍20克　天门冬20克　酸枣仁30克　五味子10克　龟板10克　生牡蛎30克　射干10克　白僵蚕10克　鳖甲10克　茵陈蒿10克　川楝子10克　生龙齿30克　灵磁石30克　石菖蒲15克　远志15克　炙甘草10克　木蝴蝶10克　桔梗10克。十四剂　日一剂，水煎，早晚温服。

三诊：2009年7月13日。服药十四剂喉部怪声、挤眼偶作，无耸肩，走路尚有不稳，舌质红苔薄脉弦细。肾主骨，肝肾不足故不利于行。以补益肝肾为主，杞菊地黄丸加减。

熟地黄30克　山茱萸30克　山药30克　丹皮10克　茯苓10克　远志10克　桔梗10克　白僵蚕10克　枸杞子20克　杭白菊10克　生龙齿30克　石菖蒲10克　射干10克　木蝴蝶10克。十四剂　日一剂，水煎，早晚温服。

四诊：2009年7月27日。服药十四剂后仅偶有喉部怪声，余证悉平，继用上方十四剂。

五诊：2009年8月10日。症状全无，予杞菊地黄丸每日2丸连用三月巩固疗效，至今未复发。

按语　多发性抽动又称抽动障碍或抽动秽语综合征，也是临床较为常见的儿童行为障碍综合征，以眼部、面部、四肢、躯干部肌肉不自主抽动，伴喉部异常发音及猥秽语言为特征的综合征群。本病在感冒发热或精神紧张可诱发或加重，多发性抽动主要见于学龄前及学龄期儿童，其病因及发病机制尚不十分清楚。本病在中国传统医学中无明确的病名，近代中医学者有将本病归入瘛疭、慢惊风、抽搐、筋惕肉瞤、肝风等范畴，《内经》病机十九条曰："诸风掉眩，皆属于肝。""诸热瞀瘛，皆属于火。""热盛动风，风盛则动。"《小儿药证直诀·肝有风甚》曰："凡病或新或久，皆引肝风，风动而止于头目，目属肝，风入于目，上下左右如风吹，不轻不重，儿不能任，故目连劄也。"《幼科证治准绳·慢惊》描述："水生肝木，木为风化，木克脾土，胃为脾之腑，胃中有风，两肩微耸，两手下垂，时复动摇不已，名曰慢惊。"小儿肝常有余，脾常不足，心火常旺，且独生子女过于娇惯，纵其所欲，任其所为，若有所不遂，则心烦喜怒，肝风心火相灼而变生诸证，巅高之上，惟风

可到。故出现点头、挤眉弄眼、耸肩、面部肌肉抽动等症，心火扰动心神则心烦、易惊、夜寐不安、多梦等，肝有余则贼脾，水湿潴留，心火炼液成痰，上扰咽喉或致肺气不利而出现喉间怪声。本病病位以肝为主，病机以肝风为主。治疗上，根据中医引经报使理论，抽动部位的不同选用不同的引经药，喉部出声者加僵蚕、射干；鼻部抽动明显者加白芷、辛夷；眼部抽动明显者加白蒺藜、蔓荆子；颈部抽动明显者加羌活、川芎、藁本；睡眠不佳者加夜交藤；上肢抽动明显者加桑枝或桂枝；下肢抽动明显者加怀牛膝。临床应用确有明显效果。本例首用镇肝熄风汤滋水平木，兼之以双调肺肾，养心安神。切中肯綮，故缠绵之疾，能数诊而愈。本病情志疗法和饮食疗法是重要的辅助治疗手段，阴虚肝胜之体，饮食宜清淡为主，大忌五辛麻辣劫散肝阴，平素可用杭白菊代茶饮用，清肝散火；常食百合、银耳、山药等酸甘之味，可补肝之体，敛肝之用，大有裨益。

三、反复呼吸道感染案

病案：李某，男，6岁，2011年11月2日。

主诉：反复咳嗽，鼻塞流涕、发热1年余。

现病史：患儿素体虚弱每月至少外感1-2次。半月前复感，发热（T38.0℃），咽红，咳嗽，鼻塞流涕，纳呆乏力，面色无华，舌质淡红，苔薄白，脉细数。经中药疏风清热宣肺治疗后，热退而病愈。

初诊：面色无华，形体消瘦，发稀而黄，咳嗽迁延不愈，少气懒言，寐时多汗出，烦躁易啼，肌肉松弛，纳呆乏力，厌食，大便稀，舌质淡红，舌苔薄白少津，脉细数无力。查体：意识清楚，呼吸平稳，面色无华，形体消瘦，发稀而黄，口唇色淡，双肺呼吸音粗，未闻及干湿罗音。

西医诊断：反复呼吸道感染　　中医诊断：反复呼吸道感染

辨证审机：肺脾气虚，气血不足。

治法：健脾益气，补肺固表。　　方药：玉屏风散加减

黄芪15克　白术10克　防风10克　桂枝10克　山药10克　煅牡蛎10克　陈皮10克　茯苓10克　大枣10克　杏仁5克　党参10克　鸡内金10克。十四剂日一剂，水煎，早晚温服。

二诊：2011年11月16日。服药2周后，患儿面色好转，食纳增加，体重渐增，无烦躁易啼，多汗消失，乏力减轻，咳嗽消失，软便，未见感冒。该患儿损伤肺脾之气已渐复，继用健脾益气，补肺固表之法，去牡蛎、杏仁，调整上方。

黄芪15克　白术10克　防风10克　桂枝10克　山药10克　陈皮10克　茯苓10克　鸡内金10克　大枣10克　党参10克。十四剂 日一剂，水煎，早晚温服。

三诊：2011年11月30日。服药2周后，患儿面色红润，纳食良好，体重增加，无乏力，大便调。诸症消失。

用药后1个月随访，该患儿未见感冒。半年以后随访，该患儿仅感冒1次，且病程短，病情轻。患儿已愈。

按语　反复呼吸道感染多见于6岁以下儿童，因小儿脏腑娇嫩，肌肤薄弱，卫外功能较差，对疾病的抵抗力不强，加上寒暖不能自调，一旦调护失宜，六淫之邪不论从皮肤而入或是从口鼻而受，肺则首当其冲，随着正与邪的消长变化而致。小儿反复呼吸道感染的辨证重在明察邪正消长变化。感染期以邪实为主，迁延期正虚邪恋，恢复期则以正虚为主。初起时多有外感表证，当辨风寒、风热、外寒里热之不同，夹积、夹痰之差异，本虚标实之病机。迁延期邪毒渐平，虚象显露，热、痰、积未尽，肺脾肾虚显现；恢复期正暂胜而邪暂退，关键已不是邪多而是正虚，当辨肺脾肾何脏虚损

为主，肺虚者气弱，脾虚者运艰，肾虚者骨弱。“正气存内，邪不可干”，匡扶正气为本病治疗的关键，且扶正与祛邪应贯穿本病治疗的全过程。在呼吸道感染发作期间，应按不同的疾病治疗，同时适当注意到照顾小儿正虚的体质特点。迁延期以扶正为主，兼以祛邪，正复邪自退。恢复期当固本为要，或补气固表，或运脾和营，或补肾壮骨。本证为肺脾两虚，气血不足。治疗拟健脾益气，补肺固表之法。方以玉屏风散加味。其中黄芪补气固表；桂枝，助卫阳，通经络，解肌发表调营卫；白术、党参、山药健脾益气；煅牡蛎敛表止汗；陈皮、茯苓健脾利湿；防风走表而祛风邪。补中有疏，散中寓补，共奏健脾益气，补土生金之功效。

洪丽君治疗小儿疾病验案

洪丽军，主任医师，牡丹江市中医医院儿科主任，系国家级“十一五、十二五”重点专科学科带头人、中华医学中医儿科分会专业委员会委员、全国高等教育专业委员会委员。黑龙江省中医儿科专业委员会副主任委员、黑龙江省中西医结合专业委员会常务理事、黑龙江省中医癫痫专业委员会委员，牡丹江市儿科专业委员会副主任委员、黑龙江省名中医、牡丹江市中青年优秀人才。擅用中医中药及传统中医手法推拿按摩、捏脊、火罐、磁灸、足浴、熏蒸、针刺、点穴、敷贴等治疗手段，治疗各种顽固性咳嗽、哮喘、反复上呼吸道感染、免疫功能低下、厌食、小儿腹痛、胃脘痛、遗尿、肾病、汗证、易惊、便秘等疑难杂症。

一、三子定喘汤治疗小儿哮喘

病案：陈某，男，10岁，2015年1月4日。

主诉：咳嗽喘息2天。

病史：两天前因食入海鲜后突感咳嗽喘息，胸闷气急，痰涎壅盛，舌苔厚浊，脉滑实，听诊两肺呼吸音粗糙及哮鸣音，西医诊断为支气管哮喘，经阿奇霉素静滴，沙丁胺醇、布地奈德雾化吸入，症状未见好转。既往有支气管哮喘病史3年，每遇受凉或吸入刺激性气味后发作。

初诊：咳嗽，喘息，胸闷气急，痰涎壅盛，喉如曳锯，咯痰黏腻难出，舌苔厚浊，脉滑实，体温正常，听诊两肺明显干啰音及哮鸣音。

西医诊断：支气管哮喘　　　　**中医诊断**：哮喘

辨证审机：痰阻气壅

治法：豁痰消壅，降气平喘。　　　　**方药**：三子定喘汤加味

紫苏子15克　白芥子10克　莱菔子10克　百部15克　紫菀15克　桔梗15克　白果5克　前胡10克　茯苓12克　半夏15克　陈皮10克　炙麻黄10克　甘草5克。三剂　日一剂，水煎，早晚温服。

二诊：2005年1月10日。服药三剂，咳嗽、喘息症状明显减轻，痰量减少。继续服用三剂，诸症续好转，但仍食欲不佳，舌质红，舌苔白腻，脉滑。此乃痰浊上逆犯胃所致，治以化痰平喘、健脾和胃，加用四君子汤以健脾和胃。

紫苏子 15 克　白芥子 10 克　莱菔子 10 克　百部 15 克　紫菀 15 克　桔梗 15 克　白术 10 克　党参 5 克　茯苓 12 克　半夏 15 克　陈皮 10 克　炙麻黄 10 克　甘草 5 克。十剂 日一剂，水煎，早晚温服。

三诊：2005 年 1 月 17 日。两诊服药十三剂病情明显好转，肺部罗音消失。证见：偶咳、痰少、无胸闷喘息、纳差、二便如常。舌质淡红，舌苔薄白，脉细。此乃标邪得减，本虚表现为主，治以健脾益气、兼以止咳化痰法。

六君子汤加减：党参 5 克　白术 10 克　茯苓 12 克　半夏 15 克　陈皮 10 克　紫菀 15 克　桔梗 15 克　炙麻黄 10 克　黄芪 15 克　砂仁 10 克　莱菔子 10 克　白果 5 克　甘草 5 克

按语　支气管哮喘属于中医“哮喘”病范畴。中医认为哮喘乃肺、脾、肾、三脏功能不足，水湿内聚为痰饮，外邪引动而发，痰随气升，气因痰阻，相互搏结，阻于气道，肺失宣肃而出现咳喘，痰鸣，甚则不能平卧，胸闷，咯痰不爽等症。宿痰内伏于肺是本病的夙根，此后如遇气候突变，饮食不当，情志失调，累等多种诱因，均可引起发作。如《景岳全书·喘促》说“喘有夙根，遇寒即发或遇劳即发者，亦名哮喘”。《证治汇补·哮病》说：“哮即痰喘之久而常发者，因内有壅塞之气，外有非时之感，隔有胶固之痰，三者相合，闭拒气道，搏击有声，发为哮病。”因此治疗应根据“发时治标，平时治本”的原则。发作时应以豁痰消壅、降气平喘为主。三子养亲汤中，白芥子温肺利气，快隔消痰，苏子降气行痰，止咳平喘，莱菔子消食导滞，行气祛痰，三药均能行气，皆属消痰理气之常用药，合而用之，可以气顺痰消，咳喘得平，再配以温肺或清肺之品兼顾其本，可取得明显疗效。但此法仅用于哮喘发作期，缓解期应采用补肺、健脾等法使其阴阳协调，正气不虚，邪不可干。

二、金贝抗支汤加味治疗肺炎喘嗽病

病案：王某，男，6 岁，2012 年 2 月 3 日。

主诉：咳嗽半月余。

病史：近半月来患儿反复咳嗽，时而发热，咳吐白色黏液痰，尤以夜间加重，用抗生素止咳药物后不缓解，同时伴有少气，不思饮食，面白无华，神疲乏力，便溏，畏寒自汗，舌体淡胖，边有齿痕，苔白腻，脉沉细弱，胸部 X 线平片，双肺均可见棉絮状阴影，双肺纹理增浓，支原体抗体阳性，冷凝集滴度 1∶160 以上。

初诊：咳嗽，咳痰，痰黏腻难出，少气，不思饮食，面白无华，神疲乏力，便溏，畏寒自汗，舌体淡胖，边有齿痕，苔白腻，脉沉细弱，听诊两肺散在湿罗音。

西医诊断：支原体肺炎　　　　　中医诊断：肺炎喘嗽病

辨证审机：肺脾两虚，痰湿中阻。

治法：健脾益气，燥湿化痰。　　　　方药：金贝抗支汤加味

金银花 15 克　川贝 5 克　紫草 12 克　鱼腥草 15 克　苦杏仁 6 克　紫菀 15 克　桔梗 15 克　炙百部 10 克　枇杷叶 15 克　桑白皮 10 克　法半夏 10 克　白果 5 克　地龙 8 克　知母 10 克　甘草 5 克。三剂，日一剂，水煎，早晚温服。

二诊：2012 年 2 月 6 日。服药三剂，咳嗽、咳痰症状明显减轻，痰量减少。诸症均好转，但仍不思饮食，便溏，舌体淡胖，边有齿痕，苔白腻，脉沉细弱。此乃痰湿蕴脾所致，治以健脾和胃，化痰止咳，加用六君子汤以健脾和胃。

党参 15 克　白术 10 克　茯苓 12 克　半夏 15 克　陈皮 10 克　紫菀 15 克　桔梗 15 克　炒麦

芽 10 克　黄芪 15 克　砂仁 10 克　莱菔子 10 克　藿香 5 克　甘草 5 克。三剂 日一剂，水煎，早晚温服。

三诊：2012 年 2 月 9 日。两诊服药六剂病情明显好转，肺部罗音消失。证见：偶咳，痰少，无热，二便如常。舌质淡红，舌苔薄白，脉细。此乃标邪得减，本虚表现为主，治以扶正固表、兼以止咳化痰法。

玉屏风散加减：党参 15 克　白术 10 克　茯苓 12 克　菟丝子 15 克　陈皮 10 克　黄芪 15 克　防风 10 克　紫菀 15 克　莱菔子 10 克　甘草 5 克

按语　肺炎喘嗽（肺脾两虚证）的形成，不外二径：一为脾胃诸虚，不能生金，谓之“母病及子”；一为肺脏先病，耗伤气津，累及脾胃，谓之“子盗母气”。二者发病原因不同，但均可按虚则补其母的原则，以培土生金法治之。中医理论认为脾主运化，脾属土，肺司呼吸，肺属金，土能生金，脾为肺之母脏，脾传输的饮食水谷之精气，上输于肺，与肺吸入之气结合，变化而成宗气，两者相辅相成，彼此影响，这就是脾胃补益肺气的作用，另一方面，脾运化水湿的功能，又借助肺气的肃降，如果脾气虚弱，运化失常，就会导致肺气不足，而引起气短、喘息、咳嗽、咯痰等症，此即所谓土不生金，因此在治疗上，就应当采用培土生金的方法。《金匮要略》黄芪建中汤“疗肺虚损不足”可谓甘温培土生金法之开端，李东垣亦有“脾胃一虚，肺气先绝”之说，李东垣把张仲景的温中补虚发展到健脾益气，丰富、充实了培土生金法的内容。清代叶天士的医案中，多次论述并运用此法如：“饮食少进，不喜饮水，痰多嗽频，是土衰不生金气。建中去饴加茯神，接服四君子汤”等。从上所引，不难看出，甘温培土，其治在脾，与治胃迥别。肺的呼吸功能需要肾的纳气作用协助，肾的纳气又必须通过肺的肃降作用实现。此在古籍中记载甚多，《血证论·发渴》曰：“肾中天癸之水，至于胞中，循气冲，随呼吸，而上于肺部，肺金司之布达其气，是以水津四布。”在生理病理上充分阐述了肺肾共同维持呼吸运动的关系。总之，“咳嗽之病，其标在肺，其本在肾”。培土生金壮肾法主要适用于肺脾气虚证，其特点是：既有久咳久喘，短气少气，畏寒自汗，语音低怯等肺气虚弱证，又有肌瘦神疲，纳少便溏等脾气虚弱证，舌淡胖而润，脉多细弱，常用金贝抗支汤加减。肺气虚重者加用玉屏风散，痰多者加用川贝，鱼腥草，脾气虚重者加用六君子汤以健脾和胃。

三、热泻汤灌肠疗法治疗小儿秋季腹泻

病案：陈某，男，2 岁，2013 年 3 月 3 日。

主诉：腹泻三天。

病史：患儿三天前因饮食不当后出现腹泻，蛋花汤样便，一日 5-6 次，泻下急迫，粪色黄褐，气味臭秽，肛门灼热，伴有身热口渴，小便短黄，苔黄腻，脉滑数。家长给予思密达、妈咪爱口服，未见好转，故来我院儿科就诊。便常规：蛋花汤样便，白细胞 3-5，红细胞 0，脓细胞 0，脂肪球 5，轮状病毒（+）。

西医诊断：轮状病毒肠炎　　　　**中医诊断**：小儿泄泻病

辨证审机：湿热内蕴，升降失调。

治法：清肠解热，化湿止泻。　　　　**方药**：热泄汤加味

葛根 15 克　黄芩 10 克　黄连 10 克　滑石 30 克　地榆炭 12 克　车前子 8 克　茯苓 8 克　木香 6 克　厚朴 8 克　藿香 6 克　大腹皮 8 克　甘草 5 克

用法：每剂水煎成 100ml，每次每公斤体重 2ml，一日二次保留灌肠。

灌肠三剂后，患儿大便成型，便次每日 1-2 次，尿量正常，无口渴，食欲稍差，给予口服益生菌巩固治疗。

按语 小儿湿热泻起病急，病程短，泄泻如注，为泄泻之实证。该病的发生因小儿形气未充，脏腑娇嫩，易为外邪所侵，热邪与湿邪相兼而致泻，加之后天调护失宜，喂养不当，以致脾胃运化失常。脾失健运，胃失和降，清浊升降失调，则水反为湿，谷反为滞，清气下陷，湿渍大肠，湿热内蕴而致泄泻。《幼幼集成·泄泻证治》说："夫泄泻之本，无不由于脾胃……若饮食失节，寒温不调，以致脾胃受伤，则水反为湿，谷反为滞，精华之气不能输化，乃致合污下降，而泄泻作矣。"治疗上以清肠解热、化湿止泻为治疗大法，热清湿化，脾气得健，恢复其运化水谷、水湿的功能，则泄泻得止，病趋康复。根据多年临床经验，自拟热泻汤采用直肠给药进行治疗。方中：葛根升阳除湿，生津止渴；黄芩、黄连清泻里热止利；滑石清热利湿止泻；地榆炭涩肠止泻；甘草和中；车前子、茯苓利湿止泻；木香、厚朴行气除满；藿香化湿止呕。葛根、黄芩、黄连等中药现代药学研究表明能直接杀灭轮状病毒，明显抑制肠道常见致病菌，促进肠道对氯离子及水分的吸收，并能保护胃肠黏膜，有益于消化吸收功能的恢复，提高机体免疫力，达到迅速止泻的目的。但汤剂口感差、味苦、患儿难以接受，为此，我们改变传统给药途径，采用直肠推入保留灌肠法给药。小儿肠道黏膜、血管较成人丰富、药物吸收较口服快，同时药物直接作用于病变部位覆盖于受损肠黏膜上，起到保护修复作用，既达到治疗作用，又不破坏内环境。

金福厚治疗紫癜病证验案

金福厚，1953 年生，毕业于黑龙江中医药大学，齐齐哈尔市中医院主任中医师，第三批黑龙江省名中医，齐齐哈尔市第三批中青年优秀专家，擅治过敏性紫癜、紫癜肾炎和血小板减少等儿科疾病。

一、黄连汤加味治腹型紫癜

病案：林某，女，9 岁，2013 年 5 月 23 日。

主诉：皮肤紫癜、腹痛、黑便 5 天。

病史：患儿五天前因食海鲜而致皮肤紫癜，以双下肢为主，颜色鲜红，大小不等，凸于皮肤，压之不褪色，继之出现胃脘部及脐腹部疼痛，关节肿痛，口服维生素 C，扑尔敏等药物不效，并出现黑便尿少等诸多症状而前来就诊。

初诊：皮肤紫癜以双下肢为主，颜色鲜红，大小不等凸于皮肤，胃脘及脐腹

部疼痛喜按，身体蜷卧，舌紫隐青，苔薄而滑，脉弦滑。化验室检查血常规除白细胞增高外，其他未见异常。

西医诊断：过敏性紫癜腹型　　**中医诊断**：紫斑

辨证审机：素体阳虚，过食寒凉，外感寒邪冷风而致寒热夹杂血瘀挟寒。

治法：平调寒热，化瘀消斑。　　**方药**：黄连汤加减

黄连 10 克　炮姜 5 克　清夏 10 克　桂枝 5 克　白芍 20 克　赤芍 10 克　元胡 15 克　甘草 5 克　公英 15 克　川楝子 10 克　木香 10 克　三七 2 克　桃仁 10 克　百合 20 克　乌药 10 克　忌食辛辣、冷饮、蛋白。七剂 日一剂 水煎，早晚温服。

二诊：2013 年 5 月 30 日。服药七剂，腹痛明显减轻，出血点颜色变浅，诸症好转，唯仍食欲不佳，时有干呕，舌质暗红，苔薄，脉弦涩，仍有黑便，考虑：脾胃升降气机已宣畅，寒邪毒瘀已化解，余邪未清，正气未复，仍继续调畅气机并兼以扶助正气。

黄连 5 克　党参 15 克　白芍 20 克　赤芍 25 克　元胡 15 克　甘草 15 克　蒲公英 15 克　木香 10 克　降香 10 克　黄芪 25 克　当归 10 克　生牡蛎 15 克　肉桂 3 克　三七 2 克。七剂 日一剂，水煎，早晚温服。

三诊：2013 年 6 月 6 日。二诊服药十四剂病情明显好转，皮疹基本消失，舌淡苔薄，脉平，诸证悉平，化验血常规、尿常规正常，嘱其忌食辛辣寒凉、蛋白二个月，并口服归脾丸以善其后，随访半年，未见复发。

按语　过敏性紫癜属中医“血证”“紫斑”范畴，病因可归结于风、热、寒、湿、瘀几个方面。病情易反复，本病多易导致寒热夹杂之证，迁延难愈。根据多例腹型紫癜验察分析，血瘀挟寒是本病重要病机之一，其主要表现胃脘及脐部疼痛，喜按或遇热痛减，四肢不温，舌淡紫，脉弦紧，为寒瘀，相反则为热瘀，可由于素体阳虚，外感寒邪冷风或饮食药物过寒凉，而致上热下寒或寒热错杂，一改临床沿用已久血热妄行凉血止血的习惯，而采用平调寒热、化瘀消斑进行辨治，而用伤寒论黄连汤加减，对本病疗效显著，腹痛症状 3 天左右可明显减轻，7 天左右即可消失，黑便一般 10 天左右消失。临床体会只有腹痛、黑便消失方可后续更方扶正治疗以防病情反复。对于腹型紫癜应先温平后清凉或温清并用，宜行血不易止血，血得热则行，得寒则凝，唯降气行血则血循经络，不求其止而自止矣。紫癜是出血与瘀血并存，故不易单独活血或止血应寓行血与止血之中，使气畅血和瘀去方能收功。

二、犀角地黄汤加味治血小板减少紫癜

病案：邹某，女，15 岁，2013 年 6 月 3 日。

主诉：齿龈出血，皮肤紫癜 2 个月。

病史：一个月前感觉周身乏力，发现前胸有红色小血点，在洗澡时，稍用力搓擦既出现成片瘀斑，刷牙时可见牙齿出血，在当地某医院诊断为：特发性血小板减少紫癜，化验血常规，血小板 20×10^9/L，骨穿为特发性血小板减少改变，幼稚型巨核细胞增多，口服维生素 C，安络血等效果不显，而前来就诊。

初诊：起病较急，口渴心烦，出血较重，皮肤瘀斑，色深紫，伴有齿衄，大便内结，小便短赤，舌质红绛，苔黄脉滑数。

西医诊断：特发性血小板减少紫癜　　　　中医诊断：紫斑

辨证审机：外邪侵袭，从阳化热，蕴毒于内，与气血相博，迫血妄行。

治法：清热解毒，凉血止血，益阴消斑。

方药：水牛角 30 克　生地 30 克　丹皮 20 克　白芍 20 克　鳖甲 20 克　龟板 20 克　阿胶 20 克　旱莲草 20 克　乌梅 20 克　知母 20 克　仙鹤草 30 克　白花蛇舌草 30 克　血余炭 10 克　鹿角霜 20 克　升麻 10 克　三七 2 克（冲服）　紫河车 2 克（冲服）。七剂 日一剂，水煎，早晚温服。

同时用仙鹤草 100 克，生地 50 克，元参 30 克，阿胶 10 克，水煎当茶饮。

二诊：2013 年 6 月 10 日。服药七剂，出血明显减轻，未见新的出血点，牙龈已无出血，精神及面色好转，舌红苔薄口干，脉细，化验血小板上升至 30×10^{9}/L，此乃营血热势已减，阴血尚虚，继用凉血解毒益阴消斑。

水牛角 30 克　生地 30 克　丹皮 20 克　白芍 30 克　鳖甲 20 克　龟板 30 克　旱莲草 20 克　乌梅 20 克　仙鹤草 30 克　鹿角霜 30 克　升麻 10 克　紫河车 2 克（冲服）　鸡血藤 30 克　麦冬 15 克　五味子 10 克　三七粉 2 克（冲服）。七剂　日一剂，水煎，早晚温服。

三诊：2013 年 6 月 16 日。前服十四剂，病情明显好转，出血点消失，牙龈无出血，乏力明显减轻，舌淡红，苔白，脉和缓，实验室检查：血小板 80×10^{9}/L，仍有手心热，咽干，考虑余毒未尽，气血未平，继以前方进退 30 天，化验血小板正常，随访半年未见复发。

按语　血小板减少紫癜以出血为主，主要病机为热、毒、瘀、虚，应以清热解毒，凉血止血化瘀益阴为主，尤其益阴养肾，要贯彻始终。益阴必选用龟板、鳖甲、生地。补肾精必选用紫河车、鹿角霜，临床体会其对稳定血小板尤为突出，病初出血量多可增用仙鹤草、阿胶、生地、元参水煎频服，有明显止血作用。用本疗法一周即有明显止血作用。用药三周后血小板将明显上升。本病初期以清热解毒凉血止血为主，出血控制后以滋阴补肾益精为主，祛邪扶正，调整机体内部不平衡状态，进而促进血小板恢复正常。

三、清解汤加减治疗小儿外感高热

病案：何某，男，6 岁，2013 年 6 月 3 日。

主诉：发热咽痛 3 天。

病史：患儿 3 天前因着凉而出现发热、微恶风，体温 38.7℃，咽部红肿，口渴，化验血常规：白细胞总数和中性粒细胞略升高，曾口服安瑞克、头孢、四季抗病毒合剂等，体温下降后又复升而前来就诊。

初诊：高热不退（体温 38.9℃），面赤，咽部红肿，口渴，咽干，舌质红，苔薄白，脉浮数，实验室检查：白细胞 12×10^{9}/L，中性 70%。

西医诊断：上呼吸道感染　　　　中医诊断：感冒

辨证审机：素蕴积热复感外邪，表里俱热。

治法：表里双解，祛邪退热。

方药：薄荷 15 克　荆芥 15 克　蝉蜕 15 克　羚羊角 2 克（先煎）　连翘 15 克　鱼腥草 20 克　重楼 15 克　石膏 50 克（先煎 1h）　甘草 15 克　双花 15 克　白芍 15 克。三剂　日一剂，水煎，早晚温服。

并嘱忌冷饮，多喝热水，注意观察体温变化。

二诊：2013 年 6 月 6 日。经询问病情得知，服药后 60 分钟头微汗出，测体温 38.7℃，120 分钟测体温 38.3℃，12 小时测体温 37℃，24 小时体温复常未见复升，症见：热平微汗，咽无红肿，体温 36.5℃，舌淡苔薄，脉象和缓，此乃表里俱热之势已解，仍有余邪未清，正气尚虚。嘱其清淡饮食，口服双花、芦根、大枣水煎（20 分钟）频服，清余邪，扶正气，以善其后，随访一周未见复发。

按语　小儿肌肤薄不耐寒热，易受外邪侵袭，故外感发热为小儿常见急症之一，其病因多为外感风邪，内伤积滞，表里俱热。然此热非发汗不解，非清里不达，在张锡纯所著《医学衷中参西录》清解汤基础上，酌加荆芥、双花、连翘以助解表透热发汗，酌加鱼腥草、重楼以解毒清里，配以白芍、甘草益阴和营卫扶助正气，尤选羚羊角清大热，既清里又达表，引脏腑间之热毒达于肌肤而外解，且能入肝经以防热极生风。本方共奏解表清里，祛邪退热之功，小儿高热须救急防变，刻不容缓，若小儿不予配合，用本方煎剂 30-40 毫升，灌肠每 8 小时 1 次，亦有迅速退热救急之功，在多年临床基础上，将本方制成温热清口服液，获得院内制剂批号，经多年临床验证，具有简便易行无毒副作用的特点和优势，深入广大患者的欢迎。本方煎煮有讲究，且记石膏和羚羊角要先煎 1 小时，含挥发油的薄荷、荆芥尽可能密闭煎煮 20 分钟，服药时舌尖微发麻药效最好。服药后嘱其多喝热水，以助汗出，效果更佳，服药间歇药物尽可能密闭保管，防挥发油丧失，影响药效。

王有鹏治疗儿科疾病验案

王有鹏，1964 年生，教授，主任医师，博士生导师，黑龙江省名中医，享受黑龙江省政府特殊津贴。现任黑龙江中医药大学附属第二医院副院长、黑龙江省中医儿科委员会主任委员。荣获“第二批全国优秀中医临床人才”“全国青年五四奖章”“全国青年岗位能手”“全国郭春园式好医生”等荣誉称号。参加国家药典《临床用药须知》和行业标准、诊疗指南的制定，编写多部高等院校教材和住院医师规范化培训教材，同时主编《哮喘知要》《婴幼儿科学喂养一本通》等著作。擅长治疗小儿哮喘、心肌炎、过敏性疾病、感染性疾病、抽动症、小儿脑瘫等疑难杂症。

一、变通射干麻黄汤治疗咳嗽变异性哮喘

病案：于某，女，8 岁，2015 年 7 月 2 日。

主诉：咳嗽 1 月余。

病史：患儿平素体瘦，有咳嗽病史 2 年。1 个多月前因外感引发咳嗽，经外院常规抗生素治疗无明显好转，迁延至今，为求进一步诊治来我门诊治疗。

初诊：咳嗽 1 月余，干咳少痰，早晚咳甚，无发热及喘促，舌质红，苔薄黄腻，脉弦滑。查体：咽部充血，双肺呼吸音粗糙，可闻及干啰音，心肺正常。胸片示两肺纹理增粗，血常规示白细胞总数正常，嗜酸性粒细胞升高，血清 IgE 升高，过敏原检测示尘螨、鸡蛋、艾蒿等过敏。

西医诊断：咳嗽变异性哮喘　　**中医诊断：**哮咳

辨证审机：痰热壅肺，肺失宣降。

治法：清热化痰，宣肺止咳，佐以平喘。　　**方药：**变通射干麻黄汤加减

炙麻黄　射干　杏仁　侧柏叶　白屈菜　炙百部　芦根　桔梗　陈皮　枳壳　前胡　浮萍草　生甘草。各 1 袋为一剂，共五剂服 5 日。日 3 次温水冲服。服药期间忌食生冷辣腥、肥甘油腻及过敏之品。

二诊：2015 年 7 月 7 日。服上方五剂后，咳嗽较前明显减轻，咯少量白痰。查体：咽部无充血，双肺呼吸音粗糙，可闻及少量干啰音。舌红苔黄白微腻，脉滑。上方加白芥子，法半夏以加强祛痰之力。

炙麻黄　射干　杏仁　侧柏叶　白屈菜　炙百部　芦根　桔梗　陈皮　枳壳　前胡　浮萍草

生甘草　白芥子　法半夏。各一袋，共七剂，服法及禁忌同上法。

三诊：2015 年 7 月 14 日。服上方七剂后，咳嗽症状基本消失，遇冷风等刺激后偶咳，略咯白痰，出现纳食少、时有乏力症状。双肺听诊呼吸音略粗糙，舌质淡红，苔薄白，脉缓滑。此乃咳嗽日久，肺虚及脾，脾不健运。本虚为主，治以培土生金法。

六君子汤加减：太子参　茯苓　炒白术　陈皮　法半夏　炙甘草　黄芪　扁豆　沙参　麦冬　侧柏叶。各一袋，共七剂，服法及禁忌同上法。

四诊：2015 年 7 月 21 日。服上方七剂后，患儿纳食增加，精神状态明显好转，继续予上方七剂以巩固疗效。

按语　咳嗽变异性哮喘，又称过敏性咳嗽、隐匿性哮喘等，是以慢性咳嗽为主要或唯一临床表现的哮喘，中医称之为“哮咳”。在治疗上以哮喘论治，在宣肺止咳的同时，选用降肺平喘之法，且注重清除体内“伏痰”。变通射干麻黄汤为《金匮要略》射干麻黄汤的变通方，通过多年临床实践发现，随着气候变暖、饮食结构习惯的变化，多数小儿表现为痰热体质，哮喘亦多以痰热壅肺型为多，所以师《金匮要略》射干麻黄汤之法，取麻黄之宣肺平喘、射干之开痰降逆，去生姜、细辛之温，加柏叶、芦根之凉，芦根清透肺热，侧柏叶泻肺化痰，桔梗助麻黄以宣肺，杏仁、百部助射干以降气，变辛温之剂为辛凉之方，既尊崇仲景宣降肺气化痰之意，又符合现代小儿体质之变化，所以称变通射干麻黄汤。本方适用于痰热壅肺、肺失宣降所致的咳嗽、喘促、咯痰、咽喉肿痛、舌红、苔黄腻、脉数等临床表现。本例患儿有咳嗽病史两年，此次因外感引发咳嗽一月余，早晚咳著，无发热及喘促，胸片示两肺纹理增粗，血常规示嗜酸细胞升高，血清 IgE 升高，查过敏原阳性，常规抗炎治疗无效，西医诊断为咳嗽变异性哮喘。中医四诊合参，诊断为痰热壅肺型哮咳，故用变通射干麻黄汤。麻黄、桔梗宣肺化痰止咳，射干、杏仁、百部降肺化痰平喘，芦根、侧柏叶清透肺热，甘草止咳、调和诸药。服药十余剂，咳嗽、咯痰症状不显，以乏力、纳少等正虚症状为主，以六君子汤加味培土生金收功。

二、加减资生丸治疗肝损伤

病案：张某，女，3 岁，2014 年 3 月 11 日。

主诉：泄泻，乏力 2 周。

病史：患儿平素胃纳不佳，于 1 月前因“巨细胞病毒感染”入某院治疗，肝功 AST、ALT 均异常，西医治疗月余未见明显好转。于 2 周前出现泄泻，乏力，夜卧不安等症状，遂来我院门诊治疗。

初诊：泄泻，大便黄绿色，日三行，嗳气，欲嗳不爽，乏力，夜卧不安，纳差，舌淡红，苔薄白腻，指纹淡紫。实验室检查：当日肝功：AST：246U/L，ALT 384U/L。

西医诊断：巨细胞病毒感染肝损伤　　　中医诊断：脾虚泻

辨证审机：脾虚肝乘，脾胃升降失和。

治法：健脾疏肝，化湿和胃。　　　方药：资生丸加减

太子参　炒白术　茯苓　陈皮　山楂　炙甘草　山药　炒薏苡仁　白豆蔻　莲肉　桔梗　炒白扁豆　藿香叶　芡实　麦芽　垂盆草　茵陈　佩兰。各 1 袋为一剂，共八剂服 10 日。每次 1/4 剂，日 3 次温水冲服。服药期间忌食生冷辣腥及肥甘油腻之品。

二诊：2014 年 3 月 21 日。患儿大便色黄，日 1-2 次，乏力及夜卧不安均减轻，无嗳气，舌淡红，苔薄白略干，指纹淡紫。肝功示：AST 41.10U/L，ALT 44.80U/L。予原方去茵陈、佩兰，加入

北沙参。

太子参　炒白术　茯苓　陈皮　山楂　炙甘草　山药　炒薏苡仁　白豆蔻　莲肉　桔梗　炒白扁豆　藿香叶　芡实　麦芽　垂盆草　北沙参。各一袋，共八剂服 10 日，服法及禁忌同上法。

三诊：2014 年 3 月 31 日。患儿诸证皆除，且查肝功恢复正常，唯胃纳不佳。嘱服中成药“补益资生丸”，以健脾消食和胃。

按语　小儿脾常不足，脾虚失运，易于蕴生湿浊、食积停滞，湿浊与食积内停又致使脾气壅滞，湿、食、气相互搏结则生热，所以小儿脾虚往往有虚、食、湿、热、气的病机特点。资生丸是缪希雍《先醒斋医学广笔记》中调理脾胃的名方，方中以人参、白术、甘草、山药、扁豆平补脾之阴阳；以茯苓、泽泻、苡仁利湿；以白豆蔻、藿香化湿；以山楂、麦芽、神曲消食；以陈皮、桔梗行气；川连清热燥湿、厚肠胃。是方平补脾之阴阳，融补虚、祛湿、消积、行气、清热于一方，恰合小儿脾虚之病机，用于小儿消化系统疾病多有良效。近年来，在临床上遇到多例肝损伤患儿，尊仲景“见肝之病，知肝传脾，当先实脾”之法，运用加减资生丸“培土抑木”，取得卓效。本例患儿素体脾虚，复因肝功受损，形成脾虚肝乘之泄泻、大便黄绿、嗳气、乏力、夜卧不安等症，遂以资生丸去寒凉之黄连、泽泻，以健脾和胃，加佩兰以加强化湿和胃之力，加垂盆草、茵陈以疏肝祛湿，参照现代药理研究，垂盆草、茵陈亦有保肝及降转氨酶的作用。患儿服用本方 20 余日，诸证消失，肝功恢复正常，继以中成药资生丸健脾和胃以调理脾虚体质。

三、葛根汤治疗肠道外感染性腹泻

病案：张某，男，4 岁，2014 年 5 月 20 日。

主诉：腹泻 2 天。

病史：患儿于 1 周前因出汗后受凉，出现发热、咳嗽、鼻塞、流涕等症状，入某西医院就诊，西医诊断为急性支气管炎，经西医治疗热退咳减，患儿继于 2 天前出现腹泻，经西医治疗效果不显，经我院职工引荐来我院门诊就诊。

初诊：腹泻，日 7-8 行，便质清稀，夹有泡沫，色淡不臭，肠鸣腹痛，无汗，鼻塞，流清涕，舌淡苔薄白，脉浮紧。便常规检查无异常。

西医诊断：肠道外感染性腹泻　　中医诊断：泄泻

辨证审机：外感风寒，表气郁闭，表邪内迫阳明，下迫大肠，清浊不分。

治法：发汗解表，升清止泻。　　方药：葛根汤

葛根　紫苏叶　桂枝　白芍　大枣　生姜　炙甘草

各 1 袋为一剂，共五剂。日 3 次温水冲服。服药期间忌食生冷辣腥及肥甘油腻之品。

药进一剂腹泻减，表证除，三剂则泻止而痊愈。

按语　小儿患感冒、肺炎和尿路感染等肠道外感染时多伴发腹泻、腹痛、呕吐等消化道症状，对于这种伴发于肠道外感染的腹泻，称为肠道外感染性腹泻。呼吸系统感染是肠道外感染性腹泻的重要病因，临床表现通常为鼻塞、流涕、咽痛、发热、头疼、全身不适、食欲不振、呕吐、腹泻、腹疼等。从中医六经辨证角度分析，鼻塞、流涕、咽痛、发热、头疼、全身不适，属于太阳经病变，太阳主一身之表，为诸经之藩篱，统一身之营卫，营卫调和，则卫外固密，若正气虚弱，卫外失固，风寒侵袭，太阳经首当其冲，营卫失调，卫阳被遏，则见恶寒发热；太阳经脉上额交巅入络脑，夹脊抵腰，终于足，故太阳经气失于温煦，则见头项强痛，身疼腰痛；食欲不振、呕吐、腹泻、腹疼，

属于阳明经病变，感邪较重，邪气内迫阳明，迫于大肠则下利，迫于胃则呕不能食。由此可见，西医呼吸系统感染所致的腹泻在中医六经辨证理论中多表现为太阳阳明合病。《伤寒论》31条“太阳病，项背强几几，无汗恶风，葛根汤主之”。32条“太阳与阳明合病者，必自下利，葛根汤主之”。33条“太阳与阳明合病，不下利但呕者，葛根加半夏汤主之”。综合仲景对葛根汤证的三条论述及太阳病、阳明病特点，总结葛根汤主治症候为：恶风寒、无汗、头项强痛、腹泻、呕吐等。所以，葛根汤治疗呼吸系统感染所致的腹泻从理论上来讲恰合病机，通过多年临床实践证明：葛根汤治疗呼吸系统感染引起的腹泻疗效卓著。本案患儿属急性支气管炎所致的腹泻，四诊合参，属风寒袭表、内迫阳明的太阳阳明合病，疏方葛根汤，方中以苏叶代麻黄，以防发汗太峻。苏叶、桂枝、白芍、生姜、大枣、甘草解太阳风寒、调和营卫，葛根解阳明邪热、升清止泻，恰合本病并机，遂三剂而愈。

四、银翘白虎汤治疗手足口病

病案：周某，女，3岁，2009年6月28日。

主诉：发热5天，手足口腔出现疱疹3天。

病史：患儿于5天前出现发热，最高体温39℃，家长给予退热药（对乙酰氨基酚）口服，热退后复起，3天前自觉口痛，继而手、足心出现红色斑丘疹、疱疹，遂来我院就诊。

初诊：患儿发热，刻下体温38.5℃，可见手、足心红色斑丘疹、疱疹，口腔内红色疱疹，疼痛剧烈，患儿流涎较多，无汗，烦躁，咽痛，纳差，大便秘结，舌质红，苔黄腻，脉浮数。

西医诊断：手足口病　　中医诊断：风温

辨证审机：风温邪毒从口鼻而入，入里化热，卫气同病。

治法：辛凉透邪，清热解毒利湿。　　方药：银翘白虎汤加减

金银花　连翘　玄参　蝉蜕　大青叶　牛蒡子　竹叶　薄荷　桔梗　浙贝　生石膏　知母　芦根　通草　旋覆花　苍耳子　生甘草。各1袋为一剂，共四剂服5日。每次1/4剂，日3次温水冲服。服药期间忌食生冷辣腥及肥甘油腻之品。

二诊（2009年7月2日）患儿无发热，汗多，手足斑丘疹、疱疹渐退，口腔仍有疱疹，夜卧不安，唇干，二便可，舌红苔薄黄，脉稍弱。此乃温病后期，余热未尽，气津两伤所致，故用竹叶石膏汤清热益气生津；口腔疱疹，夜卧不安乃心脾积热之象，再合导赤散加减。

竹叶　石膏　麦冬　太子参　清半夏　生地　通草　灯芯草　炒栀子　芦根　天花粉　滑石　连翘　桑叶　生甘草。各1袋为一剂，共五剂服7日。每次1/4剂，日3次温水冲服。服法、禁忌、特殊医嘱同上。

一周后，患者未到医院就诊，电话随访，告愈。

按语　手足口病是由肠道病毒引起的传染病，多发生于4岁以下儿童，表现口痛、厌食、低热、手、足、口腔等部位出现小疱疹或小溃疡，多数患儿预后良好，少数患儿可引起心肌炎、肺水肿、无菌性脑膜脑炎等并发症。本病起病急、传变迅速，通过多年临床实践发现，本病发病多表现为温病的卫气同病，我们采用治疗温病卫分证的银翘散合治疗气分证的白虎汤加减治疗本病，取得良好疗效。该患儿先出现发热继而手足及口腔出现疱疹。发热、无汗、疱疹为温热毒邪袭表，卫气郁滞；烦躁、便秘为里热已盛。遂以银翘散辛凉透表、清热解毒，以白虎汤清气分邪热，使病势得挫。复诊时热象已减，但因热病耗气伤津，出现唇干、汗多、疱疹渐退等症，以竹叶石膏汤清除余热，益气生津，同时合清心脾积热的导赤散，以解决局部症状。方证合拍，遂告痊愈。

张铁治疗儿科疑难病验案

张铁，1956年生，毕业于黑龙江中医药大学，主任中医师（二级），黑龙江省齐齐哈尔市中医医院儿科工作。曾任黑龙江省重点学科中医儿科学科带头人，黑龙江省中西医结合学会儿科分会主任委员，黑龙江省第三批名中医。创制“舒心颗粒”“厌食康”等院内制剂，擅治儿科疑难杂病，尤其擅治小儿病毒性心肌炎。

一、归脾汤加减治疗迁延期小儿病毒性心肌炎

病案：王某，女，13岁，2010年8月9日。

主诉：心悸，乏力2年余。

病史：该患儿于两年前因受凉感冒好转后出现心悸、乏力，在齐齐哈尔市某医院诊断“病毒性心肌炎”，入院治疗20余天好转出院。两年来反复出现心悸乏力，尤其在感冒和活动后加重，同时偶伴腹泻。

初诊：心悸不安，头晕乏力，失眠健忘，气短易汗，胸闷，面色无华，便稀，舌淡紫，苔薄白，脉弱。

实验室检查：心电图示窦性心律不齐，ST段下移，T波低平。超声心动图未见异常。心肌酶：LDH增高。

西药诊断：病毒性心肌炎（迁延期）　　**中医诊断**：心悸

辨证审机：心脾两虚，气血不足挟瘀。

治法：益气健脾，养心通络。　　**方药**：归脾汤加味

黄芪15克　太子参10克　当归10克　阿胶10克　丹参10克　茯神10克　远志10克　白术10克　木香5克　麦冬10克　炒枣仁10克　甘草5克。五剂　日一剂，水煎，早晚温服。

二诊：2010年8月15日。服药三剂后心悸症状好转，五剂服后，心悸乏力症状明显减轻，活动后稍觉胸闷，仍失眠健忘，便稀纳少，舌质淡紫，苔白，脉弱，由于病程较长，心脾两虚症状较重，故加大补气养心安神药量。

黄芪20克　太子参10克　茯神15克　远志15克　炒枣仁15克　木香10克　白术10克　当归10克　阿胶10克　丹参10克　炒扁豆10克　红花5克。七剂　日一剂，水煎，早晚温服。

三诊：2010年8月22日。两诊服药十二剂病情明显好转，心电图显示T波低平，心肌酶正常，症见乏力、易汗，剧烈活动后心悸，便溏，舌质淡苔白，脉沉。此患儿腹泻日久，诸症属于脾虚所致，治以补气健脾，渗湿止泻。

参苓白术散加减：太子参15克　白术10克　茯苓10克　山药10克　炒扁豆10克　莲子肉10克　薏苡仁10克　砂仁10克　黄芪15克　当归10克　麦冬10克　丹参10克。七剂　日一剂，水煎，早晚温服。

四诊：2010年8月30日。坚持服药十五剂，心电图正常，心肌酶正常，自觉症状消失，随访

半年未复发。

按语 本案属于小儿病毒性心肌炎迁延期，中医认为“邪之所凑，其气必虚”，该病发生的关键是由于素体虚弱，正气不足，热毒侵心。该患儿病程已两年有余，病邪留恋日久，耗气伤阴，精气内夺，气血阴阳俱亏，心藏神而主血，脾主思而统血，本患儿以脾虚为核心，气血亏虚为基础，心脾两虚，影响血行，滞而不畅形成瘀血，可见久病多瘀，故采用益气健脾、养心活血通络为治疗大法。归脾汤是治疗心脾两虚、气血不足的代表方剂，方中黄芪补气升阳、益气固表。《汤液本草》：“补五脏诸虚不足，而泻阴火，去虚热，无汗则发之，有汗则止之。”太子参具有补气健脾、养阴益血之功效。方中黄芪、太子参、白术、甘草补脾益气生血，使气旺而血生。茯神、远志、炒枣仁补血、养心安神；当归加阿胶合用共奏补血之功；木香辛香而散，理气健脾，与大量益气健脾药配伍，复中焦运化之功，又能防止大量益气补血药滋腻碍胃，使补而不滞、滋而不腻；加用丹参为祛瘀生新之品，归心、心包经，又可益气具有活血通经、祛瘀止痛之功；少酌红花加强活血祛瘀之效。服用十二剂血瘀症状消减，但患儿反复腹泻日久，脾胃气虚，宗气亏弱，不能上贯心脉，心气心血不足，故治其本以参苓白术散加减以益气健脾，渗湿止泻。虽然治疗后期临床无明显“血瘀”征象，但此病案迁延日久，“血瘀”存在于小儿病毒性心肌炎迁延期的整个病程中，故仍需酌加丹参等活血化瘀之品。

二、竹叶石膏汤加味治疗急性期小儿病毒性心肌炎

病案：赵某，女，12岁，2012年3月12日。

主诉：憋气、乏力40余天。

病史：该患儿于两月前因受凉后出现发热，咽喉不利，轻咳，在当地（富拉尔基区）医院诊断“上呼吸道感染”，对症治疗好转，但仍轻咳、偶发热汗出。近40余天患儿出现心前区不适、憋气、乏力。

辅助检查：心电图示窦性心动过速。心肌酶CK 286U/L、CK-MB 108U/L、肌钙蛋白1.8ng/ml。

初诊：心悸气短，乏力汗出，虚烦不眠，咽红肿痛，咳嗽，偶发热，纳少欲吐，舌红少苔，脉虚数。

西医诊断：病毒性心肌炎（急性期） **中医诊断**：心悸

辨证审机：邪热入肺，痰热壅阻，毒邪侵心伤阴。

治法：清热解毒，养阴宁心。 **方药**：竹叶石膏汤加味

竹叶15克 生石膏20克 半夏10克 太子参15克 粳米10克 麦冬10克 黄芩10克 杏仁10克 板蓝根15克 公英20克 葛根10克 丹皮10克。五剂 日一剂，水煎，早晚温服。

二诊：2012年3月18日。服药五剂，发热，虚烦失眠症状消失，仍乏力、气短胸闷、微咳、手足不温，舌质红苔白，热退脉亦趋缓。邪毒虽已消减，气阳已见不足，治当在养阴清热解毒同时，加用瓜蒌薤白半夏汤以宽胸通阳，行气止痛。

竹叶15克 生石膏15克 半夏10克 瓜蒌10克 薤白10克 麦冬10克 黄芩10克 公英15克 葛根15克 太子参15克 丹皮10克 甘草5克。七剂 日一剂，水煎，早晚温服。

三诊：2012年3月25日。两诊服药十二剂病情明显好转，心电图复查示正常，心肌酶CK-MB 48U/L，肌钙蛋白正常，证见：活动后乏力、倦怠、偶尔胸闷，此乃表邪已祛，本虚表现为主，治以滋阴养心为主。

生脉饮加味：沙参15克 麦冬10克 五味子10克 竹叶10克 瓜蒌10克 薤白10克 半

夏 10 克　当归 10 克　黄芪 15 克　甘草 5 克

服药十剂后，诸症消失，后以玉屏风散益气固表，治疗十天后复查心电图正常，心肌酶正常。

按语　小儿脏腑娇嫩，形气未充，腠理疏薄，表卫不固，抵抗力差，小儿容易罹患本病。该患儿病初是“感冒”病毒感染症状，继之出现憋气、胸闷、乏力等心肌炎症状，可见是中医温病中的温热邪毒从鼻咽而入，先犯肺卫，心肺相邻，同居上焦，肺朝百脉，辅心行血，邪毒滞留，必逆传心包。所以在一诊治疗中抓住了“温热毒邪、犯肺损心”这一主要矛盾，表现为余毒未尽，正气已虚，正虚邪实并重，而治疗要以祛邪与养阴宁心并用以截断病势之发展。若只清热解毒而不益气养阴宁心，则气液难复，心神不宁，若只益气养阴宁心而不清热解毒，又虚邪热复炽，余热复燃，亦可燎原，正如叶天士所称“炉烟虽息，炭中有火”不可不防，故选用竹叶石膏汤加味，施以清补并行，扶正祛邪，标本同治，方为两全之法。竹叶石膏汤在《伤寒论》中治“伤寒解后，虚羸少气，气逆欲吐”，本方为白虎汤去知母，加人参、麦冬、竹叶、半夏而成，以竹叶、石膏清解余热，太子参配麦冬补气养阴生津宁心，半夏降逆和胃止呕药性虽温，但配入清热生津药中，则温燥之性去，降逆之用存，且有助于输转津液，使参麦补而不滞。该方加味黄芩、杏仁清肺利气止咳，板蓝根、丹皮以增强清热解毒、凉血益气之功。当邪毒见祛，乏力、气短胸闷症状仍在，养阴兼清余热同时加用瓜蒌薤白半夏汤以振奋胸中阳气，使阳气宣通，升降复常，使胸闷气短得以缓解，继之邪毒标实已祛。治疗本虚滋阴养心方用生脉散加味，诸症消失，后用玉屏风散益气固表。小儿病毒性心肌炎患儿虽病情复杂多变，但是要辨证论治准确，对于该病的发展转归和预后都是非常重要的一个治疗环节。

三、疏肝理气、健运脾胃法治疗脾虚肝旺型小儿厌食

病案：王某，女，4 岁，2009 年 5 月 20 日。

主诉：厌食，夜卧不安 2 月。

病史：患儿为独生子女，平素娇惯任性，性情急躁，进食无定时定量，嗜食冷饮、零食，近 2 月出现厌食，见食不贪、甚至拒食，易怒，夜卧不宁，消瘦。

辅助检查：血锌正常。肝功能、肝炎系列及肝胆脾彩超无异常。

初诊：厌食，见食不贪、甚至拒食，夜卧不安、咬齿磨牙，大便略干，舌质淡红，苔薄，脉弦。

西医诊断：小儿厌食症　　　　**中医诊断**：小儿厌食

辨证审机：肝失条达，疏泄失职，横犯脾胃，胃失受纳，脾失健运。

治法：疏肝理气，健运脾胃。

柴胡 6 克　陈皮 6 克　枳实 6 克　白芍 10 克　党参 10 克　山药 10 克　茯苓 10 克　火麻仁 10 克　炙甘草 3 克　砂仁 3 克　佛手 10 克。四剂　日一剂，水煎，早晚温服。

二诊：服药五剂，患儿食量增加，夜卧不安、咬齿磨牙明显减轻，大便正常。去火麻仁，加白术、麦芽、神曲，增加健脾和胃消食功效。

柴胡 6 克　陈皮 6 克　枳实 6 克　白芍 10 克　党参 10 克　山药 10 克　茯苓 10 克　白术 10 克　炙甘草 3 克　砂仁 3 克　佛手 10 克　麦芽 10 克　神曲 10 克。四剂　日一剂，水煎，早晚温服。

三诊：患儿食量明显增加，睡眠正常，大便略稀，舌淡红，苔薄白，脉缓。肝之疏泄正常，继续以益气健脾，消食和胃。

党参 10 克　山药 10 克　茯苓 10 克　白术 10 克　炙甘草 3 克　砂仁 3 克　佛手 10 克　麦芽 10 克　神曲 10 克　焦山楂 10 克　鸡内金 10 克。五剂　日一剂，水煎，早晚温服。

按语 小儿肝常有余，今之小儿多娇生惯养，若所欲不遂、生气受委屈、或环境突然改变，情志不遂，久之致使肝气郁结，肝失条达、疏泄，形成肝旺证。此外，小儿脏腑娇嫩，形气未充，脾常不足，脾胃的消化功能相对薄弱，当今父母缺乏科学育儿知识，饮食无节制，任意滋补肥甘厚味食品，或零食、偏食，从而损伤脾胃，久之形成脾虚之证。综上肝气郁结，疏泄失职，横逆犯胃克脾，脾胃纳运功能失职而发生本证。《素问·宝命全形论》云："土得木而达"，《血证论》云："木之性主于疏泄，食气入胃，全赖肝木之气以疏泄之，而水谷乃化；设肝之清阳不升，则不能疏泄水谷，渗泄中满之症，在所不免。"说明肝的疏泄功能正常是脾胃的运化功能正常与否的一个重要环节，肝能协助脾胃的运化，故本病治疗以疏肝健脾，和胃消食为治法。故方药选择柴胡、白芍、枳实、炙甘草为四逆散，透邪解郁、疏肝理脾；合用四君子汤加减，党参、白术、山药、茯苓健脾益气以固本。本病治疗在疏肝理脾同时，加用砂仁、焦山楂、麦芽、神曲、鸡内金、佛手等消食导滞之品，以助运化、醒脾和胃。以达消补兼施、疏肝健脾、和胃消食之功。

张雅梅治疗儿科疾病医案精选

张雅梅，1965年生，佳木斯市中医院儿科主任，黑龙江省名中医，主任中医师。擅长用中医、中西医结合两种方法治疗小儿的常见病、多发病及疑难杂病，尤其擅长用纯中药调理体虚易感儿童，运用自行研制的双贝止咳合剂、中药沐足熏洗、咳喘药贴，及开展冬病夏治"三伏贴"、冬病冬防"三九贴"等方法。

一、逍遥散加味治疗心肌受损

病案：李某，女，9岁，2015年8月10日。

主诉：胸闷，乏力，口臭，纳呆1月余。

病史：一月前因感冒后出现口臭、纳呆、乏力，在某医院医院就诊，心肌酶系列：天门冬氨酸氨基转移酶升高 41IU/L，肌酸激酶升高 563IU/L，乳酸脱氢酶升高 256IU/L；心电图显示窦性心律不齐，胸片，尿常规正常。被诊断为"心肌受损"对症治疗半个月，疗效不显。平素爱生气，大便干。既往有湿疹、哮喘病史及胸闷病史。

初诊：胸闷，乏力，口臭，纳呆，神清，目赤，面黄肌瘦，舌质淡，苔薄白略腻，脉弦细。心率96次/分，节律不齐。

西医诊断：心肌受损　　　　**中医诊断**：胸闷

辨证审机：肝脾不调，脾失健运，积滞内生。

治法：疏肝理气，健脾助运。　　　　**方药**：逍遥散加减

柴胡10克　白芍10克　黄芩10克　郁金10克　菊花6克　香附10克　姜半夏6克　茯苓10克　陈皮12克　瓜蒌10克　蝉蜕6克　薤白10克黄芪10克　炒白术10克　甘草3克　苏梗10克。五剂 日一剂，水煎，早晚温服。

二诊：2015年08月16日。该患儿服药五剂后症状减轻，胸闷缓解，大便不干，面色红润，

口臭，食纳略增，乏力减轻，无目赤症状。时有汗出口渴。舌质淡红，苔薄白，脉弦细。实验室检查心肌酶：肌酸激酶升高508IU/L，乳酸脱氢酶升高242IU/L；心电图：窦性心律不齐。此乃肝气犯脾胃，脾气阴亏虚，心阳失于振奋，以理脾，健脾助运，该用炙甘草，生脉饮以振奋心阳，益气生津。

苏梗10克　砂仁6克　黄芩10克　郁金10克　茯神10克　瓜蒌10克　蝉蜕6克　薤白10克　黄芪12克　炒白术10克　桔梗12克　丹参10克　麦冬6克　五味子10克　炙甘草10克。七剂　日一剂，水煎，早晚温服。

三诊：2015年08月23日。两诊服药十四剂病情明显好转，心肌酶下降。证见：时乏力汗出，大便一日一行。舌质淡红，苔薄白，脉细。实验室检查心肌酶：肌酸激酶升高325IU/L，乳酸脱氢酶升高197IU/L；心电图：窦性心律不齐。此乃感冒后标邪得减，肝郁得疏，气虚表现为主，治以补气健脾，兼以疏肝为法则。

四君子汤加减:党参10克　炒白术6克　茯苓10克　郁金10克　茯神10克　瓜蒌10克　蝉蜕6克　黄芩10克　黄芪12克　苏梗10克　桔梗12克　丹参10克　防风6克　连翘10克　炙甘草10克

按语　脾胃后天之本，气血生化之源。脾胃功能健，则营养精微物质得以吸收，肝脏主疏泄，有协调脾的运化功能，脾主运化，气机通畅，有助于肝气的疏泄。所以在发生病变时，可以相互影响，成为肝脾不调证。本案患儿一月前因感冒导致心肌受损，经过十二剂中药治疗，心肌酶系列：天门冬氨酸氨基转移酶由41IU/L 到 18IU/L；肌酸激酶由563IU/L 到 325IU/L；乳酸脱氢酶升高由256IU/L 到 197IU/L；心电图显示窦性心律不齐到正常。治疗关键在于疏肝理脾，调理气血。在治疗时选用柴胡、郁金、苏梗疏肝解郁理气宽中；黄芩、菊花、蝉蜕清热明目，并防肝郁化火；瓜蒌、薤白通阳散结；黄芪、炒白术、茯苓、陈皮、半夏以补气健脾助运之功；该患儿心肌酶持续偏高，心律不齐，故加用炙甘草、丹参、麦冬、五味子补气活血，生津益气。在治疗后期，则以补气健脾的四君子为主加减治疗。

二、逍遥散加减治疗抽动秽语综合征

病案：李某，男，8岁，2010年3月25日。

主诉：眨眼，缩鼻子半年余，加重1个月。

病史：半年前出现不自主频繁眨眼，缩鼻子，家长以为是不良习惯，加以制止，未效。后到某医院就诊为结膜炎，鼻炎，用眼药水及治疗鼻炎药，未效。曾到北京某医院被诊为“抽动—秽语综合征”，西药对症治疗半年余，好转又复发。近一个月患儿频繁出现眨眼，缩鼻子加重，伴随摇头，点头症状。

初诊：频繁眨眼，缩鼻子，时时摇头，点头，耸肩，神清，目赤，体胖，大便不调，食多则便溏，舌质淡红，苔白腻，舌边尖红，脉弦滑。

西医诊断：抽动—秽语综合征　　　　**中医诊断**：慢惊风

辨证审机：脾虚痰聚，肝阳亢胜。　**治法**：健脾燥湿，化痰开窍，养血柔肝，熄风止痉。

方药:柴胡8克　当归10克　白芍25克　天麻6克　钩藤10克　辛夷6克　石菖蒲15克　远志6克　党参15克　炒白术10克　茯苓15克　甘草5克　姜半夏6克　陈皮15克　菊花6克　全蝎1克（研末冲服）。七剂　日一剂，水煎，早晚温服。

二诊：2010年3月23日。服药七剂，眨眼，缩鼻子频率减少，摇头耸肩同前，大便成形，一日两次，守前方，改炒白术为15克以加强健脾燥湿之功。

柴胡8克　当归10克　白芍25克　天麻6克　钩藤10克　辛夷6克　石菖蒲15克　远志6克　党参15克　炒白术15克　茯苓15克　甘草5克　姜半夏6克　陈皮15克　菊花6克　全蝎1克（研磨冲服）。七剂　日一剂，水煎，早晚温服。

三诊：2010年3月30日。又服药七剂后，眨眼、缩鼻子频率明显减少，摇头、耸肩偶作，大便成形，一日一次。减少白芍用量，改为15克，减全蝎。

柴胡40克　当归50克　姜半夏30克　天麻30克　钩藤50克　辛夷30克　石菖蒲75克　白芍75克　远志30克　党参75克　炒白术75克　茯苓75克　陈皮75克　菊花30克　炙甘草25克　以上诸药，共为细末，炼蜜为丸，每丸重9克，每次1丸，一日3次，温开水送服。

上药配一料，服至30天时，患儿症状基本消失，嘱减量服用，一日两次，每次1丸以巩固疗效。

按语　多发性抽搐，又称抽动秽语综合征，是一种以运动、言语和抽搐为特点的综合征。属于祖国医学；“肝风”“筋惕肉瞤”等范畴。国内外医学界对此病众说纷纭，而中药治疗多发性抽搐显示了明显的优势。《素问·阴阳应象大论》“阴静阳燥”、“阴在内，阳之守也；阳在外，阴之使也”、“百病皆由痰作祟”。由于小儿阳常有余，阴常不足，肝常有余。肝主血，体阴而用阳，易出现阳亢动风之候。该患儿性格内向，脾气急燥，体胖，大便不调，一派脾虚痰盛表现，故我们选方用药本着滋阴柔肝，平肝缓急以静制动，健脾燥湿，化痰开窍为原则。方中：柴胡、当归、白芍养血柔肝、疏肝；天麻、钩藤、全蝎平肝熄风以制身动；菊花清热明目；辛夷通鼻窍；党参、炒白术、茯苓、石菖蒲、远志、甘草健脾益气燥湿，化痰开窍。另外，调摄精神，减少心理压力，避免不良刺激，对本病的康复是大有意义的。

三、四君子汤合二陈汤加减治疗儿童期糖尿病

病案：梁某，男，11岁，2015年8月14日。

主诉：口唇红肿色紫，舌痛6年多。

病史：6年前患儿因口渴多饮，突然消瘦，倦怠乏力，抽搐，到曾到北京儿童医院诊为“儿童期糖尿病，酮症酸中毒”住院1月，血糖恢复正常后出院，之后一直胰岛素治疗。三年前突然抽搐，上海就诊为“儿童期糖尿病，真菌感染”（具体用药不详），为求中医治疗，故来诊。既往史：足月剖腹产，肺炎病史。

初诊：口唇红、肿胀、青紫；舌质淡红、嫩，舌苔白厚腻呈豆腐渣样，舌体胖大有齿痕，舌中部深度裂纹，由舌根部至舌尖曾纵向贯通；右手中指红肿，中指甲末端坏疽（呈干酪性），脉沉细。神清，咽赤，舌痛，口渴，动则汗出，喜食生冷，大便干燥。

西医诊断：儿童期糖尿病并发坏疽，舌炎　　中医诊断：消渴病

辨证审机：脾虚气弱，肺热津伤。

治法：健脾益气燥湿，滋阴清热。　　方药：四君子汤合二陈汤加减

双花10克　连翘10克　黄芩10克　党参10克　枇杷叶20克　麦冬10克　姜半夏10克　茯苓20克　陈皮20克　玄参10克　枳实12克　厚朴3克　黄芪10克　炒白术10克　甘草3克。七剂　日一剂，水煎，早晚温服。

二诊：2015年8月20日。服药七剂后，该患儿口唇红肿减轻，舌质颜色转淡，舌中间裂纹变浅，舌苔白腻布于舌边尖部，舌边有齿痕，脉沉细。咽赤，舌痛，口渴，喜食生冷均减轻，唯有大

便干燥。效不更方，守前方略作变化以增强通便之功。

牛蒡子 10 克　连翘 10 克　黄芩 10 克　党参 10 克　枇杷叶 20 克　麦冬 10 克　姜半夏 10 克　茯苓 20 克　陈皮 20 克　玄参 10 克　枳实 12 克　黄芪 10 克　炒白术 10 克　甘草 3 克　厚朴 3 克。七剂　日一剂，水煎，早晚温服。

三诊：2015 年 08 月 20 日。服药十四剂后，效该患儿口唇红肿减轻，红紫转淡，舌质淡红，舌体胖大边有齿痕，舌中间裂纹变浅，苔白腻布于舌边尖部，脉沉细。右手中指红肿略减，中指甲末端坏疽范围缩小，不欲食生冷，大便干燥缓解。此乃津液得复，内热得消，湿气得去的趋势。

双花 10 克　连翘 10 克　黄芩 10 克　生地 10 克　麦冬 10 克　姜半夏 10 克　茯苓 20 克　茯神 10 克　陈皮 20 克　玄参 10 克　枳实 12 克　黄芪 10 克　炒白术 10 克　甘草 3 克　太子参 3 克。十剂　日一剂，水煎，早晚温服。

按语　"久病多虚"，该患儿病史 6 年余，加之小儿"稚阴稚阳"的生理特点，本身存在三不足，表现肺脾之气虚，肺热津伤，肾之阴虚。病变涉及上、中、下三焦，病位在肺、脾（胃）、肾，消渴一病，主要病机为阴虚为本，燥热为标。阴虚为本，加玄参、生地、麦冬滋阴清热；燥热为标，故选黄芩。病久不愈，肺脾气虚存在于整个病程中，补气健脾燥湿，用党参、黄芪、炒白术、茯苓、枳实、厚朴、姜半夏；正气愈亏，则变证丛生，燥热内结，蕴毒成脓故发手指坏疽，方中加用银花、连翘。

赵成彬治疗小儿疑难病验案

赵成彬，主任医师，牡丹江市中医院儿科主任，黑龙江省名中医，黑龙江省中医癫痫学会副主任委员，黑龙江省中西医结合学会儿科专业委员，牡丹江市知名医生，牡丹江医学会儿科专业委员，牡丹江中医学会专业委员。擅治抽动秽语综合征、小儿肾病、紫癜、肺系、脾系等疾病。

一、止动一号散治疗小儿抽动秽语综合征

病案：金某，男，9 岁，2006 年 2 月 25 日。

主诉：局部肌肉不自主抽动 2 年余，伴异常发声 1 年余。

病史：两年前患儿无明显诱因出现反复发作的眼、面部、四肢肌肉多发性、不自主抽动，呈轮替状，以眨眼、耸肩、皱鼻为主要表现，近一年伴有喉部异常发音及模仿语言，模仿动作。每于感冒或精神紧张时加重，睡眠时消失。曾在外院检查血铅、头部核磁、脑电图均未见异常，西医诊断为抽动秽语综合征，给予口服氟哌啶醇，症状有所缓解，但由于其副作用较大，家长自行中断治疗，患儿症状仍反复出现，近日加重，注意力不集中，影响学习。为求中医治疗，而来我中医院儿科就诊。患儿剖腹产，无家族史。

西医诊断：抽动秽语综合征　　中医诊断：慢惊风

辨证审机：风痰上扰，肝风内动。

治法：养阴平肝，熄风化痰。　　方药：止动一号散加味

酸枣仁 150 克　知母 50 克　川芎 50 克　茯苓 150 克　钩藤 200 克　远志 15 克　石菖蒲 10

克　地龙 150 克　白芍 200 克　黄连 50 克　煅牡蛎 30 克　煅龙骨 300 克　防风 100 克　全蝎 30 克　蜈蚣 30 克　郁金 150 克　甘草 50 克。上药由我院制剂室提取有效成分，制成止动一号散颗粒冲剂，每 5g 装袋备用。每次 5 克，一日三次，口服，疗程一个月。嘱其避风寒、调情志。

二诊：2006 年 3 月 22 日。服药 22 天，患者症状明显减轻，进步率达 52%。考虑长期服药，有碍脾胃，原方基础上加用四君子汤以兼顾脾胃功能。

方药：酸枣仁 150 克　知母 50 克　川芎 50 克　茯苓 150 克　钩藤 200 克　远志 15 克　石菖蒲 10 克　地龙 150 克　白芍 200 克　黄连 50 克　煅牡蛎 30 克　煅龙骨 300 克　党参 100 克　全蝎 30 克　蜈蚣 30 克　白术 150 克　甘草 50 克。服用二个月。

三诊：2006 年 6 月 22 日。患儿服药 3 个月 22 天，症状明显减轻，进步率达 80%。但考虑其病程较长，继续口服 2 个月，后随访未再复发。

按语　依据中医“怪病多责之于痰、抽动多责之于风”的理论，此病当属痰症、内风范畴。在文献中有多处描述，如《素问·至真要大论》云：“诸风掉眩，皆属于肝。”掉：摇也，即肢体、头部振摇之状。《小儿药证直诀·肝有风甚》指出：“儿病或新或久，皆引肝风，风动而止于头目，目属肝，肝风入于目，上下左右如风吹，不轻不重，儿不能任，故目连轧也。”《幼科证治准绳·慢惊》中有“水生肝木，木为风化，木克脾土，胃为脾之腑，故胃中有风渐生。其症状两肩微耸，两手下垂，时复动摇不已，名曰慢惊。”由此可见，本病病位在肝、脾、肾。依据小儿生理、病理特点：小儿“肝常有余”，内、外致病因素皆易引动肝风，肝失藏血，血虚生风，肝风内动，风阳上扰，伤及头面，故出现伸头缩脖，皱眉眨眼；肝血不足，血不荣筋，致伸屈失常，四肢肌肉震颤不休，肝风内动难以畅其通达之性以呼叫为快，故口内异常发音或秽语；肝阳亢而阴血不足，心失所养，故患儿常心神不宁、注意力不集中、学习成绩下降。小儿“脾常不足”，脾为“后天之本”，气血生化之源，脾主肌肉四肢，气血不足，筋脉失养故见肌群不自主抽动；脾失运化而生痰，痰浊阻滞，蔽阻心窍，心神失主则不自主抽动、秽语。小儿“肾常不足”，肾阴不足，水不涵木，肝木独亢，引动肝风则抽搐无常；肝肾阴虚，相火内炽，痰随相火内升，循经上逆，痹阻咽喉，形成木火刑金之势，金鸣异常，则见怪声，此症源于肾而发于肺。结合以上病因病机的理论认识，阴虚而致阳亢是本病的主要发病机理，肝风痰火是主要致病因素。从脏腑上肝、脾、肾功能失调，以肝脏最为明显。风火痰湿为标，肝脾肾三脏阴阳失调为本。所以在立法上：以养阴平肝，熄风化痰为治法。方中以酸枣仁、钩藤为君。养阴舒筋，熄风止痉。酸枣仁：味甘、酸，性平。能滋养肝，宁心，安神，敛汗。钩藤：性味：甘苦；微寒。归经：肝经、心经，功能：清热平肝，熄风止痉。用远志、石菖蒲、地龙、白芍为臣，以助君药养阴平肝、熄风化痰。远志：性温，味苦、辛，具有安神益智、祛痰、消肿的功能；石菖蒲：辛、苦，温。归心、胃经。化湿开胃，开窍豁痰，醒神益智；地龙：性寒味咸。功能：清热、息风、平肝、止喘、通络。白芍：性凉，味苦酸，微寒，具有补血柔肝、平肝止痛。用知母、川芎、茯苓、黄连、煅龙骨、煅牡蛎、防风、郁金、全蝎、蜈蚣为佐，共同协助君臣药息风镇痉、宁心安神。用甘草为使药，调和君、臣、佐药。诸药合用，共同达到养阴平肝、熄风化痰的功效。达到痰浊祛，风火熄，筋脉润，脏气平，标本兼治的目的。

二、五苓五皮饮加味治疗小儿肾病

病案：李某，男，6 岁，2010 年 5 月 3 日。

主诉：周身浮肿 1 周。

病史：近 1 周来患儿全身高度浮肿，表情淡漠，双眼睑如卧蚕状，腹大如鼓，阴囊水肿如拳头大小（患儿），双下肢水肿，按之如泥，凹陷不起，面色苍白，神疲困倦，形寒肢冷，小便不利，舌胖苔腻，脉沉滑。尿蛋白（4+），血浆白蛋白 23g/L，胆固醇 6.23mmol/L，肾功正常。肾病综合征病史 4 年余，曾在多家医院治疗，采用激素等中西药物治疗，病情不稳定，时有反复，目前服用强的松 15 毫克，隔日晨起顿服，苦于长期服用激素，免疫力低下，易感冒，故而求治于中医。

初诊：周身浮肿，腹大如鼓，两足肿大，面色苍白，神疲乏力，小便不利，舌胖苔腻，脉沉滑。尿蛋白（4+），血浆白蛋白 23g/L，胆固醇 6.23mmol/L，肾功正常。

西医诊断：肾病综合征　　中医诊断：水肿病

辨证审机：脾肾阳虚，水邪泛滥。　　治法：健脾益肾，温阳利水。

方药：附子 5 克　桂枝 8 克　茯苓皮 10 克　大腹皮 15 克　冬瓜皮 15 克　白术 10 克　党参 10 克　猪苓 10 克　黄芪 25 克　桑白皮 10 克　土茯苓 10 克　车前子 8 克　生姜皮 6 克　陈皮 10 克　泽泻 10 克　甘草 5 克。五剂　日一剂，水煎，早晚温服。

二诊：2010 年 5 月 8 日。服药五剂，全身浮肿略见消退之势，小便渐增，日约 750-1000ml。神情较前舒畅，已思饮食，苔、脉如前，前方治疗有效，继服五剂。

三诊：2010 年 5 月 13 日。复诊见面部、四肢、腹部及阴囊浮肿减退，周身浮肿明显改善，前后判若两人。精神已见恢复，食量增加，小便日约 1500-1800ml，大便溏薄，舌质淡红，苔薄白，脉濡滑。尿蛋白（2+～+）。肾阳不足已见来复之势，阴霾已散，病势日渐好转。

健脾利湿，补益扶正。党参 12 克　苍术 9 克　茯苓 9 克　黄芪 25 克　陈皮 6 克　牡丹皮 9 克　山药 10 克　扁豆 9 克　炒薏米 12 克　炒麦芽 10 克　泽泻 9 克　甘草 3 克　熟地 15 克　山萸肉 10 克。七剂　日一剂，水煎，早晚温服。

四诊：2010 年 5 月 20 日。浮肿消退，二便正常，诸症缓解。现症手足心热，面色潮红，口干咽燥，舌红，少苔，脉细数。考虑患儿久病伤阴，加上长期服用激素所致之症。

益肾健脾，滋阴清热。党参 15 克　白术 10 克　茯苓 9 克　黄芪 25 克　陈皮 9 克　熟地 25 克　山药 12 克　炒麦芽 9 克　山萸肉 12 克　泽泻 9 克　莱菔子 9 克　牡丹皮 9 克　甘草 3 克

以上方加减调治 3 个多月，水肿完全消失，尿蛋白（±），纳增神振。继用健脾益肾以治其本，以六味地黄汤加减，逐步减少激素用量，服上方 1 个月余，各项化验指标均正常，身体渐复，转以汤方做丸剂巩固治疗，3 个月后激素得以撤除，病愈嘱停药。随访 3 年，未见复发。

按语　肾病综合征是以大量蛋白尿、低蛋白血症、高脂血症及不同程度水肿为特征。肾病综合征属祖国医学“水肿”范畴，水肿消退后多属“虚劳”范畴。赵主任认为，本病由于水湿内侵，脾不健运，脾为湿困，健运失司，不能升清降浊，以致水湿不能下行，泛溢于肌肤；或劳倦太过，饮食失调，致脾气亏虚，水液不能蒸化，停聚不行，泛滥横溢，遂成本病。由此可见，脾失健运，土不制水为本病的基本病机，而健脾为治疗本病的关键所在。肾病综合征水肿期全身高度浮肿，严重者可伴胸水、腹水及心包积液。此时水邪泛滥，若单纯使用一般的利尿药，则杯水车薪，无济于事，且小便未必通利，当此之时，必须以祛除水邪为急务，急则治其标，宜采用逐水之法以退肿。正如张子和所说：“病水之人，如长川泛溢，非杯杓可取。”清代医家陈士铎说：“然水势滔天，必开决其水口，则水旋消。”攻泻逐水古代用得比较多，如《千金要方》《外台秘要》《圣济总录》记载逐水方剂都比较多，南宋以后才逐渐强调健脾和温肾治疗水肿。故赵主任认为早期应以健脾益肾、温阳利水为治疗大法。肾病综合征水肿消退后，呈现一派虚象，此时的治疗宜抓住脾肾两脏。《内经》上说：“诸湿肿满，皆属于脾。”脾气健运则水湿不能为患。脾胃为后天之本，主运化，输布水谷精微，升清降浊，为生化之源，五脏六腑、四肢百骸皆赖以养。肾主水，维持体内水液的平衡。肾为先天之本，是生命的本原。笔者认为本病脾肾俱虚，故当健脾补肾培元气，从而杜绝复发。以六味

地黄汤为主方加味治疗。同时还可以克制激素副作用，纠正激素引起阴虚内热征象。方中熟地黄、山茱萸、山药补肝肾；丹皮清血络、退虚热；茯苓、泽泻、猪苓行水道、消水肿。现代药理研究黄芪有增强机体免疫功能、保肝、利尿、抗应激、降压和较广泛的抗菌作用。白术具有明显而持久的利尿作用，有健脾胃、壮身体和提高抗病能力的作用。

姜丕英治疗小儿病验案

姜丕英，主任医师，黑龙江省名中医，国家中医药管理局重点专科负责人，黑龙江省中医学会委员，黑龙江省中西医结合学会儿科分会副主任委员，牡丹江市中西医结合儿科学科带头人，牡丹江市医学会儿科分会副主任委员，牡丹江市中医院儿童保健科主任。擅治儿科疾病。

一、麻子仁丸加减治疗小儿便秘

病案：肖某，男，4岁，2015年4月11日。

主诉：自幼便秘，加重半月。

病史：患儿自幼便秘，3-4日1行，排便困难，曾多次口服通便类中成药及西药，效果不显，必要时需用开塞露辅助排便。近半月患儿便秘加重，4-5日1行，排便时哭闹，每次均需开塞露辅助排便，便出如羊粪样硬便。

初诊：大便已4日未行，腹略胀，纳食少，进食后易恶心。舌质红，苔黄少津，脉细略滑。下腹部可触及宿便。

西医诊断：便秘　　　　**中医诊断：**便秘

辨证审机：胃肠燥热，腑气不畅。

治法：润肠泻热，行气通便。　　　**方药：**麻子仁丸加减

火麻仁10克　枳实10克　生大黄3克　厚朴6克　杏仁10克　郁李仁10克　玄参10克　麦冬10克　莱菔子10克　六神曲10克　槟榔6克。三剂　日一剂，水煎，早晚温服。

二诊：2005年4月14日。服药三剂，大便好转，能自行排便，勿须开塞露辅助，便质变软，但仍食欲不佳，腹略胀不适，舌质红，舌薄黄，脉滑。此乃热邪渐去、津液内生，调整用药。

方药：火麻仁10克　枳实6克　熟大黄5克　厚朴6克　杏仁10克　郁李仁10克　玄参10克　麦冬10克　六神曲10克　焦山楂15克　鸡内金10克　木香6克。三剂　日一剂，水煎，早晚温服。

三诊：2005年4月17日。两诊服药六剂患儿大便已正常，纳食增加，腹胀消失。舌淡红，舌薄黄，脉平。上方去厚朴、木香、玄参，继服三剂巩固疗效。

按语　便秘是最早即被诊断治疗的疾病，在张仲景《伤寒杂病论》中称“不大便”和“脾约”。其原因可归于几个方面：①饮食因素，小儿脾胃之体成而未全，脾胃之气全而未壮，如饮食不知自节，或喂养不当，损伤脾胃，或进食辛辣刺激肥甘厚腻之品，致运化失常，乳食停滞中焦，久而成积，积久化热，积热蕴结而致肠腑传导功能异常，导致便秘。②燥热内结，小儿为稚阴稚阳之体，

若过用辛温药物，或饮食不节，或热病后肺燥，肺与大肠相表里，热传大肠，大肠耗津，或胎热素盛，燥热内结肠道等，均可导致津液不足，失润干涩，传导不利成便秘。③正虚因素，小儿脏腑娇嫩，形气未充，若先天不足，或后天失调，出现伤津、耗气均可导致气血两亏，气虚则大肠传送无力，血虚则津枯肠道失润，阴亏则肠道失荣，致使大便干燥，便下困难。现临床上胃肠燥热伴脾虚便秘患儿最为多见。家长片面强调高营养、高热量饮食，加重患儿脾胃负担，气机不畅，损伤脾胃，脾气亏虚，脾失健运，肠燥津亏，而致便秘。麻子仁丸出自张仲景《伤寒论》，用于治疗“脾约证”大便秘结，小便数，脘腹胀满，舌苔微黄。治以润肠泻热、行气通便，润燥与泻热兼顾。全方重用麻子仁，取其质润多脂，润肠通便；大黄苦寒，泻热通便；杏仁利肺降气，润肠通便；厚朴行气除满，枳实行气开痞，使气行则大便得下。全方润肠通便与攻下积热组成攻润相合之剂，使津液充足，积热得下，腑气得通，疗效显著。

二、香砂六君子汤加减治疗小儿厌食

病案：李某，男，9岁，2015年2月8日。

主诉：厌食半月。

病史：患儿半月来不欲饮食，厌恶油腻，进食后恶心，神疲乏力，大便略干。

初诊：患儿面色萎黄，自汗，心烦不安，脘腹胀痛。舌淡红，苔白腻，脉细。

西医诊断：消化功能紊乱　　中医诊断：厌食

辨证审机：脾虚气滞

治法：运脾行气，开胃消食。　　方药：香砂六君子汤加减

党参15克　白术10克　茯苓10克　半夏10克　陈皮15克　木香6克　砂仁8克　炙甘草8克　鸡内金10克　焦山楂15克　槟榔5克　生姜3片　大枣2枚。四剂　日一剂，水煎，早晚温服。

二诊：2005年2月12日。服药四剂后，饮食好转，腹胀减轻，精神好转，舌淡红，舌薄白，脉略细。用药后脾胃功能增强，病情好转，调整用药。

党参15克　白术10克　茯苓10克　半夏10克　陈皮15克　砂仁8克　炙甘草8克　炒谷芽15克　炒麦芽15克　焦山楂15克　六神曲10克　生姜3片　大枣2枚。七剂　日一剂，水煎，早晚温服。

三诊：2005年2月19日。两诊服药十一剂患儿饮食已基本正常，面色红润，无腹胀腹痛。舌淡红，舌薄白，脉平。上方去党参、陈皮改为12克，继服七剂巩固疗效。

按语　小儿厌食症是指小儿较长时间食欲不振或食欲减退，见食不贪，甚则拒食，属于一种消化功能紊乱综合征。古代的医家们认为本病的主要病因为饮食不节。食多则饱，饱伤胃。食少则饥，饥伤脾。有些家长，缺乏育儿知识，片面强调给予高营养的滋补食物，而造成过食肥甘厚味之品，或乱给零食，而养成挑食、偏食的习惯，以致超过脾胃正常运化功能而致厌食。小儿厌食的治疗关键为补虚运脾。脾主运化，单纯补益易塞滞气机，碍脾运化，而单纯消导则易损脾伤正，故治疗应顺其性，方可获效。临证时应按照“脾健不在补贵在运”的准则，灵活运用消食理气助运方法治疗。清代《证治汇补·卷二》中有“不能食有虚有实，实则心下痞满，恶心口苦，宜消导，虚则倦怠，面色萎黄，必心下软和，宜异功散加砂仁”。本例选择香砂六君子汤加减治疗，香砂六君子汤出自《古今名医方论》，方中用党参补脾益气为主药；辅以白术健脾燥湿，扶助运化；配以茯苓甘淡渗湿，健脾和胃；陈皮、木香行气止痛；半夏燥湿化痰；砂仁健脾化湿，温中止呕；炙甘草甘温益气，并

可助诸药达补气健脾之功，生姜、大枣调和脾胃。诸药合用，补而不滞，温而不燥，消除痰湿停留，促进脾胃运化，是治疗脾胃病尤其是脾胃气虚证的要方。主要用于治疗脾胃气虚气滞较甚之不思饮食，全方起到运脾行气、开胃消食之效，辨证准确，疗效显著。

任元芬验案

任元芬，1964 年生，毕业于黑龙江中医药大学，鸡西市中医医院儿科。黑龙江省名中医，黑龙江省中医学会会员，黑龙江省中医学会儿科分会委员，鸡西市医学会儿科分会副主任委员。擅用推拿、穴位放血、平衡火罐及三伏贴等特色疗法，配合中药调理治疗小儿素体虚弱、咳喘、厌食、反复呼吸道感染等。

一、治疗反复上呼吸道感染

病案：卢某，男，8 岁，2014 年 9 月 12 日。

主诉：发热、咽痛 2 天。

病史：患儿为脑瘫患儿，自出生后反复上呼吸道感染，月发病 2-3 次，曾多次住院治疗，“抗炎、抗病毒、免疫制剂”药物治疗，疗效欠佳。2 天前着凉后再次发热，伴有咽痛，不思饮食，咽部充血（+），双侧扁桃体Ⅲ°肿大，无脓苔。2 天前于矿总院检查血常规：白细胞：10.6×10^9/L，中性粒细胞百分比：72.2%，淋巴细胞百分比：25.6%，血红蛋白：121g/L。

初诊：发热，咽部疼痛，纳差，眠安，二便调。舌淡，苔白厚，脉浮缓。面色萎黄，眼周发青，咽部充血，双侧扁桃体Ⅰ°肿大。双肺呼吸音略粗。实验室检查：血常规：白细胞：15.6×10^9/L，中性粒细胞百分比：81.2%，淋巴细胞百分比：17.6%，血红蛋白：119g/L。

西医诊断：急性上呼吸道感染　　**中医诊断：**感冒

辨证审机：脾气虚弱，卫表不固，风热外袭。

治法：疏散风热　　**方药：**银翘散加减

金银花 10 克　连翘 10 克　薄荷 10 克　竹叶 10 克　桔梗 10 克　荆芥 10 克　芦根 10 克　茯苓 10 克　白术 10 克　砂仁 10 克　山药 10 克　党参 10 克　甘草 5 克　生石膏 30 克。三剂　日一剂，水煎，早晚温服。

中医传统疗法：清热祛火。小儿捏脊疗法，拔罐疗法，大椎、少商、商阳、十宣穴位点刺放血。

西医治疗：抗炎治疗，头孢克肟咀嚼片 75mg，日二次口服。

二诊：2014 年 9 月 17 日。服药三剂，患儿热退，咽部疼痛症状消失，饮食较前好转，舌淡，苔白，脉缓。

面色萎黄，眼周发青，咽部无充血，双侧扁桃体Ⅰ°肿大。双肺呼吸音清，无干湿性啰音。实验室检查：白细胞：7.5×10^9/L，中性粒细胞百分比：52.3%，淋巴细胞百分比：45.6%，血红蛋白：116g/L。患儿素体脾气虚弱，仍需调理脾胃功能。

党参 10 克　茯苓 10 克　白术 10 克　当归 15 克　砂仁 10 克　山药 10 克　桔梗 10 克　生石

膏30克　神曲10克　麦芽10克　甘草5克。五剂　日一剂，水煎，早晚温服。

中医传统疗法：小儿捏脊疗法、拔罐疗法、四缝穴位点刺放血。

三诊：2014年9月22日。服药五剂，患儿食欲好转，舌红，苔薄白，脉缓。面色略黄，眼周无发青，无外感症状。患儿病情好转，继续调理脾胃。

党参10克　茯苓10克　白术10克　当归15克　砂仁10克　山药10克　桔梗10克　生石膏30克　神曲10克　麦芽10克　甘草5克。三剂　日一剂，水煎，早晚温服。

中医传统疗法：小儿捏脊疗法、拔罐疗法、四缝穴位点刺放血，每周一次。

四诊：2014年10月13日。患儿脾虚调理6周，近1月余，患儿无外感症状，食欲可，舌淡红，苔薄白，脉和缓。面色红润，眼周无发青，患儿病情基本痊愈，嘱其注意护理，饮食宜清淡。随访半年，患儿少有上呼吸道感染。

按语　小儿脏腑娇嫩，形气未充，乃稚阴稚阳之体。任元芬主任根据多年儿科工作经验总结，脾为后天之本，脾虚患儿，表卫不固，抵抗能力薄弱，外邪从口鼻、皮毛侵入，卫阳被遏，则见发热。脾虚患儿在治疗外感表证时要兼顾调理脾胃。金银花、连翘疏散风热、清热解毒，薄荷疏散风热，解毒利咽，荆芥解表散邪，芦根、竹叶清热生津，桔梗止咳利咽，党参、白术益气健脾，砂仁醒脾和胃。兼加党参、白术、茯苓、山药益气健脾，生石膏清热泻火，神曲、麦芽健胃消食，当归、山药补气健脾，甘草调和诸药。

二、厌食症验案

病案：许某，女，5岁，2014年6月24日。

主诉：食欲不振，食少1年余。

病史：患儿既往喜食肉食，水果、蔬菜进食较少。患儿近1年来进食欠佳，不思饮食，无饥饿感。

初诊：近1年患儿食欲欠佳，面色萎黄，形体偏瘦，舌质淡，苔白，脉缓。咽部无充血，双肺呼吸音清。实验室检查：血常规：白细胞6.7×10^9/L，中性粒细胞百分比52.3%，淋巴细胞百分比42.6%，血红蛋白106g/L。离子九项：Ca 2.48mmol/L，Fe 4.52mmol/L，Zn 9.5mmol/L。

西医诊断：厌食　　　　中医诊断：厌食

辨证审机：喂养不当，损伤脾胃，收纳运化失职。

治法：补运兼施　　　　方药：保和散加减

山楂10克　神曲10克　麦芽15克　茯苓10克　陈皮10克　连翘10克　山药10克　鸡内金10克　莱菔子10克　当归15克。七剂　日一剂，水煎，早晚温服。

中医传统疗法：小儿捏脊疗法，拔罐疗法，大椎、四缝穴位点刺放血。

二诊：2014年7月1日。服药七剂，患儿食欲较前略有好转，舌淡红，苔白，脉缓。面色萎黄，形体偏瘦。患儿脾胃气虚，继续调理脾胃功能。

山楂10克　神曲10克　麦芽15克　茯苓10克　陈皮10克　连翘10克　山药10克　鸡内金10克　莱菔子10克。五剂　日一剂，水煎，早晚温服。

中医传统疗法：小儿捏脊疗法、拔罐疗法、四缝穴位点刺放血。

三诊：2014年7月7日。患儿续服五剂，食欲好转，舌淡红，苔薄白，脉和缓。面色红润，形体略偏瘦。患儿病情好转，停用中药，继续中医传统疗法治疗调理脾胃功能。

中医传统疗法：小儿捏脊疗法、拔罐疗法、四缝穴位点刺放血，每周一次。

四诊：2014年8月12日。患儿食欲佳，舌淡红，苔薄白，脉和缓。面色红润，形体正常。嘱患儿忌食腥辣刺激食物，勿食冷饮。随访半年，患儿食欲良好。

按语 脾为后天之本，主运化水谷精微，脾气虚，则脾失健运。或平素饮食过度，食积内停，脾胃升降失职。影响食物的消化和水谷精微的吸收，出现食欲减退，形体瘦弱等表现。方用山楂消肉食油腻之积，神曲消酒食陈腐之积，麦芽消谷面之积，鸡内金健脾消食，共用能消各种食物积滞。莱菔子、陈皮理气，茯苓健脾利湿，连翘清解食积之热，当归、山药补气健脾。

王瑛治疗儿科疑难病验案

王瑛，1962 年人，毕业于黑龙江中医药大学。齐齐哈尔市中医医院，儿科主任，第四批省名中医，国家临床重点专科带头人，国家中医药管理局重点专科带头人，齐齐哈尔市重点学科中医儿科带头人。中华中医药学会儿科分会理事，全国中医药高等教育学会儿科分会理事，黑龙江省中西医结合学会儿科分会主任委员，黑龙江省中医药学会儿科分会副主任委员，齐齐哈尔市医学会感染分会副主任委员，齐齐哈尔市医学会儿科分会委员。擅长治疗小儿肺系疾病、反复呼吸道感染、厌食、腹泻等儿科常见病、多发病及紫癜、哮喘、心肌炎、肾炎等疑难杂症。

一、哮喘验案

病案：刘某，男，8 岁，2012 年 11 月 5 日。

主诉：反复咳嗽喘促 3 年。

病史：患儿已诊断为哮喘，不规范吸入治疗二年，咳嗽，以夜间及晨起症状明显，时常伴有喉中喘鸣，反复发作，应用解痉平喘药物可缓解。

初诊：咳嗽，痰多，时有黄痰，偶有喘促，活动后加重，面色少华，神疲纳呆，舌淡苔薄腻，脉细数。

西医诊断：支气管哮喘　　**中医诊断**：哮喘

辨证审机：哮喘久病不愈，正虚邪恋，上盛下虚。

治法：泻肺补肾，标本兼治。　　**方药**：苏子降气汤加减

鱼腥草 15 克　杏仁 10 克　桔梗 10 克　炒紫苏子 10 克　半夏 10 克　前胡 10 克　白前 10 克　蜜款冬花 10 克　蜜紫菀 10 克　陈皮 10 克　五味子 5 克　甘草 5 克。七剂　日一剂，水煎，早晚温服。

二诊：2012 年 11 月 12 日。患儿咳嗽、喘减轻，但仍偶有喉中喘鸣，夜间明显，前方加地龙 10 克、僵蚕 10 克，鱼腥草改为 10 克，继用 7 天。

三诊：2012 年 11 月 19 日。患儿每日仅晨起咳嗽，喉中痰鸣，活动后略喘，腹胀纳差，气短乏力，舌淡，苔薄白，脉细弱。该患儿实邪渐去，脾肾阳虚为主，当健脾益肾为主，兼顾祛痰。

陈皮 15 克　半夏 10 克　茯苓 10 克　蜜款冬花 10 克　蜜紫菀 10 克　前胡 10 克　山药 10 克　白扁豆 5 克　莱菔子 10 克　五味子 10 克　菟丝子 10 克　山萸肉 10 克。七剂　日一剂，水煎，早晚温服。

四诊：2012 年 11 月 26 日。患儿无咳嗽，气短心悸，纳差，形体消瘦，形寒肢冷，便溏，舌

淡，苔白，脉细数，患儿实邪已去，正虚为主，治当补益脾肾，固涩纳气。

山茱萸 10 克　熟地黄 10 克　山药 10 克　茯苓 10 克　牡丹皮 10 克　泽泻 10 克　白扁豆 10 克　五味子 10 克　肉桂 10 克。七剂 日一剂，水煎，早晚温服。

五诊：2012 年 12 月 10 日。服上药以来患儿哮喘未发，食量增加，便实，活动后略感气短，给予膏方口服 2 月，嘱其注意饮食，防寒保暖，预防复感。

按语　小儿哮喘缠绵不愈多为本虚标实、虚实夹杂，内有伏痰，感受外邪而发病。本虚以肺脾肾为主，标实则以肺气郁闭为主。反复发作，发作时喉中喘鸣，咳喘胸满，同时多伴有多汗乏力，面色少华，神疲纳呆。故在治疗上当驱邪同时予以扶正，内外兼顾。本病患儿病程较长，反复发作喘息咳嗽，为肺气虚，卫气不固，兼有脾肾阳虚，同时反复感受外邪，肺气郁闭，并有肺热之证，故治疗之初给予清肺热，降气平喘之苏子降气汤加减以宣肺降气平喘，以驱邪为主，患儿咳喘症状得以缓解，继以扶正健脾祛痰，祛除伏痰，最后予以补益肺脾肾三脏，固本培元巩固疗效。

二、毛细支气管炎验案

病案：赵某，男，10 月，2014 年 2 月 5 日。

主诉：咳嗽 3 天，喘 2 天。

病史：患儿 3 天前感受外邪后出现咳嗽，夜间为重，二便正常，无发热，二便正常，未用药物，次日患儿咳嗽加重，并出现喘促，就诊于当地医院口服头孢类抗生素、羚羊清肺散 1 天（具体用量不详），用药后患儿咳喘不减轻，故就诊于我院儿科门诊。

初诊：咳嗽，喘促，气急，无痰，喉间哮鸣，面色淡白，无汗，鼻塞，流清涕，舌淡红，苔薄白，指纹浮红。

查体：呼吸喘促，喉中喘鸣，双肺闻及大量喘鸣音。

辅助检查：查血常规为病毒感染之血象，胸片回报：双肺纹理增多。

西医诊断：毛细支气管炎　　　　中医诊断：哮证

辨证审机：风寒之邪外袭于肺，肺气郁闭，肺气上逆。

治法：辛温宣肺，化痰止咳。　　　　方药：小青龙汤加减

麻黄　桂枝　细辛　半夏　桔梗　荆芥　防风　炒苦杏仁　白前　地龙　陈皮　炒紫苏子　僵蚕　白芥子　五味子　各 1 袋（免煎剂）。一剂 分九份 每次 1 份，日三次，温开水冲服。

二诊：2014 年 2 月 8 日。患儿用药后仍有咳嗽，喘促略减轻，喉中痰鸣，痰多色白，无鼻塞流涕，舌淡红，苔薄白，指纹浮红。次患表证减轻，寒邪伤肺为主，故治以宣肺化痰，止咳定喘。

石膏　地龙　桔梗　炒紫苏子　射干　白前　蝉蜕　炒苦杏仁　僵蚕　白鲜皮　蜜紫菀　蜜款冬花　各 1 袋（免煎剂）。一剂 分九份 每次 1 份，日三次，温开水冲服。

三诊：2014 年 2 月 11 日。患儿晨起时偶咳，无喘促，少痰，纳差，动则汗出，舌淡红，少苔，指纹淡，病后期邪去，出现肺脾气阴两虚之症，治以益气养阴，健脾祛痰。

炒桃仁　前胡　莱菔子　炒苦杏仁　茯苓　北沙参　胆南星　蜜款冬花　白前　炒紫苏子　各 1 袋（免煎剂）。一剂 分九份，每次一份，日三次，温开水冲服。

三日后患儿无咳嗽，喉中痰鸣消失，进食可，略汗出，舌淡苔薄白，指纹淡紫隐隐。继用上方 2 天巩固治疗。

按语　婴幼儿细支气管炎为呼吸道合胞病毒、副流感病毒及腺病毒引起，以喘憋、呼吸困难、咳嗽症状为主。西医多以对症治疗为主，常规抗病毒、解痉平喘等，无论是静脉点滴，还是吸入治

疗，多选择使用激素，疗程也在 7-10 天，还易复发，不但副作用比较大，还增加患儿的痛苦。临床中应用中药治疗效果显著，无激素的副作用，还不易复发。婴幼儿细支气管炎属中医咳喘范畴，多由外感风寒诱发，属寒饮。故发病初期属小青龙汤证，解表散寒，温肺化饮，服三剂后表证渐解，喘促减轻，则以温肺化痰，开宣肺气，化痰止咳为主，咳喘缓解后给予扶住正气，防止复发。

三、肺炎喘嗽验案

病案：李某，女，3 岁，2013 年 4 月 10 日。

主诉：发热、咳嗽 4 天，喘 1 天。

病史：患儿 4 天前感受外邪后出现咳嗽，干咳无痰，非痉挛性，非犬吠样，伴有发热，体温最高 38.5℃，无抽出寒战，口服退热药热可退后又复升，就诊于附近诊所静点 3 天药物（具体名称及用量不详），用药后患儿咳嗽不减轻，咳痰增多，并出现喘促，仍有低热，故来诊。

初诊：发热，体温 37.8℃，咳嗽，咳黄痰，喘促，喉间痰鸣，面赤口渴，舌红苔黄，脉滑数。

辅助检查：血常规：WBC 8.46×10^9/L，RBC 4.27×10^{12}/L，HgB 112g/L，淋巴细胞比值（LY%）61%，单核细胞比例（MONO%）12%，中性粒细胞比例（NEUT%）26%，PLT 289×10^9/L。胸片：支气管肺炎。

西医诊断：支气管肺炎　　　　　　　　**中医诊断**：肺炎喘嗽

辨证审机：感受外邪，入里化热，肺津因熏灼凝聚，痰阻于肺。

治法：清热宣肺，涤痰定喘。　　　　　**方药**：麻杏石甘汤加味

麻黄　黄芩　前胡　蜜款冬花　蜜紫菀　石膏　桑白皮　炒苦杏仁　白前　甘草　桔梗　炒紫苏子　各 1 袋（免煎剂）。二剂一剂分 3 份，每日 1 份，日 2 次，水冲服。

二诊：2013 年 4 月 13 日。服药后患儿热退，咳嗽减轻，痰多色黄，无喘促鼻煽，便干溲黄，舌红，苔黄，脉滑。痰热渐清，原方去石膏大寒之药，以防伤肺阴，继用二剂。

三诊：2013 年 4 月 16 日。患儿咳嗽偶见，晨起咳痰量少，无喘促，舌红，苔薄，脉细数。热病后期易伤津耗气，以益气滋阴，健脾化痰为原则。

红参　北沙参　茯苓　黄芩　桔梗　麦冬　甘草　瓜蒌　蜜紫菀　胆南星　青蒿　蜜款冬花。二剂 各一袋，水冲，早晚分服。

四诊：2013 年 4 月 19 日。服上药二剂后，患儿咳嗽咳痰症状消失，偶有盗汗，略便溏，舌红，苔薄白，脉细。原方去瓜蒌，黄芩通利清热之药，加五味子敛阴止汗，再服二剂以善后。

按语　小儿肺炎部分是由病毒感染引起，使用抗菌素多有不妥，不但对病情没有帮助，又易产生耐药，而且反复应用抗生素可降低小儿的免疫力。因此病毒性肺炎应用中药治疗是非常有优势的。小儿肺炎的发病机制多因肺气郁闭，化热生痰。其主要临床表现为咳、痰、喘。多由感受外邪闭郁于肺，烁液成痰，阻于气道而至。本患儿辨证为痰热闭肺，故治疗则以麻杏石甘汤宣肺止咳，加黄芩、紫菀、冬花、桑白皮、前胡、白前清泻肺热，涤痰定喘，紫苏子、桔梗宣降肺气，使肺气通畅，喘得以平息。二诊、三诊随症加减，以清热化痰，同时当保护正气，最后以扶助正气善后。

四、厌食验案

病案：高某，女，4 岁，2014 年 7 月 10 日。

主诉：厌食近 2 年。

病史：患儿两年来，不思饮食，食量减少，每餐只吃少量食物，甚至不吃，且饮食不规律，体重不增，曾口服健脾类中成药，用药后仍食欲不佳，故来诊。

初诊：不思进食，食量减少，形体消瘦，神疲乏力，便中夹杂不消化食物，面色少华，舌淡，苔薄白，脉缓。

西医诊断：厌食症　　**中医诊断**：厌食

辨证审机：脾胃虚弱，脾失健运，胃失受纳。

治法：健脾益气，佐以助运。　　**方药**：异功散加减

党参15克　茯苓10克　白术10克　麸炒枳壳5克　白扁豆10克　山药15克　陈皮10克　焦山楂10克　薏苡仁10克　砂仁10克　甘草5克。七剂　日一剂，水煎，早晚温服。

二诊：2014年7月17日。服药后患儿食欲增加，但食量未增，仍有食而不化，原方加麦芽、鸡内金增加健脾消食之力，砂仁、白豆蔻燥湿健脾。继用7天。

三诊：2014年7月24日。患儿食欲、食量增加，面色转红，体重增加，便干，舌淡红，苔白，脉细。原方加莱菔子配合厚朴增加行气之力，加用玉竹、石斛养胃阴，以防气虚日久，久病伤阴。再服七剂，并调理饮食，忌食生冷。

按语　小儿厌食是儿科一种常见病，其病因多为饮食不节，喂养不当，大病或吐泻之后至脾胃损伤，运化失常所致。其病在脾胃，有虚有实，当辨证论治。本病患儿病程较长，饮食不节，伤及脾胃，久之脾胃虚弱，运化失职，故与异功散健脾益气，并佐以砂仁、薏苡仁行气运脾之品，使之补而不滞。胃之性喜湿恶燥，而脾主运化喜燥恶湿，故以麦芽、鸡内金健脾消食，砂仁、白豆蔻燥湿健脾，脾胃之气得生，运化之功得健，当注意养护胃阴阴，以防脾胃之偏。

中医五官科疾病验案

周凌云治疗眼肌麻痹疑难病症医案

周凌云，1968年生，毕业于黑龙江中医药大学，哈尔滨医科大学中西医结合硕士，主任医师，教授，博士，硕士生导师，哈医大一院针灸科主任、眼球运动障碍治疗中心和病房主任。黑龙江康复医学会眼球运动障碍专业委员会主任委员，世界针灸联合会脑病专业委员会常务委员，黑龙江省名中医。

一、眼外肌电刺激结合头针治疗外伤性动眼神经全麻痹

病案：徐某，男，59岁，2015年7月24日。

主诉：头晕，左侧眼睑上提障碍，眼球运动障碍17天。

病史：该患于17天前车祸外伤，急诊送至脑外科治疗15天，病情稳定后出院，现仍遗留头晕，左眼睑下垂，眼球运动障碍，病程中无抽搐及二便障碍。否认高血压，糖尿病病史，否认过敏史，否认心脏病病史。

查体：患者一般状态良好，步入病房，意识清楚，反应良好。左侧眼睑上体障碍，眼球外斜视，向内、向上、向下运动障碍，左侧瞳孔：右侧瞳孔=6：3，左侧光反射迟钝，视力下降，听力正常，四肢肌力正常，肌张力正常，生理反射存在，病理反射（+）。肝胆脾双肾彩超未见异常，实验室检查未见异常，心电图正常。头部MRI扫描示：右额异常信号灶，考虑脑挫伤可能。鼻窦局部黏膜肥厚。头部颅骨16层螺旋CT三维重建成像：右额骨、右蝶骨大翼、鞍背、斜坡、右眼眶顶壁、后外侧壁、双上颌骨、鼻骨多处骨折。

西医诊断：动眼神经全麻痹，脑外伤，眶壁骨折，颌面骨折　**中医诊断：**睑废，目偏视。

辨证审机：血阻瘀络　**治法：**活血祛瘀，疏经通络。

针刺治疗：头穴丛刺+电针治疗40分钟
眼部内刺+眼外肌电刺激 40分钟
超短波治疗10分钟

每日一次，每15次为一个疗程。

二诊：2015年8月13日。治疗15次后，患者眼睑能够上提，自行睁开，眼球能够略加活动，视物重影，患者头晕症状加重，复视像提示多方向重影。继续头穴丛刺+电针治疗；眼部内刺+眼外肌电刺激；超短波治疗，每日一次，每15次为一个疗程。

三诊：2015年9月2日。继续治疗15次后，患者眼睑能够正常开合，眼球水平活动正常，向上向下活动欠佳，视物重影减轻，复视像显示垂直复像向下向上重影消失，水平复视变小，患者头晕减轻。继续头穴丛刺+电针治疗；眼部内刺+眼外肌电刺激；超短波治疗，每日一次，每15次为一个疗程。

四诊：2015年9月27日。患者主诉复视症状消失，查眼球运动正常，瞳孔光反射正常，复视

像检查九点重合，提示无复视。

二、电刺激外直肌治疗脑胆脂瘤术后外展神经麻痹

病案：杨某，男，20 岁，2015 年 4 月 30 日。

主诉：左眼向外运动受限，视物重影 43 天。

现病史：因左侧面部阵发性疼痛伴咀嚼痛 1 月，加重 2 周。经 MRI 诊查左侧桥小脑角区占位性病变继发性三叉神经痛入脑外科手术治疗，术后疼痛症状消失，出现左内斜视，向外眼球运动障碍，神经修复治疗 20 天，修养一段时间后未见好转，前来就诊。查体征平稳，一般状态良好。专科查体：神清，语明，左眼外展差，外展时瞳孔不可达中线，外展时瞳孔距目外眦 15mm，右眼外展时瞳孔距目外眦 6mm，双侧瞳孔等大等圆，光反射对称，无眼震，双侧鼻唇沟对称，伸舌居中，四肢肌力肌张力正常，四肢腱反射对称存在，双下肢 Babinski 征阴性，粗侧感觉未见明显异常，共济运动尚可，脑膜刺激征阴性。肝胆脾双肾彩超未见异常，实验室检查未见异常，心电图正常。头部 MRI 扫描示：左侧桥小脑角术后样改变。

西医诊断：外展神经麻痹，脑瘤术后　　**中医诊断**：目偏视，视一为二

辨证审机：痰瘀阻络　　**西医药物治疗**：修复神经，改善血环。

针刺治疗：头穴丛刺+电针治疗 40 分钟
眼部内刺+外直肌电刺激 40 分钟
超短波治疗 10 分钟

每日一次，每 15 次为一个疗程。

二诊：2015 年 5 月 18 日。治疗 15 次后，患者眼球能够略加活动，视物重影症状未见明显好转，复视像提示水平重影明显。继续头穴丛刺+电针治疗；眼部内刺+眼外肌电刺激；超短波治疗，每日一次，每 15 次为一个疗程。

三诊：2015 年 6 月 14 日。继续治疗 15 次后，患者眼球活动度增加，能够过中线，视物重影症状明显好转，复视像水平分离缩小，右侧三点重合，提示水平重影缓解，右视时无双影。继续头穴丛刺+电针治疗；眼部内刺+眼外肌电刺激；超短波治疗，每日一次，每 15 次为一个疗程。

四诊：2015 年 7 月 02 日。继续治疗 15 次后，患者眼球活动自如，视物重影症状几乎消失，不影响正常生活。复视像九点基本重合，提示复视症状不明显。继续头穴丛刺+电针治疗；眼部内刺+眼外肌电刺激；超短波治疗，每日一次，每 15 次为一个疗程。

三、眼部内刺法治疗糖尿病性滑车神经麻痹

病案：杨某，男，64 岁，2015 年 6 月 30 日。

主诉：视物重影半个月余。

现病史：患者于入院前半个月前无明显诱因出现视物重影，向左下方视物重影明显，下楼梯困难，病程中伴有头晕，视物模糊，无明显眼位异常。病程中无发热意识障碍精神症状抽搐发作肢体运动感觉异常恶心呕吐耳聋耳鸣听力下降，发病以来，睡眠，饮食尚可，二便正常。

既往史：既往糖尿病史 10 年，否手术外伤病史，无家族遗传史，无食物或药物过敏史。

专科查体：神清，语明，双眼运动未见明显异常，无眼震，双眼瞳孔等大同圆，对光反射存在，双侧鼻唇沟对称，伸舌居中，四肢肌力肌张力正常，四肢腱反射对称存在，双下肢 Babinski 征阴

性，粗侧感觉未见明显异常，共济运动尚可，脑膜刺激征阴性。

辅助检查：头部 MRI、MRA 未见异常。眼前节分析：左下方垂直距离最大，同侧复像，周边像右眼。空腹血糖 17.8mmol/L，糖化血红蛋白 8.1%。

西医诊断：右眼滑车神经麻痹，糖尿病　　**中医诊断**：视歧，消渴

辨证审机：肾精亏虚　　**西医药物治疗**：修复神经，改善循环，调整血糖。

针刺治疗：头穴丛刺+电针治疗 40 分钟

眼部内刺+上斜肌电刺激 40 分钟

超短波治疗 10 分钟

每日一次，每 15 次为一个疗程。

二诊：2015 年 7 月 18 日。治疗 15 次后，患者眼球运动未见异常，患者视物重影症状好转，双影减小，复视像提示右眼左下方垂直分离像较前缩短。继续头穴丛刺+电针治疗；眼部内刺+眼外肌电刺激；超短波治疗，每日一次，每 15 次为一个疗程。

三诊：2015 年 6 月 14 日。继续治疗 15 次后，患者偶有视物双影，复视像提示九点基本重合。继续头穴丛刺+电针治疗；眼部内刺+眼外肌电刺激；超短波治疗，每日一次，每 15 次为一个疗程。

四诊：2015 年 7 月 02 日。患者眼球活动自如，视物重影完全消失。复视像提示九点完全重合。患者痊愈。

四、眼部电针治疗脑梗死动眼神经麻痹

病案：张某，男，65 岁，2015 年 07 月 23 日。

主诉：右眼睑下垂半眼球运动障碍 10 天。

现病史：患者 10 天前无诱因出现头疼、头晕，继而出现右眼睑完全下垂，右眼球向内向上向下运动不能，无瞳孔散大。未予系统治疗，症状未见明显好转，现为进一步治疗患者就诊于我科门诊。

既往史：脑梗死 8 年，高血压 5 年，口服依那普利氢氯噻嗪片、硝苯地平片血压控制尚可。否认手术外伤输血史，无药物或事物过敏史。

专科查体：神清，语明，右眼睑完全下垂，用力睁开约健眼的 1/4，左眼内收、向上、向下运动不能，左眼未见明显异常，双眼瞳孔等大同圆，光反射存在，无眼震，双侧鼻唇沟对称，伸舌居中，四肢肌力肌张力正常，四肢腱反射对称存在，双下肢 Babinski 征阴性，粗侧感觉未见明显异常，共济运动尚可，脑膜刺激征阴性。头部 MRI：腔梗。头部 MRA：右侧大脑后动脉硬化改变。颈部彩超：双侧颈动脉内膜增厚并斑块。眼眶 CT：未见著征。

西医诊断：动眼神经全麻痹，脑梗死，高血压病　　**中医诊断**：睑废，目偏视

辨证审机：肝肾亏虚　　**西医治法**：营养神经，改善循环。

治法：滋补肝肾，活血通络。

针刺治疗：头穴丛刺+电针治疗

眼部内刺+眼外肌电刺激 40 分钟

超短波治疗 10 分钟

每日一次，每 15 次为一个疗程。

二诊：2015 年 8 月 15 日。治疗 15 次后，患者眼睑不完全下垂，用力睁开约健眼的 1/2，眼球可轻度内收，上视、下视不能缓解，视物重影，患者头晕、头痛缓解，复视像提示多方向重影。继

续头穴丛刺+电针治疗；眼部内刺+眼外肌电刺激；超短波治疗，每日一次，每15次为一个疗程。

三诊：2015年9月4日。继续治疗15次后，患者眼睑基本完全睁开，眼球内收明显好转，向上向下运动欠充分，视物重影减轻，复视像显示多方向重影减小，水平方向缩小较垂直方向明显。继续头穴丛刺+电针治疗；眼部内刺+眼外肌电刺激；超短波治疗，每日一次，15次为一个疗程。

四诊：2015年9月25日。患者主诉复视症状消失，眼睑完全睁开，眼球运动正常，瞳孔光反射正常，复视像检查九点基本重合。

按语 眼球的正常运动是在眼运动神经（第Ⅲ、Ⅳ、Ⅵ对脑神经）神经支配六条眼外肌协调运动来完成的，当某一神经受损时就能引起所支配的眼外肌麻痹。上睑下垂、眼球运动障碍、斜视、复视、瞳孔散大。动眼神经麻痹的临床症状为眼球运动障碍、复视、上睑下垂部分伴有散瞳，由于患者因复视眩晕、走路不稳而不能开车、阅读和工作等，严重影响患者生活质量和心理健康，该病病因复杂，主要有由糖尿病、脑血管疾病、颅脑外伤、脑肿瘤、颅内感染等损伤眼运动神经所致，该病首先要治疗原发病，治疗结束后当病情稳定仍残留有眼部病症要进行康复治疗。颅神经起源于脑内入眼，电针刺能够头部促进头部血液循环，加速了脑部神经修复，眼外肌电刺激能够加强眼部血液循环，促进眼神经恢复，综合治疗活血通络，达到了脑神经眼神经恢复目的。因而本人在临床根据发病的症状进行电针刺治疗取得很满意效果，治疗过程中原发病要由相关学个进行专科治疗。在针刺治疗前要通过服复视像等专科诊查对麻痹的眼外肌明确诊断，在治疗过程中也要定期对眼肌功能恢复进行评估，以便调整治疗方案。

孙河治疗眼科疾病验案

孙河，1955 年生，毕业于黑龙江中医药大学。现为国家中医药管理局重点学科学术带头人，黑龙江省重点专科学术带头人，黑龙江中医药大学附属第一医院眼科主任，眼科教研室主任，博士生导师。现任黑龙江省中医药学会眼科专业委员会主任委员；中华中医药学会眼科专业委员会常务委员；世界中医药学会联合会眼科专业委员会常务理事；黑龙江省中西医结合医学会视光学专业委员会副主任委员；黑龙江省中西医结合医学会眼科专业委员会副主任委员等。擅长运用中医理法方药辨证论治、中西医结合治疗高致盲性、疑难性视神经、视网膜疾病，擅长针灸治疗眼病。

一、通窍明目Ⅳ号、针灸并用治疗继发性视神经萎缩

病案：张某，男，56岁，2012年10月15日。

主诉：双眼视力渐降近3年，加重2个月。

病史：3年前被诊为青光眼，行抗青光眼手术，术后眼压控制尚可，2个月前无明显诱因自觉视力下降，近日加重。视野示：右眼平均光敏度23.4db，平均缺损–3.28db；左眼平均光敏度20.2db，平均缺损–6.47db。

初诊：双眼视物模糊，干涩不适，急躁易怒，耳鸣，睡眠欠佳，舌红，苔白腻，脉弦数。专科

检查：VD 0.5，VS 0.2，左眼对光反射迟钝，双眼底视盘色淡，血管偏鼻，生理凹陷深，C/D 右眼 0.9，左眼 0.8，眼压 TR=17mmHg，TL=18mmHg；视野：右眼平均光敏度 21.4db，平均缺损–3.28db；左眼平均光敏度 18.2db，平均缺损–7.47db。

西医诊断：继发性视神经萎缩，青光眼术后　　**中医诊断**：青风内障

辨证审机：肝郁气滞，玄府闭塞，脉络不通。

治法：疏肝理气，通窍明目。　　**方药**：通窍明目Ⅳ号加减

柴胡 15 克　牡丹皮 15 克　栀子 20 克　茯苓 20 克　淡竹叶 15 克　远志 20 克　夜交藤 20 克　郁金 20 克　香附 15 克　川芎 15 克　蔓荆子 20 克　生地 20 克。七剂　日一剂，水煎，早晚温服。

取穴：取太阳、睛明、球后、风池、翳风、翳明、百会、足三里、三阴交，行间，平补平泻。

二诊：2012 年 10 月 23 日。服药七剂，视力提高为 VD：0.6^{+}，VS：0.3^{-}，眼干涩不适未缓解，酌加补肝生津之药：

柴胡 15 克　牡丹皮 15 克　栀子 20 克　茯苓 20 克　淡竹叶 15 克　远志 20 克　夜交藤 20 克　香附 15 克　生地 15 克　川芎 20 克　蔓荆子 20 克　菟丝子 20 克　酸枣仁 20 克　密蒙花 15 克。七剂　日一剂，水煎，早晚温服。

取穴加攒竹，平补平泻。

三诊：2012 年 11 月 8 日。两诊服药二十一剂，视力 VD：0.8，VS：0.3^{+}，余症消失，此乃肝气得疏，脉道通利，神光得以发越。疏肝通窍明目巩固疗效。

柴胡 15 克　牡丹皮 15 克　茯苓 20 克　川芎 15 克　夜交藤 20 克　蔓荆子 20 克　路路通 20 克　菟丝子 20 克　枸杞子 20 克　生地 20 克。七剂　日一剂，水煎，早晚温服。

针灸同前。

2013 年 1 月 14 日复查：视力 VD：0.8，VS：0.3^{+}；眼压 TR=17mmHg，TL=17mmHg；视野示：右眼平均光敏度 24.4db，平均缺损–2.26db；左眼平均光敏度 22.6db，平均缺损–4.04db。

按语　青光眼是高致盲眼病。发作有急有缓，若失治误治，瞳神散大，三光不见而失明。青光眼引起的继发性视神经萎缩，表现为视网膜神经节细胞（RGC）凋亡。而单纯控制眼压并不能完全阻止 RGC 凋亡。中药与针灸控制青光眼视力损害有很好的疗效。根据中医基本理论与多年临床观察，自拟了经验方——通窍明目Ⅳ号，经临床与实验研究证实确有疗效。本案抗青光眼术后，眼压尚可，视力下降，视野缺损，因肝郁气滞，目中玄府闭塞，脉道不利而致目窍郁闭，故以疏肝通窍为法，以柴胡为君药，牡丹皮、茯苓、川芎、淡竹叶为臣药，佐以蔓荆子、郁金、香附、栀子，共奏疏肝解郁、通窍明目之功，眼部干涩，酌加生地、枸杞子、菟丝子等滋阴生津药，睡眠欠佳，酌加夜交藤、远志。诸药配伍，同时配以针刺治疗，疏通经络，打通玄府，共奏疏肝理气、通窍明目之效。

二、知柏地黄汤、针灸治疗缺血性视神经病变（ION）伴不宁腿综合征（RLS）

病案：王某，女，76 岁，2014 年 12 月 8 日。

主诉：双眼视物模糊 8 年，近 1 月加重，左眼为著。

病史：患者自述 8 年前无明显诱因自觉双眼视物模糊，视力逐渐下降，下肢不适同时出现，未予重视。3 年前左眼行白内障手术，术后视力未提高。1 月前自觉视力下降较快，伴下肢不适明显

加重，入夜尤甚严重失眠，前来就诊。

初诊：视物模糊，双眼睑对称性水肿，头晕，五心烦热，畏寒，夜间双下肢不适，失眠，食欲不振，便秘，两日一行，小便不利，舌质红，苔白厚腻，脉沉弦细。视力右眼：0.15，左眼：0.08。右眼晶体不均匀混浊，左眼瞳孔欠圆整，人工晶体在位，双眼玻璃体混浊，右眼底视盘界清色淡，动脉细，血管走行尚可，左眼底视盘色略淡，血管偏鼻，余窥不清。视诱发电位示：PVEP60′，双眼 P100 潜伏期延迟；P100 振幅降低。PVEP15′：右眼 P100 潜伏期延迟；P100 振幅正常；左眼波形未引出。建议行视野及眼底血管造影检查，因患者体弱多病，均不能进行检查。神经内科会诊，诊为不宁腿综合征。

西医诊断：双眼缺血性视神经病变，左眼白内障术后，右眼白内障，不宁腿综合征。

中医诊断：视瞻昏渺　　**辨证审机**：肝肾阴虚，湿热犯目。

治法：滋阴清热安神，祛湿通络明目。　　**方药**：知柏地黄汤加减

生地黄 15 克　知母 15 克　黄柏 15 克　牡丹皮 15 克　茯苓 20 克　炒山药 15 克　山茱萸 15 克　黄连 10 克　淡竹叶 10 克　柴胡 10 克　法半夏 10 克　夜交藤 10 克。七剂 日一剂，水煎，早晚温服。

取穴：承泣、太阳、角孙、风池、百会、四神聪、窍明、足三里、三阴交、行间等穴，平补平泻，留针 40 分钟，日 1 次。

二诊：2014 年 12 月 15 日。患者视力未见明显改善，夜间虚烦不眠，下肢不适。肝开窍于目，足厥阴肝经与足少阳胆经相表里，又“（胆）热则惊悸，精神不守，卧起不宁。”调整方案。

生地黄 15 克　酸枣仁 15 克　黄柏 15 克　牡丹皮 15 克　茯苓 20 克　炒山药 15 克　山茱萸 15 克　女贞子 10 克　淡竹叶 10 克　柴胡 10 克　法半夏 10 克　夜交藤 10 克　鳖甲 10 克　玄参 15 克。七剂 日一剂，水煎，早晚温服。

辨证施针，酌加胆经穴位光明、阳陵泉及涌泉穴。

三诊：2014 年 12 月 22 日。患者自诉下肢症状好转，睡眠改善，大小便正常，乏力。查：舌苔薄。视力提高。右眼：0.2，左眼：0.12。

生地黄 15 克　酸枣仁 15 克　黄柏 15 克　牡丹皮 15 克　茯苓 20 克　炒山药 15 克　山茱萸 15 克　女贞子 10 克　淡竹叶 10 克　柴胡 10 克　法半夏 10 克　夜交藤 10 克　黄芪 20 克　玄参 15 克。七剂 日一剂，水煎，早晚温服。

四诊：2014 年 12 月 29 日。自诉偶有眩晕，其余不适症状皆消失，尤其下肢症状消失，睡眠良好。视力右眼：0.3，左眼：0.15。

生地黄 15 克　酸枣仁 15 克　黄柏 15 克　牡丹皮 15 克　茯苓 20 克　炒山药 15 克　山茱萸 15 克　女贞子 10 克　淡竹叶 10 克　柴胡 10 克　法半夏 10 克　夜交藤 10 克　黄芪 20 克　玄参 15 克　路路通 10 克。十四剂 日一剂，水煎，早晚温服。

出院时视力为右眼：0.4，左眼：0.2，双眼睑对称性水肿消失，眩晕消失，夜间双下肢不适症状消失，睡眠改善，大小便利。

按语　研究已表明，不宁腿综合征与心脑血管疾病高危因素呈正相关，并且，不宁腿综合征（RLS）可合并缺血性脑血管疾病（ICVD）。缺血性视神经病变（ION）也因血流低灌注发病，故两者在某种程度上发病机制有同根性。二者同时发生在一个病人身上形成了新的综合征，ION 与 RLS 高度相关。我将其命名为“缺血性视神经病变-不宁腿”综合征（ION-RLS 综合征）。希望通过本案的发表，引起国内外学者的兴趣与关注，是否有更多“缺血性视神经病变-不宁腿”综合征（ION-RLS 综合征）的病例尚未报道。缺血性视神经病变中医的病因病机可归纳为：肝火内盛，循

经上扰，灼伤目系；肝气郁滞，上壅目系；素体阴亏，虚火内生，上炎目系；气血亏虚，目系失养。本案证属肝肾阴虚，湿热犯目证。年老体弱，肝肾虚衰，肾藏精，生之本，肝藏血主疏泄，濡养筋脉，若肝肾阴虚，五脏六腑不得滋养，筋骨失之滋润，不能制阳而致阳气相对亢盛，因而产生筋挛肉瞤等症状。肝开窍于目，肝阴不足，不能上濡于目，故视物模糊。足厥阴肝经与足少阳胆经相表里，又"(胆)虚则伤寒，寒则恐畏，头眩不能独卧；实则伤热，热则惊悸，精神不守，卧起不宁。……又，胆热则多睡，胆冷则无眠"。故选取足少阳胆经穴位：光明、阳陵泉（其所在区域有足少阳胆经穿行，与目系相连），患者腿部不适症状逐渐好转消失，视力提高，对 ION 及 RLS 都起到治疗作用。本病例在第一周治疗时，我们未加胆经穴，不宁腿症状改善不明显。加用胆经穴后，经 1 次治疗不宁腿症状即明显改善。因此肝胆经脉的不和谐是不宁腿的重要病机。本案例表明，中医辨证施治、辨证施针有较好的疗效。

三、化坚二陈汤治疗孤立性脉络膜血管瘤验案

病案：杨某，女，48 岁，2015 年 1 月 23 日。

主诉：右眼视力障碍，视物变形 1 个月。

病史：既往体健，1 个月前因情绪波动，右眼突发中心盘状暗影，视物变形，曾于当地医院就诊，诊断为"右眼虹膜炎"，予眼药水滴眼治疗，视力障碍加重，转大庆市某医院，诊断为"黄斑水肿"，予芪明颗粒、止痛剂及改善血管循环药物治疗，并行激光治疗，眼部症状未见改善，视力继续下降，转哈市某院，诊断为"脉络膜肿物，渗出性黄斑水肿，视网膜脱离"，予营养神经药物治疗，视力仍下降。前来我院就诊。

初诊：右眼视力障碍视物变形，双眼干涩，头痛，口干，口苦，胃部偶有反酸，失眠，腰痛，二便可。舌红，苔黄，脉沉弦。中医辨证为"视瞻昏渺，湿热犯目证"。查体：视力：右眼 0.06；左眼 0.8，右眼底颞上象限，视网膜局限性隆起，波及颞下象限及黄斑区，激光斑可见，中心凹反射消失，视网膜血管走行于隆起网膜之上。眼压：右眼 14mmHg；左眼 17mmHg。他院辅助检查：OCT 示右眼黄斑区颞侧脉络膜高度隆起，神经上皮层脱离；彩超：右眼玻璃体内可见长约 0.8cm 的索条样回声，一端连与视神经乳头。右眼球壁 6-7 点局限性增厚，较厚处为 0.3cm，局部可见局限性隆起，范围 0.4cm×0.2cm，凸向玻璃体内。荧光眼底血管造影（FFA）：右眼颞侧网膜见激光斑，下方网膜血管迂曲，荧光渗漏；右眼黄斑区颞侧见点状强荧光，后期荧光渗漏并增强，提示：右眼黄斑区脉络膜肿物、左眼网膜荧光血管大致正常。"孤立性脉络膜血管瘤"。

西医诊断：孤立性脉络膜血管瘤　　中医诊断：视瞻昏渺

辨证审机：肝脾不调，湿热犯目。

治法：清热燥湿，软坚散结。　　方药：化坚二陈汤加减

茯苓 20 克　半夏 15 克　僵蚕 15 克　黄连 10 克　连翘 10 克　栀子 10 克　玄参 20 克　莪术 20 克　三棱 15 克　玉竹 15 克　百部 15 克　桔梗 10 克　元胡 10 克　白芷 10 克　蔓荆子 15 克　夜交藤 15 克。七剂　日一剂，水煎，早晚温服。

二诊：2015 年 1 月 30 日。诸症减轻，右眼视力提高：0.2，继服前方七剂。

三诊：2015 年 2 月 6 日。睡眠改善，晚间鼻塞。视力明显改善，右眼：0.6，左眼：1.0。

茯苓 20 克　半夏 15 克　僵蚕 15 克　黄连 10 克　连翘 10 克　栀子 10 克　玄参 20 克　莪术 20 克　三棱 15 克　玉竹 15 克　百部 15 克　桔梗 10 克　元胡 10 克　白芷 10 克　蔓荆子 15 克　辛夷 15 克。七剂　日一剂，水煎，早晚温服。

四诊：2015 年 2 月 13 日。病人自觉视力恢复正常、精神状态佳。视力：右眼：0.8；左眼：1.0，继服前方十四剂。嘱 1 月后复诊。

患者于 3 月 16 日回我院复查，查体：右眼视力：0.8，左眼视力：1.0。OCT 示：右眼近视盘侧神经上皮层平滑，黄斑区形态正常，中心子区厚度：196μm，黄斑区颞上象限网膜厚度 305μm。肝肾功、血尿常规、生化、血流变等血液检查均正常。

2015 年 6 月 10 日我院复查，同前。

按语 脉络膜血管瘤多为单眼发病，是脉络膜良性发育性血管肿物或错构瘤，可分为弥漫性和孤立性。弥漫性往往合并同侧颜面和脑膜血管瘤，但孤立性无其他全身表现，且眼底改变视网膜呈扁平隆起，与周围视网膜色调不易区分，且常因继发性渗出性视网膜脱离、继发性青光眼而至失明，或误诊为恶性脉络膜黑色素瘤而摘除眼球。本案在临床上少见且在早期不伴有全身其他疾病的改变，容易延误治疗或与脉络膜黑色素瘤、中心性浆液性视网膜病变或年龄相关性黄斑变性等疾病混淆，造成误诊。多数孤立型脉络膜血管瘤患者是因视力下降、视物变形或者视野缺损而就诊，这时大部分患者眼底已经并发视网膜脱离等严重病变，如失治误治会因继发性视网膜退行性病变而失明，或因并发顽固性青光眼而摘除眼球。故及时准确的诊断治疗对本病的发展和预后非常重要。中医中药在干预本病过程中，通过辨证施治，治疗方式安全方便，能够有效的减少或消除并发症，且预后良好。本病例观察近半年，病情稳定，我们将继续观察其远期疗效。本案因情志波动，肝郁气滞，郁久化火横犯脾土，脾失健运，湿无以化，湿热聚积生痰，上犯目窍而致本病。处方以化坚二陈汤为主方，化坚二陈汤是由燥湿化痰，理气和中的二陈汤加减变化而来，出自《医宗金鉴》，方中半夏辛温，善消痞散结，燥湿祛痰，为治湿痰之要药；僵蚕辛咸，善解毒消风散结，亦有软坚化痰之功；茯苓甘淡，能实脾利水渗湿，利水而不伤正气，为利水渗湿之要药；黄连苦寒，清热燥湿泻火解毒；加栀子配合主方中黄连以清热利湿，凉血解毒，能清三焦热邪；三棱、莪术，一擅破血，一擅破气，两药相须，逐瘀消积之力强，又得“疮家圣药”之连翘，加强消肿散结之功；百部甘润苦降，佐桔梗以祛瘀排毒；延胡索辛散温通，功擅“行血中之气滞，气中血滞”，配合白芷燥湿散结；玉竹、玄参、夜交藤同用，既能养阴润燥，清热凉血，养血安神，又防辛散苦寒之药太过而伤阴；蔓荆子辛能散风，微寒清热，轻浮上行，能引诸药上达目窍，疏散助邪。诸药相合，共奏清热燥湿散结，解毒养阴凉血之效，湿热得消，则诸症自除。故患者视力在第 4 天后就有明显提高，本病例观察近半年，疗效稳定，我们将继续观察其远期疗效。

四、达明饮治疗糖尿病视网膜病变验案

病案：牛某，男，54 岁，2014 年 6 月 5 日。

主诉：左眼视物模糊 5 个月，加重 1 个月。

病史：既往糖尿病病史 20 余年，高血压病史 10 余年，双眼糖尿病性视网膜病变病史 5 个月。1 月前自行服用阿司匹林，自觉视物模糊加重。眼底血管造影示：双眼糖尿病视网膜病变（增殖期）。

初诊：左眼视物模糊，视物变形，睡眠欠佳，舌淡，苔薄白，脉弱。专科检查：VD 0.8，VS 0.08。双眼结膜充血（+），晶状体楔形混浊，玻璃体混浊，右眼底视盘界清色正，网膜血管迂曲扩张，动脉细，散在微血管瘤，黄斑区中心凹光反射（–）。左眼底视盘水肿、边界不清，颞上支血管迂曲，网膜二级激光斑，微血管瘤、棉绒斑，片状及条索状出血，A-V 交叉压迹（+），黄斑区水肿，中心凹光反射（–）。

西医诊断：双眼糖尿病视网膜病变，激光术后　　　　**中医诊断**：消渴目病

辨证审机：气阴两虚，脉络瘀阻。

治法：益气养阴，活血通络。　　　　　　　　　　**方药**：达明饮加减

黄芪 15 克　柴胡 15 克　茯苓 10 克　白术 10 克　生地 10 克　川芎 15 克　赤芍 10 克　当归 10 克　茜草 10 克　酸枣仁 10 克　远志 10 克　夜交藤 10 克。七剂　日一剂，水煎，早晚温服。

取穴：取承泣、太阳、四神聪、风池、肝俞、肾俞、脾俞、足三里、三阴交、行间，平补平泻。

二诊：2014 年 6 月 12 日。服药七剂，视力提高为 VD：1.0⁻，VS：0.12。视物变形未见缓解，酌加通络明目之药。

黄芪 15 克　柴胡 15 克　茯苓 10 克　白术 10 克　生地 10 克　川芎 15 克　赤芍 10 克　当归 10 克　茜草 10 克　酸枣仁 10 克　远志 10 克　夜交藤 10 克　地龙 5 克　淡竹叶 10 克。七剂　日一剂，水煎，早晚温服。

取穴加翳风、翳明，平补平泻。

三诊：2014 年 6 月 25 日。两诊服药二十一剂，视力为 VD：1.0，VS：0.25。自觉视物变形好转，睡眠改善。益气养阴巩固疗效，前方继续服药七剂。

针灸同前。

按语　糖尿病视网膜病变作为糖尿病早期微血管并发症之一，是高致盲眼病。古语有云“三消久之，神血既亏或目无所见”。其主要病理机制是长期糖代谢紊乱损害视网膜微循环，随着病情发展，最终形成新生血管等增殖性改变。因此，及早发现，及时治疗，成为治疗本病的关键。中药与针灸相结合的治疗方案，经临床证实，对治疗本病确有疗效。自拟方达明饮是根据中医基本理论，结合临床观察，针对病消渴日久，气阴两虚，气虚帅血乏力，阴虚血行滞涩，目中瘀血阻络的病机，以益气养阴，化瘀止血为治法，具有补不留瘀、通不破血的特点。以黄芪为君药，生地、当归为臣药，佐以川芎、赤芍、淡竹叶、地龙，共奏益气养阴，通络明目之功。眼底片状出血，酌加止血祛瘀药茜草；视物变形、视盘水肿，酌加利水消肿药茯苓、白术；睡眠欠佳，酌加安神药酸枣仁、夜交藤、远志。诸药配伍，结合针刺治疗，益气养阴，祛目中瘀血，以达明目之效。

周凌治疗耳鼻喉科疾病验案

周凌，主任医师，教授，耳鼻咽喉科主任，教研室主任，硕士生导师，黑龙江省名中医，第五批全国老中医药专家学术经验继承指导老师。国家中医局重点专科带头人，黑龙江省重点专科带头人，黑龙江省中医局重点学科带头人。世界中医药学会联合会耳鼻咽喉科专业委员会常务理事，中华中医药学会耳鼻咽喉科专业委员会常委，《中国中西医结合耳鼻咽喉科杂志》编委，中国中西医结合学会黑龙江省耳鼻咽喉科专业委员会主任委员，黑龙江省医师协会耳鼻咽喉科专业委员会委员，中华医学会黑龙江省耳鼻咽喉科专业委员会委员，黑龙江省保健委员会干部保健专家。擅长运用中医药、中西医结合方法治疗耳鼻咽喉科常见病、多发病及疑难病症。

一、鼻炎3号治疗胆腑郁热型鼻渊

病案： 程某，女，25岁，2014年7月11日。

主诉： 鼻塞、流浊涕，有臭味，头痛5天。

现病史： 该患五天前感冒后出现鼻塞，鼻流浊涕，量多，有腥臭味，嗅觉减退，头痛明显，伴有烦躁易怒，口苦咽干，目眩，小便黄赤。

初诊： 鼻塞，流涕量多，嗅觉减退，头痛明显，伴有烦躁易怒，口苦咽干，目眩，小便黄赤。检查见鼻黏膜充血、肿胀，双下甲肿胀，鼻内有脓性分泌物潴留，双侧颌面部压痛。舌质红，苔黄腻，脉弦数。鼻窦CT：双上颌窦致密影。

西医诊断： 鼻窦炎　　　　**中医诊断：** 鼻渊

辨证审机： 胆腑郁热，上犯清窍。

治法： 清胆泻热，排脓通窍。　　　　**方药：** 鼻炎3号加减

龙胆草20克　鱼腥草20克　蒲公英20克　柴胡15克　黄芩15克　白芷15克　菊花15克　辛夷花15克　苍耳子15克　桔梗10克　甘草5克。七剂 每日一剂，早、晚温服。

二诊： 2014年7月18日。以上症状明显好转，舌质红，苔薄黄，脉弦。前方五剂，早、晚温服。

三诊： 2014年7月23日。临床症状消失，舌质淡红，苔薄白，脉弦。苦寒药易伤脾胃，又鼻为肺窍，故应祛邪兼扶正，以防复发，治以清热利湿，培土生金之法。

方药： 炒白术15克　生山药15克　茯苓15克　泽泻15克　黄芩15克　桔梗10克　菊花10克　辛夷花10克　甘草5克。五剂 早、晚温服，以巩固疗效。

按语　多年来，通过对众多胆腑郁热型鼻渊患者的诊治经验，总结确立清胆泻热，排脓通窍法是胆腑郁热型鼻渊最主要的治疗方法，自拟中药鼻炎3号方剂加减治疗此证。鼻炎3号的方药组成主要为龙胆草、鱼腥草、蒲公英、黄芩、菊花、白芷、辛夷花、桔梗、苍耳子、甘草等，具有清胆泻热，解毒排脓，利湿通窍之功效。方中以龙胆草为君药，龙胆草性味苦寒，善于清热燥湿，泻肝胆火热，为治疗胆腑郁热型鼻渊的良药。《名医别录》记载其“除时气温热，益肝胆气。”现代药理研究证实龙胆草含龙胆苦甙、龙胆碱、龙胆黄素等，具有抗炎、抗氧化、保护肝脏等作用。鱼腥草、黄芩、菊花、白芷、蒲公英等共为臣药，鱼腥草入肺经，清热泻火，解毒排脓，《本草纲目》记载其能“散热毒痈肿”。体外实验表明，鱼腥草对多种革兰阳性菌和革兰阴性菌、病毒等均具有不同程度的抑制作用，能增强白细胞吞噬能力，提高机体免疫力；白芷芳香通窍，排脓除湿；黄芩清热燥湿；菊花、蒲公英清热解毒，消痈利湿。桔梗质轻叶浮，善于开宣肺气，古有“舟楫之品，载药上行”之说，鼻渊病位在上，方中佐以本品，意在借其升扬之力，以助药力直达病所，为佐药。甘草调和诸药，为使药。苍耳子、辛夷花为治鼻渊专药、要药，散风除湿，芳香通窍。综上该方主旨明确，用药精炼，疗效肯定，能够充分体现中医的辨证论治、整体观念的特点，不失为中医经典理论的良好体现，临床疗效显著。

二、清咽利喉汤治疗邪热传里，肺胃热盛型乳蛾

病案： 张某，男，42岁，2013年3月20日。

主诉： 咽部疼痛剧烈、发热3天。

现病史： 该患3天前因疲劳加之着凉后出现咽部疼痛剧烈，痛连耳根，吞咽困难，伴高热，口

渴引饮，咳嗽，痰稠黄，口臭，腹胀，大便秘结，小便黄。

初诊：咽痛连耳，吞咽困难，伴高热，口渴引饮，咳嗽，痰稠黄，口臭，腹胀，大便秘结，小便黄。检查：喉核红肿，表面或有黄白色脓点，咽峡红肿，颌下有臖核，压痛明显。舌质红，苔黄厚，脉洪数。

西医诊断：急性扁桃体炎　　**中医诊断**：乳蛾

辨证审机：邪热传里，肺胃热盛。

治法：清热泻火，解毒化瘀，消肿利咽。　　**方药**：清咽利候汤加减

黄芩 15 克　黄连 15 克　桔梗 15 克　赤芍 15 克　大黄 10 克　金银花 20 克　连翘 20 克　蒲公英 20 克　板蓝根 20 克　皂角刺 20 克。五剂　每日一剂，早、晚温服。

二诊：2013 年 3 月 25 日。用药后咽痛明显减轻，无发热，口微渴，痰少，小便黄。检查见喉核轻度红肿，表面无脓点，咽峡红肿，颌下有臖核，无压痛。舌质红，苔黄，脉弦。继服前方五剂。

三诊：2013 年 3 月 30 日。用药后咽痛愈，无发热，余诸症皆愈。

按语　本方适用于邪热传里，肺胃热盛型乳蛾。方中黄芩、黄连苦寒直折，清热解毒，去肺胃之热，为君药；大黄荡涤胃肠实热，解毒活血，使炽盛之里热从下焦而出，有“上病下治，釜底抽薪”之妙，为臣药，正如《咽喉经验秘传·治法凡例》曰：“凡患喉症，大便秘结，宜大黄、玄明粉下之，则火降而易痊。”又曰“凡患喉症……若二便不通，乃内有实火，非用降火解毒重剂与通便之药断难取效。”协同黄芩、黄连共起清热泻火之功；金银花、连翘清热解毒，消痈散结，消肿，为佐药；桔梗利咽排脓，兼载药上行咽喉，与蒲公英、板蓝根三者共奏化痰利咽，宣肺排脓之效；赤芍凉血活血化瘀，消肿止痛。此方清上泻下，解表疏里，而以通腹泻热为主，使热毒得以清解，邪有出路，因而咽喉通利。综上所述，全方共奏清热泻火，解毒化瘀，消肿利咽之功效。

三、自拟经验方治疗小儿腺样体肥大

病案：曹某，女，5 岁，2015 年 4 月 7 日。

主诉：睡时打鼾、张口呼吸半年。

现病史：患儿于半年前感冒后出现睡时打鼾，张口呼吸，易憋醒。伴鼻塞，无咽痛，发热，无咳嗽，咳痰。曾口服消炎药，效果不显。

初诊：睡时打鼾，张口呼吸，伴鼻塞。检查：咽部黏膜光滑，轻度充血，双侧扁桃体 I 度大，表面光滑，无异常分泌物附着。鼻黏膜淡红，鼻中隔居中，双下甲不大。舌质暗红，苔白，脉细。X 线示：咽后壁软组织增厚影。

西医诊断：腺样体肥大　　**中医诊断**：鼾眠

辨证审机：气血瘀阻型，窍道不利。　　**治法**：行气活血，化瘀通窍。

方药：赤芍 10 克　当归 10 克　川芎 10 克　桃仁 10 克　郁金 10 克　白芷 10 克　石菖蒲 10 克　延胡索 10 克　枳壳 10 克　路路通 10 克　红花 6 克　桔梗 6 克　辛夷 5 克　苍耳子 5 克　细辛 3 克。七剂　每日一剂，早晚温服。

二诊：2015 年 4 月 14 日。打鼾症状好转，鼻塞不显，食欲不佳。

原方去苍耳子、细辛，加陈皮、焦山楂、炒麦芽、焦六神曲各 10 克。七剂，每日一剂，早晚温服。

三诊：2015 年 4 月 21 日。夜间偶有打鼾，喘气声粗，原方再服七剂。

四诊：2015 年 4 月 28 日。打鼾消失，鼻腔通畅，食欲佳，睡眠好。随访 2 个月未再复发。

按语 周凌教授认为本病病出颃颡，鼻咽同司呼吸，由肺维系，共御外邪，儿童为稚阳之体，脏气未充，易为外邪侵袭，若失治或治疗不当，邪留鼻咽交界处，气血瘀阻，腺样体增大，咽喉不开，堵塞鼻窍而为病。治以行气活血，化瘀通窍。方中桃仁、红花、当归、赤芍活血祛瘀；川芎活血行气祛风，为“血中之气药”具通达气血功效；郁金、延胡索行气活血解郁；石菖蒲开窍醒神，化湿和胃，宁神益志；枳壳破气，行痰，消积；白芷、细辛祛风解表通窍；苍耳子、辛夷发散风寒，通鼻窍；桔梗能升降肺气，引活血祛瘀药上达病所。诸药合用共奏行气活血，化瘀通窍之功。

中医男科疾病验案

孙一鸣验案

孙一鸣，主任医师，医学博士，硕士生导师，国家重点学科带头人，黑龙江省名中医，享受省政府特殊津贴，获黑龙江省卫生系统有突出贡献中青年专家称号，黑龙江省中医管理局确定的省“3612”中医优秀培养人才。擅治男科疾病。

一、提壶揭盖法治疗慢性前列腺炎

病案：患者男，41 岁，2013 年 10 月 21 日。

主诉：尿痛、排尿困难 1 周。

病史：发病前有上呼吸道感染病史，该患者因喝酒后泡温泉出现尿痛、排尿困难。

初诊：尿痛、排尿困难，尿末滴白现象，时有血尿、血精，伴有恶寒发热、咳嗽咳痰。舌红苔黄腻，脉弦数。前列腺指诊：前列腺肿胀中央沟存在，压痛（+），腺体肿胀，表面光滑无结节。泌尿系彩超：前列腺大小 4.3cm×3.6cm，其内回声不均。前列腺液常规：卵磷脂小体：少量；5-10：满视野；红细胞：（–）；上皮细胞：6-10。患者曾于医院进行诊治，采用静点头孢吡肟治疗，症状未见明显缓解。

西医诊断：急性前列腺炎　　　　**中医诊断**：精浊

辨证审机：湿热蕴结，肺气郁闭。

治法：清热利湿，宣肺开郁。　　　　**方药**：八正散加减

车前子 30 克　滑石 15 克　当归 30 克　川贝 15 克　苦参 15 克　牡丹皮 15 克　黄柏 30 克　生薏米 30 克　川牛膝 15 克　土茯苓 60 克　红藤 30 克　萆薢 15 克　蚕沙 15 克　酒大黄 10 克　郁金 15 克　半夏 15 克　元胡 15 克　赤芍 15 克　杏仁 15 克　桔梗 15 克。十五剂 水煎两次，分两次温服之。

二诊：尿痛、排尿困难症状明显缓解，排尿后仍有尿末滴白现象，自觉尿道口处红肿疼痛，无明显其他不适症状。

车前子 30 克　滑石 15 克　当归 30 克　川贝 15 克　苦参 15 克　丹皮 15 克　黄柏 30 克　生薏米 30 克　川牛膝 15 克　土茯苓 60 克　红藤 30 克　萆薢 15 克　蚕沙 15 克　酒大黄 10 克　郁金 15 克　半夏 15 克　元胡 15 克　赤芍 15 克　陈皮 15 克　苍术 15 克　泽兰 15 克　败酱草 15 克　菟丝子 15 克。十五剂 水煎两次，分两次温服之。

服用十五剂后症状痊愈，一月随诊症状无复发。

按语　西医诊断为急性前列腺炎。中医诊断诊断为精浊，症型为湿热蕴结、肺气郁闭，治疗过程中若只着眼于湿热蕴结，采用八正散，一味地清利湿热，不但不会改善反而会加重病情，方中采用杏仁、川贝、半夏、桔梗宣肺利气。郁金、元胡开气之郁，酒大黄、赤芍、牛膝开血之瘀。红藤属木通科，大血藤属落叶植物，味苦性平，具有解毒消肿、活血止痛、祛风除湿之功效配以车前、

滑石、苍术、黄柏等清利湿热之品。全方实为八正散之变化后配以宣肺利气、活血化瘀之品。此法源于朱丹溪创立的提壶揭盖治法，其原意是“以升为降”之意。常用于气虚升降失司，小便不通之证。药用人参、白术补益中气，升麻升提气机；服后再取吐，使气机通畅，以下小便。提壶揭盖是指用宣肺或升提的方法通利小便的一种借喻。肺肾分司水液代谢，维持水道的通调。肺主气，为水道的上源，在肺气闭阻，肃降失职，影响其他脏器的气化失司的情况下，可出现喘促胸满、小便不利，肾主水，肺行水且为水之上源，金水相生共同维护人体水液的代谢。肺气郁闭首见于《素问·六元正纪大论》，治宜宣泄之法，疏通其气，肺气得宣，小便得利。这种治法用中医取类比象的解释就像一个茶壶水壶的小汽孔被茶叶堵住了，则壶内的水就倒不出来了，若把这个堵住小孔的茶叶拨开水自然会流出来。中医认为肺为华盖，水之上源实则就是五脏六腑的盖子，若上盖子出了问题，上下气机不调畅，水液自然不会通畅，从而出现排尿问题，所以只要宣通肺气，肺气肃降，气机通畅，就能使水液通利、二便通顺。

二、清心莲子饮加减治疗慢性前列腺炎

病案：患者男，32 岁，2013 年 10 月 18 日初诊。

主诉：尿痛、尿道口滴白 1 周。

病史：发病前有上呼吸道感染病史，饮酒劳累诱发。

初诊：小便时有不适，次数多，排尿时尿道灼热感，尿频、尿急、尿痛，排尿终末常有乳白色分泌物流出，会阴潮湿并有坠胀不适感，舌黯红，苔黄，脉滑数。

西医诊断：急性前列腺炎　　中医诊断：精浊

辨证审机：湿热蕴结，阴虚火旺。

治法：清热利湿，滋阴降火。　　方药：清心莲子饮加减

莲子 15 克　党参 20 克　黄芭 30 克　泽泻 15 克　地骨皮 15 克　麦冬 15 克　车前子 15 克　柴胡 10 克　黄芩 15 克　败酱草 20 克　蒲公英 15 克　赤芍 15 克　瞿麦 15 克　猪苓 15 克　通草 10 克　蒺藜 15 克。十五剂　水煎两次，分两次温服之。

二诊：排尿灼热涩疼缓解，排尿后仍有尿末滴白现象，腰膝酸软乏力，无明显其他不适症状，大便正常，舌黯红，苔黄，脉滑。

莲子清心饮加减：莲子 15 克　党参 20 克　黄芭 30 克　泽泻 15 克　地骨皮 15 克　麦冬 15 克　车前子 15 克　柴胡 10 克　黄芩 15 克　败酱草 20 克　蒲公英 15 克　赤芍 15 克　瞿麦 15 克　猪苓 15 克　通草 10 克　菟丝子 15 克　苍术 15 克　茜草 15 克　淫羊藿 15 克　巴戟天 15 克　蒺藜 15 克。十五剂 水煎两次，分两次温服之。

服用十五剂后症状痊愈，一月随诊症状无复发。

按语　清心莲子饮出自《太平惠民和剂局方》，治“心中蓄积，时常烦躁，因而思虑劳力，忧愁抑郁，是致小便白浊，或有沙膜，夜梦走泄，遗沥涩痛，便赤如血。”本病病机特点是湿热之邪蕴结，脉络瘀阻，排泄不畅。膀胱与肾相表里，膀胱内湿热蕴结，下焦气化不利，导致小便不适，大便黏腻不爽；湿热内蕴，热扰心神，阴虚火旺故失眠，心烦，舌黯红，苔黄，脉数。治以清心莲子饮清利湿热，配败酱草以清热解毒、利湿通淋；方中瞿麦清利湿热、通利小便。十五剂后症状明显改善，再加巴戟天、淫羊藿健肾阳以助气化、利湿排浊，服用十五剂后症状痊愈。

中医骨伤科疾病验案

朱玉臣治疗骨病验案

朱玉臣，1942年生，主任医师。业医60余年，曾担任鹤岗市中医院骨科门诊主任，省名中医。创制“朱氏活骨再生丹”“颈痛痹消胶囊”“腰痛痹消胶囊”等，提出治骨先治肾，肾强则骨强，肾虚则骨萎。擅治外科疑难重病，尤擅治骨病。

一、补阳还五汤加减治疗神经根型颈椎病

病案：孙某，男，50岁，2005年8月3日。

主诉：颈肩背痛，左前臂放射性疼痛，颈椎活动受限。

病史：该患者颈椎疼痛，肩背痛伴左前臂放射性疼痛，颈部活动受限，近一周加重，遂来我科就诊。

初诊：颈部疼痛伴肩背痛，压颈试验阳性，左臂放射性疼痛至手指，臂丛牵拉实验阳性，颈椎棘突5、6、7压痛明显，左侧冈上肌压痛明显，舌质暗红苔白，脉沉。

西医诊断：颈椎病　　**中医诊断**：颈痹

辨证审机：气虚血瘀，经脉痹阻。　　**治法**：补气活血、通络止痛

方药：生黄芪30克　党参15克　当归9克　赤芍15克　地龙10克　川芎15克　红花10克　桃仁15克　丹参20克　生地15克　防己15克　桂枝10克　葛根15克　炙甘草5克　熟地15克。五剂　日一剂，水煎服。

取穴：大椎穴、风池穴、曲池穴、阿是穴、肩三针、肩井穴、合谷穴、列缺穴、风府穴。

二诊：2005年8月8日。患者自行来诊，颈部活动恢复正常，疼痛减轻，继上方用药治疗。

生黄芪30克　党参15克　当归9克　赤芍15克　地龙10克　川芎15克　红花10克　桃仁15克　丹参20克　生地15克　防己10克　桂枝10克　葛根15克　炙甘草5克　熟地15克。五剂　日一剂，水煎服。

配合针灸：大椎穴、风池穴、曲池穴、阿是穴、肩三针、肩井穴、合谷穴、列缺穴、风府穴、肝腧、肾腧、足三里。

按语　颈椎病属中医痹症范畴，好发于40至60岁的中老年人，本病常因年老体衰，肝肾不足，筋骨失养，或久坐耗气，劳损肌肉，或感受外邪，客于筋脉，或扭挫损伤，气血瘀滞筋脉痹阻不通所致。久病体弱，肝血不足，肾精亏损，经脉失去濡养，可致肢体筋膜弛缓，手足痿软无力，不能随意运动。肝肾不足，气血亏损，除了可引起肢体不利等症外，还有耳鸣、目眩等症。此外肾虚不能养肝，以致肝阴不足，肝阳上亢也能引起眩晕等症。肝肾亏虚、气血不足型颈椎病包括了椎动脉型、根型和脊髓型颈椎病的大部分症状。本方主治由气虚血滞，脉络瘀阻所致。正气亏虚，不能行血，以致脉络瘀阻，筋脉肌肉失去濡养，故见关节活动不利、局部疼痛。气虚血瘀，舌暗淡，苔弦滑，脉缓无力为气虚血瘀之象。本方证以气虚为本，血瘀为标，即王清任所谓“因虚致瘀”。治当以补气为主，活血通络为辅。本方重用生黄芪，党参补益元气，意在气旺则血行，瘀去络通，为君

药。当归尾，桂枝活血通络而不伤血，用为臣药。赤芍、川芎、桃仁、红花、丹参协同当归尾以活血祛瘀；地龙通经活络，力专善走，周行全身，以行药力，亦为佐药。

二、自拟祛风除湿汤治疗风湿瘀阻型膝关节滑膜炎

病案：孙某，女，50岁，2005年12月4日。

主诉：右膝疼痛肿胀一月，近一周加重，活动受限。

病史：右膝肿胀疼痛，屈伸受限，有过力劳损史，疼痛一月，近一周加重，未经治疗，遂来我科就诊。

初诊：右膝关节肿胀疼痛，按之如棉絮，屈伸困难，浮髌试验阳性。舌淡苔白腻，脉弦滑。

西医诊断：滑膜炎　　　　中医诊断：膝痹

辨证审机：风湿痹阻。　　　　治法：祛风除湿，通络止痛。

方药：苍术15克　牛膝15克　黄柏15克　薏苡仁15克　威灵仙10克　秦艽10克　陈皮10克　茯苓10克　甘草5克　土鳖虫5克　忍冬藤15克　白芷10克。五剂　日一剂，水煎服。

二诊：2005年12月9日。患者右膝肿痛减轻，关节活动功能改善。方中加鸡血藤，虎杖，继续用药。

苍术15克　牛膝15克　黄柏15克　薏苡仁15克　威灵仙10克　秦艽10克　陈皮10克　茯苓10克　甘草5克　土鳖虫5克　忍冬藤15克　白芷10克　虎杖15克　鸡血藤15克。五剂　日一剂，水煎服。

三诊：2005年12月14日。患者肿痛消失，关节活动正常，浮髌试验阴性。继上方用药巩固。

苍术15克　牛膝15克　黄柏15克　薏苡仁15克　威灵仙10克　秦艽10克　陈皮10克　茯苓10克　甘草5克　土鳖虫5克　忍冬藤15克　白芷10克　虎杖15克　鸡血藤15克。五剂　日一剂，水煎服。

按语　风、寒、湿之邪往往相互为虐，方能成病。风为阳邪开发腠理，又具穿透之力，寒借此力内犯，风又借寒凝之积，使邪附病位，而成伤人致病之基。湿邪借风邪的疏泄之力，寒邪的收引之能，而入侵筋骨肌肉，风寒又借湿邪之性，黏着、胶固于肢体而不去。风、寒、湿病邪留注肌肉、筋骨、关节，造成经络壅塞，气血运行不畅，肢体筋脉拘急、失养为本病的基本病机。方中以黄柏为君药，取其寒以胜热，苦以燥湿，且善除下焦之湿热。苍术、白芷、陈皮苦温，健脾燥湿除痹，共为臣药。牛膝、威灵仙、虎杖、鸡血藤共为活血通经络，补肝肾，强筋骨之功，且引药直达下焦，为佐药。忍冬藤清热解毒，疏风通络，甘草甘温调和诸药，为使药。诸药合用，共奏清热利湿之功。

邓福树治疗骨伤疾病验案

邓福树（1936-2002），我国著名中医骨伤专家，黑龙江省第一批名中医、中医骨科学术带头人、

享受国务院特殊津贴。曾任黑龙江中医药大学附属第一医院副院长、教授、博士生导师。擅治骨伤科疾病。

一、脊痛消治疗颈椎病

病案：刘某，男，44岁，1994年5月24日。

主诉：颈部疼痛伴双上肢麻木1年加重3个月。

病史：患者1年前因干活时不慎扭伤颈部，出现颈部疼痛不适，之后逐渐出现双上肢麻木无力，曾去香坊区医院行抗炎治疗，并口服活血化瘀中药治疗后症状好转。3个月前因长期低头工作，再次出现颈部疼痛，活动受限，伴双上肢无力。

初诊：舌质暗红，苔薄白，脉弦滑。颈部广泛压痛（+），颈椎各向活动受限，颈部后伸30°侧屈40°旋转50°，臂丛神经牵拉试验（+），颈偏斜压头试验（+），有双上肢放散痛，生理反射存在，无病理反射。

辅助检查：X线片示颈椎生理曲度变直，有唇样改变。

西医诊断：颈椎病（神经根型） 中医诊断：颈椎病

辨证审机：颈部闪挫，加之长期劳损，伤及气血，气血受阻，脉络受伤，经脉不畅，瘀滞不通。

治法：活血化瘀，通络止痛。 方药：脊痛消Ⅱ号，每次5粒，日三次口服。

二诊：5月31日。颈痛减轻，左上肢麻木，肩部胀痛。

脊痛消Ⅱ号，每次5粒，日三次口服。

三诊：6月7日。患者颈部疼痛明显减轻，时觉左上肢麻木，肩部胀痛。

脊痛消Ⅱ号，每次5粒，日三次口服。

四诊：6月14日。肩部胀痛明显减轻，颈部活动自如，颈部压痛（–），臂丛神经牵拉试验（–）。

脊痛消Ⅱ号，每次5粒，日三次口服。

按语 脊痛消为自拟经验方。适用于颈源性手臂麻木痛，腰源性腿麻木痛等颈椎病、腰椎间盘突出症，腰椎管狭窄症、脊髓压迫症、椎管内骨化、脊椎管增生、脊背痛等。《灵枢·本脏》曰："是故血和则经脉流行，营复阴阳，筋骨劲强，关节清利矣"。当归、泽泻、川芎、泽兰、白芍、防己、杜仲、黄芪、地龙、延胡索、三棱、五灵脂、莪术、车前子等粉碎成细粉，过筛，混匀，装胶囊，即得，以活血利水，破结软坚，改善微循环、消肿止痛。方中当归、白芍补血活血；川芎、延胡索、三棱、莪术有活血化瘀、行气止痛之功效，其中三棱、莪术破血之功最强；泽泻、泽兰、黄芪、防己、车前子有活血化瘀，行水消肿；杜仲补肝肾，强筋骨；地龙、五灵脂通经活络、活血化瘀。

二、骨蚀灵胶囊、骨增灵注射液治疗肝肾亏虚，气滞血瘀型股骨头坏死

病案：董某，男，24岁，1994年12月23日。

主诉：左髋部疼痛加重4天。

病史：患者于4天前，无明显诱因突发左侧髋部疼痛较重，明显影响行走劳动，遂就诊于哈医大二院，给予ECT检查，定诊为"左侧股骨头缺血性坏死"，拟行手术治疗，患者因恐惧手术而来我处求治。

初诊：患者表情痛苦，步入病室，跛行步态。舌质暗红，苔白腻，脉沉迟。左腹股沟压痛（+），

左髋前屈压痛（+），左髋关节被动活动受限，以外展和内旋为主，屈 120°，伸 0°，外展 40°，内收 35°，外旋 15°，内旋 10°。无大转子上移征，“4”字试验（+），直腿抬高试验（–）。

辅助检查：自带 X 线片示：左股骨头未见明显密度改变，无半月征，髋关节间隙正常，无增生性改变。自带 ECT 片示：左侧股骨头缺血性坏死。

西医诊断：左侧股骨头缺血性坏死（Ⅰ期） **中医诊断**：骨蚀症

辨证审机：肝肾亏虚，气滞血瘀。

治法：滋补肝肾，活血化瘀，祛风散寒，温通经络。

方药：骨蚀灵。每次 5 粒，日三次口服。骨增灵 5ml+2%利多卡因 2ml。隔日 1 次，关节内封闭。

二诊：12 月 30 日。患者疼痛明显减轻，活动较前自如，查体左髋前区疼痛明显减轻，目前治疗有效。

骨蚀灵。每次 5 粒，日三次口服。骨增灵 5ml+2%利多卡因 2ml。隔日 1 次，关节内封闭。

三诊：1995 年 1 月 6 日。患者疼痛较前明显减轻，无皮疹、腰痛等不适症状，患髋活动较前改善。

骨蚀灵。每次 5 粒，日三次口服。骨增灵 5ml+2%利多卡因 2ml。隔日 1 次，关节内封闭。

四诊：1 月 13 日。疼痛明显减轻，活动亦明显改善，按 Baltimore，髋关节内功能评定，打分为 72 分，较治疗前明显改善，有明显效果。

骨蚀灵。每次 5 粒，日三次口服。骨增灵 5ml+2%利多卡因 2ml 隔日 1 次，关节内封闭。

五诊：1 月 20 日。给予骨蚀灵全身用药，配合骨增灵患髋封闭治疗，用药已近一个月，现左髋无明显疼痛，活动已恢复，无跛行，病情明显好转。

骨蚀灵 每次 5 粒，日三次口服。定期随诊，3 个月复查 ECT。避风寒，少负重。

按语 骨蚀灵、骨增灵为自拟经验方。骨蚀灵用于股骨头骨蚀（缺血性坏死），儿童骨骺炎，骨折等。血竭、三七、乳香、儿茶、苏木、红花、香附、白芍、当归、土虫等粉碎成细粉，过筛，混匀，装胶囊，每粒装 0.3g。大量活血药，以行气活血，舒通脉络，祛瘀生新，更新生骨。血竭、三七、乳香、儿茶、苏木、红花、香附活血散瘀，止痛，其中乳香行气通径作用强；当归、白芍补血活血；土虫破瘀血，续筋骨。骨增灵注射液，关节内给药可直接作用于股骨头和髋臼表面关节软骨促其再生，直接作用于滑膜消炎止痛。另外，可通过滑膜消肿而缓解对滑膜下血管的压迫而改善血运。延胡索和另外两种中药，各味中药经浸泡浓缩提炼精制而成无菌水针剂，每支 5ml。理气活血止痛、舒筋通络，具有止痛、消炎和促进退变关节软骨再生的作用。

三、骨宝Ⅰ号胶囊治疗湿热下注型股骨头坏死

病案：王某，男，45 岁，1994 年 11 月 27 日。

主诉：左髋关节疼痛 18 个月，右髋关节疼痛 15 个月。

病史：患者 18 个月前无明显诱因出现左髋关节疼痛，3 个月后出现右髋关节疼痛，到哈医大二院就诊，拍片后，未给予明确诊断，未处置。半年前双侧髋关节疼痛加重，在绥化市医院拍腰椎 CT 检查，诊断为“腰椎间盘突出症”。3 个月前于哈尔滨市道外区某私人诊所就诊，行硬膜外麻醉治疗无明显疗效。患者有大量饮酒史、有吸烟史。

初诊：步入病室跛行步态，双侧髋部无明显肿胀，活动明显受限，左侧髋关节内收 30°外展 40°屈曲 120°后伸 0°，右侧髋关节内收 35°外展 40°屈曲 120°后伸 0°，双侧腹股沟区压痛（+），内收肌

紧张，双侧“4”字试验（+），下肢肌肉无明显萎缩。舌质暗红，苔薄白，脉弦滑。

辅助检查：X线片：骨盆平片显示双侧股骨头坏死。

西医诊断：双侧股骨头缺血性坏死（Ⅱ期） **中医诊断**：骨蚀症

辨证审机：湿热下注，闭阻经脉，骨失所养。 **治法**：清热化湿，活血通络。

骨宝Ⅰ号胶囊。每次5粒，日三次口服。骨增灵5ml+2%利多卡因2ml隔日1次，关节内封闭。

二诊：12月4日。患者双侧髋关节疼痛稍有减轻，双侧髋关节活动受限，舌质暗红，苔白，脉弦滑。

骨宝Ⅰ号胶囊。每次5粒，日三次口服。骨增灵5ml+2%利多卡因2ml，隔日1次，关节内封闭。

三诊：12月11日。患者疼痛较前明显减轻，双髋活动较前改善。

骨宝Ⅰ号胶囊，每次5粒，日三次口服。骨增灵5ml+2%利多卡因2ml，隔日1次，关节内封闭。

四诊：12月18日。疼痛明显减轻，活动亦明显改善，较治疗前明显改善，有明显效果。

骨宝Ⅰ号胶囊。每次5粒，日三次口服。骨增灵5ml+2%利多卡因2ml。隔日1次，关节内封闭。

五诊：12月25日。用药已近一个月，现双髋明显疼痛减轻，活动已恢复，无跛行，病情明显好转。

骨宝Ⅰ号胶囊。每次5粒，日三次口服。定期随诊。避风寒，少负重。

按语 骨宝Ⅰ号为自拟经验方。用于筋骨酸痛，关节屈伸不利，骨性关节炎（骨质增生），骨性关节痛性股骨头坏死。《素问·长刺节论》：“病在骨，骨重不可举，骨髓酸痛，寒气至，名曰骨痹。”患者由于经脉闭阻，故跛行，双侧髋关节活动受限；舌质暗红，苔薄白，脉弦滑为湿热下注之征。患者双侧髋部疼痛，活动受限，多有饮酒或大量使用激素史，此属实证，为湿热下注，经脉闭阻之股骨头坏死症，若久失治，可致髋关节疼痛、僵直。本病应治以清热化湿，活血通络。木瓜、元胡、地龙、威灵仙、秦艽等，粉碎成细粉，过筛，混匀，装胶囊，每粒装0.3g，以活血通脉，除湿消肿。木瓜舒筋活络、化湿；元胡有理气，活血，止痛；地龙通经活络、活血化瘀；威灵仙、秦艽祛风除湿，通络止痛。

王选章治疗关节疾患验案

王选章，1937年生，毕业于黑龙江中医药大学。曾任黑龙江省第一届推拿学会主任委员，黑龙江中医药大学附属二院副院长等职，黑龙江中医学院推拿科奠基人，黑龙江省名中医之一。在国内首创《形气辨证法》，《皮脉肌筋骨辩证》和《针刺点穴调脉法》。擅治脊柱及肩、肘、膝等关节疾患。

一、运用颈椎侧屈复位手法治疗颈椎病

病案：王某，女，29岁，2015年8月27日。

主诉：项强，后头及上背疼2个月，头晕。

病史：曾在绥芬河某医院拔罐、针灸两个月，效果不明显。自感转头受限，自耳后枕部向后头、头顶放散。上背两肩胛间疼痛，转头时头晕加剧，在办公室常俯首用电脑工作。

初诊：颈部左右转、后伸均受限，第二颈椎棘突偏左，第六颈椎棘突偏左，偏歪棘突旁压痛明显。切其寸口脉：右寸长，左寸短。其颈部左右转动时有摩擦声响。

西医诊断：颈椎病（有CT片证实）　　**中医诊断：**颈椎小关节错缝

治疗：首先整复下位（颈六）偏歪棘突。颈六棘突偏左，相对颈七偏右，此时令患者以后仰头至最大角度，用侧屈颈整复手法，令其颈部放松的刹那间，作侧推头抵偏歪颈椎两手相向少用寸力即可听到复位响声，同时医生手下感到复位时有微小松动，再查偏歪棘突已归正，此时颈强、背疼、头晕立即减轻。第二颈椎复位用旋转颈椎法矫正，矫正后，头痛立即减轻。矫正颈椎棘突偏歪后，脉象立即平复，不再现长短不齐。

嘱：少作颈椎前屈动作，多作后伸颈动作，勿左右摇头，注意睡眠时枕勿高勿低，以舒适为度。要把颈椎曲度垫出来。

二诊：2015年8月28日。颈二棘突又偏歪，头疼又发。

又用旋转整复法，复位，用针刺取两风池穴（其两寸脉短），百会穴（风穴有鼓动清阳上升作用），头痛即刻消失，仍有背疲。

三诊：2015年8月29日。颈五略有偏歪，仍用侧屈法复位。

四诊：2015年8月30日。后背疲较重，颈部活动后又觉活动颈椎时有摩擦声响，查其颈6又略有偏歪，整复后，响声消失。

嘱患者，尽量少作颈椎左右摆动及摇动（因其小关节错缝时间久，肌肉张力已将小关节固定在错缝位置上，需七天或十四天恢复，若反复错缝，即要延长恢复时间，肌肉张力的恢复须关节位置不错缝才能保证按时恢复）。

五诊：2015年8月31日。症状平稳，颈已无痛，背少有疲感。严格注意颈部活动。少作按摩，针双养老。

六诊：2015年9月1日。基本恢复正常，按摩背。

七诊：2015年9月2日。活动已无响声，颈椎棘突位置复正，头已无痛。结束治疗。

嘱病患：颈部勿一个姿势时间过久。注意多作颈部后伸活动。枕颈不要丝绵作枕心，因为丝棉不能塑形。严格掌握屈颈时间不可过久，屈一段时间必须后伸颈，防止肌肉疲劳。可避免颈椎病再发。

二、运用腰椎骨关节错缝整复法治疗腰椎间盘突出症病案

病案：鲁某，男，37岁，2015年8月22日。

主诉：腰疼三天，卧时不敢翻身，站立时腰疼不敢直立。CT片腰3、4、5椎间盘突出。

病史：腰痛甚，须服用止痛药缓解疼痛。不敢翻身，影响睡眠。作CT照像后来门诊治疗。

查体：腰部活动受限，肌张力高，腰呈板状，未查到棘突偏歪与棘突间隙宽窄不等现象。直腿抬高，腰前屈均受限。脉象：浮、大、紧。

西医诊断：腰椎间盘突出症　　　　　　　**中医诊断**：腰痛

脉证分析：风寒外束，脉络不通。

治疗：先用火罐泻外邪，取两肩髃，肩胛骨内上角高隆处、大椎。上三处取其风伤于上，风伤高地。再拔脊中、两脾俞。取其“病在脾俞在脊”，腰脊病必取。顺脊拔至腰骶督脉，太阳经各三罐，五分钟，拔处尽紫。起罐后立即轻松。脉象由浮紧而大，立变缓。用针取肾俞、脾俞、委中。每天针一次连续六天，间隔一天拔一次罐，七天。

8 月 26 日，腰痛缓解，翻身已灵便，出现自腰向左下肢窜痛，以左臀部及股后外侧为重。察其脊柱，腰三棘突偏右，左侧棘突根部有压痛。正当气海俞处。“诸节者神气之所游行出入也”，有节错缝有伤神气。此时诊脉左寸脉长右寸脉短，查颈椎无棘突偏歪，取左内关及百会，调厥阴风木。同时作腰部斜扳可使节错得以矫正，连续一周治疗。

9 月 2 日，腰部已不疼，股后外侧尚有筋紧感。嘱可以结束治疗。

注意以下三点：避免受风寒，尤要注意房事出汗。避免侧卧骈腿扭曲腰部，此项卧姿是患者腰椎间盘突出的关键诱因。加强腰部背伸活动。

按语　中医讲道，西医讲理。中西医结合即是道理的结合。腰椎间盘突出症治疗之道，颈椎病治疗之道，首先要察因。“道在于一”“一其因”。上述两患，皆受力而引起，颈椎病原于颈椎前屈受力，腰椎间盘突出症原于侧卧骈腿扭腰受力。此种受力是造成小关节错缝，使髓核脱出的必需条件。清楚发生疾患诱因才好杜绝疾患。颈椎病，从广义讲属病，从狭义讲属疾而不属病。病是以火毒为主发生的身体异常变化故病字从丙，从疒。这个病的定义，中医、西医是有共同认识的。西医把疾病模式定为生物模式，与微生物感染有关的因素才是病，所以西医对微生物感染完全是对因治疗。中医也与此有共通的认识，西药抗生素主为苦味药；中药“苦能败火”，疒丙即火毒，与微生物感染有直接关系。不过中医把火毒因素分外因与内因不同。外因于天，内因于人，六淫之火犯人可分虚邪贼风两种，所以外因有正火与邪火之别，内因之火有七情之火，六欲之火，可分君火与相火。疾为疒矢，即箭头造成的创伤，属力的因素，因挫创受力而致者为疾，故治疗手段必以手法用力而治疾。疾与病二者既有别又常互为因果。风寒为病，可掩盖疾病的证候，祛除风寒之病，疾便显现。临床中病必有疾之因素，而疾亦易染病，疾与病二者之别在于因。疾因伤人，因素不发展，不变化，火毒伤人因素不断发生变化，这就是疾与病之不同。中医病因除火毒之外，根据“道”的准则“道法自然”，所以病因除火邪外有风寒湿燥等自然因素，季节气候与微生物活跃相关。因此将微生物感染与气候变化统属外因。

三、针刺点穴治疗膝关节滑膜炎

病案：李某，女，60 岁，2015 年 8 月 25 日。

主诉：右膝关节肿痛 4 个月。

病史：2014 年 8 月在深圳居住，空调风吹后关节始疼，当时稍肿。2015 年 4 月在新西兰因天气寒冷膝肿加剧，走路困难。既往患颈椎病、腰椎间盘突出症，用复位手法治愈故从新西兰归来就诊。

查体：右膝两膝眼隆起，有水肿。髌骨上亦肿，左膝肿胀较轻。膝关节屈伸受限。脉濡，尺脉较寸为浮，舌苔滑。

西医诊断：膝关节滑膜炎　　　　　　　**中医诊断**：膝肿

辨证审机：湿流关节

取穴：用四寸半针，直刺外、内两膝眼及阳关透膝关，深刺强捻针，用泻法“排阳得针”泻其水湿。每天一次连续一周，兼刺膝髌上，梁丘透血海，用手掌搓针法，进针至三寸半，极痛为好。

三诊：2015 年 9 月 1 日。膝肿渐消，痛减。按压阳明经筋。

四诊：2015 年 9 月 7 日。14 次针后，基本消退，治愈。嘱：勿受凉，勿挫伤、远行。

按语 针刺治疗膝关节肿胀，西医既往多以结核性滑膜炎诊断此病。因为西医是以生物模式认识疾病，实践证明，现在滑膜炎很少由微生物感染引起关节囊滑膜皱襞分泌过多滑液引发关节囊肿胀者。此类症多以刺激性炎症为多，故用强刺激可使滑膜炎症消除而痊愈。中医认为湿邪过盛而肿，寒邪重则痛。此为实邪故宜“排阳得针”大幅度强捻针，很快泻去水邪。计算人体道数以七为段，原于人产 280 天，人生天地间，天地道数 2、5（阴阳五行）必为 280 天的约数。故 280÷5=56=7×8。男人道数为 8 故有男子八岁肾气实……八八则齿发去的内经论述；女子七岁肾气盛……七七天癸竭地道不通的内经阐述。八数是天地道数二的三次方，故 8 数不能作为人生道数，独有七作为人生道数，故称“人七日子”。感冒七天，手术拆线七天，水肿七天，肌紧张也需七天。这就是人生道数七数之来源。“七损八益是男女性别成数的结果。人生道数决定病愈以七为段以七之倍数计算是科学的。

董清平治疗骨科疑难杂病验案

董清平，黑龙江中医药大学附属第一医院主任医师，教授，博士生导师，博士后合作导师。出身中医世家，毕业于哈尔滨医科大学。该校骨伤系创建人之一。全国第三、四届名中医学术经验继承工作导师，省名中医，省干部保健专家，享受国务院特殊津贴。2009 年被评为“全国先进名医工作室”（董清平中医骨伤名医工作室）；2011 年被评为“全国传承名医工作室”；2015 年中华中医药学会授予第二届中医骨伤名师称号。在行医五十年临床实践中，继承和发扬董氏整骨流派经验，强调：“调正整体、改善局部”诊病理念。擅治骨科疑难杂病。

一、腰痛病验案

病案：冯某，男，40 岁，教师，2013 年 7 月 21 日。

主诉：腰痛伴有左下肢麻痛 2 周。

现病史：患者自述两周前腰椎间盘突出症，近一周因工作活动、久坐、久站后出现腰部疼痛伴有左下肢麻木，伴有前屈活动受限。活动后则腰部疼痛加重，经休息后症状略缓解。

体格检查：腰椎生理曲度存在，腰椎前屈、左右侧屈活动疼痛。L4-5 棘突旁左右 0.5cm 处压痛（+），伴有双侧臀尾部疼痛，左小腿后外侧、足背区及小趾外缘皮肤感觉减退，直腿抬高试验：左侧：50°（+）、右侧：70°（–），加强试验：左侧（+），右侧（–），坐位摸趾屈颈试验阳性，指趾间距离 20cm，左侧髂前上棘与脐部距离 16cm，右侧髂前上棘与脐部距离 18cm。双膝腱反射正常，双跟腱反射减弱。

X 线显示：腰部生理曲度存在，腰 4、5 椎间隙左宽右窄，腰椎骨质轻度增生。

CT 显示：可见 L4-5 椎间盘突出，L5-S1 椎间盘突出，腰椎退行性改变。

西医诊断：腰椎间盘突出症　　　　　　　中医诊断：腰痛病

辨证审机：久坐、久立致腰部劳损。　　　治法：活血通络，利小清肿

董氏手法操作程序

（1）松脊手法：棘旁点穴；牵引下棘突旁点穴；小斜搬。

（2）旋盆手法：臀中肌点穴；牵引下旋盆。

（3）调髋手法：髋内收内旋；髋外展外旋；双侧屈髋屈膝。

董氏手法治疗隔日一次，治疗 7 次为一疗程。

外用腰痛熥药治疗：腰痛熥药组成由川乌 15 克、细辛 15 克、猪苓 15 克、泽兰 15 克、三棱 15 克、杜仲 15 克、防风 15 克、伸筋草 15 克、狗脊 15 克、木瓜 15 克、独活 15 克、透骨草 15 克。

将上述药物直接装入自制的布袋中，药袋厚度不超过 3cm，将药袋放锅内蒸开 10 分钟后取出，放置到 40℃左右。嘱患者仰卧位，将药袋放置于腰骶部，每次热敷半个小时，每日两次。两周为一疗程。

董氏手法结合外用腰痛熥药治一个疗程后，疼痛减轻，症状明显缓解。两个疗程临床治愈。但 CT 检查无明显改变。

按语　通过董氏手法配合外用中药治疗取得满意的疗效。手法调整人体框架力学平衡，松解肌肉痉挛，改善局部软组织微循环，促进炎症水肿吸收。调正骨盆的倾斜，恢复两髋的活动度，调正脊柱-骨盆-髋框架结构的力学平衡。而外用腰痛熥药具有活血化瘀，利水消肿，行气通络止痛功效。医嘱配合也很重要，其注意事项：卧床休息，睡硬板床；做好护腰保护（带腰围）；不能久坐、久站；避风寒等。医患合作，力收全功。

二、膝痹病验案

病案：李某，女，55 岁，2014 年 5 月 21 日。

主诉：右膝部肿痛 3 年，加重 1 周。

现病史：该患于 3 年前，右膝部疼痛，上下楼疼痛加重，休息后略减轻，遇天气变化，寒冷时疼痛加重。

查体：右膝关节轻度肿胀，胫骨内髁处压痛明显，活动有摩擦音，髌骨研磨试验（+）。

X 线显示：膝关节内侧间隙变窄，软骨下骨硬化。胫骨髁间嵴变尖，关节边缘唇样增生改变。

西医诊断：右膝骨性关节炎　　　　　　中医诊断：膝痹病

辨证审机：肝肾渐亏，气血不足，经络瘀阻。

治法：舒筋通络，补益肝肾。　　　　　方药：独活寄生汤加右归丸加减

熟地 15 克　杜仲 20 克　山茱萸 10 克　防风 15 克　独活 15 克　牛膝 10 克　当归 15 克　白芍 10 克　丹参 15 克　木瓜 15 克　甘草 5 克

疼痛较重时加制川乌、元胡；肿胀较重时加猪苓、泽兰。

一日一剂，水煎服，分早、晚两次饭后温服。其后再将药渣装入自制布袋中，加温到 40℃左右。嘱患者仰卧位，将药袋放置于右膝部，每次熥敷半小时，每日 2 次，口服及外用一周。

主要取穴以犊鼻、阳陵泉、阴陵泉、内膝眼、血海、阿是穴、鹤顶、膝痛穴（髌骨外上角外侧凹陷处）、梁丘、膝阳关。一日一次，10 次为一个疗程。

上述治疗方法一个疗程后，疼痛明显减轻。两个疗程临床治愈。

按语 本病应用独活寄生汤加右归丸加减配合髌周环形针刺法治疗两个疗程后右膝部疼痛明显减轻，功能活动基本恢复正常。骨性关节炎在发展过程中，肝肾亏虚为本，外邪瘀血为标。病变初期，风寒湿阻，气滞血瘀；病变中期，肝肾不足，气滞血瘀；病变后期，肝肾亏虚，以虚为主。该患者以补益肝肾，舒筋通络，采用中药温服及外用熨敷法配合髌周环形针刺，借助药力作用，使药物直达病所，可以明显缓解疼痛，改善膝关节功能。医嘱患者注意减少膝关节活动，减轻负重，避风寒保暖。

三、项痹病验案

病案：王某，女，45岁，会计，2014年9月26日初诊。

主诉：颈项痛1个月，左上肢麻木3天。

现病史：该患者一个月前因工作劳累出现颈项部疼痛不适，近三天僵硬感伴有左上肢麻木，经服止痛药后疼痛稍有缓解，长时间低头劳累，遇冷后加重。

查体：颈椎曲度变直，颈椎左、右侧屈，前、后屈伸活动受限，后伸活动时受限明显，左侧屈时，左上肢放射痛。C4、5、6椎体旁压痛（+），椎间孔挤压试验（+），臂丛牵拉试验（+），左拇指、食指皮肤感觉减退。病理反射阴性。

X线显示：颈椎5、6椎体增生，颈椎6、7椎体前角增生尖锐，颈椎退行性改变。

西医诊断：颈椎病　　**中医诊断：**项痹病

辨证审机：劳损日久，伤及项部经脉，血瘀于项部，气血运行受阻，筋脉失养。

治法：活血行气，舒筋通络。　　**方药：**补阳还五汤加减

黄芪20克　当归15克　赤芍10克　防风10克　红花15克　地龙10克　川芎10克　羌活10克　丹参10克　白芍20克　葛根20克　甘草10克

疼痛较重时加蜈蚣、全蝎；麻木较重时，加鸡血藤、天麻。

一日一剂，水煎服，分早、中、晚3次饭后温服。其后再将药渣装入自制的布袋中，加温到40℃左右。嘱患者俯卧位，将药袋放置于颈项部，每次热敷半小时，每日2次，两周为一疗程基本痊愈。

针刺主穴取风池、颈夹脊穴、外关；配穴有后溪、曲池、大椎、合谷。一日一次，10次为一个疗程。

口服及外用药物结合针刺一个疗程后疼痛减轻，症状明显消失，颈椎活动自如。两个疗程临床治愈。

按语 本病应用补阳还五汤加减配合针刺两个疗程，颈项疼痛明显减轻，左上肢麻木逐渐消失，皮肤感觉基本正常。采用活血行气、舒筋通络法，内外并治。中药温服配合外用熥敷，外用药物直达病变部位，通过直接吸收，改善局部血液循环、松解肌肉痉挛，使临床症状得以缓解。针刺治疗具有活血止痛、舒筋通络，可缓解疼痛作用。医嘱患者注意：①勿长时间低头伏案。②颈部自我功能锻炼。③避风寒，保暖。④不提重物。⑤枕头高低适度。

四、肩凝症验案

病案：陆某，女，51岁，会计，2015年3月28日。

主诉：左肩关节酸痛1个月。

现病史：该患者1个月前出现左肩酸痛，遇冷加重，出现左肩部疼痛、外展、上举受限。

查体：肩部形态无显著变化，肩关节外展、上举、外旋、后伸、内收活动时受限，肩关节周围广泛肩背、结节间沟处压痛。

X线显示：肩关节骨质未见异常。

西医诊断：左侧肩周炎　　**中医诊断**：肩凝症

辨证审机：劳损日久，伤及肩部经脉，血瘀于肩项，气血运行受阻，不通则痛。

治法：活血行气，舒筋通络。　　**方药**：桃红四物汤加减

桃仁20克　当归15克　赤芍10克　防风10克　红花15克　地龙10克　川芎10克　羌活10克　白芍20克　甘草10克　熟地10克

气滞血瘀疼痛较重时加制川乌、制香附；血虚疼痛麻较重时，加鸡血藤、丹参等。

一日一剂，水煎服，分早、中、晚3次饭后温服。其后再将药渣装入自制的布袋中，加温到40℃左右。嘱患者俯卧位，将药袋放置于颈项部，每次热敷半小时，每日2次，两周为一个疗程。

针刺以肩髎、肩贞、肩前、阿是穴为主穴，配穴后溪、合谷、外关。一日一次，10次为一个疗程。

通过上述的方法一个疗程后，疼痛明显减轻，症状缓解。两个疗程临床治愈。

按语　该病多因感受风寒之邪侵袭人体，寒邪凝滞，凝滞血脉，血凝则气滞，气机不畅，血运不行。则出现气滞血瘀，不通则痛。通过口服及外用汤药具有益气活血，舒筋通络之功。在结合针刺治疗可以通经活血，祛风止痛，达到缓解疼痛目的。再嘱患者进行相关自我功能锻炼。避风寒，保暖。减轻持重，减少肩关节大幅度的活动。

王秀义验案

王秀义，1945年生，主任医师，国家中医骨伤重点专科学术带头人。从事中医骨伤40余年，任黑龙江省中医学会常务理事，黑龙江省中医学会针刀医学分会主任委员，黑龙江省第二批名中医。享受国务院特殊津贴专家。硕士生导师，黑龙江省工伤鉴定专家。历任中华中医药学会针刀医学分会副主任委员、学术顾问；中华中医药学会中医整脊分会副主任委员、学术顾问；中华中医药学会外治分会副主任委员、学术顾问；中华中医药学会中医骨伤分会常委；中国中西医结合学会脊柱医学分会常委；中华医学会骨科分会骨坏死学组委员；世界中医骨伤联合会常务副主席、学术顾问；《世界中医骨伤杂志》副主编；台湾中医学会名誉会长；澳大利亚中医药基金会高级顾问。

一、针药结合治疗股骨头坏死验案

病案：董某，男，48岁，1999年5月来诊。

主诉：左髋关节疼痛逐渐加剧2年余，需持双拐行走。

病史：近2年来，左髋关节疼痛逐渐加剧，行走更甚，伴腰痛，左膝关节疼痛。X线髋关节正位及蛙式位片，见左侧股骨头已全部裂解吸收，只见一块椭圆形死骨块，呈明显半脱位状态，行走

十分困难。按西医学诊断，本病例属股骨头缺血性坏死末期。必须行股骨头置换术治疗。但病人拒绝手术，找中医看是否有希望免于手术而有康复的可能。

初诊：持双拐跛行，步履艰难，左髋关节剧痛。已到国内多家医院求诊，结论均一致：必须行股骨头置换术方可。X线片V期（末期）改变，伴明显半脱位。

西医诊断：股骨头坏死　　　　**中医诊断**：骨蚀

辨证审机：肝肾亏虚伤骨　　　　**方药**：自拟中药方

当归20克　白芍20克　熟地20克　黄芪50克　党参30克　丹参20克　淫羊藿20克　杜仲20克　山萸肉20克　夜交藤15克　合欢花15克　龙骨30克　骨碎补15克　元胡15克　鸡血藤20克　赤芍20克　川芎15克　乳香15克　甘草15克。以上为一剂，每日一剂，连服十剂。

上药由煎药机煎好30袋，每次一袋，日三次，食远服。十日后，患者疼痛明显减轻，行走速度加快，夜间睡眠改善，自觉患肢较治疗前明显轻松，患者膝痛减轻。改为口服院内制剂：三羊健骨丸（水丸）每次20粒（约10克）日三次，连服三个月。

针对患者疼痛已减轻，外展外旋仍有障碍，每隔一周行中医微创针刀松解治疗一次，共治疗12次，口服三羊健骨丸半年达临床治愈。拍片见股骨头已基本修复，半脱位恢复，能正常行走恢复工作。

按语　股骨头缺血性坏死症，相当于中医的“骨蚀”症。主要病理机制是股骨头血供不足而致骨坏死，疏通经络调和气血，达血通骨自生的目的。我们使用的针刀明《针灸大成》称为针刀。《灵枢·九针十二原》说“欲以微针通其经络，调其气血，营其逆顺出入之会……凡用针者，虚则实之，满则泄之，宛陈则除之，邪胜则虚之……”中医认为松则不痛。在本病急性期，髋关节周围肌组织以及下腰椎肌组织（髂腰肌）均处痉挛状态，卡压了相关神经血管。通过中医微创外科手术松解后，不但解除了挛缩的肌组织，解除了卡压的血管、神经，同时也解除了疼痛症状，达到血通骨自生的目的。此例病人临床中观察到，其腰椎呈侧方弯曲，见有腰椎间盘突出症。我们据“帆船”假说，认为本病一侧患病，致骨盆长期倾斜，假如骨盆是一条船，而人的脊柱便是撑杆，船体倾斜必然导致撑杆倾斜，久之，腰椎损伤患病，在治疗本病的同时必须将腰椎屈度调整达平衡状态，这样才能达标本兼治的目的。另一方面，本病与全身微循环有关，而不单单是股骨头局部的问题，我们观察病人甲襞微循环治疗前，毛细血管紊乱、迂曲，血细胞运行速度缓慢。而治疗后，毛细血管排列整齐，血流速度加快通畅。

二、针药结合治疗膝关节骨性关节炎验案

病案：陈某，女，68岁，2006年5月16日。

主诉：双膝关节疼痛，进行性加重6年余。时好时坏，加重时口服止痛药缓解，找西医专家建议膝关节置换术治疗，患者拒绝来诊。

病史：双膝关节疼痛六年余，呈进行性加重，下蹲受限，上下楼梯需扶栏杆一步一步倒，十分困难。

血压：130/90mmHg，心率78次/分，节律正，血糖正常。拍双膝X线正侧轴位片，见右侧关节内侧间隙明显变窄，胫骨内上髁有唇样增生，髌上可见密度均匀增高影，呈长卵圆形，考虑右髌上滑膜积液。

初诊：膝关节痛无定处，关节肿胀、微热、压之痛甚，舌质紫暗，舌白而干涩。

西医诊断：骨性关节炎　　　　**中医诊断**：膝痹症

中医辨证审机：瘀血痹阻，脉络不通。

治法：活血化瘀，通络止痛。　　　　**方药**：身痛逐瘀汤加减

当归 15 克　川芎 15 克　乳香 15 克　羌活 15 克　秦艽 15 克　牛膝 20 克　五灵脂 10 克　红花 10 克　鸡血藤 20 克　独活 15 克　骨碎补 15 克　防己 10 克　地龙 15 克　甘草 10 克。每日一剂，连服十剂（院内煎药机制，每次一袋，日三次，食远服）。服十剂后，症状明显好转，改为口服院内制剂羊乳斶痹丸，每次 10 克，日 2 次调理而愈。

为尽快缓解患者疼痛症状及屈伸功能，我们采用中医微创手术疗法，用针刀对髌骨 11 点、1 点、5 点、7 点位髌骨斜束韧带附着点沿骨面进行松解，然后，松解髌下脂肪垫，内侧副韧带下滑囊进行通透剥离松解，并无菌下抽取髌上滑囊液 15ml，微黄黏稠状。术毕术者以掌心上下左右按压推拿髌骨，使髌骨活动度达最大限度。然后针对膝关节后侧腘窝处进行松解，进针点选半腱肌、半膜肌附着点达骨面，进行模行铲剥，然后对腘绳肌止点沿骨面进行松解治疗。

针刀治疗结束，令病人仰卧治疗床上，使一侧膝关节屈曲，术者一手握膝关节，另一手握踝关节，按顺时钟方向摇摆 10 分钟，然后逆时钟方向进行摇摆 10 分钟。据病情，中医微创可每周一次，患其采取中医微创手术，针刀松解 3 次，病人感疼痛消失，下蹲幅度明显增大，上下楼自如，拍 X 线片，见原变窄的间隙明显增宽，髌骨移位改善，达临床治愈。

按语　本病属中医“膝痹”范畴，本例病人属瘀血闭阻，症见关节刺痛而固定，膝上明显肿胀，髌骨压之有浮髌阳性反应。舌质紫暗，苔白而干涩，用活血化瘀，通经活络汤剂，连服十剂，效果明显，后改为院内制剂羊乳斶痹丸调理而逐渐痊愈。西医认为本病病理因素为累积性损伤，加关节内外力平衡失调而致关节软骨损伤脱水损伤、缺损，软骨变薄，间隙变小。又加上关节长期处于慢性无菌炎症状态下，关节周围滑囊应激反应，积液难以吸收。关节周围韧带应激性痉挛，关节间隙进一步狭窄（尤以内侧为著）。屈曲下蹲功能受限，行走不便。采用中医微创技术对患关节内副韧带起止点、髌骨斜束韧带起点、骨面、髌下脂肪垫、膝后半腱肌、半膜肌起点分别在无菌条件下进行闭合性松解，能得到事半功倍的疗效。配以中药相得益彰，效果满意。本例病人经治疗三个月后门诊复诊，患者行走自如，无任何不适。拍膝关节片见关节间隙明显增宽，这种情况是单纯靠药物难以达到如此疗效的，而且经三个月、六个月、一年、三年追踪观察，效果满意。

三、针药结合治疗腰椎间盘突出症验案

病案：李某，36 岁，2001 年 6 月 26 日。

主诉：腰痛伴下肢麻木半年，近 1 周突然加重，不能正常行走，弯腰加重。

病史：半年前一次偶然意外致腰部扭伤，后一旦劳累、弯腰、阴天时加重，且心烦失眠。

首诊：弯腰驼背缓慢走入诊室，面目痛苦状，述一周前突然加重，卧则减轻。脉沉细无力，舌质淡胖。

查体：直腿抬高试验（2+）40°，屈颈试验（+），下腰部叩击明显疼痛，麻木逆向右下肢放射至足踝部。腰部 CT 见 L5-S1 有软组织影响椎管内凸起约 0.4cm，挤压神经根，以右侧为重，硬膜囊受压，神经根水肿。

西医诊断：腰椎间盘突出症（L5-S1 中央）　　　　**中医诊断**：腰痛症

辨证审机：肝肾亏虚，骨失所养。

治法：滋补肝肾，强筋壮骨。　　　　**方药**：右归丸加减

熟地 20 克　山萸肉 15 克　杜仲 20 克　枸杞子 15 克　山药 20 克　牛膝 15 克　菟丝子 20 克　当归 15 克　制附子 8 克　元胡 15 克　五香 15 克　鸡血藤 15 克　甘草 10 克　鹿角胶 15 克(烊化兑服)。七剂（煎药机煎出）每日三次，每次 1 袋。

中医微创手术松解疗法：治疗部位消毒，选 L5-S1 双侧侧隐窝紧靠外缘骨面垂直进针，达黄韧带后有柔韧感，突破针感落空时，再进针 3-5mm，对椎间盘孔外缘进行松解，右侧椎间外口沿外口上端（安全三角上端）进行神经剥离术 3-5 下出针，再对右侧坐骨神经与梨状肌交叉部进行肌纤维平行方向进行松解 3-5 下，有电麻感向右下肢放射出针。

一次治疗痛麻感减轻 80%，踢腿抬高可达 80°，屈颈试验（–），下地行走症状明显减轻，右下肢串麻感仍有 10%。

五天后，再次进行中医微创闭合性松解术，症状进一步减轻。出院嘱其一周门诊复诊一次。

二诊：患者面带微笑前来门诊复查，自述病痛基本治愈，嘱其回家坚持做腰部保健操（飞燕式、仰卧架桥式），避免过劳和外伤而愈。并带院内制剂羊乳蠲痹丸，每次 5 克，日三次，连服一个月。

按语　腰椎间盘突出症多因肝肾亏虚，“肝主筋，肾主骨生髓”，肝肾不足，骨失所养。遇寒湿外邪，跌打或慢性劳损外因导致经络痹阻，出现腰腿疼痛，麻木，无力症状。西医认为本病多为腰椎间盘发生退行性病变，或外力作用引发腰椎间盘纤维环破裂，髓核组织向后方凸出导致神经根、血管、硬膜囊或马尾神经受压而发病。现代医学研究，间盘突出物在解除压迫后，如病程较短，髓核组织未变性，可逐步自我吸收。本病例在治疗后 3 个月再次拍腰椎 CT 片，见原突出髓已吸收，侧隐窝神经根已彻底解除卡压，且髓核组织见明显吸收萎缩。

四、中西医结合治疗慢性骨髓炎（附骨疽）验案

病案：冉某，男，33 岁，2007 年 1 月 10 日。

主诉：左胫骨截骨矫形术后肿痛，有脓性分泌物，间断发作 13 年。

病史：患者于 13 年前行左胫骨截骨矫形术，钢板内固定后，一直有创面未愈合，并间断有脓性分泌物流出，经多家医院治疗，均未见好转，后又转另一家医院取掉内固定物，清创后，改为单臂外固定架固定，但创面时有脓性分泌物溢出。每间隔 1 个多月便发作一次，发作时身有微热、恶寒。

初诊：持双拐行走、跛行。左小腿胫骨中上段外侧可见长约 13cm 边缘紫黑色瘢痕中有一窦道，挤压创面边缘有脓性分泌物溢出。创面肿胀、疼痛。舌红、苔黄、脉弦数。血常规见血细胞增高。X 线 CR 片见左胫骨上 1/3 段，骨折线边缘硬化有死骨，外侧缘有大块骨缺损，腓骨中段可见内固定钢板，未见骨痂。

西医诊断：慢性骨髓炎（急性发作期）　　**中医诊断**：附骨疽，急性发作

辨证审机：热毒蕴结，肾虚瘀阻。

治法：清热解毒，消肿排脓，佐以滋补肝肾，化瘀通络之品。**方药**：仙方活命饮加阳和汤

双花 30 克　川芎 15 克　白芷 15 克　当归 20 克　陈皮 15 克　川母 20 克　赤芍 20 克　皂角刺 20 克　花粉 25 克　乳香 15 克　没药 15 克　生黄芪 50 克　熟地 30 克　麦冬 15 克　丹皮 15 克　山萸肉 20 克　甘草 15 克　鹿角胶 15 克（烊化）。每日一剂，煎药机煎服，每次 1 袋，日 3 次，连服 15 天。

西医治疗：取出外固定物，有限清创，彻底清除残骨块达健康骨，清除死骨后，断端比健康短缩 9cm。见断端有新鲜血渗出，骨折面对位，骨折下 10cm 健康骨行截骨，使用特制外固定架，截

骨处术后 5 天向外牵拉，每日 1mm，两月后骨折处有骨痂生成，截骨端有新生骨长出，半年后再次拍片，见延长骨已矿化，取掉外固定架，两侧下肢骨已等长，创面愈合而愈。

在术后四周内用日本川岛式冲洗法，对髓内外进行不间断冲洗，冲洗液未检出阳性菌为止。

口服一个月中药汤剂，给院内制剂黄金骨髓炎丸，三个月后改为每日 2 次，连服三个月停药。

按语 本例病人属中医附骨疽，热毒蕴结伴肾虚瘀阻。因病程过久，必耗伤气血，因而在治疗时要顾及滋补肝肾。本病在临床上与中医外科附骨疽相似，化脓期又与古典医籍中的“流注”接近。明·《仙传外科集验方》一书中，有“流注起于伤寒，伤寒表邪未尽，余毒流于四肢经络，涩瘀所滞，而后为流注也。”《外科理例·流注》记载：“大抵流注之症，多因郁结，或暴怒，或脾虚湿气逆于肉理，或腠理不密，寒而客于经络，或闪扑，或产后，瘀血流注关节，或伤寒余邪不尽为患，皆因本气不足，邪得乘之。”本病属外伤骨折术后感染，在临床上比较棘手，我们针对本例病症，秉承中西医结合、内外兼治又采用日本川岛式骨内外冲洗法，因而取得较满意疗效。

王元德治疗腕管综合征验案

王元德，1952 年生，毕业于黑龙江中医药大学，黑龙江省第二届名中医、鸡西市名医，鸡西市小针刀学科带头人，享受黑龙江省政府特殊津贴。1993 年至 2009 年任鸡西市中医院副院长一职。擅长于中医辨证施治、小针刀、火针等中医疗法与现代医学相结合治疗颈、肩、腰、腿痛等疼痛科常见病证。

一、勾针刀腕横韧带松解治疗顽固性腕管综合征

病案：林某，女，56 岁，2008 年 4 月 6 日就诊。

主诉：双手麻木、胀痛 6 年余，近日加重。

病史：患者 6 年前无明显诱因出现双手麻木、胀痛，并逐年加重，夜间尤甚，影响睡眠，经常半夜起床甩动双手后症状可略缓解，疼痛麻木以桡侧 3 个手指为主，常可向腕部放射。

查体：双腕各手指屈伸均受限，过度屈腕和伸腕可诱发疼痛、麻木加重，Tinel 征（+）臂丛 N 牵拉试验（–），肩肘活动度正常。

诊断：双腕管综合征。

治疗：选用勾针刀治疗。

（1）体位：坐位，双腕平放于治疗台上，置于 2cm 脉枕上。

（2）定点及治疗：嘱患者用力握拳屈腕，局部麻醉后在腕部远侧腕横纹尺侧腕屈肌腱内侧缘 0.5cm 处进针（豌豆骨点）沿尺侧腕屈肌内缘向上在皮下进勾刀至 1.5cm 处将勾刀向下切割，可以感觉到韧带阻力，然后将勾刀向进针方向轻拉，勾开 1.0cm 腕横韧带，术毕止血包扎。

二诊：2008 年 4 月 13 日。患者自觉双手麻木程度明显减轻，双腕胀痛也略减轻，夜间睡

眠改善。继续行勾针刀治疗一次（在原刀口上 0.5cm 进针方法同上），嘱患者注意休息，观察疗效。

三诊：2008 年 4 月 20 日。患者自述上次治疗后双手麻木已基本消失，双腕仍略有胀痛，夜间睡眠良好，双手活动自如，给予患者神经营养药治疗两周，二十天后症状全部消失。

按语 腕管综合征是骨科比较常见病，中年妇女尤为多见，因单侧较多且与颈椎病多混淆，误诊误治率极高。通常选用封闭疗法，神经营养疗法都有一定效果，但反复发作。多年里我们采用针刀 4 点进针切割效果略满意，但对顽固性腕管综合征上述疗法均不尽人意，而采用勾针刀闭合性松解腕横韧带，达到立刻解放受压的正中神经，疗效比较满意。

二、针刀与中医疗法治疗腰椎间盘突出症小腿麻木验案

病案：于某，男，74 岁，2014 年 2 月 11 日就诊。

主诉：腰痛伴左下肢痛麻 3 年来诊。

病史：患者 3 年前因劳累及扭伤后出现腰痛伴左下肢痛麻，并逐渐加重，2 年前做臭氧疗法略有改善，近 3 个月疼痛麻木又加重，影响睡眠，行走二十米即需要坐下休息，几分钟后可行走，反复如此。

查体：患者腰椎曲度消失，双下肢直腿抬高试验：左 45º 右 65º，双踇趾背伸无力，膝踝反射均可引出，踝阵挛（–），左小腿、左足背皮肤感觉略差，舌质黯，脉沉弱无力。

辅检：MRI：腰椎多节段增生，L4/5 L5/S1 间盘突出压迫硬膜囊，相应椎体水平黄韧带肥厚，椎管狭窄。

西医诊断：腰椎间盘突出症

治疗：当日行腰椎 4-5、腰 5-骶 1 椎间孔左外侧缘针刀松解，强行做肢体抬高至 80º 以上，迫使坐骨神经根在神经根管处滑动，同时行骶管封闭疗法（曲氨奈德 25mg、2%利多卡因注射液 1.5ml、维生素 B_1、100mg 维生素 B_{12} 1.0mg、0.9%氯化钠注射液 5ml 徐徐从骶管中注入）。

二诊：2014 年 2 月 21 日。患者今日来诊，疼痛大减，麻木不减，同上方进行第二次治疗。

三诊：2014 年 3 月 10 日。患者第三次来诊，疼痛基本消失，麻木不减并向下扩散至足底，双下肢冷感明显，左下肢尤重。遂用中医辨证施治，见患者面色淡黄，形体消瘦，舌质略黯，脉沉弱。

辨证审机：气血虚弱，经络闭阻。治法：补气活血

方药：补中益气汤加减

黄芪 50 克　白术 20 克　茯苓 15 克　半夏 15 克　陈皮 15 克　升麻 5 克　人参 15 克　当归 15 克　牛膝 15 克　桃仁 10 克　乳香 10 克　没药 10 克　五灵脂 15 克　香附 15 克　泽兰 15 克　制附子 5 克。五剂 水煎服。

四诊：2014 年 4 月 3 日。患者来诊，自述上方用后体力略增，疼痛几乎消失，麻木减轻，减乳香、桃仁续服五剂，后麻木痊愈。

按语 腰椎间盘突出的残余症状是小腿外侧的麻木，而长期口服神经营养药效果也不尽人意，中医对此病的治疗多以祛寒除湿、活血通络之法治疗。此患完全以补气活血治疗麻木而获痊愈。

张晓峰验案

张晓峰，主任医师，教授，博士生导师。现任黑龙江省中医药管理局局长，国家中医药管理局重点专科骨伤科带头人、省领军人才梯队中医骨伤科学学科带头人、国务院特殊津贴专家、黑龙江省名中医，省劳动模范，省政协委员。中华中医药学会医院管理分会副主任委员，中华中医药学会骨伤分会副秘书长，黑龙江省中医药学会中医骨伤专业委员会主任委员等多项学术兼职。提出中西医结合治疗骨病，根据病情采用不同方式进行“阶梯式”治疗的指导思想。在创伤骨折、骨与关节感染、骨不连及不愈合、股骨头坏死、退行性膝关节病、腰椎间盘突出症、颈椎病等方面形成了保守与手术、药物与非药物、中药与西药相结合的治疗方法，临床疗效显著。

一、补骨汤结合中药股骨头灌注治疗股骨头缺血性坏死

病案：刘某，女，59岁，2014年1月13日。

主诉：双髋疼痛伴活动受限10年，加重3天。

病史：患者自述10年前无明显诱因出现双髋疼痛伴活动受限，医大二院门诊拍片诊断为“股骨头坏死”，自行卧床休息、口服葡力胶囊后症状略减轻，未予重视。3天前症状加重，双髋疼痛伴活动受限，卧床休息、口服止痛药物后症状未见减轻，影响正常生活，为求系统保守治疗，遂来我院门诊，经门诊检诊后，以“股骨头缺血性坏死”收治入院。现患者一般状态尚可，饮食、二便尚可，睡眠欠佳，舌苔薄白，脉浮滑。

初诊：双腹股沟中点压痛（+），右“4”字试验（+），左“4”字试验（±），右屈髋试验（+），左屈髋试验（±），右大粗隆叩痛（±），左大粗隆叩痛（–）。

西医诊断：双侧股骨头缺血性坏死　　**中医诊断：**骨蚀症

辨证审机：肝肾不足，伤及局部气血，气血停留于双髋，气滞血瘀，不通则痛。

治法：活血化瘀，补益肝肾。　　**方药：**补骨汤加减

阿胶10克　巴戟天20克　当归10克　菟丝子30克　鹿角胶30克　麦门冬10克　山茱萸30克　首乌30克　熟地黄30克　五味子10克　仙茅10克　淫羊藿20克　枸杞子30克。五剂 水煎两次，150ml，早晚温服。

冠心宁注射液7ml，周两次股骨头灌注治疗

二诊：2014年1月18日。服药五剂，双髋疼痛减轻，双髋活动受限。查体：双腹股沟中点压痛（+），右“4”字试验（+），左“4”字试验（±），右屈髋试验（+），左屈髋试验（±），右大粗隆叩痛（±），左大粗隆叩痛（–）。症状皆见好转，嘱原方不改，继续口服上方九剂，继续股骨头灌注治疗。

三诊：2014年1月27日。两诊服药十四剂，双髋疼痛缓解，双髋活动受限改善。查体：双腹股沟中点压痛（–），右“4”字试验（±），左“4”字试验（±），右屈髋试验（±），左屈髋试验

（±），右大粗隆叩痛（-），左大粗隆叩痛（-）。症状已得到明显改善。

嘱以原方诸药共细为末成水丸，继续对症口服药物3个月。继续冠心宁注射液股骨头灌注治疗，两周后，患者已无明显不适。影像学检查：坏死区密度增高。

按语 股骨头缺血性坏死在祖国医学归为“骨痹”“髋骨痹”“骨痿”“骨蚀”的范畴，所谓“髋骨痹”者，髋骨即指髋部，痹为闭而不通之意，“通则不痛，痛则不通”，传统医学主要将其病机归责于“血瘀”为主。《素问·经脉别论》说：“久立伤骨，久行伤筋”，即会发生筋骨损伤而引起本病。临床上一侧股骨头坏死而健侧负重增加，引起健侧股骨头坏死的病例屡见不鲜，说明慢性劳损也是引起本病的原因之一。喻嘉言指出：“久饮者环跳受伤。”饮酒所致“环跳受伤”即为酒精性股骨头疾病。酒精性股骨头坏死患者都有长期的过度饮酒史，长期过量饮酒能导致人体气血不调，初饮则活血行气，久饮则耗散气血，气血两虚而成瘀滞。鉴于股骨头缺血性坏死是以“血瘀”贯穿本病始终，继而逐渐形成“骨痿”或“骨痹”等改变，所以说，股骨头缺血性坏死应是以“血瘀”为主导或主要表现的病理过程。而鉴于在股骨头缺血性坏死过程中，骨的坏死是由于缺血所致，而骨的形成又强烈地依赖血管的生成，“活血化瘀法”是治疗股骨头坏死的根本大法，且“活血化瘀法”应贯穿股骨头坏死中医治疗的全过程。冠心宁注射液由丹参、川芎两味药物组方而成的中药复合水针制剂，具有活血化瘀的功效。补骨汤肝肾并补，阴阳共调，两种治疗手段结合，符合股骨头坏死的病程及病理特点。

二、骨髓炎汤结合生肌膏治疗慢性骨髓炎

病案：刘某，男，70岁，2012年12月11日。

主诉：右小腿流脓30余年，加重3天。

病史：患者自述30年前无明显诱因出现右小腿红肿、窦道、肿胀、流脓，经休息后无缓解，外用、口服药物（名称、用量不详）治疗，效果不甚明显。曾于我院诊断为“右小腿慢性骨髓炎”并住院治疗，症状改善后出院。3天前症状加重，右小腿流脓，影响正常生活，为求系统治疗，遂来我院门诊，经门诊检诊，以“右小腿慢性骨髓炎”收入院。现患者一般状态尚可，饮食、二便尚可，偶有头痛、头晕。

初诊：右小腿胫腓骨间10cm×4cm窦道，有黄白色渗出液，中下段处一4cm×5cm破溃，肤色淡红，少量渗出液，右足背横纹出1cm×2cm窦道，少量黄白色渗出液。窦道外围皮肤为黑色硬痂，剥之脱落，皮肤感觉存在，皮温不高。

西医诊断：右小腿慢性骨髓炎　　**中医诊断**：附骨疽

辨证审机：气血俱亏，病骨迁延不愈，日久化毒生湿，湿毒内蕴。

治法：扶正利湿解毒。　　**方药**：骨髓炎汤加减

炒僵蚕10克　鸡血藤30克　全蝎10克　生白术10克　蜈蚣1条　淫羊藿30克　茯苓10克　菟丝子30克　薏苡仁10克　枸杞子30克　盐补骨脂30克。七剂水煎两次，分早晚温服。

生肌膏外敷每日一次。

二诊：2012年12月19日。服药七剂，右小腿黄白色渗出液减少。查体：右小腿肤色红，右小腿胫腓骨间8cm×3cm窦道，有少量白色渗出液，中下段处一2cm×4cm破溃，肤色淡红，少量渗出液，右足背横纹出1cm×1cm窦道，少量黄白色渗出液。窦道外围皮肤为黑色硬痂，剥之脱落，皮肤感觉存在，皮温不高。症状改善，不改方。继续服用上方七剂。

生肌膏外敷换药日一次。

三诊：2012年12月26日。两诊服药十四剂，主诉：右小腿渗出液减少。查体：右小腿胫腓骨间3cm×1cm窦道，有少量黄白色渗出液，中下段处一2cm×2cm破溃，肤色淡红，少量脓性渗出液，右足背横纹出0.5cm×0.5cm窦道，少量渗出液。窦道外围皮肤为黑色硬痂，剥之脱落，皮肤感觉存在，皮温不高。

患者服用后，症状改善颇多，嘱不更方。以原方诸药，共为细末，每次10克，一日三次，温水送服。

上方服尽后，右小腿渗出减少，三日一换药，无明显不适。

按语 慢性骨髓炎是以骨组织感染、破坏为主要特点，破坏与增生同时出现的全身性慢性消耗性疾病。属中医学“附骨痈”范畴，临床上常见：局部窦道长期残留，流脓，死骨形成，反复发作，经久不愈。慢性骨髓炎既有骨局部营养代谢障碍，又有全身气血之不足。对慢性骨髓炎的治疗提出全身调理与局部治疗的理念，全身调理以健脾补肾为主，骨髓炎汤以肾四味为主，补肾以健骨，白术、茯苓健脾以利湿，配以全蝎、蜈蚣解毒散结，鸡血藤、僵蚕化痰通络。现代药理表明能抑菌抗炎，促其正胜邪退。改善患部血运，从而改善了组织缺氧状态，有利于病灶修复。同时配合生肌膏外用，局部治疗外敷以祛腐生肌收口。

三、丹参注射液关节腔注射治疗膝关节骨性关节炎

病案：聂某，女，90岁，2014年11月4日。

主诉：双膝部疼痛3年，加重2周。

病史：患者3年前无明显诱因出现双膝部疼痛，不敢活动，曾给予静点药物治疗，理疗，静养休息等治疗，症状未见明显缓解，2周前双膝部疼痛及不敢活动症状逐渐加重，严重影响日常生活，今日为求进一步系统诊治来我院就诊，门诊检查后以“双膝骨关节病”收入院，患者一般状态可，神清语利，查体合作，心烦失眠，畏寒肢冷，面色苍白，耳鸣，舌淡苔少，脉细弱。

初诊：患者跛行步入病房，双膝肿胀，皮色皮温正常，触诊无皮下波动感，双膝功能活动受限，双膝内外侧副韧带止点压痛（+），双膝内外侧关节间隙压痛（+），双膝麦氏征（+），髌骨研磨试验（+），双下肢肌力及皮肤感觉可。X线：膝关节增生，退变，关节间隙变窄。

西医诊断：双膝关节骨性关节炎　　**中医诊断**：膝痹病

辨证审机：肝肾亏损，筋骨失养。　　**治法**：补益肝肾。

方药：珍牡肾骨胶囊3粒，日三次口服。仙灵骨葆胶囊2粒，日三次口服。丹参注射液7ml，5日一次关节腔注射治疗

二诊：2014年11月11日。服药7日，双膝部疼痛症状略缓解。

查体：双膝功能活动受限，双膝内外侧副韧带止点压痛（+），双膝内外侧关节间隙压痛（+），双下肢肌力及皮肤感觉可。症状改善，不改方。继续服目前治疗。

三诊：2014年11月19日。两诊服药14日，病人主诉：双膝部疼痛症状缓解。查体：双膝内外侧副韧带止点压痛（±），双膝内外侧关节间隙压痛（±），双下肢肌力及皮肤感觉可。患者服用后，症状改善颇多，嘱不更方。以原方诸药，继续口服半月，温水送服。

上方服尽后，症状缓解，无明显不适。

按语 膝关节骨性关节炎又称肥大性关节炎、退化性关节炎，是一种常见以膝关节软骨损害为主，病变累及软骨下骨、滑膜和关节周围组织为特征的慢性膝关节疾病。现阶段，随着人口老龄化日益加重，退行性膝关节病的发病率也日渐上升。祖国医学认为骨关节病属于中医“骨痹”范畴。

中医理论认为发病主要是由于正气不足，复感风、寒、湿、热之邪所致。张晓峰教授认为骨关节病患者为年老之人，长期劳损、肝肾亏虚，气血不足，累及筋骨关节，气血不和、运行不畅、瘀血内生、阻滞经络，故而成痹。“虚”是其发病之本，“瘀”都是其发病之标。口服仙灵骨葆胶囊与珍牡肾骨胶囊以补肝肾，强筋骨。现代药理研究表明丹参注射液具有改善外周血液循环，改善局部血流状态作用。局部给药，药物可直接高浓度接触病变部位，改善滑膜血运，恢复滑膜的主要功能。阻止膝关节滑膜炎的病理进程，恢复骨关节结构的生理功能，丹参注射液结合口服药物开创了治疗膝关节骨性关节炎的一条新途径。

四、综合疗法治疗腰椎间盘突出症

病案：孙某，女，65岁，2012年12月31日。

主诉：腰痛伴右下肢疼痛5个月，加重伴活动受限7天。

病史：患者自述5个月前无明显诱因出现腰部疼痛伴右下肢疼痛，曾于我院诊断为“腰椎间盘突出症”，并住院保守治疗，症状改善后出院。7天前症状加重，腰痛剧烈，伴右下肢疼痛，腰椎活动受限，卧床休息、自行理疗后症状未见缓解，影响正常生活，为求系统保守治疗，遂来我院门诊，经门诊检诊，以“腰椎间盘突出症”收入院。现患者一般状态尚可，饮食、二便尚可，畏寒，舌淡白，脉弱。

初诊：步入病房，腰椎活动受限，腰椎生理曲度存在，无侧弯，腰椎棘突旁压痛（+），伴右下肢放射痛（+），叩痛（–），右直腿抬高试验（+），加强试验（+），巴宾斯基征（–），双下肢肌力、肌张力正常，皮肤感觉正常。CT：L5-S1腰椎间盘突出，舌质紫暗，脉弦紧。

西医诊断：腰椎间盘突出症　　　　**中医诊断**：腰痛病

辨证审机：肝肾亏虚，气滞血瘀。

治法：补益肝肾，活血通络止痛。　　　　**方药**：腰痛汤加减

补骨脂30克　桂枝15克　红茜草10克　鸡血藤30克　麦门冬20克　全蝎5克　威灵仙15克　淫羊藿30克　玉竹20克　泽兰20克　菟丝子30克　枸杞子30克。七剂 水煎两次，分早晚温服。

针灸：腰部夹脊穴电针，环跳，委中，承山，太溪平补平泻。

中药蒸气浴治疗：红花15克　川芎15克　伸筋草15克　透骨草15克　秦艽15克　灵仙15克　制川乌15克　制草乌15克　乳香15克　没药15克　海桐皮15克　艾叶15克　防己15克。七剂 水煎，分早晚熏蒸。

电脑间歇自动牵引，10-12kg，每日一次

二诊：2013年1月7日。服药七剂，腰痛减轻，右下肢疼痛减轻，活动受限略改善。

查体：步入病房，腰椎活动受限略改善，腰椎生理曲度存在，无侧弯，腰椎棘突旁压痛减轻，伴右下肢放射痛（+），叩痛（–），右直腿抬高试验（+），加强试验（+），巴宾斯基征（–），双下肢肌力、肌张力正常，皮肤感觉正常。症状改善，右下肢放射状疼痛略减轻，治以舒经通络、祛风止痉，上方酌情加白芍40克、甘草15克、蜈蚣2条。继续服用上方七剂。

三诊：2013年1月16日。两诊服药十四剂，主诉：腰痛减轻、右下肢疼痛减轻、活动受限改善。查体：腰椎活动受限改善，腰椎生理曲度存在，腰椎棘突旁压痛减轻，伴右下肢放射痛（±），叩痛（–），右直腿抬高试验（±），加强试验（+），巴宾斯基征（–）。

患者服用后，症状改善颇多，腰部冷痛，治以补益肝肾，舒筋壮骨，酌情原方加川牛膝15克、

细辛5克、制川乌10克，继续口服半月，温水送服。

上方服尽后，症状缓解，无明显不适。

按语 腰椎间盘突出症是一种临床常见病、多发病，由于椎间盘发生退变，引起纤维环破裂，髓核突出，压迫和刺激其周围的神经根、血管等组织而出现的一组临床症状。约占腰痛病人的五分之一，属中医腰腿痛范畴。《诸病源候论·腰腿疼痛候》云："肾气不足。受风邪之所为也，劳伤则肾虚，虚则受于风冷，风冷于正气交争，故腰脚痛。"因此劳伤肾虚，风寒湿因，气血瘀滞及经络失荣是腰椎间盘突出症的重要成因。其中以肾虚、寒湿、外伤常见。临床多运用补益肝肾、舒筋活血、活血化瘀、散寒止痛的治法来治疗。临床上复合症型日益增多，本方中补骨脂、淫羊藿、菟丝子、枸杞子补肝肾而强筋骨，茜草、鸡血藤、灵仙、泽兰，活血散瘀，全蝎通络、祛风，诸药合用，共奏补肾壮骨、舒筋活络、宣痹止痛之功。配合局部熏蒸治疗舒筋活络，祛风散寒，通络止痛。夹脊穴电针运用电针对于调理气机、疏通经络有重要作用。腰椎牵引减轻肌肉痉挛，使脊椎间压力减小，椎间孔变大，减轻对神经根挤压，可有效达到治疗目的。患者口服汤药七剂后，症状略缓解，给予调方，芍药养血敛阴，柔肝止痛，配甘草，缓急止痛，为活筋拘挛良药，蜈蚣通络止痛。七剂后症状大减。腰椎间盘突出症目前保守治疗宜采用多方案治疗，取效快捷。

韩德昌治疗骨伤疑难病验案

韩德昌，1956年生，毕业于黑龙江中医药大学。黑龙江省第三批名中医。治疗骨伤科疑难病，重视补肾，益气化瘀，主张大方复法，擅用丸、散剂型，方便患者服用，价廉效捷。

一、三补祛痹丸治疗腰椎管狭窄症

病案：王某，男，74岁，2013年10月30日。

主诉：双臀、腿疼、麻，8年，加重1个月。

病史：8年前，无诱因先出现腿麻，渐至腰疼，每于劳累，走路多时疼痛加重，但仍能坚持劳作。今年入秋以来腰腿疼麻加重。

初诊：从臀往下灼痛，麻木，久坐重，躺轻，间歇跛行约100米，就得蹲坐，或弯腰站一会，稍缓解。阴雨天重，手凉、腿凉、冻脚。腰椎CT示：腰椎退行性改变、腰3、4、腰4、5、腰5骶1椎间盘突出。以腰4、5为著，继发椎管狭窄。舌质紫暗，苔薄白，脉沉细。

西医诊断：腰椎管狭窄症　　**中医诊断**：痹证

辨证审机：年老久病，肝肾不足，筋骨失养，寒湿痹阻经络。

治法：补益肝肾，补气血，温阳散寒，活血除湿，通络止痛。　　**方药**：三补祛痹丸

人参20克　黄芪50克　炙川乌10克　炙马前子15克　白茯苓15克　两头尖10克　苍术10克　酒炙白花蛇20克　炒僵蚕15克　全蝎20克　乌蛇15克　豨莶草15克　蜈蚣6条　天麻15克　何首乌10克　荆芥10克　石斛20克　知母15克　川芎10克　白芷10克　细辛10克　当归10克　防风10克　麻黄10克　藁本10克　威灵仙10克　穿山龙15克　五加皮10克　鸡血

藤 15 克　三七 15 克　乳香 15 克　没药 15 克　杜仲 20 克　川断 10 克　桑寄生 10 克　淫羊藿 10 克　巴戟天 10 克　山萸肉 10 克　熟地 10 克　炙甘草 100 克　肉苁蓉 10 克　狗脊 10 克　申姜 15 克　枳壳 15 克　补骨脂 10 克　炙草乌 10 克　鹿角胶 15 克。一剂 共为细末，水泛为丸，每次服 5 克，一天服三次。

二诊：2013 年 11 月 15 日。服药后腰腿疼痛、麻木明显减轻，间歇跛行症状消失。手脚转温。效不更方。继服上方一剂。嘱患者进行腰背肌功能锻炼（小燕飞、拱桥）。

三诊：2013 年 12 月 28 日。药后，病人腰腿麻木、疼痛症状消失、间歇跛行症状消失。接近常人。

嘱患者停药，加强腰背肌功能锻炼，避免劳累、着凉。避免过度负重，以防复发。

按语　三补祛痹丸为自拟经验方，适用于肝肾不足，阳虚挟寒湿的痹证。祖国医学认为，腰椎管狭窄症属中医痹证、腰腿痛范畴，《素问・痹论》指出：风、寒、湿三气杂至合而为痹。……其流连筋骨间者痛久。"《杂病源流犀烛》指出："腰痛精气虚，而邪客痛也。……肾虚其本也，风寒湿热痰饮、气滞、血瘀闪挫其标也。"肾主骨生髓，肝养筋藏血，肝肾亏损，筋骨失养，而致腰腿疼痛。三补祛痹丸中当归、黄芪、人参、白茯苓、何首乌补气血；杜仲、川断、桑寄生、巴戟天、山萸肉、熟地、鹿角胶、肉苁蓉、狗脊、申姜、淫羊藿、补骨脂、补肝肾；白芷、苍术、豨莶草、防风、荆芥、炙川乌、炙草乌、细辛、两头尖、麻黄、藁本、威灵仙、穿山龙、五加皮、散寒除湿止痛；酒川芎、鸡血藤、三七、乳香、没药、天麻、炙马钱子、枳壳活血通络止痛祛麻；炒僵蚕、酒炙白花蛇、乌蛇、蜈蚣、全蝎等虫类药，加强疏通经络之功，叶天士曾说虫类药物"飞者升，走者降，灵动迅速，追拔沉混气血之邪。"以使"血无凝着，气可宣通"强调了虫类药能深入筋骨络脉，有攻剔痼结瘀痰之功效；大队温阳活血除湿药中配用石斛、知母，寓阴中求阳之意；大剂量甘草调和诸药。腰椎管狭窄症属顽症、痼疾，不能速效，药用丸剂，取其丸者，缓也，嘱患者坚持服药，方能取效。

二、补中益气汤合边臣十八味加减治疗习惯性肩关节脱位验案

病案：王某，男，23 岁，2001 年 5 月 7 日。

主诉：右肩关节经常脱位 4 年。

病史：4 年前该患在某部队服兵役期间，一次打篮球时撞击右肩，致右肩关节脱位，当时经 5 人暴力复位 2 小时，才复位成功。以后先是 1 年脱位数次，不能胜任一般工作。近一年病情加重，有时一抬手或睡眠中均可引起右肩关节脱位。今年至今已脱位 10 余次，因此影响了日常生活，至今也未工作。

初诊：右肩外观正常，食欲不振，神疲乏力，腰酸软，舌淡红，苔薄白，脉弱。

西医诊断：右肩关节习惯性脱位　　中医诊断：右肩关节习惯性脱位

辨证审机：肝肾不足，中气不足，脾虚络瘀。

治法：补益肝肾，补中益气，活血通络。　　方药：补中益气汤合边臣十八味加减

黄芪 50 克　白术 20 克　陈皮 20 克　升麻 15 克　葛根 20 克　柴胡 10 克　人参 20 克　当归 20 克　茯苓 20 克　双花 20 克　红花 15 克　乳香 20 克　没药 20 克　川芎 15 克　骨碎补 20 克　苏木 15 克　赤芍 15 克　紫草 15 克　酒大黄 20 克　五加皮 20 克　秦艽 15 克　枳实 10 克　石斛 20 克　甘草 20 克　厚朴 15 克　丹皮 15 克　乌药 15 克　桃仁 15 克　川断 20 克　桑寄生 20 克　淫羊藿 20 克　肉桂 10 克　沙参 10 克　麦冬 10 克　知母 20 克　熟地 15 克　白花蛇 20 克　炒僵蚕

15克　党参30克　羌活20克　桑枝20克　桔梗10克　生地15克　炙马前子20克　炙自然铜20克。上药共为细末，每次服5克，一日服3次，黄酒为引送服。

禁忌油腻发物。

二诊：2001年11月28日。服药后患者仅脱位2次，现已能胜任一些轻工作。治疗见效，效不更方，上方继服一剂，为末，炼蜜为丸，每丸重10克，日服2次。

三诊：2002年3月1日。病人肩关节今年未再脱位。嘱病人停药，从做温和的肌肉练习开始，稍后逐步增加负荷训练。以预防再脱位。

按语　习惯性肩关节脱位是指一次脱位后屡发脱位且多半能自行复位者，该患发病起因为损伤性脱位时，治疗处理不当及首次脱位复位后未得到有效的固定及治疗所致。治疗上目前对习惯性肩关节脱位多采用切开复位的治疗方法，但因其创伤大、痛苦大，经济费用高而使该患者难以接受。而中医治疗习惯性肩关节脱位确有独到之处，疗效较好，辨证该患者属脾胃虚弱，中气不足，气虚血瘀，肝肾亏损，脾不主肌肉，肝不主筋，筋不束骨，肾不主骨所致。治疗本着“阳明者，五脏六腑之海，主润宗筋，宗筋主束骨而利机关也”“治痿者，独取阳明”，治宜补中益气，补益肝肾，活血通络。方用补中益气丸（黄芪、白术、陈皮、升麻、柴胡、党参、当归、甘草）加葛根、桔梗、人参、茯苓，补中益气，补脾气固脱；用边臣十八味（双花、乳香、没药、当归、骨碎补、苏木、赤芍、紫草、酒大黄、秦艽、枳实、厚朴、丹皮、乌药、桃仁、石斛、红花、甘草）加川芎、煅自然铜、肉桂、桑枝、炙马前子舒筋活血通络；白花蛇、僵蚕虫类药加强通络止痛功效，川断、桑寄生、淫羊藿补益肝肾；生地、熟地、沙参、麦冬、知母养阴生精，使“精化为气”亦可固脱，《本经》：“生地，主折跌绝筋，伤中，逐血痹，填骨髓，长肌肉”，《本草纲目》熟地：“填骨髓，长肌肉，生精血，补五脏不足，通血脉”；羌活、五加皮强筋止痛，引药直达病所。诸药合用，可使肝脾肾、中气功能正常，发挥主肌肉四肢、主筋、主骨作用，从而达到了使肩关节不再脱位的目的。

三、补阳还五汤合半夏白术天麻汤加减治疗椎动脉型颈椎病

病案：闫某，男，60岁，2009年11月30日。

主诉：头晕，有时猝倒5年。

病史：无诱因出现头晕5年，初轻渐重，伴颈僵、颈疼，耳聋，有时手麻，说话不敢点头，点头就头晕，弯腰干活，直腰起身就头晕，曾有数次突然四肢无力而跌倒，但神志清楚，5天前骑自行车时因突然又头晕，而从自行车上摔下。病后曾服用中、西药物治疗，均效果不明显。

初诊：发作性头晕、猝倒，伴乏力，颈枕部不适、僵硬、疼痛、体位和头颈部活动可使症状发作或加剧，面色黧黑，颈部活动受限，旋颈试验阳性；颈部DR见颈曲变直、钩椎关节骨质增生；经颅多普勒（TCD）检查示椎-基底动脉供血不足。舌质紫暗，苔白腻，脉弦细。

西医诊断：椎动脉型颈椎病　　　　中医诊断：眩晕

辨证审机：肝肾不足，气血两虚，痰瘀互阻。　　治法：补益肝肾，益气养血，化痰行瘀。

方药：葛根30克　丹参20克　黄芪50克　桂枝10克　赤芍10克　川芎15克　当归15克　地龙20克　桃仁10克　红花15克　半夏20克　白术15克　天麻15克　泽泻15克　钩藤20克　鸡血藤20克　白芍20克　甘草15克　骨碎补20克　陈皮15克　补骨脂10克　川断15克　乌药10克　白花蛇15克　全蝎15克　土虫15克　僵蚕15克　远志10克　牡蛎15克　龙骨15克　菊花10克　枸杞10克　乌蛇15克　石菖蒲10克　炙马前子15克。以上诸药，共为细末，

水泛为丸，每次服 5 克，一天服三次。饭后服，温开水送服。

二诊：2010 年 1 月 20 日。药后头晕明显减轻，颈僵、颈疼症状亦明显减轻，弯腰直腰、转头有时稍有头晕，没有再发生突然跌倒的症状。效不更方，继服上方二剂。

三诊：2010 年 7 月 3 日。病员头晕、颈僵、颈疼症头消失，手已不麻，颈部功能活动恢复正常。嘱病人停药，避免过度劳累、着凉，枕头不要过高，以 10cm 左右高度为宜，不要长时间打麻将或看电视。

按语 该患以发作性头晕、猝倒 5 年来诊，四诊合参，诊为椎动脉型颈椎病，该病属于中医的“眩晕”范畴。该患年老、久病肝肾亏损，脾胃失养，致气血不足，髓海失充。肝阴不足肝阳化风而易动。脾阳失司，化痰生湿，痰浊内阻于清窍，肝风夹痰，上扰清窍，则可见眩晕。如《灵枢·口问》：“故上气不足，脑为之不满，耳为之苦鸣，头为之苦倾，目为之眩。”气虚无力运血，日久可致气滞血瘀；故本病为本虚标实之证。本虚为肝肾亏虚，气血两虚。标实为痰瘀交阻，肝风内动。所以治疗应标本兼治。滋补肝肾、益气养血以治本，化痰除瘀通络以治标。方中枸杞子、川断、补骨脂、骨碎补补益肝肾；菊花、龙骨、天麻、勾藤、白芍、牡蛎、平肝熄风；黄芪、当归益气养血；川芎、赤芍、桃仁、红花、丹参、乌药、鸡血藤、炙马前子行气活血化瘀；地龙、桂枝、葛根舒筋通络；半夏、白术、泽泻、陈皮、远志、石菖蒲、甘草健脾祛湿，化痰开窍，息风止眩；白花蛇、全蝎、土虫、僵蚕、乌蛇化瘀通络止痛，诸药合用，共奏补益肝肾，益气养血，化痰行瘀定眩的功效。

苏恩亮验案

苏恩亮，1961 年生，哈尔滨市骨伤科医院院长，主任医师，硕士生导师。国家中医药管理局中医骨伤重点专科学术带头人；国家中医药管理局康复重点专科学术带头人；黑龙江省中西医结合骨伤微创专业委员会主任委员；黑龙江省中医药学会骨科学会副主任委员；黑龙江中西医结合学会副主任委员；黑龙江省神经外科脊柱学组副组长；哈尔滨市医学会骨科分会副主任委员。擅用手法整复，外固定加中药治疗四肢骨折及部分关节内骨折。哈尔滨市名中医，黑龙江省名中医。

一、手法整复外固定架配合中药治疗腰椎压缩性骨折

病案：崔某，男，46 岁，2014 年 8 月 27 日。

主诉：腰背部疼痛 3 小时。

病史：2014.08.27，05:00 时许，从两米左右高处坠落地面，致腰部剧烈疼痛，不敢活动，急诊入院。

初诊：2014.08.27，08:00 入院时查体：患者生命体征平稳，腰椎段触痛明显，双下肢主动活动良好，感觉未见显著异常。二便未解，少腹略显膨隆，无明显压痛。X 线片：L1-2 椎体屈曲型压缩骨折，椎体压缩度 I 度，未累及椎体中柱及后柱，舌苔薄白，脉弦涩。

西医诊断：腰 1、2 椎体压缩性骨折　　　　中医诊断：腰椎压缩性骨折

辨证审机：气滞血瘀，瘀阻肠腑。

治法：活血化瘀，理气祛痛，疏通脏腑。　　**方药**：小承气汤加减

首诊：于入院当日施行手法整复。患者俯卧于硬床上，两手抓住床头，一助手把持腋窝部，另一助手握住患者双踝，对抗牵引，牵引至一定程度后，在维持牵引的基础上，助手逐渐将双下肢提起离开创面，使脊柱过伸，术者双手重叠按压于骨折后凸部位，用力下压，使后凸畸形得以矫正。手法复位后将腰椎骨折外固定支架固定于患者躯干部，口服药剂，活血化瘀，理气祛痛，于当日行X线检查，确定椎体已基本复位。

二诊：第二日，患者腰部疼痛略缓解，出现腹胀，未排气及大便，小便未见明显异常，给予足三里穴位按摩，促进气血运行，腹部胀痛症状明显缓解，继续对症治疗。

三诊：第三日，腰部疼痛明显缓解，无明显腹胀，二便正常。拍X光片示：伤椎复位良好，椎体高度未见显著丢失。嘱其加强下肢功能锻炼，改服我院内制剂骨伤复原丸。

四诊：整复固定后1周，腰部疼痛明显减轻，二便正常，舌苔薄白，脉弦涩。复查X光片：伤椎椎体高度基本恢复，无显著丢失。患者下肢无明显神经症状，继续目前对症治疗。

五诊：整复固定后2周，腰部酸痛减轻，下肢活动正常，二便正常。复查X光片：伤椎椎体高度基本恢复，无明显丢失，患者佩戴外固定支架下床活动，下肢肌力正常，无明显神经损伤症状，共住院21天。

按语　单纯腰椎压缩骨折是骨伤科常见病，多发病，中医非手术治疗效果良好。元代的《回回药方》云："令病人仰卧，以一硬枕放脊梁下。"单纯性腰椎压缩性骨折早期复位对临床治疗效果及远期疗效非常重要。对青壮年及疼痛耐受性好的患者予以早期手法复位佩戴我院专用外固定治具固定，能够较好的维持复位。对于年迈体衰的患者及疼痛耐受差的患者多是应用垫枕牵引复位法，可根据患者的耐受情况及椎体压缩程度逐渐加厚垫枕，对准后凸畸形处，以垫塔状枕为佳。并配合床上腰背肌锻炼。单纯的胸腰椎压缩性骨折引起腹胀、腹痛、便秘，局部畸形，腰背部活动受限，剧烈疼痛等，此病多由外伤性暴力所致，骨折局部组织损伤，伤在督脉，督脉受损，阳气受阻，瘀滞于伤处，而离经之血又进一步加重了气滞，此外淤血停滞形成腹膜后血肿，刺激腹膜，肠蠕动减弱引起腹痛便秘等阳明腑证。伤后依据骨折三期辩证的原则，早期应用小承气汤加减，祛瘀、理气止痛，中期口服骨伤复原丸。中医手法复位外固定支架固定配合口服中药治疗单纯腰椎压缩性骨折均取得良好的临床效果，尤其是中远期并发症少。

二、外展牵引架小夹板固定治疗肱骨干骨折

病案：于某，男，64岁，2014年4月7日。

主诉：右上臂疼痛1小时。

病史：2014年4月7日08时许，乘车于副驾驶位置，右上臂扶上端拉手，车急停致右上臂部剧烈疼痛，不敢活动，急诊入院。

初诊：2014年4月7日入院时查体：患者生命体征平稳，面色略苍白，强迫体位，左手托着右肘部，右上臂外观畸形，肿胀，触痛阳性，可闻及骨擦音及骨擦感，手指感觉运动良好。舌苔薄白，脉弦涩。X光片：右肱骨螺旋形骨折，移位。

西医诊断：右肱骨干骨折　　**中医诊断**：右肱骨干骨折

辨证审机：气滞血瘀，血脉不通。

治法：活血化瘀，理气祛痛。　　**方药**：骨伤复原丸

入院后当日，给予外展牵引架配合闭合复位、小夹板外固定治疗。首先用手牵引将患者上肢提起，屈肘 90°，标记进针点及出针点，消毒麻醉后，于尺骨鹰嘴处内侧标记点向外侧标记点钻 1 枚直径 2.0m 毫克氏针，安装牵引弓，助手 A 双手环抱肩部，助手 B 环握肘部，将前臂置于屈肘 90° 中立位，于肩关节外展 30°位，逐渐增加牵引重量，纠正重叠移位，术者双手拇指按近端向内（后），其余四指提远折端向外（前），纠正侧方移位，再以环抱手法纠正残余移位术者维持复位，助手 C 将准备好的夹板，于上臂前、后内外侧放置，扎带 3 条捆扎固定，最后将复位、固定的指体维持屈肘 90°，前臂中立位，置于外展架上。每隔 3 日拍 X 光片，观察骨折复位情况。

二诊：2014 年 4 月 10 日，伤后第三天，患者疼痛减轻，主动伸指及伸腕活动良好，无明显感觉障碍。复查 X 片：右肱骨干骨折端对位对线良好，无明显成角移位。

处置：继续目前治疗，口服骨伤复原丸，消瘀定痛，促进骨质愈合。

嘱患者积极进行患侧手指及腕部的主动功能锻炼，减轻水肿。

三诊：2014 年 4 月 13 日，伤后第 6 天，患者疼痛减轻，主动伸指及伸腕活动良好，无明显感觉障碍。复查 X 片：右肱骨干骨折端对位对线良好，无明显成角移位。

处置：继续目前治疗，口服骨伤复原丸，消瘀定痛，促进骨质愈合。

四诊：2014 年 4 月 20 日，伤后第十三天，患者疼痛减轻，主动伸指及伸腕活动良好，无明显感觉障碍。复查 X 片：右肱骨干骨折端对位对线良好，无明显成角移位。

处置：继续目前治疗，口服骨伤复原丸，消瘀定痛，促进骨质愈合。患者共住院 21 天，伤后一个月门诊复查 X 片，骨折对位对线良好，如复位初。上肢肿胀减轻。肩、肘、腕被动活动良好。

按语 外展牵引架小夹板固定治疗肱骨干骨折具有一定的优势，在治疗期间密切观察伤肢伴发的桡神经损伤情况，若无显著地神经症状，继续观察对症治疗，若出现锤腕锤拇症状无明显改善，应及时行肌电图检查并手术探查桡神经损伤情况。肱骨干骨折因自身肌肉的收缩，以往的保守治疗容易发生移位，笔者将伤肢置于尺骨鹰嘴牵引、外展支架固定状态下，利用平行四边形原则，使肢体外展 90°，重力顺肢体轴线分解，对抗肌肉的牵拉力，防止斜形、螺旋形骨折的重叠移位。有利于消除拮抗肌不均衡拮抗的作用，解决成角移位问题，同时外展伤肢可以使肿胀的肢体血循环顺畅，渐渐吸收肿胀，还可嘱患者积极进行患侧手指及腕部的主动功能锻炼，减轻水肿，炼避免发生肩部功能障碍（冻结肩）。

三、手法整复石膏固定治疗桡骨远端骨折

病案：赵某，男，20 岁，2014 年 4 月 7 日。

主诉：左腕部疼痛肿胀、畸形 1 小时。

病史：2014 年 4 月 7 日 08 时许，走路时摔倒，左手掌部触地，伤后左腕部剧烈疼痛，不敢活动，急来我院。

初诊：左腕部肿胀，枪刺样畸形，触痛阳性，可闻及骨擦音及骨擦感，左手部血运及手指末梢感觉未见明显异常。X 线片检查示：桡骨远端骨质断裂，向桡背侧移位成角。

西医诊断：左桡骨远端骨折　　中医诊断：左桡骨远端骨折

辨证审机：气滞血瘀，血脉不通。

治法：活血化瘀，理气祛痛。　　方药：手法整复石膏固定，骨伤复原丸口服。

左腕局部血肿神经阻滞麻醉后，一助手将伤肢屈肘 90°，环抱肘部，术者双手拇指触摸骨折端，与助手做对抗牵引，纠正短缩移位，迅速掌倾尺偏，纠正骨折远端向桡背侧移位，维持牵引状态，

另一助手将事先准备好的石膏绷带固定于腕及前臂中远端背侧。即刻拍 X 光片，观察骨折端复位情况，整复固定良好后，将伤肢放于胸前，口服骨伤复原丸，祛瘀消肿，定痛。

二诊：2014 年 4 月 10 日。整复固定后第 3 天，左腕部疼痛减轻。查体：左手肿胀减轻，石膏固定良好，复查 X 光片：骨折对位对线良好，掌倾角及尺偏角完全恢复。

继续口服骨伤复原丸。嘱患者积极主动的患手指功能锻炼。

三诊：2014 年 4 月 17 日。整复固定后第十天，左腕部疼痛减轻。查体：左手肿胀减轻，石膏略松弛，复查 X 光片：骨折对位对线良好，掌倾角及尺偏角无明显丢失。

更换石膏外固定，可继续口服骨伤复原丸。嘱患者积极主动的进行伤肢的功能锻炼，打云手，及手指主动屈伸运动，促进伤肢气血经气运行，减轻肿胀和相关邻近关节的肿胀。

四诊：2014 年 5 月 8 日。整复固定 1 月余，左腕部无明显不适。查体：左手轻度肿胀，石膏固定良好，无明显畸形，复查 X 片：骨小梁已通过骨折端，骨痂生长良好，骨折端对位对线良好。

患侧肢体功能锻炼，打云手及手指主动屈伸运动锻炼。

按语 桡骨远端骨折是常见的骨折部位，中医学将其称为辅骨下端骨折、昆骨下端骨折。早在清代，胡廷光将其分为向背侧移位和向掌侧移位两种类型，这一点符合我们目前的分类方法。桡骨远端骨折非手术治疗方法有提按整复法、折顶旋转整复手法，牵引挤压整复手法等，本例伸直型桡骨远端骨折整复的要点是必须保证骨折端已充分牵开，否则复位不易成功，还可导致掌侧缘挤压嵌插。整复固定后仍然是依照骨折三期辨证施治，“血不活者瘀不去，瘀不去者则骨不能接”，口服骨伤复原丸，活血化瘀，消肿止痛。治疗期间应积极功能锻炼，使关节、肌肉功能在活动中尽快恢复，在恢复肢体的运动功能的同时，对骨折的愈合也有益处，还可预防失用性骨质疏松，否则容易致手部肿胀、疼痛和腕部僵硬或冻结肩形成。

四、肩胛肋骨综合征

病案：李某，女，58 岁，2014 年 10 月 9 日。

主诉：左肩背部不适伴弹响 1 月余。

病史：一月前，晨起。无明显诱因出现左肩背部弹响，左肩胛骨内侧处疼痛，活动后反舒适。

初诊：左肩胛骨内侧缘及上角处可触及一条索状结节，压痛阳性，触之有捻发音。肩关节主动活动无明显障碍，颈椎各方向活动未见显著异常，双侧上肢无明显神经症状。

西医诊断：肩胛肋骨疼痛综合征　　　　中医诊断：筋结

辨证审机：气血痹阻，经气瘀滞，筋脉凝结。

治法：活血化瘀，舒筋活络。　　　　方药：手法治疗配合金黄膏贴服

取患者坐位，术者拇指在患侧肩胛骨内侧缘、上角等处寻找扳机点，确定扳机点后采用按法，揉法及弹拨法，手法刚柔兼济，切忌粗暴，使病人有酸胀感并以能忍受为度。松解扳机点周围粘连的筋膜，肌肉，待患处疼痛明显减轻后贴服金黄膏每日一帖。

二诊：2014 年 10 月 13 日。患者主诉疼痛缓解，左上肢活动时，肩胛骨周围未闻及明显弹响。

继续手法治疗，采用滚法及弹拨法，继续贴服金黄膏，每日一帖。

三诊：2014 年 10 月 19 日。患者精神面貌焕然一新，主诉已无明显疼痛。左肩胛骨处无明显压痛点，局部筋肉无明显触痛及捻发音。

取热毛巾湿热敷于肩背部，嘱患者每日做打云手、运膏肓动作，每次 10 分钟，每天早晚各一次，促进局部气血运行，舒筋活络。

按语 肩胛肋骨综合征往往是由肩胛胸肋关节，因不良姿势或颈椎退变引起的肌肉劳损、肩胛背神经受到挤压刺激等。其临床典型体征是：肩胛骨内上角和内侧缘的疼痛扳机点或结节。扳机点引起疼痛的最简单解释是疼痛—痉挛—疼痛的循环。一般认为扳机点与向中枢神经系统连续的恶性输入有关。本病在中医学上属于“筋结”范畴，中医认为，局部筋络或因风寒湿邪侵袭，寒湿之邪气瘀阻气血运行，引起邻近肌纤维和神经局限性缺血，日久局部发生无菌性炎症，瘢痕修复反复进行，形成恶性循环，导致局部滑囊纤维化和二次瘢痕形成，直接表现为疼痛、结节和弹响。临床上扳机点是极好的刺激部位，通过中医手法能够起到调动局部经气的循行，改善血液血环，增加供氧，有利于细胞的代谢调节，从而减少异常的神经信号，缓解肌肉痉挛，软化瘢痕，消除疼痛循环的作用，再结合金黄膏外用贴服，进一步持续的改善局部微循环，从而达到有效的活血化瘀、消瘢镇痛的作用，症状明显减轻后积极主动的功能康复训练，运膏肓动作，能有效的激发足太阳膀胱经的经气，是进一步巩固疗效，预防复发的有效方法。本病经过系统的治疗，一般均能治愈。

刘昱治疗骨科疑难杂症验案

刘昱，1955年生，黑龙江省名中医。擅长颈胸腰椎、四肢骨折创伤保守、手术治疗，省内首创“股骨头无菌性坏死钻孔减压植骨术”，经过多年临床实践、疗效可靠，同时对于颈腰椎间盘突出内固定、膝髋关节置换手术具有丰富的经验积累和技术沉淀，手术倡导微创理念，技术具有轻柔特点，对骨病的治疗一直坚持运用中医中药，阻遏顽疾，针砭施治，中药内服外敷，疗效显著。

一、骨蚀病验案

病案：张某，男，52岁，工人，2014年3月25日。

主诉：左髋关节疼痛、麻木、发沉，连带内膝关节1周。

现病史：患者自述一周前左侧髋关节疼痛、麻木、发沉，近1周因工作劳累、饮食不节、出现左侧肢体活动受限，活动后疼痛加重，休息后上述症状略缓解。

体格检查：查体示患者左髋关节内、外旋转障碍，屈曲30°，腹股沟处明显压痛，“4”字实验阳性。X线显示：可见左侧股骨头坏死 FicatⅡ期。MRI显示：左侧股骨头坏死。

西医诊断：股骨头坏死　　　　**中医诊断**：骨蚀病

辨证审机：肾元亏虚，气滞血瘀，湿热内蕴。

治法：活血化瘀，祛痰化湿，补益肝肾。　　　　**方药**：骨蚀胶囊

按语 股骨头坏死容易被忽视，是一种发病相对缓慢，且较局限的疾病，主要表现为各种原因引起的缺血导致局部疼痛，功能障碍，骨质改变继而引起应力改变等局限性疾患。治疗本病在运用活血化瘀为主的辨治过程中，亦十分重视对中医外治法的运用。目前临床常用股骨头坏死专药有通络生骨胶囊、健骨生丸、仙灵骨葆胶囊等。我院研制的骨蚀胶囊（血竭、红花、三七、木香、乳香、香附、没药、川芎、牛膝、白芍、儿茶、当归、苏木等）以活血行气，补肾壮骨为主取得良好效果。

同时采用药蒸等外治法，药蒸是利用其所含挥发油类经高温蒸发形成的药雾，配合热效应作用经皮毛、腧穴，由表及里渗透到肌肉、韧带、骨骼以疏通腠理、开放毛窍，而达到行气活血、舒筋活络、温经散寒的作用，改善了局部营养状态，从而使肌肉松弛，粘连松解，痉挛改善，增强了肌腔的延展性。在此基础上，配合按摩、体疗等多种疗法，取得了单用内治法未能收到的满意效果。患者常因长期饮食不节，劳累加剧，而掩盖疼痛症状，延误了诊断和治疗，本例患者股骨头缺血性坏死，且以气滞血瘀为主，属 FicatⅡ期，兼有肝肾亏虚，治疗以活血化瘀为主要大法配合祛痰化湿，补益肝肾等遣方用药。目前临床常用股骨头坏死，研究认为吸烟酗酒会严重影响股骨头之血运，故尤应忌之，这一点非常重要，往往为医生和患者所忽视；此外，减少股骨头的负重也有利于骨结构的重建和修复。

二、膝痹病验案

病案：宋某，女，55 岁，2014 年 4 月 23 日。

主诉：右膝部肿痛 2 年，加重 1 周。

现病史：该患者 2 年前，右膝部疼痛，上下楼疼痛加重，休息后略减轻，每遇天气变化，寒冷时疼痛加重。

查体：右膝关节轻度肿胀，胫骨内髁处压痛明显，活动有摩擦音，髌骨研磨试验（+）。

X 线显示：膝关节内侧间隙变窄，软骨下骨硬化。胫骨髁间嵴变尖，关节边缘唇样增生改变。

西医诊断：右膝骨性关节炎　　中医诊断：膝痹症

辨证审机：脾肾不足，气血瘀滞。

治法：舒筋通络，补益肝肾。　　方药：海桐皮汤加减

蒲公英 10 克　防风 15 克　防己 15 克　川椒 10 克　五加皮 15 克　透骨草 10 克　海桐皮 10 克　艾叶 10 克　苦参 15 克　紫花地丁 15 克

疼痛加重时加元胡、川芎、桂枝；肿胀加重时加泽泻、猪苓。每付中药用 2-4 斤白酒浸泡 24 小时。纱布或小毛巾蘸少许药酒放于患处，热敷。每次 30 分钟，每日 1-2 次。

复诊时上述症状明显减轻。两个疗程临床治愈。

按语　本病应用海桐皮汤加减，通过熏蒸的方法治疗膝关节的骨性关节炎，疼痛肿胀明显减轻，熏蒸法是中医常用的一种治疗方法，是将多种中药材置于水中，加热使某些药物挥发，形成的药物蒸汽通过导管持续熏蒸患膝以达到祛寒除湿、温经通络、理筋止痛的治疗方法。其通过全身熏蒸，以达到促进血液循环，激活机体免疫机能的功效，其能借药液氤氲之气，广泛分布于腧穴、孔窍、皮肤等部位，药物直达腠理，入经脉、血络，药效直达病灶，快速发挥药效，可以明显减轻疼痛，改善膝关节的功能。医嘱患者注意减少膝关节的活动，减轻负重，避风寒保暖。

三、肩凝症验案

病案：张某，男，50 岁，2015 年 2 月 20 日。

主诉：右肩关节酸痛 1 个月。

现病史：该患者一个月前出现右肩关节酸痛，遇冷加重，出现右肩关节疼痛、外展、上举受限。

查体：肩部形态无明显变化，肩关节外展、上举、外旋、后伸、内收活动受限，肩关节周围广泛肩背、结节间沟处压痛。X 线显示：肩关节骨质未见异常。

西医诊断：右侧肩周炎　　　　　　　　**中医诊断**：肩凝症

辨证审机：劳损日久，血瘀于肩部，气血不通。

治法：活血行气，舒筋通络。　　　　　**方药**：经验方

葛根15克　熟地黄15克　川乌10克　草乌10克　透骨草15克　防风15克　防己15克　羌活10克　独活10克　红花10克　白芍10克　甘草10克

水煎服，一日一剂，分早、中、晚3次饭后温服。其后再将药渣放入布袋内，加温到40℃左右。嘱患者俯卧位，将药袋放置于肩颈部，每次热敷半小时，每日2次，两周为一个疗程。

若患者有肩部特别疼痛的痛点可辅以小针刀治疗，两周一次。

通过上述的方法一个疗程后，疼痛明显减轻，症状缓解。两个疗程临床治愈。

按语　肩周炎属痹证范畴，“痹”乃痹阻不通之意；外感风寒湿邪致气血运行不畅，气滞血瘀，致经络不通，“通则不痛，不通则痛”故有关节疼痛肿胀，夜间甚，感受风寒后则痛甚，日久则气血亏虚，致肝肾虚损，肌肉萎缩，无力，治疗重点在祛除风寒湿邪，活血化瘀，疏通经络，补气血养肝肾，通过口服，外敷，配合针刀治疗达到缓解疼痛，减轻症状的目的，再嘱患者进行相关的功能锻炼。避风寒，保暖。

四、项痹病验案

病案：许某，男，50岁，2015年2月20日。

主诉：颈项痛1个月，左上肢麻木4天。

现病史：该患者一个月前因长期伏案出现颈项部疼痛不适，近四天僵硬感伴有左上肢麻木，遇冷后加重。

查体：颈椎曲度变直，颈椎左、右侧屈，前、后屈伸活动受限，后伸活动时受限明显，左屈时，左上肢放射痛。C4、C5、C6椎体旁压痛（+），椎间孔挤压试验（+），臂丛牵拉试验（+），左拇指、食指皮肤感觉减退。病理反射阴性。X线显示：颈椎4、5、6椎体增生，颈椎5、6椎体前角变尖锐，颈椎退行性改变。

西医诊断：颈椎病　　　　　　　　　**中医诊断**：项痹病

辨证审机：劳损日久，伤及项部经脉，血瘀于项部，气血运行不畅，筋脉痹阻不通。

治法：活血行气，舒筋通络。　　　　　**方药**：经验方

秦艽30克　独活15克　羌活15克　防风15克　防己15克　熟地黄10克　生地黄10克　元胡20克　海风藤10克　络石藤10克　牛膝15克　桂枝15克

水煎服，一日一剂，分早、中、晚3次饭后温服。其后再将药渣放入布袋内，加温到40℃左右。嘱患者俯卧位，将药袋放置于颈项部，每次热敷半小时，每日2次，两周为一个疗程。

针刺疗法：针灸主穴取风池、颈夹脊穴、二间；配穴有后溪、曲池、合谷。一日一次，两周为一个疗程。

一个疗程后疼痛减轻，症状缓解，颈部活动自如。两个疗程后临床治愈。

按语　本病通过针药联合两个疗程，颈椎疼痛明显缓解，左上肢酸麻感逐渐消失，皮肤感觉恢复正常。采用刘昱教授经验方，通过活血行气，舒筋通络的方法，内外并存，中药熥敷，熏蒸，外用药物直达病变部位，通过血液循环、松解肌肉、使临床症状得以缓解，针刺治疗具有活血化瘀，舒筋通络的功能。嘱患者：①勿长时间低头伏案；②颈部制动，佩戴颈托；③避风寒，保暖；④不提重物。

田国兴治疗膝关节病验案

田国兴，1963 年生，中华中医药学会整脊分会常务委员、黑龙江省龙江医派首任理事、黑龙江省医学会关节镜及关节外科专业委员会副主任委员、黑龙江省中西医结合学会骨伤专业委员会副主任委员、黑龙江省康复医学会关节镜及关节康复专业委员会副主任委员、黑龙江省中医药学会中医骨伤专业委员会委员、黑龙江省医师协会骨科分会委员、黑龙江省老年学会骨质疏松专业委员会常委、黑龙江省康复学会创伤康复和伤残医学专业委员会常务委员、黑龙江省康复学会脊柱脊髓损伤专业委员会委员、齐齐哈尔市医学会关节镜专业委员会主任委员、齐齐哈尔市中医骨伤专业委员会副主任委员、齐齐哈尔市医学会骨质疏松专业委员会副主任委员、黑龙江省第四批名中医。擅长运用外科手术方法及中医传统复位手法结合中药治疗骨科各类疾病，提出关节镜手术与术后辨证外用中药治疗膝关节疾病的方法。擅治骨关节疾病。

一、自制中药熏洗方治疗膝关节骨性关节炎

病案：苗某，男，56 岁，2015 年 7 月 23 日。

主诉：双膝疼痛 2 年，伴活动受限 1 年。

病史：2 年前患者无明显诱因双膝关节出现疼痛，痛有定处，右膝疼痛较重、膝较轻。查风湿系列结果：C-反应蛋白 8.93mg/L，抗 O72.76IU/ml，类风湿因子 4.26IU/ml。血沉 10。X 线结果：双膝关节退行性病变。右膝 MRI：内侧半月板损伤，膝关节退变。诊断为双膝骨性关节炎，给予外敷威灵骨刺膏，口服仙灵骨葆胶囊半个月。双膝疼痛症状均好转，但疼痛仍存在。1 年前，右膝关节先出现屈伸活动受限，继而左膝关节也出现活动受限，患者自行外用口服上述药物，但效果一般，患者未到医院就诊，自行在家休养，一年来，双膝疼痛反复发作，时轻时重。最近 1 周双膝疼痛走路困难。

初诊：双膝痛，活动受限，双膝关节肿胀，右膝屈伸范围 20°-110°右膝关节内侧关节间隙压痛（+），麦氏征（+），浮髌实验（+）。左膝屈伸范围 30°-115°，左膝关节内侧关节间隙压痛（+），麦氏征（+），浮髌实验（–）。舌质紫暗，苔薄白，脉沉弦涩。

西医诊断：双膝骨性关节炎　　**中医诊断**：双膝痹病

辨证审机：双膝局部气血瘀滞

治法：活血化瘀，消肿止痛。　　**方药**：自制中药熏洗方

红花 20 克　海桐皮 15 克　伸筋草 10 克　杜仲 15 克　桂枝 10 克　花椒 10 克　透骨草 10 克　细辛 5 克　防风 15 克　独活 15 克。常规水煎取汁，每剂早晚各一次，蒸汽熏蒸 30 分钟。

二诊：2015 年 8 月 2 日。熏洗 10 日，双膝关节疼痛明显减轻，双膝浮髌实验（–），诸症续好转，但患者略感腰膝酸软，舌质红，舌苔白，脉沉细无力。此乃久病及肾，肾阳亏虚所致，仍以活血化瘀，加用威灵仙、牛膝、桑寄生补肝肾强筋骨，补骨脂温肾助阳。

中药自拟方：威灵仙 20 克　海桐皮 15 克　牛膝 15 克　伸筋草 10 克　桑寄生 25 克　桂枝 10 克　透骨草 10 克　细辛 5 克　红花 10 克　防风 15 克　独活 15 克　花椒 10 克　杜仲 15 克　补骨脂 20 克

三诊：2015 年 8 月 12 日。两诊熏洗 20 日病情明显好转。证见：双膝关节内外侧关节间隙压痛（－），麦氏征（－），浮髌实验（－），双膝屈伸范围 0°-130°，腰膝无酸软症状，舌淡红，苔薄白，脉弦。

按语　"久病多瘀""久病及肾"，膝关节骨性关节炎大多由气滞血瘀、肝肾亏虚、风湿内侵、脉络失和所至，病程较长者可累积肾脏，肾主骨，肝主筋，中年以后肝肾渐衰、肾虚无以主骨，肝虚无以主筋，加之风寒湿邪乘虚而入，卫阳衰弱，合而成痹，局部气血瘀滞，筋脉不通，不通则痛，发为此病。肾精不足、肝血亏虚乃膝痹病之根本病因，加之局部气血瘀滞不通，病机相同，故以此方加味治疗，大多有效。临床应用中药方剂熏洗，多根据血瘀的轻重，或以补肝肾为主，或以祛风寒湿邪为主，适当加用补肝肾强筋骨药物，或加用祛风湿散寒止痛药物。本案双膝骨性关节炎，痛有定处，C-反应蛋白 8.93mg/L，抗 O 72.76IU/ml，类风湿因子 4.26IU/ml。血沉 10，舌质紫暗，苔薄白，脉沉弦涩。以血瘀为主，故以红花活血通络祛瘀止痛。海桐皮、独活、伸筋草、透骨草、花椒通络止痛。桂枝发汗解肌、温经通络、助阳化气。细辛芳香走窜祛表里寒邪。防风发表散风，胜湿止痛。杜仲补肝肾强筋骨，暖下元。10 日后，肾阳虚证浮现，加威灵仙、牛膝、桑寄生、补骨脂以增加补肝肾功效。

二、中西医结合治疗膝关节外伤

病案：孙某，男，65 岁。

病史：该患于 2015 年 6 月 21 日车祸外伤，伤及右膝关节。查体：右膝关节肿胀，内侧副韧带股骨髁体表投影压痛（+），侧方分离实验（+），前、后抽屉实验（+），lachman 征（+），浮髌实验（+）。诊断为前交叉韧带断裂、后交叉韧带断裂、内侧副韧带断裂。在关节镜下微创行关节内清理、前交叉韧带重建、后交叉韧带重建、内侧副韧带双固定螺钉修补术，术中见内外侧半月板复杂性撕裂，将其修整成形，关节软骨部分剥脱，前后交叉韧带完全断裂，取自体半腱肌肌腱、股薄肌肌腱重建前后交叉韧带，内侧副韧带于股骨髁上马尾样撕脱，于股骨内侧髁旋入双固定螺钉，将内侧副韧带断端固定于双固定螺钉上。手术成功，术后查体 lachman 征（－），前后抽屉实验（－），侧方分离实验（－）。术后指导功能锻炼，2 周内屈曲到 90°，继续功能锻炼，3 周带卡盘支局负重行走，患者功能锻炼不佳，屈曲仍为 90°，右膝关节肿胀疼痛，舌紫暗，苔薄白，脉弦。

西医诊断：右膝外伤（前交叉韧带断裂；后交叉韧带断裂；内侧副韧带断裂；半月板损伤）

中医诊断：右膝外伤　　辨证审机：筋骨损伤，气血运行不畅，瘀滞于局部。

治法：活血祛瘀，消肿止痛。　　方药：中药自拟方

红花 20 克　海桐皮 15 克　伸筋草 10 克　杜仲 15 克　桂枝 10 克　花椒 10 克　透骨草 10 克　细辛 5 克　防风 15 克　独活 15 克。常规水煎取汁，每剂早晚各一次，蒸汽熏蒸 30 分钟。

手法：①以拿法、滚法施于大腿后侧（腘绳肌）、小腿后侧约 2 分钟。②一指禅推腘窝 2 分钟。③以拿法、滚法施于阔筋膜张肌、股四头肌、内收肌群 3 分钟。④一指禅、摩、揉施于内外侧膝眼穴约 2 分钟。⑤推髌骨。向内外上下方向推动髌骨。⑥将膝关节屈曲致患者感觉疼痛，维持 30 秒，继续屈曲直到患者能承受的最大度数。

每次熏洗完毕立即手法按摩功能锻炼。

二诊：2015 年 7 月 22 日。经过 10 日中药熏洗及功能锻炼，患肢肿胀消失，屈伸范围 0°-135°。

按语　经过多年对膝关节疾病的诊断治疗及研究，通过查体及阅 MRI 明确诊断出前、后交叉

韧带断裂、内侧副韧带断裂，通过手术治疗将前、后交叉韧带重建、内侧副韧带修补，保证了膝关节的稳定性。术后辨证应用熏洗药物，使筋骨得养，祛瘀通络，消肿；热能使黏膜充血扩张，使药物的有效成分能渗透关节组织，二者协同可加速局部血液和淋巴液的循环，减轻静脉瘀滞，减低骨内压力，促进关节积液吸收，缓解疼痛肿胀；《素问·调经论》说："血气不和，百病乃变化而生。"手法按摩能行气活血、疏通经络、气机条达舒畅则气血调和而不致发生瘀滞。缓解局部肌肉痉挛，①加强膝关节的局部循环，使膝关节周围的组织温度升高，使制痛物质的含量下降；②在适当的手法刺激下，可以提高膝关节的痛阈；③紧张痉挛的肌肉通过手法可使肌肉牵拉拉长，从而直接解除紧张或痉挛，也可通过解除疼痛源来间接的解除肌肉的痉挛。有人报道，对痉挛的肌肉拉伸 2 分钟以上，可刺激肌腱中的高尔基体，诱发反射，从而使疼痛减轻或消失。促进膝关节积液吸收，推拿手法具有良好的活血化瘀作用，可以加快静脉、淋巴的回流，由于膝关节内的积液减少，降低了膝关节腔内的压力，从而减轻了对膝关节毛细血管的压力，同时消除了神经末梢的刺激而使疼痛减轻。由于膝关节外伤及术后导致膝关节屈曲活动中引起疼痛，膝关节因疼痛而不敢活动，长而久之，膝关节周围的肌肉之间、肌肉与韧带之间等会发生粘连，进一步使膝关节的活动范围明显减少，粘连后的膝关节活动会更加的疼痛，二者形成恶性循环。通过运动关节类的手法可间接性的松解粘连，通过拿、揉、摩等手法可直接分离筋膜、滑囊之粘连，促使肌腱、韧带放松，起到松解关节的作用。

三、中西医结合治疗膝关节髁间脊骨折

病案：李某，女，34 岁，2004 年 6 月 15 日。

主诉：右膝关节肿痛，活动受限 1 天。

现病史：患者车祸外伤，伤及右膝关节。查体：右膝关节肿胀明显，主被动屈伸活动时疼痛不能配合查体，浮髌实验（+）。X 线示：髁间脊骨折。MRI 示：髁间脊骨折；关节腔内大量积液。根据查体及阅片在关节镜下微创行髁间脊钢丝固定术，术中见：髁间脊完全掀起，连接部分前交叉韧带旋转移位，将骨折复位后，用两道钢丝将骨折固定，屈伸膝关节，见骨折固定稳定，无移位。术后 1 周指导功能锻炼，2 周时屈伸范围 20°-60°，拆线后加强功能锻炼，3 周时屈伸范围 15°-80°，同时已经消肿的患肢又出现肿胀，右膝皮温增高，患者诉功能锻炼时疼痛难忍。舌紫暗，苔薄白，脉弦数。

西医诊断：右膝髁间脊骨折　　　　中医诊断：右膝髁间脊骨折

辨证审机：筋骨损伤，气血运行不畅，瘀滞于局部。

治法：活血祛瘀，消肿止痛。　　　　方药：中药自拟方

红花 20 克　海桐皮 15 克　伸筋草 10 克　杜仲 15 克　桂枝 10 克　花椒 10 克　透骨草 10 克　细辛 5 克　防风 15 克　独活 15 克　骨碎补 10 克。常规水煎取汁，每剂早晚各一次，蒸汽熏蒸 30 分钟。

手法：①以拿法、滚法施于大腿后侧（腘绳肌）、小腿后侧约 2 分钟。②一指禅推腘窝 2 分钟。③以拿法、滚法施于阔筋膜张肌、股四头肌、内收肌群 3 分钟。④一指禅、摩、揉施于内外侧膝眼穴约 2 分钟。⑤将膝关节屈曲致患者感觉疼痛，维持 30 秒，继续屈曲直到患者能承受的最大度数，维持 30 秒。反复 3 次。甚至膝关节直到患者能承受的最大度数，维持 30 秒，反复 3 次。

每次熏洗完毕立即手法按摩功能锻炼。

二诊：2015 年 6 月 25 日。经过 10 日中药熏洗及功能锻炼，患肢肿胀消失，屈伸范围 0°-135°。

按语　经过多年对膝关节疾病的诊断治疗及研究，通过查体及阅 MRI 明确诊断出髁间脊骨折，通过关节镜微创手术治疗也能将骨块牢固固定，解决了以往必须通过大切口才能固定骨块的难题，减轻了患者的痛苦。膝关节手术术后关节肿胀、功能障碍是常见并发症，通过辨证应用熏洗药物及

手法按摩功能锻炼方法很快将这一并发症消除，熏洗的热能使黏膜充血扩张，使药物的有效成分能渗透关节组织，达到活血通络止痛，同时补肾壮骨的目的，手法按摩能行气活血、疏通经络、气机条达舒畅则气血调和而不致发生瘀滞。通过拿、揉及运动关节类手法可分离筋膜、滑囊之粘连，促使肌腱、韧带放松，起到松解关节的作用。

四、中西医结合治疗膝关节绞锁

病案：姜某，男，68岁。

主诉：膝关节疼痛伴绞锁1周。

病史：患者5年前左膝关节无诱因出现疼痛，痛有定处，自行外用复方南星止痛膏，疼痛好转，此后左膝疼痛反复发作，每次应用复方南星止痛膏后疼痛均缓解，一周前，左膝关节又出现疼痛，同时伴有绞锁现象，患者再次应用复方南星止痛膏，一周来疼痛不见好转，绞锁症状反而加重，查体见：左膝关节内侧关节间隙压痛（+），绞锁，屈伸范围30°-60°，MRI：内侧半月板损伤（Ⅲ），膝关节退变。在关节镜下行关节清理术，术中见：内侧半月板复杂性撕裂、卷曲，关节软骨剥脱。将半月板修整成形。术后1个月复查诉绞锁症状完全消失，关节疼痛症状虽明显好转，但仍疼痛，舌紫暗，苔白，脉沉细无力。

西医诊断：左膝骨性关节炎　　　　**中医诊断：**左膝痹病

辨证审机：双膝局部气血瘀滞，不通则痛。

治法：活血祛瘀，通络止痛。　　　　**方药：**中药自拟方

红花20克　补骨脂20克　狗脊20克　牛膝15克　桑寄生25克　桂枝10克　透骨草10克　细辛5克　伸筋草10克　防风15克　独活15克　花椒10克　杜仲15克　海桐皮15克　威灵仙20克　常规水煎取汁，每剂早晚各一次，蒸汽熏蒸30分钟。

二诊：熏洗10日后。左膝关节疼痛基本消失，无绞锁症状。

按语　患者膝关节绞锁缘于撕裂卷曲的半月板挤于股骨髁与胫骨平台之间，通过关节镜微创将半月板修整成形，从根本上解除了绞锁的原因。但患者关节软骨已剥脱，故术后膝关节疼痛仍有残留，根据辨证给予中药蒸汽浴熏洗，方中以红花活血通络祛瘀止痛。补骨脂、狗脊、独活、牛膝、杜仲、桑寄生补肝肾，肾主骨、肝主筋，补肝肾以强筋骨，现代医学研究上述药物能促软骨细胞增殖，从而修复关节软骨。威灵仙、海桐皮、伸筋草、透骨草、花椒通络止痛；桂枝发汗解肌，温经通络，助阳化气；细辛芳香走窜祛表里寒邪；防风发表散风，胜湿止痛。

李同军治疗颈肩腰腿痛验案

李同军，1965年生，毕业于上海中医药大学。硕士生导师，黑龙江省名中医。国家中医药重点学科推拿学带头人，中华中医药学会推拿分会常委，国际特殊人奥林匹克运动会运动员健康计划专家、顾问，黑龙江省中医管理局颈肩腰腿痛重点专科带头人，黑龙江省中医管理局推拿学科带头人，黑龙江省级领导干部、哈尔滨市级领导干部保健医生，获卫生部、团中央全国青年文明号手，

享受黑龙江省人民政府专家特殊津贴。

一、中医综合治疗项痹病

病案：赵某，男，52岁，2015年5月3日。

主诉：颈部疼痛，活动受限，伴左上肢外侧麻木半月余。

病史：患者长期伏案工作，颈部劳累，半月前无明显诱因出现左上肢外侧麻木，并未重视，以后日渐加重，为寻求中医特色治疗，来我院诊治。

初诊：颈部疼痛，活动受限，左上肢外侧麻木，不能负重，头晕头痛，睡眠不佳，饮食二便尚可，舌紫，苔黄，脉弦涩。西医诊查：颈项部较僵硬，肌张力降低，广泛压痛（+），C3-7 棘突旁开0.5寸压痛明显，椎间孔挤压试验（+），臂丛神经牵拉试验（+），叩顶试验（+），旋颈试验（+），余（–）。

西医诊断：颈椎病　　　　**中医诊断：**项痹病

辨证审机：素体亏虚，阳气不足，卫外不固，风寒外侵，痹阻肌肉、骨节、筋脉，而致营卫运行不畅，血脉迟涩不通，颈部气血失养。

治法：行气活血，舒筋通络。

方药：桂枝10克　姜黄15克　葛根15克　防风10克　红花10克　赤芍10克　当归10克　木香10克　丹参10克　天麻10克　川芎10克　枳实10克　知母10克　瓜蒌10克　柴胡15克　黄连10克　远志10克　酸枣仁10克　甘草6克

推拿治疗：

（1）患者采取端坐位，施术者立于患者身后，以拇指及中指指腹同时对风池穴施以按揉法 1分钟，后用拇指及食、中指指腹对称用力拿捏颈项两旁的软组织，由风池穴至颈根部操作5分钟左右。随后对患者颈肩部、上背部及上肢的肌肉施以滚法5分钟左右以起到放松作用。

（2）继上势做颈项部拔伸法，施术者双手拇指顶按在风池穴上方，其余四指及手掌托住下颌部，两前臂尺侧放于患者两侧肩部并向下用力，嘱患者身体下沉，术者双手向上用力，前臂与手同时向相反方向用力，把颈牵开，同时使头颈部被动做前屈、后伸及左右旋转。

（3）患者仰卧位于按摩床上，两名医生，其中一名作为助手位于患者身体一侧，用双手垂直按住患者小腿并施加一个向患者足部方向的力，以固定患者，另一名作为施术者位于患者头部方向，做如下操作：①用双手将患者后枕部稍微托起并向后拔伸，先使患者颈部向左旋转至最大限度，再使患者颈部向后旋转至最大限度，反复2遍。②施术者左手托住患者后枕部，右手托住患者下颌部，将颈部稍微托起并向后拔伸持续时间不少于 1min，所用力度以能使患者身体稍微上移为度，反复3-5遍。③在颈部向后最大拔伸限度下，双手对称用力做一个向后的，有控制力的，增大幅度的瞬间拔伸动作，此时可听到清脆的弹响声，即表明复位成功，但不可过分强求弹响声。

针灸治疗：选穴：颈部夹脊，大椎，肩髃，臂臑，曲池，外关，合谷，列缺，后溪。

二诊—五诊：情况同上，继续前方案治疗。

六诊：服药七剂，颈部疼痛缓解，手部麻木基本消失，睡眠正常，舌红苔薄白，脉弦。前方减远志、酸枣仁，再进七剂，期间推拿、针灸治疗不间断。

七诊—九诊：逐日减轻，继续前方案治疗。

十诊：颈部疼痛明显减轻，活动流畅，可加强锻炼，逐日康复。

按语　桂枝、姜黄专通上肢经络，葛根为治疗颈项部僵硬特效药，气为血之帅，血为气之母，红花、当归、赤芍、丹参活血，木香、川芎、柴胡行气，促成气血通利，恐其久病化热，扰其神志，配以知母、黄连、酸枣仁、远志等清热安神之品，合成一方，促其康复。颈部拔伸类手法可解除肌肉痉挛并减轻其疼痛、麻木，颈部拔伸复位手法可松解组织粘连，使受压组织与压迫物的位置关系重新建立，由于颈椎退变产生的病理产物的物理刺激，引起周围组织粘连，能充分牵张椎间孔，松解粘连。颈部拔伸类手法可降低椎间盘内压力，增大椎间孔的空间，通过降低内平衡负荷对维持外平衡的痉挛的肌肉起到松解的作用。夹脊、大椎穴可调理局部气血，肩髃、臂臑、曲池可刺激局部神经，减轻其麻木，曲池、合谷、外关可去外邪，活血止痛，列缺通任脉，后溪通督脉，任督通利有助于颈部气血通调，缓解颈部僵硬。

二、中医综合治疗腰痛病

病案：周某，48岁，女，2015年7月8日。

主诉：腰部疼痛，伴左下肢后侧疼痛1月余。

病史：患者既往腰椎间盘突出病史，近日劳累，稍事活动，疼痛加剧，坐卧不宁，腰腿部无力，为求中医特色治疗，来我院就诊。

初诊：腰部疼痛，左下肢后侧疼痛，活动不利，疼痛绵绵，夜间无法安睡，遇寒加重，得温则减，喜温喜按，面色发白，形体消瘦，舌淡苔微黄，脉细尺弱。

西医诊查：腰部肌肉紧张，腰1-5棘突旁开1.5寸压痛明显，挺腹试验（+），直腿抬高加强试验（+），直腿抬高试验（+），余（–）。

西医诊断：腰椎间盘突出　　　　中医诊断：腰痛病

辨证审机：肾阳亏虚，寒邪阻络，气血不畅。

治法：温补肾阳，祛寒止痛。　　　　方药：右归丸加减

熟地黄15克　肉桂15克　山药15克　吴茱萸15克　菟丝子15克　当归15克　杜仲15克　枸杞子15克　泽泻10克　茯苓10克　丹皮10克　怀牛膝15克　川芎10克　甘草6克　鹿角胶10克

推拿治疗：在推拿治疗时，除常规推拿治疗外，应以足三阳经之经筋的循行路线为重点施术部位，手法应以轻柔，渗透的补法为主，可采用滚法，拿法，弹拨等手法治疗，改善患肢痉挛拘急的状态，使下肢肌群充分放松。嘱患者俯卧位，用枕头将患侧下肢足背部垫起，施术者一手按压患者腰部病变节段的棘突，一手握住患者足跟部，双手同时用力反向牵拉，手法操作五分钟；然后施术者一手按压患侧下肢环跳穴，一手握住患者足跟部，双手同时用力反向牵拉五分钟；最后施术者一手按压患侧下肢委中穴，一手握住患者足跟部，使足跟部内旋，双手同时用力反向牵拉五分钟；以患侧下肢后外侧有牵拉感，酸胀，肌肉松弛为度，使粘连的神经、肌肉充分剥离。最后以髋关节摇法，屈髋屈膝五分钟，以舒利关节。

针灸治疗：选穴：腰痛点，腰部夹脊，肾俞，膀胱俞，腰眼，秩边，承扶，殷门，委中，承山，昆仑，太溪，加温针灸法，补阳散寒。

二诊—六诊：情况同上。

七诊：服药十剂，疼痛减轻，乏力感消失，偶有酸痛，继续前方治疗，针灸推拿不间断。

八诊—十诊：逐日好转。

十一诊：诸症状明显缓解，嘱其适当锻炼，常佩戴腰围，注意腰部的防风避寒。

按语　《灵枢·经筋》篇对十二经筋的分布、病候以及治疗方法均有详细论述，这是古人在医

疗实践中观察总结的理论，为后人针灸、按摩提供了宝贵的临床经验，也是当代按摩治疗经筋病不可多得的理论依据。经筋受病，有经脉受阻不能濡经筋，导致经筋易受风寒。运动神经疾患引起的瘫痪、经筋痉挛；脊柱疾病引起的经筋拘急、僵硬；外伤撞击、强力扭转、牵拉、压迫、跌打等引起的损伤；劳累过度，持续活动引起经筋的劳损；还有其他一些病变使经筋受累等。循经按摩治疗经筋病具有独到之处，筋病治筋，筋病治经，治筋求本，标本兼治等治法，已经被临床实践所证实。方中肉桂、鹿角胶培补肾中元阳，温里祛寒，为君药。熟地黄、山萸肉、枸杞子、山药滋阴益肾，养肝补脾，填精补髓，取“阴中求阳”之义，为臣药，再用菟丝子、杜仲补肝肾，强筋骨，配以当归养血活血，共补肝肾精血，为佐药，诸药合用，以温肾阳为主而阴阳兼顾，肝脾肾并补。推拿拔伸法是临床治疗腰椎间盘突出症急性期的主要手段之一，类似于牵引，又比牵引更加灵活多变的治疗手段，它与牵引（骨盆牵引，没有左右之分）相比，操作性更强，可根据患者的实际症状、损伤的部位，承受程度等调节重量（轻重）、方向（左右）等。《理伤续断秘方》就有：“凡拔伸，且要相度左右骨如何出，有正拔伸直，有斜拔伸直。”“凡拔伸，或用一人，或用二人，三人，看难易如何。”在长期的临床实践中，把拔伸牵拉手法及部位细化，根据坐骨神经痛引起的症状的部位，出现腰臀、大腿后侧、小腿后外侧和足外侧疼痛麻木，结合中医经筋理论中足三阳经筋在腿部的循行路线，把坐骨神经痛症状部位分为五段，根据每段特点进行手法拔伸，使局部受到牵拉力作用，可以加快该部血液循环，使软组织大量充血和提高温度，达到活血化瘀，缓解疼痛，促进经筋的恢复。在病灶部位适当给予牵拉刺激，以痛制痛，促进经筋僵硬变软，血肿、水肿的吸收。可使紧张、痉挛的经筋拉长，使经筋放松，可松解粘连，软化阳性反应物，对经筋不同形式的错位、出槽，通过理筋整复手法，可以及时纠正、复位，使筋脉相接，气血通畅，促进功能恢复，在临床中取得了很好的疗效。经络所过，主治所及，故采取膀胱经穴位对症治疗。腰痛之病位在肾及诸经脉，腰为肾之府，有赖肾气之濡养及肾阳的温煦，故选取肾经腧穴太溪以滋肾阴；手上腰痛点，远端取穴，综合调理。

三、中医综合治疗肩周炎

病案：薛某，男，49岁，2015年4月12日。

主诉：右肩活动不利一月。

病史：患者去年冬季擦洗玻璃三日，感觉右肩劳累，休息后缓解，一周后发现右肩上举困难，偶有疼痛，一月前疼痛加剧，夜间为重，右肩活动度明显下降，为求中医特色治疗，来我院治疗。

初诊：右肩疼痛，夜间加剧，活动受限，上举不能，疼痛面容，舌紫暗，苔白，脉弦紧。

西医诊断：肩周炎　　中医诊断：骨痹

辨证审机：寒邪侵肩，气血凝滞，肌肉骨骼失养。　　治法：温阳行气，通络止痛。

方药：桂枝15克　姜黄15克　葛根15克　川牛膝15克　寄生15克　当归10克　黄芪10克　羌活15克　秦艽10克　防风10克　川芎10克　白芍15克　甘草6克

推拿治疗：

（1）松解放松法：患者坐位，施术者站于患侧，用一手托住患者上臂使其微外展，另一只手用滚法或拿法施术，重点在肩前部、三角肌部及肩后部。同时配合患肢的被动外展、旋外和旋内活动，以缓解肌肉痉挛，促进粘连松解。

（2）解痉止痛法：接上势，施术者用点压、弹拨手法依次点压肩井、秉风、天宗、肩内陵、肩贞、肩髃各穴，以酸胀为度，对有粘连部位或痛点施弹拨手法，以解痉止痛，剥离粘连。

（3）运动关节法：接上势，施术者一手扶住患肩，另一手握住其腕部或托住肘部，以肩关节为轴心作环转摇动，幅度由小到大。然后再做肩关节内收、外展、后伸及内旋的扳动。

（4）舒筋活血法：接上势，施术者先用搓揉、拿捏手法施于肩部周围，然后握住患者腕部，将患肢慢慢提起，使其上举，并同时作牵拉提抖，最后用搓法在前臂反复上下搓动3-5遍，以放松肩臂，从而达到舒筋活血的作用。

针灸治疗：选穴：肩三针，臂臑，曲池，合谷，手三里，阳陵泉等，加温针灸法，散寒通络。

二诊—四诊：情况同上。

五诊：右肩疼痛缓解，活动范围增大，夜间仍有痛感，继续前方服药，针灸推拿不间断。

六诊—八诊：情况逐日好转。

九诊：右肩疼痛减轻，夜间无碍睡眠，活动度大幅提高，嘱其注意锻炼，逐日恢复。

按语 方中羌活、桂枝专通上肢经络，通阳驱寒，所谓“阳气并则阴凝散”；防风、葛根，祛风散寒通络；白芍缓急止痛，与桂枝同用，调和营卫；当归、黄芪，补气活血，牛膝、川芎活血止痛，起到“治风先治血，血行风自灭”，秦艽、寄生祛湿强骨，综合诸药，以通经络，和营卫，驱寒湿，强筋骨，符合治疗痹症的原则。对肩周炎疼痛较敏感的患者，先采用一些松解类手法在局部治疗，以疏通经络，活血止痛，改善局部血液循环，加速渗出物的吸收，促进病变组织的修复，对于活动受限，要重点采取一些较重的手法，如：扳法、摇法、拔伸等，并配合关节各功能位的被动运动，以松解粘连，滑利关节，促进关节功能的恢复。肩部主要归手三阳经所主，故取手阳明之肩髃穴，手少阳之肩髎，手太阳之肩贞，为近端选穴，根据其痛点判断手阳明经络不通，取手阳明穴位通其经络，阳陵泉为筋之会，以下至上。

四、中医综合治疗骨痹

病案：周某，男，64岁，2015年8月22日。

主诉：右膝关节肿胀，疼痛2年余，加重3天。

病史：患者年轻时有明显受凉病史，近日哈尔滨下雨频繁，气温骤降，右膝关节疼痛明显加重，活动受限，上下楼吃力，为求中医特色治疗，来我院就诊。

初诊：右膝关节肿胀、疼痛，活动有撕裂痛，行动吃力，疼痛面容，舌紫有瘀斑，苔厚，脉弦。

西医诊断：退行性滑膜炎　　中医诊断：骨痹

辨证审机：寒凝气滞血瘀，筋脉受损，活动不利。

治法：散寒祛瘀，通络止痛。　　方药：独活寄生汤加减

肉桂15克　独活15克　秦艽15克　川芎15克　牛膝15克　赤芍10克　杜仲10克　当归10克　骨碎补10克　桑寄生15克　防风10克　艾叶10克　白芍10克　甘草6克

推拿治疗：第一步，患者取仰卧位，在患者病变的膝关节的股四头肌处，涂抹扶他林软膏并行手法治疗，用一指禅等推拿手法，作用于犊鼻、阳陵泉、鹤顶等穴，以局部透热为度。随后屈膝弹拨委中穴，并以拿法在髌骨上下缘行上下左右拿揉髌骨，接着拿捏膝关节近端大腿两侧肌肉及小腿后侧肌肉，以局部酸胀为度，时间5分钟。第二步，在肿胀处及阿是穴处涂抹双氯芬酸钠乳胶剂，并以其为介质结合推拿手法进行轻快的按揉，频率在3-4次/秒，时间10分钟；可结合膝关节两侧的擦法使用。第三步，嘱患者放松，以两手握患侧踝部行膝关节拔伸法，反复10次，以患者耐受为度，最后屈伸旋转活动膝关节，并缓慢抖动，放松下肢结束治疗，时间为5分钟。

针灸治疗：选穴：阳陵泉，膝阳关，血海，犊鼻，足三里，阴陵泉，双膝眼加温针疗法，散寒

通经。

二诊—五诊：情况同上。

六诊：疼痛缓解，活动仍不利，继续前方服药，针灸推拿不间断。

七诊—九诊：情况逐日好转。

十诊：疼痛大幅减轻，可适当上下楼，嘱其注意防风避寒保暖。

按语 本证为感受风寒湿邪而为痹症，日久不愈，累及肝肾，耗伤气血所致。风寒湿邪客于肢体关节，气血运行不畅，久则见肢节屈伸不利。肾主骨，肝主筋，膝为筋之府，所以重在补益肝肾，《素问·逆调论》云“营气虚则不仁，卫气虚则不用，营卫俱虚则不仁也不用。”证属正虚邪实，治宜扶正与祛邪兼顾，方中重用独活为君，辛苦微温，擅治伏风，除久痹，且性善下行，以祛下焦与筋骨间风寒湿邪，臣以防风、秦艽、肉桂入少阴经，长于搜阴经之风寒湿邪，又除经络留湿；秦艽祛风湿，舒筋骨而利关节，肉桂温经散寒，通利血脉，防风祛一身之风而胜湿，佐以杜仲、牛膝、桑寄生以补肝肾、强筋骨，白芍、当归、川芎养血和血，诸药合用，共奏祛寒湿、补肝肾、益气血之功。对膝周肌肉和穴位进行的推拿手法治疗，一方面可通过推拿手法缓解局部肌肉、肌腱及韧带的紧张与痉挛；另一方面使局部组织的血液循环和供氧增加，起到了舒筋活血通络的效果，扶他林软膏的使用增强了对局部炎症的治疗。膝为筋之府，阳陵泉为筋之会，膝阳关为少阳胆经穴，温阳祛湿，血海活血止痛，足三里、阴陵泉调理脾胃，增强水谷生化之源，提高免疫力，有助于散寒祛湿。双膝眼活血通络，舒利关节，《医学入门》载“药之不及，针之不到，必须灸之”。《名医别录》载“艾叶苦，微温，无毒，主灸百病”，温针灸于膝周穴位，温通经络、行气活血、祛湿逐寒，达到通则不痛的目的，诸法合用，起到消肿止痛，恢复关节的运动功能。

中医推拿科疾病验案

王玉兰小儿推拿手法治疗小儿疾病医案

王玉兰，主任医师，教授，哈尔滨市中医医院小儿推拿科主任，科室技术骨干，省学科带头人。全国第二届百名杰出青年中医，黑龙江省名中医，兼全国小儿推拿行业副主任委员，全国“小儿斜颈病”临床路径协作组组长，黑龙江省中医药学会理事，黑龙江省推拿学会副主任委员，黑龙江省小儿斜颈治疗中心主任，哈尔滨市传统医学手法学会副会长。擅治小儿肌性斜颈，先天性小儿马蹄内外翻足，腹泻、厌食、便秘，斜视，小儿惊风、夜啼、小儿遗尿等。

一、小儿推拿手法治疗小儿肌性斜颈

病案：林某，男，43天，2014年2月2日。

主诉：头颈向左侧倾斜，左侧颈部有一包块1月余。

病史：患儿出生后第28天，父母发现其头部向左侧倾斜，且颈部左侧有一包块，未予以任何治疗。

初诊：头颈部向左侧倾斜30°左右，两侧颜面与眼裂不对称，左侧颜面与眼裂均较小，有斜偏头情况，左侧枕骨较为凸出，右侧胸锁乳突肌增粗变硬，可扪及肿块，质地坚硬如骨，位于胸锁乳突肌中下段，颈椎向左侧旋转受限约10°。舌苔薄白，指纹淡红。B超：左侧胸锁乳突肌呈梭形增厚，大小为2.2cm×1.0cm，外轮廓尚且规整。

西医诊断：先天性胸锁乳突肌性斜颈　　**中医诊断**：小儿斜颈病（肿块型）

辨证审机：气血阻滞，经络瘀阻。　　**治法**：活血消肿，软坚散结，舒筋解挛，纠正畸形。

手法：以“按、揉”为主，辅以牵拉：

（1）按法：医生用拇指在患儿患部施加垂直方向的挤压，着力点在患侧胸锁乳突肌突起处，力度以医者手感而定。

（2）揉法：医者用与患侧相同侧手拇指螺纹面吸定患处做顺时针旋揉，频率约为60次/分。

（3）牵法：医者用双手捧住患儿头颈部，一手拇指在患侧的胸锁乳突肌突起处固定，双手施力使患儿头颈部向健侧做弧形牵拉运动。

再以食、中二指自耳后高骨、天窗、天容、风池、肩井处反复按3-5分钟。治疗过程用时15-20分钟。每日一次，每周五次。

2个月后复查：2014年4月6日。推拿按摩治疗约50次，患儿头颈部左侧倾斜约20°，右侧胸锁乳突肌变软，中下段肿块较前明显减小、质地柔软。偏头情况有所改善，舌苔薄白，指纹淡红。继续推拿按摩治疗，诸症继续好转，患儿头颈部较前活动灵活，但于安静状态下，患儿头颈部仍然明显向左侧倾斜，活动略有受限，右侧胸锁乳突肌较左侧粗，故而仍以活血化瘀、软坚散结为治疗原则，适当加强牵拉力度。

4个半月后复查：2014年6月19日。患儿推拿按摩治疗约118次，患儿头颈部基本保持中立位，右侧胸锁乳突肌中下段肿块基本消失，右侧胸锁乳突肌柔软，颈部活动自如。舌苔薄白，指纹淡红。病情明显好转，继续巩固治疗一周。定期复查。

按语 中医认为，小儿斜颈病多因气血阻滞，经络不通，筋脉失于濡养所至。王玉兰教授运用“按、揉、牵拉”等手法治疗本病，旨在疏通经络郁闭之气，摩其壅聚以散瘀结之肿，从而达到舒筋活络，软坚散结的作用。“按揉牵”手法可以被动地松弛肌肉，增加肌肉的伸展性，使病变胸锁乳突肌肌肉组织拉长，改善肌肉组织挛缩状态，松解粘连，同时改善组织血液循环，使得患侧肿块消散，缓解僵硬挛缩状态而达到治疗疾病的目的。手法疗效与患儿年龄及病情状况有直接关系，患儿年龄越小、病情越轻，治疗效果越显著，预后较好。肿块型患者因发现较早，及时予以治疗，治疗效果优于较晚发现的非肿块型患者。本病病程较长，恢复较为缓慢，治疗不能操之过急，需要医者有耐心、家长有恒心。早期治疗，避免并发症的发生。

二、小儿推拿手法治疗小儿厌食

病案：李某，男，4岁，2014年7月14日。

主诉：厌恶进食，食量减少2月余。

病史：患儿2个月前患风寒感冒，愈后出现食欲不佳，食量减少较前三分之一，伴口渴多饮，皮肤干燥，大便偏干，小便短黄，手足心热，既往中药治疗，效果不佳，遂来我科室就诊。

初诊：患儿神志清楚，精神欠佳，皮肤黏膜及巩膜未见黄染，咽部检查（–），上腹部无压痛，腹部平软，双肾压痛（+），叩击痛（–）。尿短黄，大便秘，4-5日一行，舌淡质，苔少伴花剥。肝胆胰脾彩超未见明显异常，便常规正常。

西医诊断：消化功能紊乱　　　　**中医诊断**：厌食

辨证审机：脾失健运，胃不受纳。脾胃失和，肝阴不足。

治法：培补中焦，滋脾养胃，佐以助运。

摩腹5分钟、揉脐5分钟、捏脊3-5次、平肝经200次、清大肠200次、清天河水100次、清补脾经300次、泻六腑200次。每日一次，每周五次。

二诊：2014年7月17日。经三次手法治疗，患儿小便短黄有明显改善，饮食较前有所增加，无明显腹胀，大便3日一行。继续目前调治原则，规律饮食。

摩腹5分钟、揉脐5分钟、捏脊3-4次、按揉足三里200次、推下七节骨100次、清补脾经200次。每日一次，每周五次。

三诊：2014年7月21日。经五次手法治疗，患儿精神状态良好，面色较前红润，食欲恢复良好，食量略少，体重增加1公斤，二便基本正常，大便2日一行，便质软，舌质淡红，舌苔薄白。

摩腹3分钟、捏脊3-4次、按揉足三里200次、清补脾经200次、运内劳宫100次。

四诊：2014年7月24日。经八次手法治疗，患儿病情基本痊愈，食欲及食量基本正常，三餐规律，二便正常，体重增加2公斤。随访2个月无明显不适反应。

按语 小儿厌食症为小儿常见病、多发病，多因小儿长时间饮食不节、喂养不当、长期偏食等引起患儿长期食欲不振、见食不贪，甚至拒食，长期不愈引起小儿生长发育缓慢、免疫功能紊乱等疾病发生。小儿脏腑娇嫩，脾常不足，饮食伤及脾胃可致脾失健运，胃不受纳，发为厌食。《小儿药证直诀·虚羸》曰：“脾胃不和，不能食乳”。小儿厌食的根本原因是小儿脾胃运化失调，水谷精微不能上呈于味蕾，导致患儿食欲不振。同时，脾虚肝旺，肝阴不足，可引发患儿二便不畅。故而本病病位在脾胃，以脾虚为先导，肝旺为标。推拿对小儿厌食症的治疗效果明显，通过顺应脾胃而引起自我调节的优势，让脾胃得到休息。同时，通过直接作用于脾胃等脏腑位于人体的体表投影区，促进脾胃运化及胃肠吸收，直接消积导滞，局部治疗作用更直接。通过运用小儿传统手法，治疗本例小儿厌食，有理中州之湿，开中焦之郁之功效，使脾胃之气得以舒畅，胃纳自开，效果显著。

三、小儿推拿手法治疗小儿腹泻

病案：刘某，女，10个月，1992年5月15日。

主诉：腹泻两天。

现病史：患儿两天前无明显诱因出现大便清稀多沫，色淡，无臭味，日4-6次，伴有肠鸣。曾于儿童医院就诊，诊断为小儿消化不良，予以药物治疗，具体药物不详，未见明显好转。经介绍慕名来我院就诊。

初诊：现症哭声洪亮，面色淡白无华、食少便溏，时有呕奶，未闻及咳嗽及异常气味，舌质淡红，舌苔薄腻，指纹色淡红。大便无异常改变。

西医诊断：腹泻　　　　**中医诊断**：寒湿泻

辨证审机：脾胃虚寒，湿胜则泻。　　　　**治法**：温中散寒，化湿止泻。

补脾经300次，推三关300次，补大肠200次，揉脐5分钟、推上七节骨200次、揉龟尾100次。每日一次，每周五次。

二诊：推拿手法治疗3日，便溏明显减轻，日3次，腹胀减轻，舌质淡红，边有齿痕，苔薄白，指纹色淡红。继续目前治疗方案。

补脾经200次，推三关200次，补大肠100次，揉脐5分钟、推上七节骨50次、揉龟尾50次，按揉足三里200次、揉外劳宫50次、捏脊3-5次。每日一次，每周五次。

三诊：推拿手法治疗7次，患儿面色红润，食欲增强，大便有形，质软，无明显便溏，日1-2次。患儿病情明显好转，继续巩固两天。随访1周，未见明显复发。

按语　中医学认为，小儿脏腑娇嫩，形气未充，脾胃薄弱，加之小儿生长发育迅速，更多的阴生阳长需要通过脾胃运化水谷精微以充实机体，使得患儿脾胃负担较重，外感邪气或内伤乳食均可导致脾胃失调、胃失和降出现腹泻。《幼幼集成》曰：“若饮食失节，寒湿不调，以致脾胃受伤，则水反为湿，谷反为滞，精华之气不能输化，乃至合污下降而泻痢作矣。”本例患儿辨证施治，治疗旨在增强患儿脾胃的运化及升清降浊之功效，促进脾胃功能恢复。健运脾胃、调理阴阳是治疗关键。揉脐、推上七节骨、揉龟尾目的在于健运脾胃，止泄泻。补脾经、推三关、补大肠、揉外劳宫，通过补益以达到温阳散寒止泻的作用。同时配合按揉足三里、捏脊以调理脏腑机能，增强机体免疫力。诸穴相配，标本兼治，从而达到健脾和胃、温中止泻之功效。

四、小儿推拿手法治疗小儿遗尿

病案：王某，男，6岁。

主诉：不自觉排尿，每夜2-4次。

病史：患儿3岁时，父母发现其夜间不自觉排尿，于当地医院中药治疗，有所改善，近一年症状反复发作。今来我院门诊就诊。

初诊：患儿体质虚弱，精神紧张，面色苍白，精神不振，四肢欠温，舌质淡红，舌苔薄白，脉沉。肾脏B超无明显异常，尿常规无明显异常。

中医诊断：小儿遗尿　　**辨证审机**：肾气亏虚，气化失常。

治法：补中益气，温肾固涩。

补脾经200次、肺经100次、推三关200次，揉少腹（关元、气海、中极）15分钟，按揉百会20次，按揉三阴交10次，补肾经100次，揉肾俞10次，揉命门10次，擦腰骶部2分钟。

每日一次，每周5次为一疗程。

二诊：治疗1个疗程后，患儿夜尿次数明显减少，每夜1-3次，无明显不适。继续目前治疗方案。

补脾经100次、肺经100次、推三关100次，揉少腹（关元、气海、中极）10分钟，按揉百会20次，按揉三阴交10次，补肾经100次，揉肾俞10次，揉命门10次，擦腰骶部2分钟，捏脊3-5次。

三诊：2个疗程后，患儿夜尿规律，饮食良好，二便正常。精神状态良好，面色转为红润，舌质淡红，舌苔薄白。随访2个月，遗尿未犯。

按语　小儿遗尿又称为尿床，多发生于3-5周岁以上小儿，睡中不自主排尿，醒后自觉。中医学认为，人体尿液的生成及排泄多与肺、脾、肾及膀胱等脏气不固有密切关系。肾阳不足、膀胱虚冷而失约为其根本原因，同时肺脾虚弱，不能约束水道而患遗尿。故《灵枢经》有云："膀胱不约为遗溺"。本例病案运用推拿手法施于患儿特定部位的穴位，通过对机体的相应调节，达到治疗效果。补脾经、肺经、推三关可健运脾胃，补益肺脾之虚。按揉百会、三阴交，可以通调水道、提升温阳，以助脾胃运化。揉少腹、揉命门、揉肾俞、补肾经、擦腰骶部等手法温补肾气，固涩下元，调和气血阴阳的运行及脏腑机体功能，使三焦的气化功能恢复正常，从而提高大脑皮层对排尿反射的敏感性，协调联系周围神经及自主神经，调节膀胱功能。推拿手法治疗小儿遗尿，患儿依从性高，疗效确切，使患儿免受针药的痛苦，且无毒副作用，较易为患儿及家长接受。

王宜欣推拿治疗疑难杂病

王宜欣，1956年生，哈尔滨市传统医学手法会会长，岐黄按摩职业学校教授。善治肩、颈、腰部疾病、小儿脑瘫、中风后遗症及各种疑难杂症。

一、循经取穴治疗五迟五软证

病案：邢某，女，3个月，2010年6月20日。

主诉：不抬头3个月。

病史：患儿早产36w，2400g，孕期宫内乏氧，出生后头项软，不能抬头，吸吮困难，肌肉松软无力，二便正常，舌淡，指纹紫。

初诊：头控差，目光追视，哭声低弱，四肢松软无力，双手把握持实验（–），踏步反射（+）。

西医诊断：缺血缺氧性脑病（中枢协调障碍）　**中医诊断**：五迟五软

辨证审机：脾肾不足，不能荣养筋骨。　**治法**：补肾填髓，健脾益气。

头部：百会穴、通天穴、络却穴、承光穴、攒竹、鱼腰、风府、风池穴位。四肢：脾经、肾经穴位为主。手法：点按、揉法为主。每日一次，每次20分钟，三个月为一个疗程。

二诊：2010年7月20日。经一个月按摩后，头控明显好转，可抬头10分钟，哭声洪亮，双手抓握，双下肢支撑有力，唯食欲欠佳，舌淡红，指纹淡紫，此因先天脾气不足，后天喂养不当所致，治以益气健脾为主，维持原益气治疗再增加以下方法。

脾土、大肠、板门、七节骨、脾俞、肾俞、胃俞。捏脊法、推法、揉法、按法。

三诊：2010年8月20日。经一个月治疗后，患儿目光有神，面色红润，翻身自如，双手抓握灵活，双下肢活动自如，食欲大增，舌淡红，指纹紫，一切均正常，随诊半年未见异常。

按语 五迟五软是儿童主要致残疾病之一，早期发现早期治疗尤为重要，王宜欣主任创立了按照人体大脑组织运动区域的分布进行的穴取穴方法与大脑相对应的肢体推拿，辨证分型施以手法治疗，巡经取穴治疗五迟五软证，提高了疗效，缩短了疗程。

二、头部分区域辨证取穴按摩法治疗脑瘫

病案：王某，男，18个月，2015年5月10日。

主诉：18个月不会行走。

病史：该患儿早产36周2500g。妊娠高血压。胎儿宫内乏氧，出生后项强，肢体强直，肢体强直痉挛，肌肉瘦削，曾到北京儿童医院确诊小儿脑性瘫痪，未经治疗，自行康复训练，效果不显。

初诊：颈强不柔，肢体强直拘挛，烦躁易怒，食少纳呆，舌质胖大，舌苔少，脉沉弦，指纹淡紫。查体：体干控制差，双手粗大运动可，精细动作差，双下肢肌张力高，左下肢肌张力Ⅰ级，肌力Ⅲ级，右下肢肌张力Ⅰ级，肌力Ⅳ级，尖足，踝震挛（+），巴氏征（+），脑CT提示：缺氧缺血改变，颞区、额区、沟回深，脑室大。

西医诊断：脑性瘫痪（痉挛型）　　　　　　中医诊断：五迟五硬

辨证审机：孕期调摄失宜，损伤元阳之气，脏气虚弱，筋骨肌肉失养。

治法：养肝强筋，健脾益气。

头部区域取穴：头维、悬颅、曲鬓、率谷、天冲、浮白、脑穴、头窍阴、风池，四肢循肝胆、脾、胃经走行取穴。按揉、弹拨、推法、颤法手法为主。配合中医肢体康复训练，每日一次。

二诊：2015年6月10日。经过30天推拿康复训练，症状明显减轻，四肢强直拘挛明显缓解。体查：双手精细动作改善，左下肢肌张力Ⅰ级，肌力Ⅳ级，右下肢肌张力Ⅰ级，肌力Ⅳ级，尖足缓解，治疗以头部区域胆经取穴为主，重点在头部区域推拿治疗。

三诊：2015年7月10日。经过30天的康复推拿训练，症状明显减轻，可以独站，四肢肌张力均下降，双足跟着地，舌淡红略胖大，苔薄白，脉弦，指纹淡，饮食欠佳，下一步健脾，助运化为主增加以下穴位：推三关、退六府、推扳门、揉足三里、中脘、捏脊。

按语 小儿脑瘫为难治之病，王宜欣主任经过多年临床总结一套头部分区域辨证取穴按摩的方法取得事半功倍的效果，该患就是颞叶发育缓慢，以局部取穴，以点按、颤法为主，促进大脑皮层形成更多条件反射，从而强化中枢神经系统对全身各脏器功能的调整和协调作用，手法安全，无任何副作用，提高了脑瘫患儿的生存质量，残疾程度大大下降。

三、推拿手法治疗脾虚泄

病案：王某，女，150天，2012年5月15日。

主诉：腹泻十天。

病史：该患儿十天前因过食寒凉引起腹泻。检查便常规：白细胞0-1个，曾口服四联康、思密达等药均未见好转。

初诊：腹泻一日十多次，粪便稀薄，面色萎黄，不思饮食、神疲倦怠，舌淡苔白，脉缓弱，指纹淡，实验室检查结果：便常规：白细胞2-3个。

西医诊断：消化不良　　　　　　　　　　**中医诊断**：泄泻（脾虚泄）

辨证审机：腹泻日久，至脾气虚，脾胃运化功能减退不能腐熟水谷，运化精微，以至水谷停滞，并入大肠形成腹泻。

治法：健脾益气，助运止泻。

取穴：中脘、气海、关元、脾俞、胃俞、足三里、阳陵泉、公孙。按揉、滚、擦、点按、摩法。一日一次按摩。

二诊：2012年5月19日。经推拿4日后，腹泻每日三次，食欲大增，精神活跃，面色淡红，舌淡红苔薄白，指纹淡紫，症状明显改善，巩固治疗三次，健脾益气为主。

按、揉、推、摩法、捏脊。补脾土、推三关，退六府，中脘，脾俞，肾俞，足三里，推扳门。按摩一日二次。

按语　患儿小，喂药困难，患儿家长不愿意接受药物治疗，推拿则是最佳选择，家长易于接受，本病主要是因为父母喂食不当，长期日久，脾虚泻泄，治疗以健脾益气为主，重在“补脾土”“推扳门”按揉足三里。嘱家长喂养节制，少食生冷油腻，七分饱，慢慢调理，不能急于求成。